非公立医院的
现代医院管理制度实务

主　审　朱士俊　梁万年
主　编　张晓玉
副主编（以姓氏笔画为序）
　　　　王世鑫　王伟刚　李蜀光　张　阳　陈恒年
　　　　林庆贤　罗卫东　周菊林　庞　宇　梁立武

人民卫生出版社

图书在版编目（CIP）数据

非公立医院的现代医院管理制度实务 / 张晓玉主编. —北京：人民卫生出版社，2020

ISBN 978-7-117-29532-1

Ⅰ. ①非… Ⅱ. ①张… Ⅲ. ①医院 - 管理 - 规章制度 - 中国 Ⅳ. ①R197.32

中国版本图书馆 CIP 数据核字（2020）第 006616 号

| 人卫智网 | www.ipmph.com | 医学教育、学术、考试、健康，购书智慧智能综合服务平台 |
| 人卫官网 | www.pmph.com | 人卫官方资讯发布平台 |

非公立医院的现代医院管理制度实务

主　　编：张晓玉
出版发行：人民卫生出版社（中继线 010-59780011）
地　　址：北京市朝阳区潘家园南里 19 号
邮　　编：100021
E - mail：pmph @ pmph.com
购书热线：010-59787592　010-59787584　010-65264830
印　　刷：保定市中画美凯印刷有限公司
经　　销：新华书店
开　　本：787×1092　1/16　印张：47
字　　数：1173 千字
版　　次：2020 年 3 月第 1 版　2020 年 3 月第 1 版第 1 次印刷
标准书号：ISBN 978-7-117-29532-1
定　　价：149.00 元

打击盗版举报电话：010-59787491　E-mail：WQ @ pmph.com
质量问题联系电话：010-59787234　E-mail：zhiliang @ pmph.com

《非公立医院的现代医院管理制度实务》
编写委员会

主　审　朱士俊　梁万年

主　编　张晓玉

副主编（以姓氏笔画为序）

王世鑫　王伟刚　李蜀光　张　阳　陈恒年

林庆贤　罗卫东　周菊林　庞　宇　梁立武

编　者（以姓氏笔画为序）

丁　剑　北京市朝阳区桓兴肿瘤医院

马　良　解放军总医院医学创新研究部

马万信　北京康嘉永健医疗投资管理有限公司

王　东　空军医学特色中心

王　冬　北京康嘉永健医疗投资管理有限公司

王世鑫　天津康汇医院

王回南　浙江绿城心血管病医院

王伟刚　宝石花医疗健康投资控股集团

王志刚　上海蓬海涞讯数据技术有限公司

王保国　三博脑科医院管理集团

王海涛　北京康嘉永健医疗投资管理有限公司

计　虹　北京大学第三医院

卢清君　中日友好医院

冯　丹　解放军总医院医院管理研究所

朱　雯　北京协和医院

朱光君　北京康嘉永健医疗投资管理有限公司

乔明浩　三博脑科医院管理集团

刘伟国　北京康嘉永健医疗投资管理有限公司

刘运喜　解放军总医院第一医学中心

刘素刚　解放军总医院第五医学中心

刘景红　中国非公立医疗机构协会

刘燕翌　北京要实医院管理咨询有限公司

李　娜　北京天坛医院

李 黎　北京大学国际医院

李文龙　天津泰达国际心血管病医院

李国平　解放军总医院第二医学中心

李蜀光　北京弘慈医疗投资管理有限公司

李耀武　北京康嘉永健医疗投资管理有限公司

杨有业　中山大学附属中山医院

汪言安　中国医药卫生文化协会

张 阳　三博脑科医院管理集团

张仁华　北京朝阳医院

张晓玉　国家卫健委能力建设和继续教育中心现代医院管理能力建设专家委员会

张黎明　中国心理卫生协会

陈 民　瑞安市人民医院

陈 航　北京地坛医院

陈杭薇　北京朝阳中西医结合急诊抢救中心

陈恒年　北京康嘉永健医疗投资管理有限公司

林庆贤　北京康嘉永健医疗投资管理有限公司

罗 军　北京康嘉永健医疗投资管理有限公司

罗 建　天津泰达国际心血管病医院

罗卫东　北京康嘉永健医疗投资管理有限公司

罗来龙　天津康汇医院

周 山　解放军总医院海南分院

周菊林　北京康嘉永健医疗投资管理有限公司

庞 宇　北京回龙观医院

尚小明　唐山弘慈医院有限公司

赵 波　北京市华卫律师事务所

俞红霞　北京大学国际医院

宫艳楠　三博脑科医院管理集团

夏 宾　三博脑科医院管理集团

柴冬丽　北京朝阳医院

唐佳骥　北京同仁医院

黄叶莉　解放军总医院第六医学中心

曹连元　北京妇产医院

梁立武　北京康嘉永健医疗投资管理有限公司

彭 昱　北京康嘉永健医疗投资管理有限公司

彭明强　中日友好医院

雷 震　空军医学特色中心

樊小玲　芯联达信息科技（北京）股份有限公司

序

改革开放四十多年来,我国的非公立医疗机构从无到有、从弱到强,不断发展壮大,已经成为医疗服务体系中不可或缺的重要力量,向广大人民群众提供了多层次、多样化的健康服务,为缓解"看病难""看病贵"作出了积极的贡献。与此同时,非公立医院的成分结构也发生了很大变化,不仅有众多民营资本投资兴建的医疗机构,还有一大批原国有企业所属的医院改制为非公立医院,外资医院与中外合资医院也在逐步增多。特别是在中央大力推进"健康中国战略"的过程中,大量社会资本投资发展医疗健康服务产业,新建了一大批现代化的非公立医院,为我国现代医疗服务业增添了新的有生力量。

应当看到,非公立医院和公立医院,在执业资格、人才资质、服务质量和医疗规则等方面,有着相同的建设标准、审批标准和监管制度,也承担着同样的保证医疗安全有效,维护人民健康的责任。但在投资主体、医院性质、经营方式、管理制度和收入分配等方面,两者又有着很大的区别。非公立医院应当探索建立符合自身性质特点的管理制度和管理方式。目前,非公立医院在管理制度建设和管理能力方面,与公立医院相比存在着较大的差距,与大型公立医院相比差距更大,主要是有些非公立医院管理制度不健全,执行规章制度不严格,管理方式陈旧,缺乏法律意识和现代管理理念,随意性较大等。这些问题不仅阻碍了非公立医院服务能力的提高,也影响了广大群众对非公立医院的信任支持。

习近平总书记在全国卫生与健康大会上强调指出:"要着力推进基本医疗卫生制度建设,努力在分级诊疗制度、现代医院管理制度、全民医保制度、药品供应保障制度、综合监管制度5项基本医疗卫生制度建设上取得突破。"习总书记的重要指示,不仅为公立医院的治理和发展指明了方向,也为众多非公立医院的治理和发展指明了方向。非公立医院面临建立现代管理制度、规范医院管理、增强服务能力、改善服务质量、提高人民健康水平的繁重任务。2017年7月,国务院办公厅下发了《关于建立现代医院管理制度的指导意见》,明确要求到2020年,推动各级各类医院管理规范化、精细化、科学化,基本建立权责清晰、管理科学、治理完善、运行高效、监督有力的现代医院管理制度。党的十九届四中全会《中共中央关于坚持和完善中国特色社会主义制度,推进国家治理体系和治理能力现代化若干重大问题的决定》,再一次提出了"加快现代医院管理制度改革"的要求,更加有力地推动了非公立医院的现代医院管理制度建设。

为了促进非公立医院的现代管理制度建设,张晓玉教授和多位专家立足于我国有关法律法规和改善非公立医院管理的现实要求,查阅了国内外大量文献资料,调研了不同地区、不同类型和不同等级非公立医院的实际情况,坚持以问题为导向,对照国家的有关规定,编写了《非公立医院的现代医院管理制度实务》一书。该书定位准确,条理清晰,内容充实,为非公立医院建立健全现代管理制度提供了一套可资借鉴和参考的范本,具有较强的实用性与可操作性。

在《非公立医院的现代医院管理制度实务》一书即将付梓之际,我衷心希望广大非公立医院的管理者,坚持以习近平新时代中国特色社会主义思想为指导,全面贯彻新时代卫生健康工作方针,遵循健康中国建设和医药卫生改革发展的战略部署,按照国家关于建立现代医院管理制度的总体目标和非公立医院管理的实际情况,认真梳理医院管理中存在的问题和不足,参照本书提出的基本思路和方式方法,探索建立具有鲜明时代特征、符合自身特点的现代医院管理制度,为促进我国非公立医院的科学、规范、可持续发展,提高服务质量和水平,积极参与"健康中国行动",作出更大的贡献。

高强

2019 年 12 月

前　言

当前,在我国医药卫生体制改革进程中,非公立医院的发展壮大已经成为医疗服务体系中不可或缺的重要组成部分,为适应和满足人民群众日益增长的医疗健康多样化需求,有效破解医疗服务供给不平衡、不充分的现实矛盾作出了积极贡献。同时,非公立医院的建设发展也面临着一些需要重点关注和着力解决的矛盾问题。2017年7月14日,国务院办公厅印发《关于建立现代医院管理制度的指导意见》,明确要求:"在中央确定的改革方向和原则下,根据医院性质、功能定位、等级规模等不同情况,因地制宜,突破创新,建立符合实际的现代医院管理制度。"建立现代医院管理制度,是进入新时代深化我国医药卫生体制改革的客观要求,也是非公立医院建设发展的必由之路。组织编写本书的目的,就是以"健康中国"重大战略为引领,以《基本医疗卫生与健康促进法》为指导把握非公立医院发展势头强劲、贡献率不断提升的总体态势,研究破解非公立医院管理薄弱、层次偏低等现实问题,在新的更高起点上促进非公立医院融入"健康中国"战略,与正在深化的医药卫生体制改革合拍同步、相向而行,逐步建立健全具有非公立医院特色的现代医院管理制度,实现非公立医院整体建设高质量发展。

本书以习近平新时代中国特色社会主义思想和党的十九届四中全会《中共中央关于坚持和完善中国特色社会主义制度,推进国家治理体系和治理能力现代化若干重大问题的决定》精神为指导,全面贯彻卫生健康工作方针和"健康中国"战略决策部署,以国家法律法规及有关医药卫生政策、行业规章为基本依据,以非公立的三级综合性医院为主要对象,以"权责清晰、管理科学、治理完善、运行高效、监督有力"为目标要求,初步建构了非公立医院现代医院管理制度中医院内部管理制度体系,系统梳理了非公立医院现代医院管理制度的操作实务。全书以"治理监督""医疗服务""运营保障"为现代医院管理基础性的制度框架系统,依次以"章－节－条目"展开各项管理制度体系的子系统,力求点面结合、突出重点、整体推进。全书的内容以非公立医院面向国家、社会和医药卫生行业的综合监督管理体系与政策法规制度体系,以及广大人民群众对医疗服务需求,系统梳理医院管理的实务性制度,突出了近年来我国医药卫生体制改革的新要求,尤其是汲取了非公立医院改革、开拓、进取的新经验,提供可参照、可操作的示范模板,具有较强的时代感和针对性、系统性、操作性、创新性。因而本书适合于非公立医院结合自身实际借鉴制定和完善现代医院管理制度,也适合于公立医院、各级卫生健康行政部门和医药院校以此参考、研究和学习。

本书由来自于非公立医院、医疗集团和公立医院的六十余名管理者和专家学者参与编写,历时一年多时间,付出了极大的艰辛努力,初步构建和编撰出适合当前国情的非公立医院现代医院管理制度。在此,向各位编委致以衷心的感谢! 建立现代医院管理制度,是一项在实践中不断总结积累、创新发展、丰富完善的系统工程。当前,医改进入深入攻坚期,正处于蓬勃发展的变革阶段,一系列重大的医改新政正在全面铺开,现代医院管理制度处于创新、探索、实践之中。为了进一步提高本书的质量,以供再版时修改,因而诚恳地希望各位读者、专家提出宝贵意见,与我们共同研究探索现代医院管理制度建设,为新时代卫生健康事业深入发展不懈努力。

张晓玉

2019 年 12 月

目　录

第一篇　治理监督

第二篇　医　疗　服　务

第三篇　运营保障

▶▶▶ 第一篇

治 理 监 督

第一章　章　程

　　医院章程是医院依法自主办院、实施管理和履行公益性职能的基本纲领和行为准则。其内涵与特征,集中表现为稳定性、约束性与权威性。非公立医院章程建设意义重大。首先,章程准确体现出资人意志,明晰医院性质、发展方向、理念追求、办医重点,确保准确把握功能定位,服务患者和社会。其次,章程厘清了非公立医院的所有权、经营权、决策权、监督权,完善内部治理结构,为自主经营提供坚实保障。再次,章程是非公立医院制定完善各项规章制度、程序、办法等的基本依据,是构建科学完备的制度机制和运行体系的基础。国务院办公厅《关于建立现代医院管理制度的指导意见》(国办发〔2017〕67号)强调,各级各类医院应制定章程,医院要以章程为统领,规范内部治理结构和权力运行规则,提高医院运行效率。这是我国深化医药卫生体制改革的重大制度创新。对此,非公立医院应当以章程为依据,制定内部管理制度及规范性文件,提供医疗卫生服务,建立管理机制和开展社会协同。

　　本章立足非公立的非营利性和营利性三级综合性医院,吸收一些试点医院和行业先进医院的有益经验做法,分别对其章程进行了系统梳理提炼,具有较强的科学性、针对性、规范性和创新性。涉及决策与监督的相关具体制度,本书设立了专章。非公立医院应把章程建设作为建立现代医院管理制度重中之重的首要任务,与医院特点实际、功能定位、特色优势和价值追求有机结合,抓紧制定实施科学权威、准确有效、创新前瞻的医院章程,实行民主管理和科学决策,不断提高非公立医院的现代化管理和服务水平。

第一节　非营利性医院章程

一、总则

　　(一)举办单位:×××。

　　(二)医院性质:社会办非营利性医疗机构。

　　(三)医院名称:×××医院;英文名称:×××;英文缩写:×××。

　　(四)医院地址:×××。医院网址为:×××。

　　(五)医院在当地民政部门登记管理机关依法登记注册,在卫生健康行政部门领取执业许可证,具有×××法人资格,享有经营管理自主权,独立承担法律责任。院长是医院的法定代表人。

　　(六)领导体制:医院实行理事会领导下的院长负责制。

　　(七)功能定位:医院跨区域提供医疗卫生服务,具有医疗、教学、科研、公共卫生服务等功能的三级医院。主要任务是提供专科(包括特殊专科)医疗服务,解决危急重症和疑难复杂疾病,接受二级医院转诊,对下级医院进行业务技术指导和人才培训;参与和指导一、二级预防工作。

（八）医院宗旨：遵循《基本医疗卫生与健康促进法》充分发挥医院优势，不断创新医疗技术和管理方式，通过实施领先的发展战略构建科学的现代医院管理体系，坚持正确的卫生与健康工作方针，坚持以人民健康为中心，优化配置和有效利用医院资产，坚持社会效益优先原则，满足人民不断增长的医疗和保障需要，为人民群众提供一流的多样化、差异化、个性化医疗健康服务，并遵守宪法、法律、法规和国家政策，践行社会主义核心价值观，遵守社会道德风尚。

（九）办医方向：以现代化医院管理制度、优良的就医环境和优质的医疗服务，成为特色鲜明、具有竞争力和影响力的医疗健康服务提供机构，满足社会不同层次和多样化的医疗服务需求。

（十）医院经营范围：以当地卫生健康行政部门核发的执业许可证书为准，业务范围包括×××等。医院在登记的经营范围内从事活动，一切活动遵守国家有关法律、行政法规的规定，不受任何机关、团体、个人侵犯或非法干涉。医院接受国家有关行政部门的业务指导和监督管理。

（十一）创新发展目标：以提升内涵、强化特色、优化品牌为目标，深化改革，净化院风，创新引领，推动医院发展，成为本地区区域性医疗中心。

（十二）医院根据中国共产党章程的规定，设立中国共产党的组织，开展党的活动，为党组织的活动提供必要条件。

二、举办单位权利与义务

（一）举办单位权利

1. 提出医院宗旨和业务范围。
2. 组建医院理事会。
3. 向医院理事会委派相关理事。
4. 提名或任免医院理事长。
5. 监督医院运行。
6. 决定医院经营方针和投资计划。
7. 审核批准医院章程及章程修改案。
8. 决定医院年度财务预决算。
9. 支持理事会依法履行职责。
10. 决定医院分立、合并、解散、清算或变更形式。
11. 履行法律法规规定的举办单位其他权利。

（二）举办单位义务

1. 为医院提供开办资金和相关运行经费。
2. 支持医院理事会依法履行职责。
3. 履行法律法规规定的举办单位其他义务。

三、医院权利与义务

（一）医院行使机构设置、运营管理、人力资源管理、人才引进、绩效管理、薪酬分配、执行年度预算等经营管理自主权。

（二）医院权利与义务

1. 认真贯彻落实党和国家新时代卫生与健康工作方针政策，以人民健康为中心，推动医院健康发展。

2. 充分发挥医院的功能作用,为人民群众提供医疗健康、疾病预防等医疗和公共卫生服务。

3. 承担医院医务人员的培训和继续教育,住院医师规范化培训,与医学院校合作培养医学人才,不断提升全院人员的职业道德、执业能力和技术水平。

4. 履行医院研究职能,开展临床医学和临床应用医学研究,推动医学科技成果转化。

5. 开展对外交流和国际合作,推动医院开放式发展。

6. 承担上级卫生健康行政部门交办的其他事项。

(三)医院的业务范围以国家事业单位登记管理局登记的业务范围和当地卫生健康行政部门核发的执业许可证登记内容为准。

(四)医院在执业许可的经营范围内从事业务活动,一切活动遵守国家有关法律、法规,不受任何机关、团体、个人侵犯或非法干涉。

(五)医院接受上级卫生健康、医保等相关行政部门的业务指导和监督管理。

(六)医院主动接受社会监督和舆论监督,建立完善的监督评价体系,推行第三方满意度评价机制,接受社会评价和监督。

四、医院内部治理体系

(一)理事会

1. 医院理事会是医院的常设权力机构,是医院法人治理结构的主体,代表出资人利益,行使医院的重大决策权,是对医院发展战略、建设规划和医院管理等重要事务进行决策的机构。理事会向举办单位负责并报告工作。

2. 理事会由若干名理事组成,其中设理事长1名。由理事长、执行院长、专家代表、职工代表等人员组成。首届理事会由举办单位负责组建。

3. 理事会每届任期3~5年。理事任期届满时,经举办单位批准可以连选连任,但连续任职一般不超过2届。根据理事职务的变更进行解聘和增补。理事会届满前3个月内负责组建下一届理事会,理事长由举办单位委派。

4. 理事会行使下列职权

(1)决定医院的运营计划和投资方案。

(2)制定医院的年度财务预决算。

(3)制定医院发展规划、计划和财务、人事、分配等基本管理制度,决定医院年度运营目标。

(4)按规定履行医院重大项目决策,如医院执行层的成员任免、重大项目投资、大额资金使用等事项的决策职责。

(5)决定医院内部管理机构的设置。

(6)审议理事长提名或其他方式选拔的院长、副院长、总会计师等高级管理人选,并报举办单位批准后进行聘任和解聘。

(7)执行举办单位的决定。

5. 理事会议事规则

(1)理事会会议由理事长召集并主持。

(2)全体理事会会议每6个月召开一次,2/3以上理事出席方可举行。特殊情况下,经理事长或 1/3 及以上理事提议,可以召开理事会临时会议。

（3）理事会会议采取记名方式投票表决,每名理事享有一票表决权,理事会决议一般事项须经全部理事的超过半数以上通过。重大事项须经全部理事 2/3 以上通过。

（4）理事会会议应当有会议记录,并形成会议纪要。

（二）管理层

1. 医院管理层是理事会的执行机构,对理事会负责,定期向理事会报告工作。

2. 管理层由院长、副院长、总会计师组成,且根据业务工作需要,可临时设立项目负责人。管理层由理事会聘任,每届聘期 3~5 年。设院长 1 名,副院长若干名（根据医院等级和规模决定）,总会计师 1 名。

3. 管理层成员应具备下列基本条件和资格

（1）具有胜任岗位职责所必需的专业知识和职业素养,熟悉医疗卫生行业发展情况和相关政策法规,有先进的医院管理理念和实践经验。

（2）具有较强的组织领导和沟通协调能力,遵守医院章程和各项管理制度,富有改革创新精神,善于构建和谐的医患关系。

（3）具有强烈的事业心和责任感,热爱医疗卫生事业,坚持原则,敢于担当,忠于职守,勤勉尽责,能够全身心投入工作,实绩突出。

（4）具有良好的道德品行修养,带头践行社会主义核心价值观,以人为本,仁心仁怀,严于律己,廉洁从业。

（5）一般应当具有大学本科以上文化程度。

（6）具有 10 年以上医疗卫生工作经历或者其他领域管理工作经历。

（7）从副职提任正职的,一般应当具有副职岗位 2 年以上任职经历;从下级正职提任上级副职的,一般应当具有下级正职岗位 3 年以上任职经历。

（8）医院行政领导人员应当经过国家认可的医院院长职业化培训。确因特殊情况在提任前未达到培训要求的,应当在提任后一年内完成。

（9）符合有关法律法规和行业主管部门规定的其他任职资格要求。

4. 院长由理事会聘任或解聘,任期 3~5 年,可连选连任。院长须具备强烈的事业心、良好的团队领导能力、学习创新能力、协作能力和行政管理能力。

5. 经理事会授权后,院长拥有医院日常行政管理的决策权和指挥权。

6. 院长根据本章程及理事会决策,全面负责医院行政管理、日常医疗业务和事务管理工作。主要履行以下职责:

（1）主持医院日常运营管理工作（包括医疗、教学、科研、后勤等各项业务）,组织实施理事会决议,认真落实各项行业管理规定。

（2）拟订医院发展战略规划、年度工作计划和投资方案等,报理事会批准后组织实施。

（3）拟订医院内部管理机构设置方案、医院基本运营管理制度,经理事会批准后实施。

（4）出席或主持医院的各种会议,负责签发医院发布的制度、管理办法、人员任免等重要文件;接受理事会的指导和监督。

（5）制订职工薪酬总体分配方案,并报理事会批准后组织实施。

（6）决定和审批医院日常运营经费的使用开支。

（7）定期向理事会报告工作。

（8）承担法律法规和本章程规定的其他职责。

7. 院长应拟订工作细则,报理事会批准后实施。工作细则应包括下列内容:

(1)院长办公会召开的条件、程序和参加人员。

(2)院长及其他医院行政管理层人员工作职责及分工。

(3)医院资金与资产的运用,以及签订重大合同的权限。

(4)向理事会报告制度。

(5)理事会规定的其他事项。

8. 副院长协助院长分管相关工作,按照职权分工,协助院长开展医院日常管理工作。在院长不能履行职责时代理日常事务工作。

9. 医院管理层实行任期目标责任制。任期目标按照医院理事会依据医院发展规划和工作实际确定。

(三)医院党委

1. 医院建立中国共产党基层委员会(以下简称"党委"),并依据《中国共产党章程》开展活动。医院党委是医院的政治核心组织,保证和监督党和国家的方针、政策在医院得到贯彻执行。

2. 医院党组织的职责

(1)按照党章规定,充分发挥基层党组织的政治核心作用和党员的先锋模范作用,落实党的各项路线、方针、政策。

(2)努力开展思想政治工作,加强医德医风和职业道德建设,协助医院各项运营管理工作顺利进行。

(3)对医院各级党组织、工会委员会、共青团组织实施领导和管理。

(4)积极参与医院各项运营管理工作,并进行监督,必要时进行协调。

3. 医院党委设书记1名,副书记1名,纪委书记1名,负责医院的党建工作。

4. 医院为党组织活动提供必要条件,保障组织机构、活动场所和活动经费,党组织活动经费纳入医院预算。

(四)专业委员会

1. 根据医院实际工作需要,设科学技术委员会、经济管理委员会、医疗质量与安全管理委员会、药事与药物治疗学委员会、医学装备管理委员会、伦理委员会等专业委员会,为医院决策与管理提供咨询意见。专业委员会应制定专门的制度规定。

2. 专业委员会定期召开会议,会议议题由主任委员、副主任委员讨论确定。同时,根据会议议题,邀请相关职能部门和科室负责人参加会议。

3. 专业委员会会议应规定最低参会人数,并按委员会制度规定进行表决,对于不适宜公开的会议内容应予保密,并遵循近亲属及利益关联回避原则。

4. 专业委员会聘期一般为3年,期满换届。

(五)职工代表大会

1. 职工代表大会是医院实行民主管理的基本形式,是职工行使民主管理权力的机构,依照法律规定行使职权。医院的工会委员会是职工代表大会的工作机构,负责职工代表大会的日常工作,检查、督促职工代表大会决议的执行。

2. 医院建立职工代表大会制度,职工代表大会每年举行1~2次。职工代表大会的主要职责包括:

(1)听取和审议医院的发展规划、管理层工作报告等。

（2）审议涉及医院发展和职工切身利益的岗位设置方案、岗位职责制度、薪酬绩效管理方案等，以及其他与职工合法权益有关的基本规章制度。

（3）审议、决定有关职工的集体福利事项等有关问题。

（4）检查督促职工代表大会决议、代表提案的落实，听取和反映职工的意见和要求。

（5）根据职工和代表的意见，向医院管理层和有关职能部门提出改进工作的建议。

（6）医院职代会闭会期间，如遇重大事项需要征求职代会代表意见，可临时召集职代会代表对所议事项征求意见并进行符合职代会规定的有效表决。

3. 职工代表大会代表的产生以及职责根据《工会法》及其他相关法律法规执行。

（六）内设机构

1. 医院依据相关法律法规和国家相关规定，结合医院宗旨、办院方向、功能定位、总体目标、经营范围和实际需要，本着精简、协同、高效的原则，设立职能部门和临床、医技科室。

2. 职能部门主要职责　执行医院的各项决策和规章制度；贯彻执行医院的战略发展规划和工作计划，贯彻落实医院在医疗、教学、科研、后勤保障等方面制度要求；为医院业务发展及学科建设等提供决策依据和基础工作，组织实施。

3. 临床、医技科室主要职责　根据本科室的专业学科范围开展相关医疗执业活动，为患者提供诊断、治疗、护理、康复、医技等医疗服务；切实保障本科室医疗服务质量，提升医疗服务水平；落实学科建设发展规划、人才队伍培养、医学教育和科研工作；承担医院交办的其他工作。

4. 内设机构负责人聘期一般为 5 年，期满换届。

（七）群团工会

1. 医院设立团委等群团组织，建立健全各类群团组织的规章制度，发挥群团组织积极作用。

2. 加强和改进党对群团组织的思想政治领导，促进群团组织开展多种形式的群众性活动，使群团组织成为广大医院工作人员自我教育、自我管理的重要平台。

3. 根据《工会法》等有关法律法规，医院设立工会，依法保护全体职工和工会会员的合法权益。

4. 医院工会接受医院党委的领导，负责职工代表大会的召开和组织工作，围绕医院目标任务，团结广大职工为医院发展建设开展各项工作。

五、决策机制

（一）集体决策

1. 医院集体决策的形式有理事会、院长办公会。

2. 院长办公会由院长召集并主持，医院管理层成员参加会议，根据议题内容和实际工作需要，由院长确定列席会议的人员。院长办公会主要讨论医院建设发展的规划、工作计划、重大项目等事宜。在管理层成员充分论证、提出方案的基础上，由院长等参加会议成员作出会议决定，实行院长末位发言制。

院长办公会必须有组成人员 2/3 以上参加方能召开，会议记录完整存档。

3. 医院各部门、科室设立管理团队，实施本部门、科室的民主管理制度。

（二）辅助决策

医院专业委员会：医院选聘本院临床、教学、科研、管理等领域资深专家设立医院各类专业委员会。根据专业委员会的职能任务,为医院建设发展和各项工作的相关问题提供决策咨询意见。

六、经营管理

(一)基本原则

1. 医院经营管理坚持公平、公正、公开的原则,建立科学运营机制,充分调动医院各级各类人员的积极性、创造性,促进医院建设高质量发展。

2. 医院运营管理按照目标管理要求,建立科学有效的考核奖惩激励机制,实行科学的薪酬绩效管理制度,明确任务、职责到岗、责任到人,实现良好的社会效益和经济效益。

3. 各职能部门和科室结合实际,制订发展规划和年度工作计划,认真贯彻执行医院规章制度,以人民健康为中心,确保患者安全,确保医疗服务质量,切实完成本部门本科室承担的各项工作任务。

(二)人力资源管理

1. 医院实行现代化的人力资源管理制度。实行公开、平等、竞争、择优的人才聘用,完善高端人才、优秀人才引入和培养机制,对特色学科进行重点的人才支持,促进全院各专业门类技术学科协调发展。

2. 根据医院发展需要完善职工薪酬绩效管理体系,建立科学的考核机制,以量化考核和激励制度为核心,全面建立院科(部门)两级考核制度,将考核结果作为岗位聘用、选拔晋升、评先奖优、薪酬分配、问责追责的重要依据,充分调动职工工作积极性和创造性,推动医院建设。

(三)医疗、教学和科研管理

1. 始终将医疗安全与医疗质量作为医院管理的重中之重。临床医技科室主要负责人是本科室医疗质量管理的第一责任人,各临床医技科室在医院管理层和各类专业委员会指导下,开展全面医疗质量与安全管理,严格落实首诊负责制度、三级查房制度、查对制度、急危重症患者抢救制度、会诊制度等医疗核心制度。

2. 医院实施严格的医疗服务准入制度。对拟新增或调整的诊疗科目、拟开展的新技术和新项目、拟使用的临床新药,必须按照国家法律法规和规章制度,履行相关规定的审查、完善风险评估后,经严格规范的流程审批。

3. 医院建立完善继续医学教育制度,医院住院医师及专科医师规范化培训制度,加强"三基"培训,努力建设知名专家为牵引的学科带头人群体、中青年技术骨干为基础的人才队伍,不断提高全体职工的职业能力素质。

4. 积极开展临床科学研究,以学术引领技术建设发展。学科带头人认真按照医院科研管理规章制度,组织本科室开展临床应用研究为主的科研工作。医院鼓励各类技术人员积极参与科研与科技成果转化活动,依法保护科研人员合法权益,给予做出突出成绩的研究人员表彰奖励。

(四)财务管理

1. 医院的财产及其收入受法律保护,任何个人不得侵占、私分、挪用。

2. 医院执行国家《民间非营利组织会计制度》,依法进行会计核算、建立健全内部会计监督制度,保证会计资料合法、真实、准确、完整。医院接受当地有关税务、民政等主管部门依法实施的税务监督和会计监督。

3. 医院财务人员按照有关法律法规规定配备、管理。医院的经费使用应符合医院的宗旨和业务范围。

4. 医院的人事、工资、社保、福利待遇按照国家有关规定及理事会决议执行。

5. 理事会换届和院长离任前,应当进行财务审计。

6. 医院对物资设备实行全生命周期管理,经济采购依据国家规范实行制度化管理,倡导技术革新和管理持续改进。

（五）后勤管理

1. 医院后勤管理坚持"以患者为中心",依据规范化、安全化、专业化、信息化的发展要求,提供安全、高效、经济的保障服务。

2. 医院后勤管理对象涉及物资、设备、信息、服务等内容。对物资设备实行全生命周期管理,采购依据国家法规和医院规章制度管理,努力实现现代化后勤保障管理。

（六）医院建立现代化的信息化体系,打造符合医院发展需求和采用先进技术的医疗信息系统,提升医院管理效率。积极应用互联网等信息技术,不断拓展医疗服务空间和内容,优化医疗服务模式。加强医院网络和信息安全建设管理,推进医院信息系统标准化、规范化建设。

七、医院职工的权利与义务

（一）医院职工系指医院依法聘用的全体工作人员,享有宪法、法律、法规及本章程规定的权利,同时必须履行宪法、法律、法规及本章程规定的义务。

（二）医院职工有权依据法律法规、规章、医院相关规定和合同约定获得薪酬及其他福利和社保待遇。

（三）医院职工享有在医院公平发展的职业机会,享有公平获得各种奖励和荣誉称号权利,享有品德、素质和能力等方面获得公正评价权利,享有与医院共同发展权利。

（四）医院职工聘用、薪酬待遇、奖惩及其他关系自身利益等事项享有表达异议和提出申诉的权利。医院明确规定职工提出异议的程序和申诉的相应管理部门。

（五）医院按照国家法律法规和医院规定,维护职工合法权益,积极采取措施创造安全的工作环境,保护本院职工的人格尊严、人身安全不受侵犯。

（六）医院职工有义务自觉遵守职业道德,树立良好服务形象,自觉维护医院声誉和权益。

（七）医院职工有义务严格按照法律法规和医院规定,保护患者生命健康权、人格权、知情权、隐私权以及民族习惯和宗教信仰。

（八）医院兼职教授、退休后返聘人员、博士后研究人员、访问学者及其他医疗、科研、教学、管理工作人员,在医院工作期间,依法、依规、依约享有相应权利,履行相应义务。

八、文化建设

（一）医院把社会主义精神文明建设作为医院长远发展战略,大力弘扬社会主义核心价值观为主旋律的文化建设,弘扬白求恩精神,努力挖掘、传承和发扬医院优良传统和文化特色,塑造医院及医务人员的良好职业形象,不断增强医院凝聚力和战斗力。

（二）文化体系建设。以办院宗旨、服务理念、使命愿景为医院文化体系建设的核心,以患者需求为导向创新医院文化理念,以品牌文化、医德文化、安全文化及科室亚文化为从属的文化架构体系。

九、医院终止及所有制变更

(一)医院有以下情形之一,应当终止

1. 经审批机关决定撤销。

2. 因合并、分立解散。

3. 因其他原因依法应当终止的情形。

(二)医院终止,应由理事会表决通过。理事会的终止决议应报举办单位同意。

(三)举办单位同意医院终止后,应成立清算组织,开展清算工作。清算期间不开展清算以外的活动。

(四)清算工作结束,应形成清算报告,经理事会通过,报举办单位同意后,向登记管理机关申请注销登记。

(五)医院终止后的剩余资产,在举办单位监督下,按照有关法律法规进行处置。

十、章程修改

(一)医院有下列情形之一的,应当修改章程

1. 章程规定的事项与修改后的国家法律、行政法规的规定不符。

2. 章程主要内容发生变化。

3. 理事会认为应当修改章程的其他情形。

(二)章程的修改应由全体理事 2/3 以上表决通过并形成决议。

(三)修改后的章程,须在理事会通过后十五日内,报医院举办单位批准。

十一、附则

(一)本章程的解释权属于理事会。

(二)本章程内容如与法律法规、行政规章及国家政策相抵触时,应以法律法规、行政规章及国家政策的规定为准。

(三)本章程附件包括理事会制度。

(四)本章程经举办单位批准同意后生效。

第二节　营利性医院章程

一、总则

(一)依据《基本医疗卫生与健康促进法》《公司法》以及国家有关法律、法规的规定,按照国务院办公厅《关于建立现代医院管理制度的指导意见》的文件精神,制定本章程。医院性质为社会办营利性医院。医院依法经公司登记机关登记注册,在卫生行政部门领取执业许可证,从事营利性经营活动,享有经营管理自主权,独立承担法律责任。董事长是医院的法定代表人。

(二)注册名称。×××医院股份有限公司;简称×××;英文名称×××;英文缩写×××。

(三)注册住所为×××。

(四)注册资本为人民币×××万元。

（五）经营期限。经营期限为××年。

（六）医院从事经营活动，必须遵守法律、行政法规，遵守社会公德、商业道德，诚实守信，接受政府卫生健康行政部门等有关部门和社会公众的监督，承担社会责任。遵守宪法、法律、法规和国家政策，践行社会主义核心价值观，遵守社会道德风尚。

（七）根据中国共产党章程的规定，设立中国共产党的组织，开展党的活动，为党组织的活动提供必要条件。

（八）本章程中的各项条款与国家法律、法规、规章不符的，以法律、法规、规章的规定为准。

二、经营宗旨和范围

（一）经营宗旨。以人民健康为中心，以现代医院管理制度、先进的医疗技术和完善的服务体系，为患者提供优质的医疗健康服务，努力提高医院的经济效益和社会效益。

（二）功能定位。医院跨区域提供医疗卫生服务，是具有医疗、教学、科研、公共卫生服务等功能的三级医院。主要任务是提供专科（包括特殊专科）医疗服务，解决危急重症和疑难复杂疾病，接受二级医院转诊，对下级医院进行业务技术指导和人才培训；参与和指导一、二级预防工作。

（三）办医方向。以向患者提供高水平、高质量的医疗健康服务为目标，集基本医疗和特色专科于一体，打造竞争优势突出、服务优质、品牌知名的现代化营利性医院。

（四）医院经营范围为×××。

（五）创新发展目标。以管理和科技为核心抓手，将管理兴院和科技强院作为双轮创新驱动，打造管理科学化、服务人性化、流程规范化、设备现代化、专科特色化的创新型医院，抢占医疗健康服务为民惠民的制高点，力争成为本地区区域性医疗中心。

三、医院权利与义务

（一）医院行使内部机构设置、运营管理、人力资源管理、人事管理、中层干部聘任、人员招聘和人才引进、绩效管理、薪酬分配、执行年度预算等经营管理自主权。

（二）医院的主要职责和义务

1. 贯彻执行党和国家新时代卫生与健康工作方针政策，保障人民群众健康，推动医院各项工作健康发展。

2. 在医疗、疾病预防、健康教育等医疗和公共卫生方面为人民群众提供满意服务。

3. 承担继续医学教育，住院医师规范化培训等毕业后教育，促进医院人才队伍建设，提高全院职工技术能力和职业素质。

4. 开展临床医学和临床基础医学研究，推动医学科技成果转化。

5. 开展对外交流和国际合作。

6. 承担上级卫生健康行政部门交办的其他事项。

（三）医院设立董事会、管理层和监事会，实行董事会领导下的院长负责制。

（四）医院运营管理机构设置遵循"权责分明、精简高效、扁平化"的原则，形成分级决策、自主经营、多元监督的现代医院运行模式和运营管理机制，建立营利性医院的良性经营运作机制。

1. 用人机制　对管理人才和技术人才采取有针对性的市场化用人机制，为医院能持续引入和留住高端人才、优秀学科带头人建立保障制度。对医院的重点学科给予倾斜性的重点支持,促进学科建设水平的提高。

2. 激励机制 按照"按劳分配、效率优先、兼顾公平、优绩优酬、分层激励"的分配原则,实行收入分配向学科带头人、技术骨干、关键岗位和一线医务工作者倾斜的层级化综合绩效考评。重点对医疗质量、运营效率、持续发展和满意度评价等方面进行考核。

3. 监督机制 建立科学的内部监督机制,并自觉接受社会监督。充分发挥满意度评价体系的监督作用,注重第三方专业机构评价和患者意见反馈。通过多种渠道收集信息,不断改进工作流程、提升整体服务水平和管理水平。

(五)医院依据相关法律法规和政策规定,结合医院宗旨、发展目标、业务范围和实际需要,本着精简、高效、统一的原则,设立职能部门和临床科室。

(六)职能部门主要职责。执行医院董事会及院长办公会决定;按照医院在各方面的相关规章制度予以执行;为医院的整体发展提供部门方面的实际支持。

(七)临床、医技科室主要职责。在本科室的职能范围内开展的相关医疗执业活动,为患者提供诊断、治疗、护理、康复等医疗服务;持续提升本科室医疗服务质量和服务水平;做好学科建设、医学教育、人才培养和科研工作,全面建设本科室;承担医院交办的其他工作。

四、股东权利与义务

(一)医院股东主要享有下列权利

1. 依照其所持有的股权份额获得股利和其他形式的利益分配。

2. 依法请求、召集、主持、参加或者委派股东代理人参加股东会,并行使相应的表决权。

3. 对医院的经营进行监督,提出建议或者质询。

4. 医院终止或者清算时,按其所持有的股份份额参加剩余财产的分配。

5. 法律、行政法规、部门规章或本章程规定的其他权利。

(二)医院股东主要承担下列义务

1. 遵守法律、行政法规和本章程。

2. 依其所认购的股份和入股方式缴纳股金。

3. 除法律、法规规定的情形外,不得退股。

4. 不得滥用股东权利损害医院或者其他股东的利益。

5. 法律、行政法规及本章程规定应当承担的其他义务。

五、股东会

(一)股东会由全体股东组成。股东会是医院的权力机构,其职权如下

1. 决定医院的经营方针和投资计划。

2. 选举和更换非由职工代表担任的董事、监事,决定有关董事、监事的报酬事项。

3. 审议批准董事会的报告。

4. 审议批准监事会的报告。

5. 审议批准年度财务预算方案、决算方案。

6. 审议批准利润分配方案和弥补亏损方案。

7. 对增加或者减少注册资本作出决议。

8. 对合并、分立、解散、清算或者变更公司形式作出决议。

9. 修改医院章程。

10. 其他职权。

（二）股东会应当每年召开一次年会，有需要召开临时股东会情形的，应当在两个月内召开临时股东会。

（三）股东会会议由董事会召集，董事长主持；董事长不能履行职务或不履行职务的，由副董事长主持；副董事长不能履行职务的，由半数以上董事共同推举一名董事主持。

（四）股东会会议由股东按照出资比例行使表决权，股东会作出决议，必须经过半数表决权的股东通过。但是，股东会作出修改医院章程、增加或者减少注册资本的决议，以及医院合作、分立、解散或者变更形式的决议，必须经代表 2/3 以上表决权的股东通过。

六、董事会

（一）医院设董事会，成员为若干名，由股东会选举产生；董事会成员可以有医院工作人员代表，职工代表董事由医院工作人员通过职工代表大会或者其他形式民主选举产生。

（二）董事每届任期三年，任期届满，可以连选连任。

（三）董事会设董事长 1 人，副董事长 1 人，由董事会以全体董事过半数选举产生。

（四）董事会行使下列职权

1. 负责召集股东会，并向股东会报告工作。

2. 执行股东会的决议。

3. 审定经营计划和投资方案。

4. 制订年度财务预算方案、决算方案。

5. 制订利润分配方案和弥补亏损方案。

6. 制订增加或者减少注册资本以及发行公司债券的方案。

7. 制订医院合并、分立、解散或者变更公司形式的方案。

8. 决定内部管理机构的设置。

9. 决定聘任或者解聘院长及其报酬事项，并根据院长的提名决定聘任或者解聘副院长、总会计师及其报酬事项。

10. 制定医院的基本管理制度。

11. 其他职权。

（五）董事会会议由董事长召集和主持；副董事长协助董事长履行职务，董事长不能履行职务或者不履行职务的，由副董事长履行职务；副董事长不能履行职务或者不履行职务的，由半数以上董事共同推举一名董事履行职务。

（六）董事会每年度至少召开两次会议，每次会议应当于会议召开十日前通知全体董事和监事。

（七）董事会会议应有过半数的董事出席方可举行。董事会作出决议，必须经全体董事过半数通过。董事会决议的表决，实行一人一票。

（八）董事会根据工作需要，可下设科学技术委员会、经济管理委员会、医疗质量与安全管理委员会、药事与药物治疗学委员会、医学装备管理委员会、伦理委员会等专门委员会，为董事会决策与管理提供咨询意见。

七、监事会

（一）医院设监事会，成员若干名（不得少于 3 人），其中股东代表监事若干名，职工代表监事若干名。监事会中的股东代表监事由股东会选举产生，职工代表由医院工作人员通过职工代表大会（职工大会或者其他形式）民主选举产生。监事的任期每届为三年，任期届满，可连选连任。

（二）监事会设主席 1 人，由全体监事过半数选举产生。监事会主席召集和主持监事会会议；监事会主席不能履行职务或者不履行职务的，由监事会副主席召集和主持；监事会副主席不能履行职务或者不履行职务的，由半数以上监事共同推举一名监事召集和主持监事会会议。

（三）监事会每六个月至少召开一次会议，监事可以提议召开临时监事会会议。

（四）监事会决议应当经过半数的监事通过。

八、管理层

（一）医院管理层是董事会的执行机构，对董事会负责，定期向董事会报告工作。

（二）医院管理层由院长、副院长、总会计师组成，设院长 1 名、副院长 2~3 名、总会计师 1 名。

（三）院长每届任期三年，可以连聘连任。院长须具备强烈的事业心、良好的团队领导能力、学习创新能力、协作能力和行政管理能力。

（四）医院管理层成员应具备下列基本条件和资格

1. 具有胜任岗位职责所必需的专业知识和职业素养，熟悉医疗卫生行业发展情况和相关政策法规，有先进的医院管理理念和实践经验。

2. 具有较强的组织领导和沟通协调能力，富有开拓力的改革创新精神，善于构建和谐发展以及特色突出的医院文化。

3. 具有强烈的事业心和责任感，严于律己，热爱医疗卫生事业，敢于担当，忠于职守，勤勉尽责。

4. 具有大学本科以上文化程度。

5. 具有 10 年以上医疗卫生工作经历或者其他领域管理工作经历。

6. 医院行政领导人员应当经过国家认可的医院院长职业化培训。

7. 符合有关法律法规和行业主管部门规定的其他任职资格要求。

（五）院长根据本章程及董事会决策，全面负责医院行政管理、日常医疗业务和事务管理工作，主要履行以下职责：

1. 组织实施医院发展规划、年度工作计划。

2. 全面负责本单位管理、业务工作。

3. 管理本单位的日常事务。

4. 负责本单位的人事、财务、资产等管理。

5. 对医院工作人员进行考评、奖惩。

6. 代表医院签署有关重要文件。

7. 法律法规和本章程规定的其他职责。

九、医院其他组织机构

（一）医院建立中国共产党基层委员会，并依据《中国共产党章程》开展活动。

（二）医院党组织的职责

1. 紧跟新时代的党建工作步伐，充分发挥基层党组织的政治核心作用和党员的先锋模范作用，按照党章规定，落实党的各项路线、方针、政策。

2. 积极开展思想政治工作，协助医院管理层加强医德医风和职业道德建设，打造优良的医院文化环境，推动医院各项运营管理工作的顺利进行。

3. 对医院各级党组织、工会委员会、共青团组织实施领导和管理。

4. 充分发挥党组的积极作用，参与医院各项运营管理工作，并进行监督，必要时进行协调。

（三）职工代表大会是医院实行民主管理的基本形式，是职工行使民主管理权力的机构，依照法律规定行使职权。医院的工会委员会是职工代表大会的工作机构，负责职工代表大会的日常工作，检查、督促职工代表大会决议的执行。

（四）职工代表大会代表的产生以及职责根据《工会法》及其他相关法律法规执行。

（五）医院建立共青团等群团组织，在党委和上级组织的领导下按其章程开展各项工作。

十、文化建设

（一）医院构建符合自己发展特点的医院文化，通过有特色的医院文化渗透医院经营管理的各方面，持续提升医院的凝聚力和战斗力。树立良好的医德医风和积极向上的发展理念，建立医院及医务人员的良好形象，强化软实力建设。

（二）对医院文化的建设形成体系化、持续化，针对医院文化的内涵进行不断挖掘和延展，形成以办院理念、使命愿景、经营宗旨为核心，打造丰富完善的医院文化架构体系。

十一、财务会计制度、利润分配和审计

（一）医院依照法律、行政法规和国家有关部门的规定，按照企业会计制度制定医院的财务会计制度。

（二）医院应当在每一会计年度终了时编制财务会计报告，并依法经会计师事务所审计。财务会计报告应当依照法律、行政法规和国务院财政部门的规定制作。

（三）医院的财务会计报告应当在召开股东会年会的二十日前置备于医院，供股东查阅。

（四）医院聘用会计师事务所必须由股东会决定。

十二、合并、分立、增资、减资、解散与清算

（一）医院合并时，合并各方的债权、债务，由合并后存续的公司或者新设的公司承继。

（二）医院分立前的债务由分立后的医院承担连带责任。但是，医院在分立前与债权人就债务清偿达成的书面协议另有约定的除外。

（三）医院减资后的注册资本将不低于法定的最低限额。医院合并或者分立，登记事项发生变更的，应当依法向公司登记机关办理变更登记；医院解散的，应当依法办理公司注销登记；医院增加或者减少注册资本，应当依法向公司登记机关办理变更登记。

（四）医院有以下情形之一时,解散并进行清算

1. 章程规定的营业期限届满或者公司章程规定的其他解散事由出现。

2. 股东会决议解散。

3. 因医院合并或者分立需要解散。

4. 依法被吊销营业执照、责令关闭或者被撤销。

5. 人民法院依照《公司法》第一百八十三条的规定予以解散。

6. 需要解散的其他情形。

（五）清算组在清理医院财产、编制资产负债表和财产清单后,应当制订清算方案,并报股东会确认。医院财产在分别支付清算费用、职工的工资、社会保险费用和法定补偿金,缴纳所欠税款,清偿医院债务后的剩余财产,按照股东持有的股份比例分配。清算期间,医院存续,但不得开展与清算无关的经营活动。医院财产在未依照前款规定清偿前,不得分配给股东。

（六）医院清算结束后,清算组应当制作清算报告,报股东会确认,并报送公司登记机关,申请注销公司登记,公告公司终止。

十三、章程修改

（一）有下列情形之一的,医院应当修改章程

1. 《公司法》或有关法律、行政法规修改后,章程规定的事项与修改后的法律、行政法规的规定相抵触。

2. 医院的情况发生变化,与章程记载的事项不一致。

3. 股东会决定修改章程。

（二）股东会决议通过的章程修改事项应经主管机关审批,须报主管机关批准;涉及公司登记事项的,依法办理变更登记。

（三）董事会依照股东会修改章程的决议和有关主管机关的审批意见修改本章程。

（四）章程修改事项属于法律、法规要求披露的信息,按规定予以披露。

十四、附则

（一）本章程由医院董事会负责解释。

（二）本章程附件包括股东会议事制度、董事会议事制度和监事会制度。

（三）本章程经股东会审议通过之日起生效。

（四）本章程未规定的事项,按《公司法》的相关规定执行。

（张晓玉 梁立武 马万信 彭 昱）

第二章 决策与监督

根据非公立医院的经济性质区分为非营利性医院和营利性医院。非营利性医院实行以举办单位为出资主体,以医院理事会为核心的法人治理结构。营利性医院实行以股东为公司出资主体,由股东会、董事会、监事会组成公司法人治理结构。

无论营利性还是非营利性医院,非公立医院均应在医院章程指引下,建立健全科学完备的决策机制与监督机制。一方面,持续规范决策行为,优化决策效率,提高决策能力,着力提升科学决策、民主决策、依法决策的质量水平;另一方面,采取多种形式和方法手段,对医院决策和执行实施有效监督,确保非公立医院改革正确的发展方向。进入新时代,非公立医院应当把完善法人治理结构作为一项重要任务,建立以理事会(董事会)为决策机构、管理层为执行机构的组织架构,推动落实非公立医院领导人员任期制和任期目标责任制,探索院长聘任制,不断提高职业化管理水平,确保非公立医院领导人员把主要时间和精力用于医院管理,加快现代医院管理制度建设,建立决策、执行、监督相互协调、相互制衡、相互促进的管理体制和治理机制。

本章依据《公司法》《关于建立现代医院管理制度的指导意见》等有关法律法规和文件精神,立足非公立医院在决策与监督上面临的现实课题,对股东会制度、董事会制度、理事会制度和监事会制度进行了系统梳理,有助于从制度执行层面为非公立医院强化决策与监督提供相应参考,促进现代医院管理制度建设深入发展。

第一节 股东会制度

一、总则

(一)为保证医院股东会依法行使职权,根据《公司法》《关于建立现代医院管理制度的指导意见》等有关法律法规和文件精神,结合医院实际,制定本制度。

(二)医院董事会严格执行法律法规、医院章程和本制度规定,周密组织召集股东会,保障股东会正常运转,并对股东会负责。

(三)股东会依据法律法规和医院章程行使职权,建立现代医院治理结构和管理体系,充分体现非公立医院建设发展的特点规律。

(四)医院年度股东会每年召开一次。出现《公司法》第三十九条规定应当召开临时股东会的情形时,应当依法召开临时股东会。

(五)股东会主要职责。决定医院经营方针和投资计划;审议批准董事会报告;审议批准年度财务预算方案、决算方案;决定医院分立、合并、解散、清算或变更形式;修改医院章程等。

二、股东会的召集和主持

（一）定期会议应当依照医院章程的规定按时召开。代表 1/10 以上表决权的股东，1/3 以上的董事，监事会或者不设监事会的公司的监事提议召开临时会议的，应当召开临时会议。

（二）医院设立董事会的，股东会会议由董事会召集，董事长主持；董事长不能履行职务或者不履行职务的，由副董事长主持；副董事长不能履行职务或者不履行职务的，由半数以上董事共同推举一名董事主持。

（三）医院不设董事会的，股东会会议由执行董事召集和主持。

（四）董事会或者执行董事不能履行或者不履行召集股东会会议职责的，由监事会或者不设监事会的公司的监事召集和主持；监事会或者监事不召集和主持的，代表 1/10 以上表决权的股东可以自行召集和主持。

三、股东会的通知

召开股东会会议，应当于会议召开十五日前通知全体股东；但是，公司章程另有规定或者全体股东另有约定的除外。

四、股东会的议事规则

（一）股东会会议由股东按照出资比例行使表决权。

（二）股东会应当对所议事项的决定做成会议记录，出席会议的股东应当在会议记录上签名。

（三）股东会会议作出修改公司章程、增加或者减少注册资本的决议，以及公司合并、分立、解散或者变更公司形式的决议，必须经代表 2/3 以上表决权的股东通过。

五、附则

（一）本制度作为医院章程附件，经股东会通过后生效。

（二）本制度如与法律法规和相关文件规定冲突，以法律法规和相关文件规定为准。

（三）本制度修改由董事会拟订修改草案，报股东会批准后生效。

（四）本制度解释权由董事会行使。

第二节　董事会制度

一、总则

（一）为规范营利性医院董事会及其成员行为，提高董事会决策科学性、正确性和工作效率，依法行使董事会职权，根据《公司法》《关于建立现代医院管理制度的指导意见》及其他现行有关法律法规和医院章程，结合医院实际，制定本制度。

（二）董事会是医院经营管理决策机构，对股东会负责并报告工作。通过本制度规范董事会决策运行机制，推动医院在科学的法人治理结构下，更好发挥董事会在营利性医院中的核心地位和作用。

（三）董事会宗旨。推动医院充分挖掘和发挥自身优势,持续提升医疗技术水平,不断改进创新医疗服务和管理方式,实施领先的发展战略,构建科学的现代医院管理体系,努力提高社会效益和经济效益,为群众提供一流的医疗健康服务。

（四）本制度对全体董事、列席董事会会议的监事和其他有关人员均具有约束力。

二、董事会组成与职权

（一）董事会由 × 名董事组成,设董事长 1 名、副董事长 1 名,按医院章程规定选举产生。

（二）**董事会行使下列职权**

1. 召集股东会,并向股东会报告工作。

2. 执行股东会决议。

3. 决定医院建设发展规划、年度经营计划和投资方案。

4. 制订年度财务预算、决算方案。

5. 制订利润分配、弥补亏损方案。

6. 制订增加或减少注册资本、发行债券或其他证券及上市方案。

7. 拟订重大收购、收购本公司股票或合并、分立、解散及变更公司形式方案。

8. 依据股东会授权范围,决定对外投资、收购出售资产、资产抵押、对外担保事项、委托理财、关联交易等事项。

9. 决定医院内部管理机构设置。

10. 聘任或解聘院长;根据院长提名,聘任或解聘副院长、财务部门负责人等高层管理人员,并决定其报酬、奖惩等事项。

11. 制定医院基本管理制度。

12. 制订医院章程修改方案。

13. 向股东会提请聘请或更换律师事务所、会计师事务所。

14. 定期听取医院院长工作汇报,检查和掌握院长工作情况。

15. 法律法规和医院章程授予的其他职权。

（三）董事会依据医院章程,确定对外投资、收购出售资产、资产抵押、对外担保事项、委托理财、关联交易权限,建立严格的审查和决策程序;重大投资项目组织专家和专业人员咨询评审,报股东会批准。注册会计师如对财务报告出具有保留意见的审计报告,董事会向股东会作出说明。

（四）**董事长行使下列职权**

1. 主持股东会,召集、主持董事会会议。

2. 督促、检查董事会决议执行。

3. 签署董事会重要文件和其他应由医院法定代表人签署的文件。

4. 董事会授予的其他职权。

（五）副董事长协助董事长工作。如董事长不能履行职务或不履行职务,由副董事长履行职务;如副董事长不能履行职务或不履行职务,由半数以上董事共同推举一名董事履行职务。

（六）董事会根据需要,依托医院设立科学技术委员会、经济管理委员会、医疗质量与安全管理委员会、药事与药物治疗学委员会、医学装备管理委员会、伦理委员会等专门委员会,为董事会决策与管理提供咨询意见。

三、董事会会议召集和主持

医院董事会会议由董事长召集和主持；董事长不能履行职务或者不履行职务的，由副董事长召集和主持；副董事长不能履行职务或者不履行职务的，由半数以上董事共同推举一名董事召集和主持。

四、董事会会议议事规则

（一）董事会的议事方式和表决程序由医院章程规定。

（二）董事会应当对所议事项的决定做成会议记录，出席会议的董事应当在会议记录上签名。

（三）董事会决议的表决，实行一人一票。

五、附则

（一）本制度为医院章程附件，由董事会制定和修改，经股东会决议通过之日起生效执行。

（二）本制度未尽事宜，按照有关法律法规和医院章程执行。

（三）本制度解释权属董事会。

第三节 理事会制度

一、总则

（一）医院理事会是非营利性医院常设权力机构，是医院法人治理结构的主体，代表出资人利益，行使医院重大决策权，是对医院发展战略、建设规划和医院管理等重要事务进行决策的机构。理事会向举办单位负责并报告工作。

（二）医院理事会宗旨。推动医院充分挖掘和发挥自身优势，持续提升医疗技术水平，不断改进创新医疗服务和管理方式，实施领先的发展战略，构建科学的现代医院管理体系，努力提高社会效益和经济效益，为群众提供一流的医疗健康服务。

二、组织机构和职责

（一）理事会由 × 名理事组成，设理事长 1 名，执行院长、专家代表、医务人员代表等担任理事。首届理事会由举办单位负责组建。

（二）理事会根据需要，依托医院设立科学技术委员会、经济管理委员会、医疗质量与安全管理委员会、药事与药物治疗学委员会、医学装备管理委员会、伦理委员会等专门委员会，为理事会决策与管理提供咨询意见。

（三）理事会每届任期三年。理事任期届满，经举办单位批准可连选连任，连任通常不超过两届。理事职务调整变更时，进行解聘和增补。理事会届满前 3 个月内，筹备组建下一届理事会，理事长由举办单位委派。

（四）理事会行使下列职权

1. 决定医院运营计划和投资方案。

2. 制定医院年度财务预算决算。

3. 制订医院建设发展规划和年度计划,建立完善财务、人事、分配等基本管理制度,决定医院年度运营目标。

4. 对医院执行层干部任免、重大项目投资、大额资金使用等重要事项进行决策。

5. 决定医院内部管理机构设置。

6. 审议理事长提名或其他方式选拔的院长、副院长、总会计师等医院高层管理人选,报主办单位批准后进行聘任和解聘。

7. 执行举办单位相关决议和决定。

三、议事规则

(一)理事会会议由理事长召集并主持。

(二)理事会全体会议通常每6个月召开一次,2/3以上理事参加方可举行。特殊情况下经理事长或1/3以上理事提议,可召开理事会临时会议。

(三)理事会会议采取记名投票方式表决,每名理事享有一票表决权。理事会决议一般事项经半数以上理事同意方可通过,重大事项经2/3以上理事同意方可通过。

(四)理事会会议安排记录,整理形成会议纪要。

四、理事

(一)理事任职条件

1. 政治思想优良,遵纪守法,热爱卫生健康事业,能够代表举办单位利益和医院工作人员利益。

2. 具备履职所需专业知识和业务能力,熟悉医疗卫生行业现状和发展趋势,牢记医院宗旨,爱岗敬业,勤勉诚信。

3. 理事间没有近亲属关系。

(二)理事行使以下职权

1. 参加理事会会议,对理事会决策事项进行表决。

2. 对医院管理层执行理事会决议行为进行监督检查。

3. 检查医院财务状况。

4. 提议召开理事会临时会议。

5. 向理事会提出议案或罢免建议。

6. 医院章程规定的其他职权。

(三)理事可在任期内提出辞职。辞职应向理事会递交书面报告,经理事会表决通过后,理事资格方可终止。

(四)理事发生以下情形,理事会按程序终止其理事资格

1. 无正当理由连续3次以上不参加理事会会议。

2. 因本人身体健康和工作等原因,不能继续履行理事职责。

3. 违反法律法规,被追究刑事责任。

4. 法律法规和医院章程规定的其他情形。

(五)理事不因理事资格在医院领取薪酬。因履行理事职责产生的交通、通讯等费用,可按有关规定列支。

五、理事长

（一）理事长应具有医学或医院管理教育背景,具备良好的医院管理经验。

（二）**理事长行使以下职权**

1. 贯彻卫生健康工作方针政策与法律法规,提出医院建设发展战略和规划。

2. 召集和主持理事会会议,审议决定医院重大决策、重要岗位人事任免、重大项目投资、大额资金使用,行使审批权,代表医院签署重要文件。

3. 督促和检查理事会决议落实情况。

4. 具有医院法人相关权利和责任,对举办单位负责,履行其交给的各项任务,接受其管理和监督。

5. 代表理事会聘任和解聘院长、副院长、总会计师等医院高层管理人员。

6. 理事会赋予的其他职权。

（三）理事长因特殊原因不能履行职责时,可委托其他理事代其行使职权。

六、附则

（一）本制度为医院章程附件,由理事会制定和修改,经举办单位批准后执行。

（二）本制度未尽事宜,按有关法律法规和医院章程执行。

（三）本制度解释权属理事会。

第四节 监事会制度

一、总则

（一）为规范医院监事会日常运作,根据《公司法》《关于建立现代医院管理制度的指导意见》等法律法规和文件精神及医院章程,制定本制度。

（二）医院监事会根据《公司法》和医院章程设立。

（三）监事会对医院高层管理人员实行监督,保障股东、医院和工作人员利益。

（四）监事会依据有关法律法规、医院章程及本制度规定行使监督权的活动受法律保护,任何单位和个人不得干涉。

（五）监事会制度与股东会制度、董事会制度,共同构成医院按法人治理结构运行及从决策到监督的完整机制,为医院运行提供制度依据和保障。

二、监事会职权

（一）监事会是依法设立的监督机构,对股东会负责并报告工作。

（二）监事会由 × 名监事组成,其中股东代表监事 × 人,职工代表监事 × 人,董事、高级管理人员不得兼任监事。

（三）股东代表监事由股东推举候选人,股东会根据医院章程通过普通决议选举产生,按照名额得票居多人员当选。职工代表监事由医院职工代表大会或者其他形式民主选举产生。

（四）**监事会行使下列职权**

1. 检查医院财务状况。

2. 对董事和医院高层管理人员执行医院相关职务的行为进行监督,对违反法律法规、医院章程和股东会决议的董事、医院高层管理人员提出罢免建议。

3. 发现董事、医院高层管理人员行为损害医院利益时,要求其予以纠正。

4. 提议召开临时股东会,在董事会不履行《公司法》相关规定时召集和主持股东会。

5. 向股东会提出提案。

6. 依照《公司法》规定,对董事、医院高层管理人员提起诉讼。

7. 发现医院经营异常等特殊情况可进行调查,必要时经监事会决议同意,可聘请会计师事务所、律师事务所等专业机构协助调查,费用由医院承担。

8. 法律法规和医院章程赋予的其他职权。

(五)监事会认为董事会决议违反法律法规、医院章程或损害股东、医院或工作人员利益时,可作出决议建议董事会复议。如董事会对监事会决议不予采纳或经复议仍维持原决议,监事会可经决议提议召开临时股东会进行讨论。

(六)根据法律法规和医院章程董事会应召开临时股东会而逾期未召开时,监事会可作出决议要求董事会召开临时股东会。

(七)监事会不干涉、不参与医院日常经营管理和人事任免,但上述活动违反法律法规和医院章程时,监事会有权要求纠正。

(八)医院采取措施保障监事知情权,为监事正常履行职责提供必要协助,任何人不得干预、阻挠。监事履行职责所需合理费用由医院承担。

(九)监事会监督记录财务或专项检查结果,是对董事、医院院长和其他高层管理人员绩效评价的重要依据。

(十)监事列席董事会会议和院长办公会,可对会议决定事项提出质询及建议,跟踪关注医院重要情况和重大事项,对董事、医院院长和其他高层管理人员履职情况进行监督评价。

三、监事会会议召集与通知

(一)监事会设主席1人,由全体监事过半数同意选举产生。监事会主席召集和主持监事会会议;监事会主席不能履行职务或者不履行职务的,由半数以上监事共同推举1名监事召集和主持监事会会议。

(二)监事会主席行使下列职权

1. 召集和主持监事会会议。

2. 检查监事会会议实施情况。

3. 代表监事会向股东会报告工作。

4. 代表监事会提起对董事、医院院长等高层管理人员的诉讼。

(三)监事会会议至少每6个月召开一次,由监事会主席负责召集。监事可提议召开临时监事会会议。紧急情况下,监事会会议可采取通讯方式召开。

(四)监事会会前10日,监事会主席将会议通知全体监事。

(五)监事会会议通知包括以下内容:日期、地点、会议期限、事由及议题,发出通知日期。

(六)监事会会议议程由监事会主席确定,监事会主席确定议程时应考虑其他监事书面提议。监事会会议遵照会议通知所列议程进行。

四、监事会会议议事规则

（一）监事会的议事方式和表决程序由医院章程规定。

（二）监事会决议应当经半数以上监事通过。

（三）监事会应当对所议事项的决定做成会议记录，出席会议的监事应当在会议记录上签名。

五、附则

（一）本制度为医院章程附件，自股东会批准之日起生效。

（二）本制度适用于医院监事会及全体监事会成员。

（三）本制度未尽事宜，按照法律法规和医院章程执行。

（四）本制度解释权属监事会。

第五节 医院行政会议

一、院长办公会制度

（一）会议人员组成与议事范围

1. 院长办公会由院长、副院长、各部门负责人组成，院长办公室主任列席记录。根据工作需要，院长确定有关职能部门和科室负责人讨论相关议题时列席会议。

2. 院长办公会由院长召集和主持。特殊情况下，可由院长委托并授权副院长主持召开。

3. 院长办公会是医院行政、业务议事决策机构，在广泛听取与会人员意见基础上，对研究讨论事项作出决定。通常每月召开一次，一般安排在每月第一周周一上午。如遇重大事件或紧急情况，院长可决定随时或延迟召开会议。

4. 议事范围

（1）传达学习贯彻国家、省市及当地政府及其卫生健康行政部门、医保局等相关部门颁发的政策法规性文件和指令性任务、具体工作要求等，以及董事会（理事会）等指示、决定，具体落实要求医院执行的重大决策事项。

（2）审批上报当地卫生健康主管部门、医保局、董事会（理事会）重要事项请示、报告。

（3）研究医院重大改革、建设和发展规划、方案。

（4）研究审议医院年度工作计划、总结，以及医疗工作、学科建设、基本建设、人才队伍建设、信息化建设等重要事项。

（5）研究审议医院年度财务预算、基本建设经费、修购专项经费和教学、科研、设备等经费预、决算及审计报告。

（6）研究制定、修改、废止医院规章制度。

（7）研究确定医院职能部门和科室设置、撤并及隶属关系变更。

（8）研究行业作风建设有关事项。

（9）审批各类院级委员会和领导小组建立、调整、撤销、章程及人员组成。

（10）研究职能部门、科室等人员聘任、职工招聘录用、绩效管理、薪资福利、考核奖惩、任免等事项。

（11）审批业务骨干出国（境）访问、进修、培训、参加国际会议等事项。

（12）研究决定其他重要事项。

5. 分管副院长、职能部门和科室负责人职权范围内可决定或协调解决事项，一般不列入院长办公会。

（二）议题提出与确定

1. 职能部门和科室如须提交院长办公会讨论议题，事先向分管副院长请示，说明事由、依据和方案建议。经分管副院长同意填写议题提案申请单，院长办公室汇总并报院长审定后提交院长办公会。未经逐级上报、院长审阅议题，不列入院长办公会议程。

2. 提交院长办公会审议事项，会前充分论证和协商，形成明确意见，有关部门准备书面材料，经分管副院长、部门负责人审阅后，制成电子版文件交院长办公室。

3. 分管副院长如不能到会，其分管工作通常不列入院长办公会议程。

4. 院长办公会由院长办公室负责安排议程，会前一天将议程发送至院长办公会组成人员，根据院长意见通知有关职能部门和科室负责人列席会议。

（三）议事程序

1. 院长办公室提前通知参会人员，做好会务保障准备。

2. 院长办公会必须有组成人员 2/3 以上参加方能召开。组成人员因故不能参加，须向院长请假，对议题意见建议可在会前向院长提出。

3. 分管副院长或部门负责人报告议题，一题一议，与会人员充分发表意见。确有必要时，职能部门和科室负责人可到会说明情况，不参加会议决策过程。

4. 院长办公会执行近亲属与利益关联回避制度。

5. 实行院长末位发言制。院长对议题中须决策事项，根据讨论情况归纳集中，提出明确意见，规定事项完成时间节点，指定落实负责人，形成会议决议。

6. 对未能参加会议人员，会后由院长办公室主任及时通报会议议事情况及决议。

7. 院长办公室主任负责会务并记录，拟制会议纪要或决议，按规定范围报送、印发。会议纪要作为会后贯彻落实院长办公会决策意见的依据。

8. 纪律要求

（1）参会人员妥善安排工作，未经批准不得缺席、迟到或早退。

（2）会议发言观点清晰，便于操作，简明扼要。

（3）会议期间遵守会场纪律。

（4）严格执行保密制度。

（四）会议决议实施、反馈与公示

1. 会议决议事项由分管副院长向相关职能部门和科室通报反馈，院长办公室督导落实，及时向院长报告进展实施情况。

2. 会议决议在执行过程中不得擅自更改，遇有情况无法执行原决议时，应由分管副院长报告院长同意后，提交院长办公会进行复议。

3. 院长办公会决议基本精神和主要内容纳入院务公开，院长办公室及时予以公开。

二、医院专题会议制度

（一）专题会议是医院院长根据职能分工召集和主持的工作会议。院长办公室或其他相关专职管理部门负责组织。

（二）专题会议根据需要不定期召开,按照会议内容确定参会人员。

（三）会议议题由分管副院长确定,报请院长批准。议事范围包括:

1. 分管副院长工作范围内须统筹协调业务事项。

2. 既定工作部署、须组织实施业务事项。

3. 全院性重要活动协调实施事项。

4. 具体问题协调实施事项。

5. 突发事件处理意见。

6. 上级部门指示要求贯彻落实意见。

7. 其他需要研究处理业务事项。

（四）专题会议由会议召集人介绍或指定相关部门汇报情况,会议召集人综合与会人员意见作出决定。

（五）专题会议由承办部门拟制会议纪要,报分管副院长签发,及时督促检查,跟踪落实。

（六）专题会议议定重大问题报党委会或院长办公会审批。

三、医院周会制度

（一）医院周会由院长或副院长主持。每周召开一次,通常安排在周五下午。院领导、各部门负责人及中层管理人员、临床及医技科室主任、护士长参加。

（二）**会议内容**

1. 传达、学习上级有关文件、精神及医院贯彻落实措施。

2. 通报院长办公会决定重要事项。

3. 通报上周医疗质量、医疗服务、医疗安全、管理运营等核心指标和重点工作完成情况。

4. 布置本周重点工作。

5. 须向全院通报有关事项。

（三）会议内容提前呈报院长和分管副院长审核。

（四）院长办公室负责会务保障、人员签到,记录、整理和存档会议内容。

（五）参会人员遵守会场纪律,认真记录会议内容,向本部门、科室传达贯彻会议精神。

四、医院行政交班会制度

（一）医院行政交班会由院长主持。每周召开一次,一般安排在周一上午。院领导、职能部门负责人参加。

（二）**会议内容**

1. 传达上级指示。

2. 各部门报告上周工作完成情况和本周主要工作计划。

3. 院领导结合分管工作简短发言。

4. 与会人员讨论研究有关事项。

5. 院长总结部署工作。

（三）院长办公室负责会议组织和记录。

（四）参会人员遵守会议时间和纪律,未经批准不得缺席、迟到或早退。

五、医院晨会交班制度

（一）晨会交班由院长或副院长主持，可采取视频会议形式。每个工作日早8时召开，时长约20~30分钟。院领导、医疗管理部门、护理部、院长办公室和其他相关专职部门负责人及行政总值班、医疗总值班人员参加。根据需要通知相关人员参加。与会人员不得擅自请假。

（二）**交班内容**

1. 医疗总值班人员报告值班期间医疗数质量、重要工作完成、突发情况处置等情况及待办事项。

2. 行政总值班人员报告值班期间行政、后勤等工作情况及待办事项。

3. 院领导、各部门简要发言。

4. 院长简要总结安排工作。

（三）院长办公室负责晨会交班组织和记录，协调、督促有关部门和科室贯彻执行，及时向院领导报告反馈。

六、全院人员大会制度

（一）全院人员大会由院长或副院长主持。除值班、出差、请假外，医院全体职工参加。通常每半年召开一次，或根据需要召开。

（二）**会议内容**

1. 半年工作总结，部署下半年工作；年度工作总结，部署明年工作。

2. 表彰奖励先进单位和个人。

3. 通报医院重大事项和重点工作。

（三）院长办公室负责会议组织和记录。

第六节　医院风险管理

一、医院风险管理制度

（一）本制度旨在防范和减少医院各项风险因素的影响，规范医院风险管理工作，控制并保证医院业务、服务和工作质量，维护医院和员工的发展利益。

（二）本制度所指医院风险，是指医院管理者、员工以及医患双方所期望达到的目标与实际出现的结果之间产生的距离或偏差。医院风险主要包括外部风险和内部风险。外部风险包括法律政策风险、市场风险、竞争风险、突发事件风险等；内部风险包括医疗技术风险、医疗设施设备风险、环境污染风险、财务风险、运营风险、信用风险、信息安全风险等。

（三）**建立医院风险管理组织体系**

医院风险管理实行统一领导、分级负责制度。院长是全院风险管理工作的第一责任者。分管院长承担分管业务的风险管理责任。各科室主任和护士长承担所属科室的风险管理责任。医院建立风险管理委员会，分三级机构组成，一级管理机构为领导小组，二级管理机构为专业组，三级管理机构为工作小组。

1. 成立风险管理领导小组，由院长任领导小组组长，分管院长为副组长，相关职能部门负责人任成员，负责整体组织的统筹和监督风险管理工作。

2. 成立风险管理专业组,由分管副院长任组长,相关职能部门负责人为成员,分别成立医疗管理、护理管理、行政后勤管理、经济管理及服务管理专业组,负责所属专业组范围内的风险管理。

3. 成立风险管理工作小组,由主办科室负责人任组长,协同部门及相关工作人员任成员,根据实际工作需要成立具体的工作小组,如医疗管理专业组下设医疗质量管理、医保管理、医疗缺陷管理、感染管理、医技管理、内科管理、外科管理;服务管理专业组下设医德医风管理、患者服务管理等。

(四)医院风险识别

1. 医院风险识别要做到识别医院各个部门、岗位、业务及流程可能存在的重大风险。

2. 风险管理工作小组按照每个部门、科室、岗位、业务、事项,将医院所有业务工作按流程进行分类并编号,建立医院全部业务流程图目录。

3. 对业务流程图目录进行多层次的组织、拆分,以检验其流程划分的合理性,并对全部业务流程图目录进行调整和修订完善。

4. 按每一业务流程中的节点进行风险分析,尽可能找出每一业务工作中可能涉及的风险事项。

5. 按每一业务流程建立风险文档,并对各风险发生的原因、可能性、影响结果、风险控制措施进行分析和记录,建立风险数据库,经组长审核后,统一交到风险管理委员会专业组整理汇总,最后提交至风险管理委员会领导小组审议。

(五)医院风险评估

医疗风险评估是指测定医疗风险的概率及其损失程度,通过风险识别发现医疗中可能存在的危险因素,确认风险性质,并获得有关数据,为进行正确的风险管理决策提供依据。风险评估分为事前评估、事中评估和事后评估三个阶段。

1. 事前评估 在进行风险识别时,由工作小组对风险发生的可能性、发生的前提、发生的后果程度等进行分析和评估。

2. 事中评估 在风险发生时,由工作小组启动风险评估,将风险纳入处理流程,进行早期干预,评估如何对风险采取承担、转移、转换、补偿等多种方式进行处理,将不良影响降到最低。

3. 事后评估 风险处理完毕后,由工作小组对风险发生、处理全过程进行分析,对管理制度、工作流程进行修订,规避此类风险的再次发生。

(六)医院风险的预警

对风险数据库的各类风险实时动态监测,对风险发生可能性、发生后产生影响的程度和可控性进行动态评估,为风险防控提供预警信息。

(七)医院风险的防控措施

1. 全面加强医疗质量管理,加强技能培训,提高医疗技术水平。

2. 加强医患沟通,充分尊重患者的知情权和选择权。

3. 严格执行管理制度,预防危险性因素。

4. 建立纠纷和责任事故快速协商解决机制。

5. 实时监控风险发生的进程、及时发布处置命令。

6. 风险转移,投保医疗责任险、手术意外险等方式。

(八)医院风险管理培训教育

1. 加强职工风险管理教育,每年组织 2 次以上全院性法律、法规、部门规章、医疗纠纷预防与处置等相关内容的培训,科室建立相应的学习制度,要求每月组织 1 次以上学习。学习和考核情况与科室和个人年度考核挂钩。

2. 开展各项风险应急培训和演练,对培训方式和效果进行评价与改进。

3. 新入职的医务人员必须参加医疗纠纷预防与处置基础知识的培训,考核合格方可上岗。

4. 定期组织全院性医疗业务和技术培训,不定期组织检查、考试和竞赛活动。

5. 各风险管理工作小组每季度要组织相关专业人员进行专业业务、技术操作规范等方面培训,分析本专业医疗安全形势和风险隐患,完善制度措施和操作规范。

(九)医院风险管理处置奖惩

风险管理委员会监督检查风险管理制度的执行情况,将风险事后评估的情况纳入考核奖惩或绩效考核,对不认真履行职责酿成重大风险问题的人员,实行责任追究制。

二、医疗技术风险管理制度

(一)为进一步规范医疗技术管理,加强风险评估和预警监控,有效防范医疗事故,确保医疗质量与医疗安全,结合医院实际,制定本制度。

本制度所指医疗技术风险,是指在医疗服务的整个过程中客观存在的,并出现的可能发生医疗失误或过失导致患者死亡、伤残以及躯体组织、生理功能和心理健康受损等不安全事件的危险因素。

(二)医疗技术风险成因包括医疗管理因素、医务人员因素和医疗保障因素。

(三)医疗技术风险预警内容

1. 在实施检查、诊断、治疗过程中,违反有关法律、法规、操作规程和诊疗常规,可能发生的任何不良医疗事件,具体包括违反工作纪律、违反诊疗规范、医疗保障缺陷、诊疗记录缺陷。

2. 新技术、新项目在临床应用过程中出现下列情形之一的,属于预警内容。

(1)医疗技术被卫生健康主管部门废除或禁止使用的。

(2)项目主要专业技术人员或者关键设备、设施及其他辅助条件发生变化,不能正常完成相关工作的。

(3)发生与项目直接相关的严重不良后果的。

(4)项目存在医疗质量和医疗安全隐患的。

(5)临床应用存在伦理缺陷的。

(6)临床应用效果不确切的。

(四)医疗技术风险预警分级

1. 一级预警项目 指医疗管理不善,医疗保障不到位或医务人员个人原因违反有关法律法规、规章、操作规程和诊疗常规,但尚未给患者或医院造成损害或招致患者投诉等不良后果的情形。

2. 二级预警项目 指因发生一级风险预警引起患方投诉或一年内累计发生 2 次及 2 次以上风险预警。

3. 三级预警项目 指一年内发生 2 次及 2 次以上二级风险预警;出现医疗事件酿成医疗纠纷,虽未认定为医疗事故,但责任者过失严重,情节恶劣,严重损害医院声誉;发生严重违反医德医风事件,被上级通报或新闻媒体曝光,造成较坏社会影响。

（五）医疗技术风险预警处置流程

1. 临床科室、医技科室、药学部门及其他部门日常工作检查发现预警项目内容后，及时向科室主任、护士长、部门负责人报告。

2. 科室主任、护士长及时与患方沟通，采取有效措施消除和化解风险，最大限度降低伤害程度。

3. 如因医疗技术风险引发严重医疗伤害事件，科室主任及时报告医疗管理部门备案，必要时由医疗管理部门组织相关专家会诊协助救治。

4. 相关科室详细记录预警项目内容、产生原因、可能造成的后果，并进行分析总结，制定整改措施。

（六）医疗技术风险防范措施

1. 临床科室严格执行诊疗规范，强化医疗技术准入、手术分级管理、新医疗新项目安全评估，对风险治疗方案进行审批把关，对临床高风险医疗行为进行实时监管。

2. 加强医疗监测与信息收集，持续改进医疗质量，及时调查处理医疗安全事件，防止和避免问题发生。

3. 医疗管理部门加强对科室管理制度、医疗流程、操作规范、质量的评价和监管，针对问题及时反馈科室整改。

4. 定期组织医护人员进行医疗技术风险防范、预警与处置培训，提高应对和处置医疗技术风险的能力。

5. 通过信息系统对医疗安全指标群进行重点监控，设置指标的触发条件，实现自动预警。医疗安全指标群包括住院时间超 30 天、24 小时非计划重返、非计划再次手术、危急值、超量用血、超长时间手术、术中大量出血、抢救用药等定量或定性指标。

6. 加强辅助部门和后勤部门建设，保障医疗活动正常运行，降低医疗技术风险。

（七）医疗技术风险应急预案

1. 一旦发生严重医疗风险，须立即通知上级医师和科室主任，同时报告院医疗管理部门。正常工作时间报告医疗管理部门，非正常工作时间报告院总值班室，不得隐瞒，并积极采取补救措施，避免或减轻对患者身体健康的进一步损害，尽可能挽救患者生命。由护理因素导致的差错事故，除按上述程序上报外，同时按照护理管理体系逐级上报。

2. 科室负责人查找原因。

3. 医疗管理部门组织多科会诊，参加会诊人员为当班最高级别医师。

4. 科室主任与医疗管理部门共同决定接待患者家属的人员，指定专人进行病情解释。确定经治医师和科室负责人为差错、事故或纠纷第一责任人，其他任何医务人员不得擅自参与处理。

5. 医疗管理部门结合情况，决定是否封存《医疗事故处理条例》中所规定的病历内容。

6. 疑似输液、输血、注射、药物引起的不良后果，在医疗、护理等相关职能部门人员、患者或家属共同在场的情况下，立即对实物进行封存，实物由医院保管。

7. 如患者死亡，应动员家属进行尸检，并在病历中记录。

8. 如患者须转科治疗，各科室必须竭力协作。

9. 纠纷当事科室须在 24 小时内就事实经过写出书面报告，同时提出初步处理意见，上报医疗管理部门。

三、医院经营风险管理制度

（一）本制度所指医院经营风险,是医院在实现经营目标的过程中,可能遭受的损失。医院的经营风险分为来自外部和内部两方面风险。

1. 医院外部风险

（1）政策风险:国家卫生法律、法规、政策的变化,如医疗体制改革、药品销售价格政策、社会保障性政策等。

（2）社会经济环境的变化:如医院发展所面临的银行贷款成本支出、医疗设备购置支出等。

（3）市场风险:同行业间的竞争以及服务价格、药品价格竞争风险等。

（4）重大突发性事件风险等。

2. 医院内部风险

（1）市场定位风险。

（2）战略定位风险。

（3）内部控制风险。

（4）财务管理风险。

（二）医院的市场定位流程

（1）确定拟进入的市场范围,分析客户群体特点和就医需求。

（2）明确所选细分市场细分关键要素,对细分市场的吸引力进行评估。

（3）在细分的市场中评价主要的竞争对手。

（4）评估定位选择,确定本医院的定位选择取向。

（5）确定自身的经营重点和特色,制订具有特色的市场定位方案。

（6）评估医疗过程风险。

（三）医院发展战略的定位流程

1. 战略分析　确立医院发展的长期目标和短期目标,运用SWOT模式分析医院优势、劣势、市场机会、市场威胁,准确把握医院定位。

2. 战略选择及评价　扬长避短,发挥优势,确定适合医院自身的战略方案。

3. 战略实施与控制　制定战略计划、组织架构、指标体系和评估体系,推动战略的实施,通过信息反馈的实际成效与预定的战略目标进行比较,如有显著的偏差,应采取有效的措施纠正。

（四）医院发展战略的定位策略

1. 服务战略　从服务的专业性、全方位性和服务的延伸方面,提高医疗服务的增值性。

2. 人才战略　引入竞争机制和考核目标,实行任期目标责任制,目标的设定既要考虑经济效益,也要考虑社会效益。

3. 差异化战略　树立本地医疗范围中具有独特性的专科,差异可以体现在质量、便利性、舒适度和价格等方面。

4. 成本战略　通过成本核算,实现优质、高效、低耗的目标。

（五）医院经营风险的防范措施

1. 加强医院文化建设,培养全体员工风险防范意识。

2. 制定有效的市场定位策略,获得长期竞争优势。

3. 制定有效的长远发展战略,明确可能存在的风险。

4. 制定内部控制制度,增强内部风险防控力度。

5. 深入分析政策导向,根据政策引导适时调整医院内部的规章制度和操作流程。

6. 建立重大投资项目绩效评价制度,提升医院在重大项目决策过程中的科学性、预见性和风险抵御能力。

7. 重视建立市场营销机制,通过参与社会性、公益性活动,塑造医院良好形象。

四、医院财务风险管理制度

(一)财务风险的定义

财务风险是医院经营过程中比较常见的风险,可以分为狭义的财务风险和广义的财务风险。狭义的财务风险是指由于医院在扩大规模的过程中进行负债而造成医院收益不确定性而产生的财务风险。广义上主要指医院在开展各种涉及财务活动的过程中,由于受到内部或外部因素影响,使医院的财务收支情况恶化,可能最终给医院带来损失,医院运行出现亏损导致医院不能持续运营的风险。

(二)财务风险的成因

1. 财务风险的外部成因

(1)国家各项政策的不确定性,尤其是医保政策的变化。

(2)医疗市场环境的不确定性,卫生行业准入难度降低,新的竞争者易于进入。

2. 财务风险的内部成因

(1)医院管理者财务风险管理意识不强,使得在管理过程中不注重财务风险管控制度的建设。

(2)资本结构和负债规模的不合理,增加医院的筹资成本和偿债风险。

(3)盲目投资扩张规模造成资金的收支不平衡。

(4)财务内部控制制度的不完善,造成对财务风险控制不力。

(三)医院财务风险出现的预兆

1. 医院出现持续亏损。

2. 财务结构不断恶化,负债占比过高。

3. 财务经营信誉持续降低。

4. 财务经营秩序混乱。

5. 经济效益和社会效益明显下降。

(四)医院财务风险的防范

1. 完善会计内部控制制度和财务管理制度。

2. 加强财务风险管理部门的领导与管理。

3. 培养高素质的财务管理人员。

4. 重视医院预算编制,加强医院预算执行力度。

5. 充分发挥医院审计监督功能。

6. 加强成本核算管理。

7. 加强医疗欠费和医保费用的管理。

8. 建立财务预警监测指标,加强财务风险监控。

（五）财务预警监测

医院财务预警是以各种财务信息数据为依据，通过分析这些指标的变化，直接或间接地反映各种潜在危机、医院经营情况和财务状况变化，对可能发生的风险发出预警信号，便于及早采取防范措施，为管理层提供决策依据。下列指标常用于判断医院财务状况。

1. 流动比率
2. 速动比率
3. 资产负债率
4. 现金流量比率
5. 收支结余率
6. 收入成本率
7. 存货周转率
8. 应收医疗款周转率

五、医院突发事件风险管理制度

（一） 医院突发事件的风险管理，是指规范应对突发事件行为，建立全面高效、科学规范、反应迅速、处置有力的应急体制和应对机制，提高应对突发事件的能力，最大限度地预防和减少突发事件及其造成的损害，保障医院广大职工及就医者的生命财产安全，促进医院和谐稳定发展。

（二）事件分类

1. 安全事故　主要包括医疗纠纷群体性突发事件、消防安全事故、危险化学品事故、公共设施和设备事故、核与辐射事故、网络信息安全事故、重大工程建设及建筑物安全事故等各类安全事故。

2. 公共卫生事件　主要包括传染病疫情、群体性不明原因疾病、食品安全和职业危害以及其他严重影响公众健康和生命安全的事件。

3. 自然灾害　主要包括洪涝灾害、地震灾害等。

4. 社会安全事件　主要包括恐怖袭击事件、民族宗教事件、经济安全事件和群体性事件等。

上述各类突发事件往往相互交叉和相互关联，或同时发生，或引发次生、衍生事件，应具体分析，统筹应对。

（三）组织管理

1. 领导机构　设立突发事件应急委员会，统一领导重大突发事件应对工作。

主要工作职责：根据上级部门指示，部署突发事件处理方案；决定是否启动突发事件应急预案；指挥各工作组实施现场保护、抢救、疏散等工作；上报突发事件信息，向媒体发布事件的相关内容；决定是否终止预案；追查突发事件原因，追究相关人员责任，不断完善突发事件应急机制等。

突发公共事件应急委员会下设办公室，办公室设在院长办公室。

2. 专项应急指挥部　为有效应对各类突发事件，医院设立各专项应急指挥部，具体包括：医疗纠纷群体性突发事件、突发公共卫生事件、辐射事故、消防安全事故、危险化学品事故、停电、电梯事故、网络信息安全故障、集体食物中毒、洪涝灾害、地震灾害、反恐和刑事案件、特种设备重大安全事故、重大工程建设及建筑物安全事故。各专项应急指挥部指挥长一般由分管副院长担任。

专项应急指挥部主要职责:组织编制、修订专项应急预案,组织指挥突发事件应急处置工作,制订专项工作规划和年度工作计划,开展专业应急训练、演练和宣传教育工作等。

各专项应急指挥部办公室设在牵头职能部门。

3. 应急专家组 根据需要,组织相关专家参与突发事件应急处置工作。

(四)工作原则

1. 以人为本,预防为主。始终把保护人民群众生命财产安全作为应急管理工作的出发点和落脚点,秉承生命至上的理念,坚持预防为主,预防与应急相结合,完善监测和预警机制,努力把应急准备各项工作落到实处。

2. 统一指挥、分级负责。在上级及医院突发事件应急委员会统一领导和指挥下,各部门按预案规定的职责开展工作。

3. 快速有效,减少损失。在突发事件发生时,要不失时机地做出快速反应,采取有效控制措施,尽最大努力和可能,最大限度地减少人员伤亡,减少财产损失和社会影响。

(五)突发事件监测

1. 各系统要建立突发事件风险评估体系,组织对系统内容易引发突发事件的各类危险源、危险区域进行调查,及时汇总分析、预测风险隐患信息,对可能发生突发事件及次生、衍生事件和可能造成的影响进行综合分析。每年至少组织2次本系统内突发事件风险评估并作出评估报告。

2. 各科室均为突发性公共事件的监测单元,每个职工均有监测的责任及报告的义务。各科室要加大隐患排查力度,对排查出的每一个隐患,要尽快落实整改,对短期内能完成整改的要立即消除隐患。对情况复杂、短期内难以完成整改的,要限期整改。对重大隐患,要立即整顿。

(六)突发事件预警

1. 确定预警级别 根据突发性公共事件造成或可能造成的危害影响范围是局部还是全院,医院设定两个级别的预警及相应级别的应急响应。仅影响医院部分区域或部分科室且危害较小的突发性公共事件,定为黄色预警,应急响应为相关部门及人员;影响医院整体工作或危害较大的突发性公共事件,定为红色预警,应急响应为全院所有部门及人员。

2. 发布预警信息 当可预警的突发事件即将发生或者发生的可能性增大时,应当根据突发事件的管理权限、危害性和紧急程度,及时发布相应级别的警报,决定并宣布有关部门进入预警期,同时向医院应急委员会报告。预警信息由医院应急委员会同意后,通过医院内广播、办公电话、手机短信等方式发布。

3. 采取应对措施 发布预警信息后,根据预警级别和分级负责的原则,采取下列一项或多项措施:

(1)及时收集、报告有关信息,加强对突发事件发生、发展情况的监测和预报工作。

(2)启动应急组织指挥系统,进入应急状态,并按照各自职责展开工作。

(3)组织有关部门和应急专家,及时对突发事件信息进行综合分析评估,科学预测突发事件发生的可能性、影响范围和强度,确定突发事件响应的级别。

(4)调集应急反应小组进入待命状态,检查救援装备、物资器材是否完备,确保随时实施应急行动。

(5)加强事发地点的治安管控,维护秩序。

（6）转移、疏散或撤离易受突发事件危害的人员并予以妥善安置,转移重要财产。

（7）法律、法规、规章规定的其他必要的防范性、保护性措施。

4. 预警调整与解除　密切关注事件进展情况,并依据事态变化情况和应急专家组商议,按程序适时调整预警级别并及时发布。当确定突发事件不可能发生或危险已经解除时,应立即宣布解除预警,终止预警期并解除已经采取的措施。

（七）应急处置

1. 信息报告　医院职工对发生或可能发生突发性公共事件及其潜在隐患均应在发现情况后立即报告相关职能部门。节假日或夜间报告行政总值班。信息报告的内容主要包括:突发事件的时间、地点、性质、损害程度、已采取的措施、可能发展的趋势等。

相关职能部门或行政总值班接报后,迅速核实突发事件基本信息,对事态发展进行科学研判后,立即报告医院突发性事件应急委员会和专项应急指挥部,启动应急预案,组织医院应急反应小组参与抢险救援,同时迅速向当地公安、消防等有关部门进行报告,并自突发性公共事件发生时计算 2 小时内向上级行政主管部门报告。

2. 处置措施

（1）设备防范性关闭、报警或消防应急反应:尽快恢复被损坏的水电、通信等有关设施。

（2）人员撤离:确保人员疏散撤离,在专业人员来到现场之前加强突发公共事件发生现场的安全保卫和交通疏导工作。

（3）隔离事发现场:封锁危险场所,防止人员进入现场。

（4）物资供应:向受灾人员提供应急避难场所及食品、水、药品等物资,防止传染性疾病的发生。

（5）对媒体及其他外部人员的沟通:统一信息发布,加强舆论收集、研判与监管,对突发事件应对工作进行及时、客观、真实的发布与报道,正确引导舆论导向。

（6）善后处置:事发地点继续保持或采取必要措施,防止发生次生、衍生事件。根据损失情况,制订补偿、抚恤、安置等方案,做好各项善后工作。

（7）调查与总结:对突发事件发生的原因、影响范围、危害程度及突发事件应对过程进行全面客观的调查、分析、总结,提出改进措施,形成总结报告。

3. 应急保障

（1）应急反应小组:专项应急指挥部牵头组建应急反应小组,根据突发事件实际情况,确定应急反应小组的规模和数量。突发事件发生后,医院应急指挥部统一发布调度指令。

（2）备用物资:按照应急预案要求和有关规定,根据需要储备重要物资,例如适量食物、水、能源等。医疗管理部门按照专业需要,责成有关科室配齐应急救援所需药品、医疗器材。

4. 定期模拟演练　专项应急指挥部组织定期演练(至少 1 年 2 次),定期检验通信渠道与资源储备情况。不要预先设定日期安排,检验应急反应的真实速度。

（李蜀光　张　阳　尚小明　马万信　彭　昱）

第三章 党建工作

2017年6月，国务院办公厅印发《关于建立现代医院管理制度的指导意见》，专门把"加强医院党的建设"作为一个重大问题加以强调，要求充分发挥公立医院党委的领导核心作用，全面加强公立医院基层党建工作，加强社会办医院党组织建设。2018年6月，中共中央办公厅印发《关于加强公立医院党的建设工作的意见》，强调充分发挥公立医院党委的领导作用，明确了公立医院党委的九项职责，要求把党建工作写入医院章程，健全医院党委与行政领导班子议事决策制度，对领导班子、干部队伍、人才队伍建设和基层党建、思想政治工作、医德医风建设等提出具体要求。这两个文件，对于非公立医院党建工作同样具有重要指导意义。

非公立医院加强党的建设，对于深化医院综合改革、健全现代医院管理制度、促进服务能力与水平提升，都有着重要而积极的作用。要主动适应新时代新医改的要求，把握自身特点与具体实际，将党建工作与医院改革发展、医疗业务、优质服务、行风建设、行政管理、文化建设等有机结合，处理好决策与执行、集体与个人、权责匹配一致等关系，在健全党团组织、落实组织生活制度、发挥组织功能与作用、提高专兼职党务人员能力素质等关键环节上持续用力，增强非公立医院党建工作的创造力、凝聚力和战斗力。

本章着眼从制度层面加强非公立医院党的建设，对相关制度措施进行了梳理规范，供非公立医院在实践中结合运用。希望通过提高非公立医院党建制度化水平，逐步丰富、改进和完善非公立医院党的建设，在医院建设发展全局中更好地发挥作用。

第一节 党组织职责与基本制度

一、党委会职责

按照《中国共产党章程》和有关规定在非公立医院设立的中共党委，应当履行以下职责：

（一）宣传和执行党的路线、方针、政策，宣传和执行党中央、上级组织和本组织的决议，发挥党组织战斗堡垒作用和党员先锋模范作用，支持和协助医院院长完成医院担负的各项任务。

（二）组织党员认真学习习近平新时代中国特色社会主义思想和党的路线、方针、政策以及决议，学习社会主义市场经济知识、科学文化知识、法律知识和业务知识。

（三）研究决定党委工作计划及其落实措施；讨论、检查党组织自身建设工作。

（四）按照干部管理权限，负责干部的选拔、教育、培养考核和监督；研究决定干部的任免（聘任、解聘）调动、奖惩等事项。

（五）讨论决定医院建设、改革、发展以及医疗、教学、科研、行政管理等工作中的重大问题。

（六）对党员进行严格管理，督促党员履行义务，保障党员权利不受侵犯。

（七）对党员进行监督，严格执行党的纪律，加强党风廉政建设，坚决同腐败行为作斗争。

（八）加强和改进思想政治工作，推进社会主义精神文明建设；了解、反映群众的意见，维护群众正当权益，帮助群众解决实际困难。

（九）对入党积极分子进行教育、培养和考察，做好经常性的发展党员工作。

（十）领导工会、共青团等群众组织和职工代表大会，支持其依照各自章程独立负责地开展工作。

（十一）根据上级党组织要求，结合医院实际，做好统一战线和知识分子工作。

（十二）承担上级党组织交办的其他任务。

二、党委会议事规则

（一）为充分发挥医院党委的核心领导作用，健全党的民主集中制，提高医院工作科学化、民主化、制度化、规范化水平，根据《中国共产党章程》和党内有关规定，制定本规则。

（二）党委会是医院党委议事和决策机构，由党委书记召集并主持，党委委员参加，根据需要相关人员列席相关议题。党委书记外出如须召开党委会，由党委书记委托党委副书记或党委委员召集并主持。

（三）党委会原则上每月至少召开一次，遇有重要情况可随时召开。

（四）党委会必须遵循以下原则

1. 增强"四个意识"，坚定"四个自信"，做到"两个维护"。深入学习贯彻习近平新时代中国特色社会主义思想，自觉在思想上、政治上、行动上同以习近平同志为核心的党中央保持高度一致，全面贯彻党的理论、路线、方针、政策，遵守国家宪法和法律法规。

2. 坚持解放思想、求真务实。把贯彻落实党的大政方针、上级党组织决策指示与医院实际相结合，充分发挥主观能动性，创造性地开展工作。议事时说实话、报实情、求实效，充分表达个人意见，形成科学合理、切实可行的决议。

3. 实行集体领导、民主集中、个别酝酿、会议决定。不得以传阅、会签或个别征求意见等形式代替集体讨论和会议表决。

4. 坚持民主集中制。实行民主基础上的集中，少数服从多数。如对重要问题发生争议，争议双方人数接近，除在紧急情况下必须按多数意见执行外，应暂缓作出决定，待进一步统一思想后再作表决。

5. 集体领导与个人分工负责相结合。凡属医院党委会议事范围内的事项，均按照"集体领导、民主集中、个别酝酿、会议决定"的原则，经党委会集体研究决定。党委成员要按照集体决定和分工，切实履行职责。

（五）党委会主要研究党的建设各方面工作

1. 深入学习贯彻习近平新时代中国特色社会主义思想、党的路线方针政策决议、上级党组织重要会议和文件精神，研究制定贯彻落实的具体措施。

2. 研究部署医院党建工作规划，讨论决定党委年度工作计划，部署安排党委阶段性工作。

3. 研究决定医院党的建设、思想政治工作、领导班子建设、干部队伍建设、精神文明建设、廉政建设等事项。

4. 研究决定医院各级党代表、人大代表、政协委员候选人推荐名单。

5. 研究部署医院基层党建工作,安排党建工作考核,并对考核结果作出奖惩决定。

6. 研究部署党员教育管理、党员发展等事项。

7. 研究部署党风党纪、行风建设、纪检监察工作。

8. 研究部署文化建设、统战、工会、共青团、妇联等事项。

(六)党委会研究决定"三重一大"事项(重大事项决策、重要干部任免、重要项目安排、大额资金使用)。

1. 重大事项决策

(1)医院发展战略规划、综合计划、中长期发展规划,年度工作计划和总结。

(2)涉及医院改革发展稳定的重大问题、重大改革方案以及关系医护人员切身利益的奖惩、分配、福利待遇等方案、制度的制定、修改和废止。

(3)医疗质量、学科建设、人才培养、行政管理等方面的重大事项。

(4)医院党委成员分工与调整,院内机构设置与调整。

(5)重大活动筹备;重大安全责任事故、突发性事件处理。

(6)其他需要医院党委会集体研究决策的重大事项。

2. 重要干部任免

(1)研究审定中层干部的任免、调整、轮岗交流、挂职锻炼。

(2)审议决定选拔、培养、推荐后备干部以及向上级组织部门推荐干部。

(3)研究决定干部违反党纪政纪行为的处理意见。

(4)其他需要医院党委会集体研究的重要人事任免事项。

3. 重要项目安排

(1)重大专项基本建设和改扩建项目。

(2)未列入预算(资金在20万及20万元以上)的基本建设项目、大宗物资、大型医疗设备采购、不动产购置、大型修缮项目等。

(3)医院对外投资、合作、租赁的重大项目。

(4)上报医院(如有)国有资产产权重大变更。

(5)其他需要医院党委会集体决策的重大项目。

4. 大额资金使用

(1)医院年度预算方案和预算外大额资金使用。

(2)医院贷款或融资项目、规模和偿还计划。

(3)预算外10万(含)元以上,或超预算10%资金使用。

(4)其他需要医院党委会集体决策的大额资金使用。

(七)议事准备

1. 党委会实行议题登记审批制度。医院党委委员、各部门如有需要提交医院党委会研究讨论的事项,应提前3天书面递交党委办公室汇总,由党委办公室拟出会议议题,呈报党委书记审核确定。重要议题会前应充分沟通协商,议题主管领导和承办部门广泛听取相关部门、科室意见,必要时可聘请专家进行评估、论证。会议召开时间和议题,通常应提前1天通知各位党委委员(研究干部例外),会议相关材料同时送达。

2. 党委会必须有半数以上党委委员参加方能召开。研究决定有关重大问题和干部任免事项时,必须有2/3以上党委委员到会,其中分管领导必须到会。因故不能参加会议,应在会前向主持人请假,对讨论的议题如有意见建议,可通过书面方式提出。

(八)议事程序

1. 医院党委会议定事项的一般程序　由议题的主要提出人作简要说明,分管领导补充说明,党委委员发表意见,会议主持人归纳讨论情况,提出综合意见。对需要会议表决的事项,以赞成票超过应到委员的半数为通过,未到会委员的书面意见不计入票数。会议决定多个事项的,应逐项表决。

2. 会议表决逐项进行,其中重要人事任免逐人进行表决。表决可根据讨论事项内容不同,分别采取口头、举手、无记名投票或记名投票方式进行。表决结束后由会议主持人当场宣布表决结果。

3. 医院党委会讨论决定的事项,需要具体落实的,除按分工负责范围外,也可由会议指定的党委委员负责组织实施,党委办公室跟踪督办。

4. 重大突发事件和紧急情况,来不及进行集体讨论或表决时,分管领导要及时采取措施并向党委书记、院长报告;无法及时报告的可临机处置,事后必须及时汇报。

(九)议事纪律

1. 对党委会集体作出的决议,允许保留不同意见,允许向上级党组织反映情况,但在行动上和言论上要坚决按照党委会决议行事,不得在群众中自由散布个人意见,更不允许泄露党委会讨论时的不同意见。

2. 医院党委会议定事项、内容及会议有关情况,除经会议决定可在党内外传达或公开发表的以外,与会人员必须严格保密,不得以任何形式向会议以外人员泄露。

3. 党委办公室负责会议记录,会后及时形成会议纪要,由书记签发,永久保存。除按保密规定需要对议题内容从简记录外,会议纪要须载明会议名称、时间、主持人、参加会议人员、列席会议人员、会议讨论具体情况、表决结果及最后决定意见和形成决定的依据、理由,并明确落实决定的责任单位、责任人和时限要求。会议纪要印发医院领导和有关部门、科室,必要时抄报上级有关部门。

4. 实行议事回避制。如某议题涉及党委委员、直系亲属或与会相关人员,需要回避时,有关人员应主动回避。

5. 本规则执行情况列入医院党委民主生活会议题,作为年度总结、领导述职的重要内容。

三、关于严格执行民主生活会制度的措施

(一)为健全党内民主生活、加强党内监督和领导班子建设,使党委班子民主生活会制度化、规范化,根据《党章》规定,结合医院实际,制定以下措施。

(二)民主生活会准备工作由党委办公室负责。

(三)党委领导班子成员参加民主生活会,非中共党员的行政班子成员列席会议。按照上级党组织要求,结合会议内容需要,可由会议主持人安排确定列席人员。

(四)民主生活会原则上每半年召开一次,根据需要也可临时召开。

(五)民主生活会召开前确定中心议题,事先通知与会人员做好准备工作,提高质量效果。

(六)民主生活会基本内容

1. 学习贯彻习近平新时代中国特色社会主义思想情况。

2. 贯彻落实党的路线、方针、政策以及国家有关法律法规情况。

3. 贯彻执行上级党组织所作决定、决议情况。

4. 党委班子坚持民主集中制、中心组学习、民主生活会、廉政建设与监督、干部谈话等制度执行情况。

5. 维护党的团结和统一,坚持原则和遵守党纪政纪情况。

6. 调查研究,联系群众,改进领导作风和工作作风情况。

7. 勤政廉政,个人有关事项报告情况。

8. 保持党员先进性,发挥模范带头作用情况。

9. 个人思想、工作、学习、生活情况。

10. 上级规定的其他关于召开民主生活会的内容。

(七)民主生活会遵循"团结—批评与自我批评—团结"方针。认真开展批评与自我批评,批评要敞开思想,实事求是,与人为善;自我批评要襟怀坦荡,畅所欲言,严于律己。班子成员本着"惩前毖后,治病救人"的态度,交换思想,统一认识,互相监督,共同进步。

(八)班子成员应以普通党员身份参加所属基层党支部活动,过双重组织生活。

(九)民主生活会基本程序

1. 准备 根据上级要求和医院中心工作或党委班子中存在的主要问题,确定重点议题。民主生活会召开日期和议题,应提前报告上级党组织。

2. 主持 民主生活会由党委书记召集并主持。

3. 问题处理 对民主生活会查摆出的问题分门别类,归档整理。属于医院党委班子集体的,要积极制定改进措施,切实加以解决;需要上级党组织帮助解决的,应及时向上级党组织报告;属于个人的,要查找原因,及时纠正。每次会前要对上次民主生活会反映出的问题进行对照检查,验收改进情况。

(十)民主生活会由党委办公室负责记录,会后报送上级党组织。

四、党委中心组学习制度

(一)为进一步强化理论学习,推进党委中心组理论学习规范化、制度化,推动医院创新发展,结合医院实际,制定本制度。

(二)党委中心组学习列入党委工作重要议事日程,纳入目标管理。

(三)党委中心组学习由医院党委委员、医院领导参加,书记负责组织。根据学习内容,可扩大到各职能部门党员负责人、党支部书记及有关党员。

(四)党委中心组理论学习活动由党委书记主持,并负责提出学习要求,审定学习计划,确定学习主题和研讨专题。党委书记因特殊情况不能参加时,可由指定的副书记主持。

(五)党委中心组学习内容突出习近平新时代中国特色社会主义思想、党的路线方针政策、习近平等党和国家领导人重要讲话、党中央和上级党组织重要会议精神、卫生与健康工作重大决策指示、党建方面重要理论文章和领导艺术、管理知识等。

(六)党委中心组学习主要方式为集体学习研讨,可采取辅导报告、主题发言、录像教育、讨论交流、社会考察、网络在线等形式组织。坚持理论联系实际,集中辅导和个人自学相结合。

(七)党委中心组学习每月一次,全年不少于 12 次,每次不少于半天。遇有重要内容须及时学习传达,可另行作专题安排。应妥善处理工学矛盾,保证学习人员、时间、内容和效果的落实。

（八）党委办公室按照上级要求拟制各阶段中心组学习计划,列出讨论题、参考资料、学习时间、发言对象等,报党委书记审批后组织实施,做好各项准备工作,党委办公室负责人担任理论学习秘书。

（九）严肃学习纪律,严格考勤登记,中心组成员必须按时参加学习,不得缺席。特殊情况必须向党委书记请假。医院党委定期通报学习考勤情况。

（十）建立理论摘抄和心得体会本,讨论发言和撰写学习心得应紧密联系医院中心工作,坚持学以致用,不讲、不写空话套话。每季度和每年年底前,医院党委对中心组成员理论学习情况进行全面考核讲评。

五、党委班子成员与党支部指导联系制度

（一）为进一步加强和提升医院党建工作,充分发挥党员领导干部的示范引领作用,切实加强对党支部的工作指导,推动医院各项工作高质量发展,结合医院实际,制定本制度。

（二）医院每位党委班子成员根据实际情况,结合工作分工,确定若干个党支部作为联系点,指导抓好党支部常态化建设。

（三）定期或不定期深入所联系党支部开展调研活动,掌握支部建设和党员队伍基本情况,听取意见建议,搞好上情下达。

（四）经常与党支部班子成员和普通党员交流沟通,了解其思想、工作、学习和生活情况,掌握思想动态,帮助解决实际困难。

（五）检查、督促党支部完成上级党组织布置的各项任务,提出工作建议,保证支部工作正常进行。

（六）强化对所联系党支部学习教育的检查监督,提升学习教育的针对性、实效性。

（七）每年参加、指导联系党支部组织生活会不少于1次。

（八）指导所联系支部开展党风廉政建设工作。

（九）对于所联系党支部学习教育和日常工作存在的问题和困难,能及时解决的,班子成员应给予协调解决;一时难以解决的,应及时报告和提交医院党委会研究,并做好必要的解释工作。

（十）医院党委每年至少召开2次专题会议,通报、交流党委班子成员与党支部指导联系情况,研究和改进工作。

（十一）党委班子成员以上率下,带头讲党课、带头学习讨论、带头开展批评和自我批评、带头解决自身问题,树立良好作风和形象。

六、党建目标管理考核制度

为适应新时代医院建设发展的要求,提高党建工作科学化、规范化、程序化、制度化水平,确保基层党支部党建工作目标管理落实到位,充分发挥基层党组织的政治核心作用、战斗堡垒作用和共产党员的先锋模范作用,制定本制度。

（一）考核原则

1. 客观、公开、公正。

2. 注重工作实绩。

3. 定量与定性考核相结合。

4. 群众公认与组织满意并重。

（二）考核内容

1. 党的组织生活制度贯彻执行情况

（1）是否按每季度至少召开一次支部党员大会的要求，召开支部党员大会并做好会议记录。

（2）是否按一般每月召开一次支部委员会会议的要求，召开支部委员会会议并做好会议记录。

（3）是否原则上按每月召开一次党小组会议的要求，召开党小组会议并做好会议记录。

（4）是否按每半年至少对支部党员进行一次党课的要求进行落实。

（5）是否按要求召开组织生活会。

（6）是否开展每年一度的民主评议班子、党员工作。

2. 党组织和党员学习培训教育情况

（1）党支部是否认真制订年度、季度学习计划，采取多种方式保证学习效果。

（2）是否按每季度最少组织一次党员政治理论学习的要求组织党员集中学习。

（3）党员是否做到除参加各级党组织集中组织学习外，个人自学每季度至少有一篇学习心得或笔记。

（4）是否每季度至少组织一次党员学习心得体会交流。

3. 党费收缴管理情况

（1）是否严格按规定指定专人按时进行党费的收缴与管理。

（2）是否定期向党员大会报告或定期公开党费收缴情况。

4. 发展党员工作情况

（1）是否按要求和程序发展党员。

（2）是否对要求入党的积极分子进行培养教育。

（3）预备党员接收是否按照党章规定程序进行办理。

（4）是否按时对预备党员进行教育、考察和转正。

5. 党建日常工作贯彻执行情况

（1）执行医院党委决议、指示情况。

（2）上报材料是否符合规定时间和要求。

（3）资料、会议记录、文件整理和归档是否及时规范。

6. 围绕中心任务或重点工作开展党建活动情况

（1）特色活动。

（2）创新性做法。

7. 党支部书记年终述职情况

（三）考核方式

1. 医院党委办公室采用"量化记分制"跟踪督促各党支部日常党建工作，实现对各党支部的阶段性评价。

2. 年终党支部书记述职考核，考核结果在全院公示并上报。

（四）考核评定

1. 以上考核内容分值共计100分，考核结果分优秀、良好、一般、较差四个等级，各项权重和分值根据实际情况统一确定。

2. 各党支部依据本制度，制订年度党建工作目标和计划，并报党委办公室备案，接受考核。

3. 每年考评结果未达到"良好"的党支部，责成支部书记深入查找问题，拿出整改意见；连续两年未达到"良好"，取消该支部和书记评先资格。

4. 每年度考核排名靠前，考核结果达到"优秀"的党支部，对该支部及书记给予表彰奖励。

5. 考核结果存档。

七、党委办公室工作制度

（一）贯彻执行党的路线方针政策和上级党组织指示，根据医院党委部署组织开展各项工作。

（二）起草医院党委工作报告、计划、总结和党委领导讲话，拟定并落实党委中心组理论学习计划，记录和整理医院党委大事记。

（三）组织起草、审核、办理以医院党委名义上报下发和对外交往的文件，承办上级党组织来文来电，做好党内文电收发、登记、传阅、督办、保管、清退和立卷归档等工作。

（四）协调承办党委各类会议，做好会议记录，拟制会议纪要和决议。

（五）深入基层调查研究，及时了解医院党组织建设状况，掌握医务人员思想动态，做好思想政治工作，检查督促医院党委各项决议决定执行情况，为领导提供信息和决策建议。

（六）协助医院党委加强党、政、工、团、妇日常工作协调，接收转呈各部门和科室递交医院党委的请示、报告及转达医院党委的批示、意见等。

（七）协助医院党委做好干部选拔任用工作，中层干部教育、培训、考核、聘任，后备干部培养和管理等工作。

（八）指导、检查各党支部工作，落实"三会一课"制度，做好党员、入党积极分子理论教育和培训工作，做好党费收缴管理使用、接转组织关系、党内统计等工作。

（九）组织开展创先争优活动，评选先进党组织和优秀党员。

（十）负责医院统战工作，协调医院党委与各民主党派、群众组织的关系。

（十一）处理群众来信，接待群众来访，向党委领导提出意见建议。

（十二）负责医院党委、党委办公室印章使用管理；负责订阅党报党刊资料。

（十三）负责医院党委领导的事务管理和服务工作，以及上级党组织和外单位党组织来院接待工作。

（十四）完成上级交办的其他工作。

第二节　党员教育管理

一、党员教育管理制度

（一）加强党员经常性教育。医院各级党组织应对党员进行以习近平新时代中国特色社会主义思想为主要内容的学习教育，促使党员队伍不断增强党性，提高素质。

（二）党委办公室根据上级党组织、医院党委要求，结合党员队伍实际，制订党员学习教育年度计划，定期督促检查，实行半年小结和年终总结。

（三）以支部为单位，每半年分析、研究一次党员思想情况。熟悉每一个党员，掌握思想动态,了解工作表现,帮助解决各种思想问题和实际困难。党员应经常主动向所在党支部、党小组汇报思想、工作、学习和生活情况。

（四）加强党员流动管理,建立出、入登记制度。

（五）高标准做好发展新党员工作。

（六）严格落实党员"三会一课"制度。医院党委每年至少召开一次党员大会。党委每年召开一次民主生活会。民主评议党员工作每年进行一次。党员领导干部以普通党员身份参加党的活动。

（七）严格党的组织生活,增强党内生活的原则性、战斗性。加强组织生活管理,采取多种方式增强实效性,发挥教育、管理和监督职能,提高组织生活质量。

（八）结合医院实际,每年"七·一"开展形式多样的纪念活动,组织评比表彰先进基层党组织和优秀党员。

二、党员政治学习制度

（一）为建设一支适应新时代中国特色社会主义的党员队伍,不断提高理论水平、政治觉悟和道德品质,增强创造力、凝聚力、战斗力,制定本制度。

（二）政治学习实行集中学习与个人自学相结合。通常每周二下午为各部门、科室集中学习时间,每月最后一个星期周二下午为支部党日活动时间。有特殊情况的部门和科室可调整固定时间,人员进行组合,报党委办公室或相关专职部门备案。

（三）政治学习内容突出习近平新时代中国特色社会主义思想、新党章、党的路线方针政策、党的会议及上级党组织有关重要文件,采取通读原文、专题讨论、体会交流等方式,努力提高学习效果。

（四）党委办公室或相关专职部门制订年度、季度党员政治学习计划,下发各部门、科室执行。各部门、科室每次政治学习严格考勤,详细记录学习时间、参加人员、学习资料、讨论发言等。

（五）党员要按时参加集中学习,不得无故缺席,不得从事与学习无关的事项。如遇特殊情况不能参加,必须向支部书记或科室负责人请假,事后及时通过自学补课,保证学习任务的完成。

（六）医院为党员统一发放政治学习笔记本,用于摘录政治学习必读、选读书目和篇目要点,撰写心得体会文章每季度不少于一篇。

（七）党委办公室或相关专职部门加强对党员政治学习的监督指导,不定期组织抽查和通报讲评。

三、关于贯彻落实"三会一课"制度的措施

"三会一课"是健全党的生活、严格党员管理、加强党员教育的重要制度。根据《党章》规定,为认真贯彻落实"三会一课"制度,着力增强医院基层党组织和党员队伍的创造力、凝聚力、战斗力,结合医院实际,制定本措施。

（一）"三会一课"即定期召开支部党员大会、支部委员会、党小组会,按时上好党课。

（二）支部党员大会每季度召开一次。主要讨论支部工作计划、工作报告;吸收党员和预备党员转正;表彰优秀党员,处分有错误的党员等有关事宜。会议由支部委员会召集,支部书记主持。

（三）党支部委员会每月召开一次，必要时可召开支委扩大会议。主要讨论和研究支部的思想政治工作和党员教育，贯彻执行上级党组织的指示和决定，发展党员和对党员奖惩及工会、共青团等工作。会议由支部书记主持。

（四）党小组会每月召开一次。围绕党的中心工作和党支部近期工作，结合本小组实际情况，确定会议内容。会议由党小组长主持。

（五）党课根据不同时期形势任务，结合医院实际和党员思想状况，有针对性地进行。全院性党课原则上每年至少举办2次，由党委书记、副书记或党委委员主讲。各党支部可因地制宜，采取讲授、报告、声像等多种式对党员进行党课教育。

（六）认真做好"三会一课"记录。记录内容包括时间、地点、出勤情况、主持人、记录人、会议内容、发言要点、会议结果等。

（七）支部党员大会、支部委员会、党小组讨论决定的问题需要保密的或没有公布的，不得向外传播。对支部通过的各项决议，每名党员必须坚决执行。

（八）每名党员必须按期参加"三会一课"活动，各党支部建立《党员参加党组织生活考勤簿》《"三会一课"记录簿》。对无故不参加组织活动的党员严肃进行批评教育；如超过6个月不参加组织活动，按《党章》规定处理。

四、民主评议党员制度

（一）按照上级党组织和医院党委统一部署，民主评议党员每年开展一次。

（二）民主评议党员遵循实事求是、民主公开、平等原则，深入开展批评与自我批评，对党员进行民主评议。

（三）阶段划分及主要工作

1. 学习动员阶段　根据医院党委部署，各党支部结合党员队伍现状，召开支委会讨论明确要解决的主要问题，召开党员大会学习相关文件，深入进行思想发动。

2. 自我评议阶段　在学习讨论基础上，每名党员对照党员标准和评议内容，联系个人思想、工作、学习、生活实际，写好自我评价发言提纲，并主动征求党内外意见。

3. 民主评议阶段　以支部大会形式，在党员个人述职自我评价基础上，支部党员开展相互评议，按优秀、合格、基本合格、不合格四个档次进行测评投票。采取适当方式，征求群众意见。医院党员领导以普通党员身份，自觉参加评议活动。

4. 组织考察阶段　召开支委会，对民主评议意见进行讨论分析，形成组织意见，及时反馈给党员本人。同时向支部党员大会报告。组织考察要充分发扬民主，广泛听取各方面意见。评为优秀档次的人数占支部党员总数的10%左右。

5. 表彰、处理阶段　对民主评议出的优秀党员，支部以口头或书面形式进行表扬，对推荐到医院党委表彰的优秀党员，必须经支部党员大会讨论通过。评议定为不合格的党员，必须由支部大会讨论给予相应处置，并报医院党委备案。对评议中发现查找出来的违法乱纪等问题，要认真查明，严肃处理。

（四）评议工作结束后，各党支部将结果和总结材料汇总上报医院党委，并接受检查和验收，其他材料留存备查。

（五）长期生病、行动不便、卧床不起的党员，可暂不参加评议活动；预备党员参加评议，不评定档次。临时外借的党员回单位参加民主评议。

五、推进"两学一做"学习教育常态化制度化实施方案

推进"两学一做"学习教育常态化制度化,是坚持思想建党、组织建党、制度治党紧密结合的有力抓手,是不断加强党的思想政治建设的有效途径,是全面从严治党的战略性、基础性工程。推进"两学一做"学习教育常态化制度化,对于确保医院各级党组织和广大党员紧密团结在一起,统一思想、凝聚力量、不忘初心,奋力实现医院建设发展目标具有重要意义。根据上级党组织要求,结合医院实际,现就推进"两学一做"学习教育常态化制度化,制订如下实施方案。

(一)目标要求

以习近平新时代中国特色社会主义思想为指导,以"两学一做"学习教育为统领,紧紧围绕中心工作,着力加强思想政治建设,着力规范职业行为操守,着力解决突出问题,着力推进制度建设,不断增强"四个意识"、坚定"四个自信"、做到"两个维护",推动"两学一做"融入日常、抓在经常、形成常态,切实加强党组织和党员队伍建设,为全面推动医院各项工作提供坚强组织保证。

(二)深化学习教育

1. 医院党委办公室制订年度理论学习计划,提出明确要求,重点学习习近平新时代中国特色社会主义思想。各党支部统筹安排,组织党员按计划认真参加。

2. 采取党委理论学习中心组学习、支部及党小组学习、专题研讨、座谈交流、专家讲学、主题演讲等多种形式,抓好集中学习和分散学习。

3. 医院党委成员要以上率下,带头开展学习教育,每年至少为党支部和党员上 1 次党课,以普通党员身份参加所在党支部学习讨论。

4. 各党支部每月至少组织 1 次集中学习,每季度至少上 1 次党课、开展 1 次学习讨论。做好"三会一课"记录,严格考勤登记。

(三)加强支部建设

1. 指导各党支部严格落实年度党日活动计划,每月固定 1 天作为主题党日,组织党员集中开展活动。

2. 充分发挥"学习强国"平台功能,加强医院党建工作网络平台建设,及时发送党员学习知识,推送党员典型,传达党建要闻,并指导各党支部建立党员学习交流微信群、QQ 群。

3. 把推进"两学一做"学习教育常态化制度化工作作为年度评选先进党支部和优秀党员的重要依据,营造比学赶帮的浓厚氛围。

4. 各支部要充分发挥教育管理党员的主体作用,严格落实"三会一课",确保"四落实"。

(四)加强党员队伍建设

1. 医院党委班子、各党支部委员每年召开 1 次民主生活会,各党支部每年组织 2 次专题组织生活会,积极开展批评与自我批评,认真查摆和解决问题。

2. 各党支部结合年度组织生活会,制定党员民主评议实施办法,认真开展民主评议党员工作,对不合格党员进行通报批评并限期整改。

(五)推动医院建设发展

1. 强化医德医风建设,从严整治医疗乱象,做到合理检查、合理治疗、合理用药、合理收费,不断提升医疗服务质量和患者获得感、满意度。

2. 积极探索医院发展和体制机制改革的新思路、新模式、新途径,创新创优,培育特色,提高核心竞争力,提升医院综合实力。

(六)切实加强组织领导

1. 强化主体责任 医院各级党组织要把"两学一做"作为一项重要政治任务紧抓不放,一级抓一级、层层抓落实。党委书记要亲自部署,认真谋划、精心实施,班子成员落实一岗双责,结合分管工作对相关分管单位、部门和科室加强指导。

2. 严格督导落实 医院坚持和完善督查指导机制,党委班子成员以普通党员身份参加所在党支部组织生活的同时,至少联系一个党支部直接指导"两学一做"学习教育。党委办公室等部门加强督促检查,及时通报反馈,督促整改,检查结果纳入年度支部工作考核。

3. 注重宣传引导 运用宣传栏、医院网站、微信等各类媒体,加强正面宣传和舆论引导,充分反映教育活动进展和成效,及时总结推广经验做法,突出宣扬先进典型,不断改进和完善各项工作。

六、发展党员工作制度

(一)医院发展党员工作贯彻"坚持标准、保证质量、改善结构、慎重发展"方针,有领导、有计划地进行,严格《党章》规定的党员标准,切实保证新党员质量。

(二)申请人经党小组(共青团员经团组织)推荐,支委会研究同意,可确定为入党积极分子。入党积极分子经过一年以上的培养教育,可被列入重点培养对象并及时安排参加党的基本知识培训班。未经医院党委和上级党组织统一培训或培训课时不足、培训考试不合格的不予发展。

(三)实行共青团组织向党组织推荐优秀团员入党。召开团支部会和团员大会,团委介绍申请入党的团员情况;团员进行民主评议,提出推荐对象;团委讨论确定"推优"名单,填写"推优"登记表,由医院团委审定,然后向其所在党支部推荐。"推优"工作在党组织领导下进行。

(四)确定发展对象时,应广泛征求意见,遵循自下而上原则,党小组酝酿提名,经党支部委员会集体研究后上报医院党委。

(五)各党支部制订党员发展计划。凡是被列入发展计划的对象,必须是已列入重点考察并完整填写考察登记表一年以上、培养成熟的入党积极分子。

(六)认真指导发展对象填写《入党志愿书》。入党介绍人向被介绍人解释党的纲领、章程,说明党员条件、义务和权利,要求其填写时实事求是,符合规范,字迹端正、工整、清楚,一律用钢笔或毛笔填写,并认真填写介绍人的意见,向支部大会负责地介绍被介绍人的情况。

(七)积极做好讨论接收预备党员准备工作。讨论前召开群众座谈会,广泛听取意见,并将原始记录与《入党志愿书》一并上报;支部委员会严格审查《入党志愿书》和有关材料,经支委会集体讨论认为其符合条件和手续完备,方可拟出支部意见,报医院党委初审后方可提交支部大会讨论。支部大会讨论后,应将支委会意见等准备情况上报医院党委审查同意。

(八)支部大会讨论发展党员程序

1. 会议主持人(书记或副书记)宣布会议议题,报告应到、实到人数,提出具体要求。

2. 申请入党人汇报对党的认识、入党动机、本人履历、现实表现以及需要向党组织说明的问题。

3. 入党介绍人介绍培养考察情况和对其入党的意见。

4. 支部委员会报告审议情况及意见。

5. 与会党员发表意见,进行讨论。

6. 申请入党人对支部大会讨论情况表明自己的态度。

7. 有表决权的党员采取举手或无记名投票方式进行表决,并宣布表决结果。赞成人数必须超过应到会有表决权的正式党员的半数,方能通过接收申请入党人为预备党员的决议。

（九）发展党员公示

1. 公示对象为经支委会讨论同意拟发展为中共预备党员的发展对象或拟转正的中共预备党员。凡未经过公示的,医院党委不讨论其发展及转正问题。

2. 公示内容为拟发展为中共预备党员的发展对象或拟转正的中共预备党员基本情况,包括:姓名、性别、年龄、籍贯、学历、职称（职务）、所在部门或科室、申请入党时间、确定为入党积极分子时间、党校培训情况、批准为中共预备党员时间等。

3. 公示时间为 7 天。公示程序包括审核、张榜公示和网上公示、反馈意见。

4. 公示期间,党员和群众如对公示对象有异议或意见,可采用口头、书面或电子邮件形式向公示对象所在单位党支部直至医院党委办公室反映。对在公示有效时间内反映的问题,受理部门应及时向党支部反馈,由党支部进行调查核实,情况特殊时由党委办公室会同党支部及有关部门调查核实。

5. 公示过程中没有异议的拟发展或转正对象,按规定履行相关手续。公示中有异议的拟发展对象或转正对象,由党支部进行补充考察和复议,决定是否发展或转正,有关情况报医院党委办公室。公示中发现有不符合党员发展或转正条件的,坚决不予发展或转正。

6. 党支部将公示结果形成书面材料和处理意见,连同公示对象的入党材料一并报医院党委审查。

（十）加强对预备党员的教育管理

1. 预备党员预备期的教育、考察工作每季度进行一次,延长期的教育、考察工作每 2 个月进行一次。教育、考察工作一般由入党介绍人负责,并及时填写《预备党员考察登记表》,转正时随同《入党志愿书》一同报医院党委审批。

2. 考察期间,预备党员应编入所在党支部参加组织生活,按照规定按时交纳党费。

3. 转正后的党员材料,由党委办公室存入个人档案。

七、党费收缴管理使用制度

（一）根据《党章》规定,医院所有党员有义务自觉缴纳党费,缴纳标准按照相关文件精神执行。一般情况下每月交纳一次党费,不宜由别人代交。特殊情况经支部同意可委托他人代交。不能从工资中直接扣除党费。

（二）各党支部每月月底前按时收缴党费,每季度向党委办公室上缴一次党费。不得与行政经费混淆,不得由各种内设财务机构收缴。

（三）对不按规定交纳党费的党员,所在党支部应对其进行批评教育,及时予以纠正。无正当理由连续六个月不交纳党费的,按自行脱党处理。

（四）预备党员从支部党员大会通过其为预备党员之日起交纳党费。

（五）按照有关规定,医院定期将收缴党费全额上缴至上级党组织主管部门。上级给医院返还党费的使用和下拨,由党委办公室提出意见,经党委会集体研究后执行。

（六）党费使用应坚持统筹安排、量入为出、收支平衡、略有结余原则。党费具体管理工作由党委办公室承办,任何部门和个人不得截留、挪用和挤占。

（七）党费必须用于党的活动,不得挪作他用。具体使用范围包括:培训党员;订阅或购买用于开展党员教育的报刊、资料、音像制品和设备;表彰先进基层党组织、优秀共产党员和优秀党务工作者;补助生活困难的党员;补助遭受严重自然灾害的党员和修缮因灾受损的基层党员教育设施。

（八）党费收缴、使用和管理情况作为党务公开的一项重要内容。各党支部每年公布一次党费收缴、使用情况,党委办公室每年向医院党委和上级党组织报告党费收缴、管理和使用情况,并向各党支部进行通报。

八、在外党员管理制度

（一）为加强对临时外出执行任务或从事其他活动,其正式组织关系仍留在医院的党员管理工作,根据上级有关规定,结合医院实际,制定本制度。

（二）党员外出前,须向所在党支部提出申请,说明外出理由、去向和时间。在外期间要与原党支部保持联系,每月至少向党支部汇报一次思想和工作情况,自觉接受党组织的管理。

（三）党员外出3~6个月,有固定地点的,应出具党员证明信,由所去地方或单位党组织安排其参加党的活动;无固定地点的,党支部进行外出党员登记,指定支部委员负责教育管理工作。

（四）党员外出6个月以上,有固定地点的,应转正式组织关系,参加该党组织所有活动并缴纳党费;对外出6个月以上、无固定地点、无法经常回医院、无法转组织关系的党员,发放《流动党员活动证》,并按上级党组织有关规定进行管理。

（五）党员3人以上集体外出,地点相对集中的,支部应在他们中建立党小组或临时党支部;对外出时间在3个月以上的,应同时出具有关证明,委托对方党组织负责管理。

（六）对来医院短期工作或实习进修的党员,党支部凭组织关系介绍信或党员证明信、《流动党员活动证》予以接纳,并按规定做好教育管理工作。

（七）本支部党员要求流动,应首先向党组织提出申请,符合人员流动有关规定的,支部予以同意并开具相关证明。对擅离党员,视情况做出相应处理。

（八）在外党员如没有正当理由,连续6个月不参加党的组织生活,或不交纳党费,或不做党所分配的工作,应被认为是自行脱党,支部应教育在先,处理在后,细致谨慎,及时处置,并报医院党委批准。

（九）预备党员在外期间,如预备期满,应向组织关系所在党支部提出转正申请,支部按照规定程序办理转正手续。

（十）党员外出返回医院时,应将组织关系同时转回医院。在外期间和返回医院后均应向原所在党支部汇报外出期间的思想、工作、学习和生活情况。

第三节 廉政建设

一、纪委工作制度

（一）为充分发挥医院纪委职能作用,扎实推进医院廉政建设,根据上级纪委和医院党委部署要求,结合医院实际,制定本制度。

（二）医院纪委在医院党委和上级纪委双重领导下，依法依纪开展工作，认真履行党章赋予的"教育、监督、保护、惩处"职能，对医院党的组织和党员进行纪律监督、检查教育和执行纪律。

（三）医院纪委书记对纪委全面工作负总责，纪检监察室主任协助纪委书记负责纪委日常工作，纪委委员除按规定参加纪委会议、讨论有关重要工作和事项之外，根据分工参与负责纪委某些方面的工作。

（四）召开纪委会议

1. 原则上每半年召开 1 次纪委委员会议，特殊情况可临时召开。纪委书记或副书记主持，全体纪委委员参加。若有特殊情况必须请假，2/3 以上委员参加方可召开。

2. 会议主要是组织学习党纪党规和纪检业务理论；讨论研究医院廉政建设事项；纪检监察工作重大决策；加强党员思想政治建设重要措施；讨论违纪案件处理问题；讨论提请党委决定的重大问题；贯彻落实上级纪委布置的纪检监察工作和其他任务。

3. 讨论研究有关工作或问题时，纪委委员要充分发表意见，实行民主集中制，重大问题实行票决制。

4. 纪律委员要坚决执行会议决定，严格遵守保密纪律。

（五）加强纪律监督

1. 把教育贯穿于执行纪律全过程，组织党员认真学习习近平新时代中国特色社会主义思想、党的路线方针政策、党的基本知识和法纪知识，不断增强党员遵规守纪的意识和能力，自觉遵守和维护党的纪律。

2. 以参加党的会议、民主生活会、深入调查了解等方式，对医院党委及成员、各党支部及成员以及全体党员加强监督。监督检查情况如实向医院党委和上级纪委汇报。纪检人员接受党委和上级纪委的领导和监督。

（六）做好信访工作

1. 接到群众来信要及时拆阅，保持信封、邮戳完整无损。

2. 对来信来访反映问题按要求逐项登记，上级转办或领导批示的信件要注明。

3. 对反映党员、群众违纪违规问题的信访或其他重要问题的信访件，填写《群众来信处理笺》，登记后呈送领导阅批。

4. 按领导批示意见对来信来访反映的问题及时调查处理，处理结束后，应将事实情况、处理结果、办结时间等在信访登记簿有关栏内及时登记，同时做好回复。

二、纪检监察工作制度

（一）认真学习贯彻习近平新时代中国特色社会主义思想，严格遵守党和国家各项法律法规、上级和医院规定要求，始终坚持秉公办事。

（二）坚持实事求是，深入开展调查研究，全面准确掌握第一手资料，客观公正认识、分析和解决问题。

（三）密切联系群众，倾听群众意见，接受群众监督，依靠群众开展工作。

（四）按照上级部署安排，结合医院实际，制订纪检监察工作规划和年度计划。

（五）围绕医院中心任务，对监察对象实施国家政策法律法规、执行卫生健康工作方针政策的情况进行监督检查。

（六）做好来信来访和检举控告的接待工作，查处违法违规案件，协助有关部门做好案件查处和调查工作。

（七）受理监察对象不服从政纪处罚的申辩，保护被监察对象依法行使职权。

（八）严格遵守保密规定，不向无关人员泄露案情，不携带案件材料到公共场所或办公室外阅办，保护举报人和被举报人合法权益。

（九）严格遵守廉洁自律规定。

三、廉政风险防范制度

（一）为深入贯彻习近平新时代中国特色社会主义思想，多措并举筑牢拒腐反腐防线，着力增强医院各级领导和工作人员抵御腐败的意识和能力，有效防范和化解各种廉政风险，推动医院高质量建设发展，制定本制度。

（二）医院党委、纪委围绕医院中心工作，把握教育、管理、监督关键环节，突出中层以上干部和重点岗位人员，以预防、监控和处置为手段，组织相关部门制定廉政风险防范制度和年度工作计划。

（三）以部门、科室为单位，组织所有工作人员对照岗位职责和相关制度规定，查找在理想信念、职业道德、履职尽责、遵规守纪等方面的廉政风险，有针对性地制定细化具体防范措施。

（四）明确医院中层以上人员及重点岗位人员职责范围内业务工作责任和廉政建设责任，加强"三重一大"等事项经党委集体研究决定的执行和监督检查力度，并定期报告上级纪检监察机关。

（五）医院建立信访举报、群众评议、自查督查、提醒预警等机制，对违规情况及早发现、及早调查、及早控制，预防腐败行为发生。

（六）采取民主推荐、公开选拔、严格考察、严格测评等方式，规范医院中层人员选拔任用程序，加大管理监督力度，提高工作透明度。

（七）严格执行财经纪律和财务制度。重要经费支出特别是大额资金使用，必须经医院党委和院长办公会集体研究决定。加大内控和审计力度，加强收费和成本费用控制管理，对各部门、科室成本控制状况开展经常性审查，及时纠正不合理支出。

（八）认真执行招投标管理办法和工作制度，规范招投标工作流程。强化检查监督，及时发现和纠正招投标工作过程中的违纪违规行为。

（九）加强医院文化建设。利用组织生活、政治学习、全院会议等时机开展廉政知识、风险防范学习教育，运用各种媒介开展警示教育，积极培养宣传先进典型，营造反腐倡廉的浓厚氛围。

（十）对监控中发现的苗头性、倾向性现象和调查发现的问题，采取约见谈话、警示教育、整改纠正等形式予以处置，防止腐败问题蔓延扩大。

（十一）定期组织廉政风险防范考核，及时纠正问题，完善制度措施，总结推广经验，实行奖优惩劣。

（十二）对落实廉政风险防范措施不力的部门、科室，严肃追究负责人的责任。如发生重大违纪违法案件，除严肃惩处违纪违法人员外，加大对所在单位负责人的追究力度。

四、廉政建设责任制工作考核办法

（一）为持续加强医院廉政建设，严格落实廉政建设责任制，确保上级廉政建设决策部署的顺利贯彻实施，结合医院实际，制定本办法。

（二）考核内容

1. 贯彻落实上级有关廉政建设的部署要求和标本兼治、综合治理情况。

2. 党性、党风、党纪和廉政教育情况。

3. 建立党风廉政建设制度机制和组织实施情况。

4. 廉政建设列入医院各级领导任期目标和年度工作计划、责任分解及监督检查情况。

5. 医院各级领导遵守法律法规和廉洁自律各项规定情况。

6. 干部选拔任用和人员配备情况。

7. 支持执纪执法部门履行职责和信访工作情况。

8. 民主生活会和述职报告执行廉政建设责任制情况。

9. 需要考核的其他情况。

（三）考核原则

1. 实行分级负责、逐级考核。

2. 医院党委负责党委成员、各党支部及支部成员廉政建设责任制执行情况的考核，与年度考核相结合，每年至少进行 1 次。

3. 考核与民主评议、民主测评相结合，广泛听取党内外群众意见。民主评议或民主测评每年至少进行 1 次。

4. 考核和评议结果作为业绩评定、奖励惩处、选拔任用的重要依据，成绩突出的给予表彰奖励，发现问题及时研究解决、限期改正。

5. 医院党委每年将贯彻落实廉政建设责任制情况列入年度总结或工作报告，并向上级党组织写出专题报告。

6. 党委办公室对廉政建设责任制执行情况进行监督检查，发现问题及时报告。

（四）考核评定

1. 认真抓好本部门、科室廉政建设，工作年初有布置，年终有总结，定期向医院党委、分管领导汇报。

2. 自觉遵守廉政法规和医院规章制度，在各自工作中带头廉洁自律，并对各级干部和工作人员进行经常性的廉政教育和职业道德教育。

3. 结合本部门、科室业务工作实际，建立完善廉政建设制度措施，并定期组织检查监督。

4. 对本部门、科室存在的不正之风和干部、工作人员不廉洁问题，坚决纠正，严肃处理。

（五）考核实施

1. 医院党委每年年底组织考核。

2. 考核采取自评、群众测评和组织考评，以组织考评为主。群众测评时，以无记名方式填写测评表，80%以上人员参加方为有效。

3. 考核内容逐项评定，区分优秀、良好、合格、不合格四个等级，报医院党委集体审定。

4. 严格实行责任追究，按照干部管理权限及有关程序规定办理。

五、党务公开制度

（一）为切实增强医院党务工作透明度，确保全院党员群众有充分的知情权和监督权，促进党建工作科学化、规范化、制度化，不断提高基层党组织的创造力、凝聚力、战斗力，为推动医院建设发展、保障群众健康提供有力保证，结合医院实际，制定本制度。

（二）医院党务公开工作遵循发扬民主、广泛参与、积极稳妥、注重实效、统筹兼顾、改革创新的原则。

（三）党务公开主要内容

1. 医院党委决议、决定及执行情况　包括执行党的方针政策和上级党组织决议、决定和工作部署等情况；医院重要决策及执行、工作目标、阶段性工作部署、工作任务及落实等情况。

2. 党的思想建设情况　党组织开展思想政治工作、理论学习计划及党员干部教育培训计划与落实等情况。

3. 党组织建设情况　党组织的设置、主要职责、机构调整、换届选举情况；党费收缴、管理和使用以及党务工作经费管理和使用，党员权利保障等情况。

4. 领导班子建设情况　领导班子职责分工、议事规则和决策程序，执行民主集中制，召开民主生活会，年度考核评价等情况。

5. 干部选任和管理情况　干部选拔任用、轮岗交流、考核奖惩，干部监督制度及执行等情况。

6. 联系和服务党员、群众情况　听取、反映和采纳党员、群众意见和建议，帮助党员、群众解决工作生活实际困难，接待来信来访、排查化解矛盾纠纷，办理涉及党员、群众切身利益重要事项等情况。

7. 党风廉政建设情况　执行廉洁自律规定、落实党内监督制度、推进惩治和预防腐败体系建设、落实党风廉政建设责任制、处理违纪党员等情况。

8. 制度建设情况　党内民主决策、民主选举、民主监督、民主管理相关制度规定，党内制度规定的各项办事程序和工作要求，重要制度的改革和完善等情况。

9. 其他应当公开的事项。

（四）党务公开程序

1. 制定目录　党委办公室制定医院党务公开目录，对事关医院事业发展、工作人员切身利益等重大事项按规定可以向党外公开的，列入党务公开目录。各党支部在此基础上，结合实际制定党务公开目录。

2. 内容审核　分管领导对拟公开内容是否符合公开目录要求、是否存在涉密问题等进行严格审查把关，提出意见，报党委书记批准。党委书记对拟公开内容全面审查，确保公开内容真实、全面、可靠。

3. 实施公开　医院党务公开依照目录进行。如有目录外需要公开或其他应当公开的事项，由党委办公室汇总上报党委研究后进行公开。公开时限与公开内容、范围相适应，长效性内容应予长期公开；党规性内容应予定期公开，一般每半年公开一次，每次公开7~15个工作日；阶段性内容应予逐段公开，一般应在阶段工作完成后及时公开；临时性内容应予即时公开。

4. 收集反馈　医院党委办公室通过设立意见箱、聘请监督员、公布监督电话、组织座谈走访等途径，收集党员、群众对党务公开的意见建议，明确专人梳理并反馈给相关部门，督促立即整改，并将整改情况再次予以公开。

5. 归档管理　健全党务公开档案，对公开的党务信息资料及时登记归档、规范管理；对党务公开内容和党员群众的意见建议及处理情况及时整理归档，以供查阅使用。各党支部建立健全党务公开档案。

（五）医院党务公开结合具体实际,采取会议、文件、公开栏、网站、OA办公系统以及广播、电视、报纸等多种方式予以公开。

（六）列入党务公开目录的事项,按规定及时主动公开;暂时不宜公开或不能公开的事项,报上一级党组织备案。公开事项如须变更、撤销或终止,由医院党委批准。

（七）党员按有关规定申请公开相关党内事务。对申请的事项,可以公开的,医院党委、申请人所在党支部向申请人公开或在一定范围内公开;暂时不宜公开或不能公开的,及时向申请人说明情况。申请事项及办理情况应报上一级党组织备案。

（八）结合实际,逐步建立完善党务公开新闻发言人和新闻发布会制度,保障党员群众及时知晓,正确引导院内舆论。

（九）采取日常监督、定期检查、测评等方式,加强对各党支部党务公开工作的监督检查,及时掌握工作动态,发现和解决问题,推动工作落实。

（十）强化考核评价,各党支部党务公开工作情况作为年度工作考核和党建工作考核的重要内容。

（十一）严格党务公开责任追究,对不按规定公开或弄虚作假的,严肃批评教育,限期整改;情节严重的,追究有关领导和直接责任人的责任。

六、医务人员廉洁行医规定

（一）为切实加强医院廉政建设,纯正医德医风,坚决抵制商业贿赂,维护患者权益,根据国家卫健委等有关部门医务人员"九不准""整治医疗乱象"等相关规定要求,结合医院实际,制定本规定。

（二）坚持"谁主管、谁负责",各部门、科室负责人为本单位廉洁行医第一责任人,对本单位廉洁行医负直接责任。

（三）医务人员必须廉洁行医、文明服务,不准利用工作及职务之便接受、索要患者钱物、宴请等侵占患者权益的行为。

（四）严格执行首诊医师负责制,不得推诿、拒收患者。

（五）合理检查、合理治疗、合理用药,抵制"大处方"和"药品回扣"。

（六）严格执行物价政策合理收费,不得擅自立项定价、巧立名目收费。

（七）严格按规定出具病历和诊断证明,禁止开"人情处方""人情证明"。

（八）将廉洁行医全过程置于社会舆论和群众监督之下,接受群众监督。

（九）廉洁行医检查实行院、科两级管理。医院采取满意度调查、出院随访、受理投诉等形式进行检查监督,定期通报讲评。各部门、科室定期组织医务人员自查,严格实施检查考评。

（十）对违反廉洁行医规定的医务人员,医院依照规定严肃给予党纪、政纪处分和经济处罚。

七、医务人员收受"红包""回扣"问题处理规定

（一）为加强医院廉政建设和行风建设,坚决防止和杜绝医务人员收受"红包""回扣"等违法违纪行为发生,根据有关规定,结合医院实际,制定本规定。

（二）根据情节轻重,对违规人员进行诫勉谈话,并分别给予通报批评、经济处罚、取消当年评优和职称评定资格、免职、解职待聘、解聘等处理。对索取"红包""回扣"人员从严从重处理。

（三）物资设备招标、采购、基建工程、财务等重要部门和岗位收受"红包""回扣"的人员，调离工作岗位。

（四）收受"红包""回扣"的中层以上干部，给予免职。

（五）因故未能拒绝收受的"红包""回扣"，当事人应在 24 小时内报告党委办公室或纪检监察室，并上交至指定部门或指定账户。逾期不交按收受认定。

（六）违规人员如触犯刑律、构成犯罪，依法追究刑事责任。

（七）存在收受"红包""回扣"情况，并由此带来严重后果或造成恶劣影响，按照廉政建设责任制规定追究相关部门、科室负责人的责任，对部门、科室及其负责人严格实行"一票否决制"。

（八）药品、医疗器械厂家、供应商以及建筑企业、后勤社会化保障物业公司等单位违反规定，向医院工作人员提供"红包""回扣"等不正当利益输送的，医院将其列入"黑名单"，坚决断绝业务往来，并向上级和相关部门报告，提请依法依规进行查处。

八、党风党纪监督员、特邀监察员工作办法

（一）总则

1. 为进一步拓宽民主监督渠道，规范党风党纪监督员、特邀监察员工作，根据有关规定，结合医院实际，制定本办法。

2. 根据工作需要，医院党风党纪监督员、特邀监察员按照一定程序优选聘请，以兼职形式履行监督、咨询等相关职责。

3. 党风党纪监督员优选聘请对象为中国共产党党员；特邀监察员优选聘请对象为民主党派成员、无党派人士、政协委员、人大代表、专家学者等。

4. 党风党纪监督员、特邀监察员工作以习近平新时代中国特色社会主义思想为指导，聚焦和服务医院中心工作，着力发挥参谋咨询、桥梁纽带和舆论引导作用。

（二）聘请、换届、解聘

1. 基本条件

（1）坚持中国共产党的领导，拥护党的路线、方针、政策，遵守国家法律法规，具有中华人民共和国国籍。

（2）业务素质过硬，具备与履行职责相应的专业知识和工作能力，在各自领域有一定代表性和影响力。

（3）热心全面从严治党、党风廉政建设和反腐败工作，有较强的责任心，认真履行职责，热爱党风党纪监督员、特邀监察员工作。

（4）坚持原则，求真务实，密切联系群众，公道正派，遵守职业道德和社会公德。

（5）身体健康。

（6）受到党纪、政务处分和刑事处罚的人员，以及其他不适宜担任党风党纪监督员、特邀监察员的人员，不得聘请为党风党纪监督员、特邀监察员。

2. 聘请程序

（1）根据工作需要，纪委会同有关部门、单位提出党风党纪监督员、特邀监察员推荐人选，并征得被推荐人所在单位及本人同意。

（2）纪委会研究确定聘请人选，并报党委批准。

（3）纪委召开聘请会议，颁发聘书，公布党风党纪监督员、特邀监察员名单。

3. 党风党纪监督员、特邀监察员在纪委领导班子产生后换届,每届任期与本届领导班子任期相同,连续任职一般不得超过两届。党风党纪监督员、特邀监察员受聘期满自然解聘。

4. 党风党纪监督员、特邀监察员如存在下列情形之一,医院纪委会商推荐单位予以解聘,由推荐单位书面通知本人及所在单位。

（1）受到党纪处分、政务处分、刑事处罚。

（2）因工作调整、健康状况等原因不宜继续履职。

（3）本人申请辞任。

（4）无正当理由连续一年不履行职责和义务。

（5）有其他不宜继续担任党风党纪监督员、特邀监察员的情形。

（三）职责、权利、义务

1. 职责

（1）对纪检监察部门及其工作人员履行职责情况进行监督,提出加强和改进纪检监察工作的意见建议。

（2）对制定纪检监察规章制度、起草重要文件、提出建议等提供咨询意见。

（3）参加纪委组织的调查研究、监督检查、专项工作。

（4）宣传纪检监察工作的方针、政策和成效。

（5）办理纪委委托的其他事项。

2. 权利

（1）了解纪委开展工作、履行职责情况,提出意见、建议和批评。

（2）根据履职需要并按程序报批后,查阅、获得有关文件和资料。

（3）参加或列席纪委组织的有关会议。

（4）参加纪委组织的有关业务培训。

（5）了解、反映有关廉洁行医情况及所提意见建议办理情况。

（6）受纪委委托开展工作时,享有与受托工作相关的工作权限。

3. 义务

（1）遵纪守法,保守国家秘密、工作秘密及因履行职责掌握的商业秘密和个人隐私,廉洁自律、接受监督。

（2）学习、掌握有关纪检监察法律法规和业务。

（3）参加纪委组织的活动,遵守纪委工作制度,按照权限和程序履行职责。

（4）遇有利益冲突情形时主动申请回避。

（5）未经纪委同意,不得以党风党纪监督员、特邀监察员身份发表言论、出版著作、参加有关社会活动。

（6）不得以党风党纪监督员、特邀监察员身份谋取任何特权和私利。

第四节　共青团建设

一、团委工作制度

根据医院党委和上级团委工作部署,围绕医院建设目标和中心工作,开展适合团员青年特点的活动,加强团组织自身建设,创造性地完成各项任务。

（一）团委会制度

每年召开 2~3 次团委委员会,研究制定团委中心工作,讨论重大问题,做出团委决议。

（二）团员组织生活制度

定期对团员进行思想教育,加强"三会一课"及团的规章制度学习。

（三）团员发展制度

指导各团支部积极做好团员发展工作,重点发展对象指定专人负责培养,准确把握入团条件,严格按照组织程序办理。

（四）团支部书记例会制度

每月至少召开 1 次团支部书记会,以传达精神、布置工作、交流情况、听取汇报为主,适时组织理论学习,专题研讨等。

（五）团干部培训制度

每年至少集中举办 1 次团干部培训,认真学习习近平新时代中国特色社会主义思想、党的路线方针政策、党团基本知识,提高团干部理论水平和自身素质。

（六）推优入党工作制度

加强团员队伍建设和青年思想政治工作。每年 6 月份和 12 月份向党组织推荐两批优秀团员青年加入中国共产党。配合党委做好对团员青年中入党积极分子的培养考察工作,做到"有优可推""优中选优"。

（七）选举制度

根据《中国共产主义青年团章程》规定,支部委员会、总支部委员会由团员大会选举产生,每届任期两年或三年。基层委员会由团员大会或代表大会选举产生,每届任期 3~5 年。

根据《中国共产主义青年团基层组织选举规则（暂行）》第五章选举办法,有选举权的到会人数超过应到会人数的 4/5,方可进行选举。被选举人获得的赞成票超过实到会有选举权人数的半数为当选。选举一律采用无记名投票方式。选票上的候选人名单以姓氏笔画为序排列。

（八）团员教育评议制度

团委每年 12 月份对团员进行教育评议。在民主评议基础上,根据团员实际工作和参与团组织活动及履行团员义务情况,进行年度团籍注册。

（九）评比表彰制度

医院团委每 2 年举行一次优秀团干部、先进团支部、优秀团员评比表彰活动。

（十）超龄离团工作制度

团员年满 28 周岁没有担任团内职务,填写《超龄离团登记表》,由团委统一办理超龄离团手续。团员加入中国共产党以后仍保留团籍,为保留团籍的青年党员;保留团籍的青年党员年满 28 周岁,没有在团内担任职务,则不再保留团籍。

（十一）团组织关系接转制度

调入、调出的团员,持团员证及时到团委办理团组织关系转入或转出手续。团员证遗失者,持一寸一张近期免冠照片补办新的团员证。

（十二）社会志愿者管理工作制度

团委负责医院志愿者协会工作,加强青年医务人员志愿服务指导,做好社会志愿者为群众进行义诊、咨询、发放健康宣教资料等活动。

（十三）经费使用管理制度

加强团费管理,规范团费使用,对大项活动严格经费申报和计划审批。

二、团委"三会一课"制度

（一）团委"三会"

1. 团委会　由团委书记主持，团委成员参加，通常每月1次。主要内容为传达上级团的会议精神；研究、讨论、决定团委工作重大问题；检查、落实团委工作开展情况；安排布置工作等。要求会前有准备，会中发言积极，坚持民主集中制，做好记录，认真落实会议决定。

2. 团支部书记会　由团委书记主持，团委成员、团支部书记参加，通常每月1次。主要内容为传达院团委会议精神；讨论、安排、布置支部工作；检查、落实支部工作开展情况等。要求会前有准备，会中发言积极，坚持民主集中制，做好记录，落实会议决定。

3. 全院团员大会　由团委书记或副书记主持，全体团员参加，通常每半年1次。主要内容为通报团委半年工作情况和团费收缴使用情况，讨论工作计划，安排布置重点工作，听取团员对团委工作意见建议。要求会前有准备，准时到会，发扬民主，做好记录。

（二）团支部"三会"

1. 团支部委员会　由团支部书记主持，团支部委员参加，通常每月召开1次。主要内容为传达医院团委会议精神，研究、讨论、决定团支部工作的重大问题；检查落实团支部工作开展情况；安排布置工作等。要求会前有准备，会中发言积极，坚持民主集中制，做好记录，认真落实会议决定。

2. 团小组会　由团小组长（兼团支部委员）主持，团小组成员参加，通常每月召开1次。主要内容为传达团支部委员会精神，开展民主生活和各种形式的学习或从实际出发安排会议内容。要求会前有准备，充分发扬民主，做好记录。

3. 团支部团员大会　由团支部书记或支部委员主持，团支部团员、医院团委委员参加，通常每季度1次。主要内容为，传达院团委会精神；研究、讨论、决定支部重大问题，安排布置工作，听取团员对支部工作的意见和建议。要求会前有准备，发扬民主，做好记录。

（三）"一课"（团课）

由团委书记或副书记主持，全体团员参加，通常每半年1次。医院团委每半年上1次团课，有条件的支部每年上1次团课。主要是对团员进行团的基本知识教育。一般由团干部讲授，也可邀请知名人士、专家教授、先进人物等作辅导或事迹报告。要求课前根据团员需求和实际制订计划，力求深入浅出、通俗易懂，以讲授和问答形式进行，做好团课记录。

三、团员推优入党制度

（一）推荐优秀团员作为党的发展对象（以下简称"推优"），是党赋予共青团组织的一项光荣任务，是医院团委的一项经常性重要工作。为进一步加强和规范医院"推优"工作，根据《中国共产党章程》《中国共产主义青年团章程》以及有关规定，结合医院实际，制定本制度。

（二）"推优"工作在医院党委统一领导下进行，坚持标准，规范程序，注重培养，公开公正。团委要主动协助党委做好"推优"对象培养考察工作，及时提出意见建议。

（三）"推优"工作坚持民主集中制，严格标准条件，成熟一个推荐一个。对条件不成熟的继续培养。

（四）发展团员入党一般应经过团组织推荐，从而使"推优"工作逐步成为医院党组织发展青年党员的主要渠道，使共青团员成为党组织发展青年党员的主要来源。

（五）团的关系在医院的共青团员，年龄在 28 周岁以下，积极参加团内组织活动，完成团组织分配任务，并已递交入党申请书的团员，经过培养教育，基本具备或接近党员条件的优秀团员，均可作为"推优"对象。

（六）"推优"对象基本条件

1. 政治立场坚定，强化"四个意识"，坚持"四个自信"，做到"两个维护"。

2. 深入学习贯彻习近平新时代中国特色社会主义思想，注重提高理论水平和党性修养，积极参加团内各项活动，认真参加落实"三会一课"制度。

3. 入党动机端正，积极向党组织靠拢，自觉递交入党申请书和思想汇报，参加医院入党积极分子培训。

4. 有较强的业务素质，工作中严于律己，医德医风好。

5. 表率作用好，在团员、青年中享有较高威信，基本具备党员条件。

（七）"推优"程序

1. 团支部对本年度申请入党的团员青年，在广泛听取团内外有关群众意见的基础上提名，团支部召开团员大会，团支部委员会介绍推荐对象的基本情况，团员本人具体介绍自己的思想、工作、学习、生活情况。团支部全体成员进行民主评议，大会以举手表决或无记名投票方式进行，获得超过到会人数半数以上同意，即成为推荐对象。

2. 团支部委员会根据投票结果，初步确定推荐对象，并写出书面推荐意见连同个人总结、民主评议意见，填写推荐优秀团员入党意见表，上报医院团委审查。

3. 医院团委根据推优条件严格审查，深入团支部进一步核实情况，了解被推荐人的综合表现。

4. 团委召开会议，根据各方面意见，全面衡量、讨论确定向党组织推荐发展对象，在医院内进行公示 7 天。

5. 团委组织被推荐人详细填写《优秀团员作为党的发展对象推荐表》，签署审核意见，把符合条件的团员推荐给医院党委。

（八）"推优"工作中一般每半年集中进行 1 次，上半年安排在 4~5 月，下半年安排在 10~11 月。

（九）"推优"培养对象有效期限为两年，期间若出现违纪等不良行为，可予以取消。

（十）"推优"工作要突出持续培养教育，帮助引导优秀团员坚定政治方向，提高思想政治素质，确保"推优"工作高质量推进。

四、"青年文明号"活动管理办法

（一）总则

1. 为大力弘扬医院院训精神，推动医院精神文明建设，促进创建"青年文明号"活动广泛、深入、持久开展，加强对活动的指导和管理，提高创建活动科学化、规范化、制度化水平，制定本办法。

2. "青年文明号"是以青年为主体，在医疗、教学、科研、后勤等工作中创建，体现高度职业文明，创造一流工作成绩的青年集体和青年岗位。

3. 创建"青年文明号"活动是医院共青团工作的一项重点工作，是凝聚青年、团结青年、带领青年建功立业的有效形式，是以倡导职业文明为核心，以行业管理规范为标准，以科学管理为手段，以岗位建设、岗位创优为重点，以树立先进典型为导向的群众性劳动竞赛。

4. 创建"青年文明号"活动旨在组织和引导青年立足本职岗位,树立高尚医德医风,勤奋文明从医,全面为患者提供优质服务,充分展示当代青年医务工作者的良好精神风貌,推进医院精神文明建设。

5. 创建"青年文明号"活动坚持内容与形式相统一、继承与创新相结合的原则,不断总结经验,提出创新意见与创新思路,确保活动取得实际效果。

(二)"青年文明号"基本条件

1. 年龄在35岁以下青年占70%以上,负责人中至少有一人年龄不超过35周岁的青年集体或青年岗位。

2. 集体(岗位)中的青年热爱党、热爱祖国、热爱本职、热爱患者,具有良好的敬业精神和职业道德,自觉遵守国家法律、法规和医院各项规章制度、操作规程、服务规范。

3. 集体(岗位)制定方便患者就医的措施和文明服务规范,医德医风良好,业务学习深入,专业技术过硬,青年集体或岗位中的青年有60%以上为各自工作岗位能手。

4. 青年集体、岗位的团组织健全,围绕本部门、科室中心任务开展工作,发挥党员团员模范带头作用,根据青年特点开展扎实有效的创建活动,成绩显著。

5. 集体(岗位)工作得到患者、科室赞同,社会形象良好。

(三)评选和管理办法

1. 医院"青年文明号"评选自下而上,逐级上报、考核、推荐。评选过程应具有连续性,争创集体才可申报院级,院级集体才可申报市级,市级集体才可申报省级、全国级。争创集体须与所在科室协商,经医院团委向党委申报同意后统一挂争创标牌。

2. 各级团组织应与业务主管部门密切配合,严把质量关,推荐的青年集体应具有先进性和代表性,事迹优异突出。

(四)考核监督

1. 医院对"青年文明号"实行动态考核。被授牌单位接受考核后首次不达标者予以警告,限期1个月整改,2次仍不达标者撤销其荣誉称号。

2. 考核要综合患者及家属、科室成员、医院负责人等多方面评价意见,采取座谈、问卷调查、互检互查、走访患者等形式。

(五)表彰奖励

1. 对"青年文明号"集体实行物质奖励与精神奖励相结合的办法。

2. 对"青年文明号"集体负责人提拔重用,提供成长、学习、锻炼机会。

3. 利用网络、信息、橱窗、院报等方式,大力宣传"青年文明号"先进经验和典型事迹,形成文明行医、优质服务的良好氛围。

五、青年志愿者管理办法

(一)总则

1. 为进一步规范医院青年志愿者注册管理,推进志愿服务工作,制定本办法。

2. 志愿者是指不为物质报酬,基于良知、信念和责任,自愿为社会和他人提供服务和帮助的人。

3. 注册志愿者是指按照一定程序在团组织、志愿者组织注册登记、参加服务活动的志愿者。

（二）基本条件

1. 年满 18 周岁。

2. 秉承《医院志愿服务章程》，遵纪守法，遵守医院各项规章制度。

3. 热衷从事公益事业，具有爱心、耐心、责任心和奉献精神。

4. 根据自身愿望和条件从事一定时间的志愿服务。

5. 身体健康。

（三）报名程序

1. 团体报名　当地高等院校的红十字会或团委与医院联系，统一报名，报名后提交志愿者身份信息、联系电话等。

2. 个人报名　携带本人身份证、学生证及学校社会实践介绍信来院，经审查合格，本人愿意参与医院志愿服务，填写《医院志愿者登记卡》。

（四）岗前培训

1. 培训目的　适应医院环境，了解服务内容，熟悉服务对象，提高志愿者个人综合素质。

2. 医院根据志愿者报名情况安排培训时间和内容。

3. 培训主要内容　医院情况简介、志愿服务理念、志愿服务岗位服务内容、相关知识和技能等。

（五）注册机构

医院团委。

（六）注册程序

1. 医院为参与服务的志愿者发放"中国注册志愿者志愿服务证"和"中国志愿者胸章"。

2. 对志愿者在医院工作的时间、服务内容和工作情况进行审核，合格者予以登记、注册在志愿者本人的服务证中。对于未履行志愿服务义务等情况取消注册志愿者资格，不予以注册。

3. 注册号由医院志愿者协会统一编序。

（七）服务要求

1. 维护医院利益，维护志愿者形象，遵守医院规章制度。

2. 服从领导，服从带教老师安排，认真完成分配工作。

3. 对待患者和亲属耐心细致，使用文明用语。

4. 严格请假。如遇特殊情况，须提前一天请假；如上岗期间临时请假，须与带教老师和志愿者负责人请假。

5. 工作时间不得私自脱岗换岗。

（八）权益保障

注册志愿者本人在服务过程中需要帮助时，优先得到志愿者组织和其他志愿者的服务。

六、团费收缴使用管理制度

（一）为加强团费管理，规范团费收缴工作，根据团章和有关政策规定，按照公平、合理原则，制定本制度。

（二）团员应积极主动按时足额交纳团费。

（三）保留团籍的党员，从取得预备党员资格起交纳党费，可不再交纳团费。

（四）团员如有特殊情况不能亲自交纳或不能按月交纳团费时，经支部委员会同意，可委托其他团员代交或预交，代交、补交的时间一般不得超过6个月。对无正当理由连续6个月不交纳团费的团员，按自行脱团处理，并予以除名。

（五）各团支部按月或按季将团费足额上交医院团委，医院团委将团费的50%上交上级团委。

（六）医院本级团费用于团员和团干部学习培训、组织活动、表彰奖励、订阅相关报刊及其他必要开支，不得挪作他用。每年年底向团员公布一次团费收支和上缴情况。

（王保国　王海涛　朱光君）

第四章 民主管理

民主管理是职工依照有关法律法规和政策规定,参与单位决策、管理和监督的活动,具有审议、决策、监督、维护、协调、教育等多种职能。具体到非公立医院而言,民主管理是促进医院持续健康发展,维护医院职工合法权益的重要机制。进入新时代,动员和组织职工参与医院民主管理,保障他们的知情权、参与权和监督权,既是全面建立现代医院管理制度的一项重要内容,也是非公立医院应当高度重视和着力解决的现实课题。

医院职工民主管理工作接受医院领导,同时还接受上级工会组织的领导,主要任务包括严格落实职工代表大会制度、推行院务公开、加强工会组织建设等。非公立医院要提高对职工民主管理工作的认识,不断健全和规范职工民主管理制度,切实发挥职工民主管理的积极作用。

本章遵循民主管理的共性规律与要求,把握非公立医院民主管理的特点实际,从职工代表大会、工会建设、院务公开等三个方面,对相关制度进行了规范和提炼,以期为新时代非公立医院加强民主管理提供行之有效的制度参考。

第一节　职工代表大会

一、职工代表大会工作制度

（一）总则

1. 为加强医院民主政治建设,更好地发挥职工代表大会作用,保障全院职工依法参与医院民主决策、民主管理和民主监督的权利,保护、调动和发挥积极性、主动性和创造性,推动医院建设健康发展,根据《宪法》《工会法》《劳动法》等有关法律法规,结合医院实际,制定本制度。

2. 职工代表大会（以下简称“职代会”）是医院实行民主管理、协调劳动关系的基本制度和基本形式,是院务公开的基本载体。

3. 职代会以习近平新时代中国特色社会主义思想为指导,接受党组织思想政治领导和上级工会组织的指导,贯彻党的路线方针政策和国家法律法规,正确处理国家、单位和职工利益关系,团结动员全院人员参与医院建设、改革与发展,维护职工合法权益,落实职工知情权、参与权和监督权。

4. 医院工会委员会是职代会工作机构,负责职工代表大会日常工作,对贯彻执行职代会制度情况进行监督检查。职代会和工会委员会代表大会分别召开,也可结合起来分阶段召开,依法行使各自职权。

5. 职代会支持医院院长及行政部门依法行使职权,院长及行政部门应执行职代会作出的决议、决定,为职代会履行职责和开展活动提供条件和保障。

6. 职代会实行民主集中制。

（二）职权

1. 听取和审议医院章程、发展规划、院务公开情况以及其他重大改革和重大问题解决方案的报告，提出审议意见和建议。

2. 听取并审议医院院长工作报告、年度工作计划、职代会工作报告、财务工作报告以及其他专项工作报告，提出审议意见和建议。

3. 审议通过医院提出的与职工利益直接相关的薪酬、绩效、福利分配实施方案以及相关的职工聘任、培训、考核、奖惩措施办法。

4. 审议监督职代会提案办理情况以及职代会审议通过重要事项落实情况。

5. 按照有关规定和安排对医院领导进行评议。

6. 选举职代会大会主席团、各专门委员会成员以及法律法规、上级明确规定、医院与工会协商应由职代会民主选举产生的其他成员。

7. 应由职代会审议通过或决定的其他事项。

（三）职工代表

1. 医院依法享有政治权利的在编在岗职工以及其他与医院直接建立劳动、聘用关系的职工，可当选为职工代表（以下简称"代表"）。

2. 选举代表以部门和科室为单位，由职工直接选举产生，选举应有选举单位全体职工2/3以上参加，候选人获得应到人数过半数赞成票方可当选。代表候选人可采用自荐、他荐、组织推荐相结合办法产生。代表人数不少于职工总数8%。选举结果应予公开。

3. 代表构成应具有广泛性和代表性，突出医务人员主体地位。代表中一线医务人员不低于60%，中层以上领导不超过代表总数20%，女代表比例与医院女职工人数所占比例相适应。

4. 代表实行常任制，任期与职代会届期相同，到期改选，可连选连任。代表因工作需要在医院内部岗位调动，其代表资格应予保留。

5. 代表权利

（1）在职代会上有选举权、被选举权、审议权和表决权。

（2）对涉及医院发展和职工权益重要事项有知情权、建议权、参与权和监督权。

（3）按照规定程序，提出提案和议案。

（4）因依法行使代表权利受到压制、阻扰和打击报复时，有权向有关部门提出申诉和控告。

（5）对医院领导进行评议和质询。

（6）因履职活动而占用工作时间，有权按照正常出勤享受应得待遇。

6. 代表义务

（1）深入学习贯彻习近平新时代中国特色社会主义思想，学习党的路线方针政策和国家法律法规，不断提高综合素质和履职能力。

（2）密切联系群众，维护职工合法权益，反映职工意愿和诉求。

（3）参加职代会活动，宣传和执行职代会决议，做好职代会交给的各项任务。

（4）向选举单位职工通报参加职代会活动和履行职责情况，接受群众评议和监督。

（5）遵守医院各项规章制度，提高专业技术水平和综合素质，做好本职工作。

7. 代表对原选举单位职工负责，接受监督。必要时原选举单位可依照规定程序撤销、撤免或者补选本单位代表，按下列情况处理。

（1）离职、退休或者与医院解除、终止劳动关系，其代表资格自行终止。

（2）长期出国、外借、事假、病假等，不能正常履职；无故不履行或者无法履职，原选举单位可提出撤免建议。

（3）违法犯罪受到刑事处罚或严重违反医院规定受到处理,原选举单位应撤销其代表资格。

（4）撤免、撤销代表资格,原选举单位应事先书面报工会,经审核同意后由原选举单位职工表决通过,表决必须有原选举单位半数以上职工通过方为有效。

（5）代表出现缺额时,原选举单位应依照规定程序另行补选,并在下一次职代会上确认。

8. 代表调离医院或退休时,代表资格自行终止,缺额由原选举单位按规定补选。

9. 代表下岗、转岗、待岗,其代表资格应及时确定。劳动关系解除,则终止代表资格;保留劳动关系,不离开医院的短期待岗,应保留代表资格。

（四）组织制度

1. 职代会通常每五年一届,应按时换届,如因故须延期换届,延期时间不得超过一年。每年召开一次职代会会议。

2. 职代会议题与议程,由医院党组织、医院管理方和工会共同协商确定,经大会主席团审议后,提交预备会议表决通过。

3. 职代会设立主席团,由担任本届职工代表的医院党组织、医院管理方、工会主要负责人及其他方面人员组成,其中一线医务人员代表比例不少于50%。主席团成员建议人选由工会提名,报请医院同意后,提交预备会议表决通过。负责在大会期间听取各代表组讨论审议意见,审议提交大会表决议题、决议草案及处理大会其他重大事项。

4. 职代会按照选举单位建立代表组,选举产生代表组组长。组长负责在大会期间收集代表提案,组织代表团讨论、汇报讨论意见及职代会主席团交给的其他工作。

5. 职代会设立民主管理委员会,负责职代会提案征集、审查立案、提案交办和督办,向职代会报告提案办理结果。

6. 职代会设立代表资格审查小组,负责职工代表选举资格审查工作,审查结果应当向职代会报告。

7. 职代会闭会期间,除法律法规规定应提交职代会审议通过的事项外,对需要及时处理的重要事项可召开职代会联席会议进行协商处理。联席会议遇有处理事项或者表决事项,其结果必须向下一次职代会报告,并予以确认。联席会议由工会召集,成员包括职代会主席团成员、职工代表组组长和工会委员会委员。

8. 职代会与工会会员代表大会同时召开,简称"双代会",两会代表合一。

9. 职代会经费由医院列入预算,专款专用。

（五）议事规则

1. 职代会每年召开一次,每次须有2/3以上代表出席,大会表决须有全体代表半数以上通过方为有效。职代会闭会期间遇有重大事项,经医院党组织、管理方、工会共同研究决定或者1/3以上代表提议,可召开临时代表会议。

2. 职代会一般由预备会议、正式会议和分组讨论三部分组成。预备会议主要任务是报告大会筹备工作,选举产生大会主席团,通过代表资格审查情况报告和职代会大会议题、议程、决定大会其他有关事项。正式会议主要任务是听取报告、组织审议、表决选举、形成决议等。职代会应安排适当时间组织代表讨论。

3. 提交职代会审议和审议表决的书面材料,应在职代会召开七日前送交代表。各代表组应组织代表讨论,并汇总和整理讨论意见、建议,向大会主席团进行反馈,并报工会备案。

代表对涉及职工切身利益重要事项意见分歧较大的,由医院管理方和工会根据代表意见协商修改后,提交职代会再次审议。

4. 职代会表决和选举,可以举手或者无记名投票方式进行。涉及职工切身利益等重大事项表决或者重要选举事项应采用无记名投票方式。表决和选举事项须获得全体代表半数以上赞成票方可通过。职代会表决和选举事项应在大会闭会后一周内向全体职工公布。

5. 法律、法规规定应提交职代会审议和审议通过的事项,未按照法定程序提交的,工会有权要求纠正,医院应根据工会要求予以纠正。

职代会在其职权范围内审议通过和决定事项,对医院以及全体职工具有约束力,未经职代会重新审议通过不得变更。

法律法规、上级文件规定应当提交职代会审议通过事项,未按照法定程序提交审议通过的,医院就该事项作出的决定对职工不具有约束力。

6. 职代会在会议和闭会期间可征集提案。提案应至少由一名代表提出,两名以上代表附议或者由十名以上职工代表联名提出,经职代会民主管理委员会审查立案。提案征集、立案、处理、反馈等情况应向职代会报告,接受代表和全体职工监督。

(六)工作机构

1. 职代会日常工作机构是医院工会委员会。其职责任务是:

(1)做好职代会筹备和会务工作。包括提出会议筹备工作方案、议题和议程建议;提出职代会主席团成员建议名单,提出列席代表、特邀代表建议名单;组织代表选举公布代表名单;协助做好职代会文件准备和汇总工作;征集和整理提案等。

(2)闭会期间组织代表及各专门委员会活动,开展民主协商,督促职代会决议落实和提案处理。遇有重要问题可召集代表组长会议或组织代表讨论,必要时可按规定程序召集职代会联席会议、临时代表会议。

(3)负责代表培训以及职代会资料、档案管理等工作。受理代表申诉等有关事项。

(4)完成职代会交办的其他工作。

2. 召开职代会,工会应当提前十天向上一级工会提出书面报告。职代会结束,工会在闭会之日起7个工作日内将本次会议情况再次向上一级工会报告备案。

二、职工代表大会执行委员会工作制度

(一)医院职工代表大会执行委员会(以下简称"职代会执委会")由同届职工代表大会选举产生,并对职工代表大会负责。

(二)职代会执委会实行常任制,充分发扬民主,坚持集体领导,在医院领导下开展工作,在职代会闭会期间履行职代会有关职权。

(三)职代会执委会主要职责

1. 通过职工代表大会和开展各种形式的民主参与、民主管理、民主监督活动,保障医院职工依法行使民主权利,维护合法权益。

2. 主持召开届内职工代表大会,审议提交职代会通过的大会议程、议题及决议、决定,起草大会有关文件和决议草案,组织与会议有关的各项活动。

3. 围绕医院中心工作和医院职工普遍关注的问题,开展咨询、巡视、质询、维权等活动。

4. 领导职工代表大会各专门工作委员会开展工作,并指导开展二级职代会工作。

5. 处理其他与职工代表大会有关的事项。

（四）拟提交职代会执委会会议的议题，应根据医院中心工作和职工普遍要求确定，由1/3以上执委会委员提议，在会前一周提出并提供相关资料。

（五）职代会执委会会议每年至少召开两次，根据1/3以上执委会委员提议召开，2/3执委会委员参加方为有效，通常由执委会主任召集并主持，安排会议记录并整理会议纪要存档。

（六）职代会执委会讨论具体议题时，视需要邀请有关负责人列席会议进行说明，必要时可邀请医院有关领导参加。

（七）职代会执委会会议表决方式视内容决定，重要事项一般采用票决制，赞成票数超过应到会委员半数方为通过。

（八）职代会执委会会议决议和会议纪要应及时向医院报告，相关事项以书面形式送相关部门、科室和人员处理。

（九）职代会执委会在职工代表大会召开时报告工作。

三、职工代表大会福利委员会工作制度

（一）医院职工代表大会设立福利委员会，在医院工会委员会领导下行使权利。设主任1名，委员若干名。

（二）福利委员会贯彻职代会决议，认真听取并研究医院职工反映的有关集体福利意见诉求，定期向职代会汇报工作，并接受群众监督。

（三）福利委员会基本任务

1. 对职代会涉及医院福利的提案组织调研，提出解决意见和方案，报提案委员会审议后交有关部门处理。

2. 讨论审议医院职工生活福利费使用原则和办法，对不合理开支及时向医院工会报告，提出解决措施办法。

3. 积极协调解决医院职工生活困难和福利待遇需求，热忱办实事送温暖。

（四）福利委员会主任应列席参加医院有关涉及职工集体福利的会议，参与拟制有关制度规定，全面反映和维护医院职工正当权益。

（五）福利委员会应加强正面宣传，引导医院职工正确、合理反映对集体福利的意见和建议。

（六）福利委员会通常每季度召开一次会议。

四、职工代表大会经费审查委员会工作制度

（一）医院职工代表大会经费审查委员会依照国家有关法律法规和医院财务制度，行使审查监督权，对工会经费年度预算制定、执行、决算以及各项经费收支进行审查和监督。

（二）医院工会委员会尊重和保证职工代表大会经费审查委员会依法行使监督职权，对其提出的正确意见应予支持和采纳。

（三）职工代表大会经费审查委员会在医院财务管理体系下工作。

（四）职工代表大会经费审查委员会由职工代表大会选举产生，与同届职工代表大会任期相同。设主任1名，副主任1名，委员若干名。工会领导和财务部门负责人不得担任同级经费审查委员会成员。

（五）职工代表大会经费审查委员会实行民主集中制，重要事项一般采用票决制，赞成票数超过应到会委员半数方为通过。

（六）职工代表大会经费审查委员会审查工会财务收支情况报告,并在职工代表大会上作经费审查报告。

五、职工代表大会代表巡视工作制度

（一）为进一步畅通医院民主渠道,充分发挥职代会代表民主管理和民主监督作用,推动医院高质量发展,根据有关规定,结合医院实际,制定本制度。

（二）职代会代表巡视,是医院职代会执行委员会在职代会闭会期间,组织职代会代表围绕医院中心工作和职工普遍关注的问题,采取实地察看、专题调研、信息交流、意见反馈等形式开展的巡视检查工作。

（三）职代会代表巡视工作,应服从和服务于医院中心工作,有利于提高医院民主管理和科学决策水平,坚持实事求是,坚持群众路线,坚持民主集中制。

（四）职代会代表巡视工作范围

1. 职代会决议、提案落实情况。

2. 医院中心工作落实和重点工作推进情况。

3. 维护医院职工合法权益情况。

4. 落实院务公开情况。

5. 医院委托或指定的相关事项。

（五）医院职代会执行委员会将职代会代表巡视工作列入年度计划,根据实际情况安排具体巡视活动,工会负责协调联络。

（六）组织若干名职代会代表成立巡视团,职代会执行委员会主任为团长,可下设巡视小组,根据需要邀请专业人员参加。各部门、科室应积极支持配合巡视工作。

（七）职代会执行委员会提前 10 个工作日通知被巡视部门和科室,共同拟制巡视方案。巡视前 5 个工作日将巡视事项书面通知巡视团成员。

（八）职代会代表参加巡视活动,有权对被巡视部门、科室执行国家法律法规和医院规章制度情况进行咨询和检查,有权指出和批评被巡视部门、科室违法违约行为及侵害医务人员合法权益的行为,有权反映被巡视部门、科室在医疗、教学、科研、行政管理、后勤服务等方面存在的突出问题,有权对被巡视部门、科室工作提出改进意见和建议。

（九）巡视结束后,巡视团应在 5 个工作日内写出巡视工作报告,报医院分管领导、工会委员会和被巡视部门、科室。

（十）被巡视部门、科室应在 15 个工作日内作出书面回复,报送医院职代会执行委员会,并听取巡视团成员的意见和建议。

（十一）职代会代表巡视工作由医院职代会执行委员会向职工代表大会报告,并采取适当形式进行院内公开。

第二节 工 会 建 设

一、工会委员会工作制度

（一）总则

1. 为加强医院工会组织建设,充分发挥工会组织职能,有力推动和促进医院建设、改革与发展,根据《工会法》《工会章程》等法律法规,结合医院实际,制定本制度。

2. 医院工会委员会在医院党组织和上级工会领导下独立开展工作,履行维护、建设、参与、教育"四项社会职能",坚持围绕中心、服务大局,不断增强工作的政治性、先进性、群众性,执行会员代表大会、职工代表大会决议和上级工会决定,主持医院工会日常工作。

3. 以习近平新时代中国特色社会主义思想为指导,强化"四个意识",坚定"四个自信",做到"两个维护",遵循党的基本路线和工会工作指导方针,根据工会会员意愿和要求,通过职工代表大会、院务公开和其他形式,组织职工参与医院民主管理和民主监督。

4. 实行民主集中制,坚持民主协商和群众路线,密切联系会员群众,动员和依靠广大会员加强工会建设,提高工作水平,增强活力,把工会办成"职工之家"。

(二)会员、组织和工作机构

1. 职工加入工会组织,坚持入会自愿原则,按照工会章程规定的会员条件和入会程序办理入会手续,取得会员资格。工会会员应遵守工会章程,依法行使会员权利、履行会员义务,按时足额缴纳会费。

2. 会员代表大会是医院工会组织最高权力机构,每五年为一届。会员代表大会与职工代表大会同期召开,代表具有双重身份,大会代表一般以部门和科室工会小组为单位,按照确定名额和条件民主选举产生。

3. 医院工会委员会是会员代表大会常设机构,由会员代表大会民主选举产生,在工会主席领导下开展工作。每届任期五年。委员会设主席1人(医院领导)、常务副主席1名、兼职副主席2名、委员若干名,对会员代表大会负责并报告工作。

4. 医院工会委员空缺时,由所在部门或科室提出候选人建议名单,经医院工会委员会全体会议选举产生;医院工会主席、常务副主席、副主席出现空缺时,由医院党组织提出候选人建议名单,经过充分酝酿,由医院工会委员会全体会议选举产生,并报上级工会审批。以上选举结果在召开会员代表大会时均应予以确认。

5. 医院工会设立经费审查委员会、女职工工作委员会。

6. 医院工会委员会定期召开全体委员会议,特殊情况可随时召开。会议由工会主席或常务副主席主持召开,实行民主集中制,重大问题集体讨论决定。

7. 医院工会定期召开工会办公会,处理工会日常工作。会议由工会主席或常务副主席、副主席主持,出席人员为医院工会专门委员会负责人、部门和科室工会或工会小组负责人、医院工会内设部门工作人员等。

8. 工会委员会全体委员会议、工会办公会会议决议、决定和记录,由医院工会负责存档。

9. 部门、科室根据实际情况单独或联合设立基层工会委员会或工会小组,按组织、宣传、文体、女工、生活福利委员等进行分工。其负责人和委员由本部门、科室工会会员直接选举产生,受同级党组织和医院工会双重领导,任期五年。

10. 医院工会根据需要可下设宣传教育、文艺体育、女工工作、青年工作、生活福利等工作部门。

(三)职能任务

1. 医院工会委员会

(1)筹备和组织召开职工代表大会和工会会员代表大会,定期召开工作会议,组织选举职工代表大会代表,征集和整理提案,提出会议议题、方案和主席团建议人选,协调和指导各部门、科室工会工作,处理医院工会日常工作。

（2）职工代表大会闭会期间,组织传达贯彻职工代表大会精神,督促检查职工代表大会决议落实,组织各代表团（组）及专门委员会（工作小组）活动,主持召开职工代表团（组）长、专门委员会（工作小组）负责人联席会议。

（3）代表和组织职工参与医院民主决策、民主管理和民主监督,检查监督职代会决议执行,就医院民主管理工作向医院党组织和行政领导汇报沟通,为实行院务公开发挥积极作用。

（4）组织职工代表大会代表培训,受理代表建议和申诉。

（5）通过劳动法律监督、劳动争议处理机制,参与协调劳动关系和调解劳动人事争议,协商解决涉及职工切身利益的事项与问题。帮助、指导职工与医院签订聘任合同,依法维护职工民主权利和合法权益。

（6）结合医务人员特点做好职工思想政治工作,教育职工遵规守纪,认真履职,扎实工作,深入进行医务人员职业道德、职业纪律和职业技能教育,提高医务人员政治素质、业务水平和综合能力。

（7）围绕医院中心工作,组织职工开展知识技能培训、职业技能竞赛、医疗社会服务等活动,支持和鼓励职工爱岗敬业、勤奋进取,发挥主人翁作用。

（8）工会建立健全职工服务体系,创新服务方式,组织职工互助保障、法律服务、困难扶、心理关爱等活动。协助和督促医院办好职工集体福利和劳动健康保护工作,开展职工互帮互助活动,做好特困、患病职工送温暖和意外伤亡职工优抚工作。

（9）开展女职工工作,提高女职工整体素质,依法维护女职工合法权益和特殊利益。

（10）关心职工业余文化生活,发挥工会宣传阵地作用,组织开展形式多样的文体娱乐和健康休养等活动,促进医院精神文明建设,营造和谐的医院文化环境,增进职工身心健康,提高职工生活品质。

（11）推荐各类先进模范,做好先进事迹、典型经验推广工作。

（12）加强工会组织建设和思想建设,健全工会二级组织机构,建立和发展工会积极分子队伍,遵守和健全工会各项工作和会议制度。工会及其职工应认真履职,密切联系职工,听取和反映职工意见和要求,全心全意为职工服务,接受会员评议监督。

（13）发挥工会经费审查委员会监督作用,收好、管好、用好工会经费。

（14）做好医院工会委员会日常管理工作。

（15）完成党组织、上级工会和职工代表大会交给的其他任务。

2. 部门、科室工会委员会或工会小组

（1）做好本组会员政治思想工作,带领会员积极参加医院政治、文化、业务学习,提高会员队伍素质,开展有益身心健康的文体活动。

（2）动员会员积极参与医院和所在部门、科室民主管理、民主监督工作,推进基层管理民主化进程。

（3）依法维护职工合法权益,参与劳动人事争议调解工作。

（4）组织开展适合本部门、科室特点的思想教育、业务培训、文体娱乐活动。

（5）配合搞好职工福利,做好特困、患病和伤亡职工的慰问和优抚工作。

（6）加强工会小组自身建设,定期召开工会小组民主生活会,传达上级工会决议,做好新会员发展和会费按时收缴工作。

（7）完成所在党组织和医院工会交给的其他任务。

3. 工会工作人员

（1）认真学习贯彻习近平新时代中国特色社会主义思想，执行党的路线、方针、政策和国家法律法规。

（2）高标准完成好本职工作任务，在会员中起到模范带头作用。

（3）熟悉工会业务，工作扎实，开拓创新。

（4）深入调查研究，如实反映会员意见和要求，热忱排忧解难。

（5）坚持原则，维护团结，密切联系职工群众，作风民主务实。

（6）完成工会组织交给的其他任务。

二、工会女职工委员会工作制度

（一）医院工会设立女职工委员会，代表和维护医院女性职工合法权益与特殊利益。

（二）工会女职工委员会是在医院工会委员会领导下的具有民主性、代表性的女职工组织，根据女职工特点和意愿开展工作。

（三）女职工委员会委员由同级工会提名，在民主协商基础上经同级工会委员会聘任产生，也可召开女职工代表大会选举产生。任期与同级工会委员会相同。

（四）女职工委员会由主任、副主任和委员若干人组成。主任由同级工会女主席或女副主席担任。如没有女主席或女副主席，经民主协商，推选符合条件的女性职工担任，任职期间享受同级工会副主席待遇。

（五）主要任务

1. 以习近平新时代中国特色社会主义思想为指导，团结带领广大女职工发扬主人翁精神，在医院改革和发展中建功立业。

2. 依法维护女职工在政治、工作、学习、生活、家庭等方面的合法权益和特殊利益，保护身心健康，积极排忧解难。

3. 参与制定涉及女职工切身利益的制度措施，监督并协助有关部门贯彻实施。

4. 组织女职工参与医院民主管理和民主监督。

5. 教育引导女职工自尊自信，自立自强，积极创造条件促进成长发展。

6. 会同工会有关部门和各方面共同做好女职工各项工作。

（六）女职工委员会实行民主集中制，重要问题集体研究决定。

（七）女职工委员会接受同级工会领导，定期向同级工会报告工作，同时接受上级女职工委员会指导。

（八）女职工委员会根据需要制定工作计划和有关制度，定期召开会议分析形势，搞好经验交流和总结表彰。

（九）医院工会为女职工委员会开展工作和活动提供经费支持。女职工委员会可争取社会各方面捐赠赞助。

三、工会劳动保护工作制度

（一）为进一步规范和推动医院工会劳动保护工作，打牢医院安全生产和职工劳动保护基础，有效防范各类事故发生，维护职工生命安全与健康权益，制定本制度。

（二）工会负责监督医院贯彻执行劳动安全卫生法律法规、技术标准和规章制度，定期分析影响职工劳动安全与健康的问题，提出整改治理建议并报院长办公会研究解决，持续改善劳动环境和条件。

（三）维护职工劳动安全卫生、休息休假和享受工伤保险权利,对劳动合同中劳动安全卫生条款执行情况进行监督检查。

（四）独立或会同医院有关部门进行安全生产检查,组织医务人员排查治理事故隐患和职业危害,并建档立卡。

（五）参加新建、扩建和技术改造工程项目设计审查和竣工验收,对劳动条件和安全卫生设施存在问题提出意见建议。

（六）督促医院有关部门按规定发放劳动安全卫生防护用品、用具,定期进行职业健康检查,建立职业健康监护档案,对职业病患者及时诊断、治疗和康复,落实工伤待遇及职业病损害赔偿,落实女职工特殊保护有关规定。

（七）工作中如发现明显重大事故隐患和严重职业危害,并危及职工生命安全的紧急情况,协调有关部门立即采取紧急避险措施。

（八）加强劳动保护法规和知识宣传,每年组织开展一次全院安全知识竞赛,提高安全生产和劳动保护意识与能力。新入职医务人员必须接受劳动保护教育培训,考核合格后方可上岗。

（九）参加医院职工伤亡事故调查和处理,研究制定职业病防范措施。

四、科室民主管理工作制度

（一）为加强科室民主管理,确保医院职工充分行使知情权、参与权、表达权和监督权,营造和谐共事氛围,调动其积极性、创造性,制定本制度。

（二）各科室均成立民主管理小组,科室负责人和护士长分别任组长、副组长,成员若干名。人员名单向医院工会委员会报备,医院定期汇总公示。

（三）职能任务

1. 制定科室民主管理实施细则并组织实施。

2. 研究科室发展规划和年度工作计划。

3. 对科室经费预决算进行审查并公示。

4. 研究科室人员配备、工作分工、绩效管理方案措施。

5. 研究科室医疗、教学、科研、行政管理等重点工作数质量情况和改进提高措施。

6. 新项目、新技术开展可行性研究论证。

7. 研究科室设备、高值耗材购置计划与管理使用。

8. 检查监督医德医风和廉洁行医,维护医患关系,确保医疗安全。

9. 了解科室人员家庭困难,制定帮扶救助措施。

10. 科室人员奖惩、考核、职称等事宜。

11. 定期征求科室人员合理意见建议并跟进落实。

12. 其他需要科室民主管理小组研究讨论的事项。

（四）科室民主管理小组应严格议事程序,重要事项须小组全体成员到会方可举行。通常每月召开1次,会前周密准备,加强协调,会上充分发扬民主,实行逐项表决,指定专人详细记录会议情况,妥善保存各种资料。

（五）医院工会委员会对各科室民主管理工作进行监督检查,定期通报讲评。对科室民主管理工作执行到位、管理规范、成效明显的科室,作为评先评优等奖励的重要依据。对工作不到位、程序不规范的科室,指导限期整改;情节严重、造成不良后果的,依规依纪予以相应处理。

五、劳动竞赛制度

(一)为深入学习贯彻习近平新时代中国特色社会主义思想,进一步调动和激发广大医务人员的积极性、创造性,充分发挥劳动竞赛在提高职工素质、推动医院发展、维护职工权益中的作用,大力营造学赶先进、争创一流的浓厚氛围,推动劳动竞赛活动深入扎实开展,制定本制度。

(二)医院工会组织开展劳动竞赛,鼓励和引导医务人员积极输送合理化建议,提高业务技术创新实效,广泛开展岗位练兵、技术培训和比武比赛活动,与持续改善医疗服务行动计划相结合,不断增强劳动竞赛的时代性、针对性和有效性。

(三)围绕医院中心工作,结合医务人员技能水平和创新能力,医院工会每年年初制订劳动竞赛方案计划,以创建"先锋号"为载体,以科室为单位,有计划、分步骤地组织实施,并定期进行评估总结,不断扩大覆盖面和影响力。

(四)工会定期深入各科室,广泛征求医务人员对劳动竞赛各项活动的意见建议,在实践中持续加以改进和完善。

(五)加大劳动竞赛评比奖励力度,建立劳动竞赛激励机制,坚持精神鼓励与物质奖励相结合,对先进单位、个人和优秀成果予以表彰,采取多种形式宣传先进事迹,激发广大医务人员比学赶帮超的热情。

(六)工会设立劳动竞赛专项经费,实行专款专用,医院给予扶持和倾斜,为深化劳动竞赛提供有力保障。

六、工会宣教文体工作制度

(一)医院工会宣教文体工作,用习近平新时代中国特色社会主义思想凝聚全院人员思想共识,围绕中心、服务大局,培育和践行社会主义核心价值观,加强工会新闻宣传工作,促进全院人员整体素质提升,推动医院建设发展。

(二)配合医院党委办公室、宣传等部门,采取集中学习、授课辅导、观看录像、个人自学、主题演讲、读书讲座等多种方式,开展习近平新时代中国特色社会主义思想学习宣传。

(三)每年确定一个主题,深入开展爱党、爱国红色宣传教育培训活动。加强医疗卫生职业道德、职业理想、职业责任、职业纪律、职业技能教育,持续深化文明医务人员、文明科室、文明家庭创建活动,提升思想道德素质和文明素养。运用微信、微博、手机 APP 等新媒体手段,加强和改进思想政治工作。

(四)加强工会新闻宣传工作。针对医院职工特点和需求,精心组织开展时事政治宣传活动,大力弘扬爱岗敬业、精益求精、医德医风良好的先进典型,结合每年"五一"评比表彰进行重点宣传报道。

(五)加强医院图书室和电子书屋建设,丰富内容,拓展功能,广泛开展读书育人活动,积极打造"书香医院",满足全院人员获取知识和学习成才需求。

(六)围绕医院职工需求,发挥工会自身优势,选准时机,把握规模,加强俱乐部、文体活动中心等阵地建设,每年举办职工运动会,定期组织开展歌咏大会和健步走、乒乓球、羽毛球、篮球等比赛活动,丰富业余文化生活,满足多样化精神需求。

七、工会活动奖励制度

（一）为表彰鼓励在医院工会活动中作出突出贡献的集体和个人，调动广大工会会员职工积极性，充分发挥工会组织桥梁纽带作用，制定本制度。

（二）奖励范围

1. 参加上级工会劳动竞赛、文体活动等获得先进荣誉和优胜的集体和个人。

2. 医院工会组织的劳动竞赛、文体活动等获胜的集体和个人。

3. 医院工会评比的先进集体、工会工作积极分子。

（三）奖励方式

1. 采取通报表扬、授予院级先进、荣誉称号、推荐申报上级先进或荣誉称号等方式给予精神奖励。

2. 对符合上级工会奖励条件的个人，在上级工会奖励基础上，结合医院实际给予适当物质奖励。

3. 文体活动奖励区分团体项目和个人项目，发放奖品或奖金。

4. 奖励标准和金额，由医院工会委员会根据有关规定研究确定。严格控制活动奖励面和奖励额度。奖励人数一般不超过参加人数的30%；奖励应以精神鼓励为主，物质激励为辅，奖励金一般不超过300元／人。

八、工会帮扶慰问工作制度

（一）为充分发挥工会组织在社会保障体系中的帮扶解困作用，增强团队凝聚力、号召力，发扬团结友爱、互帮互助精神，构建和谐向上的医院文化，制定本制度。

（二）医院工会每年定期组织调查摸底，准确掌握生活困难会员状况，依据有关规定制定帮扶标准和措施，采取进家入户发放过节物品、慰问金、子女助学金等方式，及时组织帮扶慰问。

（三）工会从工会经费、会费补助、会员及社会捐助等渠道，筹集帮扶慰问专项资金，严格实行专款专用，不得挤占挪用。当年结余转入下一年度继续使用。职工代表大会（工会）经费审查委员会负责检查监督。

（四）工会会员家庭生活困难，主要包括以下情形。

1. 家庭人均收入低于当地城镇居民最低生活保障线而未及时享受"低保"救助。

2. 家庭人均收入虽略高于当地城镇居民最低生活保障线，但由于下岗失业、重大疾病、子女教育、意外灾难等原因造成家庭生活困难。

3. 因遭受各类灾害、重大意外事故造成家庭生活困难。

4. 患重大疾病未能进入基本医疗保险，或虽已进入基本医疗保险，但因支付自付医疗费用致使生活发生严重困难。

5. 因生活特殊困难造成子女已经或即将失学、辍学。

6. 经认定因其他特殊原因造成困难的情形。

（五）帮扶救助困难会员，须由本人递交书面申请，所在工会小组核实上报，医院工会委员会研究审核，确定帮扶慰问方式与金额，报工会主席审批，并将补助情况在院内公布，向职工代表大会报告。

（六）同一家庭原则上每年只享受一次困难帮扶。

（七）建立生活困难职工帮扶救助档案，实行动态管理，根据具体情况定期调整完善，对脱困职工及时撤档。

（八）对不如实提供家庭收入状况及采取虚报、隐瞒等手段获取帮扶救助的会员，医院严肃追究当事人和有关责任人的责任，并收回相关款项。

（九）工会会员担负基层代职等任务以及生育、生日、退休、住院、病故等，工会视情组织探望和慰问。

九、职工申诉制度

（一）为保护医院职工合法权益，保障和监督医院各部门依法依规行使管理职权，根据有关规定，结合医院实际，制定本制度。

（二）医院设立职工申诉委员会，受理职工申诉。

（三）医院职工不服医院对其本人作出的行政处理决定，可向职工申诉委员会提起申诉。

（四）职工申诉委员会处理职工的申诉，遵循合法、公正的原则。

（五）职工申诉委员会由医院党组织负责人、行政负责人、工会负责人、职工代表、法律顾问等若干人组成。设主任1名，副主任1名，主任由医院工会主席担任，全体成员由职工代表大会选举产生，任期与职工代表大会相同。担任医院领导职务的人数不超过1/2。

（六）职工申诉委员会设立秘书处或办公室，负责办理与申诉有关的事务。

（七）医院职工不服医院处理决定，应在医院处理决定书送达之日起30个工作日内向职工申诉委员会提出书面申诉。内容主要包括：

1. 申诉人姓名、性别、年龄、所在部门或科室。

2. 申诉请求。

3. 申诉事实和理由。

4. 处理决定书及其他相关材料。

（八）职工申诉委员会在收到申诉书之日起3个工作日内进行审查，认为符合受理条件的应予受理，并书面通知申诉人；认为不符合受理条件的，书面通知申诉人在规定期限内补齐相关申诉材料，逾期未补齐视为放弃申诉。

（九）申诉人对职工申诉委员会不予受理决定不服的，可向医院上级主管单位申诉。

（十）职工申诉委员会作出申诉处理决定前，申诉人可以书面申请撤回申诉。撤回申诉申请的，申诉复查终止。

（十一）受理申诉案件的职工申诉委员会成员如为当事人或当事人近亲属，本人或近亲属与申诉事项有直接利害关系，实行回避制度。

（十二）申诉期间原处理决定不停止执行，但职工申诉委员会认为应当停止执行的除外。

（十三）申诉答辩人为承办作出原处理决定的医院相关行政部门，负有举证责任。

（十四）职工申诉复查过程以不公开为原则，但申诉人申请并经职工申诉委员会决议可以公开。

（十五）申诉复查一般采取书面审查方式，对作出原处理决定的事实、依据和程序进行全面审查。认为申诉复查需要举行听证进行调查的，应当通知申诉人、申诉答辩人进行听证。当事人可委托1~2名代理人参加听证。

（十六）听证制作听证笔录，所有参加人员签字。

（十七）听证复查申诉案件的，职工申诉委员会应根据听证会笔录作出职工申诉处理决定。

（十八）职工申诉委员会举行会议应有 2/3 以上委员出席，经过评议和表决，出席委员过半数同意，作出申诉处理决定方为有效。

（十九）作出申诉处理决定按照以下程序实施

1. 原处理决定认定事实清楚，依据正确，程序合法、定性准确、处理适当，维持原处理决定。

2. 原处理决定程序不当，退回原处理部门重新作出决定。

3. 原处理决定具有下列情形之一的，改变或撤销原处理决定，提交院长办公会重新研究决定。

（1）主要事实不清、证据不足。

（2）适用依据错误。

（3）超越或者滥用职权。

（4）处理行为明显不当。

（二十）职工申诉委员会应当在受理申诉之日起 30 个工作日内，作出申诉处理决定，申诉决定书在 3 个工作日内送达申诉人。内容主要包括：

1. 申诉人。

2. 申诉请求。

3. 复查事实、依据、程序。

4. 复查意见。

5. 申诉人不服申诉决定可向医院上级主管单位提出申诉的期限。

6. 申诉委员会印章、日期。

（二十一）承办作出原处理决定的医院相关部门，应执行申诉处理决定。

十、工会会员发展与会籍管理制度

（一）根据《工会法》《劳动法》《中国工会章程》等有关规定，结合医院工会建设实际，制定本制度。

（二）医院把推进工会组建和会员发展作为一项重要工作，职工动态入会率保持在 90% 以上。

（三）医院在职职工承认工会章程，本人自愿申请，均可加入工会并成为工会会员。

（四）工会会员应积极参加工会的各项活动，正确行使权利，履行应尽义务，及时缴纳会费。

（五）医院职工加入工会须填写入会或转会申请书，报医院工会委员会审核批准，即为工会会员，履行会员的权利和义务。

（六）工会委员会每季度研究一次发展会员工作，为申请通过人员办理入会手续，建立会员档案，发放会员证，组织工会知识学习教育。会员会籍自批准之日算起。

（七）招聘人员待试用期满后办理入会手续。

（八）人员调出持介绍信办理转会手续，注销会员档案。

（九）会员享有退会自由。退会申请由本人向所在工会小组提出，报医院工会委员会批准。自退会之日起注销会员,收回会员证,停止缴纳会费。

(十)已办理退会手续的职工再次提出入会申请,须具备入会基本条件,通过其所在工会小组申报,由医院工会委员会审核批准,重新办理入会手续,并在其会员登记表上注明恢复会籍日期。

(十一)会员调入或调离本单位,其会员关系随同人事关系一同转到新单位。调入医院的会员,其会员关系应同时转入。

(十二)会员调到没有工会组织的单位工作时,可保留其会籍,直到新单位组建工会时,再将有关材料转去,恢复会籍。

(十三)会员无正当理由连续6个月不缴纳会费,不参加工会组织生活及工会安排的工作,经教育仍未改正,视为自行退会。

(十四)严重违法犯罪并受到刑事处分的会员,经所在工会小组讨论,由医院工会委员会决定,开除其会籍,并报上级工会备案。

(十五)会员因待岗或内退,长期不能参加工会组织生活,医院工会可保留其会籍。

(十六)会员离休、退休,可保留会籍。

(十七)保留会籍手续,应由会员所在工会小组书面报告医院工会委员会核准,由医院工会在工会会员登记表备注栏内注明该会员办理保留会籍手续时间,工会小组负责通知保留会籍的会员从核准之下一个月起停止缴纳会费。

(十八)会员办理保留会籍手续后,离退休人员会员证由本人保存,其他保留会籍人员的会员证自作出保留会籍决定之日起失效,并由医院工会收回。

十一、工会经费收支管理制度

为加强工会经费管理,更好地惠及职工群众和工会会员,促进工会工作,现就医院工会经费收支管理有关事项作出如下规定:

(一)医院工会经费收支管理,遵循经费独立、遵纪守法、依法获取、预算管理、勤俭节约、民主管理、服务职工的原则。

(二)医院工会经费收入范围

1. 工会会员缴纳会费。

2. 医院按职工工资总额比例向工会拨缴的经费,或上级工会委托税务机关代收工会经费后按规定比例转拨医院工会经费。

3. 上级工会补助款项。

4. 医院行政部门按照《工会法》《工会章程》和有关规定给予工会组织的补助款项。

5. 其他收入 包括临时的社会及有关单位赞助、各种奖励等。

(三)医院工会经费支出范围

1. 工会为会员及其他职工开展教育、文体、宣传等活动产生的支出。

2. 工会直接用于维护职工权益的支出。包括工会协调劳动关系和调解劳动争议、开展职工劳动保护、向职工群众提供法律咨询、法律服务、对困难职工帮扶、向职工送温暖等发生的支出及参与立法和医院民主管理、集体合同等其他维权支出。

3. 工会培训工会工作人员、加强自身建设及开展业务工作发生的各项支出。

4. 工会从事建设工程、设备工具购置、大型修缮和信息网络购建等发生的支出。

5. 由工会组织的职工集体福利等方面的支出。

6. 以上支出项目以外的必要开支。

（四）工会经费使用与管理监督

1. 严格控制医院工会经费开支，各项开支实行工会委员会集体领导下的主席负责制，重大开支工会集体研究决定。

2. 部门和科室工会组织经费使用管理自觉接受医院工会委员会、经费审查委员会指导和监督检查。

3. 严禁将工会经费用于服务职工群众和开展工会活动以外的开支。

4. 医院各级工会组织定期向会员和职工群众公布账目，接受监督。

第三节 院务公开

一、院务公开制度

（一）医院积极推行院务公开，坚持客观公正、发扬民主、注重实效，以加强民主监督、民主管理为核心，以院务和财务公开为主，以工作人员切身利益和社会关注的热点问题入手，以真实、全面、适时为标准，实行程序与结果公开，同时积极支持维护院长行使正当经营管理职权。

（二）院务公开内容

1. 向社会公开内容

（1）医院概况：医院基本信息；依法执业登记主要事项；经批准开展各项诊疗技术和特殊临床检验项目；大型医用设备配置许可；重点专科人员组成；承担教学、科研等任务。

（2）医院环境：医院位置及周边交通；医院内交通线路及导诊路标提示；门诊、急诊、住院部各病房设置、位置格局及科室布局；紧急情况应急避难疏散通道。

（3）行风廉政建设：医德医风建设有关规定及监督途径；患者权利和义务主要内容；服务投诉方式和医院上级监督管理部门投诉方式；行风廉政建设情况。

（4）医疗服务：工作人员佩戴名牌上岗；临床、医技科室名称、服务内容等医疗服务基本情况；专科、专业门诊、专科特色；医院服务时间；门诊、急诊、住院服务流程和便民服务流程；预约挂号方式、门诊诊疗项目、医务人员专业特长和出诊时间；提供门诊咨询服务；提供健康教育咨询服务。

2. 向患者公开内容

（1）服务告知：病情告知；特殊诊疗服务流程、费用及有关事宜；主要检查项目预约及报告等有关服务内容；辅助检查前注意事项；投诉管理部门及其办公地点、联系方式；医疗纠纷处理途径、程序；提供病历复印的服务流程和地点及有关注意事项。

（2）服务价格及收费：收费查询服务；医疗服务项目价格；药品价格。

3. 向医院工作人员公开内容

（1）重要事项：有关医院改革发展重大事项决策；重要人事任免；重要项目安排；大额度资金使用情况。

（2）业务管理：医疗质量管理制度和具体措施；医疗质量与安全信息；医院各项管理制度；临床、医技科室诊疗护理常规；重点部门工作流程；应急预案；药事管理有关事项；公开药物、耗材使用监控结果；公开财务管理经营情况、业务收入、经济效益情况等。

（3）工作人员关注事项：工作人员权益相关事项；人事管理有关事项。

（三）院务公开形式

1. 医院网站外网、内网。

2. 职工代表大会和工会会员代表大会。

3. 院周会、科务会。

4. 院务公开栏、电子触摸屏或电子屏幕等设施。

5. 院报。

6. 医院开通的咨询或热线电话。

7. 广播、电视、报刊、网络等新闻媒体。

8. 医患沟通座谈会。

9. 其他便于公众及时、准确获得信息的方式。

10. 向特定服务对象提供的信息，可通过当面交谈、书面通知、提供查询等形式告知。

（四）院务公开程序

1. 医院定期制订和调整完善院务公开目录，并报当地卫生健康行政部门备案。

2. 院务公开目录及内容，经院长办公会审核通过后，方可发布并及时更新。

3. 院务公开相关文件资料按规定做好归档保管工作，确保有据可查。

（五）监督机制

1. 医院设立院务公开监督机构，定期对院务公开执行情况进行检查监督，重点监督院务公开内容是否真实、全面、及时，程序是否合法，工作人员反映问题是否得到认真解决和答复。

2. 院务公开监督机构通过随机走访、查阅意见箱、接听电话等方式，收集和记录患者、工作人员和社会各界意见建议，及时向院长办公室或相关专职管理部门反馈，监督整改措施落实，协调健全完善相关制度机制。

3. 相关部门或科室对院务公开监督意见在 30 个工作日内给予答复或说明，对需要整改的事项采取措施及时整改，并接受监督。

二、信息采集报送制度

（一）医院信息采集报送工作贯彻新时代卫生健康工作方针，坚持全面客观、真实准确、灵敏高效，对医院重点工作和相关信息进行收集整理、汇总分析，便于医院领导掌握情况，为医院决策提供参考。

（二）院长办公室负责信息采集报送日常工作。各部门、科室指定人员定期采集报送重点工作信息。

（三）医院信息采集报送主要内容

1. 当地政府及相关部门来院检查、指导、调研情况。

2. 行业协会、学术组织、医疗卫生机构及相关友邻单位与医院合作交流情况。

3. 医院建设发展重要举措、重点工作推进实施、大项任务完成进展等情况。

4. 医院医疗、教学、科研、预防等业务工作新进展、新突破，在国内外或当地具有重要影响力和学术地位的新业务、新技术和科研成果。

5. 部门和科室经验做法，个人先进典型事迹。

6. 对领导决策和指导工作具有参考价值的国内外资讯。

7. 其他需要采集报送的重要信息。

（四）各部门、科室定期采集报送相关信息，重要信息随时上报，负责人严格审核把关，防止出现错情、漏情。医院结合院周会、全院人员大会等会议定期进行通报讲评。

（五）院长办公室及时整理各类信息，编印上报和下发医院信息简报、专项工作通报或要讯，重要情况经院长批准后报送当地政府相关部门及董事会（理事会）等。

（王伟刚　王海涛　庞　宇）

第五章　委员会工作制度

　　现代医院管理制度下非公立医院的决策管理体制,是实行以理事会(董事会)领导下院长负责制的决策机构,辅以专家治院为导向的专家委员会的咨询机构,两者相向而行,构建了非公立医院特点的决策管理体制机制。充分发挥专家委员会的治院作用是"科技兴院""科技强院"的战略性任务。实施专家治院战略,不仅是打造学科技术核心竞争力的客观要求,同样也是保障医院发展建设重大决策的正确发展方向,以专家的学识能力指导监督各项医疗业务工作的正常运行,确保医疗安全质量,避免决策与管理失误。这既是非公立医院建设的理论问题,更是探索非公立医院特色的现代医院管理制度的实践问题。

　　本章介绍的专家委员会工作制度是根据非公立医院需要重点建立的专项工作委员会。专家委员会的咨询作用,既要为医院决策机构提供决策咨询依据,也要对全院履行指导监督专项工作的管理咨询职责,同时给予技术咨询服务。因此,依据委员会的主要侧重特点,大体分为决策咨询、管理咨询、技术咨询三类。本章所列专家委员会工作制度,主要依据国家法律法规和政策、标准、规范,对医院工作实践的归纳与总结,也有待于非公立医院发展建设进一步探索完善。

第一节　决策咨询

一、科学技术委员会工作制度

(一)总则

　　1. 医院科学技术委员会(简称"科委会")是为医院建设和管理提供医学科学技术工作的决策咨询机构和学术组织。

　　2. 科委会贯彻国家、省市科学技术和卫生健康工作法律法规、政策及医院院长办公会、理事会(董事会)决策事项,促进医院医学科学技术创新发展和普及提高,推动医院科技人才成长进步,为医院医学科技发展服务。

　　3. 科委会坚持"科技兴院、科技强院",围绕医院医学科技研究重点和中心任务开展工作,坚持创新、求实、民主、协作科学精神,倡导良好医德医风和科学道德风范。

(二)委员遴选

　　1. 医院科委会由各学科医务人员和行政领导组成。科委会委员条件:

　　(1)热爱卫生健康事业,热心科委会工作,实事求是,公道正派,有进取心,善于团结和联系各类科技人员。

　　(2)有较高学术技术水平,学风严谨,熟悉本学科发展动态,分析判断能力较强,是本专业领域学科带头人或优秀技术骨干,有一定学术成就。

　　(3)身体健康,坚持日常工作,能够积极完成本委员会交办各项任务。

（4）专业科技人员具有副高级以上专业技术职务。

（5）科委会委员一般任期三年，可以连任。委员由医疗、护理、人力资源管理等管理部门推荐，经过充分酝酿，形成合理专业配置与年龄梯次，并报医院院长办公会批准。委员人选必要时按程序临时调整或增补。

2. 科委会设主任委员1名，由医院院长担任，副主任委员2~4名，一般由医院主管业务副院长和医疗管理部门等行政领导、造诣高深、德高望重的知名专家担任，负责科委会组织领导工作。委员若干名，由医疗、护理、临床、医技等部门和科室负责人，以及知名专家担任。

3. 科委会设荣誉委员若干名，由医院专家组成员和离退休专家担任，参加科委会活动，并可直接向医院院长办公会、理事会（董事会）提出意见建议。

（三）会议制度

通常每年召开1次，必要时可根据需要临时召开，需2/3（含）以上委员出席，决议要经到会委员2/3（含）以上同意方为有效。会前由科委会秘书征求须讨论议题，整理上一次会议决策执行情况，经主任委员同意，组织召开会议。

（四）职责

1. 跟踪现代医学科技发展趋势，结合医院科技工作实际，及时向院长办公会、理事会（董事会）提出医院医学科学技术发展、专业人才培养引进、创新技术发展方向等重要决策咨询建议意见。

2. 指导医院制定和审议医院医学科学技术发展规划和学科技术建设规划，参与医院各类科研课题立项、论证和评审；重点学科、重点实验室和专科技术中心（研究所）论证、检查和评估；重点科室、学科带头人等人才评审和选拔，各级科技奖励项目论证、评审和推荐，开展临床新业务、新技术评估和论证工作，医疗技术临床应用审批与备案，推进科技成果转化工作。

3. 了解掌握国内外医学科技发展最新动态，组织指导医院学术活动，加强学科、专业间互相联系和科研协作，促进科技学术交流，提升医院学术水平。

4. 组织开展医药卫生科技咨询与宣教，促进医院科技信息交流与传播。组织医院学术期刊、医学论著和医学科技资料撰写、编辑、整理等工作。

5. 组织开展医学继续教育，指导科技人员进行知识更新和业务培训，发现、培养和推荐优秀科技人才。

6. 参与突发公共卫生事件研判以及应急预案调研论证，指导突发公共卫生事件处置及应急预案制定。

7. 密切与全院科技人员联系交往，广泛听取和收集对医院医学科技发展意见建议，及时向院长办公会、理事会（董事会）及业务主管部门反映。

8. 研究解决医院其他有关科学技术重要事项。

（五）委员权利

1. 独立履行职责并对科委会负责，不受任何单位和个人干涉。

2. 对医院科学技术工作情况进行指导监督，提出建设性意见。

3. 参加科委会会议，发表意见，参与讨论和表决。因故不能参加会议，可采取书面形式发表意见，参加表决。

（六）委员义务

1. 按时参加会议，本着认真负责、科学公正态度参与议题讨论和决议表决。

2. 对有关议题和决议保守秘密，不得泄露需要保密的重要事项。

3. 与科委会讨论议题有直接利害关系，主动向主任委员申明并回避。

4. 不得接受决策咨询项目相关单位和个人馈赠，不得与生产、供货单位、人员进行非工作接触。

5. 向科委会举报任何单位和个人不公正、不廉洁行为。

6. 收集医学科技发展信息，征集意见建议，整理后提交科委会参考。

7. 学习有关法规和知识，参加有关培训，提高咨询管理水平和能力。

8. 积极宣传并带头落实科委会各项决议。

（七）医疗管理部门为科委会常设办事机构，负责处理日常工作，承办科委会会议议定事项，起草科委会工作报告等。

二、经济管理委员会工作制度

（一）为推进医院重大投资项目、重大经济事项科学、民主、廉洁的决策管理，完善重大经济事项集体审批制，根据有关财务管理法规政策，最大限度规避财务风险，确保经济活动决策有序进行，医院设立经济管理委员会。该委员会是负责指导和监督医院经济管理和财务管理制度执行情况的决策咨询机构。

（二）委员会组织

1. 委员遴选条件

（1）热爱卫生健康事业，热心委员会工作，实事求是，公道正派，努力学习进取，善于团结和联系各类医务人员。

（2）委员会财经专业成员必须熟悉国家和卫生健康行业有关财经法律法规、规章制度，作风严谨，业务素质高、能力强，是本院财经专业主要负责人。其他参加成员应掌握一定的财经政策法规和基础知识，熟悉并负责本部门（科室）经济管理工作，能对医院经济管理工作建言献策。

（3）身体健康，坚持日常工作，能够积极完成本委员会交办各项任务。

（4）专业科技人员具有副高级以上专业技术职务。

2. 委员会设主任委员 1 名，副主任委员 2~3 名，委员若干名。主任委员由院长担任，副主任委员由总会计师（财务总监）或分管财务副院长（未设总会计师、财务总监）等成员担任，委员由财务、医疗、人力资源、医保、后勤保障等部门、相关临床科室和药剂科、医学工程科等医技科室主任担任。委员任期 3 年，可以连任，由财务、医疗管理、人力资源管理等部门推荐。经过充分酝酿，形成合理专业配置与年龄梯次，报医院院长办公会批准。

（三）会议制度

医院经济管理委员会应每季度召开一次会议，必要时可根据需要临时召开。会议研究、审核、咨询医院经济运行重大事项与年度预算结算情况。需 2/3（含）以上委员出席，决议要经到会委员 2/3（含）以上同意方为有效。会前由科委会秘书征求须讨论议题，整理上一次会议决策执行情况，经主任委员同意，组织召开会议。

（四）职责

1. 负责指导与监督医院经济活动，开展经济分析、经济核算管理及筹资投资、预算管理，合理配置人、财、物资源，促进医院取得最佳社会效益和经济效益。

2. 根据医院建设发展规划,指导监督与推进全院经济管理工作,为院长办公会、理事会(董事会)及时反馈重要数据等经济信息,提供经济管理和财务决策咨询意见。

3. 建立完善医院全面预算管理体系、预算管理制度和预算管理范围,建立健全成本管理体系,加强医院成本管理,提升医院财务管理水平。

4. 按照医院发展以及全面预算管理要求,审核医院建设发展规划有关经济运营规划、年度预算方案、预算调整方案、预算考核办法等。协调解决预算管理过程中出现的重大问题。

5. 按季度听取经济和财务运行、成本分析、绩效管理、预算执行情况汇报,分析判断经济运行数据,完善经济管理措施,监控年度预算执行进度,督导认真执行预算。

6. 参与论证、审核医院基本建设、大型设备购置需求及效益分析评估的可行性研究,为医院决策层提供咨询论证报告。

7. 研究论证医院重大筹资投资决策方案,为医院有关经济管理重要事项提供解决方案。

(五)委员权利

1. 独立履行职责并对委员会负责,不受任何单位和个人干涉。

2. 对医院经济与财经管理问题进行监督评议,提出意见建议。

3. 参加会议,发表意见,参与讨论和表决。因故不能参加会议,可采取书面形式发表意见,参加表决。

(六)委员义务

1. 按时参加会议,本着认真负责、科学公正态度参与议题讨论和决议表决。

2. 对有关议题和决议保守秘密,不得泄露涉及保密重要事项。

3. 与委员会讨论议题有直接利害关系,主动向主任委员申明并回避。

4. 不得接受相关利益单位和个人馈赠以及非工作接触。

5. 向委员会举报任何单位和个人不公正、不廉洁行为。

6. 收集经济管理信息,征集意见建议,整理后提交委员会参考。

7. 学习有关法规和知识,参加有关培训,提高经济管理水平和能力。

8. 委员应积极宣传并带头落实经管会各项决议。

(七)经济管理委员会办公室设在财务管理部门,负责委员会日常工作,承办会议议定、承办会议等事项。

三、医学装备管理委员会工作制度

(一)为加强医院医疗装备规范化管理,科学规划医疗器械、设备配置方案,加强大型医疗装备采购可行性论证,充分发挥医疗装备最佳使用效益,保障医疗、教学、科研工作顺利进行,医院设立医学装备管理委员会。该委员会是负责指导、论证、审核医院医疗装备发展规划和学科专科设备购置方案,督导医学装备科学管理的决策咨询机构。

(二)委员会组织

1. 委员遴选条件

(1)热爱卫生健康事业,热心委员会工作,实事求是,公道正派,努力学习进取,善于团结和联系各类医务人员。

(2)熟悉国家和卫生健康行业有关医学装备的法律法规、规章制度,作风严谨,业务素质高、能力强,具备一定的医学装备理论基础知识,熟悉并负责本部门(科室)医疗设备管理工作,能对医院医学装备管理工作建言献策。

（3）身体健康,坚持日常工作,能够积极完成本委员会交办各项任务。

（4）专业科技人员具有副高级以上专业技术职务。

2. 委员会设主任委员 1 名,副主任委员 2~3 名,委员若干名。主任委员由院长担任,副主任委员由分管副院长、医学工程科主任担任。委员由医疗管理、护理等职能部门负责人及医学工程、临床及护理、医院感染防控、医保、信息等专业人员担任,委员任期 3 年,由医疗管理部门推荐,经过充分酝酿,形成合理专业配置与年龄梯次,并报医院院长办公会批准。

（三）会议制度

医学装备管理委员会每半年至少召开会议 1 次,必要时可根据需要临时召开。需 2/3（含）以上委员出席,决议要经到会委员 2/3（含）以上同意方为有效。

（四）职责

1. 贯彻执行国家有关医疗设备临床使用管理的法律法规和政策规范,结合医院实际,制定相关工作制度并监督管理。

2. 研究论证和审核医院医疗装备规划,落实指导和监督规划、计划实施,参与医院医疗装备招标投标工作监督管理。

3. 根据医院建设发展规划,指导监督与推进全院医疗装备管理工作,为院长办公会、理事会（董事会）及时反馈情况,提供医疗装备建设决策咨询意见。

4. 参加大型医疗设备需求及使用价值评标、议标论证审定,组织对拟购置医疗设备技术评估论证。

5. 督促医疗装备使用科室定期开展在用医疗装备质量检查和计量检定。

6. 组织临床申请使用新引进医疗产品安全性、有效性论证。组织拟淘汰大型医疗设备论证审定。

7. 分析评估医疗装备管理工作开展情况,组织开展监测识别使用安全风险,分析评估使用安全事件。一般每半年组织 1 次,提出改进指导意见。

8. 组织医务人员学习掌握有关医疗装备法律法规、规章制度和合理使用的基本知识,向患者开展安全使用医疗装备的宣传教育。

9. 研究解决医院其他有关医学装备管理重要事项。

（五）委员权利

1. 独立履行职责并对委员会负责,不受任何单位和个人干涉。

2. 对医院医学装备工作情况进行指导监督,提出建设性意见。

3. 参加委员会会议,发表意见,参与讨论和表决。因故不能参加会议,可采取书面形式发表意见,参加表决。

（六）委员义务

1. 按时参加会议,本着认真负责、科学公正态度参与议题讨论和决议表决。

2. 对有关议题和决议保守秘密,不得泄露需要保密的重要事项。

3. 与委员会讨论议题有直接利害关系,主动向主任委员申明并回避。

4. 不得接受决策咨询项目相关单位和个人馈赠,不得与生产、供货单位、人员进行非工作接触。

5. 向委员会举报任何单位和个人不公正、不廉洁行为。

6. 收集医学装备发展信息,征集意见建议,整理后提交委员会参考。

7. 学习有关法规和知识,参加有关培训,提高咨询管理水平和能力。

8. 积极宣传并带头落实委员会各项决议。

(七)医学装备管理委员会办公室设在医院医学工程科或相关功能科室,负责处理委员会日常工作。

四、药事管理与药物治疗学委员会工作制度

(一)根据《药品管理法》等有关法律法规和医药卫生体制改革要求,为规范医院药事行为,监督药事管理和药品管理,以药学专业要求对药事管理与药物治疗进行科学决策,医院设立药事管理与药物治疗学委员会。该委员会是指导与监督医院药事管理和临床药学工作开展的决策咨询机构。

(二)**委员会组织**

1. 委员遴选条件

(1)热爱卫生健康事业,热心委员会工作,实事求是,公道正派,努力学习进取,善于团结和联系各类医务人员。

(2)熟悉国家和行业有关医药法律法规、规章制度,作风严谨,业务素质高、能力强,具备医药管理的知识和能力,能对医院药事管理工作建言献策。

(3)身体健康,坚持日常工作,能够积极完成本委员会交办各项任务。

(4)专业科技人员具有副高级以上专业技术职务。

2. 委员会设主任委员1名,由院长担任;副主任委员3名,由分管药事副院长、总药师(或药剂科主任)担任;委员若干名,由具有高级技术职务任职资格的药学、临床医学、护理和医疗管理、感染控制等职能部门和科室负责人组成。委员任期3年,最多连任2届。由医疗、人力资源管理部门推荐,经过充分酝酿,形成合理专业配置与年龄梯次,并报医院院长办公会批准。设兼职秘书1名,由医疗管理部门分管药学人员担任。

3. 委员出现以下情况,应予以解聘:

(1)因工作或健康等原因,申请辞去委员职务,并得到主任委员批准的。

(2)任期内连续3次无正当理由不出席会议的。

(3)因行为道德规范违背了任职资格,不宜继续担任的。

(4)因其他原因,不能继续履行职责的。

(三)**会议制度**

1. 通常每季度召开1次会议,总结检查上一阶段工作,安排下一阶段工作,审核新药引进与淘汰报批等事宜。遇出现重大药源性损害事件等特殊情况,可临时召开会议。

2. 会议出席人数不得少于委员总数2/3,会议决议应经参会半数以上有投票权委员同意方可通过,讨论药品引进由2/3以上委员同意方可通过。

3. 会议表决方式　与药品品种调整相关议题应采取记名投票表决的方式。表决票应有委员签名不得涂改。其他议题采取举手表决的方式。

4. 主任委员因故不能履行职责时,可由副主任委员依次临时主持药事管理与药物治疗学委员会工作。

5. 秘书应真实完整地记录会议内容,会后及时形成会议纪要,经主任委员审签后留档。

(四)**职责**

1. 监督检查医院贯彻落实卫生健康有关法律法规、医药体制有关药事管理改革措施执

行情况,审核制定医院药事管理和药学工作规章制度,组织宣传教育和贯彻落实。

2. 根据《国家基本药物目录》《处方管理办法》《国家处方集》《药品采购供应质量管理规范》等,组织制定、修订医院《药品处方集》《基本用药供应目录》。

3. 遵循有关临床应用指导原则、临床路径、临床诊疗指南和药品说明书,制定医院药品应用规范或指导原则,积极推动实施。建立临床用药监测、评价和超常预警制度,定期组织临床药师对医师处方、用药医嘱适宜性进行点评与干预。

4. 指导医师、临床药师和护士组成临床路径治疗团队,开展临床合理用药工作,对医院临床诊断、预防和治疗疾病用药全过程实施监督管理。

5. 根据国家药品集中采购、医保支付制度等重大改革措施,制定药品采购制度和工作流程,审定医院用药计划,审批新药申购计划。

6. 审核新药申请、遴选中标品种、调整配送企业。建立引进新药审批和淘汰机制,制定新药遴选原则,组织新药评审论证,定期对在用药品进行清理,淘汰疗效差、不良反应严重以及滞销品种。

7. 建立药品不良反应、用药错误和药品损害事件监测报告制度。按规定向相关部门报告药品不良反应,用药错误和药品损害事件立即向当地卫生健康行政部门报告。

8. 按照规定加强管理和监督使用麻醉药品、精神药品、医疗用毒性药品、放射性药品等特殊管理药品,定期组织培训和检查,发现问题及时纠正处理。

9. 建立健全医院药品质量管理体系与质量管理目标,严格按规定对医院药品采购、贮存、调剂、临床使用等全过程实施管理监督,定期进行检查,及时解决问题。

10. 指导医院制剂的开发、应用,审核制剂的申报、调剂和委托加工等事宜。

11. 定期召开药事工作会议,分析总结医院药事管理与药物治疗工作,针对问题制定整改措施,跟进抓好落实。为院长办公会、理事会(董事会)及时反馈情况,提供药事管理决策咨询意见。

12. 定期组织医务人员学习药事管理、临床用药等新知识,举办学术讲座。

13. 研究解决医院其他有关药事管理与药物治疗重要事项。

(五)委员权利

1. 独立履行职责并对委员会负责,不受任何单位和个人干涉。

2. 对医院药事管理问题及各科用药情况进行监督评议,提出意见建议。

3. 参加会议,发表意见,参与讨论和表决。因故不能参加会议,可采取书面形式发表意见,参加表决。

(六)委员义务

1. 按时参加会议,本着认真负责、科学公正态度参与议题讨论和决议表决。

2. 对有关议题和决议保守秘密,不得泄露新药申购计划、研究评审等重要事项。

3. 与委员会讨论议题有直接利害关系,主动向主任委员申明并回避。

4. 不得接受新药申请等利益相关单位和个人馈赠,不得与药品生产、供货单位、人员进行非工作接触。

5. 向委员会举报任何单位和个人不公正、不廉洁行为。

6. 收集药事管理信息,征集意见建议,整理后提交委员会参考。

7. 学习有关法规和知识,参加有关培训,提高药事管理水平和能力。

8. 委员应积极宣传并带头落实委员会各项决议。

（七）药事管理与药物治疗学委员会办公室设在药学部门,负责处理委员会日常工作。药剂科是委员会执行机构,负责决议落实;闭会期间,可在权限范围内履行药事管理职能,作出临时性决定,同时向办公室备案,在下次委员会会议上进行报告。

五、医用耗材管理委员会工作制度

（一）为加强对医用耗材的采购、储存、使用、追溯、监测、评价、监督等全过程进行有效组织实施与管理,以促进临床科学、合理使用医用耗材的专业技术服务和相关的医用耗材管理工作,医院设立医用耗材管理委员会。该委员会是负责建立医用耗材遴选制度,推动医用耗材临床应用指导原则的制定与实施,分析、评估医用耗材使用质量安全事件,监督、指导医用耗材的临床使用与规范化管理等工作的决策咨询机构。

（二）委员会组织

1. 委员遴选条件

（1）热爱卫生健康事业,热心委员会工作,实事求是,公道正派,努力学习进取,善于团结和联系各类医务人员。

（2）熟悉国家和卫生健康行业有关医用耗材的法律法规、规章制度,作风严谨,业务素质高、能力强,具备一定的医学装备理论基础知识,熟悉并负责本部门（科室）医用耗材管理工作,能对医院医用耗材管理工作建言献策。

（3）身体健康,坚持日常工作,能够积极完成本委员会交办各项任务。

（4）专业科技人员具有副高级以上专业技术职务。

2. 委员会设主任委员1名,副主任委员2~3名,委员若干名。主任委员由院长担任,副主任委员由分管医用耗材管理和医疗工作的副院长、医学工程科主任担任。委员由相关临床科室、药学、医学工程、护理、医技科室人员以及医院感染控制、医用耗材管理、医疗管理、财务管理、医保管理、信息管理、纪检监察、审计等专业人员担任,委员任期3年,由医疗管理部门推荐,经过充分酝酿,形成合理专业配置与年龄梯次,并报医院院长办公会批准。

（三）会议制度

医用耗材管理委员会每半年至少召开会议1次,必要时可根据需要临时召开。需2/3（含）以上委员出席,决议要经到会委员2/3（含）以上同意方为有效。

（四）职责

1. 贯彻执行医疗卫生及医用耗材管理等有关法律法规、规章,审核制定医院医用耗材管理工作规章制度,并监督实施。

2. 建立医用耗材遴选制度,审核医院科室或部门提出的新购入医用耗材、调整医用耗材品种或者供应企业等申请,制订医院医用耗材供应目录（以下简称供应目录）。

3. 推动医用耗材临床应用指导原则的制定与实施,监测、评估医用耗材使用情况,提出干预和改进措施,指导临床合理使用医用耗材。

4. 分析、评估医用耗材使用的不良反应、医用耗材质量安全事件,并提供咨询与指导。

5. 监督、指导医用耗材的临床使用与规范化管理。

6. 负责对医用耗材的临床使用进行监测,对重点医用耗材进行监控。

7. 对医务人员进行有关医用耗材管理法律法规、规章制度和合理使用医用耗材知识教育培训,向患者宣传合理使用医用耗材知识。

8. 与医用耗材管理相关的其他重要事项。

（五）委员权利

1. 独立履行职责并对委员会负责，不受任何单位和个人干涉。

2. 对医院医用耗材工作情况进行指导监督，提出建设性意见。

3. 参加委员会会议，发表意见，参与讨论和表决。因故不能参加会议，可采取书面形式发表意见，参加表决。

（六）委员义务

1. 按时参加会议，本着认真负责、科学公正态度参与议题讨论和决议表决。

2. 对有关议题和决议保守秘密，不得泄露需要保密的重要事项。

3. 与委员会讨论议题有直接利害关系，主动向主任委员申明并回避。

4. 不得接受决策咨询项目相关单位和个人馈赠，不得与生产、供货单位、人员进行非工作接触。

5. 向委员会举报任何单位和个人不公正、不廉洁行为。

6. 收集医用耗材发展信息，征集意见建议，整理后提交委员会参考。

7. 学习有关法规和知识，参加有关培训，提高咨询管理水平和能力。

8. 积极宣传并带头落实委员会各项决议。

（七）医用耗材管理委员会办公室设在医院医学工程科或相关功能科室，负责处理委员会日常工作。

六、信息化管理委员会工作制度

（一）为努力适应全民健康信息化建设以及互联网、物联网等新技术发展要求，全面推进医院信息化建设，规范信息化管理，医院设立信息化管理委员会。该委员会是医院信息化建设统筹、应用、管理的决策咨询和监督指导机构。

（二）委员会组织

1. 委员遴选条件

（1）热爱卫生健康事业和信息化工作，努力学习进取，实事求是，公道正派，善于团结。

（2）熟悉国家和行业有关信息化法律法规、规章制度，作风严谨，业务素质高、能力强，具备信息化管理的知识和能力，能对医院信息化建设建言献策。

（3）身体健康，坚持日常工作，能够积极完成本委员会交办各项任务。

（4）专业科技人员具有副高级以上专业技术职务。

2. 委员会设主任委员1名，副主任委员1~2名，委员若干名。主任委员由院长或分管副院长担任。副主任委员、委员由信息中心（大数据中心）、远程医学中心、医疗管理、护理、人力资源管理等相关职能部门负责人、部分临床科室及医技科室主任担任。委员任期3年，由医疗管理、人力资源管理部门推荐。经过充分酝酿，形成合理专业配置与年龄梯次，并报医院院长办公会批准。

（三）会议制度

信息化管理委员会每半年至少召开会议1次，必要时可根据需要临时召开。需2/3（含）以上委员出席，决议要经到会委员2/3（含）以上同意方为有效。

（四）委员会职责

1. 推进国家及各级卫生健康行政部门关于医疗信息化工作各项法律法规和政策规范贯彻落实，建立完善医院信息化管理工作指导原则与总体发展纲要。

2. 促进现代化医院管理理念与医院信息化建设的融合,研究制订适合医院实际的信息化建设构架与建设发展规划。

3. 根据医院信息化建设发展规划,指导、监督与推进全院信息化工作,为院长办公会、理事会(董事会)及时反馈情况,提供信息化建设决策咨询意见。

4. 根据医院业务建设的发展要求,组织论证医院信息化建设项目,督导推进规划目标项目实施。负责组织监督新建项目的工作进展,完成项目的检查验收。

5. 协调和规范医院信息化建设过程中各部门、科室之间的实际需求,进一步优化业务关系和信息处理流程,改进和优化业务流程,使医院信息化建设与医院各项业务工作相互协同、融合发展。

6. 研究解决医院其他有关信息化建设重要事项。

(五)委员权利

1. 独立履行职责并对委员会负责,不受任何单位和个人干涉。

2. 对医院信息化建设及应用情况进行监督评议,提出意见建议。

3. 参加会议,发表意见,参与讨论和表决。因故不能参加会议,可采取书面形式发表意见,参加表决。

(六)委员义务

1. 按时参加会议,本着认真负责、科学公正态度参与议题讨论和决议表决。

2. 对有关议题和决议保守秘密,不得泄露保密事项。

3. 与委员会讨论议题有直接利害关系,主动向主任委员申明并回避。

4. 不得接受利益相关单位和个人馈赠,不得与生产、供货单位、人员进行非工作接触。

5. 向委员会举报任何单位和个人不公正、不廉洁行为。

6. 收集信息化工作建议,整理后提交委员会参考。

7. 学习有关法规和知识,参加有关培训,提高信息化管理水平和能力。

8. 委员应积极宣传并带头落实委员会各项决议。

(七)信息化管理委员会办公室设在医院信息中心或相关专职管理部门,负责日常工作处理、会议议定事项承办、委员会工作报告起草等。

第二节 管理咨询

一、医疗质量与安全管理委员会工作制度

(一)遵照《医疗质量管理办法》《医疗质量安全核心制度要点》等政策法规,贯彻落实医院和科室两级医疗质量管理责任制,持续改进医疗质量与安全管理,提供优质医疗服务,医院设立医疗质量与安全管理委员会。该委员会是医院医疗质量管理咨询机构。

(二)委员会组织

1. 委员遴选条件

(1)热爱卫生健康事业,努力学习进取,实事求是,公道正派,善于团结。

(2)熟悉国家和行业有关医疗质量管理法律法规、规章制度,作风严谨,业务素质高、能力强,具备医疗质量管理的知识和能力,能对医院医疗质量管理建言献策。

(3)身体健康,坚持日常工作,能够积极完成本委员会交办的各项任务。

（4）专业科技人员具有副高级以上专业技术职务。

2. 委员会设主任委员 1 名,副主任委员 1~2 名,委员若干名。主任委员由院长担任,副主任委员由分管医疗副院长、医疗管理部门负责人担任,委员由医疗管理、质量控制、护理、医院感染控制、医学工程、信息、人力资源、后勤保障等相关职能部门负责人以及相关临床、药学、医技等科室负责人担任。委员任期 3 年,由医疗管理、人力资源部门推荐,经过充分酝酿,形成合理专业配置与年龄梯次,并报医院院长办公会批准。

（三）会议制度

1. 每季度召开会议 1 次,总结医院医疗质量管理运行情况,分析医疗质量问题,讨论审定质量管理持续改进意见,提出下一步质量管理目标及措施。需 2/3（含）以上委员出席,决议要经到会委员 2/3（含）以上同意方为有效。

2. 每半年组织 1 次医疗质量与安全形势分析会,就医疗安全有关议题提出改进措施,推动工作持续改进。

3. 每年召开年度医疗质量与安全总结会议,总结年度医疗质量管理重点工作,通报医疗质量指标完成情况。

（四）职责

1. 依据国家和行业法律法规、制度规范,完善医院医疗质量管理制度,研究制定医院和科室两级医疗质量与安全管理组织架构、目标、任务、规划,并组织实施。

2. 负责医院医疗质量管理、监督与指导,全面开展医疗质量监测、预警、分析、考核、评估以及反馈工作,每月在院周会、每季度对全院发布医院和科室两级质量管理信息,由委员会组织讲评。

3. 根据医院实际制订院科两级医疗质量持续改进计划、实施方案,定期开展指标执行情况分析,开展关键环节和流程专项调研评价,督导整改。

4. 修订完善临床新技术引进和医疗技术临床应用管理制度,及时掌握医疗质量指标监控结果,不良事件发生情况并持续改进。

5. 根据医疗质量管理培训制度,开展全员医疗质量管理相关法律法规、规章制度、技术规范的教育培训。

6. 实施医疗质量与岗位安全目标责任制,配合绩效管理部门对全院各部门及科室考核评价医疗质量与安全管理。

7. 参与医疗纠纷、医疗差错和医疗事故鉴定工作。

8. 研究解决医院其他有关医疗质量与安全管理重要事项。

（五）委员权利

1. 独立履行职责并对委员会负责,不受任何单位和个人干涉。

2. 对医院医疗质量与安全管理持续改进情况进行监督评议,提出意见建议。

3. 参加会议,发表意见,参与讨论和表决。因故不能参加会议,可采取书面形式发表意见,参加表决。

（六）委员义务

1. 按时参加会议,本着认真负责、科学公正态度参与议题讨论和决议表决。

2. 对有关议题和决议保守秘密,不得泄露保密事项。

3. 与委员会讨论议题有直接利害关系,主动向主任委员申明并回避。

4. 不得接受利益相关单位和个人馈赠,以及非工作接触。

5. 向委员会举报任何单位和个人不公正、不廉洁行为。

6. 收集医疗质量管理工作建议,整理后提交委员会参考。

7. 学习有关法规和知识,参加有关培训,提高医疗质量管理水平和能力。

8. 委员应积极宣传并带头落实委员会各项决议。

（七）医疗质量与安全管理委员会办公室设在医疗管理部门,负责日常工作处理、会议议定事项承办、委员会工作报告起草等。

二、护理质量与安全管理委员会工作制度

（一）为加强护理队伍建设,完善并实施护理相关工作制度、技术规范和护理指南,全流程控制护理质量,持续提升护理质量,促进护理学科发展,医院设立护理质量与安全管理委员会。该委员会是指导监督护理质量管理,提供管理咨询的组织机构。

（二）委员会组织

1. 委员遴选条件

（1）热爱卫生健康事业,具有努力进取、实事求是、公道正派、善于团结、无私奉献的精神。

（2）熟悉国家和行业有关护理管理法律法规和规章制度,作风严谨,业务素质较高、能力较强,具备护理质量管理的知识和能力,能对医院护理质量管理建言献策。

（3）身体健康,坚持日常工作,能够积极完成本委员会交办各项任务。

（4）专业科技人员具有副高级以上专业技术职务。

2. 委员会设主任委员 1 人,副主任委员 1~2 人,委员若干名。主任委员由分管护理副院长担任,副主任委员由护理部主任担任,委员由总护士长、护士长代表、医疗管理、感染控制等人员担任。委员任期 3 年,由护理、人力资源管理部门推荐,经过充分酝酿,形成合理专业配置与年龄梯次,并报医院院长办公会批准。

（三）会议制度

1. 委员会每季度召开 1 次会议,必要时可临时召开。会议由主任委员主持,主任委员因故不能出席,可委托副主任委员代替行使职权。需 2/3（含）以上委员出席,决议要经到会委员 2/3（含）以上同意方为有效。

2. 每季度召开护理质量工作会议,每年召开年度护理质量总结会议,总结讲评护理质量管理工作,通报护理管理质量指标完成情况,部署护理质量持续改进计划。

（四）职责

1. 依据《护士条例》实施护理管理,建立健全医院护理工作制度、岗位职责、护理常规、操作规程,完善护理管理组织体系与监督协调机制。

2. 修订完善医院护理质量管理持续改进规划、方案、年度计划及实施评价过程。

3. 指导和组织落实分级护理原则与要求,加强临床护理管理,完善各项护理措施和护理质量评价标准,建立质量追溯机制,为患者提供连续、全程基础护理和专业技术服务。

4. 推动护理目标管理责任制落实,实施护理人力资源管理,监督管理护理人员履行职责情况,加强培训和考核,组织护理职称评定。

5. 拟制修订护理质量考核标准细则,监控临床科室护理质量,强化特殊护理单元质量管理监督,定期检查讲评护理单元质量,监督落实执行情况,完成每月护理质量分析小结。

6. 严格护理安全管理,建立护理风险管控机制,定期讨论处理护理缺陷问题,研究制定

整改措施,布置质控重点并反馈跟踪,加强护理人员执业准入和执业管理,保障患者安全。

7. 研究解决医院其他有关护理质量管理重要事项。

(五)委员权利

1. 独立履行职责并对委员会负责,不受任何单位和个人干涉。

2. 对护理管理情况进行监督评议,提出意见建议。

3. 参加会议,发表意见,参与讨论和表决。因故不能参加会议,可采取书面形式发表意见,参加表决。

(六)委员义务

1. 按时参加会议,本着认真负责、科学公正态度参与议题讨论和决议表决。

2. 对有关议题和决议保守秘密,不得泄露保密事项。

3. 与委员会讨论议题有直接利害关系,主动向主任委员申明并回避。

4. 不得接受利益相关单位和个人馈赠以及非工作接触。

5. 向委员会举报任何单位和个人不公正、不廉洁行为。

6. 收集护理质量管理工作建议,整理后提交委员会参考。

7. 学习有关法规和知识,参加有关培训,提高护理管理水平。

8. 委员应积极宣传并带头落实委员会各项决议。

(七)护理质量与安全管理委员会办公室设在护理部,负责承办日常工作。

三、医院感染预防控制管理委员会工作制度

(一)根据《传染病防治法》《医疗机构管理条例》《突发公共卫生事件应急条例》《医院感染管理办法》等法律法规,为切实加强医院感染防控管理,有效预防和控制医院感染,保护患者和医院工作人员健康,不断提高医疗质量和管理水平,保证医疗安全,医院成立医院感染预防控制管理委员会。该委员会是指导监督医院感染预防控制的管理咨询机构。

(二)委员会组织

1. 委员遴选条件

(1)热爱卫生健康事业,具有努力进取、实事求是、公道正派、善于团结、无私奉献的精神。

(2)熟悉国家和行业有关感染防控管理法律法规和规章制度,作风严谨,业务素质较高、能力较强,具备感染防控管理的知识和能力,能对医院感染防控管理建言献策。

(3)身体健康,坚持日常工作,能够积极完成本委员会交办的各项任务。

(4)专业科技人员具有副高级以上专业技术职务。

2. 委员会设主任委员 1 人,副主任委员 1~2 人,委员若干名。主任委员由院长或分管副院长担任,副主任委员由分管副院长、感染控制职能部门负责人担任,委员由医院感染控制、医疗管理、护理、临床重点科室、消毒供应室、手术室、检验科、药事管理、设备管理、后勤保障等相关部门和科室主要负责人组成。委员任期 3 年,由医疗管理、人力资源部门推荐,经过充分酝酿,形成合理专业配置与年龄梯次,并报医院院长办公会批准。

(三)会议制度

1. 委员会每半年召开 1 次会议。总结前次会议决议执行情况,研究解决医院感染管理日常工作相关议题,提出持续改进意见。需 2/3(含)以上委员出席,决议要经到会委员 2/3(含)以上同意方为有效。

2. 遇重大医院感染管理问题可随时召开会议。对医院突发或群体性事件可由主任委员临时召集紧急会议。

（四）职责

1. 根据国家有关法律法规、技术标准、规范与规章制度，建立完善委员会、职能部门、科室三级医院感染预防控制网络体系，制定医院感染防控制度，严格监督执行。

2. 建立医院突发感染暴发、不明原因传染性疾病及特殊病原体感染病例等事件感染风险监测、预警及多部门协同应急干预机制预案。

3. 根据医院感染预防控制和卫生学要求，对医院及重点科室建筑设计、建设标准、基本设施和工作流程进行审查并提出改进和防控意见。

4. 拟制修订医院感染管理方案计划、质控对策、效果评价、登记报表，指导医院各部门、科室严格落实医院感染防控责任，执行消毒隔离、手卫生、抗菌药物合理使用、医院感染监测等制度规定。

5. 研究确定医院感染重点部门、重点环节、重点流程、危险因素以及干预措施，明确有关部门、岗位、人员预防控制医院感染工作职责，指导开展日常监测工作。

6. 开展医院感染防控知识与技能培训考核，提高医务人员专业化防控水平，根据应急预案定期组织训练演练，杜绝医院感染暴发。严格落实医院感染暴发报告制度。

7. 指导有关科室和后勤部门科学处理污水和废弃物，预防控制医院感染。

8. 配合药事管理部门检测医院病原体类别及其耐药特点，参与提出合理使用抗菌药物意见建议。

9. 每季度召开医院感染防控形势分析会，研究解决有关医院感染防控管理问题。

10. 研究解决医院其他有关感染防控重要事项。

（五）委员权利

1. 独立履行职责并对委员会负责，不受任何单位和个人干涉。

2. 对医院感染防控管理情况进行监督评议，提出意见建议。

3. 参加会议，发表意见，参与讨论和表决。因故不能参加会议，可采取书面形式发表意见，参加表决。

（六）委员义务

1. 按时参加会议，本着认真负责、科学公正态度参与议题讨论和决议表决。

2. 对有关议题和决议保守秘密，不得泄露保密事项。

3. 与委员会讨论议题有直接利害关系，主动向主任委员申明并回避。

4. 不得接受利益相关单位和个人馈赠以及非工作接触。

5. 向委员会举报任何单位和个人不公正、不廉洁行为。

6. 收集医院感染防控管理工作建议，整理后提交委员会参考。

7. 学习有关法规和知识，参加有关培训，提高医院感染防控管理水平和能力。

8. 委员应积极宣传并带头落实委员会各项决议。

（七）医院感染预防控制管理委员会办公室设在感染控制职能部门，负责承办日常工作。

四、医学教育管理委员会工作制度

（一）根据有关医学教育的法律法规，为努力适应医院建设发展需求，加强医务人员能力建设和医学人才培养,提高医学教育管理水平,提升各级各类卫生人员专业技术能力和职业素质,医院设立医学教育管理委员会。该委员会是指导监督医学教育的管理咨询机构。

（二）委员会组织

1. 委员遴选条件

（1）热爱卫生健康事业,努力进取,实事求是,公道正派,善于团结。

（2）熟悉国家和行业有关医学教育法律法规和政策规范,作风严谨,业务素质高、能力强,具备医学教育管理的知识和能力,能指导医院医学教育培训工作。

（3）身体健康,坚持日常工作,能够积极完成本委员会交办各项任务。

（4）专业科技人员具有副高级以上专业技术职务。

2. 委员会设主任委员 1 人,副主任委员 1 人,委员若干名。主任委员由院长或分管副院长担任,副主任委员由分管副院长、医学教育职能部门负责人担任,委员由医学教育、医疗管理、护理、临床、医技等相关部门和科室负责人组成。委员任期 3 年,由医疗管理、人力资源部门推荐,经过充分酝酿,形成合理专业配置与年龄梯次,并报医院院长办公会批准。

（三）会议制度

医学教育管理委员会每半年至少召开 1 次会议。需 2/3（含）以上委员出席,决议要经到会委员 2/3（含）以上同意方为有效。

（四）职责

1. 研究审议医院医学教育、医务人员能力建设、人才培养目标规划和阶段性计划,拟制修订相关制度措施。

2. 组织审定医院医学教育总体工作方案和实施办法。

3. 指导各相关部门和科室制定医学教育具体细则并监督实施。

4. 优化教育培训内容方式,研究健全毕业后医学教育制度,推行住院医师规范化培训,指导、监督和促进各级各类医务人员继续医学教育,加强专业技能培训、教学、考核,提出改进医学教育管理体制和运行机制意见建议。

5. 组织医学教育质量评价,完善设计、执行、指导、监测、考核、评估,审定相关奖励评比工作。

6. 定期举行医学教育工作会议,审议教育教学相关方案、论证报告、工作总结等。

7. 研究解决医院其他有关医学教育重要事项。

（五）委员权利

1. 独立履行职责并对委员会负责,不受任何单位和个人干涉。

2. 对医院医学教育管理情况进行监督评议,提出意见建议。

3. 参加会议,发表意见,参与讨论和表决。因故不能参加会议,可采取书面形式发表意见,参加表决。

（六）委员义务

1. 按时参加会议,本着认真负责、科学公正态度参与议题讨论和决议表决。

2. 对有关议题和决议保守秘密,不得泄露保密事项。

3. 与委员会讨论议题有直接利害关系,主动向主任委员申明并回避。

4. 不得接受利益相关单位和个人馈赠以及非工作接触。

5. 向委员会举报任何单位和个人不公正、不廉洁行为。

6. 收集医院医学教育管理工作建议,整理后提交委员会参考。

7. 学习有关法规和知识,参加有关培训,提高医学教育管理水平和能力。

8. 委员应积极宣传并带头落实委员会各项决议。

(七)医学教育管理委员会办公室设在医疗管理或教学科研部门,负责承办日常工作。

五、生物安全管理委员会工作制度

(一)根据国家有关病原微生物实验室生物安全防护管理的法律法规和技术标准、规范,为建立健全生物安全操作规程、管理制度与安全防范措施,确保检验科实验室生物安全,医院设立生物安全管理委员会。该委员会是履行生物安全管理指导监督和管理咨询的组织机构。

(二)委员会组织

1. 委员遴选条件

(1)热爱卫生健康事业,努力进取,实事求是,公道正派,善于团结。

(2)熟悉国家和行业有关生物安全管理法律法规和标准规范,作风严谨,业务素质高、能力强,具备生物安全管理的知识和能力,能指导医院生物安全管理工作。

(3)身体健康,坚持日常工作,能够积极完成本委员会交办各项任务。

(4)专业科技人员具有副高级以上专业技术职务。

2. 委员会设主任委员1人,副主任委员1~2人,委员若干名。主任委员由院长或分管副院长担任,副主任委员由医疗管理部门、检验科负责人担任,委员由检验、医疗管理、护理、临床、医技等相关部门和科室负责人组成。委员任期3年,由医疗管理、人力资源部门推荐,经过充分酝酿,形成合理专业配置与年龄梯次,并报医院院长办公会批准。

(三)会议制度

生物安全管理委员会每半年至少召开1次会议。需2/3(含)以上委员出席,决议要经到会委员2/3(含)以上同意方为有效。

(四)职责

1. 根据国家生物安全相关法律法规、标准规范和医院实际,修订完善生物安全操作规程和管理制度,并指导制定应对突发生物安全事件预案与防范措施。

2. 指导拟制医院生物安全管理规章制度和实施细则,以及生物安全管理规划与工作计划,并督导实施。

3. 指导规范检验科、实验室、病理科、输血科等选址、设计、设置与管理,确保布局流程安全合理,警示标识充分,个人防护严格,符合医院生物安全要求。

4. 监督指导实验室生物安全,定期组织检查、考核、评价,针对问题制定整改措施,督促有关部门和科室及时整改。

5. 定期组织全员生物安全制度与流程管理培训,加强生物安全专业队伍能力建设和人才培养,促进各实验室联动发展,有针对性提高服务能力。

6. 研究解决医院其他有关生物安全重要事项。

(五)委员权利

1. 独立履行职责并对委员会负责,不受任何单位和个人干涉。

2. 对医院生物安全管理进行监督评议,提出意见建议。

3. 参加会议,发表意见,参与讨论和表决。因故不能参加会议,可采取书面形式发表意见,参加表决。

（六）委员义务

1. 按时参加会议，本着认真负责、科学公正态度参与议题讨论和决议表决。

2. 对有关议题和决议保守秘密，不得泄露保密事项。

3. 与委员会讨论议题有直接利害关系，主动向主任委员申明并回避。

4. 不得接受利益相关单位和个人馈赠以及非工作接触。

5. 向委员会举报任何单位和个人不公正、不廉洁行为。

6. 收集医院生物安全管理工作建议，整理后提交委员会参考。

7. 学习有关法规和知识，参加有关培训，提高医院生物安全管理水平和能力。

8. 委员应积极宣传并带头落实委员会各项决议。

（七）生物安全管理委员会办公室设在医疗管理部门或相关职能部门，负责承办日常工作。

六、临床输血管理委员会工作制度

（一）为贯彻落实《献血法》《医疗机构临床用血管理办法（试行）》《临床输血技术规范》等法律法规和技术规范，加强和改进临床输血科学管理，确保临床输血安全，医院设立临床输血管理委员会。该委员会是临床输血管理咨询及指导监督临床输血工作的组织机构。

（二）委员会组织

1. 委员遴选条件

（1）热爱卫生健康事业，努力进取，实事求是，公道正派，善于团结。

（2）熟悉国家和行业有关临床输血管理法律法规和政策规范，作风严谨，业务素质高、能力强，胜任指导临床输血管理。

（3）身体健康，坚持日常工作，能够积极完成本委员会交办各项任务。

（4）专业科技人员具有副高级以上专业技术职务。

2. 委员会设主任委员1人，副主任委员1~2人，委员若干名。主任委员由分管副院长担任，副主任委员由医疗管理部门、输血科负责人担任，委员由医疗管理、护理等部门和临床科室负责人组成。委员任期3年，由医疗管理、人力资源部门推荐，经过充分酝酿，形成合理专业配置与年龄梯次，并报医院院长办公会批准。

（三）会议制度

临床输血管理委员会每半年召开1次会议。需2/3（含）以上委员出席，决议要经到会委员2/3（含）以上同意方为有效。

（四）职责

1. 根据国家有关医疗机构临床用血管理法规和技术规范，制定医院临床用血技术常规，完善医院临床输血管理有关制度规定。

2. 指导论证评估医院用血计划，实行用血申请分级管理，建立临床用血评价公示制度。

3. 指导开展输血质量全程监控，制订实施控制输血感染方案，监督各相关部门、科室严格执行输血技术操作规范。

4. 完善临床用血前评估和用血后效果评价制度体系，严格掌握输血适应证，调查分析临床用血不良事件及不良反应，提出干预和改进措施。

5. 负责医院临床输血规范管理和技术咨询，指导开展自体血回输临床应用以及新业务、新技术,促进临床安全、合理、科学用血。

6. 指导开展临床合理、科学用血教育培训,组织临床输血专业人员技能培训与考核,开展相关学术交流活动,提高医务人员临床输血管理应用水平。

7. 参与医院疑难、大量输血指导与协调,组织专家对疑难输血病例诊断、会诊与治疗,配合临床用血事件及输血不良反应调查处理。定期评价质量,促进临床合理用血。

8. 研究解决医院其他有关临床输血管理重要事项。

(五)委员权利

1. 独立履行职责并对委员会负责,不受任何单位和个人干涉。

2. 对医院临床输血管理进行监督评议,提出意见建议。

3. 参加会议,发表意见,参与讨论和表决。因故不能参加会议,可采取书面形式发表意见,参加表决。

(六)委员义务

1. 按时参加会议,本着认真负责、科学公正态度参与议题讨论和决议表决。

2. 对有关议题和决议保守秘密,不得泄露保密事项。

3. 与委员会讨论议题有直接利害关系,主动向主任委员申明并回避。

4. 不得接受利益相关单位和个人馈赠以及非工作接触。

5. 向委员会举报任何单位和个人不公正、不廉洁行为。

6. 收集医院临床输血管理工作建议,整理后提交委员会参考。

7. 学习有关法规和知识,参加有关培训,提高医院临床输血管理水平和能力。

8. 委员应积极宣传并带头落实委员会各项决议。

(七)临床输血管理委员会办公室设在输血科,负责承办日常工作。

七、临床路径管理委员会工作制度

(一)遵照《医疗质量管理办法》《医疗机构临床路径管理指导原则》等政策法规,为加强临床路径管理,规范临床诊疗行为,保证医疗质量与安全,提供优质医疗服务,医院设立临床路径管理委员会。该委员会是医院临床路径管理咨询机构。

(二)委员会组织

1. 委员遴选条件

(1)热爱卫生健康事业,努力学习进取,实事求是,公道正派,善于团结。

(2)熟悉国家和行业有关临床路径管理法律法规、规章制度,作风严谨,业务素质高、能力强,具备临床路径管理的知识和能力,能对医院临床路径管理提出指导意见。

(3)身体健康,坚持日常工作,能够积极完成本委员会交办各项任务。

(4)专业科技人员具有副高级以上专业技术职务。

2. 委员会设主任委员1名,副主任委员1~2名,委员若干名。主任委员由院长或分管医疗副院长担任,副主任委员由分管医疗副院长或医疗管理部门负责人担任,委员由医疗管理、护理、质量控制、医技等相关部门负责人以及临床、药学、医技等科室专家担任。委员任期3年,由医疗管理、人力资源部门推荐,经过充分酝酿,形成合理专业配置与年龄梯次,报医院院长办公会批准。

3. 委员会设指导评价小组,由分管医疗副院长任组长,医疗管理、护理部门负责人,临床、药学、医技等专家任成员。

4. 各临床科室设临床路径实施小组,由科主任担任组长。委员会统筹安排药学、医技等科室人员参与,与临床科室医护人员组成实施小组,负责该科临床路径管理。

(三)会议制度

1. 每季度召开会议 1 次,总结医院临床路径管理情况,分析临床路径管理问题,讨论审定改进意见,提出下一步工作目标及措施。需 2/3(含)以上委员出席,决议要经到会委员 2/3(含)以上同意方为有效。

2. 每半年组织 1 次临床路径管理会议,讨论临床路径管理有关议题,推动工作持续改进。

3. 每年召开年度临床路径管理总结会议,总结年度临床路径管理重点工作,分析形势,部署下一年度工作计划。

(四)职责

1. 建立医院临床路径管理组织体系,委员会设立指导评价小组,组织与督导临床科室实施小组开展临床路径管理。

2. 制订医院开展临床路径管理实施方案,以及临床路径管理制度。

3. 制订医院临床路径管理工作规划、年度计划,督导全院开展临床路径管理,总结临床路径管理工作。

4. 审定需要提交院长办公会研究决策的有关临床路径管理意见建议、评价结果或报告。

5. 审议指导评价小组提交的有关意见建议;统筹协调临床科室与医技、信息等科室开展临床路径管理,及时处置协同事宜。

6. 组织专家审定临床路径管理的重要基础数据,建立临床路径监测指标与考核指标。

7. 研究解决其他有关临床路径管理重要事项。

(五)委员权利

1. 独立履行职责并对委员会负责,不受任何单位和个人干涉。

2. 对医院临床路径管理情况进行监督评议,提出意见建议。

3. 参加会议,发表意见,参与讨论和表决。因故不能参加会议,可采取书面形式发表意见,参加表决。

(六)委员义务

1. 按时参加会议,本着认真负责、科学公正态度参与议题讨论和决议表决。

2. 对有关议题和决议保守秘密,不得泄露保密事项。

3. 如与委员会讨论议题有直接利害关系,主动向主任委员申明并回避。

4. 不得接受利益相关单位和个人馈赠,以及非工作接触。

5. 向委员会举报任何单位和个人不公正、不廉洁行为。

6. 收集临床路径管理工作建议,提交委员会参考。

7. 学习有关法规和知识,参加有关培训,提高临床路径管理水平。

8. 委员应积极宣传并带头落实委员会各项决议。

(七)临床路径管理委员会指导评价小组设在医疗管理部门,负责日常工作、会议事项承办、委员会工作报告起草等。

八、医德医风建设委员会工作制度

(一)为传承弘扬救死扶伤人道主义精神,持续加强医德医风建设,约束和规范医疗行为,优化执业环境,维护患者切身利益,提高患者满意度,营造安全、放心、满意就医环境,医院设立医德医风建设委员会。该委员会是负责指导监督检查全院医德医风建设的管理咨询机构。

（二）委员会组织

1. 委员遴选条件

（1）热爱卫生健康事业，政治素质高，医德医风优良，公道正派，善于团结。

（2）熟悉国家和行业有关医德医风法律法规和政策规范，作风严谨，职业素质高，具备检查督导医院医德医风素质能力。

（3）身体健康，坚持日常工作，能够积极完成本委员会交办各项任务。

（4）担任党务行政、纪检监察、政治工作、财务审计岗位领导职务，专业科技人员具有副高级以上专业技术职务，以及群众威信高、普遍认可的医院职工。

2. 委员会设主任委员1人，副主任委员1~2人，委员若干名。主任委员由院长或党务政工领导、分管副院长担任，副主任委员可以由分管副院长、党务政工、纪检监察、政治工作、财务审计等部门负责人中选取担任，委员由党务政工、纪检监察、政治工作、财务审计、医疗管理、护理、临床、医技等相关部门和科室负责人，以及职工代表组成。委员任期3年，由党务政工、人力资源部门推荐，经过充分酝酿，形成合理专业配置与年龄梯次，并报医院院长办公会批准。

（三）会议制度

医德医风建设委员会每半年至少召开1次会议。需2/3（含）以上委员出席，决议要经到会委员2/3（含）以上同意方为有效。

（四）职责

1. 根据社会主义核心价值观以及卫生健康行业有关职业道德建设的规范要求，修订完善医院医德医风制度措施。

2. 指导开展经常性医德医风专题教育，加强医学人文素质培养和职业道德教育，树立良好医德医风，弘扬医务人员救死扶伤实行人道主义的优良传统精神。

3. 医德医风建设状况纳入院务公开，采取多种形式向患者和社会宣传医院医德医风纪律规定，开展患者满意度调查，征求意见建议，接受投诉举报，组织核查处理。

4. 突出医德医风整改，每月组织1次专题检查考评，针对问题提出意见限期整改，发生严重问题追责问责。

5. 将医德医风纳入绩效管理考核，考核结果与医务人员岗位聘用、职称晋升、个人薪酬绩效管理挂钩，严格实行医德医风"一票否决"制。

6. 研究解决医院其他有关医德医风建设重要事项。

（五）委员权利

1. 独立履行职责并对委员会负责，不受任何单位和个人干涉。

2. 对医院医德医风进行监督评议，提出意见建议。

3. 参加会议，发表意见，参与讨论和表决。因故不能参加会议，可采取书面形式发表意见，参加表决。

（六）委员义务

1. 按时参加会议，本着认真负责、科学公正态度参与议题讨论和决议表决。

2. 对有关议题和决议保守秘密，不得泄露保密事项。

3. 与委员会讨论议题有直接利害关系，主动向主任委员申明并回避。

4. 不得接受利益相关单位和个人馈赠以及非工作接触。

5. 向委员会举报任何单位和个人不公正、不廉洁行为。

6. 收集医德医风意见建议,整理后提交委员会参考。

7. 学习有关法规和知识,提高指导医院医德医风建设水平和能力。

8. 委员应积极宣传并带头落实委员会各项决议。

(七)医德医风建设委员会办公室设在党务政工或相关部门,负责承办日常工作。

第三节　技术咨询

一、医学伦理委员会工作制度

(一)总则

1. 根据《药物临床试验质量管理规范》《药物临床试验伦理审查工作指导原则》《涉及人的生物医学研究伦理审查办法(试行)》《涉及人的临床研究伦理审查委员会建设指南(2019版)》等法规制度规范,为保护临床研究受试者权益和安全,医院设立医学伦理委员会。该委员会是负责医院涉及医学伦理方面的技术咨询机构,指导监督医学伦理法规制度的贯彻实施。

2. 委员会通过对临床研究项目科学性、伦理合理性审查,确保受试者尊严、安全和权益得到保护,促进生物医学研究达到高标准的科学和伦理道德规范,增强公众对临床研究信任和支持。

3. 委员会在设立之日起3个月内依法按照规定完成国家卫健委和国家药品监督管理局(NMPA)所要求的备案程序。接受当地卫生健康、药品监督管理行政部门指导和监督。并在医学研究登记备案信息系统登记。

(二)委员会组织

1. 委员遴选条件

(1)热爱卫生健康事业,努力进取,实事求是,公道正派,善于团结。

(2)熟悉国家和行业有关医学伦理法律法规和政策规范,作风严谨,业务素质高、能力强,具备从事医学伦理管理的知识和能力,能指导医院医学伦理管理工作。

(3)具有较强的科研伦理意识和伦理审查能力。每2年至少参加一次省级以上(含省级)科研伦理专题培训并获得培训证书,以及参加科研伦理继续教育培训(包括线上或线下)并获得学分,其中 I 类学分不少于5分,确保伦理审查能力不断提高。

(4)身体健康,坚持日常工作,能够积极完成本委员会交办各项任务。

(5)专业科技人员具有副高级以上专业技术职务。

2. 伦理委员会设主任委员1名,副主任委员1~3名,委员若干名。主任委员由院长担任,副主任委员由分管副院长、医疗管理部门等负责人担任。主任委员主持伦理委员会工作,负责主持审查会议、审签会议记录与审查决定文件。主任委员缺席时,可以委托副主任委员接替主任委员职责。

3. 伦理委员会委员组成和数量应与所审查项目专业类别和数量相符。委员包括生物医学领域和伦理学、法学、社会学等领域的专家,以及由非本机构的社会人士中遴选的人选,形成合理专业配置与年龄梯次。委员有不同性别,人数不少于7人。

4. 伦理委员会由医疗或科研管理部门采用公开招募方式,结合有关各方推荐并征询本人意见,确定委员候选人名单。

5. 医院院长办公会负责讨论决定伦理委员会委员任命事项。伦理委员会委员候选人员名单提交审查讨论时,经过充分酝酿,当选委员同意票应超过法定到会人数半数,以医院正式文件方式任命。接受任命委员应参加生物医学研究伦理、GCP(Good Clinical Practice,药品临床试验管理规范)伦理审查培训;提交本人简历、资质证明文件,GCP 与伦理审查培训证书;同意并签署利益冲突声明和保密承诺。

6. 伦理委员会每届任期 5 年,可以连任。期满换届应考虑保证伦理委员会工作连续性、审查能力发展、委员专业类别等因素。换届候选委员采用公开招募、有关各方和委员推荐方式产生,医院给予正式任命。

7. 以下情况可免去委员资格:本人书面申请辞去委员职务;因故长期无法参加伦理审查会议;因故不能继续履行委员职责;因行为道德规范与委员职责相违背不适宜继续担任。

8. 免职程序　免职由医院讨论决定,同意免职票数应超过法定到会人数半数;如医院领导是被提议免职委员,应从讨论决定程序中退出。免职决定以医院正式文件公布。

9. 委员辞职或免职,须启动委员替换程序。根据资质、专业相当原则招募或推荐候选替补委员,替补委员由医院讨论决定,同意票应超过法定到会人数半数;如医院领导是候选替补委员,应从讨论决定程序中退出。当选替补委员以医院正式文件任命。

10. 独立顾问　如委员专业知识不能胜任某临床研究项目审查,或某临床研究项目受试者与委员社会和文化背景明显不同,可聘请独立顾问。独立顾问应提交本人简历、资质证明文件,签署保密承诺与利益冲突声明。独立顾问应邀对临床研究项目某方面问题提供咨询意见,但不具有表决权。

（三）会议制度

医学伦理委员会根据临床研究项目需要组织召开会议,决议要经全体委员 1/2 以上同意方为有效。

（四）职责

1. 伦理委员会保护受试者合法权益,维护受试者尊严,促进生物医学研究规范开展;对涉及人的生物医学研究项目科学性和伦理合理性进行独立、客观和公正的审查。审查范围包括药物临床试验项目、涉及人的临床科研项目。审查类别包括初始审查、跟踪审查和复审。

2. 伦理委员会有权批准或不批准一项临床研究,对批准临床研究进行跟踪审查,终止或暂停已经批准的临床研究。

3. 受理受试者的投诉并协调处理,确保项目研究不会将受试者置于不合理的风险之中。

4. 在院内组织开展相关伦理审查培训。

5. 伦理委员会涉及的财务开支,按医院财务管理规定执行。

（五）伦理审查

1. 伦理审查包括会议审查、紧急会议审查、简易审查等。实行主审负责制,每个审查项目安排主审委员,填写审查工作表。会议审查是伦理委员会主要审查工作方式,会前委员预审送审项目。研究过程中出现重大或严重问题,危及受试者安全,召开紧急会议审查。简易审查是会议审查补充形式,适用于临床研究方案较小修正,不影响试验风险受益比;尚未纳入受试者或已完成干预措施研究项目;预期严重不良事件审查。

2. 会议审查法定到会委员人数应超过半数成员;到会委员包括医药专业、非医药专业、独立于研究实施机构之外委员,委员应有不同性别。

3. 会议审查决定票数,以超过到会委员半数票意见作为审查决定。

4. 经批准的研究项目需要修改研究方案时,研究项目负责人应当将修改后的研究方案再报伦理委员会审查;研究项目未获得伦理委员会审查批准的,不得开展项目研究工作。

5. 经批准的研究项目需要修改研究方案时,研究项目负责人应当将修改后的研究方案再报伦理委员会审查;研究项目未获得伦理委员会审查批准的,不得开展项目研究工作。

6. 在项目研究过程中,项目研究者应将发生的严重不良反应或者严重不良事件及时向伦理委员会报告;伦理委员会需及时审查并采取相应措施,以保护受试者的人身安全与健康权益。

7. 对已批准实施的研究项目,伦理委员会指定 2 名以上委员进行跟踪审查。跟踪审查包括以下内容:

（1）是否按照已通过伦理审查的研究方案进行试验;

（2）研究过程中是否擅自变更项目研究内容;

（3）是否发生严重不良反应或者不良事件;

（4）是否需要暂停或者提前终止研究项目;

（5）其他需要审查的内容。

8. 委员会制定利益冲突规定,识别任何与伦理审查和科学研究相关利益冲突,采取相应管理措施。每次审查或咨询研究项目时,实施利益冲突管理。凡与研究项目存在利益冲突委员及独立顾问主动声明并回避。

9. 严格保密规则。伦理委员会委员及独立顾问对送审项目文件负有保密责任和义务,审查完成后,交回所有送审文件与审查材料,严禁私自复制与外传。

10. 伦理委员会与医院所有与受试者保护相关部门协同工作,明确各自在伦理审查和研究监管中的职责,保证本组织机构承担以及在本组织机构内实施所有涉及人的生物医学研究项目提交伦理审查,所有涉及人的研究项目受试者健康和权益得到保护;保证开展研究中所涉及医院经济利益冲突、研究人员个人经济利益冲突得到最大限度减少或消除;有效报告和处理违背法规与方案情况;建立与受试者有效沟通渠道,对受试者所关心问题做出回应。建立与其他医院伦理委员会有效沟通交流机制,协作完成多中心临床研究伦理审查。

11. 伦理委员会接受医院相关主管部门对伦理委员会工作质量定期评估;接受当地卫生健康、药品监督管理行政部门管理与监督;接受外部独立的质量评估认证。伦理委员会对检查发现问题及时采取相应改进措施。

（六）委员权利

1. 独立履行职责并对委员会负责,不受任何单位和个人干涉。

2. 对医院医学伦理管理情况进行监督评议,提出意见建议。

3. 参加会议,发表意见,参与讨论和表决。因故不能参加会议,可采取书面形式发表意见,参加表决。

（七）委员义务

1. 按时参加会议,本着认真负责、科学公正态度参与议题讨论和决议表决。

2. 签署保密协议,承诺对所承担的伦理审查工作履行保密义务,对所受理的研究项目方案、受试者信息以及委员审查意见等保密。

3. 与委员会讨论议题有直接利害关系,主动向主任委员申明并回避。

4. 不得接受利益相关单位和个人馈赠以及非工作接触。

5. 向委员会举报任何单位和个人不公正、不廉洁行为。

6. 收集医院医学伦理管理工作建议,整理后提交委员会参考。

7. 学习有关法规和知识,参加有关培训,提高医院医学伦理管理水平和能力。

8. 委员应积极宣传并带头落实委员会各项决议。

(八)医院为伦理委员会设置独立办公室,有可利用档案室和会议室。伦理委员会办公室负责伦理委员会日常行政事务管理工作,根据实际需要配备能够胜任工作的专(兼)职秘书1名、工作人员若干名。医院任命伦理委员会秘书与工作人员,负责委员、独立顾问、秘书与工作人员培训。

二、医疗事故鉴定委员会工作制度

(一)根据《医疗事故处理条例》《医疗事故技术鉴定暂行办法》《医疗纠纷预防和处理条例》《医疗机构投诉管理办法》等法律法规,为建立和谐医患关系,保障医疗安全和医患双方合法权益,维护医院正常秩序,医院设立医疗事故鉴定委员会。该委员会是组织和指导医院医疗事故鉴定和医疗纠纷处理的技术咨询机构。

(二)委员会组织

1. 委员遴选条件

(1)热爱卫生健康事业,努力进取,实事求是,公道正派,善于团结。

(2)熟悉国家和行业有关医疗事故、医疗纠纷处理等法律法规与相关事务,作风严谨,业务素质高、能力强,具备医疗事故鉴定的知识和能力。

(3)身体健康,坚持日常工作,能够积极完成本委员会交办各项任务。

(4)专业科技人员具有副高级以上专业技术职务。

2. 委员会设主任委员1名,由分管医疗副院长担任,副主任委员1~2人,由医疗管理部门、法务等负责人担任,委员若干名。委员任期3年,由医疗管理部门推荐,经过充分酝酿,形成合理专业配置与年龄梯次,并报医院院长办公会批准。

(三)会议制度

根据医疗事故鉴定、医疗纠纷等实际需要组织召开会议。每半年至少召开1次会议。需2/3(含)以上委员出席,决议要经到会委员2/3(含)以上同意方为有效,委员会下达书面结果。

(四)职责

1. 拟制修订医院医疗事故鉴定、医疗纠纷处理工作制度和技术规范。

2. 组织审阅医院医疗纠纷事件资料原因,开展调查研究,分析判定性质,作出技术鉴定。

3. 根据需要邀请与鉴定医疗事故或医疗纠纷相关专业专家和相关人员参与鉴定。

4. 每半年对医院医疗纠纷进行一次专题分析,组织专题评价和教育培训,有效防范和减少医疗纠纷。

5. 研究解决医院其他有关医疗事故鉴定重要事项。

(五)委员权利

1. 独立履行职责并对委员会负责,不受任何单位和个人干涉。

2.对医院医疗事故、医疗纠纷处理情况进行监督评议,提出意见建议。

3.参加会议,发表意见,参与讨论和表决。因故不能参加会议,可采取书面形式发表意见,参加表决。

(六)委员义务

1.按时参加会议,本着认真负责、科学公正态度参与议题讨论和决议表决。

2.对有关议题和决议保守秘密,不得泄露保密事项。

3.与委员会讨论议题有直接利害关系,主动向主任委员申明并回避。

4.不得接受利益相关单位和个人馈赠以及非工作接触。

5.向委员会举报任何单位和个人不公正、不廉洁行为。

6.收集医院医疗事故、医疗纠纷处理工作建议,整理后提交委员会参考。

7.学习有关法规和知识,参加有关培训,提高医疗事故、医疗纠纷处理能力。

8.委员应积极宣传并带头落实委员会各项决议。

(七)委员会办公室设在医疗管理部门,或设立专门处理医疗纠纷机构,负责委员会日常工作同时,协调医疗事故、医疗纠纷处理等事宜。

三、病案管理委员会工作制度

(一)根据国家卫健委有关病案管理法规规范和规章制度,为不断提高病案质量,实现医院病案管理规范化,医院设立病案管理委员会。该委员会是指导监督促进病案质量和医疗质量持续改进的技术咨询机构。

(二)委员会组织

1.委员遴选条件

(1)热爱卫生健康事业,努力进取,实事求是,公道正派,善于团结。

(2)熟悉国家和行业有关病案管理法律法规和规章制度,作风严谨,业务素质高、能力强,具备病案质量管理的知识和能力,能对医院病案质量管理建言献策。

(3)身体健康,坚持日常工作,能够积极完成本委员会交办各项任务。

(4)专业科技人员具有副高级以上专业技术职务。

2.委员会设主任委员1名,副主任委员1~2名,委员若干名。主任委员由分管医疗副院长担任,副主任委员由医疗管理部门负责人、病案室主任等担任,委员由医疗管理、质量控制、护理、医院感染控制、信息等相关职能部门负责人以及相关临床、药学、医技等科室负责人担任。委员任期3年,由医疗管理、人力资源部门推荐,经过充分酝酿,形成合理专业配置与年龄梯次,并报医院院长办公会批准。

(三)会议制度

1.委员会每季度召开一次会议,必要时可临时召开。会议由主任委员主持,主任委员因故不能出席,可委托副主任委员代替行使职权。需2/3(含)以上委员出席,决议要经到会委员2/3(含)以上同意方为有效。

2.每年召开年度病案质量总结会议,总结年度病案管理重点工作,通报病案管理质量指标完成情况。

(四)职责

1.负责医院病案管理工作的监督和指导,病案管理咨询。

2.根据国家《病历书写基本规范(试行)》《医疗机构病历管理规定》等法律法规和技

术规范,制定医院病案管理标准,研究和审议病案管理方案,修订和完善病案管理工作规章制度,审定各种医用表格的内容和式样,并监督实施。

3. 推动建立病案管理部门与临床科室的有效沟通和相互协作,促进病案书写和管理质量持续提高。

4. 定期征询各部门和科室对病案管理工作意见建议,研究和及时解决病案管理工作中的问题,并持续改进。

5. 开展病案质量日常检查评议与关键环节质量管控。

6. 研究解决医院其他有关病案管理重要事项。

(五)委员权利

1. 独立履行职责并对委员会负责,不受任何单位和个人干涉。

2. 对医院病案管理情况进行监督评议,提出意见建议。

3. 参加会议,发表意见,参与讨论和表决。因故不能参加会议,可采取书面形式发表意见,参加表决。

(六)委员义务

1. 按时参加会议,本着认真负责、科学公正态度参与议题讨论和决议表决。

2. 对有关议题和决议保守秘密,不得泄露保密事项。

3. 与委员会讨论议题有直接利害关系,主动向主任委员申明并回避。

4. 不得接受利益相关单位和个人馈赠以及进行非工作接触。

5. 向委员会举报任何单位和个人不公正、不廉洁行为。

6. 收集病案管理工作建议,整理后提交委员会参考。

7. 学习有关法规和知识,参加有关培训,提高病案管理水平和能力。

8. 委员应积极宣传并带头落实委员会各项决议。

(七)病案管理委员会办公室设在病案室或相关专职部门,负责日常工作处理、会议议定事项承办、委员会工作报告起草等。

四、放射防护与辐射安全管理委员会工作制度

(一)根据《放射性同位素与射线装置安全和防护条例》等法律法规,为加强对放射性同位素与射线装置放射防护的监督管理,保障从事放射工作人员和公众健康与安全,保护环境,促进放射性同位素和射线技术的应用与发展,医院设立放射防护与辐射安全管理委员会。该委员会是负责放射防护与辐射安全管理的技术咨询机构。

(二)委员会组织

1. 委员遴选条件

(1)热爱卫生健康事业,努力进取,实事求是,公道正派,善于团结。

(2)熟悉国家和行业有关放射防护与辐射安全管理法律法规和政策规范,作风严谨,业务素质高、能力强,具备相应的业务知识和技术能力,能指导医院放射防护与辐射安全管理工作。

(3)身体健康,坚持日常工作,能够积极完成本委员会交办各项任务。

(4)专业科技人员具有副高级以上专业技术职务。

2. 委员会设主任委员1人,副主任委员1~2人,委员若干名。主任委员由分管副院长担任,副主任委员由医疗管理部门、放射科等负责人担任,委员由医疗管理、放射科、同位素、

临床、医技等相关部门和科室负责人组成。委员任期3年,由医疗管理、人力资源部门推荐,经过充分酝酿,形成合理专业配置与年龄梯次,并报医院院长办公会批准。

(三)会议制度

放射防护与辐射安全委员会每半年召开1次会议,必要时主任委员可临时召集。需2/3(含)以上委员出席,决议经到会委员2/3(含)以上同意方为有效。

(四)职责

1. 指导监督管理医院放射防护与辐射安全工作,落实放射诊疗条件,降低和控制辐射事故风险,促进安全诊疗环境建设维护。

2. 贯彻执行放射防护与辐射安全法律法规及技术标准规范,修订完善医院相关制度措施并监督实施。

3. 研究审批医院放射防护与辐射安全建设规划、年度计划,制订并实施放射性设备和配套设施采购计划、放射防护设施检查方案、放射防护与辐射安全工作人员培训考核计划,研究提出相关经费预算。

4. 组织医院诊疗场所、设备和人员放射防护检测、监测和检查,定期通报放射防护情况。

5. 参与放射治疗病例讨论和效果评价。

6. 修订完善放射事件应急预案及处置措施,定期训练演练,组织处理重大事故及申请仲裁检定。

7. 指导放射诊疗人员放射防护法规与知识技能培训,接受个人剂量监测和职业健康体检。

8. 处置并记录医院放射事件,报告当地卫生健康行政部门。

9. 管理放射防护与辐射安全设施技术档案资料。

10. 研究解决医院其他有关放射防护与辐射安全重要事项。

(五)委员权利

1. 独立履行职责并对委员会负责,不受任何单位和个人干涉。

2. 对医院放射防护与辐射安全管理情况进行监督评议,提出意见建议。

3. 参加会议,发表意见,参与讨论和表决。因故不能参加会议,可采取书面形式发表意见,参加表决。

(六)委员义务

1. 按时参加会议,本着认真负责、科学公正态度参与议题讨论和决议表决。

2. 对有关议题和决议保守秘密,不得泄露保密事项。

3. 与委员会讨论议题有直接利害关系,主动向主任委员申明并回避。

4. 不得接受利益相关单位和个人馈赠以及非工作接触。

5. 向委员会举报任何单位和个人不公正、不廉洁行为。

6. 收集医院放射防护与辐射安全工作建议,整理后提交委员会参考。

7. 学习有关法规和知识,参加有关培训,提高放射防护与辐射安全管理能力。

8. 委员应积极宣传并带头落实委员会各项决议。

(七)委员会办公室设在放射科或相关专职科室,负责承办委员会日常工作。

五、医疗器械不良事件监测委员会工作制度

(一)根据《医疗器械监督管理条例》《医疗器械不良事件监测和再评价管理办法(试

行)》等法律法规,为加强医疗器械不良事件监测,确保医院医疗设备使用安全,设立医疗器械不良事件监测委员会。该委员会是医院负责医疗器械不良事件监测的技术咨询机构。

(二)委员会组织

1. 委员遴选条件

(1)热爱卫生健康事业,努力进取,实事求是,公道正派,善于团结。

(2)熟悉国家和行业有关医疗器械管理法律法规和政策规范,作风严谨,业务素质高、能力强,具备医疗器械监督管理的知识和能力,能指导监督医疗器械管理工作。

(3)身体健康,坚持日常工作,能够积极完成本委员会交办各项任务。

(4)专业科技人员具有副高级以上专业技术职务。

2. 委员会设主任委员1人,副主任委员1~2人,委员若干名。主任委员由分管副院长担任,副主任委员由医疗管理、医学工程等职能部门负责人担任,委员由医学工程、医疗管理、临床、医技等相关专职部门和科室负责人组成。委员任期3年,由医疗管理、人力资源部门推荐,经过充分酝酿,形成合理专业配置与年龄梯次,并报医院院长办公会批准。

(三)会议制度

委员会每半年至少召开1次会议。需2/3(含)以上委员出席,决议要经到会委员2/3(含)以上同意方为有效。

(四)职责

1. 建立健全医院医疗器械不良事件监测管理组织体系和制度措施,指导监督相关部门和科室开展医疗器械不良事件监测工作。

2. 负责医院医疗器械不良事件监测管理,及时收集、分析、评价、控制医疗器械不良事件。

3. 组织医疗器械风险评估,及时发现医疗器械不良事件,消除安全隐患。

4. 向当地食品药品监督管理、卫生健康行政部门报告医疗器械不良事件,研究提出处理建议,协调接受相关调查。

5. 每半年专题分析一次医院医疗器械不良事件监测情况,组织专题培训,提高相关部门和科室监测医疗器械不良事件意识与能力。

6. 研究解决医院其他有关医疗器械不良事件监测重要事项。

(五)委员权利

1. 独立履行职责并对委员会负责,不受任何单位和个人干涉。

2. 对医院医疗器械管理情况进行监督评议,提出意见建议。

3. 参加会议,发表意见,参与讨论和表决。因故不能参加会议,可采取书面形式发表意见,参加表决。

(六)委员义务

1. 按时参加会议,本着认真负责、科学公正态度参与议题讨论和决议表决。

2. 对有关议题和决议保守秘密,不得泄露保密事项。

3. 与委员会讨论议题有直接利害关系,主动向主任委员申明并回避。

4. 不得接受利益相关单位和个人馈赠以及非工作接触。

5. 向委员会举报任何单位和个人不公正、不廉洁行为。

6. 收集医院医疗器械不良事件监测工作建议,整理后提交委员会参考。

7. 学习有关法规和知识,参加有关培训,提高医院监测医疗器械不良事件能力。

8. 委员应积极宣传并带头落实委员会各项决议。

（七）委员会办公室设在医学工程科或相关职能部门、科室，负责日常工作承办。

六、健康教育管理委员会工作制度

（一）为推动健康教育工作的深入开展，切实履行医疗机构开展防治疾病、关爱健康、宣传卫生科普知识职能，医院设立健康教育管理委员会。该委员会是对医院开展健康教育提供技术咨询，指导健康教育工作的组织机构。

（二）委员会组织

1. 委员遴选条件

（1）热心卫生健康教育工作，积极进取，实事求是，公道正派，善于团结。

（2）熟悉国家和行业有关健康教育法律法规和政策规范，作风严谨，业务素质高、能力强，具备健康教育的知识和能力，能指导医院医学教育培训工作。

（3）身体健康，坚持日常工作，能够积极完成本委员会交办各项任务。

（4）专业科技人员具有副高级以上专业技术职务。

2. 委员会设主任委员 1 人，副主任委员 1 人，委员若干名。主任委员由分管副院长担任，副主任委员由教学管理部门负责人担任，委员由健康教育、医疗管理、护理、临床、医技等相关部门和科室负责人组成。委员任期 3 年，由医疗管理、人力资源部门推荐，经过充分酝酿，形成合理专业配置与年龄梯次，并报医院院长办公会批准。

（三）会议制度

健康教育管理委员会每半年至少召开 1 次会议。需 2/3（含）以上委员出席，决议要经到会委员 2/3（含）以上同意方为有效。

（四）职责

1. 指导组建医院和科室健康教育组织，制订年度或阶段性健康教育工作方案、计划，推动健康教育活动扎实有效开展。

2. 指导和协调医院及科室按规定加强健康教育场所、设备、资料、队伍建设，配备专职兼职健康教育人员，定期组织培训考核。

3. 审核医院健康教育材料及相关宣传资料。

4. 指导和督促医院科室和医务人员全面履行健康教育职责，有效开展健康教育活动，宣传普及卫生防病知识，倡导健康生活方式，提高患者健康素养水平与满意度。

5. 指导各部门和科室开展健康教育，进行监督检查，定期组织检查考评。

6. 研究解决医院其他有关健康教育管理重要事项。

（五）委员权利

1. 独立履行职责并对委员会负责，不受任何单位和个人干涉。

2. 对医院健康教育管理情况进行监督评议，提出意见建议。

3. 参加会议，发表意见，参与讨论和表决。因故不能参加会议，可采取书面形式发表意见，参加表决。

（六）委员义务

1. 按时参加会议，本着认真负责、科学公正态度参与议题讨论和决议表决。

2. 对有关议题和决议保守秘密，不得泄露保密事项。

3. 与委员会讨论议题有直接利害关系，主动向主任委员申明并回避。

4. 不得接受利益相关单位和个人馈赠以及非工作接触。

5. 向委员会举报任何单位和个人不公正、不廉洁行为。

6. 收集医院健康教育管理工作建议,整理后提交委员会参考。

7. 学习有关法规和知识,参加有关培训,提高医院健康教育管理水平和能力。

8. 委员应积极宣传并带头落实委员会各项决议。

(七)委员会办公室设在教学管理部门或相关职能部门,负责日常工作承办。

(张 阳 周 山 王 冬 王 东)

第二篇

医疗服务

第六章 医政管理

医院医政管理是医院医疗管理部门按照国家及卫生健康行政管理部门法律法规及政策,对医院工作和医疗服务实施规划、协调、审查和监督的行政管理。医政管理属于公共行政管理范畴,具有依法行政、专业性强的特点。在日益深化的医药卫生体制改革中,国务院及其卫健委、医保局等行政部门对于各级各类医疗机构的规划发展、设立审批、监督管理、改进医疗服务、医保管控等出台了一系列政策法规。从非公立医院的视角而言,加快建立现代医院管理制度,就必须适应和熟悉国家对于各级各类医疗机构医政管理的新形势新要求,持续规范医疗行为,改善医疗服务,便民利民,充分发挥整体综合效能和医疗服务效率,强化社会责任与投入,为群众提供更为方便快捷、安全优质、温馨有效的服务。

本章立足非公立医院的特点和需求,从合规管理、日常管理、改善医疗服务、监督管理等四个方面,对医政管理的相关制度进行了梳理,具有较强的针对性、系统性、规范性和创新性。可供非公立医院在实践中参考和借鉴。由于医院医政管理涉及面宽,本章以综合性医政管理内容为主,在其他章节中也涉及相关的内容,本章不再重复赘述。

第一节 合规管理

一、医院自律合规管理制度

(一)总则

1. 为贯彻执行国家《基本医疗卫生与健康促进法》《医疗机构管理条例》《国务院办公厅关于改革完善医疗卫生行业综合监管制度的指导意见》《医疗机构依法执业自查管理办法》以及国家、省市相关法律法规和规章,加强和改进医院自治自律、依法行医、合规执业管理,持续提高医院管理运营法治化水平,落实医院依法办医自律主体责任,结合医院实际,制定本制度。

2. 医院自律合规管理,指医院在经营过程中遵守国家和省、市法律法规,接受政府主导的卫生健康行政部门(中医药管理部门)统一监督管理,贯彻落实医院章程和各项规章制度,践行医院文化价值和道德准则,遵法诚信,自律医疗服务行为,自我规制经营管理,规避合规执业风险。

3. 院长是医院自律合规管理的第一责任人,并向当地卫生健康行政部门和上级主管部门递交《医疗机构依法执业承诺书》。

4. 医疗管理部门是医院自律合规管理的主管部门,负责医院自律合规管理日常工作。

5. 人力资源、护理、医保管理、药学等部门及各科室负责人是本单位自律合规管理的第一责任人,负责自律合规日常管理,记录并向医院运营管理部门报告自查情况。

6. 医务人员及其他员工对本人依法执业、自律诚信行为承担责任。

（二）自律合规主要内容

1. 医疗依法执业合规。

2. 患者安全与隐私合规。

3. 医院市场营销合规。

4. 员工聘用公平合规。

5. 相关利益方冲突合规。

6. 教学科研合规。

7. 反商业贿赂合规。

8. 反骗保合规。

9. 法律法规、规章规定医院应当履行的职责和遵守的其他要求。

（三）组织管理

医院建立自律合规管理领导小组，院长担任组长，分管医疗、行政副院长为副组长，医疗、护理、行政、法务、人力资源、后勤等管理职能部门负责人为成员。办公室设在医疗管理部门，根据医院规模，配备专职管理人员。医院外聘律师可以作为顾问。

（四）职责任务

1. 组织制定医院依法行医、合规执业实施方案和规章制度，建立医院合规执法管理体系，形成事先预警、事中控制、事后完善的全过程管理。

2. 根据《医疗机构管理条例实施细则》要求，每年第四季度组织医院校验，向当地卫生健康委等登记机构办理年度校验手续。

3. 根据《医疗机构依法执业自查管理办法》要求，每年第四季度组织全院依法行医、合规执业全面自查，结合年度总结进行讲评、公示与奖惩；结合年度校验，向当地卫生健康委提交医院依法执业自查报告。

4. 落实日常自查制度。每季度第三个月份中下旬，组织全院各部门、各科室开展依法行医、合规执业自查工作，对合规管理情况进行风险评估，发现问题及时纠正。发现违法执业行为立即纠正，视情节轻重程度做出整改、上报、惩处等处置。由领导小组指导医疗管理部门组织讲评与公示。

5. 落实专项自查制度。根据日常自查发现的合规风险隐患，或发生带有倾向性的不良事件，或根据卫生健康委、医保局等行政管理部门专项工作要求等，组织开展全院依法合规专项自查。全院进行讲评、公示检查结果，提出整改措施，根据要求报告相关管理部门。

6. 采取多种形式开展自律合规管理相关法律法规、规章的培训和经常性教育，作为员工岗前培训和继续教育的重要内容，提高全员依法行医的法律意识，增强合规执业的自律能力。

（五）自律诚信责任制

1. 实行自律诚信责任制。医院各级管理人员、各部门、各科室、每个职工都对自己岗位职责范围内的依法合规事务承担自律诚信责任。

2. 结合任职、聘用合同，逐级签订《依法自律执业承诺书》。院长与理事会（董事会）签订；医院副职领导、各部门、各科室主要负责人与院长签订；每个员工与所在单位负责人签订《依法自律执业承诺书》。

3. 建立自律诚信档案和不良执业行为记分制度。设立不良执业行为记分管理办法，对于发生违法违规执业的行为,进行相关处理的同时,记录本人自律诚信档案。重大违法行为报告当地卫生健康委,按照《行政处罚法》等规定处理,并给予公示。

4. 建立自律诚信奖惩办法。自律合规管理纳入绩效考核管理。对认真贯彻执行自律合规管理制度,遵法诚信,开展自查如实报告自查结果、发现问题及时整改的部门、科室及人员予以奖励。对合规管理不力、整改落实不到位不彻底以至弄虚作假的部门、科室和人员给予惩处。

5. 各部门、各科室的自律合规管理工作作为绩效考核的重要内容,每月绩效奖励、年度评先评优等设立评价指标。如发生重大违法违规事件,实行"一票否决"。

6. 医务人员与其他员工的自律诚信行为,作为绩效考核和管理的内容。每个员工记录于自律诚信档案行为表现,作为薪酬绩效、职称晋升、评功评奖、培养使用等重要依据。对于严格遵法自律,敢于面对违法违规行为进行劝阻制止,及时发现报告违法违规行为,避免重大损失的,根据情况给予奖励;对于明知故犯,诚信缺失,出现重大违法违规行为,造成医院损失的,根据情节轻重,依据法律法规与医院制度做出处罚、除名、追究法律责任等严肃处理。

二、医疗业务技术项目报备制度

(一)医院开展的医疗业务技术项目均应向当地卫生健康行政部门上报备案,确保医疗工作有序运行和正常开展。

(二)医疗管理部门负责医院医疗业务技术项目报备工作。

(三)承担医疗业务技术操作科室负责整理汇总技术项目中英文名称、检查治疗原理、效果、目前进展等情况介绍和基本技术资料,及时提交医疗管理部门。

(四)医学工程、设备采购等部门负责整理汇总设备说明书、采购合同、普通设备医疗器械注册证、公司经营许可证、营业执照等书面资料,及时提交医疗管理部门。

(五)医疗管理部门整理汇总大型设备配置许可证、应用许可证、操作使用人员上岗证等书面资料。

(六)由医院向当地卫生健康行政部门上报医疗业务技术项目各种资料和证书,在相关网站或办事大厅上报备案。

三、诊疗科目增项报告制度

(一)诊疗科目增项是指医院根据建设发展和临床需要,视情在当地卫生健康行政部门签发的《医疗机构执业许可证》中诊疗科目以外增加的医疗业务技术专业。

(二)医院医疗管理部门负责医院诊疗科目增项报告工作。

(三)拟增加业务技术项目的科室要对增项诊疗科目进行可行性论证,上报医疗管理部门审查。

(四)医疗管理部门定期组织医院科学技术委员会相关专家研究论证,讨论形成是否需要诊疗科目增项的建议,上报医院领导审批。

(五)医院院长或分管副院长对于一般诊疗科目增项可直接确定上报审批,涉及重大技术项目提交院长办公会集体讨论后上报审批。

(六)以医院名义向当地卫生健康行政部门上报诊疗科目增项报告,在相关网站或办事大厅办理相关手续。

四、医务人员执业资格审核与准入管理制度

（一）医疗、医技人员资格审核与准入管理

1. 严格按照《执业医师法》和《中医师、士管理办法（试行）》执行医师注册执业管理。

2. 医疗管理部门负责医师注册管理，严格审查医师资质，未取得医师执业资格者及未经医师执业注册者不得独立从事医疗工作。

3. 严格医师执业范围，严禁超范围执业；严格医疗技术准入与手术分级管理，严禁越级开展手术。

4. 取得医师资格证人员将相关资料报人力资源部门审核，由医疗管理部门办理注册手续并授予处方权。《医师执业证书》《医师资格证书》复印件交人力资源部门存档。

5. 对新调入医院有执业资格人员，在试用期内办理执业变更手续，本人提出书面申请，科室签署意见，报医疗管理部门授予处方权后，方能独立执业。

6. 新分配来院并取得医师资格的研究生，按程序进行医师执业注册。本人提出书面申请，科室签署意见，经医疗管理部门考核合格授权后，方能独立执业；如考核不合格，须在上级医师指导下执业。

7. 外院医师来院多点执业的注册管理。根据国家有关多点执业医师管理法规，由医疗管理部门、人力资源部协同，与来院多点执业医师签订劳务（技术合作）协议。如该医师未在当地卫生健康行政部门办理区域注册，由该医师提供的"医师资格证书""医师执业证书"等相关材料办理注册。

8. 已取得执业助理医师资格人员，在执业医师指导下从事诊疗活动。

（二）药师资格审核与准入管理

1. 对医院药学专业技术人员，严格按照《药品管理法》《医疗机构药事管理暂行规定》《处方管理办法》等法规实施管理。

2. 药剂部门负责药剂人员执业资格、规范执业管理。严格审查药师资质，未取得（中、西药学）药师资格者，不得独立从事药学专业技术工作。

3. 对新调入有药师以上专业技术任职资格人员，通常先试用3个月，试用期满组织考核，考核合格者方可独立从事药学专业技术工作。

4. 新分配医药院校毕业生不能独立执业，只能从事药士级别工作，在上级药师指导下从事普通处方调配工作。如取得专业技术任职资格，报人力资源部门备案，按专业技术任职资格管理。

（三）护理人员资格审核与准入管理

1. 护理部按照《护士条例》执行护士注册执业管理，严格审查护士资质。未取得护士执业资格者及未经护士执业注册者不得独立从事护理工作。

2. 严格遵守护士执业范围，严禁超范围执业。

3. 取得护士资格人员将相关资料报人力资源部门审核，由护理部办理注册手续，《护士资格证书》《护士执业证书》原件交由护理部保存，复印件由人力资源部门存档。

4. 对新进医院有护士资格人员，在试用期满、考核合格后办理首次注册或变更执业注册后，方可独立执业。

5. 从事护理工作的注册护理人员，自觉遵守《护士条例》有关规定。在特殊护理岗位工作须经相应岗位技能培训后方可上岗。

6. 外院护士来院多点执业的注册管理。根据国家有关多点执业护士管理法规,由护理管理部门与人力资源部门协同,与来院多点执业护士签订劳务(技术合作)协议。如该护士未在当地卫生健康行政部门办理区域注册,由该护士提供的"护士资格证书""护士执业证书"等相关材料办理注册。

7. 执业护士再次注册每5年一次,须在临床工作并达到相关学分要求,方可报当地卫生健康行政部门再次审核。

(四)执业监管

人力资源部门会同医疗管理部门、护理部门、药剂部门等相关部门,定期对医院卫生专业技术人员规范执业进行检查,及时查处和纠正违规行为。

五、医师授权管理规定

(一)总则

1. 从事临床医疗工作的医师应首先获得医院授权。医师授权范围应在其执业范围内,在医院工作的医师必须在其授权范围内从事诊疗工作,超越授权权限进行操作视为违规。

2. 医疗管理部门负责各级医师执业资质授权,包括处方权、抗生素使用权限、医师工作站使用权和分级手术授权、单独出门诊工作授权。

3. 须授权人员

(1)获得《医师资格证书》的正式入职医师,医院按其资格类别给予执业注册。

(2)获得《医师执业证书》的进修医师,按其执业范围进行授权。

(3)未获得《医师资格证书》的医师,不具备独立诊疗资格,必须在上级医师指导下工作。

4. 授权类型

(1)医嘱、处方权:获得《医师资格证书》,并在医院注册的医师(包括多点执业医师)。

(2)抗生素使用权限:执行《抗生素使用管理规定》。

(3)精麻类药品权限:执行《麻醉药品、精神药品处方管理规定》。

(4)分级手术权限:执行《手术分级分类管理制度》。

(二)处方权管理

1. 医疗管理部门负责全院医师处方权管理和处方权医师库动态维护。

(1)医院建立处方权医师库和计算机监控系统,对医师处方权行使情况进行审核监控。

(2)根据医院现行各类医疗文件对各级医师职责权利的规定,相应确定各级医师处方权范围,并根据医师专业技术职务变动情况进行动态调整。

(3)享有处方权的医师可在注册执业范围内,独立从事相应医疗工作。未授予处方权的医师,不能独立从事医疗工作,必须在执业医师指导下进行。

(4)各级各类医师应严格按照权限范围行使处方权,不得滥用处方权。

2. 依法取得《医师资格证书》《医师执业证书》(简称"两证",下同)的下列人员授予医院处方权。

(1)医院各级各类在职医师。

(2)经批准从事临床工作的本院研究系列人员。

(3)经批准返聘的本院离退休医师。

(4)从事临床工作的进修医师、研究生。

（5）已办理来院多点执业医师。

实习医师和尚未获得"两证"的新毕业医师、研究生等人员不授予处方权。

3. 根据医师执业范围,将医院医师处方权分为临床类别处方权、中医类别处方权和医技类别处方权。

（1）临床类别处方权:对在各临床科室、医技治疗科室工作,以及从事普通放射介入治疗、CT介入治疗和超声介入治疗工作的医师授予临床类别处方权。可在注册执业范围内开具除中草药之外的处方、各种检验、检查申请单,签署各种有关的医疗文书等。

（2）中医类别处方权:对执业范围为中医类别的医师授予中医类别处方权。在注册的执业范围内除第（1）条所列各项权利外,可开具中草药处方。

（3）医技类别处方权:对在医技检验、检查、诊断科室工作的医师授予医技类别处方权,即检验、检查、诊断报告签署权。特殊情况须扩大处方权范围,报经医疗管理部门审批。

4. 处方权申请

（1）符合处方权授予条件人员向医疗管理部门申请处方权时,须提交"两证"原件和复印件。

（2）医师申请处方权时应按类别填写处方权、工作站申请表,并报医疗管理等相关部门逐级审批。

（3）进修医师参加岗前培训后,可申请临时处方权。

（4）医疗管理部门定期组织各类处方权及工作站授权考试,考试通过后授予相应处方权,并留有处方权签名样式。

5. 有下列情况之一者,医师本人应及时报告医疗管理部门进行处方权类别或范围变更。

（1）医师专业技术职务变更时。

（2）医师执业类别变更时。

（3）其他影响处方权行使的情况。

6. 执业医师如发生下列情况之一,其处方权予以终止。

（1）调离医师工作岗位,不再从事医疗、预防、保健和医疗管理工作时。

（2）退休或调离医院时。

（3）研究生临床工作阶段结束时。

（4）进修医师结束进修时。

（5）根据《执业医师法》注销执业注册时。

（6）其他需要终止处方权的情况。

7. 下列单位承担处方权审核职能。

（1）各收费窗口对拟计价、收费的处方、检验、检查申请单等医师签名样式进行形式审核。

（2）药房、各医技检验、检查及诊断科室对医师开具的处方、接收的检验、检查申请单应审查是否有医师手写签名,必要时使用监控系统进行处方权资格审查。

（3）病案库、影像资料库使用监控系统对医师签署的诊断证明书、病历借阅单、影像资料借阅单逐一进行处方权资格审查。

（4）对无医师签名的处方,检验、检查申请单,检查、诊断报告单,以及诊断证明等医疗文书,各审核单位一律拒绝接受。

（三）医师工作站使用授权管理

1. 医疗管理部门是全院医师工作站使用授权的主管部门,负责医师工作站使用权的授予、中止、变更和撤销,以及违反本规定的处罚。

2. 医师工作站使用实行授权制。对依法经过医师执业注册,获得医院处方权的医师授予医师工作站使用权。未获得医院处方权的医师不授予医师工作站使用权,不得独立使用医师工作站。

3. 医师工作站采取"一人一码"制管理。各级医师对取得的医师工作站用户名和密码享有专用权,对个人医师工作站密码采取有效保密措施,避免被他人获取和不正当使用。

4. 各级医师在进入医师工作站时,输入本人用户名和密码,并对使用期间所书写病历、下达医嘱,开具各种检查、检验申请单等行为负责。

5. 未经用户名和密码所有人同意,任何人不得用他人用户名和密码进入医师工作站。各级医师可随时自行更改医师工作站密码,凡是被他人以自己用户名和密码进入医师工作站所发生的一切后果,由用户名和密码所有人承担责任。

6. 医院应用信息系统通过提取医师工作站中各级医师的工作记录对其工作量和工作质量进行统计、汇总、分析,作为评价各级医师工作绩效和职责履行情况的依据。

第二节 事务管理

一、政府指令性任务执行制度

（一）医院执行政府指令性任务,主要包括公共卫生、突发事件卫生应急和医疗救治、支农支边、对口帮带、支援工作、医学人才培养、国防卫生动员、惠民等,具有强制性、公益性、时效性和规范性,是医院承担的社会责任。

（二）参与执行政府指令性任务的部门、科室和医务人员,应严格遵守相关法律法规,认真执行应急预案和专项工作计划,服从政府相关职能部门统一指挥调度,确保响应及时,处置有效,履职到位,高标准完成任务。

（三）医院根据政府指令性任务定期组织应急训练演练,提高各级各类医务人员应急素质和医院整体应急能力。

（四）医院平时按照预定方案做好各类应急物资和设备储备,定期检查,及时补充,保持完备状态,确保应对突发事件急需。

（五）承担政府重要指令性任务前,医院领导做好动员,提出具体要求;任务结束后,对参与部门、科室和医务人员进行总结讲评。

（六）医院对执行政府指令性任务成绩突出的部门、科室和个人给予表彰奖励,并与绩效管理挂钩;对不服从任务安排以至发生问题的部门、科室和个人,予以行政处理和经济处罚。

二、重大医疗事项请示报告制度

（一）医务人员在医疗、教学、科研等工作中遇有重大事项时,均应及时向上一级主管领导请示和报告。

（二）医院根据当地卫生健康委等政府主管部门以及医疗集团（公司）、董事会等上级管

理部门的监督管理规范要求,须请示报告的内容:

1. 医院接收严重工伤、重大事故或中毒抢救任务。

2. 收治甲类传染病患者。

3. 社会知名人士住院或病故。

4. 发生重大医疗事故。

5. 发生严重人员伤亡事件。

6. 重要外宾来访,开展国际合作项目。

7. 主要院领导因公或因私外出,暂时离岗。

8. 其他需要请示报告的重要事项。

(三)各科室向医院领导请示报告内容

1. 医院接收严重工伤、重大事故或中毒抢救任务。

2. 收治甲类传染病患者或按甲类管理的乙类传染病患者。

3. 社会知名人士住院或病故,收治涉及司法问题的患者。

4. 发生医疗事故或严重差错。

5. 发生人员伤亡事件。

6. 进行重大手术,开展新手术、新疗法、新技术,使用新药品。

7. 患者擅自离院有可能发生意外,患者有自杀、伤人迹象。

8. 损坏或丢失贵重器材,以及毒、麻、限、剧药品。

9. 可能发生大批药品过期、变质事件。

10. 发生严重漏收、错收、多收费。

11. 人民来信、来访、监督电话反映重大问题。

12. 有可能发生医疗纠纷。

13. 有对外开展各项合作意向。

14. 其他需要请示报告的重要事项。

(四)报告人应做好记录,并将上级回复及处理意见记录在案。

(五)如遇有重大医疗事项请示报告不及时,引发法律纠纷或医院经济损失,医院追究当事人的责任。

三、医院领导深入科室制度

(一)经常深入科室开展调查研究,全面掌握真实情况和第一手资料,加强和改进工作指导,及时发现和树立先进典型,对经验做法进行总结推广。

(二)每月至少主持1次行政查房,各相关部门、职能科室负责人参加。以医疗、教学、科研、服务质量、后勤保障、患者生活等为重点,广泛听取医务人员和患者反映与意见建议,针对存在问题组织研究制订改进措施,限期解决。

(三)参加查房、抢救、危重病例会诊等医疗工作,协调解决影响医疗工作问题,促进医疗质量和服务水平持续提升。

(四)深入科室了解安全防范工作情况,主动征求和认真采纳各方面意见,不断改进工作。

(五)医院领导深入科室调研和改进工作的意见,由院长办公室拟制简报通过网络或纸质发布,相关科室限期给予答复和反馈。

(六)医院领导深入科室情况纳入院务公开内容,并由职工代表大会负责监督。

四、医院领导查房制度

（一）医院领导行政查房每月安排 1~2 次，由分管院领导召集，在临床科室轮流进行。院长办公室确定查房时间和科室，提前 1~2 周通知。科室做好查房报告和相关准备。

（二）医院领导行政查房时，科室负责人报告工作，医院领导组织查房讨论和现场查看。重点检查科室对患者的诊断治疗情况、医疗质量和医疗安全等方面存在的问题；医院规章制度执行、劳动纪律、医药费用、后勤保障、治安防范、设备设施运行状况等行政管理情况；听取科主任、护士长和患者、医护人员的意见建议。查房应有记录、有落实、有追踪、有反馈，保证各项工作持续改进。

（三）对医院领导查房中反映的情况、存在的问题及解决措施，由院长办公室统一汇总和检查督导，进展情况和处理结果及时向医院领导报告，拟制简报通过网络或纸质发布。

（四）医院领导查房时发现的问题如一时难以解决，提交相关会议讨论或由相关职能部门跟进解决。

五、医疗总值班制度

（一）为保证医疗质量安全，确保非办公时间及时处理突发性医疗相关事宜，及时传达上级紧急通知，处理其他临时性医疗相关工作，制定本制度。

（二）医疗总值班人员由医疗管理等部门相关科室人员或者临床科室主任轮流值班；值班人员由医疗管理部门负责安排，每月排班 1 次。

（三）值班时间为工作日下午 17 时到次日上午 8 时，双休日、法定节假日全天 24 小时，轮流值班。

（四）值班地点在医疗总值班办公室。

（五）医疗总值班岗位职责

1. 值班人员坚守岗位，尽心尽责，通讯畅通，做好交接班。

2. 医疗总值班与行政总值班相互配合，遇敏感时间、敏感事件、敏感人物及时请示报告，上报内容须经分管副院长同意。

3. 巡视督查门诊、病区等医疗区域，了解掌握危重疑难、大手术患者管理情况，抽查各科室值班，发现问题及时处理。

4. 遇有院内重要疑难、危重患者抢救立即到达现场，组织会诊或抢救，确保医疗安全。

5. 遇有突发公共卫生事件，立即通知有关科室作好抢救准备；报告分管副院长、医疗管理部门负责人，请示处理意见；第一时间到现场参与组织协调，通知相关科室做好抢救、会诊、辅助检查、收住院等准备工作。

6. 遇有突发传染病疫情，报告分管副院长和医疗管理、医院感染管理部门负责人，请示处理意见；通知现场做好防护、消毒隔离；按照传染病防治相关规定，做好收治或转诊、疫情上报等工作。

7. 遇有医疗纠纷，立即到达现场了解情况，报告分管副院长、医疗管理部门负责人，请示处理意见；通知当事科室负责人立即到达现场，按照上级要求共同处理医疗纠纷。

8. 医院领导交办的其他临时任务。

（六）值班人员遇有特殊情况不能值班时，经医疗管理部门同意后方可调整。

（七）值班期间值班人员手机 24 小时开机，不得做与值班无关的事项，不得擅自脱岗，认真填写值班记录。值班人员交接班对重要事项逐项交代清楚,使接班者了解情况并继续做好上一班未完成工作。

六、医疗工作制度订立规定

(一)为进一步规范医院医疗工作运行秩序,建立健全医疗工作规章制度,推动医疗质量和医疗服务持续改进,确保医疗安全与患者安全,制定本规定。

(二)医疗工作制度制定

1. 医疗工作制度包括医疗业务活动的规章制度,部门、科室、岗位及人员职责,应急预案,业务流程等。

2. 相关部门和科室拟制初稿,充分研究论证后广泛征求意见,修订形成医疗工作制度的讨论稿。

3. 讨论稿报送分管副院长和相关专业委员会审议,相关部门和科室按照审议意见修改完善,形成送审稿。

4. 送审稿上报主管院长审核,提交院长办公会审批,经院长办公会审核同意后由院长签发,院长办公室以正式文件下发执行。

5. 相关部门和科室根据正式批准执行的规章制度组织针对性培训,跟踪检查督导抓好制度贯彻实施。

6. 各科室依据医院制度,制定细化科室制度,经科室负责人审签,报分管副院长批准后实施。

(三)医疗工作制度修订

1. 如出现下列情形之一,相关部门和科室应及时对相关医疗工作制度进行修订。

(1)因国家有关法律法规修正或废止进行相应修改。

(2)相关政策调整或根据医院实际须进行相应调整。

(3)科室管理机制和职能发生较大调整变化须进行相应修改。

(4)逾期无效须废止的制度。

(5)其他需要修改的情形。

2. 医疗工作制度修订应符合国家法律法规、行业标准和医院章程规定的宗旨、目标,有利于加强和改进医院标准化、精细化、规范化管理。

3. 修订医院医疗工作制度由相关部门拟定初稿,通过传阅、协调会、试行等形式,反复征求相关部门意见并进行修改,再通过召开相关专业委员会进行讨论。相关部门将讨论后的制度进行整理,按照权限逐级报批,最后经院长办公会讨论通过审核,呈报院长签发执行。

4. 修订部门医疗工作制度由部门拟定初稿,通过传阅、协调、会商、试行等形式征求相关部门意见并进行修改,按照权限逐级报批,最后呈报分管副院长签发执行。

5. 更新制度发文时在正文中提示 本制度自发文之日起执行,原制度同时废止。

6. 各部门负责人及时更换新版规章制度、职责等,同时作废旧版制度、职责等。

(四)医疗工作制度由制定部门做好宣传、培训、督查工作,确保有效执行。

第三节 改善医疗服务

本节所述内容主要是以国家卫生健康委"进一步改善医疗服务行动计划"以及现代医

院管理制度建立便民惠民服务制度要求为主线,采用了部分综合性的条目,其他专业性的条目将在其他专业章节内表述。

一、持续改善医疗服务行动实施方案

(一)为进一步加强医院服务管理,提高服务质量,改善群众看病就医感受,根据国家卫生健康委"进一步改善医疗服务行动计划"有关文件精神及上级卫生健康行政部门有关工作要求,结合医院实际,制订本实施方案。

(二)**总体要求**

1. 指导思想 全面贯彻习近平新时代中国特色社会主义思想,认真落实党中央、国务院决策部署和全国卫生与健康大会精神,坚持以人民为中心的发展思想,以实施"健康中国"战略为主线,以健全现代医院管理制度、全面建立优质高效的医疗卫生服务体系为目标,努力为群众提供更高水平、更加满意的卫生和健康服务。

2. 工作目标 继续全面实施进一步改善医疗服务行动,巩固深化进一步改善医疗服务行动具体有效的举措,将其固化为医院的工作制度,不断落实和深化。拓展应用新模式、新理念、新技术,不断满足群众医疗服务新需求、新期待,努力使诊疗更加安全、就诊更加便利、沟通更加有效、体验更加舒适,逐步形成区域协同、信息共享、服务一体、多学科联合的医疗服务格局,推动医疗服务高质量发展,社会满意度不断提高,群众看病就医获得感明显增强,医务人员执业感受进一步改善。

(三)**主要措施**

1. 大力推进预约诊疗工作。加大预约诊疗宣传,进一步完善医院预约平台功能,通过信息化平台全面实行分时段预约诊疗、预约住院、预约日间手术和集中预约检查检验,预约时段精确到1小时;积极推进医院网络(门户网站、微信等)、窗口、诊间、出院、电话等多种预约方式,方便患者预约。落实"预约优先",对预约患者和预约转诊患者实行优先就诊、优先检查、优先住院,引导基层首诊、双向转诊。优先向医联体内基层医疗卫生机构预留预约诊疗号源,力争医院预约诊疗率达到70%。

2. 积极推进远程医疗工作。继续推进远程会诊,建立与国内知名医院的长期合作关系,使群众在家门口就能享受到高级专家的诊疗服务。探索建立区域远程医疗中心,向医联体内各基层单位提供远程会诊、远程影像、远程检验、远程心电、远程查房、远程培训等服务。

3. 大力推进临床路径管理工作。继续执行临床路径信息化管理,加大奖惩力度,将电子临床路径系统中反映的临床路径入组率、完成率、变异率纳入科室质量考核,促进合理用药、合理检查。逐步将药学服务、检查检验服务等纳入临床路径管理,增加住院患者临床路径管理比例,实现临床路径医、护、患一体化,力争50%以上的出院患者按照临床路径管理。

4. 推进检查检验结果互认。进一步扩大省市级检查检验互认项目。探索医联体内实现医学影像、医学检验等资料和信息共享,实行检查检验结果互认。

5. 加强社工和志愿者服务。进一步壮大志愿者队伍,加强志愿者培训,提升志愿者服务内涵,负责协助提供引路导诊,维持就诊秩序、指导自助机使用等服务。设立医务社工岗位,负责协助开展医患沟通,提供诊疗、生活、法务、援助等患者支持服务。充分发挥社工和志愿者在医患沟通中的桥梁和纽带作用。

6. 推广多学科诊疗模式。针对肿瘤、疑难复杂疾病、多系统多器官疾病等,设立多学科诊疗门诊,为患者提供"一站式"诊疗服务。成立肿瘤规范化诊疗中心,由肿瘤、呼吸、放射介入、影像、病理、中医、康复等多学科专家组成,定期对医院肿瘤患者进行联合会诊;制定单病种多学科诊疗规范,建立单病种多学科病例讨论和联合查房制度,为住院患者提供多学科诊疗服务。

7. 创新急诊急救服务。完成创伤、卒中、胸痛中心建设工作;加强院前急救、急诊管理,建立更加快捷、安全的"院前急救、急诊、住院、手术"绿色通道和一体化综合救治服务,提升重大急性病医疗救治质量和效率;加强院前急救网络建设,实现患者信息院前院内共享,构建快速、高效、全覆盖的急危重症医疗救治体系。

8. 优化提供连续医疗服务。通过信息交互共享应用与服务,实现医联体内电子健康档案和电子病历信息共享,完成与辖区内卫生机构影像传输、阅片和报告,医疗机构间以单病种一体化临床路径为基础,明确分工协作任务,以患者为中心,为患者提供健康教育、疾病预防、诊断、治疗、康复、护理等连续医疗服务,完整记录健康信息。加强医联体内连续诊疗服务各环节的医疗质量控制,保障医疗安全。

9. 积极推进实现急慢分治。完善工作制度和工作流程,逐步拓展日间手术病种范围,逐年增加日间手术占择期手术比例,缩短患者等待住院和等待手术时间,提高医疗服务效率。设置日间病房、日间治疗中心等,为患者提供日间化疗、新生儿日间蓝光照射治疗等日间服务,提高床单元使用效率,惠及更多患者。

10. 建设"互联网+"智慧医院。以建设智慧医院为切入点,运用"互联网+"技术,延伸拓展信息系统应用区域与空间,不断优化医疗服务流程,为患者提供预约诊疗、移动支付、床旁结算、就诊提醒、结果查询、信息推送等便捷服务;应用可穿戴设备为签约服务患者和重点随访患者提供远程监测和远程指导,实现线上线下医疗服务有效衔接;将大数据应用于医疗质量控制、诊疗行为规范、合理用药评价、服务流程优化、医疗资源调配等,提供技术支撑;逐步实现云医院建设。

11. 积极开展优质护理服务。继续深化优质护理服务,提高护理质量;在医联体内实现优质护理服务下沉,通过培训、指导、帮带、远程等方式,将老年护理、康复护理、安宁疗护等延伸至社区和基层医疗卫生机构。

12. 拓展药学服务新领域。充分利用信息化手段,为门诊和住院患者提供个性化合理用药指导。加强医联体内医疗机构用药衔接,对向基层医疗卫生机构延伸的处方进行审核,实现药学服务下沉。临床药师通过现场指导或者远程方式,指导医联体内基层医疗卫生机构医务人员提高合理用药水平,重点为签约服务的慢性病患者提供用药指导,满足患者新需求。运用信息化手段开展药品配送等服务,缩短患者取药等环节等候时间。规范激素类药物、抗肿瘤药物、辅助用药临床应用,强化监督检查,控制医药费用不合理增长。

13. 构建和谐医患关系。进一步规范医务人员、窗口服务人员服务用语和服务行为。加强患者隐私保护,执行"一医一患一室"诊查制度,在门诊诊室、治疗室设置私密性保护设施。探索开展心血管疾病、肿瘤疾病、糖尿病等临床科室与心理科的协作,为患者同时提供诊疗服务和心理指导。

14. 全面提升患者满意度。改善患者就医环境,为患者提供整洁、舒适、安全、安静、有序的就诊环境;在公共区域为患者提供网络服务;优化诊室布局流程,增设二次分诊台,实行电子叫号,加强诊区及诊室规范化管理;设置清晰醒目的引导标识,完善就诊流程引导系统;为患者提供饮水、应急电话、轮椅、纸、笔等便民设施;完善无障碍设施;确保就诊环境卫生整洁。

（四）有关要求

1. 各部门、科室要在思想上高度重视，细化完善具体措施，层层落实工作责任，切实把持续改善医疗服务行动各项工作落到实处。

2. 各部门、科室要注意发现和培养先进典型，充分发挥示范引路作用，引导和带动医护人员坚持围绕患者需求，持续改善医疗服务，确保医疗质量和医疗安全。

3. 各部门、科室要采取多种形式，广泛宣传持续改善医疗服务行动取得的显著成效，营造浓厚舆论氛围。

4. 医院把检查督导贯穿始终，采取行政检查、专家检查、明察暗访等方式，组织持续改善医疗服务行动日常检查与考核评价，并严格实行奖惩兑现。

二、改善医疗服务行动考核与改进制度

（一）根据国家卫生健康委"进一步改善医疗服务行动计划"有关文件精神和当地卫生健康行政部门有关要求，为确保医院持续改善医疗服务行动各项工作有效落实，加强考核与改进工作，制定本制度。

（二）医疗管理部门牵头负责医院改善医疗服务行动考核与持续改进，制订具体计划方案，细化考核指标涵盖国家卫生健康委颁布的指标要求。

（三）医疗管理部门将各项考核指标进行分解，明确责任部门、科室和负责人。

（四）各部门、科室认真学习相关文件要求，准确理解、全面把握考核内容与内涵，共同做好医疗服务改善工作。

（五）各责任部门按照医院改善医疗服务计划及考核指标，制订季度或月度工作推进计划表，明确经费预算、设备采购、改造计划等事项，确保工作按时顺利完成。

（六）医院每季度召开一次改善医疗服务行动协调会，了解掌握各项计划方案进展情况，督促按时推进实施。

（七）医院全面推进分级诊疗制度建设，为改善医疗服务创造必要条件。

（八）积极适应新形势、新发展，加快推进医疗服务价格改革和薪酬制度改革，不断改善医务人员工作环境和后勤保障条件，全面调动积极性、主动性，充分发挥在改善医疗服务行动中的主体作用。

（九）医院每半年组织一次改善医疗服务行动自查自评，结果通报各部门和科室，总结经验，查找不足，狠抓整改，将行动计划中可复制、可推广的经验固化为现代医院管理制度的重要内容，推动医疗服务持续改进。

三、检查检验结果互认制度

（一）为建立医疗服务共享机制，合理有效利用卫生资源，降低患者就诊费用，在保障医疗质量和医疗安全的前提下，全面实行同级医疗机构间医学检查、检验结果互认，制定本制度。

（二）适用范围

1. 有效时限内出于同一目的的检查、化验。原检查图像质量和方法可满足疾病诊疗的需要。

2. 本省市内的三级以上医院。

（三）互认原则

1. 对外院检查、检验结果的认可，以不影响疾病诊疗为前提，确保医疗质量和医疗安全。

2. 对认可的外院检查、检验结果，在病历中进行记载，内容包括检查内容、检查结果、检查时间、检查医院等；对于住院患者，外院的检查、检验结果在病历中留存复印件。

（四）不互认范围

1. 不同目的的检查。

2. 因病情变化，原有检查结果与患者临床表现、疾病诊断不符合，难以满足临床诊断治疗要求。

3. 检查项目在疾病发展过程中变化较快。

4. 检查项目意义重大（如手术前等重大医疗措施前）等原因须重新检查。

5. 急诊、急救患者。

6. 患者或其亲属要求进一步检查。

7. 既往临床检验结果报告时效性对疾病诊疗难以提供参考价值。

8. 健康体检者（包括入学、就业、征兵体检）、公务要求、交通事故、民事纠纷的临床检查项目不予互认。

（五）互认项目

1. 临床检验类项目

（1）肝功能：总蛋白、白蛋白、谷丙转氨酶、谷草转氨酶、碱性磷酸酶、谷氨酰转肽酶。

（2）肾功能：尿素氮、肌酐、尿酸。

（3）血常规：白细胞、红细胞、血红蛋白、血小板。

（4）免疫项目：甲状腺功能、乙肝5项、丙肝抗体。

（5）血脂：总胆固醇、甘油三酯。

2. 医学影像类项目

（1）普通放射线检查：CR、DR。

（2）大型医用设备检查：CT、MRI、PECT、ECT、DSA等。

（3）其他医技类检查项目：心电图、B超。

（六）互认程序

1. 临床检验结果互认　临床医师在诊疗过程中，结合患者临床表现，对患者提供的有参考价值的检查报告，应予以认可并在病历中详细记载。经治医师认为患者病情变化需要重新检查时，须向患者说明原因，并在病历中加以注明，特殊检查及费用较高的检查项目应由患者或家属签字认可。如患者不同意复查，由患者在门诊病历本或其他医疗文书上签字，并承担可能发生的后果。医师可就患者提供的临床检验结果进行诊断和治疗。

2. 医学影像资料互认　临床医师对患者提供的有参考价值的医学影像资料，认为可满足临床诊断需要，可以确认；认为不能满足临床诊断需要，可要求患者进行再次检查。患者不同意的，由患者在门诊病历本或其他医疗文书上签字，并承担可能发生的后果。医师可就患者提供的临床检验结果进行诊断和治疗。

（七）加强科间会诊管理，避免不必要的重复检查，杜绝同一检查、检验项目在医院不同科室出具检查、报告的现象，为患者提供规范完整的检查、检验报告和相应的影像资料。

（八）建立和完善质量控制体系，严格质量检查，医疗管理部门加强对检查、检验质量的控制；检验科室加强室间的室内质控，切实保证临床检验工作质量和水平。

四、医务社工和志愿者服务制度

（一）总则

1. 为深入贯彻国家卫生健康委"进一步改善医疗服务行动计划"有关文件精神，大力开展医务社工和志愿者服务，进一步营造和谐文明就医氛围，方便患者就医，改善医疗服务，促进医患和谐，制定本制度。

2. 医务社工和志愿者在本制度中统称为"志愿者"。

（二）医院志愿者服务办公室或相关专职管理部门负责院内志愿者的组织、协调与管理，主要职能：

1. 开展志愿者服务项目策划、运行指导和评估。

2. 招募志愿者，对志愿者开展系统培训，落实权利义务，进行任务安排。

3. 协调医院及相关社会机构支持志愿者工作。

（三）志愿者注册

1. 申请成为医院志愿者，应符合基本条件。

2. 医院对申请者政治背景、学历背景、职业背景、健康状况，以及申请目的、人际沟通能力等进行充分了解和考察后，合格者正式吸纳为志愿者。

3. 医院对志愿者实行注册管理，建立志愿者档案系统。志愿者在院内注册，同时在当地志愿者登记网站上进行注册。

4. 志愿者服务记录手册作为志愿者个人服务档案，一人一档，记录每一次服务的时间、内容等，作为医院表彰、记录医务志愿者的基础档案资料。

（四）志愿者权利

1. 以医院志愿者身份参与医院志愿者服务活动。

2. 获得医院志愿者服务真实、准确、完整的信息。

3. 获得医院志愿者服务所需条件和必要保障。

4. 获得医院志愿者服务活动所需教育和培训。

5. 请求医院帮助解决在医院志愿者服务活动中遇到的问题。

6. 有困难时优先获得医院和其他医院志愿者提供的服务。

7. 对医院进行监督，提供批评和建议。

8. 请求医院出具参加医院志愿服务的证明。

9. 申请注册或注销志愿者身份。

10. 其他依法享有的权利。

（五）志愿者义务

1. 遵守国家法律法规及医院相关规定。

2. 提供真实、准确、完整的注册信息，如有信息变更及时联系更改。

3. 履行医院志愿者服务承诺或协议约定义务，完成医院志愿者服务。

4. 自觉维护医院和医院志愿者形象声誉。

5. 自觉维护服务对象合法权益。

6. 退出医院志愿者服务活动时，履行合理告知义务。

7. 保守在参与医院志愿者服务活动过程中获悉的个人隐私、商业秘密或其他依法受保护的信息。

8. 不得向服务对象索取、变相索取报酬等。

9. 不得以医院志愿者身份从事任何以营利为目的或违背社会公德的活动。

10. 其他依法应当履行的义务。

（六）志愿者服务项目

1. 就医帮助 帮助患者了解就医流程、引导患者到达就诊区域,为老弱及行动不便患者提供帮助。开展门诊导诊、病房探访、手术前陪护、活动区域协助管理,候诊区协助管理、参与病友小组活动。

2. 心理抚慰 抚慰患者与家属的情绪,协助陪伴患者舒缓候诊及治疗过程中出现的心理恐惧、不安,给予患者贴心关怀。

3. 人文关怀 为患者提供精神、文化、情感的服务,引导患者及家属正确对待自己、他人和社会,正确对待困难挫折和进步。

4. 生活互助 协助开展不同病种的小组活动、俱乐部活动、互助活动等,在专业人员指导下共同开展有益康复的专项训练。

5. 文明倡导 协助医护人员维护文明就诊秩序,开展控烟宣传、健康宣教等。

6. 服务社会 协助医护人员定期前往社区或医院共建单位开展相关服务。

7. 其他 根据患者及家属需要,配合医务社会工作者开展各类工作等。

（七）志愿者服务培训

1. 基本培训 明确志愿者对自身认知、志愿者精神培育、志愿者权利义务及相关法律、对医院环境了解等。

2. 服务方法培训 社会工作方法和心理咨询方法专业培训。

3. 应急救护培训 各种应急救护知识与技能培训。

4. 风险防范培训 对与患者接触中感染防护、自我心理调节、特殊患者处理、与服务对象矛盾处理及服务过程中自律等。

5. 医院知识培训 掌握医院就诊环境、服务资源和注意事项。

（八）志愿者服务文化建设

1. 志愿者交流 医院每季度或每半年组织一次志愿者交流活动,讨论服务内容,分享服务体会,总结服务经验,请专业社会工作者介绍方法技巧,专业心理咨询师对志愿者进行辅导,帮助志愿者正视问题,提升能力。

2. 志愿者评价激励 志愿者服务实行义务服务,无任何报酬。医院对志愿者进行精神激励,每年进行评比表彰,广泛宣传先进事迹,优秀服务经验汇编成册。

五、门诊一站式便民服务制度

（一）为深入开展改善医疗服务行动,切实提升患者就医感受和医院品牌价值,优化医疗服务流程,提高医院竞争力,医院在门诊大厅开展一站式便民服务。

（二）门诊部负责一站式便民服务管理和协调工作。

（三）便民服务设施

1. 自助挂号收费机、自助检验单打印机等设备。

2. 无障碍就诊通道。

3. 医院建筑平面图、科室分布图。

4. 门诊专家信息栏。

5. 直饮机及一次性水杯。

6. 手卫生设施。

7. 医院主要收费公示表。

（四）便民服务内容

1. 实行首问负责制，解答患者咨询及协助患者解决问题。

2. 免费提供便民服务措施（花镜、针线、笔纸等），免费为患者提供轮椅、推车设施，免费为患者测量血压、体温、脉搏等。

3. 提供导医导诊服务，及时、主动、热情、正确引导患者就医。

4. 免费为患者提供就诊须知、就诊流程、医保流程、住院须知、健康教育等资料。

5. 为老弱残疾患者提供代挂号、陪诊、陪检、代交费、代取药等服务。

6. 协助患者完成自助充值、缴费、查询、打印费用清单及检验结果等自助服务。

7. 诊断证明审核及盖章。

8. 医保及新农合咨询。

9. 接待、解决患者简单投诉。

10. 设立意见箱，收集患者意见建议。

（五）管理要求

1. 遵守医务人员规范，着装整齐，符合职业形象，佩戴胸牌，使用文明用语，礼貌对待患者，解释耐心，服务热情。

2. 遵守医院规章制度，按时上下班，不迟到、不早退，参加正常值班，按要求做好各项记录。

3. 引导患者就诊，尊重患者，真诚服务，不得推诿患者。

4. 严密观察候诊患者病情变化，对急、危、重症患者先抢救治疗，后补办手续，保证绿色通道畅通。

5. 定期巡视门诊大厅，维持就诊秩序，保持诊室安静及良好的就诊环境。

6. 保持一站式便民服务区域工作环境清洁卫生。

六、多学科联合诊疗制度

（一）总则

1. 根据国家卫生健康委"进一步改善医疗服务行动计划"有关文件精神，为提高医务人员对多学科、多系统、多器官疑难及复杂病例诊断治疗水平，充分整合优质医疗资源，给患者提供最佳诊疗方案，结合医院实际，制定本制度。

2. 多学科联合诊疗，指3个或3个以上相关学科专家，针对某一特殊病例、某一器官或系统疾病，通过临床讨论提出诊疗意见的临床诊疗模式。

（二）患者如有以下情况之一，安排多学科联合诊疗

1. 门诊或住院患者所患疾病病情涉及多学科、多系统、多器官，须多个专科协同诊断治疗。

2. 门诊患者就诊3个科室以上。

3. 住院患者住院7天以上，未明确诊断。

4. 各类恶性实体肿瘤病例。

5. 临床确诊困难或疗效不满意的疑难病例。

6. 出现严重并发症的病例。

7. 其他临床科室主任认为有必要进行多学科联合讨论的病例。

（三）多学科联合诊疗实行科主任负责制，科室必须保证随时能找到参与诊疗的人员。

（四）院内多学科联合诊疗医师由副主任医师以上职称者担任。

（五）参加多学科联合诊疗相关学科应为病种相关的临床科室、相关医技科室及相关职能部门。

（六）申请科室至少提前1天向医疗管理部门递交申请并明确牵头人，牵头人应为科室主任、副主任或副高职称以上医师。医疗管理部门根据申请确定参与专家，将患者基本情况、须解决问题等资料发给相关专家，同时将专家名单反馈给申请科室。

（七）组织院内多学科联合诊疗时，申请科室提前作好各项准备，受邀专家按时到达和完成诊疗工作。会诊后，书写《多学科联合诊疗病例讨论意见书》，专家签名保存。责任医师将诊疗意见及执行情况记入病历。牵头人与责任医师共同将诊疗意见反馈给患方，必要时医疗管理部门人员参加。

（八）门诊部可根据患者就诊情况定期开设多学科联合诊疗门诊，实行实施预约制，方便患者就医。

（九）申请科室负责具体实施多学科联合诊疗方案，对患者进行跟踪随访，定期向专家反馈治疗效果及预后，提高诊疗水平。遇有疗效不佳、疾病进展等情况及时反馈，再次提请多学科联合诊疗，修订完善治疗方案。

（十）医疗管理部门定期对多学科联合诊疗情况进行检查监督。

七、急诊绿色通道制度

（一）为确保急诊急危重症患者得到快速、有序、安全、有效的临床救治，最大程度争取抢救时间，提高抢救成功率，医院建立急诊绿色通道制度。

（二）本制度所称"绿色通道"，指医院在抢救急危重症患者时为抢救其生命而设置的畅通的诊疗流程。

（三）须进入急诊绿色通道的患者指在短时间内发病，所患疾病可能在短时间内（<6小时）危及生命的急危重症患者。包括但不仅限于：

1. 急性创伤引起的内脏破裂出血、严重颅脑出血、高压性气胸、急性心力衰竭、急性脑卒中、急性颅脑损伤、急性呼吸衰竭等重点病种。

2. 气道异物或梗阻、急性中毒、电击伤、溺水等。

3. 急性冠脉综合征、急性肺水肿、急性肺栓塞、大咯血、休克、严重哮喘持续状态、消化道大出血、急性脑血管意外、昏迷、重症酮症酸中毒等。

4. 宫外孕大出血、产科大出血等。

5. 消化性溃疡穿孔、急性肠梗阻等急腹症。

6. 群体性（3人以上）伤、病、中毒等情况。

7. 其他严重创伤或危及患者生命的疾病。

8. 由"120""110"及政府相关部门送来的无姓名（不知姓名）、无家属、无治疗经费的"三无"人员且符合前述条件须紧急处理的。

（四）处理原则

1. 先抢救生命，后办理相关手续。

2. 保证急诊服务及时、安全、便捷、有效,到辅助科室进行检查、转科等需要离开科室时,应有医护人员陪同。

(五)处置流程

1. 院前急救 院前急救医师接受任务到达现场后,对患者进行评估、初步救治,危重患者及时向院内急诊科通报,尽快转运回医院。在转运过程中将患者病情电话告知急诊科值班医师,作好人员、仪器设备、药物等抢救准备。

2. 院内抢救

(1)患者到达急诊科,医护人员立即给予及时处理。

(2)首诊医生询问病史、查体、迅速判断影响生命的主要因素,规范下达医嘱。

(3)会诊医师到达急诊科进行会诊,详细了解病情、认真查体,提出处理意见;患者转科诊治时,及时转科治疗。

(4)经外科医师评估,病情危重,需要紧急施行抢救手术时,快速作好术前准备,尽早实施手术。

(5)多发性损伤或多脏器病变等特殊患者,必要时请示医疗管理部门、医疗总值班,及时组织多学科联合诊疗,根据诊疗意见,有可能威胁到患者生命最主要的疾病所属专业科室负责接收患者,并组织抢救。

(6)急危重症患者诊断、检查、治疗、转运须在医护人员监护下进行。

(六)门诊抢救绿色通道

1. 门诊需要抢救患者,由首诊医师和门诊护士负责现场抢救,同时立即通知急诊科和相关科室会诊协助救治。

2. 首诊医师在交接患者时,及时完成门诊抢救病历,与接收医师进行交接。

(七)急诊绿色通道要求

1. 急诊科入口通畅。

2. 进入急诊绿色通道的患者必须符合本制度规定的情况。

3. 充分体现出急救服务时限。急危重症患者从分诊处开始,抢救处置时间在 5 分钟以内,10 分钟内完成诊疗处置。急诊高危患者在"绿色通道"平均停留时间 < 60 分钟;无急诊住院患者滞留急诊留观。

4. 执行急诊与住院连贯服务流程,收住院科室不得以任何理由拒收。

5. 进入绿色通道患者医学检查结果报告时限

(1)患者到达医学影像科后,急诊平片、CT 报告时限 ≤ 30 分钟。

(2)超声 30 分钟内出具检查结果报告(可以是口头报告)。

(3)急诊检验报告时限,临检项目 ≤ 30 分钟出报告;生化、免疫项目 ≤ 2 小时出报告。

(4)药剂科在接到处方后优先配药发药。

(5)严格执行急诊抢救、危急值报告、医嘱等制度。

6. 确定患者进入绿色通道须相关科室会诊时,相应专业医师接到会诊通知后在 10 分钟内到达现场。

7. 进入绿色通道患者各种检查申请单、处方、住院通知单等均加盖"绿色通道"专用章,各相关科室积极配合,优先处置。

8. 放射科、检验科、CT 核磁、药房、住院处等相关科室门口张贴绿色通道专用标牌,提示请其他就诊患者配合。

9. 手术室接到手术通知后,尽快做好手术前准备工作,麻醉医师进行麻醉评估并制订麻醉方案,急诊手术尽快实施。

10. 在急诊抢救诊疗过程中,充分履行告知义务,严格执行知情同意制度。

八、日间手术与治疗制度

(一)总则

1. 根据原国家卫计委、人社部《关于印发开展三级医院日间手术试点工作方案的通知》,国家卫健委"进一步改善医疗服务行动计划"有关文件精神,为进一步提高医院服务效率,缩短平均住院日,减少医疗费用,提高患者满意度,结合医院实际,制定本制度。

2. 本制度所称"日间手术与治疗",指患者按照诊疗计划在1天(24小时)内入、出院的手术或者操作(门诊手术除外)、化疗,因病情需要延期住院的特殊病例,住院时间不超过48小时。

3. 医院日间手术与治疗遵循"先易后难,试点先行,逐步展开"原则,达到日间手术占择期手术的10%。

(二)医院成立日间手术与治疗管理小组。主要职责:

1. 制定医院日间手术与治疗管理相关制度。

2. 制定日间手术与治疗准入标准、医师准入标准及患者准入标准。

3. 制定日间手术与治疗入院前评估标准、出复苏室评估标准、出院评估标准。

4. 制定日间手术与治疗应急预案。

5. 制订术后与治疗随访计划。

6. 审核确定实施日间手术与治疗的病种。

7. 监测、定期分析评价日间手术与治疗各类数据,抓好持续改进。

(三)日间手术室职责

1. 手术科室 科主任是第一责任人,负责日间手术与治疗患者准入、术式选择、术者安排、出院评估、应急预案的落实,确保医疗安全。

2. 麻醉科 负责术前麻醉评估、术中麻醉、术后麻醉复苏及出复苏室评估。

3. 手术室 护士长是第一责任人,负责手术房间和手术护士统筹安排。

(四)工作流程

根据医院实际,采用专科管理模式。日间手术患者入院预约、入院评估、出院评估、出院随访由各专科管理。开展日间手术的科室,在各自病区划出相对固定区域用于日间手术患者,医技科室按照绿色通道限时要求完成检查项目报告,术前和术后护理在病房进行,手术在手术室进行,入院健康教育和出院随访由各专科负责。

1. 门诊预约 门诊专科医师根据患者基本情况确定纳入日间手术与治疗模式,患者如同意日间手术治疗,即开始进行入院前评估,符合标准的由门诊专科医师登记预约,确定手术或治疗日期。

2. 手术管理流程 各科室日间手术责任医师或护士每天下午提醒第二天手术的患者并进行确认,患者按照评估预约时间至各专科病房办理正式住院手续,经治医师和责任护士审核患者身份。入院后签订收住日间病房知情同意书。如遇特殊情况患者不能如期进行手术治疗,病房经治医师和护士及时通知相关科室,保证日间手术有序、高效完成。患者在专科病房完成术前准备,术后完成相应评估,达到出院标准即可办理出院手续。

3. 特殊转归流程 患者如在入院前评估确认不能进行日间手术治疗,或在日间手术治疗中或术后恢复期间出现特殊情况,或出院后出现严重并发症,须转普通住院治疗或延长出院,由手术医师评估病程并详细记录后,转普通住院治疗。

4. 患者入院前宣教和出院后随访流程 日间手术经治医师和责任护士对预约手术后的患者及家属进行相关知识宣教,包括日间手术治疗方式、术前准备及注意事项等,打消患者疑虑,保证手术顺利进行。患者出院时,为每个患者送一份日间手术中心出院指南,详细告知术后基本护理知识和注意事项。患者出院后,日间手术随访医护人员根据各病种具体规定,至少对出院患者进行2次以上随访,并详细记录。

（五）日间手术病历

科室根据病种实际情况,建立日间手术与治疗结构式病历模板,保证日间手术与治疗高效运转。同时严格执行患者告知、签字等制度,杜绝潜在医疗纠纷和风险。

（六）监督管理

医疗管理部门负责日间手术与治疗日常组织协调和检查监督,对各科室日间手术开展情况进行汇总分析,针对问题组织制订整改措施,确保工作持续改进。

第四节 监督管理

一、信息公开管理制度

（一）总则

1. 为规范医院信息公开工作,保障公民、法人和其他组织的知情权,推进依法执业、诚信服务,根据《医疗卫生服务单位信息公开管理办法（试行）》及相关法律法规,结合医院实际,制定本制度。

2. 本制度所称"信息",指医院在提供医疗卫生服务过程中产生的,以一定形式记录、保存的信息,以及其他与医疗卫生服务有关的信息。

3. 医院加强对信息公开工作的组织领导,依托医疗管理部门（或院长办公室）设立信息公开管理办公室。主要职责:

（1）承办全院信息公开事宜,对公开信息向公众进行必要解释。

（2）受理和处理院内外向医院提出的信息公开申请。

（3）采集、维护和更新医院信息。

（4）对医院拟公开信息进行保密审查。

（5）法律、法规、规章规定的其他职责。

（二）医院信息公开遵循公正、公平、便民原则,公开内容真实,公开程序规范。若发现与医院相关、可能扰乱社会管理秩序的虚假或不完整信息,及时发布准确信息予以澄清。

（三）信息公开前,按照保密规定对拟公开信息进行保密审查。

（四）信息公开范围和内容

1. 下列信息实行主动公开

（1）需要社会公众广泛知晓或参与的信息。

（2）反映医院设置、职能、工作规则、办事程序等情况的信息。

（3）其他依照法律、法规和国家有关规定应当主动公开的信息。

2. 下列信息不予公开

（1）属于国家秘密的。

（2）属于商业秘密或公开后可能导致商业秘密被泄露的。

（3）属于知识产权保护内容的。

（4）属于可用于识别个人身份或公开后可能导致对个人隐私造成不当侵害的。

（5）不属于医院法定权限内的信息。

（6）法律、法规、规章等规定不予公开的信息。

（五）公开方式和程序

1. 信息公开方式　宣传资料、公示栏、电子触摸屏、电子屏幕、医院官网、院内局域网、相关会议、监督热线电话或投诉接待日等，以及其他便于公众及时、准确获得信息的方式。

2. 向特定服务对象提供的信息，可通过当面交谈、书面通知、提供查询等形式告知。

3. 属于主动公开范围的信息，自该信息形成或者变更之日起20个工作日内予以公开。法律、法规对信息公开的期限另有规定的，从其规定。

4. 公民、法人和其他组织申请获取信息的，采用书面形式向医院提出申请。采用电子邮件等数据电文形式提交申请的，通过电话形式加以确认。获取信息的申请应包括申请人姓名或名称、身份证明、地址、联系方式、所需信息内容描述及用途等。

5. 医院在收到申请后及时登记，并根据下列情形给予答复或提供信息。

（1）申请信息属于公开范围的，告知申请人获取该信息的方式和途径。

（2）申请信息属于不予公开范围的，告知申请人并说明理由。

（3）不属于医院掌握的信息或者该信息不存在的，告知申请人；能够确定该信息拥有单位的，告知申请人该单位的名称或联系方式。

（4）申请内容不明确的，告知申请人在合理期限内更改或者补正，申请人逾期未更改或者补正的，视为放弃本次申请。

（5）对于同一申请人重复向本单位申请获取同一信息的，本单位已经作出答复且该信息未发生变化的，告知申请人，不再重复处理。

（6）医院对申请人申请获取与其自身利益无关的信息，可不予提供。

6. 医院收到信息获取申请，能够当场答复的，应当场予以答复。不能当场答复的，自收到申请之日起15个工作日内予以答复；如须延长答复期限的，经医院信息公开工作负责人同意，并告知申请人，延长答复期限最长不得超过15个工作日。申请获取的信息涉及第三方权益的，须征得第三方意见。

7. 医院向申请人提供信息，按照申请人要求的形式予以提供；无法按照申请人要求的形式提供的，通过安排申请人查阅相关资料、提供复制件或其他适当形式提供；依法不能提供的，告知无法提供的理由。

8. 医院向申请人提供信息，除可收取实际发生的检索、复制、邮寄等成本费用外，不得收取其他费用。

（六）监督检查

1. 医院定期对各部门和科室信息公开工作进行检查讲评，对违规部门、科室和个人责令限期改正，视情予以通报批评、行政处理和经济处罚。

2. 公民、法人或其他组织认为医院未依法履行信息公开义务的，可向医院纪检监察部门或上级主管部门投诉举报。

3. 向医院工作人员公开信息工作按照院务公开相关规定执行。

二、医疗质量关键环节与重点部门监管制度

（一）总则

1. 为加强对医疗质量关键环节和重点部门的监督管理,保证医院正常执业活动顺利有序进行,促进医疗质量持续提高,确保医疗安全,制定本制度。

2. 医疗质量关键环节 危急重患者管理、住院超过 30 天患者管理、围术期管理、输血与药物管理、有创诊疗操作、会诊管理、危急值管理等。

3. 医疗质量重点部门 急诊室、麻醉科、手术室、血液透析室、内镜室、导管室、重症病房、产房、新生儿病房,以及医疗技术综合能力具有高水平的重点专科等。

（二）医疗、护理、感染防控等管理部门负责对医疗质量关键环节与重点部门加强重点管理和监督,根据医院发展变化需要,不断完善和持续改进各项工作,并做好相关记录。

（三）监督管理主要内容

1. 医疗卫生管理法律、行政法规、部门规章执行情况。

2. 医院各项规章制度特别是核心制度执行情况。

3. 医疗、护理质量关键流程合理性,以及在关键流程实施过程中可能发生的不良事件所采取的重点应急与优先方案落实情况。

4.《临床诊疗常规》《医疗护理技术操作常规》实施情况。

5. 院内危重和心搏骤停、猝死、意外损伤等紧急意外情况处理方案及相关制度、措施落实情况。

6. 医护人员特别是新上岗人员履行岗位职责能力与情况。

7. 新技术、新业务实施情况。

8. 医院感染预防控制相关环节及指标,并对重要环节及指标进行定期分析。

9. 医疗、护理质量指标情况,并对重要指标进行定期分析。

10. 医疗管理部门为加强重点监督管理制定的其他监管项目落实情况。

（四）医疗管理部门定期报告对医疗质量关键环节及重点部门监管情况,提出改进措施,促进医疗质量持续提高。

（五）各科室负责人为医疗质量管理第一责任人,应带领科室不断加强业务技术建设,持续改进科室管理,加强技术队伍建设。

三、医德医风建设与考评制度

（一）为进一步落实国家卫健委和当地卫生健康行政部门关于加强医疗行业作风建设、服务承诺、专项治理等工作要求,不断提高医疗服务水平和患者满意度,创建医院医疗服务品牌,结合医院实际,制定本制度。

（二）认真学习和贯彻执行《加强医疗卫生行风建设"九不准"》精神,全面落实医院加强行业作风建设工作的相关规定。

（三）深入开展医德医风教育

1. 医德医风建设委员会负责组织制订行风建设及医德医风教育实施方案,协调各相关职能部门开展多种形式的教育活动,督促各部门落实行风教育责任和任务。

2. 各科室结合自身实际细化医德医风教育计划,利用科室例会、病区晨会等时机开展医德医风教育,表扬好人好事,查找分析不足,研究制订改进措施。

3. 工会、团委把医德医风教育纳入相关活动,增强针对性和实效性。

4. 人力资源部门对新入院员工进行医德医风教育培训,未经培训不得上岗。

5. 医疗管理或相关职能部门对实习、进修人员组织医德医风专题教育。

6. 党务政工、宣传等部门应采取多种形式,做好医德医风教育的宣传工作。党务政工、宣传等及相关职能管理部门要全面反映医院医德医风建设工作,对先进典型事迹重点进行宣传弘扬。

(四)严明医德医风纪律规定

1. 树立救死扶伤、全心全意为患者服务的宗旨意识和服务意识。

2. 热爱本职工作,坚守岗位,尽职尽责。

3. 尊重患者知情权、选择权和隐私权,为患者保守医疗秘密。

4. 对患者不分民族、性别、职业、地位、贫富,平等对待,不得歧视。

5. 着装整齐,举止端庄,服务态度端正热情,用语文明规范,无"生、冷、硬、顶、推、拖"等现象。

6. 遵纪守法,廉洁行医,严格执行医疗卫生行风建设"九不准"。

7. 严格执行诊疗规范和用药指南,坚持合理检查、合理治疗、合理用药。

8. 积极参加当地卫生健康委等安排的指令性医疗任务和社会公益扶贫、义诊、助残、支农等医疗活动。

9. 增强责任意识,防范医疗纠纷发生。

(五)考核奖惩

1. 科室每月开展一次医德医风自查,自查结果报院长办公室备案。医院每季度组织一次医德医风考核评价,检查结果纳入科室绩效考核指标,并作为医务人员评先、晋级、提薪的重要条件。

2. 对医德医风建设组织得力、教育落实、管理严格、成绩突出的科室,服务思想牢、态度好、作风正、质量高的个人,医院给予表彰奖励;对医德医风考评不及格的科室和个人进行批评教育、行政和经济处罚,取消当年评先资格。

四、社会评价工作制度

(一)为有效接受社会和广大患者监督,规范医院服务满意度测评,完善内、外部监督评价机制,运用社会评价持续改进医疗服务,提高医院服务质量,增强服务能力,结合医院实际,制定本制度。

(二)社会评价工作由医院统一组织协调,分片负责实施,院、科两级督导检查,结果与绩效考核挂钩。

(三)实施部门和任务

1. 内部评价

(1)院长办公室负责医务人员对医院工作满意度调查。

(2)医疗管理部门负责临床科室与医技科室相互满意度评价。

2. 外部评价

(1)门诊部负责门诊患者满意度测评。

（2）护理部、各病区护理单元负责住院患者满意度调查。

（3）医疗管理部门负责院外同行对本院医疗技术能力与质量的"院外同行测评"。

（4）院长办公室负责邀请第三方进行社会调查与评价，探索建立相关工作制度与数据库，收集整理政府及其主管部门组织的对医院检查的评价信息，收集社会监督员明察暗访评价信息。

（5）宣传部门负责收集整理新闻媒体机构、社会团体对医院的评价信息。

（6）院长办公室、各临床科室负责收集院、科两级患者座谈会评价信息。

3. 院长办公室对调查部门、对象、数量及频次、测评表（或问卷）设计与确定、满意度达标值、调查结果公示以及制订整改措施等。

（四）评价结果应用管理

1. 各部门、科室及时汇总分析社会评价信息，查找问题，整理意见和建议，定期向院长办公室上报有关情况，每季度进行一次社会评价工作小结并上报。

2. 各职能部门及时向被评价科室反馈满意度调查结果、存在问题、改进要求等，针对整改实施及效果进行跟踪管理，并做好记录。

3. 充分运用第三方社会评价数据进行分析，提出改进工作的意见及措施，并督促整改。

4. 各项社会评价结果及相关信息经分管副院长审核后在全院公布。各部门、科室将社会评价结果纳入业务管理，人力资源部门将社会评价结果与科室绩效考核挂钩。

（五）根据医院信息化发展和管理能力提升的实际，持续调整和改进社会评价工作，健全完善指标体系、数据分析、结果反馈等环节，不断增强社会评价工作的客观性、适用性、规范性和科学性。

五、医院开展社会公益活动制度

（一）医院在承担日常医疗任务的同时，应积极履行相应的社会公益职责。

（二）医疗管理部门是医院开展社会公益活动的策划与实施部门。

（三）医院开展的社会公益活动包括但不限于：

1. 贫困地区、社区及当地卫生健康行政部门指定地点的义诊。

2. 配合政府进行健康扶贫工作。

3. 对居民和患者进行免费健康教育。

4. 基层或边远地区医疗卫生机构和技术人员帮带。

5. 参加突发事件抢救及救治等。

6. 建立医院志愿者服务团队。

7. 上级赋予的其他社会公益职能。

（四）党团、工会组织充分发挥职能作用，引导和动员医务人员积极参加医院组织的各项公益活动。

（五）医院组织的社会公益活动，每年不得少于5项。

（六）医院开展社会公益活动情况要纳入年度工作，设立专项经费予以保障。

六、大型医用设备使用评估制度

（一）大型医用设备，是指使用技术复杂、资金投入量大、运行成本高、对医疗费用影响大且纳入《大型医疗设备配置与使用管理办法（试行）》目录管理的大型医疗器械。

（二）医疗管理部门指定专人负责大型医用设备数据整理,医学工程部门对大型医用设备使用及效益情况进行监控。

（三）财务、信息化部门每季度提供大型医用设备经济效益数据采集情况,如实填写所在科室大型医用设备工作量、月收入、材料消耗、维护费用、人员费用。

（四）医学工程部门每半年对大型医用设备结余（利润）率、同期对比、经济效益进行综合分析评价,经医学装备管理委员会审核后,上报医院领导审阅。

（五）使用科室根据反馈评估数据及时调整和改进工作,最大限度提高大型医用设备利用率。

（六）对评估认定使用率极低或闲置的大型医用设备,医院予以收回并调剂使用;或采取积极措施加以解决。

（七）对大型医用设备使用评估中弄虚作假的部门、科室和个人,一经查实,严肃处理。

七、医疗服务价格公示制度

（一）为切实加强医疗服务价格的管理,规范医疗价格行为,提高医疗服务透明度,维护患者利益,制定本制度。

（二）医院在门诊、住院大厅等显著位置设立触摸屏、公示栏、自动查询机等多种医疗服务公示查询方式,随时可以查询公示医疗服务项目编码、项目名称、计价单位、执行价格、收费依据以及常用药品和主要医用耗材价格、价格变动等。

（三）完善门急诊、住院费用清单和费用复核。住院收费部门主动为住院患者提供每天医疗费用清单,主要包括医疗服务、药品及医用耗材名称、单价、数量、金额等;患者出院时,科室护士长审核患者住院期间各项医疗服务费用,核实无误办理结账手续,同时提供总费用清单。门急诊患者可通过触摸屏查询医疗服务费用清单,包括收费名称、单价、数量、金额等。

（四）遇有常规收费医疗项目价格内容调整时,医院物价员和系统维护人员及时更新相关公示内容。

（五）医疗服务价格公布后,医院相关管理部门应认真听取患者及社会反映的有关医药价格意见,耐心详细解答,并及时回复当事人。

（六）在门诊各诊室及住院科室公布医疗服务价格监督电话,自觉接受社会监督。

（七）医院定期对收费科室进行监督检查,及时、如数退还查出的违规收入并向患者致歉,严格实行责任追究。对拒不执行价格公示或消极应付的临床科室给予批评教育乃至严肃处理。

八、舆情监测处置制度

（一）为进一步加强医院宣传和舆论引导工作,确保及时有效处置舆情信息,发挥传统媒体和网络新媒体的作用,合理引导社会舆论和群众预期,为医院建设发展营造良好舆论氛围和社会环境,结合医院实际,制定本制度。

（二）医院工作舆情是指报纸、电视、广播、网络等媒体报道或反映可能或已经引起公众普遍关注的相关医院信息。

（三）舆情监测工作由院长办公室统一负责管理,各部门、科室设立兼职舆情监测员负责本单位日常舆情监测。

（四）院长办公室负责协调建立舆情监测与应对网络,加强舆情监测与研判,积极回应社会关切,及时释疑解惑,争取群众理解支持,降低负面影响效应。

（五）舆情监测纳入医院总值班工作内容。值班人员采取关键词查询等方式浏览网络媒体,收集涉及医院敏感网络舆情信息。医务人员发现相关信息后,第一时间向总值班室报告。值班人员及时将有关情况报告医院领导,重要情况随时报告。

（六）院长办公室根据医院领导指示,按照主管科室处理的原则处置舆情。各主管科室提出具体处置意见报院长办公室,经医院领导或院长办公会研究后积极回复,释疑解惑,化解矛盾,消除影响,控制事态蔓延发展。普通类舆情3天内完成处置,紧急类舆情2小时内初步完成处置意见。必要时,成立专项处理小组,做好后续处置和跟进工作。

（七）对于影响较大的舆情,院长办公室将医院处理意见及时上报当地卫生健康行政部门。

（八）对于未按照本制度开展舆情监测处置,或未及时处置、处置不当、存在推诿扯皮,引起严重社会不良影响的部门、科室或个人,医院将严肃追责问责。

（周 山 罗卫东 张晓玉 朱光君）

第七章 患者服务

患者服务是对传统意义上医院服务新的提升与拓展,是进入新时代医院为满足就诊患者及其相关方各类需求,相应提供的功能性、人本性、经济性服务,包括医疗技术服务、人文起居服务、经济便捷服务等。患者服务涉及千家万户切身利益,强调治病救人,技术精益求精,同时倡导关怀呵护,服务无微不至。医疗技术服务作为患者服务的核心与精髓,贯穿于导医、挂号、就诊、住院、出院随访等各个环节。患者服务遵循"以人民健康为中心"的新理念,通过一系列规章制度和行为规范,建立健全现代化医院服务体系,满足患者诊疗需求,提高患者满意度、受益度,构建和谐医患关系。

患者服务需要制度为依托和保障。本章根据国家相关法律法规及现代医院管理评价标准,从预约诊疗、门急诊管理、住院转诊转科、患者权益等方面,梳理了非公立医院开展患者服务相关管理制度,可在实践中参照执行。非公立医院应根据自身定位和具体实际,健全完善个性化解决方案,最大限度满足患者需求和目标期望,推进患者服务各项工作持续改善。

第一节 预约诊疗服务

一、门诊预约挂号管理制度

(一)为进一步加强和改进门诊预约挂号,提高医疗服务质量,构建和谐医患关系,规范预约挂号服务,推进文明有序挂号就诊,根据国家有关法律法规和文件精神,结合医院实际,制定本制度。

(二)预约挂号工作由分管副院长负责,门诊部负责协调门诊预约挂号各项工作和管理监督,与相关部门和科室密切协作。

(三)预约挂号适用于初诊、复诊患者,采取现场预约、电话预约、网络预约、APP 预约等方式,通常需提前 1~7 天预约。

(四)预约挂号遵循"预约优先"原则,以预约挂号为主,当日挂号为辅。接待人员采集登记预约挂号人员相关信息和就诊需求,安排预约就诊。患者取消预约挂号须提前通知挂号室。

(五)预约挂号采取实名制,患者提供实名身份信息和有效证件,挂号室核实。

(六)导诊人员根据预约顺序优先安排患者就诊。

(七)门诊预约挂号患者就诊当日到导诊预约台通报本人信息和就诊需求,工作人员核对无误后指导就诊。如过时未到,通常视为预约失效。

(八)挂号室每天 17 时前将预约就诊患者需求整理汇总,通知相关科室安排预约号。

(九)各科室严格按要求安排出诊,不得随意停诊或调整出诊人员。遇有特殊情况,医师通常应提前 7 天请假,科室至少提前 1 天告知门诊部及预约挂号患者。替诊应为本专科同等资质人员。

（十）门诊部负责医院转诊,预约挂号工作人员做好相关衔接协调,确保双向转诊有效落实。

二、预约诊疗管理制度

（一）组织管理

1. 门诊部组织咨询导诊、护士站工作人员开展预约挂号咨询、患者就诊等服务,协调各科室开通预约诊疗服务,健全出诊医师管理制度措施,提高预约诊疗服务效果。

2. 医疗管理部门、财务部门或相关专职管理部门实施预约诊疗服务监督管理,完善预约诊疗制度流程,做好就诊卡办理发放、预约服务、收费等工作。

3. 医疗、医技科室定期录入上报预约诊疗医师出诊排班,及时做好停诊信息维护更新、替补门诊医师安排等工作。

4. 信息中心或相关专职管理部门负责预约诊疗信息系统平台构建与维护管理。

5. 品牌运营部门或相关专职管理部门加强预约诊疗对内对外宣传,提高医院知名度和影响力。

（二）预约管理

1. 预约条件 预约挂号与就诊卡(即一卡通)诊疗模式关联,采取实名制。患者预约就诊持与本人身份一致的医院就诊卡。已提前成功预约无卡患者,就诊当日持预约时所填有效证件办理医院就诊卡,激活预约信息。

2. 预约范围 包括专家门诊、专科门诊和普通门诊。预约诊疗适用于初诊、复诊、术后患者、慢性病患者、出院患者、中长期就诊患者等。

3. 预约方式 通过窗口、电话、网络、APP 等方式分时段预约。

4. 爽约管理 患者未按预约诊疗时间段排队就诊,预约就诊无效,视为爽约。就诊时段后 30 分钟未签到,就诊顺序延后。

（三）医师管理

各科室及医师应严格遵守出诊规定,不得随意停诊。因需停诊,停诊申请单由科主任签字批准后,至少提前 1 天提交门诊部,更改出诊信息并发布停诊通知。

（四）其他事项

医院预约诊疗严格按上级卫生健康行政部门规定收取费用,改进服务内容和方式,惠及就诊患者。

三、出院患者复诊预约管理制度

（一）本制度适用于出院复诊患者、慢性病患者。

（二）各病区负责对本病区出院复诊患者提供复诊预约服务,实行科主任负责制。

（三）出院患者复诊预约,对患者实名身份信息核实或复述,视病种、病情需要明确复诊周期。

（四）出院患者预约复诊后,接诊医师根据患者病情需要可直接通过医师工作站预约下次就诊时间,也可告知患者通过门诊自助设备、窗口、电话、网络、微信等公共平台预约。

（五）医护人员向医疗管理部门、财务部门、信息中心及相关专职管理部门提出出院患者复诊预约意见建议,改进和完善相关工作。

第二节 门急诊管理

一、首诊负责制度

（一）患者首先就诊科室为首诊科室，首位接诊医师为首诊医师，在一次就诊过程结束前或由其他医师接诊前，负责该患者全程诊疗管理。

（二）首诊医师须及时对患者进行必要检查，作出初步诊断处理，作好医疗记录，保障医疗行为可追溯。

（三）首诊医师对须紧急抢救的危重患者应先抢救，同时向上级医师汇报，并告知患者陪同亲属办理挂号和交费手续，不得以任何理由延误抢救时机。

（四）遇非本科疾病患者，首诊医师应先请示本科上级医师查看患者并同意后邀请相关科室会诊，或及时转至其他科室诊疗。

（五）两个科室医师会诊意见不一致，分别请示本科上级医师直至本科主任。双方仍不能达成一致意见，由首诊医师负责处理并上报医疗管理部门（节假日、夜间上报医疗总值班室）协调解决，不得推诿。

（六）复合伤或涉及多科室危重患者抢救，在未明确由哪一科室主管前，除首诊科室负责诊治外，所有相关科室协同执行危重患者抢救制度，不得推诿或擅自离开。各科室分别进行相应处理并记入病历。

（七）非本医疗机构诊疗科目范围内疾病，首诊医师应告知患者或其法定代理人，并建议患者前往相应医疗机构就诊。

（八）首诊医师抢救急危重症患者，病情稳定前不得转院，因医院病床、设备和技术条件所限，由副主任医师及以上专业技术任职资格医师或科室主任、副主任亲自查看病情，决定是否可以转院。对需要转院且病情允许转院患者，由首诊医师（必要时由医疗管理部门）联系院前急救指挥中心，并与院前急救人员交接患者病情记录、途中注意事项等事宜后进行转院。

（九）首诊医师对患者去向或转归登记备查。

（十）接诊、诊治、抢救患者或转院过程中未执行上述规定、推诿患者，追究首诊医师、当事人和科室责任。

二、门诊工作制度

（一）在院长、分管副院长领导下开展门诊各项工作。

（二）门诊工作由门诊部主任负责，各科室主任、护士长协助，可视情安排一位副主任医师或高年资主治医师协助领导开展本科室门诊工作。科室调换门诊工作人员，应提前与门诊部沟通协商。

（三）各职能部门、门诊部和各科室主任、护士长应经常深入门诊工作，督促检查门诊制度贯彻执行情况，提高和改进各科室门诊医疗、护理、预防、卫生、服务、管理等工作质量。

（四）门诊工作配备具有资质的医师、护士，对就诊患者认真检查、合理治疗。疑难及三次门诊不能确诊患者，及时请上级医师会诊。门诊患者诊疗病历、处方等医疗文书执行相应规范要求。不得开具虚假、与执业范围无关或与执业类别不相符的诊断治疗证明。

（五）门诊工作人员应准时开诊，热情待患，合理安排就诊流程，简化就诊手续，缩短候诊时间。危重患者及60岁以上老人优先就诊，一般患者按挂号顺序就诊。

（六）门诊工作人员开诊前5~10分钟到位，坚守岗位，热情服务，态度和蔼，礼貌待患，佩戴胸牌，仪容仪表规范。上班期间不接打与工作无关的电话，严禁闲聊、吸烟、吃东西、玩手机等行为。严禁酒后坐诊。

（七）门诊检验、放射、超声、心电图等各种检查，应准确、及时出具检查报告单。门诊一般及特殊检查报告时间应符合规定时限。

（八）对须取得患者书面同意方可进行的门诊手术、治疗、处置等医疗活动，按照有关规定履行签署《知情同意书》手续。

（九）门诊医师与本科室、住院部加强联系，根据患者病情和病床使用情况有计划地收治患者。

（十）做好分诊、检诊工作，严格消毒隔离、疫情报告。门诊保持清洁整齐，改善就医环境，开展健康宣教。

（十一）门诊医师科学用药，合理用药，合理检查，合理治疗，为患者采用安全、有效、经济诊疗方法，执行院间检查、检验结果互认，最大限度减轻患者负担。

（十二）实行首诊负责制度，对推诿患者或漏报、误报法定传染病，造成患者漏诊、误诊或公共卫生事件，引起医疗纠纷者，进行严肃处理。

（十三）对基层或外地转诊患者认真诊治，转回基层或原地时提出诊治意见。

（十四）挂号室未经门诊部许可不得限制挂号。各科主任随时根据就诊患者数量和峰谷及时调配门诊医师，所有患者就诊完毕后方可离开诊室。

（十五）门诊部应按时巡视各服务窗口，保证挂号、收费、输液、综合治疗等工作正常运转。

（十六）加强安全管理，严禁违规用电。每天下班前切断电源，关好门窗及自来水。

三、门诊导诊咨询服务管理制度

（一）为进一步改善服务环境，优化服务流程，提高服务质量，推进文明有序就诊，为患者提供更为方便快捷、热情周到的门诊导诊咨询服务，根据医院门诊工作制度，结合医院实际，制定本制度。

（二）门诊大厅显要位置设立导诊咨询台，标识规范、清楚、醒目，便于患者寻找，配套设施齐全。

（三）导诊咨询人员经培训考核合格后准入上岗，熟悉医院、门诊、科室布局，掌握挂号流程、医保、刷卡结算、医患沟通等相关知识技能，认真履行岗位职责、礼仪规范、举止端庄、文明用语，具备良好职业素养与服务能力。

（四）维护就诊秩序，根据预约号按序优先安排患者就诊，引导患者填写就诊信息和办理挂号、检查、取药等事宜，主动协助患者查询专家出诊、药价、医保费用等信息。

（五）实行首问负责制，耐心解答患者及陪同亲属各类咨询，做好引导、记录和反馈。

（六）开展人性化服务，向患者介绍就诊专科特色及就医须知，提供轮椅设备及陪同护送就诊等便民服务措施，主动引导帮助病情危重患者到急诊科就诊。

（七）接待患者投诉，认真听取和记录患者反映问题，及时协调反馈相关部门和科室受理，向门诊部及有关领导报告。

（八）密切观察门诊工作环境、患者就医秩序、公用设施使用等，遇有情况及时妥善处理并报告。

（九）持续推进医院就医流程信息化再造，提供智能化导诊、咨询等网络业务应用。

（十）鼓励和吸纳社工、志愿者参与门诊导诊咨询服务。

四、门诊突发事件应急处置制度

（一）医院根据门诊流量调配医疗保健资源，做好门诊和辅助科室协调配合，完善门诊突发事件预警机制和处理预案，提高快速反应能力。

（二）门诊工作人员遇有突发事件，第一时间上报门诊部、医疗管理部门和院总值班室，不得瞒报、缓报、漏报，医疗管理部门根据情况统一组织有关人员现场处置和救援。

（三）门诊每天安排突发事件应急备班人员，门诊工作人员随时做好参加抢救准备，确保各项抢救顺利展开。

（四）全院各科室备班人员通讯畅通，接到医院通知后立即在规定时间内赶到指定地点参加紧急救治，同时将患者收入专科病房。科室之间不得以任何理由拒收、推诿患者。

（五）备齐急救药品、设备、器材，指定专人负责，加强抢救设备日常维护和保养，相关急救医疗器械每周、药品每月检查一次，确保时刻处于备用状态。

（六）门诊部、急诊科和各临床、医技科室定期组织门诊突发事件应急处置培训演练，熟悉应急预案内容、响应方式和处置流程。

五、急诊工作制度

（一）急诊医师准入

1. 急诊医师应具有较高独立紧急诊疗急危重症患者能力，具有较高抢救水平与保障患者生命平稳综合诊疗能力。

2. 急诊医师应具有高度责任心，专业知识丰富，自觉遵守医院和科室规章制度。

3. 急诊科医师必须接受住院医师规范化培训及急诊专科培训，并考核合格。

4. 急诊科固定岗位医师应至少占全科所需医师总数60%。

5. 急诊科二线医师必须由在急诊部工作5年以上的高年资主治医师以上人员担任。

6. 轮转、进修、规培医师完成执业变更并由医疗管理部门批准后可单独值班，实习医师不得单独值急诊班。

（二）急诊科主任负责医院急诊业务和组织管理工作。

（三）急诊实行24小时连续应诊，当班人员坚守岗位，认真履职，严格交接班，执行急诊各项规章制度及技术操作规程。

（四）对急诊患者严密观察病情，详细准确做好各项记录，对疑难、急危重症患者立即请上级医师或有关科室急会诊；对不宜搬动急危重症患者就地组织抢救，待病情稳定后送住院，急诊医师向病房医师直接交代病情。对须立即进行手术患者，手术科室及时请麻醉科会诊并通知手术室施行手术。

（五）执行"首诊医院、首诊科室、首诊医师负责制"。对患有其他科疾病患者，首诊医师在其他医师未到前，负责病情观察、化验检查及应急治疗抢救。急诊患者原则上应就地诊治，先抢救、后补办手续，以免发生意外。

（六）各科室应根据急诊优先原则做好急诊患者诊疗工作，对急危重症患者优先收入病房救治。

（七）各科室主动配合抢救。危重抢救患者院内会诊医师 5 分钟内赶赴抢救现场，一般急诊患者院内会诊医师 10 分钟内赶赴现场。

（八）急诊科各类抢救设备、器械、药品齐全、有效，位置固定，专人管理。每天检查一次，及时补充、更新、维护和消毒。

（九）遇重大抢救立即报请医院领导、医疗管理部门现场组织指挥，充分调配人力、物力。凡涉及刑事纠纷患者，积极救治同时立即通知保卫部门。

（十）危重患者须转院、住院治疗，事先与有关科室和住院处联系，根据病情由经治医师决定是否陪送，防止途中发生意外。

（十一）急诊观察

1. 门诊部根据条件设急诊观察室或观察床。

2. 不符合住院条件或应收入院而一时无床住不上院、尚须观察患者，留观察室观察。留观患者建立急诊观察病历，制订诊疗计划。

3. 值班医师和护士严密观察患者病情变化，执行诊疗计划，按规定格式及时填写病历，随时记录病情及处理经过，认真做好交接班工作。

4. 急诊值班医师每班查房不少于 3 次，对危重患者随时观察处理，及时修订诊疗方案，以免贻误病情。

5. 急诊室值班护士随时巡视留观患者，按时进行诊疗护理并及时记录，反映情况。

（十二）急诊科建立抢救通道，制订临床抢救路径，保证急危重症患者及时准确实施抢救。

（十三）急诊重点管理事项包括：急、危重症患者的救治；刑事、纠纷事件伤者的救治；传染病诊疗、防疫及报告；中毒诊疗及报告等。

（十四）急诊医护人员遇斗殴致刀砍伤、枪伤或吸食毒品等可能涉及违法犯罪活动的可疑患者时，在积极做好患者救治工作的同时，及时向医院总值班室、医疗管理部门值班室和安全管理部门及当地公安机关报告。

（十五）遇有住院部无空床、无能力安置急诊患者、无法将患者安置到合适病区时，医疗管理部门应首先组织院内转科安置，如不具备条件应及时协调当地其他相关医疗机构，尽快安排转院，必要时报请上级卫生健康行政部门协调转院安置患者。

（十六）医疗管理、护理等部门每月定期检查督导急诊工作开展情况，针对问题分析原因，制订完善改进措施，确保急诊救治质量与安全。

六、急诊预检分诊制度

（一）急诊预检分诊工作应由具有护士资格证书和急诊临床工作经验的高年资护士担任，不得由实习护士或卫生员预检分诊。可请医师协助分诊。

（二）急诊护士须在 5 分钟内对患者进行处置，判断病情危重程度确定相应首诊科室，安排患者挂号或进入抢救室，及时通知有关医师尽快接诊。必要时，挂号、交款、取药等均可由医护人员或陪伴者代办。危重患者应先通知医师抢救，后补办手续。

（三）预检分诊护士应有较强的急诊意识和急救理论，掌握急诊就诊标准和分诊原则，协调各专科问题，礼貌待人，文明用语，耐心细致，维持良好的就诊环境，使工作秩序化、规范化、减少医疗隐患和纠纷，严防交叉感染。

（四）分诊护士接诊后，应对患者做以下必要的护理体检：采集生命体征（体温、脉搏、呼吸、血压、痛反应),观察神志精神状态,查看瞳孔变化、对光反应等,简单询问病史,初步判定病种后转到相应科(诊)室。如病情复杂,难以立即确定科别的,由分诊护士指定初诊科室处理。

(五)分诊护士应根据患者病情轻重缓急,决定患者就诊次序及就诊程序。一般将病情由重到轻分为四级。

1. 一级为致命性的疾病,如果得不到紧急救治,会导致生命危险。

2. 二级为病情危重,有潜在危及生命的可能。

3. 三级为紧急但病情稳定,即急性症状不能缓解的患者。

4. 四级为病情相对稳定的,多为慢性疾病急性发作患者。

其中一级和二级患者应先进抢救室,先抢救后挂号;三级患者应先挂号后入留观室,四级患者作一般急诊处理。

(六)对须进入抢救室患者,详细组织交接。

(七)符合绿色通道的患者,应立即按急诊绿色通道管理制度执行。

(八)对无急诊值班的专科要呼叫专科医生会诊。

(九)对不符合急诊条件的患者要妥善处理,做好解释工作,不能轻率从事,以免延误病情。

(十)做好各项患者信息登记工作,如患者姓名、性别、年龄、工作单位、接诊时间、初步诊断、去向等。无陪护的患者应及时与家人或单位取得联系。

(十一)遇大批伤患者或突发公共卫生事件时,应立即报告科主任、医疗管理部门或总值班室,同时通知相关部门协同抢救。遇涉及法律等问题应向公安部门报告。

(十二)对患有或疑患呼吸道、肠道等传染病的患者,均应到发热及肠道门诊就诊,同时对分诊处采取消毒措施。经排除传染病后再进行二次分诊。

七、急诊留观患者管理制度

(一)急诊留观患者收治范围:符合住院条件,但因无病床暂不能收住院患者;病情不稳定,离院存在风险患者;诊断尚不明确,须边治疗边检查患者;特殊治疗后须观察病情患者;其他特殊情况。

(二)收入观察室患者由经治医师填写留观病历,下达医嘱。

(三)患者收住科室后医师每天查房 1 次,病情加重随时巡视,修订诊疗计划,翔实记录病情,告知患者和陪护亲属。

(四)急诊值班护士随时巡视患者,按时进行诊疗护理,发现患者病情变化及时向经治医师和值班医师报告。

(五)急诊值班医护人员对留观患者认真执行交接班。

(六)急诊留观通常不超过 72 小时,须住院患者应及时收入院。留观超过 48 小时,急诊科上报医院医疗管理部门协调收入院。

(七)急诊留观超过 72 小时,病程记录原因及措施。对须住院患者,急诊科主动与相关科室联系,必要时上报医院医疗管理部门协调解决;因患者自身原因超期滞留,急诊科告知有关规定,劝其尽早离开。

(八)留观患者离开观察室时病程记录去向,告知离院风险、注意事项,患者签字确认后带走相关门急诊病历资料。

八、急诊绿色通道管理制度

（一）院前急救是指专业急救机构在急危重症患者到达医院前所实施的现场抢救和途中监护的医疗活动。院内急诊绿色通道是指为挽救急危重症患者的生命，在急诊科设立急危重症患者生命绿色通道，在抢救过程中为患者提供快速、有序、安全、有效的诊疗服务。

（二）严格落实首诊负责制，与上级或下级、合作医疗机构建立急诊、急救转接服务制度，完善院前急救与院内急诊绿色通道有效衔接工作流程，急诊与住院畅通医疗服务连贯流程。急诊医师、护士与"120"急救人员、科室病区严格交接，规范患者转接及工作记录，加强多部门、多科室协调沟通。

（三）急诊服务布局科学合理，设备设施和急救药品配备齐全，挂号、检验、药房、收费等窗口抢救患者优先。

（四）设立急诊服务单独区域，标识醒目，救护车可驶入。医疗区和支持区布局合理并紧邻。急诊科有急诊重症监护室、急诊手术室，满足急诊危重患者抢救需要。

（五）严格执行急诊绿色通道病情分级和危急重症优先诊治的规定，保证急诊手术流程畅通。

（六）加强急诊检诊、分诊工作。急危重症患者救治及时、优先处置，落实急会诊制度，先抢救后付费，确保医疗服务连贯。非急危重症患者分流有效。

（七）实施急诊分区分级分类救治，建立和优化致命性创伤、急性脑卒中、急性心功能衰竭、急性心肌梗死等重点病种及急危重老年患者急诊服务流程与规范，医疗管理部门统一调配救治力量，急诊科与相关科室密切配合衔接，共同参与紧急救治。

（八）确定患者进入急诊绿色通道后，接诊医师及时报告科室主任、医疗管理部门，节假日报告院总值班室，协调上级医疗管理部门组织和协调抢救。

（九）落实应急救助，对于需要紧急救治但无法查明身份或身份明确缴费困难患者，急诊科及相关科室及时救治，严禁拒绝、推诿或拖延救治。

（十）医院定期组织重大突发事件医疗抢救演练。遇有重大突发事件医疗抢救，由分管副院长负责指挥协调，有关职能部门和科室职责明确，密切协调，认真履职，形成合力。重大突发事件医疗抢救有记录。

（十一）医院定期组织全员急救技术操作规程培训，实行考核合格准入上岗。

（十二）医疗管理部门定期检查督导急诊绿色通道实施情况，组织分析评价，制订改进措施，及时发现解决问题，推动急诊抢救工作持续改进。

九、感染性疾病（传染病）门诊工作制度

（一）功能设置

感染性疾病（传染病）门诊设立发热门诊和肠道门诊，在医院独立区域设置，由门诊部负责管理。感染性疾病（传染病）门诊设置诊室和单间隔离病房。

（二）职能任务

1. 发热门诊负责对门、急诊各分诊点检出呼吸道疾病发热患者或不明原因发热患者进行传染病常规排查。对腋温 ≥ 37.3℃和／或胸片有可疑情形（肺部阴影或可疑炎症）拟住院患者进行传染病排查。对留观医学观察病例进行观察治疗。

2. 肠道门诊负责对门、急诊各分诊点检出急性腹泻患者进行传染病常规排查。对留观医学观察病例进行观察治疗。

（三）诊疗规范

1. 感染性疾病（传染病）门诊实行 24 小时值班，接诊医师为就诊患者建立门诊病历。

2. 严格执行首诊负责制度。接诊医师详细询问记录就诊患者现病史、传染病史、疫区旅居史等，进行体格检查，为患者申请必要检验和检查项目。

3. 根据初步诊断，排除传染病患者由感染性疾病（传染病）门诊医师予以对症处理，或在患者病历（或住院首页）上加盖"暂不考虑传染病"印章后按常规医疗流程继续就诊。

4. 如遇疑似传染病患者，报告二线和三线医师复检，确诊后实施分类处理；如仍不能明确诊断，报告并申请医疗管理部门组织专家会诊，制订转院或留观治疗方案。

5. 做好传染病患者登记，接诊医师填写传染病报告卡并按规定时限上报。首诊医师负责传染病患者随访并记录。

（四）隔离防护

1. 感染性疾病（传染病）门诊应当严格区分清洁区、半污染区、污染区和医务人员通道、患者通道，设立明显标识，进入发热门诊人员佩戴口罩。

2. 工作人员按照传染病疫情分级着装。

3. 感染性疾病（传染病）门诊检验、检查单加盖"发热门诊"或"肠道门诊"印章，辅检科室检查、检验做好防护。

4. 疑似甲类和按甲类管理的乙类传染病患者，就地单间隔离病房留观，做好标识、消毒和人员防护。

5. 严格手卫生。传染病患者诊室或隔离病房按规范终末消毒。

第三节　住院、转诊、转科服务管理

一、门、急诊入院收治制度

（一）基本要求

1. 住院处、门急诊收费处或相关专职管理部门、接诊科室及医院总值班室通力合作，保证具备住院指征患者及时入院诊疗。

2. 主治医师以上人员具有收治专科范围患者资格，填写病案首页或患者基本情况登记页，写明入院门诊初步诊断，向患者及陪同亲属做好以下解释工作：

（1）根据患者病情需要住院情况。

（2）初步治疗计划。

（3）初步治疗预期结果。

（4）初步估计住院费用。

（5）其他有助于患者及陪同亲属作出住院决定的信息。

3. 对老年人、残疾人、语言交流和听说功能受损者等入院诊治过程中存在某些困难患者，给予一定帮助。

4. 患者入院前交纳预交款，病情不稳定急须抢救患者实施抢救措施。

5. 医院首先保证急诊、手术预约患者入院。

（二）入院登记

1. 患者经本院医师检查后签发住院证方可办理入院手续。

2. 住院处或相关专职管理部门根据医师意见、患者病情、床位情况决定当日入院或登记床位住院。病情较重或外地患者酌情予以照顾,尽量设法收容。恶性肿瘤患者尽早收容。

3. 对登记等候床位的住院患者详细登记姓名、住址、电话号码、工作单位等,告知候床须知事项。

4. 危重患者经抢救病情稳定后,提前通知相关科室值班护士作好准备,医护人员护送患者入院。入院手续由患者陪同亲属或医护人员补办。

5. 病情较重、身体虚弱患者,由医护人员或患者陪同亲属代办住院手续。

6. 等候床位时间超过1个月患者,由相关科室医师重新检查确定患者是否需要住院,再办理入院手续。

7. 住院处或相关专职管理部门与科室住院总医师、护士长保持密切联系,了解床位使用情况,合理安排患者入院。

8. 患者办理入院手续,住院处工作人员热情接待,仔细核对入院证件及资料,通知科室护士站接收患者。

9. 住院系统登记录入、病案首页信息录入、入院日报详细准确,按需要逐项目填写,严禁错报、漏报、误报。

10. 住院患者自备洗漱用品,预交充足住院押金,办理膳食手续。

11. 患者财产和贵重物品由其陪同亲属带回或妥善保管。

12. 患者入住临床科室后,将住院证及填好的病案首页、门诊病案等交护士站。

（三）平诊患者入院

1. 门诊医师在初步评估患者基础上,根据医院条件和服务能力,对确须住院治疗患者开具住院证（病案首页或患者基本情况登记页）。

2. 患者凭住院证到住院处或相关专职管理部门办理入院手续,预留充足住院押金,住院处通知相关科室收治患者,医院无空床时办理预约登记手续。

3. 办理入院手续提供患者本人真实身份证或有效证件、有效联系电话、有效联系地址等信息,住院处或相关专职管理部门准确录入,建立住院病案档案。

4. 住院处或相关专职管理部门、收治科室护送行动不便或病情较重患者入院。

5. 相关科室护士站热情接待入院患者,组织健康评估,告知入院规定和生活环境,合理安排作息,通知患者经治医师。

（四）急诊患者入院

1. 急诊医师与专科医师会诊协商后,根据病情需要决定患者入院。

2. 患者或其陪同亲属办理床位登记、入院登记和住院押金手续。无亲属陪同且本人行动不便患者由急诊科护士电话通知住院处先办理床位和入院手续,登记基本信息,做好补办手续记录。

3. 因医疗保险付费等问题影响立即急诊入院,患者或其陪同亲属拒绝入院,由患方在门诊病历记录上签字,或由医师说明原因并由患者或其陪同亲属签字。

4. 小型创伤经急诊处理病情稳定、无入院指征患者,可不办理急诊入院,必要时收入急诊观察室留观。

5. 患者紧急情况下立即住院,急诊护士通知相关科室护士站做好患者紧急接收准备。通知内容包括:患者姓名、性别、年龄,大约到科室时间,患者诊断及病情,需要准备物品及设备等。

6. 急诊患者病情需要时,由专科医师、急诊护士、住院或相关专职管理部门工作人员陪同护送至收治科室。

7. 值班医师收治急诊患者入院归属

（1）内、外科系统疾病诊断明确,确须入院治疗,急诊科首诊医师根据患者病情确定收治科室并收入院。

（2）专科疾病患者由急诊分诊台通知相关科室收治,专科出诊医师10分钟内接诊。

（3）诊断不明确患者由急诊二线医师到场指导,必要时申请多科会诊,确定收治科室并接收入院。

（4）病情复杂、涉及多系统疾病患者,以本次就诊主要疾患为依据确定收治科室。急诊首诊医师无法确定收治科室,急诊二线医师到场指导,必要时申请多科会诊,确定收治科室并接收入院。

8. 收治科室不得拒收患者,如确无床位须做好登记,患者留观后72小时内主动安排收治。病情较重须立即入院患者,由医疗管理部门协调床位与收治事宜。

二、住院患者出院、转院制度

（一）出院

1. 患者出院由主治医师以上人员根据患者病情和治疗情况决定。

2. 经治医师下达出院医嘱,出院当日填写出院证,由患方办理出院手续。

3. 患者出院前经治医师告知出院后注意事项,征求患方对医疗、护理等各方面工作意见建议。

4. 病情不宜出院而患方要求出院,各级医师积极劝阻,讲清原因和存在风险。说服无效应报告上级医师和科主任,由患方履行书面知情同意手续。

5. 对应出院而不出院患者,耐心做好患方工作,通知患者工作单位或户籍管理单位协助解决,必要时依法强制处理。

6. 患者出院时交清公物,收治科室对患者使用物品及时清理、换洗消毒。

（二）转院

1. 转院标准

（1）限于医院技术、收治范围、设备条件或患特殊疾病、诊治困难或不宜在医院继续治疗患者,经科室讨论并报科主任批准后方可转院。

（2）传染病、精神病等专科疾病患者,医院按规定转往专科医院治疗。

（3）患方要求转院,经治医师须全面权衡,向上级医师及科室主任报告,在病历中及时准确记载,请患方签字同意后,按自动出院处理。

2. 转院程序

（1）决定转院后,转出科室经治医师与患方谈话告知注意事项,取得书面同意。

（2）转出科室住院医师在患者转出前填写"出院记录"交给患方,随同带到转入医院。

（3）患者转院办理相关出院手续。如转入医院须提供患者病案、检查资料等,办理相关复印手续。

（4）如患者转院途中可能加重病情或死亡，暂留本院处理，待病情稳定或危险期过后再行转院。若患方要求转院，经治医师明确告知途中可能发生情况并须承担一切后果，患方签字同意后再行转院。

三、住院患者转科制度

（一）转科标准

1. 患者住院后诊断明确不属于本科室诊治范围，或治疗方案需要转入其他科室。
2. 患者住院后出现他科病情或确诊为他科疾病。
3. 患者他科疾病较本科疾病更为紧急。
4. 患者或其陪同亲属坚持要求转入其他科室。

（二）转科程序

1. 患者在收治科室经治医师安排下详细检查，综合所有检查化验结果进行分析，遵循转科标准对患者现况做出转科判断。

2. 确认患者主要疾病属于拟转入科室诊治范围，当前科室无法提供必需治疗措施，经转入科室医师会诊后同意接收，并落实好床位。拟转入科室不得推诿。

3. 转出科室经治医师向患者或其陪同亲属告知转科理由、注意事项及存在风险，取得患方书面同意。患者病情危重不能立即转运，做好解释工作。如患方坚持要求立即转科，并愿意承担一切后果，向上级医师和科主任报告并记入病历，请患方签字后方可转出。拟转入科室会诊医师谈话告知患方，简要介绍科室情况和治疗方案。

4. 转出科室经治医师完成"转科记录"，下达转科医嘱，上级医师签名确认，病区护士核对医嘱及病历资料、结清账目、执行转科医嘱，联系转入科室准备收治患者。

5. 转出科室经治医师会同会诊医师组织患者病情和转运途中风险评估，制订风险防范措施和应急预案，携带必要抢救设备和药物。

6. 转出科室病区住院医师护士携带病历资料，护送患者到转入科室病房，当面与转入科室管床医师或值班医师、管床护士交接，填写转科交接记录单及转诊登记本，危重患者填写危重患者交接单。

7. 转入科室值班医师按新入院患者进行检诊、处置，详细询问病史、检查患者，制订诊断治疗计划并完成"转入记录"。

8. 患者患两种以上不同疾病，原有疾病尚未痊愈必须转入他科治疗时，转出科室详尽说明原有疾病治疗意见并进行必要随访。

9. 感染科收治患者转科尽量在传染期过后转出。其他科发现患者有传染病须立即隔离诊治，感染科会诊确定后转入感染科治疗。

四、患者转运制度

（一）一般患者转运

1. 经治医师评估确定转运方式。
2. 患者如能行走或用轮椅转运，由其陪护亲属负责；患者用平车或病床转运，由经治医师指定 2 名工作人员实施。
3. 患者责任护士以外工作人员转运患者前，须提前通知责任护士。
4. 患者病情需要护士陪同转运，由经治医师下达医嘱。

5. 患者去其他科室检查,检查科室在检查过程中和护送人员到来前负责该患者的安全。

6. 院外转运须患者或其陪护亲属知情同意,经治医师下达医嘱。

(二)危急重症患者转运

1. 转运评估

(1)危急重症患者给予积极抢救,实施复苏等综合治疗,病情相对稳定方可转运。

(2)转运前经治医师全面评估患者病情,分析并发症,确定转运设备及抢救药品。

(3)危重患者及存在危及生命风险患者,经治医师向患者或陪护亲属说明检查治疗必要性及转运风险,征得理解同意,双方签订知情同意书。

2. 转运协调 转运前协调相关部门,预留途经电梯。告知接收科室患者姓名、性别、诊断、特殊准备物品。辅助检查告知患者或陪护亲属提前预约。

3. 转运准备

(1)做好患者和陪护亲属解释工作,交代转运途中各种可能情况,急诊护士评估患者焦虑疼痛程度,酌情应用镇静药物。

(2)根据患者病情准备转运工具和急救药品。急救转运采用轻便灵活、清洁舒适多功能摇床。转运人员熟悉转运治疗护理措施,核对转运药品、物品,掌握患者身体心理状况。

(3)昏迷患者确保气道通畅,携带口咽通气管、人工呼吸气囊、气管插管用物及抢救盒。

(4)气管插管或气管切开患者检查人工气道固定,必要时加固原有固定防止滑脱。

(5)严重脑外伤患者吸净痰液,控制烦躁,体位得当,妥善约束加护栏防止意外摔伤。

(6)休克患者建立2组以上静脉通道,以静脉留置针为宜。各引流管、胃管、胸管等不得夹闭,妥善固定,防止脱出。记录转运前和转运过程中的生命体征。

4. 转运人员 根据患者病情危重程度协调组织医护人员,经治医师及护士共同负责转运。

5. 转运交接 护送人员将患者转运至接收科室,双方共同安置患者,床边交接详尽,接收科室确认交接内容无误并记录,双方医护人员签全名完成交接。

6. 注意事项

(1)转运途中与患者加强沟通,监测记录生命体征、血氧饱和度、意识、瞳孔状态、呼吸频率与呼吸形态、抢救和治疗经过等。

(2)保持各管道固定通畅,采用便携式氧气瓶给氧,防止扭曲、折叠、脱落。

(3)转运途中药品充足,急救药物携带齐全。

(4)医护人员守护在患者上身靠近头端位置,观察患者面色、瞳孔、呼吸变化等。途中治疗护理措施安全有效,发现病情恶化和意外立即处理,及时联系呼救。

(三)手术患者转运

1. 手术室巡回护士接送患者,检查转运车性能是否完好防止意外,搬运动作轻巧规范防止坠床,途中观察病情保证安全。病情危重、情绪烦躁等患者由手术医师护送入室。

2. 患者正确置于转运车,架好两侧护栏,患者肢体不可露出车外,妥善固定各种引流管,途中匀速推车,严密观察病情、输液及引流管是否通畅等情况。

3. 接送患者严格执行有效查对,巡回护士、科室病区护士共同核对手术名称、手术部位标识,确认患者身份,检查患者皮肤准备、术前医嘱执行情况,衣裤清洁,嘱排便后,携带病历、影像资料等,随车推入手术室。患者首饰、手表等贵重物品不得带入手术室。

4. 患者送入指定手术间,安全转移至手术床,注意病情变化,严防坠落,再次查对患者身份、手术方式、手术部位。

5. 手术室护士热情接待患者,给予安慰鼓励,减轻恐惧心理。

6. 患者术后由麻醉医师、巡回护士、手术医师共同送回病房。途中注意患者病情变化,保持输液通畅。手术医师携带病历通知科室值班医师护士。交接双方共同将患者安全转至病床,安置管道,严防坠床和管道滑脱。

7. 手术室和接收科室在患者床边交接,内容包括麻醉方式、手术名称、患者术中情况及麻醉后注意事项,静脉通路、各种引流管放置及伤口包扎情况,输液、输血及用药情况,病历、X 线片、CT 等物品,皮肤情况等。严格交接记录并签全名。

五、出院患者随访制度

(一)为加强出院患者随访规范化管理,跟踪出院患者预后、转归、远期疗效及新技术临床应用效果,收集意见建议,倡导和推行院前、院中、院后一体化医疗服务模式,及时总结经验、改进不足,提高医疗服务质量,制定本制度。

(二)医院所有出院患者纳入随访管理。

(三)患者出院后1周内,医院客服中心或相关专职管理部门采取电话、网络、信函、入户等方式随访,收集患者对在院期间各项服务的满意度,包括总体评价、医德医风、医疗技术、服务态度、康复情况、病房环境、伙食质量、治疗效果、护理技术操作、辅诊人员态度等。

(四)出院科室随访由科室经治医师通过随访系统对分管患者进行随访,必要时进行入户随访。随访时间根据患者病情和治疗需要而定,通常在患者出院后1周内随访。须长期治疗慢性病患者或疾病恢复较慢患者适当增加随访次数。科主任、护士长视情参加随访,定期检查本科室出院患者随访执行情况。

(五)出院科室随访内容。了解患者出院后治疗效果、病情变化和恢复情况,患者用药、康复、预约复诊、病情变化后处置意见等专业技术性指导,开展患者健康教育相关内容告知和宣讲。

(六)客服中心或相关专职管理部门每月将随访意见汇总上报分管副院长、医疗管理部门和门诊部,反馈各科室。

(七)医疗管理部门、护理部及相关专职管理部门对出院患者随访情况定期督查,医院定期通报讲评,并与科室和医务人员目标考评挂钩。

第四节 患者权益

一、患者权利与义务

(一)为建立和谐医患关系,保障医疗安全和医患双方合法权益,维护医院正常秩序,根据有关法律法规和政策文件精神,结合医院实际,制定本制度。

(二)来院就诊患者无论其性别、经济状况、教育程度、民族、宗教、婚姻状况等,享有平等权利和义务,医院不得歧视和区别对待任何患者。

(三)患者权利

1. 得到周到、舒适和优质医疗、护理服务。

2. 得到科室主任、经治医师、责任护士和其他相关医务人员有关信息。

3. 得到有关诊断、病情、诊疗措施、手术过程、医疗风险、临床试验及疾病预后等方面相关信息，必要时指定一位代理人作为上述内容被告知者。

4. 根据实际情况参与制订和实施治疗计划，参与治疗过程中伦理道德问题讨论。

5. 在法律法规允许范围内，选择拒绝治疗或自动出院，但无权要求不恰当或目前尚不可及的治疗或服务。

6. 同意或拒绝与治疗相关实验性临床医疗。

7. 要求医院在服务范围内对患者合理服务需求做出适当说明和反馈。

8. 要求个人隐私得到尊重。医院在进行病例讨论、会诊、检查和治疗时满足患者合理隐私需求。与患者治疗无直接关系者，取得患者同意方可在场。

9. 要求对个人及与治疗有关内容及记录等信息保密，与治疗无关人员使用病历前须医院医疗管理部门同意。

10. 接受治疗场所安全，受到礼貌对待，并有权得到保护。

11. 得到出院后注意事项信息。

12. 按规定复印住院病历。

13. 在符合医院探视规定前提下指定来访者。

14. 要求知晓医院服务内容和有关规定。

15. 无论付费方式如何，患者均可以要求核对其账单，得到合理解释。

16. 享有投诉举报权利，要求医院接待受理，告知已采取措施及处理结果。

（四）患者义务

1. 遵守法律法规和医院规章制度，不得侵犯医院员工和其他患者权利。

2. 配合经治医师、责任护士及其他相关医务人员治疗护理方案和指导，拒绝治疗或不遵从指导时承担相应责任。

3. 如实提供与疾病及诊疗相关信息，不得故意隐瞒事实或提供背离事实信息。

4. 了解自身疾病、治疗、预后及出院后注意事项。

5. 配合医院教学工作。

6. 如存在语言障碍告知工作人员以取得帮助。

7. 爱护医院公共设施和仪器设备。

8. 履行付费义务，按医院有关规定交费。

（五）监督管理

1. 医院告知患方电话、网址、意见箱等投诉方式，患方认为权益受到侵害时有权投诉。

2. 医务人员发现患者不遵守义务时向科室和医疗管理部门报告，科室和医疗管理部门组织相关人员处理。

3. 医院采取多种形式组织医务人员和患者宣传培训，确保医患双方明晰患者权利与义务。

二、医患沟通制度

（一）为进一步培育和形成尊重医学科学、尊重医务人员、尊重患者的良好风气，增进医患沟通，保障医患双方合法权益，构建健康和谐医患关系，结合医院实际，制定本制度。

（二）推动医院文化建设。以多种形式开展健康教育和风险沟通，发挥医院文化对构建和谐医患关系引导作用。加强医务人员人文教育和培训,提高对医患沟通和人文关怀重要性认识,提高沟通能力和服务意识,及时了解患者心理需求和变化,做好宣教、解释和沟通。畅通投诉渠道,普及健康知识,引导群众理性对待医学局限性和医疗风险。

(三)医院各部门和科室结合职能分工,向患者及陪护亲属介绍疾病诊断情况、主要治疗手段、重要检查目的及结果、病情转归及预后、某些治疗可能引起的严重后果、药物不良反应、手术方式、手术并发症及防范措施、医药费用、后勤服务等内容,听取患者及陪护亲属意见建议,解答相关问题。

(四)贯彻原国家卫生计生委、国家中医药管理局《进一步改善医疗服务行动计划(2018—2020年)》精神,充分发挥社工在医患沟通中的桥梁纽带作用。探索设立医务社工部门,配备专兼职医务社工,开通患者服务呼叫中心,协助开展医患沟通,提供诊疗、生活、法务、援助等患者支持服务,增强心理疏导和人文关怀相关服务,统筹协调解决患者相关需求。推行志愿者服务,鼓励医务人员、医学生、社会爱心人士等经过培训后为患者提供志愿者服务。

(五)区分患者类型加强医患沟通

1. 普通疾病患者由经治医师在床旁查房时将病情、预后、治疗方案等与患者和其陪护亲属详细沟通,护士在患者入院12小时内介绍医院及科室概况、住院须知,安慰患者卧床休息,沟通内容记入护理记录。

2. 患者住院期间,经治医师和责任护士对疾病诊断、主要治疗手段、重要检查目的及结果、某些治疗可能引起严重后果、药物不良反应、手术方式、手术并发症及防范措施、费用等内容进行经常性沟通,记入病程和护理记录。

3. 带有共性的常见病、多发病、季节性疾病等,由科主任、护士长、经治医师、护士等召集病区患者及陪护亲属,集中对疾病发生、发展、疗程、预后、预防及诊治过程中可能出现的情况等进行沟通,至少每月1次并做好记录。

4. 科室医护人员与出院患者沟通,记入出院访视记录。

(六)注意事项

1. 医患沟通过程中,避免强求对方接受事实,避免刺激对方情绪,避免使用对方不易听懂的专业词汇,避免改变和压抑对方情绪,适时舒缓。

2. 对丧失语言能力或接受某些特殊检查治疗患者可采用书面沟通。

3. 下级医师对某种疾病解释不肯定时,请示上级医师后再沟通。

4. 诊断不明或疾病恶化时,医护人员充分讨论达成一致,上级医师负责与患方沟通解释。

(七)加强管理监督。将医患沟通纳入医院质量管理体系,医疗管理部门、护理部及其他相关专职管理部门每月抽查1次,随时组织抽查,准确掌握情况,收集意见建议,定期通报讲评,健全完善相关制度措施,并与绩效考评挂钩。

三、医务人员告知与患方知情同意制度

(一)医院及全体医务人员开展诊疗活动,遵循患者知情同意原则,履行对患方告知义务,尊重患者自主选择权和隐私权,并对患者隐私保密。

(二)医务人员告知患方主要内容

1. 医院基本情况,主要医务人员职称、学术专长,重点专病等。

2. 医院规章制度中与患者诊疗工作相关内容。

3. 诊断手段和措施准确性,有无副作用,检查结果对诊断必要性、作用等。

4. 治疗仪器和药品等的疗效、副作用等问题。

5. 手术成功率、目的、方法、预期效果、手术过程中患者可能要承受的不适,手术中可能预料到的后果、潜在危险等。

6. 患者病情,即疾病名称、可能病因、病情发展情况、须采取治疗措施以及相应后果等。

7. 患者所患疾病治疗措施,即可能采取各种治疗措施内容、通常能够达到的效果、可能出现的风险等。

8. 预计需要支付费用。

9. 医疗纠纷解决程序。

(三)患方知情同意内容与程序

1. 对患者实施须履行书面知情同意手续诊疗项目,经治医师首先询问患者和其近亲属,全面如实向患者告知拟实施诊疗项目风险,患者本人是否具备足够心理承受能力和理解能力;如患者表示能够本人履行知情同意权,则由患者亲自与医院履行知情同意手续;如患者表示因心理承受能力、理解能力等因素,不能本人履行知情同意权,则请患者委托代理人代为履行知情同意手续。患者表达本人意愿情况,在病程记录中如实记录。对恶性肿瘤患者,医师可直接建议患者委托代理人代为履行知情同意手续。

2. 委托代理人应按照患者配偶、父母、成年子女、其他近亲属的先后顺序进行。无直系或近亲属患者,可由其所属单位、街道办事处、乡镇或村(居)民委员会指定人员担任。

3. 患者具有完全民事行为能力,在不违反保护性医疗制度前提下,应直接告知本人;必须履行书面签字手续的,由本人签字。

4. 患者虽具有完全民事行为能力,但如实告知病情、医疗措施、医疗风险后可能造成患者不安,进而影响医务人员开展诊疗工作的,由患者委托代理人代为行使知情同意权。

5. 患者虽具有完全民事行为能力,但不能理解诊疗内容和程序、不能权衡利弊得失、不能对所有诊疗方案作出评价、不能根据自己的知识和能力作出决定、不能理解自己所决定的行为将产生后果的,由委托代理人代为行使知情同意权。

6. 不能完全行使民事行为能力的昏迷、精神病发作期、痴呆、未成年人、残疾人等患者,由符合相关法律规定的人员代为行使知情同意权。

7. 患者委托代理人时,由患者本人和拟委托代理人共同签署《授权委托代理书》,被委托代理人应向医院提交个人身份证、证明与患者关系的户籍资料等有关材料。

8. 医务人员实施履行书面知情同意的诊疗项目前,亲自向患者或其监护人、委托代理人告知病情、医疗措施、医疗风险,征得同意后履行知情同意签字手续,不得安排他人替代。

9. 急诊、危重患者拟实施抢救性诊疗项目时,在无法与其监护人、委托代理人取得联系或其监护人、委托代理人短时间内不能来院履行知情同意手续且病情又不允许等待的,经治医师及时提出处置方案,经科主任签署意见,报医疗管理部门或分管院领导批准后即可实施。

10. 急诊、危重患者正在实施抢救性治疗措施,其监护人、委托代理人要求终止治疗,经治医师应立即报告科主任,由患者所在科室科主任充分向其监护人、委托代理人告知终止治疗可能带来的不良后果,明确告知医院将不承担一切责任,并用专用病案纸另纸书写,经治医师、科主任和患者监护人、委托代理人签名,即时存入病历档案。

11. 靠气管插管、呼吸机辅助呼吸等人工辅助器械维持生命的患者,如其监护人、委托代理人不要求出院,只要求停止使用人工辅助器械继续留院治疗,患者所在科室应婉言拒绝。患者监护人、委托代理人要求出院的,由所在科室主治医师以上人员按规定办理相关手续。

12. 手术中临时改变手术方案,重新办理手术知情同意签字手续;临时决定实施手术中冷冻切片快速病理检查,办理知情同意手续。

(四)督查奖惩

1. 医疗管理部门把医务人员告知与患方知情同意纳入科室医疗质量管理和医务人员绩效考评,加大检查监督力度,定期组织检查讲评,及时发现和解决问题。

2. 医院各级各类工作人员出现下列情形之一,医疗管理部门和科室责令改正,视情予以处罚;情节严重的,依法依规严肃问责。

(1)未按要求向患方介绍医院规章制度、诊疗要求,致使患方对相关内容缺乏了解影响诊疗工作。

(2)未按要求向患方介绍诊疗措施,致使患方对诊疗工作不配合或对发生的副作用、并发症等不理解引发医疗纠纷。

(3)未按要求履行书面知情同意手续或造成医院在医疗纠纷处理中举证困难,被法院判决败诉或确定为医疗事故的。

四、患者隐私保护制度

(一)医院全体工作人员要尊重患者生命价值和人格尊严,强化患者隐私保护意识和能力,在问诊、检查、治疗、护理、保障等过程中充分尊重和保护患者隐私,主动询问患者隐私期望和需求,采取必要措施保护患者隐私。

(二)工作人员不得在公共场所谈论患者基本资料、病情与诊疗信息、费用信息等相关内容,不得泄露和不当使用,严禁以此对患者进行威胁。

(三)加强患者隐私保护,在关键区域和关键部门完善私密性保护设施。对门诊患者检查治疗,尽量用屏风遮蔽或到治疗室处置。对住院患者诊疗操作涉及隐私保护,操作前无关人员先行离开,操作时拉上床边护帘,必要时到治疗室操作。紧急情况下病房内加床,配置整套床单位物品和保护患者隐私设施。

(四)保守医疗秘密。医务人员履行告知义务时,保护患者提供的个人隐私。因医疗、教学、科研需要进行现场示教,须取得患者同意,不得泄露患者隐私。不得在患者面前进行病历分析讨论,避免恶性刺激。未经患者许可授权,不得借工作之便私自查看、复制患者病历等医疗资料。为单位和机构集体体检涉及个人隐私相关资料采取一人一袋形式封存,直接交予本人,体检总表交予单位和机构分管领导。

(五)保护女性患者隐私。男性医师为女性患者实施体格检查,必要时由护士或其家属陪同检查。男性医师对女性患者隐私部位进行检查,须女性医务人员在场。为女性患者实施人流手术、妇科检查等治疗,如未事先征得患者同意,严禁实习、见习、进修医师在场。

(六)强化患者信息隐私保护。完善电子病历、电子处方等信息安全体系建设,严格各类信息系统数据访问控制,细化医师、护士工作站二级密码等措施。

(七)医院定期组织患者隐私保护培训、检查和考评,严肃查处违规违纪问题,并与科室考评和绩效管理挂钩。

五、尊重患者民族习惯和宗教信仰制度

（一）加强民族风俗习惯和宗教信仰有关政策法规、基础知识宣传,医院网站、公共授课等设置相关内容,每年至少组织一次全员专题学习培训。

（二）首诊医师和经治医师病史询问时,确认患者系少数民族或宗教信仰者后,主动询问患者需求,了解生活和饮食禁忌,并在病历中做好记录。

（三）患者入院时,责任护士询问患者民族习惯和宗教信仰,了解特殊饮食偏好,在入院评估单上记录,通知营养科、食堂等提供适宜饮食。

（四）患者在院期间进行国家法律允许的民族和宗教活动,医务人员给予尊重,条件许可时主动提供相应服务,不得围观、嘲笑、歧视。患者民族和宗教活动如影响医院工作秩序和其他患者就医,医务人员耐心劝导,注意方式方法,避免简单粗暴,防止引发纠纷问题。

六、患者私人财物保管规定

（一）住院处接待人员及病房护士负责告知患者住院期间不要携带贵重物品。

（二）护士在患者入院当日告知患方妥善保管并签字确认,提供物品存放柜。

（三）急诊患者、日间手术患者或患者入院时,如无亲属陪同或其他原因须保存私人财物,护士按下列步骤处理:

1. 医患双方清点物品后放入干净袋子,密封袋口,封口处双方签名,特殊情况下由两位经办人签名。

2. 存放患者物品袋贴标签,写上患者姓名、住院号（ID 号）、日期,附物品清单。

3. 科室建立登记本并做好登记。

4. 患者出院或者其陪护亲属到院时,将物品交予患方并签字确认。

5. 如无亲属陪伴患者死亡后,护士将死者财物上交医院保卫部门,由其负责协调认领事宜。

七、患者健康教育制度

（一）医院将健康教育纳入基本公共卫生服务,持续加强和改进相关工作,健全健康教育体系,推进健康教育和健康促进。宣传卫生与健康政策法规,针对不同人群、不同疾病、不同场所、不同健康问题以及突发公共卫生事件健康教育等内容,普及健康科学知识,引导患者关注和重视健康,配合医院做好疾病诊疗和预后康复。

（二）医院加强健康教育基本设施建设,医院公共场所和各科室设立健康宣教栏、公示栏、电子屏,完善网站健康教育板块内容,投放健康教育图书和宣传册,发布咨询、讲座等健康教育活动信息,提供健康教育服务。

（三）经治医师、责任护士全面评估患者住院、出院健康教育需求,了解掌握患者与陪护亲属文化程度、获取知识能力、诊疗目的、宗教信仰、人际沟通、心理状态等,记入健康教育评估单。针对患者住院时长、预后、康复等实际开展健康教育,提供相关手册和资料,鼓励患者及陪同亲属参与完成,记入病历病程记录。

（四）患者住院、出院教育主要内容

1. 入院须知。

2. 患者权利与义务。

3. 患者疾病和健康状况及治疗方案。

4. 围术期宣教。

5. 各种治疗方案结果和不遵从治疗方案可能导致结果。

6. 疼痛管理。

7. 所使用药物及可能发生药物副作用基本知识。

8. 借助医疗设备检查、治疗目的意义及注意事项。

9. 患者生活、饮食、康复等方面指导。

（五）医院和科室落实对下级医疗机构健康教育工作指导，常态化开展慢性病签约患者远程健康教育服务。

八、鼓励患者参与医疗安全活动制度

（一）医务人员针对患者疾病诊疗内容制订健康教育方案，为患者与陪护亲属提供相关健康知识教育。

（二）医务人员亲自与患者及陪护亲属沟通，引导患者提供真实病情和真实信息，协助患方正确理解与选择诊疗方案，特殊检查治疗、创伤性诊治活动前履行知情同意签字确认手续。

（三）主动邀请和鼓励患方参与身份识别、手术部位确认、药物使用等医疗安全活动。

（四）为患者提供检查治疗设备和耗材相关信息，以确保设备耗材和患者身份具有唯一对应性。

（五）告知患方药物治疗目的与不良反应，鼓励患方主动获取安全用药知识，邀请患方参与用药查对。

（六）告知患方护理操作和心理服务目的作用、主要内容、方法步骤及配合重要性。

（七）采取语言提醒、警示标识、帮助搀扶等方式，主动邀请老幼病残孕患者参与预防跌倒事件的发生。

（八）医院医疗管理部门定期检查患者参与医疗安全情况，抓好总结反馈与持续改进。

九、患者拒绝治疗及放弃抢救处理制度

（一）医院在不违背国家法律法规和社会道德准则基础上，尊重和支持患方有权决定拒绝或终止某项治疗或要求出院。

（二）患方拒绝接受治疗或要求终止治疗时，经治医师做好下列工作：

1. 向患方全面耐心解释，并在病程记录中详细记录：

（1）拒绝或终止治疗可能会产生的后果。

（2）患者或其授权委托人对其决定所应承担责任。

（3）其他可供选择治疗方案。

2. 患方经以上解释仍拒绝接受治疗或要求终止治疗或出院，请患方在病程记录上签字确认。

（三）遇有下列情况，患者经治医师重新审核终止某项治疗医嘱，决定是否需要修改：

1. 患者病情变化。

2. 应患方请求。

3. 患者转科。

十、临终关怀制度

（一）医院为患者提供临终关怀服务，做好临终关怀治疗、康复、护理等各项工作，提高对长期卧床、晚期姑息治疗、老年慢性病等患者临终关怀服务能力，努力满足患者多层次、多样化医疗健康服务需求。

（二）加强医院老年病科、临终关怀科建设，根据实际设立老年病、临终关怀病房，收治老年病患者和各类疾病晚期患者。设立关怀室（告别室），考虑传统文化、民俗需要，尊重民族习惯和宗教信仰，体现人文关爱，配备满足家属亲友告别亡者所需设施。

（三）科室和医务人员针对濒死患者病痛和症状给予专业治疗，提供身心照料，帮助维持正常生活形态，适当调整药物及剂量，保持生活空间独立性、隐私性。

（四）医务人员充分履行临终关怀责任，落实体位要求，加强床褥保洁，给予精神抚慰，创造条件鼓励患者家属亲友陪同，最大限度帮助患者减轻和解除痛苦，协助提供死后丧葬服务，对亲属进行追踪式照料。

十一、死亡患者处置管理制度

（一）患者经持续抢救超过30分钟心脏功能无恢复，心电示波为直线，由在场参加抢救专业技术职务最高医师宣布患者临床死亡，经治医师及时下达死亡医嘱，按时完成死亡病历书写。

（二）患者死亡后，若患者亲属不在场，科室应在尸体料理同时，积极与患者亲属联系。

（三）当班护士2人在场检查死者有无遗物，如钱、证件、衣物等各种物品，交给死者亲属或单位。如亲属和单位人员不在，交由护士长保存。

（四）当班护士用棉花塞好死者口、鼻、耳、肛门、阴道等部位。伤口或排泄物擦洗干净，使两眼闭合。用大单包裹，系上死亡卡片，通知太平间接尸体。尸体料理结束后，通常立即送往太平间。死者尸体存放太平间一般不得超过2周。逾期不处理尸体经上级卫生健康行政部门批准，报同级公安部门备案，由医院按规定处理。

（五）尸体接走后，当班护士要尽快整理病室，拆走床单、被褥等，通风换气，床铺、床头柜按常规消毒处理。如系传染病患者，应按有关制度特殊处理。

（六）患者死亡一周内，科室组织死亡病例讨论。特殊病例及存在纠纷病例即刻讨论。尸检病例，待有尸检病理结果后一周内组织死亡病例讨论。死亡病例讨论内容和结论归类整理，记入病程记录和死亡病例讨论记录簿备查。

（七）经治医师按规定填写《死亡医学证明书》，交死者亲属办理结账手续。死亡病例特别是诊断不明、有科研教学价值、患方对死亡原因有争议病例，经治医师动员亲属进行尸体解剖，履行知情同意手续。如患方要求尸体解剖，由经治医师填写《尸体解剖告知书》，告知患者亲属务必于48小时内进行尸体解剖，尸体解剖后48小时内由死者亲属负责将尸体移送殡仪馆火化，并向科主任及医院医疗管理部门报告。如患方不同意尸解，由经治医师填写《死亡四联单》，加盖医疗管理部门专用章，第一联用于死亡登记上报，其余三联交给患者家属用于办理销户、火化及留存。

（八）患者因纠纷、斗殴、交通或生产事故、自杀、他杀等原因及形迹可疑，死亡原因不详的来院已死亡者，向医院医疗管理部门、保卫科或相关专职管理部门、总值班室汇报，必要时报当地公安部门。

（九）公安机关、法院委托医院对死亡患者进行尸体解剖，须持相关公函及有效证件到医院医疗管理部门备案后方可实施。

十二、遗体与器官捐献管理制度

（一）患者死亡后遗体（器官）捐献遵循自愿、无偿原则，按照相关法律法规执行。

（二）生前有意愿无偿捐献遗体志愿者，可与户籍所在地红十字会联系，到就近志愿捐献遗体登记接收站办理申请登记手续。

（三）捐献遗体志愿者去世后，由其户主、亲属、抚养人或邻居凭死亡医学证明或其他合法死亡证明材料及相关身份证明材料，向户口登记机关申报死亡登记和注销户口，同时由执行人通知志愿捐献遗体登记接收站和殡葬部门办理遗体运送、接收等手续。

（四）生前有意愿捐献遗体但未办理申请登记手续，无书面意向、遗嘱、委托，本人临终前或去世后（包括在本地死亡外地公民）可由其直系亲属代为办理捐献手续，但必须由所有在国内居住、具有完全民事行为能力直系亲属共同签署同意捐献其遗体声明书。

（五）公民生前申请人体器官捐献，可由申请者本人在当地红十字会器官捐献办公室以书面形式现场进行自愿申请人体器官捐献登记。或由人体器官捐献协调员在医院发现潜在捐献者，如潜在人体器官捐献者或其配偶、成年子女、父母有捐献意愿，由协调员帮助完成捐献手续，并报送器官捐献办公室确认，将捐献者资料录入中国人体器官捐献者登记管理系统。

（六）医院伦理委员会收到人体器官移植审查申请后，审查人体器官捐献者意愿是否真实，有无买卖或者变相买卖人体器官情形，人体器官配型和接受人适应证是否符合伦理原则和人体器官移植技术管理规范等，经2/3以上委员同意并签名确认后，出具同意人体器官移植书面意见。

（七）当完成登记捐献者临床上达到待捐献状态时，捐献者所在医院进行医学检查。所在医院协调员将捐献者相关信息报送器官捐献办公室，经器官捐献办公室审核后通知具有资质的器官获取组织进行人体器官获取。器官获取组织根据人体器官捐献标准进行判断，确保有效捐献，按人体器官获取标准进行器官摘取并保存。

（八）器官捐献者完成捐献后的遗体，由医院进行符合伦理原则医学处理，恢复遗体原貌。对有遗体捐献意愿的捐献者，由捐献办公室联系捐献遗体登记接收站接收。对没有遗体捐献意愿的捐献者或不符合接收条件的捐献者，由捐献办公室移交死者家属并协助处理善后事宜。

（王　东　周　山　冯　丹　王伟刚　陈杭薇）

第八章　患者安全

　　患者安全,是指患者在接受诊疗中,不发生医疗法律、法规允许范围以外的损害,不发生医务人员执业允许范围以外不良执业行为损害,或不因医务人员操作不当给患者造成不应有的痛苦。患者安全事关人民群众生命和健康,是医疗管理的核心工作,也是医院管理者和全体员工的首要职责。国家卫生健康委对医疗机构提出要求:围绕医疗服务过程中患者安全问题集中的重点领域、重点部门、重点环节、重点人群,按照"预防为主,系统优化、全员参与、持续改进"的原则,大力推进患者安全管理工作,不断提高医疗机构患者安全管理水平,营造人人重视患者安全、人人参与患者安全的文化氛围,有效减少医疗服务中可避免的不良事件。2015 年以来,国家卫健委持续开展进一步改善医疗服务行动计划中,均对患者安全进行了着重强调部署。加强和改进患者安全管理,健全完善各项制度措施,突出重点领域和关键环节,最大限度预防和减少医疗安全(不良)事件,是非公立医院探索建立现代医院管理制度过程中需要密切关注、持续发力的一项重点工作。

　　本章依据国家卫生健康委有关患者安全目标要求,结合非公立医院普遍存在的患者安全管理重点环节,总结既往非公立医院管理经验,从患者安全与识别、有效沟通、用药安全、手术安全、防范意外伤害、不良事件管理和医疗设备安全七个方面出发,制定保障患者安全的管理制度,以期达到通过严格落实患者安全管理各项制度,规范非公立医院的医疗服务行为,确保患者安全。

第一节　患者安全与识别

一、患者安全管理制度

　　(一)医院以医疗质量与安全管理委员会、医疗护理等机关职能部门以及各科室为患者安全管理责任部门,系统制定各级各部门、科室的患者安全目标及患者安全管理制度,建立患者安全制度落实与持续改进方案并组织实施。

　　(二)建立全员医疗质量和患者安全教育机制,按期组织全员开展医疗质量和患者安全知识、管理理论、技术工具等培训,人人知晓患者安全目标,牢固树立医疗质量和患者安全意识,提高全员医疗质量管理与改进的主动性、积极性和参与能力。

　　(三)强化医务人员"基础理论、基本知识、基本技能"培训,严格执行诊疗技术操作规范,遵循诊疗常规。

　　(四)认真执行医疗质量和医疗安全的核心制度,包括首诊负责制度、三级医师查房制度、疑难病例讨论制度、会诊制度、危重患者抢救制度、手术分级制度、术前讨论制度、死亡病例讨论制度、分级护理制度、查对制度、病历书写基本规范与管理制度、交接班制度、临床用血审核制度等。实行医疗质量责任追究制。

（五）完善各类会诊制度,医师外出会诊严格执行《医师外出会诊管理规定》。

（六）建立医疗风险防范、控制和追溯机制,制定医疗不良事件报告和处置流程,鼓励全员主动上报医疗不良事件,不隐瞒和漏报,形成质量安全文化。

二、患者识别制度

（一）为针对不同业务规范保证患者安全的患者身份识别流程,明确患者识别内容、方式和参与人员,确保医务人员准确确认患者身份,结合医院实际,制定本制度。

（二）定期对全员开展患者识别培训教育,全员知晓,提高患者识别意识,确保患者识别准确无误,保障每一位患者安全。

（三）重点关注处于镇静状态、定向力障碍、没有完全清醒或昏迷患者以及未起名字新生儿等重点患者的身份识别。

（四）建立患者识别监管机制,明确各级职责,定期检查,督导落实。

（五）及时总结医院患者识别落实中的问题,分析原因,持续改进,不断完善患者识别制度、流程和方法。

三、患者身份识别制度

（一）落实患者身份识别制度,严格查对,确保对正确的患者实施正确的操作和治疗。

（二）施行实名制就医。确保患者首次门诊就诊时建档登记信息准确,经与患者本人、患者家属以及提供的身份证、医保卡等有效证件信息核对无误后,为患者建立唯一病历号（ID）,确保患者的第一手资料的准确性。

（三）在医院诊疗活动中,识别患者时应至少使用两种标识确认患者身份,如姓名、出生日期、病历号等。住院患者的床号或病房号不得用于患者身份识别。

（四）医生在进行诊断性操作、提供治疗和其他操作前,护士在执行医嘱、护理前,应与患者及其家属查对,严格执行查对和患者识别制度。在实施输血前应采用双人核查,手术或侵入性治疗时须四方核对,确保正确识别患者身份。

（五）对术中患者、精神疾病、意识障碍、语言障碍等特殊患者,应佩戴患者身份识别标识,如腕带、指纹等。

（六）医院可采用条码扫描、人脸识别等身份信息识别技术,仍须医务人员履行口头查对核准。

（七）加强新生儿身份识别管理。新生儿出生后,产房护士即为新生儿佩戴腕带,腕带上填写新生儿母亲的姓名、出生日期、病历号;儿童出生日期、性别和体重。新生儿患者入院后,由科室当班护士佩戴腕带,填写母亲姓名、出生日期、联系方式等。操作过程中,医护人员应与家属核对新生儿识别信息。

（八）在患者诊疗活动中,凡是交接患者关键环节,均应按照制度要求执行患者身份识别措施,患者身份核对无误后,履行交接程序与做好记录。

四、住院患者腕带管理制度

（一）医院将佩戴腕带作为住院患者身份识别措施。急诊、住院患者均须佩戴识别身份的腕带,确保在院期间各项诊疗活动中正确识别患者。

（二）腕带标识清楚,须注明患者姓名、出生年月、住院号、性别、药物过敏名称等信息,应与患者、患者家属与患者医院建档信息核对无误后,生成患者本次住院腕带及其腕带条形码。红色腕带代表药物过敏者,蓝色腕带代表无药物过敏史者;急诊昏迷、神志不清的无名氏患者佩戴的"腕带",标记为"无名氏 + 大写字母"作为临时姓名。

（三）患者入科时,由值班护士再次与患者、患者家属及其住院证、患者身份证和/或医保卡等有效证件共同核对患者信息系统建档信息、腕带信息,核对确认无误后方可佩戴,核准的腕带条形码用于患者本次住院期间的身份识别。腕带通常佩戴于患者手腕,特殊情况下可佩戴于脚踝,腕带佩戴松紧适宜,保证皮肤完整无损伤、手部血运良好。

（四）严格一人一腕带,护士告知患方佩戴腕带重要性和注意事项,住院期间不得随意摘取,保证腕带完好。若腕带损坏、脱落或丢失,仍须双人按腕带佩戴程序核对无误立即生成新腕带后补戴。

（五）护士执行医嘱时,首先应确认患者身份。经与患者口头核对患者身份与腕带信息后,核对腕带信息与医嘱开具药品、器械条码,确认无误后,方可执行相应医嘱。

（六）检查科室工作人员为患者进行检查前,经与患者口头核对患者身份与腕带信息后,核对患者腕带和检查申请单信息,确认患者身份和检查信息无误后执行相关检查项目。

（七）手术患者术前由病区护士与接患者的手术室护士、患者和其家属共同核对患者与腕带信息。

（八）患者办理完出院手续后,责任护士为患者安全剪断腕带,作废腕带按生活垃圾处理。

五、查对制度

（一）临床工作

1. 医嘱查对

（1）开具医嘱、处方、检查治疗单或进行治疗前,应对患者进行查对,查对内容至少使用两种标识确认患者身份,包括患者姓名、性别、出生日期、病历号等。

（2）执行医嘱时,应做到"三查八对""一注意"。"三查":摆药、注射、处置前、中、后检查;"八对":核对姓名、住院号（ID号）、药名、剂量、用药时间、用法、浓度和药品有效期。"一注意":注意用药后反应。

（3）须即刻执行的临时医嘱,应经二人查对,确认医嘱无误后执行。记录执行时间,并由执行者签名。

（4）执行口头医嘱时,执行者应复述医嘱内容2遍,经下达者确认无误后执行。执行后保留用过的空安瓿等,待抢救结束经二人核对无误后方可弃去。护士督促医师按规定据实补记医嘱。

（5）重整医嘱及更换各种卡片,经二人与医嘱核对后方可执行。

（6）每天由下午班护士组织在班人员共同查对医嘱,登记查对结果并签名。

2. 用药查对

（1）服药、注射、输液前,按照"三查八对""一注意"完成查对。

（2）清点药品时和使用药品前,应检查药品质量、标签、有效期和批号。安瓿有裂痕、瓶口松动、标签不清或不符合要求的药品不得使用。药品准备完成后经第二人核对无误方可执行。

（3）给药前,应询问患者或家属有无药物过敏史。使用麻醉药品、精神药品、放射性药品、医疗用毒性药品前应再次核对。多种药物联合治疗时应检查药物配伍禁忌。

（4）用药时若患者提出疑问，立即停止，及时查清后方可执行。

3. 输血查对

（1）取血和输血时，取血人员与输血科人员严格执行"三查七对"："查"血的有效期、血的质量及输血装置是否完好；"对"患者姓名、住院号、瓶（袋）号、血型、交叉配血试验结果、血液种类及剂量，确保患者输血安全。

（2）取血后先请医师核对患者身份及用血申请内容。

（3）输血前，由二人带病历到患者床旁同时完成查对，并签名。核对内容包括：

1）采血日期、血液有无凝血块或溶血，并查血袋有无破裂。

2）查输血申请单与血袋标签上血型及血量是否相符，交叉配血报告有无凝集。

3）核对患者姓名、性别、病历号，血型及用血量，核对无误后方可输注。

（4）输血完毕应保留血袋 24 小时，以备必要时送检。

4. 手术查对

（1）巡回护士术前一日严格落实术前访视，对患者信息及用血需求进行确认。

（2）手术室护士接患者时，与主班护士共同查对患者腕带，逐项查对其科别、姓名、病历号（住院号）、性别、出生日期、诊断、手术名称及手术部位（左右）、手术时间及术前准备情况、药物过敏试验结果及有无佩戴义齿等，确认无误，双方交接签名，方可接走接受手术的患者。

（3）麻醉前，手术医师、麻醉医师、手术室护士、患者进行四方核对，再次核对患者姓名、性别、出生日期、住院号、诊断、手术名称、手术部位及体表标示。

（4）手术前，手术医师、手术室护士查对无菌用品有效期、无菌包内灭菌指示剂及手术器械是否齐全。

（5）体腔或深部组织手术，术前与缝合前由器械护士与巡回护士共同核对纱垫、纱布、缝针、器械数量，确保前后数量一致。

（6）手术中遇紧急情况，可下达口头医嘱，按照口头医嘱制度核对后执行。

（7）手术取下离体组织标本，由器械护士与手术者核对后填写病理检查单，经家属确认后及时送检。

（8）手术结束，手术室护士与病区护士按术后患者交接流程核对患者信息，交接手术患者，并签字。

（二）药剂科

1. 药学人员调剂处方时，应执行"四查十对"。查处方，对科别、姓名、出生日期；查药品，对药名、剂型、规格、数量；查配伍禁忌，对药品性状、用法用量；查用药合理性，对临床诊断。

2. 药学人员发药时，应再次查对标签（药袋）与处方内容是否相符，查对药品有无变质，是否超过有效期。告知患者药品用法及注意事项。

（三）输血科

1. 输血科应对临床科室送来血标本进行查对，查对内容包括患者姓名、科别、出生日期、性别、病历号、住院号等。

2. 配血人员拿到血标本后，应核对患者姓名、科别、性别、出生日期、病历号（住院号）。完全相符后进行血型鉴定和交叉配血工作。

3. 血型鉴定时坚持正反定型,交叉配血时坚持双人双配双签字;如值班期间一人工作,重新复核确认正确后签字发血。

4. 发血时,与取血人共同查对姓名、科别、病房、住院号、性别、出生日期、血型、交叉配血试验结果、血瓶(袋)号、采血日期、血液种类和剂量、血液质量。准确无误时双方签名发出。

(四)检验科

1. 采取标本时,查对患者科别、姓名、性别、出生日期、检验项目。

2. 收集标本时,查对患者科别、联号、标本、数量和质量。

3. 检验时,查对试剂、项目、化验单与标本是否相符,仪器设备运行是否正常。

4. 检验后,查对检验目的、结果、有无缺项等。

(1)生化结果严重异常时,应重新测定,并在报告单注明。

(2)血常规:WBC $> 30 \times 10^9$/L 或 $< 2.0 \times 10^9$/L 及峰形异常,进行手工复检;PLT $< 30 \times 10^9$/L 或 $> 400 \times 10^9$/L,进行手工复检。

(3)如出现无法解释的结果,与临床科室联系。

5. 发报告单时,查对送检科别、姓名及检验项目。

6. 有必要复查时,须保留标本按照规定予以保存(痰片、淋病涂片等)。

7. 检验技师或以上职称人员 1 名,负责对下级人员检验结果复核,并签署审核者姓名。

(五)病理科

1. 收集标本时,查对科别、姓名、出生日期、住院号、性别、标本、固定液。

2. 制片时,查对编号、病理号、标本种类、切片数量和质量。

3. 诊断时,查对编号、病理号、标本种类、临床诊断、病理诊断。

4. 发报告时,查对患者科别、住院号、姓名、性别、病理号、病理诊断。

(六)医学影像科

1. 检查时,查对患者科别、住院号、姓名、性别、出生日期、诊断、部位、目的。

2. 治疗时,查对患者科别、住院号、姓名、性别、出生日期、诊断、部位、时间、剂量、方法。

3. 发报告时,查对患者科别、住院号、姓名、性别、诊断。

(七)康复医学科

1. 各种治疗时,查对患者科别、住院号、姓名、性别、出生日期、治疗部位、种类、剂量、治疗时间、皮肤情况。

2. 低频治疗时,查对电极极性、通电电流量、次数、频率。

3. 高频治疗时,检查患者体表、体内有无金属异常,导线接触是否良好,极板有无裂纹、破损。

4. 针刺治疗前,检查针灸针数量和质量,查对消毒情况;取针时,检查针数和有无断针及出血。

(八)医学影像、内镜中心

1. 检查时,查对患者科别、姓名、性别、出生日期、检查目的。

2. 诊断时,查对患者姓名、编号、临床诊断、检查结果。

3. 发报告时,查对患者科别、辅助检查诊断。

(九)消毒供应科

1. 接收器械包时,查对科别、品名、数量、质量、去污处理情况及相关标识。

2. 包装准备器械包时,查对品名、规格、数量、质量及清洁度。

3. 灭菌时,查对温度、压力、时间,灭菌后查对灭菌效果。

4. 发放器械包时,查对科别、品名、数量、质量及已灭菌标识、有效期及包装要求符合性。

(十)产房新生儿

1. 新生儿娩出后,助产士与产妇确认婴儿性别。

2. 助产士在新生儿右踝上系腕带,腕带记录母亲姓名、病历号、婴儿性别,性别用颜色区分。如出现新生儿母亲同名、父亲同名等现象,同时使用其母亲两种以上可靠标识进行腕带标记。

3. 在新生儿病历反面按压母亲右拇指手印及新生儿右脚脚印。

第二节 有 效 沟 通

一、医务人员有效沟通制度

(一)为建立医务人员间有效沟通机制,规范交接流程,明确交接内容、交接人员、交接方式和监管措施、考核办法,提高医务人员之间口头和 / 或电话沟通的有效性,使患者相关诊疗活动落实到位,结合医院实际,制定本制度。

(二)有效沟通必须做到及时、准确、完整、清晰,并使接受者易于理解。沟通可以通过电子、口头或书面形式进行。严格落实首诊负责制、会诊制度、术前讨论制度、疑难危重讨论制度、三级查房制度、交接班制度、危急值报告制度和病历书写规范等患者诊疗全过程工作人员传达信息沟通相关制度与规范。

(三)各岗位医务人员应依据业务交接流程,按职履责。重点做好跨部门、跨岗位的衔接,为患者提供安全、连续的医疗服务。

(四)加强跨专业协作,宜采用多学科诊疗模式,为医务人员提供多种沟通方式和沟通渠道,提升医疗团队合作能力。

(五)值班人员不能"一岗双责",即值班同时出门诊、做手术等,急诊手术除外,须有备班制度。

(六)组织开展医务人员沟通方法和技术的培训,提高医务人员沟通技能。

(七)鼓励患者及其家属参与医患沟通。

二、医嘱沟通制度

(一)常规医嘱沟通

1. 医嘱下达和执行是医师与护士常见的沟通形式,为保证患者安全,医院建立医师和护士有效沟通制度。

2. 医嘱由获得医院处方权的执业医师在其授权范围内开具,经核查确认无误后方可下达,将医嘱信息发送至护士工作站。

3. 未取得医院处方权的医师严禁下达或修改医嘱。没有医院处方权的医师可在具备下达医嘱资质的带教医师指导下开具医嘱,医嘱经带教医师审核签名后方可下达,医嘱所产生的法律责任由带教医师承担。进修医师严格授权程序,限定权限执行时间。

4. 医生工作站严格落实"一人一码"制,医师应妥善保存个人登录口令和密码。不得冒用他人登录系统下达医嘱。

5. 医师应在每日上午 9:30 前下达长期医嘱。特殊情况,超过 9:30 下达长期医嘱时,医师应告知当日主班护士,确保医嘱及时处理和执行。根据患者病情需要,医师可随时下达临时医嘱。临时医嘱下达后,医师应告知当班护士,提醒护士及时处理和执行。

6. 当日医嘱由 2 人校对无误后方可执行。主班护士上午 11:00 前打印当天长期医嘱执行单;中午班护士查对当日上午医嘱;小夜班护士负责查对当日白天医嘱;大夜班护士负责查对全天医嘱,并检查全天医嘱执行情况;次日主班护士负责查对大小夜班医嘱。护士长每日检查前一日医嘱处理查对情况并签名;每周组织医嘱总查对 1 次,将病历中医嘱记录单与医嘱执行单进行核对。

7. 护士查对医嘱发现错误或有疑问时,应及时与下达医嘱的医师沟通,经医师确认无误后方可执行。

8. 医师在开具急诊化验申请单时,于醒目位置注明"急",并亲自将急诊化验申请单交护士执行。由检验科到病房采集标本或是医师操作采集标本的检验项目,采集标本技师或医师应严格执行查对制度,核准患者、医嘱内容和标本,并于标本采集完成后在医嘱本上记录医嘱执行时间并签字。

9. 医师通过医学影像传输系统(PACS)预约或填写检查申请单,交当日主班护士预约。主班护士根据检查预约时间和特殊准备要求,通知医师按时下达相应特殊准备临时医嘱,并保存预约回执单。其他检查项目,实施当日由医师在医生工作站中下达并生成检查医嘱。

10. 当检查、治疗或处置须使用药物时,在开具医嘱时同时下达药物医嘱,写明所用药物名称、剂量和用药途径。药物医嘱执行时,严格核对,核准患者、药物名称、剂量和用药途径后执行。

11. 临床须行急诊检验、检查时,医师按规定程序来不及或遇信息系统故障或设备故障无法打印申请单时,可先手工开具检查、检验申请单,严格查对后执行,申请实施后应将手工申请单信息正确补录入信息系统。

12. 尚未执行医嘱,发现医嘱错误或因患者病情变化须修改或撤销已下达医嘱时,医师应停止原医嘱,另行下达新医嘱。对尚未生成医嘱记录单和执行单的医嘱,医师在生成医嘱本上用红笔签"作废"字样并签全名及时间后另行下达新医嘱,护士在护士工作站做相应"作废"处理。拟行手术、特殊检查或操作医嘱,部分已执行,另一部分因故须取消时,医师在工作站上作废尚未执行的医嘱,用红笔在医嘱本未执行医嘱部分写"作废"字样,标明"作废"时间并签名。

13. 医疗管理部门定期对医嘱制度执行情况进行监督检查。医嘱下达错误,由下达医嘱的医师负责,护士执行医嘱发生错误,由执行护士负责,按照医院绩效管理规定实施考核。医嘱下达和执行发生错误,按照差错、事故有关规定定性和处罚。

14. 使用医嘱本的医院,每日主班护士将前一日医嘱按时间先后排序并装订,每月医嘱在下月第一日由主班护士顺序装订检查。医嘱本保存 3 年备查,保存期满后由各科室送至病案室或相关专职部门集中销毁。

(二)口头医嘱沟通

1. 在临床工作中,口头医嘱仅限于即刻书面医嘱或电子医嘱无法实现的紧急情况下下达。特殊情况,如术者在手术台上进行无菌操作不能下达医嘱时,可由术者口述医嘱内容,由助手协助下达书面医嘱或电子医嘱。医嘱应经助手复述术者确认无误后方可正式下达。

2. 抢救现场应由职称最高或年资最高的医师主持,抢救急需时,由其下达口头医嘱,护士是口头医嘱的直接执行者,执行医嘱前应清晰复述口头医嘱内容2遍以上,经2次确认后方可执行。现场如有第三人在场,确认听到同样的口头医嘱后,记录下来作为口头医嘱凭证,以备核查。

3. 护士复述口头医嘱内容应包括患者姓名、出生日期、药物名称、剂量、用药途径等。

4. 护士执行口头医嘱后,应保存使用过的注射液体瓶、安瓿,以备核对。

5. 现场记录或补记口头医嘱时,应在记录单上清晰、准确记录执行口头医嘱的时间、药物名称、剂量、用药途径,下达口头医嘱医师和执行护士确认后签字,妥善保存。

6. 口头医嘱补录入信息系统时,医嘱下达和执行时间应为抢救时口头医嘱实际下达和执行时间。

三、交接班制度

(一)医院交接包括医务人员间交接,医院内不同医疗服务层级间交接,住院科室与诊断科室或其他类科室间交接,员工与患者或家属间交接等。

(二)门诊严格落实首诊医师负责制,诊断为非本科疾患,及时转至其他科室诊疗,并与接诊医师交接患者病情和前期检查、检验结果以及自己对病情的判断。若遇危重患者,首诊医师应及时抢救患者,同时向上级医师汇报。杜绝科室间、医师间推诿患者。

(三)病区均实行24小时值班,值班人员应按时接班。交班人员应向接班人员介绍值班情况,交班内容重点是"新收""危重""新手术"患者,详细告知值班过程中发生病情变化或是重点患者情况和特别需要提醒事项,交办下一班须做的相关工作。

(四)急危重症患者应进行床前交班,交班人员应将急危重患者的病情观察、本班采取的医疗措施、所有应处理事项和后续处置及建议,向接班人员交代清楚,双方进行责任交接班签字,注明日期时间。

(五)各级医生落实病区"三线值交班"职责,充分沟通,逐级请示,逐级指导,协同配合。遇有需要行政领导解决的问题,应及时报告医院总值班或医疗管理部门。

(六)每日晨会,值班人员应将重点患者情况向病区医护人员报告。

(七)提倡利用标准化工具和方法,如标准化表格、SBAR模式、清单等,形成不同情境下的标准化交班规范,以保证患者服务交接的一致性和完整性。

(八)被邀急会诊的科室,派出会诊医师应在10分钟内到达现场,常规会诊应当在48小时内完成会诊。会诊医师执行会诊制度,会诊期间应与患者经治医师了解患者病情,形成会诊意见后应与患者经治医师沟通交流,形成书面会诊意见并签字。若双方意见不一致时,应分别请示本科上级医师,直至本科主任;若仍不能达成一致意见,由患者所在科室上报医疗管理部门协调解决。

(九)科内、院内、院外的集体会诊:经治医师要详细介绍病史,做好会诊前的准备和会诊记录。会诊中,要详细检查,发扬技术民主广泛讨论,明确提出会诊意见。主持人要进行小结,并认真组织实施。

(十)患者病情需要转院或患者要求转院时,经治医师应向患者及其家属充分告知患者病情、转院目的与风险和保障措施,谈话记录记入《医患谈话记录单》,同时报请科室主任同意后上报医院医疗管理部门或总值班联系适合转往的医院,对方同意后启动转院手续。

(十一)如医师估计转院途中可能加重患者病情或者有死亡风险,应取得患者及其家属同意先行留院治疗,待患者病情稳定或危险过去后,再行转院。

(十二)确定转院后,经治医师详细做好转院记录,内容包括:简单的病情和治疗摘要,转院理由,接受医院的名称和医生姓名,决定转出的医生姓名,转院时间。并以简单易懂的方式向患者及其家属就转院(转诊)情况进行讲解,并记录。

(十三)经治医师应与前来接患者的医务人员进行书面交接,告知患者病情和途中注意事项,提醒途中急救用品准备。

四、危急值报告制度

(一)"危急值"是指检验、检查结果与正常预期偏离较大,当出现这种检验、检查结果时,表明患者可能正处于危险边缘,临床医生如不及时处理,有可能危及患者安全甚至生命,这种可能危及患者安全或生命的检查数值称为危急值,也称为紧急值或警告值。

(二)建立健全临床"危急值"报告制度,规范并落实危急值报告与处置流程。医院定期组织工作人员开展危急值报告制度培训,培训内容包括危急值数值及临床意义、危急值报告流程、危急值处置流程和危急值登记、病历书写要求,做到全员知晓。

(三)根据国家或行业标准、规范、指南建立各检查项目、检验指标的危急值目录。特殊病种危急值可由各临床科室根据病种特点、专病临床指南或专家共识、循证证据支持确定。必要时可结合本院临床诊疗需要、医疗安全管理需求提出,但不得低于国家和行业规范及临床指南要求。危急值报告阈值设定方法如下:

1. 依据国家或行业标准、指南,没有标准、指南时以全国性现状调查为基础,明确各指标危急值报告阈值,建立危急值数据库。

2. 必要时,根据年龄、种族、性别等人口统计学特征,设置指标不同亚组危急值报告阈值。

3. 根据危急值实际发生数据及临床救治效果,周期性评估危急值阈值,必要时启动危急值阈值修订程序。

(四)医院危急值主管部门应按照医院危急值目录制修订程序组织《临床危急值手册》编制。当科室有增补或修订指标危急值需求时,应填写《临床危急值项目申报表》,按程序逐级上报,经专家论证后,报请医院批准。《临床危急值手册》每年组织制修订,经专家论证,依程序报批后下发全院执行。

(五)各检查科室或部门全体工作人员应熟练掌握各种纳入危急值管理项目的"危急值"范围及其临床意义。检查结果出现"危急值"时,在确认仪器设备正常、经上级医师或科主任复核后,立即电话报告临床科室,不得瞒报、漏报或延迟报告,并在《危急值结果登记本》中详细做好相关记录。

(六)"危急值"报告程序

1. 当检查结果出现"危急值"时,检查者首先要确认仪器和检查过程是否正常,在确认仪器及检查过程各环节无异常的情况下,立即复查,复查结果与第一次结果吻合无误后,检查者立即电话通知患者所在临床科室或门急诊值班医护人员,并在《检查危急值结果登记本》上详细记录,记录检查日期、患者姓名、性别、年龄、科别、住院号、检查项目、检查结果、复查结果、临床联系人、联系电话、联系时间、报告人、备注等项目,并将检查结果发出。检验科对原标本妥善处理后冷藏保存一天以上,以便复查。

2. 临床科室接到"危急值"报告,确认无误后,应紧急通知主管医师、值班医师或科主任,临床医师须立即对患者采取相应诊治措施,并于6小时内在病程记录中记录接收到的"危急值"检查报告结果和采取的诊治措施。

3. 临床医师如认为"危急值"报告结果与患者的临床病情不相符时,应重新留取标本复检。如复检结果与上次一致或误差在许可范围内,检查科室应重新向临床科室报告"危急值",并在报告单上注明"已复检"。报告与接收均遵循"谁报告(接收),谁记录"的原则。

(七)"危急值"报告科室为所有检查科室。所有患者检查项目"危急值"均应报告,管理的重点对象是急诊科、手术室、各类重症监护病房等科室的急危重症患者。

(八)门诊患者检查结果出现危急值时,由门诊接诊医师或门诊部值班人员复述电话危急值报告内容,确认无误后,按照"谁接收,谁记录,谁通知"的原则,在《危急值接收登记本》上准确、规范、完整记录危急值报告内容,并协助联系患者,并告知。

(九)危急值管理部门应严格检查危急值制度落实情况,及时发现和解决问题。临床、医技、检验科室每季度应对危急值报告、处置情况进行检查、总结和持续改进。危急值报告、处置和整改执行情况列入医疗质量与安全管理考核内容,与绩效考评挂钩,落实奖惩措施。

(十)医院可建立自动识别、预警和报告的危急值信息化管理系统。

五、患者参与医疗安全制度

(一)为针对患者疾病诊疗,为患者及其家属提供相关的健康知识教育,协助患方对诊疗方案做出正确理解与选择,制定本制度。

(二)提高医务人员对患者及其家属参与患者安全重要性的认识,强化医务人员及时有效地与患者及其家属进行信息沟通主动意识。

(三)医院为提供多种方式与途径,鼓励和方便患者及其家属参与医疗活动。医务人员有义务协助患者及其家属正确理解与选择诊疗方案。

(四)鼓励患者及其家属主动参与患者身份识别、手术操作部位确认、手术安全核查、有创检查、输液输血、药物使用、患者转运等诊疗活动。

(五)引导患者就诊时提供真实病情和相关信息,注重保护患者隐私。

(六)医务人员应为患者及其家属提供多种形式的患者安全教育,帮助和指导患者建立良好的健康意识,提升健康素养,了解自身疾病和相关治疗,更好配合医务人员诊疗,提高患者的依从性。

(七)医务人员努力营造良好的沟通氛围,主动邀请患者及其家属表达所关心的病情照顾与安全的问题,鼓励患者及其家属及时说出对检查处理、治疗不解或疑问,鼓励患者主动提供医疗安全相关信息,不隐瞒。取得患者及其家属在患者诊疗全过程中的信任、协助与配合。

(八)实施任何诊疗活动前,实施者应亲自与患者及其家属沟通,作为最后确认该诊疗活动的手段。

第三节 用 药 安 全

一、用药安全管理制度

(一)严格按照医院规定的药品标识和储存制度保存药品。

（二）加强高警讯药品、高危险药品和特殊药品安全性管理。

（三）强化用药安全和药物不良事件、药物不良反应监测。及时向医务人员反馈药物不良事件和不良反应监测结果。

（四）严格落实医院处方管理制度、处方审核制度、用药查对制度和合理用药制度，加强抗菌药物使用、"特殊使用级"抗菌药物、超说明剂量用药和联合用药审核。

（五）严格高浓度电解质、易混淆（听似、看似）药品的贮存要求，严格执行麻醉药品、精神药品、放射性药品、医疗用毒性药品及药品类易制毒化学品等特殊管理药品的使用与管理规章制度。

（六）严格处方或用药医嘱在转抄和执行时的核对程序，并由转抄和执行者签名确认。

（七）医院定期组织相关人员开展院内药物采购、储存、处方、配置、发放、给药及药物监控等相关政策、程序和措施培训，保证知晓落实。

（八）统一院内药品的缩写、单位剂量，医师处方应书写工整及正确，避免混淆。

（九）利用院内网等多种媒介，公布高危药品目录、储存、使用管理要求及相关不良事件，为医务人员和患者提供用药警示。

（十）对于患者出院带药或门诊用药，应给患者提供药物清单及注意事项说明，指导患者安全用药。

（十一）鼓励患者及其家属参与药物治疗过程，主动询问使用的药物、用药目的、可能的不良反应和用药注意事项。

二、药物标识与存放制度

（一）遵照药品质量标准规定的贮存方法进行药物贮存，尤其注意有特殊保存需要的药品贮存，如需要遮光、密闭、密封、熔封或严封、阴凉处、凉暗处、冷处、干燥贮存的药品，避免冻结或避免冰冻贮存、防冻贮存的药品。确保药品的安全性和有效性。

（二）根据药物理化性质，选择适当的储存条件，需要冷藏的药品，在药库、转运途中、药柜均应按照储存温度要求保存。

（三）定期检查药品质量，判断药品外包装完好性、药品是否变质、是否过期。

（四）明确不同药品库存基数，缩短药品周转时间，遵循先进先出原则。监测药品效期及时提醒。

（五）对药物按类标识，分区按规定存放。

（六）有条件的医院，可在医院 HIS 系统设置超剂量用药的警戒提醒，提供药物外观查询；化疗药物可使用专门的医嘱系统模块，加强监控。

（七）药师每月定期至病区查核病区储备药品和药物安全相关制度落实，降低错误用药风险。

三、高警示药品管理制度

（一）高警示药品指药理作用显著且迅速、毒性大、不良反应严重，使用不当易造成对患者严重伤害甚至死亡的药品。包括细胞毒化药品、高浓度电解质制剂、肌肉松弛剂等。必须严格落实高警示药品存放、使用、限额规定，定期检查。

（二）高警示药品分级

A 级高警示药品：属高警示药品管理最高层级，使用频率高，用药错误，患者死亡风险最高,属医院重点管理和监护品种。

B级高警示药品:属高警示药品管理第二层级,使用频率较高,用药错误,会造成患者严重伤害,伤害等级较A级低。

C级高警示药品:属高警示药品管理第三层级,使用频率亦较高,用药错误,会给患者造成伤害,伤害风险等级又较B级低。

(三)高警示药品采购

1. 高警示药品须经医院药事委员会充分论证,批准后方可引进。

2. 药学部门加强高警示药品信息及安全使用宣教,指导临床合理用药和确保用药安全。

3. 加强高警示药品效期管理,保持先进先出,保证安全有效。

(四)高警示药品存放

1. 高警示药品应设置专用的存放区域、药架或药柜,不得与其他药品混合存放。需要冷藏高警示药品的应在冷库或冰箱的专用区域存放。

2. 高警示药品存放应标识醒目,应有"高警示药品"的标识牌,设置黑色警示牌。提醒药学人员、医务人员注意。药房发放高警示药品时应单独发放,并用专用药盒存放,药盒醒目位置标注"高警示药品"。病区通常不存放高警示药品,如必须存放应按照高警示药品存放要求管理。

A级高警示药品有专用药柜或专区存放,设置明显标识;B级高警示药品可在药库、药房和病区小药柜等处存放,应有明显专用标识。

3. 严格控制高警示药品的备用种类,临床确需立即要用的药品才列入备用目录。药库、各药房及病区应对高警示药品每周盘点,账目与实物数量一致。对特殊高警示药品实行严格的数量管理,做到每日清点账物相符。加强高警示药品的效期管理,保持先进先出,保持安全有效。

(五)高警示药品使用和监督

1. 高警示药品使用须进行充分安全性论证,高警示药品处方/医嘱实行授权管理。只有在患者有确切适应证,充分进行安全性论证后方可开具处方/医嘱。药房应凭处方/医嘱按要求调剂、发放高警示药品。

2. 严格执行高警示药品发放规定。药房发放高警示药品前必须仔细查对,包括药品的名称、规格、数量与处方/医嘱是否一致,使用专用药盒/袋存放,明确告知领药者该高警示药品的名称、规格、用法用量、注意事项和保存要求等必要信息。对不符合规定的高警示药品处方拒绝调配。

3. 高警示药品的领用、发放和调剂要实行双人复核,双人签字,高警示药品注射液的高浓度溶液稀释和临床使用应实行双人复核,确保准确无误。

4. 住院药房发放A级高警示药品时使用专用袋,核发人、领用人在发药单签字或盖章。门诊药房药师和治疗护士核发C级高警示药品时,专门进行用药交代。

5. 护士执行A级、B级高警示药品医嘱注明高危,两人核对患者、药品、剂量、给药时间、给药途径和给药浓度,确保准确给药。用后药品空安瓿保留,凭空安瓿和医师处方领取补充。

6. A级、B级高警示药品严格按照法定给药途径和标准给药浓度给药,超标使用医师应加签字。

7. 医师、护士和药师工作站处置所有高警示药品时有明显警示信息。

8. 药学部门应定期检查高警示药品管理使用情况,加强不良反应事件监测,定期总结汇总,及时反馈给临床医护人员。

四、易混淆药品管理制度

(一)易混淆药品指具有相同(或相近)药品名称不同剂型(量),或具有相同(或相近)成分不同名称,又或外观或包装相近等,可能导致混淆的药品。易混淆药品因其造成错误用药风险高而必须加强管理。

(二)药学部门负责具体实施医院易混淆药品管理工作。医院统一制定易混淆药品系列目录,药品管理人员应严格核审复核易混淆药品储存、请领和发放,避免混淆差错的发生。

(三)药库、药房、病区药柜贮存易混淆药品应规划限定区域,标签或外包装或柜架上于醒目位置贴上清晰的"警示标识",如设置黄底红字识别标识。于固定区域按类固定摆放。易混淆药品发放时仔细核对区分。药品存储与使用单位统一设置专用警示标识用于区分易混淆药品。

(四)药学部门制定易混淆药品目录,相关药品分开放置,易混淆药品不能并列排放,严禁混放。不得凭感观印象随意摆放、领取、调剂、发药等,避免混淆差错发生的风险。

(五)药学部门定期对各药品使用单位进行检查,严格记录,发现问题及时纠正。药学管理人员应恪尽职守,调剂药品严格执行操作规程,细心缜密查对,严防纰漏疏失。

(六)药房工作人员和护理人员加强易混淆药品鉴别技能学习,强化检查监测,调配细心缜密,严防疏忽纰漏。

(七)对于药物医嘱开具的易混淆药品清单中药品,护士在审核医嘱和执行医嘱时应严格落实查对制度,保证患者用药安全。

第四节　手 术 安 全

一、手术安全管理制度

(一)手术及有创操作是指各种开放性手术、腔镜手术及介入治疗(简称手术)。

(二)严格落实手术分级管理制度和手术医师分级授权管理制度,按照授权施行相应级别的手术,严禁越级别施行手术。医院有专人负责对手术申请单中的主刀医师和实际手术的主刀医师进行资质核查。进修生、研究生、实习医师不得独立开展手术和高风险有创操作。

(三)落实手术审批制度,按照手术等级和审批要求经逐级审批,医院规定的特殊手术,须科内讨论,科主任签字报医疗管理部门审批。

(四)第二类医疗技术必须在获得临床应用资格后,方可开展相应手术。医院在省卫健委备案的限制临床应用类的医疗技术,应在医院组织论证、评估同意后方可开展。

(五)择期手术严格落实术前评估、术前讨论制度、围术期管理制度,重大、新开展、特殊手术管理与报告制度。各项术前检查与评估全部完成后下达手术医嘱。

(六)严格落实手术部位标识制度,未行手术标识的患者,手术室有权拒接。

(七)严格执行围术期各环节手术安全核查制度、手术查对制度,定期进行手术专项检查。

（八）落实手卫生制度、无菌操作制度，规范合理使用抗菌药物，严格落实围术期医院感染预防控制规范与措施。

二、手术部位标记制度

（一）根据中国医院协会《患者安全目标》以及医疗核心制度等相关文件精神，为确保手术患者的医疗安全，防止手术过程中患者及手术部位出现识别差错，制定本制度。

（二）适用范围

原则上所有涉及手术切口操作以及经皮穿刺、仪器经人体自然孔隙进入的所有侵入性操作均须实行手术部位术前标识。

1. 涉及对称性器官的手术必须进行手术部位的术前标识，包括眼、耳、肾脏、肾上腺、输尿管、肺、甲状腺、疝、乳房、输卵管、卵巢、四肢、某些神经外科手术等。

2. 涉及节段器官或部位的手术必须进行分级手术部位的术前标识，包括椎体手术、指（趾）关节手术等。

3. 头、颈、胸、腹部非对称性器官手术须在切口处标识。

4. 其他有创技术操作参照执行。

（三）标识时机

手术医师在术前确定手术切口位置、手术方式及手术目的。手术部位术前标识应于手术前一天在病房完成，即患者进入手术室之前必须已完成手术部位的标识。

1. 手术患者意识清楚、思维正常的情况下，应在患者知情、配合下，由主刀医师会同责任护士和患者共同参与完成标识。

2. 手术患者不能言语、昏迷或患者为儿童（12周岁以下）时，应请术前谈话签字、熟悉手术患者情况的家属在场，配合主刀医师进行手术部位的标识。

3. 患者意识不清且其家属不在场的情况下，须有至少2名手术医师共同确认标识。

（四）部位标识

依据手术专业、部位、术式、路径等特点，采取不同的标识方法。

1. 四肢手术　四肢多个部位的手术，根据术前计划的手术顺序在相应部位作标识；对于有明显开放伤口的四肢创伤手术，如开放性骨折等则不须做手术部位标识；如手术部位有石膏、绷带等包裹不适宜拆除，则在包扎的相应部位做标记，并且保证直至手术开始时才能将包扎物拆除划出手术切口。

2. 胸腹部手术　腔镜手术应标识置入戳卡位置；开胸、开腹手术于切口处行体表标识。

3. 分节段部位手术　所有分节段部位手术（包括椎体、手指、脚趾）都应完成分级手术部位标识。

4. 眼科手术　对单侧眼手术的患者，可应用医用胶贴贴于患者术眼或眉毛上方作为标记，或采取在术眼眉弓上3 cm处标记。

对双侧眼手术的患者，根据术前计划的手术顺序在眉毛上方术眼眉弓上标识。

5. 对称性器官手术　脑、颈、胸、肾及疝等对称性器官手术，应在手术通知单上注明何侧（如：左肾或右肾），且必须做手术部位标识。

6. 特殊部位手术　手术入径或部位为器官孔道及隐私部位等无法做手术部位体表标识的特殊部位；对口腔、牙齿、咽、喉无法在体表标记的部位，阴道、尿道、肛门等人体自然孔隙,内镜手术,可采用手术部位标识卡等方法进行标识;泌尿外科腔镜手术、妇产科宫腔镜手术应在标识卡上明确标识左右侧。

(五)督查方式

1. 手术室工作人员到病区接患者时必须查看即将手术患者的身体切口位置是否有标示或手术部位标识卡,若无标识,禁止将患者接到手术室。

2. 手术医师、麻醉医师、手术室护士在执行手术安全核查时,应核对术前标识与手术部位是否一致后,方可开始麻醉、手术。若标识与手术部位不一致,麻醉医师可拒绝为患者进行麻醉手术,直至手术医师标识清楚后方可进行麻醉。

3. 急诊抢救等特殊情况下,由手术医师、麻醉医师、巡回护士进行口头核对,术后由麻醉医师进行记录。

三、手术物品清点制度

(一)建立并执行手术物品清点制度,所有手术均应进行物品清点。应建立预防手术异物遗留操作规范以及物品数目不清或完整性不确定时的应急预案。

(二)手术物品清点前、后,巡回护士应保持手术间整洁、地面无杂物。

(三)台上所使用的敷料应附有 X 线显影条,清点时应完全展开,不要重叠,并检查显影条是否存在和完整,术中不得剪切及随意挪用。

(四)手术物品清点时机

手术开始前、关闭空腔脏器前、关闭体腔前、关闭体腔后。

(五)手术物品清点内容

手术包中各种器械、敷料及开启在台上的其他易遗留在体内的用物(包括器械附属结构),确认其完整性,准确将数量记录在"手术器械敷料登记表"上并签名。

1. 手术敷料 指用于吸收液体、保护组织、压迫止血或牵引组织的纺织物品。包括纱布、纱垫、纱条、宫纱、消毒垫、脑棉片、棉签等。

2. 手术器械 指用于执行切割、剥离、抓取、牵拉、缝合等特定功能的手术工具或器械。如血管钳、组织剪、牵开器、持针器等。

3. 杂项物品 指无菌区域内所需要清点的各种物品。包括一切有可能遗留在手术切口内的物品,如阻断带、悬吊带、尿管等。

(六)手术物品清点时机

第一次清点,即手术开始前;第二次清点,即关闭体腔前;第三次清点,即关闭体腔后;第四次清点,即缝合皮肤后。如术中须交接班、手术切口涉及两个及以上部位或腔隙,关闭每个部位或腔隙时均应清点,如关闭膈肌、子宫、心包、后腹膜等。

(七)不同类型手术须清点的物品

1. 体腔或深部组织手术应包括手术器械、缝针、手术敷料及杂项物品等手术台上所有物品。

2. 浅表组织手术应包括但不仅限于手术敷料、缝针、刀片、针头等杂项物品。

经尿道、阴道、鼻腔等内镜手术应包括但不仅限于敷料、缝针,并检查器械的完整性。

(八)手术物品清点应执行以下原则

1. 双人逐项清点原则 清点物品时洗手护士与巡回护士应遵循一定的规律,共同按顺序逐项清点。没有洗手护士时由巡回护士与手术医生负责清点。

2. 同步唱点原则 洗手护士与巡回护士应同时清晰说出清点物品的名称、数目及完整性。

3. 逐项即刻记录原则 每清点一项物品，巡回护士应即刻将物品的名称和数目准确记录于物品清点记录单上。

4. 原位清点原则 第一次清点及术中追加须清点的无菌物品时，洗手护士应与巡回护士即刻清点，无误后方可使用。

（九）手术物品清点应注意

1. 明确清点责任人、要求、方法及注意事项等，所有相关医务人员遵照执行。

2. 按规范位置摆放器械台上的物品，保持器械台的整洁有序。

3. 手术前，巡回护士应检查手术间环境，不得遗留上一台手术的任何物品。

4. 洗手护士应于术前15~30分钟洗手，确保有足够的时间进行物品的检查和清点。在手术的全过程中，应始终知晓各项物品的数目、位置及使用情况。

5. 清点物品时，洗手护士与巡回护士应双人查对手术物品的数目及其完整性。巡回护士进行记录并复述，洗手护士确认。

6. 手术中，应减少交接环节，若患者病情不稳定、抢救或手术处于紧急时刻，物品交接不清时，不得交接班。

7. 严禁将器械或敷料等物品用做他用。术中送冷冻切片、病理标本时，严禁用纱布等包裹标本。

8. 手术物品未经巡回护士允许，任何人不得带进或拿出手术间。

9. 医生不得自行拿取台上用物，暂时不用的物品应及时交还洗手护士，不得乱丢或堆放在手术区。

10. 洗手护士应及时收回暂时不用的器械，监督术者及时将钢丝、克氏针等残端、剪出的引流管碎片等物品归还，丢弃时应与巡回护士确认。

11. 台上人员发现物品从手术区域掉落或被污染，应立刻告知巡回护士妥善处理。

12. 关闭体腔前，手术医生应配合洗手护士进行清点，确认清点无误后方可关闭体腔。

13. 每台手术结束后应将清点物品清理出手术间，更换垃圾袋。

14. 术前怀疑或术中发现患者体内有手术遗留异物，取出的物品应由手术主刀医生、洗手护士和巡回护士共同清点，详细记录，按医院规定上报。

（十）手术敷料使用应遵循以下原则

1. 手术切口内应使用带显影标记的敷料。

2. 清点纱布、纱条、纱垫时应展开，并检查完整性及显影标记。

3. 手术中所使用的敷料应保留其原始规格，不得切割或做其他任何改型。特殊情况必须剪开时，应及时准确记录。

4. 体腔或深部组织手术中使用有带子的敷料时，带子应暴露在切口外面。

5. 当切口内需要填充治疗性敷料并带离手术室时，主刀医生、洗手护士、巡回护士应共同确认置入敷料的名称和数目，并记录在病历中。

（十一）手术物品清点意外情况的处理

1. 物品数目及完整性清点有误时，立即告知手术医生共同寻找缺失的部分或物品，必要时根据物品的性质采取相应辅助手段查找，确保患者体内无遗留物品。

2. 若找到缺失的部分和物品时，洗手护士与巡回护士应确认其完整性，并放于指定位置，妥善保存，以备清点时核查。

3. 如采取各种手段仍未找到,应立即报告手术主刀医生及护士长。如 X 线辅助确认物品不在患者体内,则须主刀医生、巡回护士和洗手护士共同签字、存档,启动意外报告处理流程,填写《清点意外报告表》,向上级领导汇报。

第五节　防范意外伤害

一、防范意外伤害重点环节管理制度

(一)严格落实医院感染预防与控制管理制度,避免院内感染发生。

(二)建立和实施抗菌药物管理的诊疗体系和技术规范,预防性抗菌药物选择与使用应符合相关规范。

(三)制定并严格执行静脉用药调配中心操作规范、审核、查对、安全配送制度流程。

(四)建立并严格执行储血、配血、发血、输血制度和流程,落实输血前指征评估和输血后效果评价,实行输血信息系统全流程管理。

(五)严格围术期管理制度落实,减少非预期二次手术发生。

(六)强化手卫生和无菌操作落实,加强围术期疼痛管理。

(七)加强孕产妇安全分娩管理,实施世界卫生组织安全分娩核查表实践指南。

(八)建立完整的标本采集、标识、运输、交接和回报制度,实现标本全流程可追溯管理。

(九)落实跌倒、坠床、压疮评估,防范不良事件发生。

(十)关注患者心理健康,落实心理评估,对有自杀倾向的患者及时实施心理干预和心理疏导。

二、防范患者院内感染制度

(一)发挥医院感染控制管理三级组织作用,依据责任强化医院感染控制的制度建设、培训指导、督导检查、问题反馈和持续改进。

(二)医院感染控制职能科室指定专人多渠道监测医院感染及其隐患信息,评估医院感染风险。发现医院感染或隐患不良事件应第一时间上报主管部门,并反馈给临床科室,感染控制职能科室及临床科室共同展开现场调查、排查成因,采取措施避免隐患,保证患者安全。

(三)强化医院感染控制监管。督导年度医院感染预防控制工作计划,严格执行清洁、消毒、隔离、手卫生、个人防护等制度,严格落实医院感染风险评估管理制度、医院感染监测制度、医院感染病例报告制度、医院感染病例暴发流行报告控制制度、传染病疫情报告管理制度和多重耐药菌感染预防控制制度。

(四)严格落实门急诊、病区医院感染控制制度,加强重点部门、重点科室医院感染风险控制与管理,包括:感染病区、重症医学科、口腔科、输血科、检验科、营养科、治疗室、处置室、换药室、注射室,产房、母婴同室、新生儿监护室,血液净化室,手术室,内镜中心,消毒供应中心,临床实验室等。

(五)加强环境与保障部门医院感染控制管理,按制度与规范要求,严格医院环境表面清洁消毒、空气净化管理、洗衣房医院感染管理、一次性无菌医疗用品管理和医疗废物管理制度,严控疾病传播途径。

（六）按计划落实医院感染控制培训制度,针对临床感染预防控制分工和需要,有针对性地开展技术培训,提高工作人员预防医院感染的技能和患者安全意识。

（七）以通俗易懂的方式对患者及其家属、陪护开展医院感染预防控制的相关教育,如手卫生、消毒、隔离、探视、个人防护等,鼓励患者主动告知传染病患病史,鼓励患者及其家属、陪护主动报告医院感染相关风险,积极参与医院感染预防和控制工作。

三、手卫生规范

（一）加强手卫生教育和制度落实,提高工作人员手卫生依从性。

（二）正确配置有效、便捷的手卫生设备和设施,为执行手卫生提供必需的保障与有效的监管措施,做到:

1. 快速手消毒剂方便可及。

2. 水龙头均可获得安全连续的供水,有手部清洁必需设施。

3. 定期开展工作人员正确手卫生技术及相关知识教育培训。

（三）严格遵循手卫生规范,正确执行手清洁、手消毒、外科洗手等操作,降低患者医院感染风险。

（四）洗手与手部清洁时机

1. 与患者直接接触前、后,以及脱下手套之后。

2. 对患者做侵入性治疗前,不论是否戴手套。

3. 接触体液、分泌物、黏膜、受损皮肤、伤口敷料之后。

4. 从可能污染的部位移到干净的部位前。

5. 接触紧邻患者的环境后,包括接触医疗设备后。

（五）洗手液选择

1. 当双手有明显脏污、受到蛋白质类物质污染,或沾到血液或体液时,或是暴露在可能产生芽胞微生物条件下,须使用肥皂和水洗手。

2. 双手没有明显脏物,应用干洗手液做常规手部消毒,也可使用肥皂及清水洗手。

3. 处理药品或准备食物前,须洗手或用快速手消毒液消毒。

（六）定期检查手卫生落实,并向工作人员反馈手卫生执行情况,并不断改进。

四、跌倒/坠床防控制度

（一）护理人员掌握跌倒/坠床高危患者评估方法,知晓处置预案与流程。

（二）患者入院或转入 24 小时内,护士依据住院患者跌倒/坠床高危因素评估记录表,完成风险评估,病情改变立即进行再次评估。

（三）患者跌倒/坠床风险评估确认为高危患者,给予醒目标识,向患方告知风险和安全防范措施,同时做好护理记录。

（四）完善走廊扶手、卫生间防滑地面、床档护栏等防止跌倒/坠床安全设施。

（五）对儿童、老年人、孕妇、行动不便和残疾等特殊患者,主动告知跌倒/坠床危险,采取警示标识、语言提醒、搀扶或请人帮忙、拉起床栏等防范措施。

（六）发生跌倒/坠床启动相应预案,采取补救措施,避免或减轻对患者伤害。

（七）患者发生跌倒/坠床后,护士长组织全科护理人员分析原因,制订具体改进措施并实施。护士长或责任护士 1 周内填写护理安全(不良)事件报告表、护理不良事件分析记录表交护理部。患者发生较严重伤害或引起纠纷时立即口头上报护理部。

（八）护理部加强跌倒/坠床管理监督检查，定期进行分析评价，提出改进和防范措施，利用护士长会议总结反馈。

五、预防压疮制度

（一）医院建立护理部主任、护理部、科室护士长三级压疮评估责任管理体系。

（二）护理部成立皮肤护理小组，负责全院压疮管理工作，收集、统计、分析、反馈相关资料，促进护理质量持续改进。

（三）医院统一使用病房压疮评估表、ICU压疮评估表等压疮危险因素评估工具，发现压疮极高危/压疮患者24小时内上报护理部皮肤护理小组。

（四）护士在患者入院24小时内对压疮高危人群进行评估，对高危患者和压疮患者实施住院期间全程动态管理。

（五）护士在压疮管理过程中，积极与医师、患方沟通预防治疗措施，必要时提请护理部皮肤护理小组指导或会诊处理。

（六）护士长指导和督促护士进行压疮告知、上报、预防、护理；跟踪、监控压疮发生发展；收集资料，分析本科室压疮发生特点，为压疮护理持续改进提供依据；培训科室护士压疮预防与护理知识，增强压疮防范意识与能力。

（七）护理部皮肤护理小组对压疮极高危/压疮患者随访、跟踪管理1~2次，评估、指导预防和护理措施实施，并在压疮/高危患者处理记录表记录。

（八）护理部皮肤护理小组每季度组织1次全院压疮病例讨论，提出针对性改进措施。

（九）护理部定期开展护士压疮防治知识技能培训，组织复杂、难免性压疮护理会诊。

六、患者导管管理制度

（一）临床科室根据相关高危因素评估患者是否为管路滑脱高危人群，坚持预防为主的原则，预估评判患者高危因素，主动采取积极的防范措施。

（二）患者管路滑脱评分<8分，在护理记录首页相应位置"否"处划勾（不须填写分值），向患方讲解防止导管脱落重要性及相关措施；患者管路滑脱评分≥8分，在"是"画勾并填写分值，建立住院患者导管脱落风险评估记录，实行每日评估，告知患方并确认签字，落实防范措施并记录。

（三）病情变化或术后增加导管，重新进行导管脱落评估。

（四）加强巡视，观察患者管道固定状况，做好交接班及护理记录。

（五）发生管路脱落立即启动相应预案，采取补救措施，避免或减轻对患者伤害。

（六）患者发生管路滑脱后，护士长组织分析原因，制订具体改进措施并实施。护士长或责任护士1周内填写护理安全（不良）事件报告表、护理不良事件分析记录表交护理部。患者发生较严重伤害或引起纠纷时立即上报护理部。

（七）护理部加强管路滑脱管理监督检查，定期分析评价，提出改进和防范措施，利用护士长会议总结反馈。

七、患者误吸评估制度

（一）临床科室根据误吸高危因素评估记录表相关危险因子，对住院患者进行误吸评估,对应不同分值采取防范措施。

（二）加强误吸高危患者管理。当患者发生误吸立即启动相应预案,采取补救措施,防止窒息发生。

（三）患者发生误吸后,护士长组织分析原因,制订具体改进措施并实施。护士长或责任护士1周内填写护理安全（不良）事件报告表、护理不良事件分析记录表交护理部。患者发生较严重伤害或引起纠纷时立即口头上报护理部。

（四）护理部定期汇总分析误吸事件,组织通报反馈,完善防范措施。

第六节 不良事件管理

一、不良事件管理制度

（一）为建立不良事件自愿报告及强制性报告的制度和流程,鼓励全员建立从错误中学习、持续改进的意识,构建患者安全文化,结合医院实际,制定本制度。

（二）医疗安全（不良）事件,指在临床医疗活动中及医院运行过程中,任何可能影响患者诊疗结果,增加患者痛苦和负担,并可能引发医疗纠纷或医疗事故,影响医疗工作正常运行和医务人员人身安全的因素和事件。

（三）医疗安全（不良）事件报告目的

加强医疗风险预防控制;对已经发生医疗安全（不良）事件主动报告,有关医疗管理部门尽早介入,指导并配合科室及时制订补救措施,尽量将伤害降到最低程度,将医患纠纷化解于萌芽状态;通过医疗管理部门对科室医疗安全（不良）事件定期分析,让全院共享临床工作中可能存在的医疗安全隐患信息,增强风险防范意识和能力,有效避免类似事件再次发生。

（四）医疗安全（不良）事件分类

1. 医疗事故 医疗机构或其医务人员在医疗活动中,违反医疗卫生管理法律法规,部门规章和诊疗规范、常规,过失造成患者人身伤害的事故。

2. 医疗差错 在医疗活动中,医务人员确有过失,但经过及时纠正未给患者造成严重后果或未造成后果的事件。

3. 医疗隐患、缺陷 非医务人员故意、过失、不当作为或不作为所致的不可预见的事故或不良事件。

二、不良事件报告制度

（一）口头报告

发生意外坠楼、术中死亡、住院期间意外死亡等医疗安全（不良）事件时,发现者立即紧急口头或电话报告上级医师及科主任,紧急救治。科主任立即报告医疗管理部门,组织开展事件调查,分析原因,制订补救或改进措施。

（二）书面报告

1. 发生医疗安全（不良）事件,医疗缺陷、差错及医疗事故发生者及事件发现者8小时内填写纸质《医疗安全（不良）事件报告表》记录事件发生具体时间、地点、过程、原因、采取措施等内容,上交科主任。

2. 科主任立即组织调查分析事件原因、影响因素及管理等各个环节,制订对策及整改措施,填写完善相关表格信息,24 小时内上报医疗管理部门。医疗管理部门督促相关科室限期整改,及时消除影响,尽量将医疗纠纷消灭在萌芽状态。

3. 涉及药物不良反应、院内感染、输血反应实行双重填报。

4. 每月月底各科室将已解决各类医疗安全(不良)事件统计上报医疗管理部门备案。

三、不良事件监管制度

(一)医院加强药品和医疗器械临床应用监管,加强医疗安全(不良)事件等安全信息监测,做好药品和医疗器械不良事件报告处置工作。

(二)医疗、护理管理部门每月分析讲评医疗安全(不良)事件,研究制订具体改进措施,持续提高医疗护理质量。

(三)医院在一定范围内公示医疗安全(不良)事件简要情况及处理结果,严重医疗安全(不良)事件在院周会、全院人员大会通报,帮助有关科室和人员得到警示,教育医务人员引以为戒,防止和避免类似事件再次发生。

(四)科室和个人主动报告医疗安全(不良)事件,减轻或免除处罚,视情给予一定奖励。如因上报不及时不主动引发严重问题、造成事态扩大,给予严肃批评及处理。

四、输血不良反应登记报告制度

(一)输血不良反应指在输血过程中或输血后,受血者发生用原有疾病不能解释的、新的症状和体征。

(二)输血不良反应根据开始出现症状和体征时间,分为即发型(输血当时和输血后 24 小时以内发生反应)和迟发型(输血后几天、十几天或几十天发生反应)两类。

(三)患者发生输血反应,若是一般性过敏反应,经对症处理情况好转,可继续观察并做好记录。

(四)如患者反应严重,立即停止输血,将输液器针内残留血液抽出,更换输液器,用静脉注射生理盐水维持静脉通路,对患者对症处理。

(五)2 名医护人员共同核对患者发血单、血袋标签、交叉配血试验记录及病史各项内容,立即报告医师分析原因,按照医嘱紧急处置。

(六)患者使用血液发出后,输血科将受血者和供血者血标本保存于 2~6℃冰箱至少 7 天,以备对输血不良反应者追查原因。

(七)保存输血袋中残留血,输血袋保留 24 小时,以备查用。怀疑溶血等严重反应时,将保留血袋和抽取患者血样送输血科进一步查找原因。

(八)输血科收到临床发生或怀疑发生急性溶血反应反馈后,重新复核患者所有输血相容性检测信息,包括 ABO 血型、RhD 血型、不规则抗体筛查试验、交叉配血试验等。

(九)必要时将输血袋中残留血和患者血样送检验科生化室,进一步检查游离血红蛋白、总胆红素、血浆结合珠蛋白等指标。

(十)检验科确认溶血性输血反应及其他情况后,有关人员应立即通知输血科,输血科主任立即将有关情况告知临床科室。

(十一)输血科将患者输血反应情况经过初步调查分析后上报医疗管理部门。

五、非计划二次手术报告制度

（一）非计划二次手术，指患者原手术直接或间接并发症，从而导致二次手术。

（二）非计划二次手术应报告科主任，组织有关人员进行病例讨论。

（三）科室48小时内填写《非计划二次手术报告单》，经科主任签字后报医疗管理部门。

（四）麻醉科、手术室建立《非计划二次手术登记本》，每月汇总上报医疗管理部门。

（五）非计划二次手术报告纳入绩效管理考评，发生漏报、瞒报给予相应处罚。

（六）各科室定期总结非计划二次手术情况，针对问题制订整改措施，促进医疗水平持续提高。

第七节 医疗设备安全

一、医院设备安全管理制度

（一）加强医疗设备安全管理，确保设备处于安全可靠状态，避免或减少设备事故的发生，保证医院临床科室业务的正常开展。

（二）各临床科室应制定或完善各医疗设备的安全操作规程。建立设备维护保养档案记录，将每次维护情况、维修内容、更换配件情况用文字记录备案。设备使用部门的管理人员应随时掌握维护保养计划的落实情况，并负责监督检查，使设备维修保养制度化、规范化。

（三）医疗设备操作人员应接受厂方技术人员的统一培训、示范操作和熟悉设备操作注意事项等方能投入使用，不得超温、超压、超负荷运行，严禁因无知造成设备故障、损坏。

（四）设备管理部门不定期地对医疗设备的日常计量和维护保养等工作进行安全巡查和风险评估，及时发现问题并进行及时处理，防止发生意外事故。

（五）设备管理部门应加强对重要医疗设备的监督管理。

1. 设备临床使用科室应对重点、关键设备实行专人专管，操作人员要严格培训考核，认真执行操作规程，熟悉安全禁忌，保证安全运行。

2. 重要医疗设备操作人员要时刻监测机组运行状态，加强对重要设备安全保护设施的管理，减少事故发生概率。

3. 重要医疗设备应定期维护保养。维护保养人员应定期对设备进行清洁、去潮、润滑、紧固等维护，有效防止锈蚀、卡死、噪声、松脱等机械故障，对保养内容、方法等情况详细记录，及时处理设备运行过程中的简单故障，确保机器能够正常运转。

4. 避免在对患者进行抢救时出现设备故障，减少发生医疗事故的风险，提高抢救成功率，保障临床顺利开展医疗工作。

（六）严禁设备在临床使用中超负荷运行和"带病"运行，在使用和安全有矛盾时，服从安全，如违章作业和违章指挥造成事故，要严肃追究有关人员责任。

（七）操作人员在设备运行过程中不应离开工作岗位，如发生故障时，应当立即切断电源，停止使用，并挂上"故障"标记牌，以防他人误用；同时通知医疗设备管理部门进行检修，操作人员不得擅自拆卸或者检修；设备须检修达到临床使用安全标准后，才能再用于临床。

二、放射诊疗安全防护管理制度

（一）贯彻放射诊疗实践的正当化和放射防护最优化原则,落实《放射性同位素与射线装置安全和防护条例》《放射诊疗管理规定》《医疗照射放射防护的基本要求》等法规和标准的要求,保证放射诊疗质量和患者(受检者)的健康权益。

（二）**警示告知**

1. 在放射诊疗工作场所的入口处和各控制区进出口及其他适当位置,设置电离辐射警告标志,在各机房门口设置工作指示灯。

2. 在放射诊疗工作场所入口处显著位置设置"孕妇和儿童对辐射危害敏感,请远离辐射"的温馨提示标语。确需放射检查,请与医生说明并在知情同意书签名。

3. 放射诊疗工作人员对患者和受检者进行医疗照射时应事先告知辐射对健康的影响。

（三）**屏蔽防护**

1. 放射工作场所应当配备与检查相适应的工作人员防护用品和受检者个人防护用品,防护用品应符合一定的铅当量要求,并符合国家相应的标准。

2. 放射工作人员实施医疗照射时,只要可行,就应对受检者邻近照射野的敏感器官和组织进行屏蔽防护;工作人员在辐射场操作时必须穿戴个人防护用品。

（四）**放射检查正当化和最优化的判断**

1. 医疗照射必须有明确的医疗目的,严格控制受照剂量。严格执行检查资料的登记、保存、提取和借阅制度,不得因资料管理、受检者转诊等原因使受检者接受不必要的重复照射。

2. 不得将核素显像检查和 X 线胸部检查列入对婴幼儿及少年儿童体检的常规检查项目。

3. 对育龄妇女腹部或骨盆进行核素显像检查或 X 线检查前,应问明是否怀孕:非特殊需要,对受孕后 8~15 周的育龄妇女,不得进行下腹部放射影像检查。

4. 应当尽量以胸部 X 线摄影代替胸部荧光透视检查。

5. 实施放射性药物给药和 X 线照射操作时,应当禁止非受检者进入操作现场;因患者病情需要其他人员陪检时,应当对陪检者采取防护措施。

6. 每次检查实施时工作人员必须检查机房门是否关闭。

（五）**设备维修保养**

1. 工作人员必须坚守岗位,对机器的使用、保管、清洁、维护负责,机房内保持清洁,不堆放杂物,无关人员不得擅自动用机器。

2. 设备开机后应检查是否正常,先预热球管后才能工作。

3. 设备应开展定期的维护(3 个月一次)、检查。如发现问题及时通知科室负责人做出整改。

（六）**监督检查**

1. 放射安全领导小组应每月一次对科室的防护操作进行检查,科室负责人每周应进行检查。

2. 对放射工作人员违规操作行为应及时发出整改通知书,督促科室落实整改。

三、核医学放射诊疗安全管理制度

（一）遵守《放射性污染防止法》《放射性同位素与射线装置安全和防护条例》《放射性

同位素与射线装置安全许可管理办法》等有关辐射防护法律法规,接受与配合各级环保部门监督指导。

(二)加强核医学操作人员计量监控,定期查体,定期接受放射防护培训与考核。

(三)严格操作规程,注意通风、防污染。一旦发生放射性泄漏,立即启动应急预案,按程序上报。

(四)加强工作区物品管理,不得携入非放射性工作区。无关人员严禁进入高活室、加速器和放射药物合成室。辐射工作场所不得存放易燃、易爆、腐蚀性物品。储存场所采取有效的防泄漏等措施,并安装报警装置。

(五)放射性同位素储存场所指定专人负责,严格存入、领取、归还登记和检查,交接严格,检查及时,账目清楚,账物相符,记录资料完整。

(六)设专门的放射性同位素分装、注射、储存以及放射性物屏蔽设备和存放场所;配备活度计、放射性表面污染监测仪;放射性同位素和放射性废物储存场所设电离辐射警告标志及文字说明,辐射工作场所入口处设电离辐射警告标志。

(七)对受检者和患者使用放射性同位素或者射线进行诊断、治疗、检查时,严格控制受照剂量,避免一切不必要的照射。

(八)按规定处理放射性废弃物、患者注射后容器、棉签等,收入专用垃圾袋,送到指定地点存放10个半衰期处理,不得随手放置、丢弃。放射性固体废物、废液及患者放射性排出物应单独收集,与其他废物、废液分开存放,按有关规定处理。

(九)发生辐射事故后立即启动,采取防护措施,控制事故影响,保护事故现场,并及时向当地环保、公安、卫生健康部门报告。

四、临床报警系统管理制度

(一)加强医学装备安全与警报管理,遵守医学装备安全使用与管理制度。确保急救和生命支持类设备的及时性、可用性和安全性。

(二)建立医学装备安全使用的培训计划,加强对相关医务人员的培训和考核。

(三)加强对医疗设备警报的管理,提升警报管理意识,制定警报设置制度和规范及警报响应与处置流程,评估医务人员对警报的敏感性及警报对临床工作流程的影响。

(四)鼓励监测并上报医学装备相关不良事件,鼓励评价医学装备的安全性和有效性。

(五)防范医院暴力,确保"安全的人员"在"安全的环境"中执行"安全的医疗照护"。

五、患者病历信息安全管理制度

(一)加强医院电子病历系统的安全等级管理。

(二)加强对电子病历系统的培训,有效避免电子病历系统的使用错误。

(三)加强电子病历系统的登录和使用者权限管理,强化患者隐私保护。

(四)确保录入内容的标准、完整及准确,避免由于复制、粘贴所致的错误。

(五)建立电子病历用药医嘱的闭环管理,建立电子病历用药医嘱知识库。有效应用电子病历信息进行医嘱合理用药规范化审核。

(冯 丹 王 东 黄叶莉 陈杭薇)

第九章 医疗质量管理与持续改进

建立健全全员参与、覆盖临床诊疗服务全过程的医疗质量管理与持续改进制度机制，是医院内涵建设的基础、品牌建设的生命线、社会效益和经济效益的基石。医疗质量管理也是检验一所医院管理能力、技术水平、人员素质的核心标准，对于非公立医院而言同样如此。作为医疗质量管理的第一责任主体，医院既要不断加大"管"的力度，全面加强医疗质量管理；也要着力做好"改"的文章，持续改进医疗质量，保障医疗安全。近年来，非公立医院牢固树立"质量第一""服务第一""患者第一"的理念，严格落实各项医疗质量安全核心制度，突出重点科室、重点区域、重点环节、重点技术的质量管理，着力推进医疗质量闭环管理，不断提升医疗质量和管理水平，有力推动了非公立医院整体建设和发展。当前我国医院正处于由规模扩张型向质量效益转型升级的重要阶段，医疗质量管理与持续改进是现代医院管理永恒的主题。非公立医院的高质量发展永远在路上。

本章立足于全面和全程质量管理，高度关注基础、环节与终末质量，结合国家行业监管要求与评审标准，从综合质量管理、医疗技术管理、住院诊疗管理、手术管理等四个方面编撰，力求贯彻和体现患者满意、标准化、持续改进、参与的原则，具有较强的针对性、实用性和可操作性，以期推动非公立医院医疗质量管理与持续改进。

第一节 综合质量管理

一、医疗质量管理制度

（一）医院把医疗质量放在首位，建立院、科两级质量管理组织，设立医疗质量与安全管理委员会、医疗质量控制（科）办公室，配备专兼职人员，负责质量管理工作。

1. 院长作为医院医疗质量管理第一责任人，认真履行质量管理与持续改进的领导与决策职能；其他院领导切实参与制定、监控质量管理与持续改进过程。

2. 医院成立医疗、护理质量管理、药事管理与药物治疗学、医院感染预防控制管理、生物安全管理、临床输血、病案管理、放射防护与辐射安全管理、医疗器械不良事件监测等委员会组织，定期召开会议，为质量管理提供决策支持。

3. 医疗质量控制（科）办公室，是医疗质量管理专职机构，负责组织质控专家行使医疗质量日常监管、督导检查和考核评价。

4. 临床、医技等科室主任全面负责本科室医疗质量管理工作。

5. 医院明确医疗质量各级责任人岗位职责、职权，负责人员应具备相应质量管理与分析能力。

（二）院、科两级组织根据上级要求和自身实际，建立切实可行的质量管理与持续改进方案，细化目标、指标、计划、措施、效果评价、信息反馈措施，加强医疗质量关键环节、重点科室和重要岗位管理。

（三）建立健全医院规章制度和人员岗位责任，严格落实医疗质量和医疗安全核心制度，加强运行病历实时监控与管理。

（四）加强全员医疗质量和医疗安全教育培训，严格执行医疗技术操作规范和常规，医务人员基础理论、基本知识和基本技能人人达标。

（五）强化医疗质量管理检查、分析、评价、反馈，医疗质量控制办公室定期统计上报，评价结果纳入绩效考评。强化责任追究，完善质量追溯与危机预警机制。

（六）加强基础质量、环节质量和终末质量管理，应用诊疗常规指导诊疗工作，开展临床路径，规范诊疗行为。

（七）建立不良事件报告系统，强化缺陷管理，完善医疗质量管理运行机制。

（八）建立完善医疗质量管理结果性、结构性、过程性指标监控与评价体系。

（九）建立医疗质量持续改进组织、机制，激励全员开展持续改进活动。

（十）加强医疗质量信息化监管。

二、医院医疗质量管理实施方案

（一）管理目标

1. 依据医疗卫生法律法规和操作规程，修订完善质量考核体系、考核标准。

2. 建立质量与安全管理考核长效机制，实现持续改进，培育医院质量文化。

3. 采用 PDCA 循环法，即通过计划、执行或实施、检查和总结的方法，评价措施效果，及时提出改进方案，促进医疗质量循环上升。

（二）完善管理体系

1. 制定和完善质量管理标准体系。组织专家持续制定和颁布系列管理规范和诊疗指南。积极研究探索符合医院实际的临床路径和单病种质量控制标准，完善质量标准体系，规范诊疗行为。

2. 建立健全质量培训体系。根据年度质量与安全管理目标制订培训计划，开展院、科两级培训，提高医护人员医疗质量管理与改进的参与能力。

3. 建立健全质量指标评估体系。对医院质量与安全相关指标进行收集、统计和分析，全面掌控各科室建设运行现状。参照《三级综合医院评审标准实施细则》，修订完善医疗质量控制指标体系，更新信息数据库。

4. 健全医疗质量督导体系。医疗质量控制办公室定期对各科室监督、检查、考核和评价，及时发现缺陷与潜在问题，运用质量管理工具分析原因，持续开展改进活动。

（三）全面加强重点领域质量控制

1. 重点科室与关键环节

（1）重点科室：麻醉科、手术室、重症医学科、急诊科、导管室、内镜室、血液净化科、产房、新生儿科、消毒供应室、检验科。

（2）关键环节：急危重患者管理、住院超过 30 天患者管理、围术期管理、有创诊疗操作管理、安全用血管理、合理用药管理、会诊管理、危急值管理。

2. 加强临床路径和单病种质量管理，规范临床诊疗行为。

3. 建立医疗不良事件报告制度和流程，鼓励医务人员主动报告医疗不良事件。医疗质量控制办公室收集整理相关资料，组织原因分析，制定整改措施，纠正存在问题，杜绝潜在风险，预防不良事件再次发生，促进患者安全，并及时有效。

（四）考核

1. 月考核 医疗质量控制办公室组织质量督导专家,根据医疗质量评价指标体系和医技科室质量管理方案要求,每月检查评估临床、医技各科室工作并通报全院,与本科室绩效挂钩。

2. 年度考核 医疗质量控制办公室根据医疗质量评价和统计指标体系,抽取相应质量指标,年底组织全院专项质量考核,考核结果计入年终考核成绩。

3. 医疗质量控制办公室根据医院阶段性工作重点,适时协调医疗质量管理委员会,对合理用药、安全用血、单病种和临床路径管理等指标实施专项考核。

4. 医疗质量控制办公室、患者服务中心或相关专职管理部门定期进行患者满意度调查。

（五）反馈与改进

1. 现场反馈 日常检查考核情况现场反馈给科室,指导科室医疗质量与安全小组组织整改。

2. 院周会反馈 对医疗质量检查考核中的有益经验、存在问题和整改措施,结合医院周会进行通报讲评。

3. 质量简报反馈 每月医疗质量控制办公室汇总情况,以简报形式向全院通报。相关职能部门进行分析评价,各科室提出具体改进措施并填写问题整改跟踪表,医疗质量控制办公室加强追踪检查,推动医疗质量持续改进。

三、医疗质量检查评价制度

（一）为确保医院医疗质量持续改进,提高医疗质量,确保患者安全,结合医院实际,制定本制度。

（二）建立分级检查与评价体系

1. 各级医疗质量管理组织按照职责定期对所属区域的医疗、护理、医技、药品、病案、医院感染管理等工作进行监督检查与考核评价,提出改进意见和措施。

2. 分管副院长定期带领职能部门和相关科室负责人检查医疗质量,推进工作落实。

3. 医疗管理部门、质量控制办公室定期到科室进行质量检查,重点检查医疗法规和规章制度执行情况、上级医师查房指导能力、住院医师"三基"能力和医疗作风。

4. 医疗质量与安全管理委员会定期向临床、医技科室下发医疗质量管理评价表,进行交叉互查与评价。

5. 各科室医疗质量与安全管理小组每月对医疗质量工作进行自查和总结上报。

（三）医疗、护理管理部门、信息中心、医院感染预防控制等职能部门定期分析检查考核结果,对照医疗、护理质量指标提出整改意见,指导科室进行整改。

（四）医疗质量与安全管理委员会定期评价质量管理措施,交流经验,分析效果,针对问题制订整改计划及措施。

（五）医疗质量检查考核结果与科室、个人绩效考核挂钩,医院可以根据管理重点在一段时间内实行某些质量管理项目的单项否决。

四、科室医疗质量与安全管理小组管理办法

（一）人员组成

科室主任为第一责任人,担任组长,成员包括科室副主任、护士长、医疗组组长、质控员,以及其他管理能力突出、责任心强的医护人员骨干。

（二）工作职责

1. 在医院医疗质量与安全管理委员会和相关职能部门指导下,全面负责本科室医疗质量与安全管理工作,对本科室医疗质量进行实时监控。

2. 根据医院质量与安全管理要求,结合本科室质量管理特点,制定本科室医疗质量管理小组年度活动计划和年终总结,制定完善科室相关制度并督促落实。

3. 每月至少组织一次科室医疗质量与安全管理小组活动,全面排查梳理问题隐患,检查诊疗常规、操作规范、规章制度、岗位职责落实情况,对存在问题提出整改意见和人员奖惩建议,实现科室质量持续改进。

4. 根据医院下达的质量管理目标,建立科室医疗质量数据库,收集、整理和分析相关指标与数据。

5. 贯彻落实医院医疗质量与安全管理要求,通报医院信息,严格执行各项医疗质量管理核心制度,提高医疗质量,保障医疗安全。

6. 对科室医护人员进行医疗质量与安全教育培训,强化医护人员安全责任意识,提高防范医疗风险、确保医疗安全的能力。

（三）活动内容

1. 每月采取现场评估、抽查追踪、访视患者、查阅病历等方式,至少组织一次科室医疗质量检查评估,制定整改措施并抓好落实。

2. 临床科室重点检查评估病案质量管理,医院感染管理,临床路径管理,单病种管理,合理用药管理,"三基三严"培训考核管理,医疗不良事件管理,出院患者、在院患者、死亡患者诊疗质量与安全管理,各类技术准入、人员资质准入管理,急危重症患者管理,围术期管理,患者安全目标管理,大额医疗费用患者管理,住院超 30 天患者管理等。

3. 医技科室重点检查评估仪器设备试剂管理、危急值管理、防护管理、输血与药物不良反应管理、人员培训考核管理、不良事件管理、报告单管理、室内质控和室间质评、临床随访管理、应急管理、各项技术操作规范化管理、院内感染控制管理、疑难病例讨论管理等。

4. 科室认真记录每月活动情况,针对上月存在问题整改情况进行效果评价。

（四）科室质控员

1. 科室指定一名熟悉业务、责任心强的医师担任质控员,在质量控制办公室备案。

2. 质量控制办公室每年至少组织 2 次全院科室质控员培训,内容包括医疗质量与安全理念和科室医疗质量与安全管理小组活动内容、方式、组织、记录等。各科室主任对质控员进行日常管理和小组活动经常性指导与帮带。

3. 质控员在科室主任领导下,履行下列职责:

（1）做好本科室各项相关医疗统计数据和指标收集、汇总、分析工作。

（2）做好医疗质量与安全检查情况反馈整理、评价、分析和整改记录工作。

（3）做好上级卫生健康行政部门医疗质量与安全检查准备、配合实施和情况反馈整理、记录工作。

（4）参与质量控制办公室组织的相关检查,及时反馈科室存在问题和意见建议。

五、病历管理制度

（一）总则

1. 严格执行《医疗机构病历管理规定》,加强医院病历管理,保证病历资料客观、真实、完整,严禁任何人涂改、伪造、隐匿、销毁、抢夺、窃取病历。

2. 病案室负责全院病案收集、整理和保管工作。为所有患者建立并保存病历。

3. 病案管理委员会负责监督病历管理制度实施,评估病案质量情况,针对问题提出改进措施,及时跟踪问效,督促落实。

4. 严格保护患者隐私,禁止以非医疗、教学、研究目的泄露患者病历资料。

5. 医院实施终末病历和环节病历质量控制管理,建立反馈和整改机制。

(二)病历建立

1. 病案室负责病历的编号工作。病历编号是患者在本院就诊病历档案唯一及永久性的编号,病历编号与患者身份证明相关联,使用病历编号及身份证明均能对病历进行检索。

2. 医务人员按照《病历书写基本规范》《中医病历书写基本规范》《电子病历基本规范(试行)》《中医电子病历基本规范(试行)》要求书写病历。

3. 住院病历按《医疗机构病历管理规定》要求进行排序及装订保存。

(三)病历保管

1. 病历资料库保持室内整洁、温度适宜,有防潮、防火、防尘、防虫、防霉、防鼠和防盗等措施,管理员每天检查室内情况,并按要求做好登记工作。

2. 门急诊病历在门诊医师工作站打印签字后,接诊医师及时将其粘贴在患者门诊病历本上。门急诊病历原则上由患者保管。建有门诊病历档案室的科室,门诊病历可由相关科室负责保管存档。急诊抢救记录、留观记录医师书写后由急诊科统一按照日期整理,逐月归档病案室。患者留观出科,出具留观病情说明书,交患者保管。

3. 患者住院期间的住院病历由所在病区负责收集、统一保管;有转科情况的患者病历,由患者出院所在科室负责病历收集、保管和归档。检查、检验报告回报后于24小时内归入病历,病历柜及时上锁。病历因诊疗活动、复印、结算等须带离病区时,由病区指定医务人员负责携带和保管,严格交接手续,不得交由患者携带。

4. 患者出院3日或死亡后5日内,病区将患者住院病历纸质打印稿送交病案室归档,同时将住院病历电子版提交医院HIS服务器,不得在本地工作站计算机保存。如特殊情况须延迟归档,科室提前报医疗管理部门审批。患者病理切片由病理科保管。

5. 病案室、专科门诊病历档案室、急诊科、病理科保管病历和病理切片,指定专人负责。已归档门急诊或住院病历,原则上不得修改。门急诊病历档案保存时间为自患者最后一次就诊之日起不少于15年;住院病历保存时间为自患者最后一次出院之日起不少于30年;特殊病历根据需要延长保存期限。影像资料等同病历资料保管。

(四)借阅复印

1. 本院医师可借阅病历,研究生、进修生、实习生借阅病历须科室主任签字同意。病历借阅原则上只能在病案室内进行。特殊情况下须将病历借出病案室,经科主任签字同意,报医疗管理部门审批。

2. 需要复印或者复制病历,病案室按照规定做好相关登记,给予办理;申请复印或复制病历的人员须提供下列证明材料:

(1)患者本人或其委托代理人。

(2)死亡患者法定继承人或者其代理人。

3. 受理申请时,应要求申请人提供有关证明材料,并对申请材料的形式进行审核。

(1)申请人为患者本人,提供其有效身份证明。

（2）申请人为患者代理人，提供患者及其代理人有效身份证明，以及代理人与患者代理关系的法定证明材料和授权委托书。

（3）申请人为死亡患者法定继承人，提供患者死亡证明、死亡患者法定继承人的有效身份证明，死亡患者与法定继承人关系的法定证明材料。

（4）申请人为死亡患者法定继承人代理人，提供患者死亡证明、死亡患者法定继承人及其代理人的有效身份证明，死亡患者与法定继承人关系的法定证明材料，代理人与法定继承人代理关系的法定证明材料及授权委托书。

4. 公安、司法、人力资源和社会保障、保险以及负责医疗事故技术鉴定的部门，因办理案件、依法实施专业技术鉴定、医疗保险审核或仲裁、商业保险审核等需要，提出审核、查阅或复制病历资料要求，经办人员提供以下证明材料后，可根据需要提供患者部分或全部病历。

（1）相关行政机关、司法机关、保险或者负责医疗事故技术鉴定部门出具的调取病历的法定证明。

（2）经办人本人有效身份证明。

（3）经办人本人有效工作证明，须与该行政机关、司法机关、保险或者负责医疗事故技术鉴定部门一致。

5. 保险机构因商业保险审核等需要，提出审核、查阅或者复制病历资料要求，还应提供保险合同复印件、患者本人或其代理人同意的法定证明材料；患者死亡的，应提供保险合同复印件、死亡患者法定继承人或者其代理人同意的法定证明材料。合同或者法律另有规定的除外。

6. 个人申请复印病历，可直接向病案室提交相关资料，由病案室指定人员核实后，办理复印手续；机构申请复印或调阅病历，向医疗管理部门申请并提交相关证明材料，经审核后，由医疗管理部门指定病案室办理复印手续。

7. 申请人可复印门（急）诊病历和住院病历中的体温单、医嘱单、住院志（入院记录）、手术同意书、麻醉同意书、麻醉记录、手术记录、病重（病危）患者护理记录、出院记录、输血治疗知情同意书、特殊检查（特殊治疗）同意书、病理报告、检验报告等辅助检查报告单、医学影像检查资料、病程记录、会诊记录、病历讨论记录等病历资料。

8. 病案室指定专人负责提供病历复印、查阅服务。病历不得带出病案室，复印时申请者在场，并按规定收取相应费用。复制的病历资料经申请人和病案室双方确认无误后，加盖病历复印专用章后方可生效，病案室做好复印查阅记录。

9. 按照《病历书写基本规范》《中医病历书写基本规范》，病历尚未完成，申请人要求复制病历时，先征得经治医师认可签字后，可对已完成病历先行复制，医务人员按规定完成病历后，再对新完成部分进行复制。

（五）封存

1. 依法需要封存病历时，在医疗管理部门、医师、患方在场情况下，对病历共同确认，签封病历复制件，三方同时在病历各封口处签字，注明封存日期、截止日期。医疗管理部门负责封存病历复制件的保管。

2. 医院申请封存病历时，医院应当告知患者或者其代理人共同实施病历封存；但患者或者其代理人拒绝或者放弃实施病历封存的，医院可以在公证机构公证的情况下，对病历进行确认，由公证机构签封病历复制件。

3. 封存后病历原件可继续记录和使用。

4. 按照《病历书写基本规范》《中医病历书写基本规范》要求,病历尚未完成,需要封存病历时,可对已完成病历先行封存,医师按规定完成病历后,再对新完成部分进行封存。

5. 开启、封存病历在签封各方在场情况下实施。

(六)病历质量控制

医院对病历质量管理实行四级质控。

第一级:各科室医疗质量与安全管理小组负责科室全部运行病历和出院病历检查监督,包括格式内容、内涵水平、完成时限等,及时记录问题与缺陷。

第二级:质量控制办公室实时监控在院运行病历,选择性检查全院病历。

第三级:病案室负责终末质控,重点检查病历框架情况。

1. 合格病案及时整理归档。

2. 病案出现问题时,通知经治医师到病案室修改、填补。

3. 记录每日病案检查情况,按科室分别登记,每月向临床、医技科室通报。

4. 每月统计各科室病案优良率、返修率,填表报医疗管理部门。

第四级:医疗质量管理专家对出院病历和在院运行病历实施质控,给予评定打分,定期在全院周会进行讲评。

六、医疗统计分析报告评价制度

(一)为依法采集统计数据,加强医院统计信息工作规范化和系统化,发挥统计信息在医院管理与决策中的信息、咨询与监督作用,根据《统计法》和相关法律法规、文件精神规定,结合医院实际,制定本制度。

(二)统计信息工作应根据国家卫生健康委有关政策文件,接受当地卫生健康行政部门业务指导,加强卫生统计信息人员培训考核和继续教育,提高业务水平。

(三)统计数据收集、整理、分析、上报达到及时准确,完整安全。保持统计资料连续性,做好备份,长期妥善保存。

(四)根据医院管理需要,建立并妥善保管各种统计档案报表,不得损坏丢失、随意外借、任意涂改。严格按照统一规定和统计规范完成统计报表,经医院领导审批后,上报当地卫生健康行政、医保、民政等政府管理部门。向其他部门或社会组织等单位提供医院统计数据,须经上级卫生健康行政部门或医院领导批准方可提供。

(五)严格各类统计数据、报表审核,无误后方可上报和使用。严禁虚报、瞒报、错报、漏报统计数据。定期检查报表及统计系统运行,保持系统性、完整性和准确性。发现统计质量问题及时分析原因,制订整改措施,如系人为因素严肃处理。

(六)医疗管理部门、质量控制办公室、病案室及相关部门充分利用统计数据,进行临床科研、医院运营、效率效益、医疗质量、医疗费用、患者安全分析及评价,提供给相关部门和科室持续改进。

(七)严格遵守保密制度,保守国家和医院机密,妥善保管密级报表文件。

(八)计算机实行专机专用,确保统计系统正常运行、统计数据准确。统计员调整调动时进行工作和资料交接,不得私自销毁或带走统计资料。

(九)严禁携带易燃品、易爆品、腐蚀品进入统计室,禁止吸烟,杜绝超负荷用电。定期进行安全检查,及时处理并上报不安全因素。

第二节 医疗技术管理

一、医疗技术临床应用管理制度

（一）总则

1. 医疗技术,指医疗机构及其医务人员以诊断和治疗疾病为目的,对疾病作出判断和消除疾病、缓解病情、减轻痛苦、改善功能、延长生命、帮助患者恢复健康而采取的医学专业手段和措施。

2. 医疗技术临床应用遵循科学、安全、规范、有效、经济、符合伦理的原则。安全性、有效性不确切的医疗技术,医院不得开展应用。

3. 各科室开展医疗技术应与功能任务相适应,具有符合资质的专业技术人员、相应设备、设施和质量控制体系,并遵守技术管理规范。各科室医疗技术临床应用遵守本制度。

（二）医疗技术负面清单管理

1. 医院按照国家建立的医疗技术临床应用负面清单管理制度,严格医疗技术临床应用管理,不得开展禁止类技术,对限制性技术重点管理。

2. 禁止类技术是指医疗技术具有下列情形之一的,禁止应用于临床:

（1）临床应用安全性、有效性不确切。

（2）存在重大伦理问题。

（3）该技术已经被临床淘汰。

（4）未经临床研究论证的医疗新技术。

3. 限制类技术是指禁止类技术目录以外并具有下列情形之一的,作为需要重点加强管理的医疗技术,由省级以上卫生健康行政部门严格管理。

（1）技术难度大、风险高,对医疗机构的服务能力、人员水平有较高专业要求,需要设置限定条件的。

（2）需要消耗稀缺资源的。

（3）涉及重大伦理风险的。

（4）存在不合理临床应用,需要重点管理的。

（三）管理与控制

1. 医院医疗质量与安全管理委员会下设医疗技术临床应用管理小组,负责医疗技术临床应用的管理、质量控制与持续改进。组长由分管副院长担任,委员由医疗、质量管理、药学、护理、院感、设备等管理部门负责人和具有高级技术职务任职资格的临床、管理、伦理等相关专业人员组成。办公室设在医疗管理部门,负责日常管理工作,主要职责如下:

（1）根据医疗技术临床应用管理的法律法规,负责制定与实施医院医疗技术临床应用管理制度。

（2）审定医院医疗技术临床应用管理目录和手术分级管理目录并及时调整。

（3）对医院首次应用的医疗技术进行论证,对已经临床应用的医疗技术定期评估。

（4）定期检查医院医疗技术临床应用管理各项制度执行情况,并提出改进措施和要求。

（5）医院赋予的其他职责。

2. 医疗管理部门汇总科室上报的医疗技术临床应用管理目录,形成医院目录,每年进行调整,对目录内手术分级管理。手术管理按医院手术分级管理规定执行。

3. 医院每年对医务人员进行一次专业能力评估和考核,依法准予医务人员实施与其专业能力相适应的医疗技术,并为医务人员建立医疗技术临床应用管理档案,纳入个人专业技术档案管理。

4. 医院实施医师手术授权与动态管理,根据医师的专业能力和培训情况,授予或者取消相应的手术级别和具体手术权限。

5. 医院对于已证明安全有效,但属本院首次应用的医疗技术,应召开委员会,组织开展技术能力和安全保障能力论证,通过论证方可开展医疗技术临床应用。其中限制类技术需要在省市、地区级卫健委备案管理。

6. 限制类技术经评估后,符合条件可开展临床应用,并于开展首例临床应用之日起15个工作日内,向上级卫生健康行政部门逐级备案。备案材料应包括以下内容:

(1)开展临床应用的限制类技术名称和所具备的条件及有关评估材料。

(2)医院医疗技术临床应用管理专门组织和伦理委员会论证材料。

(3)技术负责人(限于在本院注册的执业医师)资质证明材料。

7. 医院每年或根据需要对医疗技术临床应用进行评估,对限制类技术质量安全和技术保证能力重点评估,及时调整医院医疗技术临床应用管理目录和有关管理要求。对存在严重质量安全问题或不再符合有关技术管理要求的,立即停止该项技术临床应用。同时根据评估结果,及时调整医师相关技术临床应用权限。

8. 医院创造条件,鼓励医务人员参加医疗技术临床应用规范化培训,加强医疗技术临床应用管理人才队伍的建设和培养。尤其鼓励首次在本院临床应用的医疗技术的规范化培训工作。

9. 医院主动向社会公开限制类技术目录、手术分级管理目录和限制类技术临床应用情况,接受社会监督。

10. 医疗技术临床应用过程中出现下列情形之一的,医院应当立即停止该项医疗技术的临床应用:

(1)该医疗技术被国家卫生健康委列为"禁止类技术"。

(2)从事该医疗技术的主要专业技术人员或者关键设备、设施及其他辅助条件发生变化,不能满足相关技术临床应用管理规范要求,或者影响临床应用效果。

(3)该医疗技术在应用过程中出现重大医疗质量、医疗安全或者伦理问题,或者发生与技术相关的严重不良后果。

(4)发现该项医疗技术临床应用效果不确切,或者存在重大质量、安全或者伦理缺陷。

医院出现(2)、(3)、(4)条所述情况时,应立即逐级向上级卫生健康行政部门汇报,直至省级卫生健康行政部门。

11. 医院建立医疗技术临床应用信息化管理平台,并按照上级要求,及时、准确、完整地向全国和省级医疗技术临床应用信息化管理平台逐例报送限制类技术开展情况数据信息。加大数据信息分析和反馈力度,指导科室提高医疗技术临床应用质量安全。

(四)监督管理

1. 医疗管理部门负责医疗技术临床应用的监督管理。科室如出现下列情况之一,医疗管理部门有权终止医疗技术临床应用,并视情节严重追究责任:

(1)在医疗技术临床应用能力技术审核过程中弄虚作假。

（2）未通过医疗技术临床应用能力技术审核。

（3）超出登记的诊疗科目范围。

（4）医疗技术与其功能、任务不相适应。

（5）上级卫生健康行政部门规定的其他情形。

2. 执业医师在医疗技术临床应用过程中有违反《执业医师法》《医疗机构管理条例》《医疗事故处理条例》等法律法规行为,按有关法律法规追究处理。

二、新技术新项目准入管理制度

（一）为规范医院新技术、新业务临床准入审批程序,保障患者合法权益,确保拟应用的新业务、新技术项目安全可行,依据《中华人民共和国执业医师法》《医疗技术临床应用管理办法》等有关法律法规和行业规定,结合医院实际,制定本制度。

（二）新技术、新项目指准备在临床实施的、医院目前尚未开展的预防、诊断、鉴别诊断、治疗、康复和护理技术。医疗管理部门是开展新技术、新项目的管理部门,包括对开展新技术、新业务中所须进行的准入、实施、评估、验收、奖惩等。

（三）医院鼓励各科室开展能够确保患者安全、疗效确切,且符合伦理要求的新技术、新业务;所开展的新技术、新业务应与其职能任务和自身技术能力相适应,具有符合资质的专业技术人员、相应的设施设备和质量控制体系,并遵守国家医疗技术管理办法。

（四）医院医疗质量与安全管理委员会负责新技术、新业务的准入、评估、管理、质量控制与持续改进。

（五）医院对新技术施行分类准入管理,按技术特性区分为禁止类、限制类和一般类技术。

1. 具有下列情形之一的,为禁止类技术,临床禁止准入。

（1）临床应用安全性、有效性不确切。

（2）存在重大伦理问题。

（3）该技术已经被临床淘汰。

（4）未经临床研究论证的医疗新技术。

2. 具有下列情形之一的,为限制类技术,须重点加强管理,临床限制准入。

（1）技术难度大、风险高,对单位服务能力、人员水平有较高专业要求,需要设置限定条件的。

（2）需要消耗稀缺资源的。

（3）涉及重大伦理风险的。

（4）存在不合理临床应用,需要重点管理的。

（5）参考目录包括但不限于国家卫生健康委员会《限制临床应用的医疗技术（2015 版本）》在列医疗技术临床应用项目,以及免疫细胞、干细胞等临床研究类技术。

3. 国内外均未开展,或国外已有开展,但国内尚属空白,须向上级有关部门报批的;属于成熟业务、技术引进的,称为一般类项目。

（六）符合以下条件者,均应纳入新技术、新业务管理审批范畴。

1. 限制类技术。

2. 一般类技术。

3. 已在临床应用类似业务、技术,但不能满足当前临床要求,须进一步改良的项目。

（七）新技术、新业务项目申请，须先经本科室论证小组论证后，方可提报医院医疗管理部门。

申请材料包括：《新技术、新业务临床应用申报表》及详细技术资料；国家相关行业规定复印件；各种权威机构颁发的合格证书、许可证明、资格证书等必备资料复印件。特殊项目还须提供已经发表相关论文和有关疗效统计资料等。

（八）医疗质量与安全管理委员会定期召开医疗技术临床应用管理小组会议，对提交的新技术、新业务进行评审，与会人数原则上不少于 7 人，得票数应超过投票人数 2/3。一般类技术评审结果报医院办公会研究后方可实施，限制类技术须省市级卫健委批复后方可实施。

（九）充分预测新技术、新项目意外事件，周密制订应急处置预案。

（十）医疗管理部门加强已申报和开展新技术、新项目跟踪，建立技术档案，开展质量评估和培训，邀请院外专家指导，解决具体问题，加强医疗技术临床应用管理。

（十一）已批准开展的新技术、新项目负责人加强监控管理，有序推进实施。

（十二）对于批准开展的新技术、新业务项目，在临床应用过程中如发生患者损害等意外情况，或因各种原因不能继续开展者，应及时报告医疗管理部门，即行中止，如须恢复者，须经医疗质量与安全管理委员会再次论证后方可开展。

三、高风险诊疗技术操作授权审批制度

（一）为规范手术、麻醉、介入、腔镜等高风险诊疗技术临床应用，加强高风险诊疗技术和人员资质准入管理，提高医疗质量，确保医疗安全，制定本制度。

（二）各科室根据本专业学科特点制定科室高风险医疗技术目录，制定具体诊疗操作项目、操作常规、应急处置预案，进行培训，定期评估实施效果，并随专科技术进行调整改进。

（三）医院对高风险诊疗技术操作人员实行授权管理，定期进行能力评估与再授权管理，获得授权人员方可操作。除非有正当理由的紧急情况，其他人员不得操作。

（四）授权评价程序

1. 高风险诊疗技术操作授权、能力评价与再授权参照手术分级授权管理执行。

2. 各科室确定高风险诊疗技术操作项目操作常规与考评标准，实施教育培训。

3. 申请者为高年资主治医师以上人员，有丰富临床实践经验和应急处理能力。具有参与高风险技术项目实际操作经历，在上级医师指导下完成一定数量操作例次，或前往上级医院、国内外接受专项培训并获取相应证书。

4. 科室成立考评小组，人数在 3 人以上，必要时可请院外同行专家作为评委。重点对申请者理论水平、操作技能和掌握程度进行认定评价，决定是否予以授权。

5. 所有资格评价资料详细可信，随时可查。

（五）审批程序

1. 参照医师手术权限申报评估，实施高风险诊疗技术资质申报。

2. 科室医疗质量与安全管理小组对申请人进行考核，科室主任签署意见后上报医疗管理部门。

3. 医疗管理部门对申报材料进行初审，上报医疗质量与安全管理委员会。

4. 医疗质量与安全管理委员会根据医师专业技术岗位和操作技能，结合医疗质量控制评价指标等进行综合评定，签署审批意见。

5. 经院长办公会研究确定高风险诊疗技术项目，医疗管理部门备案。

（六）高风险诊疗技术项目资格许可授权实行动态管理,每2年复评1次。如出现下列情况,医院将取消或降低高风险诊疗技术操作权。

1. 达不到操作许可授权所需资格认定的新标准。

2. 对操作者质量评价后,经证明其操作并发症发生率超过操作标准规定范围。

3. 操作过程中明显或屡次违反操作规程。

四、医疗技术损害处置预案

（一）为使医疗技术损害得到迅速、有序、妥善处理,最大限度降低损害程度,保护患者健康和生命安全,减轻医患损失,防止严重后果发生,制定本预案。

（二）医疗技术损害一旦发生,首先发现的医护人员有权立即设法终止致害因素;如致害因素识别判定存在困难,立即呼叫上级医护人员指导处理,不可迟疑拖延。

（三）医疗技术损害一旦发生,立即向科室主任报告。上级医师参与医疗技术损害所涉及患者救治,密切注意患者生命体征和病情变化。患者如当时无生命危险,立即暂停正在执行的医疗技术操作,根据当时具体情况采取适宜应急补救措施,操作后严密观察患者病情,防止发生其他意外。如患者有生命危险,医疗技术操作立即以抢救患者生命为主,技术操作完毕后派专人严密监护病情,防止发生其他意外。

（四）医疗技术损害一旦发生,立即如实报告。首先报告上级医师和科主任;如涉及重要脏器损害或危及生命属于病情严重时,同时报告医疗管理部门、总值班室和分管副院长,重大技术损害事件报告院长。任何人不得隐瞒。

（五）如损害较轻、不致造成严重后果,科室视情组织科内会诊,妥善处理;造成严重后果的技术损害,医疗管理部门组织院内会诊,多科室共同参与救治,必要时邀请院外专家会诊。

（六）相关事项

1. 迅速收集并妥善保管相关原始证据,包括实物、标本、手术切除组织器官、剩余药品、血液制品、材料、试剂、摄像和录音资料、各种原始记录等。必要时可应患方要求,在医患双方共同监督下对病历原件、复印件、现场实物等进行封存和启封。封存实物及病历按规定由医院保管。

2. 妥善沟通,稳定患方情绪,争取患方配合,防止干扰抢救和发生冲突。

3. 如患者死亡,遗体管理严格按相关规定执行。

4. 如损害较轻、未造成严重后果,由科室组织全面检查,查找分析原因,制订改进措施,完善相关记录;如损害造成严重后果,由医疗管理部门组织专家全面检查医疗过程,深入分析原因,修订相关制度措施。

5. 如存在医疗差错,依法依规进行处理,科室作好医疗事故技术鉴定或应诉准备。

6. 如患方以不正当手段过度维权、聚众滋事、扰乱医疗秩序,应耐心劝导,必要时向公安机关报警,上报上级卫生健康行政部门。医院保卫部门组织力量维护医疗秩序,保护医护人员人身安全和设施设备。

7. 发现医疗技术损害与技术、药品、器材本身缺陷有关,或同类损害重复出现时,向医疗管理部门申请暂停使用,组织研究评估,必要时报告上级卫生健康行政部门。

8. 科室根据本预案,结合本专业特点,制订相应《医疗技术损害处置预案》,报医疗管理部门备案。

第三节　住院诊疗管理

一、三级查房制度

（一）三级查房制度指患者住院期间，由不同级别的医师以查房的形式实施患者评估、制订与调整诊疗方案、观察诊疗效果等医疗活动的制度。

（二）医院实行科主任领导下的三个级别查房制度，即科主任或主任（副主任）医师、主治医师、住院医师三级医师查房制度（或者主诊医师、主管医师和经治医师）。三级医师查房，应有住院医师和相关人员参加。

（三）在查房过程中，下级医师服从上级医师，所有医师服从科主任。所有人员应尊重患者，注意仪表，保护隐私，加强沟通。

（四）科主任或主任（副主任）医师每周查房2次。重点解决疑难病例；审查新入院、危重患者诊断、治疗计划；决定重大手术及特殊检查及治疗；决定邀请院外会诊；抽查病历和其他医疗文件书写质量；结合临床病例考核住院医师；分析病例，讲解重点疾病新进展；进行必要教学工作；听取医师、护士对医疗、护理的意见。

（五）主治医师每日查房一次。对所管辖患者进行系统查房，特别对新入院、手术前后、危重、诊断未明确、治疗效果不佳患者进行重点检查；听取、指导住院医师对诊断、治疗分析及计划；检查医嘱执行情况；决定一般手术和必要检查及治疗；决定院内会诊；检查病历书写质量及医嘱，决定患者出院和转科。

（六）住院医师对所管辖患者实行24小时负责制，每日至少查房2次（非工作日每日至少查房1次），实行早晚查房。巡视危重、疑难、待诊断、新入院、手术后患者；主动向上级医师汇报经治患者病情、诊断、治疗等；检查化验报告单，分析检查结果，提出检查和治疗意见；检查当日医嘱执行情况；随时观察病情变化并及时处理，随时记录，必要时请上级医师检查患者；了解患者饮食情况，征求患者对医疗、护理、生活等方面的意见。

（七）主任医师或副主任医师、主治医师查房一般在上午进行。主任或副主任医师查房时，主治医师、住院医师、实习医师、进修医师和护士长参加；主治医师查房时，住院医师、实习医师、进修医师参加。

（八）对新入院患者，住院医师在入院8小时内查看患者，主治医师在48小时内查看患者并提出处理意见，主任医师、副主任医师在72小时内查看患者并对患者诊断、治疗、处理提出指导意见。各级医师查房分析和处理意见，及时记录在病程记录中并签名。

（九）上级医师查房时，下级医师做好准备工作，如病历、影像资料、各种检查报告等，并将重点患者姓名、床号提前1~2天告诉上级医师。住院医师报告简要病历、当前病情并提出需要解决的问题；上级医师根据病情进行分析，做出肯定性指示。

（十）术者必须亲自在术前和术后24小时内查房。

二、疑难危重病例讨论制度

（一）为尽早明确诊断，制订最佳治疗方案，提高医疗质量，确保医疗安全，制定本制度。

（二）疑难危重病例包括入院3日不能确诊病例；5日内诊疗方案难以确定；疾病在应有明确疗效的周期内未能达到预期疗效；非计划再次住院和非计划再次手术；住院期间不

明原因病情恶化或出现可能危及生命或造成器官功能严重损害的并发症、院内感染经积极抢救仍未脱离危险、病情仍不稳定者;病情复杂、涉及多个学科或者疗效极差的疑难杂症;病情危重须多科协作抢救病例;涉及重大疑难手术或须再次手术治疗病例;住院期间有医疗事故争议倾向及其他须讨论病例。

（三）疑难危重病例讨论,可由一个科室举行,也可几个科室联合举行。科室疑难危重病例讨论由科室定期举行,科主任主持,全科人员参加。几个科室联合或院内疑难危重病例讨论由科主任提出,经医疗管理部门同意并召集举行,由科主任主持。

（四）举行疑难危重病例讨论前应充分准备。负责经治患者的治疗组尽可能全面收集与患者病情相关资料,必要时提前将有关病例资料整理形成书面病情摘要,提交给参加讨论人员。讨论时由经治医师简明介绍病情及诊疗经过,主治医师详细分析病情变化及目前主要的诊疗方案,提出本次讨论主要目的、关键的难点疑点及重点要解决的问题等。参加讨论人员针对该病例病情进行全面分析,充分发表意见建议,可应用国内外学术理论、专业新进展,针对病情提出可行性诊疗建议。最后由主持人进行总结,尽可能明确诊断,确定进一步诊疗方案。讨论由经治医师负责记录和登记。

（五）院级疑难危重病例讨论由经治科室提出申请,提前将有关材料加以整理,做出书面摘要,提交医疗管理部门。医疗管理部门根据具体情况,确定会诊时间,邀请相关科室人员参加病例讨论,必要时报告分管副院长参加。若病情需要或因患者家属请求,可邀请院外专家参加。

（六）讨论时,经治医师在《疑难危重病例讨论记录本》上做好书面记录。记录内容包括:讨论日期、主持人及参加人员的专业技术职务、病情报告及讨论目的、参加人员发言、讨论意见等。主持人须审核签字。确定性或结论性意见记录于病程记录中。

（七）参加疑难病例讨论成员中应当至少有2人具有主治及以上专业技术职务任职资格。

三、会诊制度

（一）因患者诊疗需要由经治科室为约请本科室以外或本院以外的医务人员协助提出诊疗意见或提供诊疗服务的活动,为会诊行为。为规范会诊行为,保障会诊服务质量,制定本制度。

（二）会诊范围

1. 疑难病例、诊断不明确、科内诊治困难者。

2. 本科首诊可疑为他科疾病的患者。

3. 本科患者合并其他专科情况,须相关专科协助进行综合诊治者。

4. 急危重症患者抢救,需要多学科医师共同完成的情形。

（三）会诊分类

1. 按照病情紧急程度,分为急会诊和普通会诊。

（1）急会诊指患者病情突然变化,疑似合并其他学科疾病;已知患者合并他科疾病,病情有加剧趋势,须紧急治疗;危重症患者抢救,需要他科协助。

（2）普通会诊指患者病情一般,需在24小时内完成协助诊疗的医疗活动。

2. 按会诊人员涉及范围分为门诊会诊、全科会诊、科间会诊、全院性会诊、院际会诊以及远程会诊。

3. 按会诊方式分为非点名会诊和点名会诊。

非点名会诊是不指定会诊医师的会诊活动。

点名会诊是指根据病情需要指定某专科医师进行的会诊活动。点名会诊前应先电话联系,确认会诊医师能参加会诊。

（四）门诊会诊由主治医师审签,患者持门诊病历前往被邀请科室会诊。

（五）**急会诊可以电话或书面形式通知相关科室。**

1. 各科室均应严格把握急会诊指征,会诊前作好必要的检查准备,避免因诊疗计划安排不当而随意请急会诊。原则上,申请急会诊必须经副主任以上医师同意。

2. 须急会诊时,申请科室医师应先电话联系会诊科室,交代患者病情,或明确拟邀请的会诊医师,并标明申请急会诊时间（精确到分钟）。

3. 会诊科室接到急会诊申请电话后,派高年资主治医师或者科室二线值班医师进行会诊。会诊医师必须在 10 分钟内到达现场。

4. 进行急会诊时,申请科室经治医师（或值班医师）和上级医师均应在场协助会诊,并根据会诊意见及时予以处置。

（六）全科会诊通常每周举行一次,全科人员参加。主要对本科疑难病例、危重病例、手术病例、出现严重并发症病例或具有科研教学价值的病例等进行全科会诊,由科主任或住院总医师负责组织和召集。会诊时由经治医师报告病历、诊治情况以及要求会诊目的,通过广泛讨论明确诊断治疗意见,提高科室人员业务水平。

（七）**科间会诊**

患者病情超出本科专业范围,须其他专科协助诊疗时实施。

1. 科间会诊由经治医师提出,填写会诊单,写明会诊要求和目的,送交被邀请科室,同时准备好各项检查资料。

2. 应邀科室在 24 小时内派高年资主治医师以上人员进行会诊。经治医师在场陪同,介绍病情,听取会诊意见。会诊后填写会诊记录。

3. 如遇疑难问题,会诊医师不能确诊,及时向上级医师汇报,上级医师到场会诊。

4. 按会诊意见处置后较长时间患者病情未得到明显控制,科室再次申请会诊时,会诊科室应派更高资质医师参加会诊。

5. 无法在床旁完成的眼科、耳鼻喉科相关检查等会诊,在患者病情允许条件下,申请科室可让患者前往相关科室指定地点完成会诊。

6. 应邀会诊医师不允许不查看患者、仅查阅病历就简单下达会诊意见。

7. 不得电话会诊。

（八）**全院会诊**

病情疑难复杂且须多学科共同协作、突发公共卫生事件、重大医疗纠纷或某些特殊患者等进行全院会诊。

1. 全院会诊由科室主任提出,提前 1 天报医疗管理部门。紧急情况下须进行院内多科会诊时,申请科室立即电话报告医疗管理部门协调安排相关科室参加紧急会诊。

2. 会诊科室提前将会诊病例的病情摘要、会诊目的和拟邀请人员报医疗管理部门,由其通知有关科室人员参加。

3. 会诊时由医疗管理部门或申请会诊科室主任主持召开,分管副院长和医疗管理部门负责人根据情况参加并作总结归纳,力求统一明确诊治意见。

（九）院外会诊

邀请外院医师会诊或派本院医师到外院会诊，按《医师外出会诊管理暂行规定》执行。

1. 申请会诊科室书写院外会诊申请单，经科主任签字同意后报医疗管理部门。

2. 院外会诊由医疗管理部门负责联系安排，及时向申请科室反馈，做好记录。

3. 申请会诊科室在会诊前完善相关检查、检验，做好患者病情摘要等准备工作，负责安排会诊专家接送。

4. 会诊时，申请会诊科室主任（副主任）负责组织会诊。必要时携带病历陪同患者去院外会诊。也可将病历资料寄往有关单位进行书面会诊。

5. 接受院外会诊须经医疗管理部门审批，通常本院副高职称以上专业人员参加。

（十）远程会诊

病情需要时，可申请远程会诊。

1. 申请科室主任签字同意后，提前 2 日将病历资料报医疗管理部门，并办理手续。

2. 医疗管理部门负责人审批后实施，信息中心或相关专职部门负责网络技术和会场保障。

3. 远程会诊由申请科室主任（副主任）主持，患者经治医师参加并书写记录。

4. 受邀科室副主任医师以上人员参加远程会诊，结束后提供书面会诊意见。

（十一）会诊时，经治医师应陪同完成会诊，详细介绍病情，作好会诊前准备和会诊记录，将会诊意见摘要记入病程记录。会诊人员详细检查，明确提出会诊意见。会诊结束，主持人进行小结，认真组织实施。

（十二）会诊义务和责任

1. 全院受聘的中高级职称医师均有参加会诊的义务。

2. 会诊医师在会诊中严格执行医疗卫生法律法规和诊疗规范，注意与患者的谈话艺术和沟通技巧，不得出现不利于医患关系的言行。

3. 会诊医师进行会诊时，亲自诊查患者，应按规定书写会诊单。如发现难以胜任，及时并如实告知邀请科室，可终止会诊，并向本科室主任汇报，请上级医师完成会诊，或建议邀请其他科室进行协助会诊。

（十三）监督管理

医疗管理部门、医疗质量控制办公室为会诊质量监管部门，每月统计分析会诊质量，结果纳入绩效考核。

四、急危重患者抢救制度

（一）急危重患者是指患者生命体征不稳定，预估可能发生预后不良，临床符合报病重、病危，须紧急抢救的患者，包括但不限于出现：病情危重，不立即处置可能存在危及生命或出现重要脏器功能严重损害、生命体征不稳定并有恶化倾向等情形的患者。为充分保障危重患者就诊优先权，提高急危重症患者抢救成功率，制定本制度。

（二）医院建立绿色通道，对危重患者积极进行救治。正常上班时间由经治患者的三级医师医疗组负责，非正常上班时间或特殊情况（如经治医师手术、门诊值班或请假等）由值班医师负责，重大抢救事件应由科主任、医疗管理部门负责人、院领导参加组织。任何科室和个人不得以任何理由拒绝或拖延抢救患者。紧急情况下医务人员参与或者主持抢救，不受执业范围限制。

（三）经治医师应根据患者病情适时与患者家属（或随从人员）进行沟通，口头（抢救时）或书面告知病危并签字，病情危重通知单一式三份，分别交患者家属、医疗管理部门和归入病历。家属拒绝主要检查、主要抢救措施，充分告知后果并签字。

（四）抢救工作中遇到诊断、治疗、技术操作等问题时，及时请示上级医师，或邀请有关科室会诊予以解决。

（五）在抢救危重患者时，严格执行抢救流程和预案，确保抢救工作及时、快速、准确、无误。抢救由在场医务人员中级别和年资最高者指挥，上级医师尽快到达抢救现场。医护人员密切配合，口头医嘱要求准确、清楚，护士在执行口头医嘱时必须复述一遍。在抢救过程中要做到边抢救边记录，记录时间应具体到分钟。未能及时记录的，有关医务人员在抢救结束后 6 小时内据实补记，并加以说明。主持抢救的人员应当审核并签字。

（六）抢救全程专人负责，严格执行交接班，对病情变化、抢救经过、用药情况详细交代。

（七）抢救室应制度完善，设备齐全，性能良好。急救用品实行"五定"，即定数量、地点、人员管理，定期消毒灭菌，定期检查维修。值班人员熟练掌握各种器械、仪器性能及使用方法，做到常备不懈。抢救室物品一般不外借，保证应急使用。

（八）因纠纷、殴斗、交通或生产事故、自杀、他杀等原因致伤的患者及形迹可疑的受伤患者，除积极抢救外，同时向医院保卫部门报告。

（九）抢救期间，药剂、检验、放射及其他特殊检查科室及后勤部门，充分支持和保证抢救工作顺利进行，满足临床抢救需要，不得以任何借口拒绝或推托。

（十）病情许可情况下，紧急意外事件患者可转重症监护病房加强治疗。首诊负责医护人员床旁交接，详细介绍病情变化及用药情况，保证危重患者抢救连续性。

（十一）抢救完毕后，完善抢救登记、记录，做好消毒和抢救小结。

五、值班和交接班制度

（一）为保障医院及医务人员通过值班和交接班机制维护患者诊疗过程的连续性和安全性，制定本制度。

（二）医院全院性医疗值班体系，包括医院总值班、医疗、护理、行政后勤的院级值班指挥系统，临床、医技科室以及保卫、后勤保障服务、物业管理等部门的运行值班系统。值班人员履行各自值班岗位职责，确保医院非办公工作时间常态运行。

（三）院级各值班岗位人员、临床科室值班医师、二线听班医师的值班表，医技科室、保卫、后勤保障服务、物业管理等部门值班电话，在全院公开。

（四）当值医务人员中必须有本院执业的医务人员，非本院执业医务人员不得单独值班。当值人员不得擅自离岗，休息时应当在指定的值班地点休息。

（五）全院性医疗值班体系建立可靠的值班联系方式，确保各级值班人员通讯联络畅通。

（六）值班期间，临床科室所有的诊疗活动必须及时记入病历。院级值班岗位及保障运行岗位都要做好值班记录。

（七）临床科室医师值班与交接班制度

1. 病区实行 24 小时值班。各科在非办公时间及假日设值班医师。值班分一、二线和三线值班人员。一线值班人员为取得医师资格的住院医师及被授权的进修医师，二线值班人员为主治医师或副主任医师，三线值班人员为主任医师或副主任医师。

2. 值班医师每日下班前在科室接受各级医师交办的医疗工作。交接班时，巡视病区，了解危重患者情况。当日新入院患者、急危重患者和四级手术患者手术当日必须做到床前交接。交接内容记入交班本,交接班医师执行双签字,并注明日期和时间。

3. 经治医师在下班前做好危重患者病程记录,将病情和处理事项告知值班医师。

4. 值班医师负责病区各项临时性医疗工作和患者临时情况处理,做好急危重患者病情观察及医疗措施记录。一线值班人员在诊疗活动中遇到困难或疑问时,及时请示二线值班医师;二线值班医师不能解决的困难,请三线值班医师指导处理。遇有须经治医师协同处理的特殊问题时,经治医师积极配合。遇有须行政领导解决的问题时,及时报告医院总值班室或医疗总值班。

5. 一、二线值班医师夜间住本科值班室,不得擅自离开工作岗位,遇到需要处理的情况时立即前往诊治。如有急诊抢救、会诊等须离开病区时,向值班护士说明去向及联系方式。三线值班医师可住家中,须留联系方式,接到请求电话时立即前往。

6. 值班医师不能"一岗双责",如既值班又出门诊、做手术等,急诊手术除外。

7. 每日晨会,值班医师应将重点患者情况向病区医护人员报告,并向主管医师告知危重患者情况及尚待处理的问题。

(八)临床护士值班与交接班制度

1. 病区护士实行 8 小时值班,护士根据护士长排班表轮流值班,值班期间坚守工作岗位,认真履行岗位职责。

2. 交班前,护士长检查医嘱执行情况和危重患者记录,重点巡视危重、手术、新入院患者,安排护理工作。

3. 病房建立护理交班报告本,交班者填写患者总数,出入院、死亡、转科、手术和病危人数;记录新入院患者诊断、病情、治疗、护理、主要医嘱和执行情况等;送、留各种检验标本数目;急救用品及规定交接班的毒、麻、限、剧药品及医疗器械、被服等情况,记入交班簿并签字,交班者向接班者交代清楚后再下班。在班期间发生的非正常事件及时报告科主任、护士长,按相应流程上报相关部门。

4. 交班前,在班护士完成本班工作;并应给下一班作好必需用品的准备,危重、手术、新入院等特殊患者床前交接班。

5. 接班护士详细阅读交班报告,及时巡视病房,了解患者动态,值班期间密切观察危重患者病情变化,重要处置详细记入交班本,向下一班交代清楚。按时完成各项护理工作,负责接待新入院患者。

6. 晨会交班时,由夜班护士报告病区动态,重点报告危重、手术、新入院患者病情诊断、治疗、护理及特殊事项。

7. 护士长根据晨会交班,重点布置当日工作。夜班护士陪同护士长、早班、责任护士等重点查看危重、大手术等特殊患者后方可下班。

(九)医技科室值班与交班制度

1. 药剂、检验、影像、超声、输血科等医技科室设值班人员,实行 24 小时值班。

2. 值班人员值班期间住在本科值班室,保持值班电话通畅。

3. 值班人员应努力完成值班期间工作任务,保证临床诊疗工作顺利进行。

4. 做好值班记录,认真交接班。

六、死亡病例讨论制度

(一)为全面梳理死亡病例的死亡原因、死亡诊断、诊疗过程,总结和积累诊疗经验,不断提升诊疗技术水平,规范医院和临床科室的死亡病例讨论,制定本制度。

(二)住院死亡,包括入院不足 24 小时死亡,均应组织死亡病例讨论。讨论内容包括诊断、治疗经过、死亡原因、死亡诊断以及经验教训等,进一步明确死亡原因和性质,提高医疗质量和诊疗服务水平。

(三)死亡病例讨论通常在患者死亡后一周内进行,尸检病例在尸检报告出具一周内必须再次讨论。存在医疗纠纷的病例和意外死亡病例,应在 24 小时内进行,同时报医疗管理部门和分管副院长。尸检病例,待病理报告发出后一周内进行讨论。

(四)死亡病例讨论由科主任主持,本科医护人员和相关人员参加,必要时请医疗、护理等职能部门参加。

(五)主管医师事先作好准备,将有关材料整理完善,汇报病情、诊疗及抢救经过、死亡原因初步分析及死亡初步诊断等。

(六)各级医师发言重点突出死亡原因分析,涉及分析病因、抢救措施意见及国内外对本病诊治经验方法。结论应包括死亡原因认定和经验教训。

(七)经治医师记录整理后,经科主任确认,分别记录于死亡病例讨论记录本和病历中。记录内容包括:讨论日期、地点、主持人及参加人员姓名、专业技术职务、病情报告及讨论目的、参加人员发言纪要、主持人总结意见,记录人、主持人双签字,并将形成一致的结论性意见摘要记入病历中。

(八)医院每季度对全部死亡病例汇总分析和讲评,提出持续改进意见。

七、住院患者评估管理制度

(一)为保证医疗质量,保障患者生命安全,使患者入院就得到全面、客观、科学的评估,医护人员能够制订详细科学的诊疗护理计划,且当患者病情变化时能够及时调整修改诊疗护理方案,使患者得到科学有效的诊疗护理、康复以及营养治疗,制定本制度。

(二)执业医师、注册护士及相关医务人员应遵守医院制度和病历书写要求,按规定完成对患者初次评估和再评估,并将评估结果记录在病历中。

(三)评估资料在患者入院或门诊就诊时收集,包含健康史、病史、体格检查、临床实验室检查、医技科室辅助检查以及患者心理、社会状况和经济因素等方面内容,并考虑患者的健康教育、出院计划及他科会诊等需求。

(四)分析评估中获得的资料,并根据患者需求的轻重缓急和对治疗的反应,制订相应的治疗措施,选择最有效的治疗手段。评估与再评估应反映治疗的复杂性和所要求的护理级别,必要时可邀请患者家属参与。

(五)患者评估重点范围主要包括:住院患者评估、手术前评估、麻醉前评估、急危重患者评估、危重患者营养评估、住院患者再评估、手术后评估、出院前评估等。

(六)患者评估资料是供临床科室直接负责患者诊疗、护理工作的医师、护士使用,为制订诊疗方案、会诊、讨论提供支持。医务人员有义务保护患者隐私。

(七)医疗、护理管理部门及质量控制科定期实施检查、考核、评价和监管患者评估工作,对考核结果定期分析,及时反馈,落实整改,保证医疗质量。

(八)医务人员应在规定时间内完成评估和再评估并做好记录。

1. 初次评估 经治或值班医师必须在 8 小时内完成对新入院患者的首次评估,书写首次病程记录。主管医师应在 24 小时内完成住院病历书写。

主治医师在患者入院后 48 小时内评估患者并记录,内容包括补充的病史和体征、诊断依据、鉴别诊断及诊疗计划等。

副主任以上医师或科主任在患者入院后 72 小时内评估患者并记录,内容包括对病情的分析、鉴别诊断和诊疗意见等。

2. 再评估　再评估的结果记录在病程记录上。经治医师根据患者病情、治疗计划和个体需求,决定再评估频率。

（1）对重危、抢救患者,根据病情随时进行评估、记录,记录时间具体到分钟,至少每天记录一次。

（2）Ⅰ级护理及病重患者每 2 天记录 1 次,病情稳定者 3 天记录 1 次,病情变化随时记录。

出现下列情况,对患者即时评估并记录:患者病情变化;患者诊断改变或治疗计划改变;患者需要急诊手术;判断药物或其他治疗是否有效及患者是否能转院或出院。

（3）副主任以上医师或科主任至少每周对患者进行 1 次评估。

（4）经治医师必须在患者入院后 72 小时内与患者或家属交流,内容包括初步诊断、目前治疗方案、可能的病情变化、下一步措施和注意事项等,并作书面记录,主管医师及患方签字,拟手术患者如在 72 小时内进行的术前谈话可替代本项内容。

（5）当患者住院时间较长,超过 1 个月时,按照《超长住院患者评估管理制度》规定进行评估、记录。

（6）患者住院期间经治医师须在病历中单页记录评估病情、与患者或家属谈话情况,记录内容包括谈话时间、谈话主题、患者或其家属意见、患者或其家属和谈话医生签字。

（九）护士对住院患者的评估与再评估

1. 初次评估

（1）责任护士在患者入院后 4 小时内完成初次评估并记录。

（2）鼓励患方参与治疗护理计划制订和实施,并提供必要的健康教育。

2. 再次评估

（1）责任护士按护理级别要求对患者评估及记录。

（2）出现下列情况,应再次评估患者并在必要时记录:

1）判断患者对药物、治疗及护理的反应。

2）病情发生变化。

3）根据各部门具体规定的时间、具体疾病进行再评估。

4）创伤性检查,或治疗及镇静,或麻醉过程前后。

八、单病种质量管理制度

（一）为实现患者安全与医疗质量持续改进,有效控制医疗费用,提高患者满意度,按照原国家卫生部文件及省卫健委要求,结合医院实际情况,制定本制度。

（二）项目内容

1. 开展病种　根据原国家卫生部《第一批单病种质量控制指标》《第二批单病种质量控制指标》《第三批单病种质量控制指标》,医院开展单病种质量管理和费用控制,要求相关科室严格执行,并逐步推行到各主要临床科室前 3 位住院病种及临床常见病种。

2. 单病种质量控制指标

（1）效率指标:平均住院日（天）、手术患者术前平均住院日（天）。

（2）效果指标：病种死亡率（％）、治愈率（％）、好转率（％）、医院感染发生率（％）、手术患者手术部位感染率（％）、14日再住院率（％）、31日再住院率（％）、手术患者非计划重返手术室发生率（％）、前三位常见并发症及其发生率（％）。

（3）工作量指标：住院患者总人次数、临床路径执行情况（进入路径的患者总人数、完成路径的人次数）、出现变异的患者数。

（4）抗菌药物使用指标：使用三线抗菌药物的患者比例（％）、抗生素使用的平均天数（天）。

（5）卫生经济学指标：单病种次均费用（总费用和总药费）、单病种日均费用（总费用和总药费）、单病种抗菌药物费用比例（％）、单病种耗材费用比例（％）、单病种检查费用比例（％）。

（三）任务要求

1. 医院在对上述规定住院病种开展质量和费用控制基础上，要求各科室根据实际情况，逐步增加质量和费用控制病种数。

2. 各科室根据实际，组织相关专家进行科学评价，制定科学、合理的单病种平均医疗费用，作为医院单病种费用控制标准。

（四）主要措施

1. 严格执行《病种质量控制标准》规定的诊疗常规和技术规程。

2. 健全落实诊断、治疗、护理各项制度。

3. 合理检查，使用适宜技术，提高诊疗水平。

4. 合理用药，控制院内感染。

5. 加强危重患者和围术期患者管理。

6. 调整医技科室服务流程，控制无效住院日。

（五）操作方法

1. 各临床科室按照方案要求，对本科室控制病种的相关指标进行分解细化，并负责具体操作和执行。

2. 患者入院后，科室向患者明确其是否属于"单病种质量与费用控制"对象，患者从住院到出院执行单病种临床路径和护理路径；向患者提供明确的诊疗、护理及康复计划，按《病历书写规范》书写病历，明确诊断治疗护理方案；加强医患沟通，履行告知制度；明确检查、检验项目和报告时限；明确术前准备的内容和时限；明确药物使用种类、时限；明确住院时限、疗效判定。

3. 确定为单病种质量与费用控制的患者，如在诊治过程中发现其他疾病，或发生无医疗过失的并发症时，医师及时告知患者并说明另行收费理由。

（六）管理考核

1. 实行单病种质量控制检查、备案、督查，医院每季度进行一次专项考评。

2. 医院将单病种质量考评结果与责任人评聘、评优、晋级等直接挂钩。

3. 医院将单病种质量控制工作纳入科室主任任期目标责任制管理。

4. 实行单病种质量控制定期通报。

九、超长住院患者评估管理制度

（一）为进一步加强对超长住院患者的诊疗管理，强化医疗质量评价与监管，防范有可能出现的质量安全风险,促进医疗质量持续改进,保障医疗安全,依据《三级综合医院评审标准》规定,制定本制度。

(二)本制度中的超长住院患者,是指住院时间超过30天的住院患者。

(三)各临床科室要采取有效措施,严格控制住院时间,缩短平均住院日。

(四)各临床科室主任在日常管理中应重点监控诊断不明、疗效不著、发生过医疗缺陷、病情复杂危重须加强监护的重点抢救患者、围术期患者以及因各种原因造成住院时间超长患者的诊疗管理工作。

(五)当患者住院时间超过30天时,经治医师必须主动向科主任报告,就有关诊疗情况作必要说明。医疗质量管理部门负责每周通报全院住院时间超过30天患者信息一览表,同时负责督促临床科室按照相关制度对于住院时间超过30天患者进行有效管理。

(六)对于住院超过30天患者应该按照疑难病例处理,科室应组织全科疑难病例讨论,由科主任负责主持,重点分析患者病情和长时间住院原因,完善进一步诊疗方案。讨论内容记录在疑难病例讨论记录本中,并在记录第一行注明"住院时间超过30天患者病例讨论记录"字样。同时在患者病历的月小结(阶段小结)中详细记录讨论结果。

(七)临床科室对住院时间超过30天患者组织全科疑难病例讨论后,在1个工作日内报告医疗管理部门。报告内容包括讨论日期、主持人、参加人员姓名及专业技术职务、患者姓名、报告科室名称、住院号、入院时间、入院诊断及当前诊断、诊治经过、长时间住院的原因分析、拟采取的进一步诊疗计划,科室负责人签字确认。

(八)临床科室应做好与患者及其家属沟通工作,避免出现因沟通不及时或不清楚而引发医疗纠纷。

(九)对住院时间超过30天转科患者,由诊治科室负责按照上述路径报告质量控制办公室及医疗管理部门。

(十)医疗、护理管理部门、质量控制办公室接到报告后,应在48小时内前往患者所在科室进行核查、评估,必要时,督促科室申请组织院内或院外会诊。

第四节 手术管理

一、手术分级管理制度

(一)根据国家卫建委有关医疗质量管理核心制度要求,为保障手术患者安全,依据手术风险程度、复杂程度、难易程度和资源消耗进行分级管理,结合医院实际,制定本制度。

(二)手术分级

手术及有创操作是指各种开放性手术、腔镜手术及介入治疗(简称手术)。依据其技术难度、复杂程度和风险水平,将手术分为四级:

一级手术:风险较低、过程简单、技术难度低的普通手术。

二级手术:有一定风险、过程复杂程度一般、有一定技术难度的手术。

三级手术:风险较高、过程较复杂、难度较大的手术。

四级手术:风险高、过程复杂、难度大的重大手术以及新技术、新项目手术或经主管部门批准的高风险科研项目手术。

（三）手术医师分级

医院根据手术级别、专业实际被聘任的专业岗位和手术技能,组织专家对医师进行临床应用能力技术审核,审核合格后授予相应的手术权限。

1. 所有手术医师均依法取得执业医师资格,医师级别按照如下原则确定。

（1）住院医师:

1）低年资住院医师:从事住院医师岗位工作3年以内者,或硕士生毕业从事住院医师工作2年以内者。

2）高年资住院医师:从事住院医师岗位工作3年以上者,或硕士生毕业从事住院医师工作2年以上者。

（2）主治医师:

1）低年资主治医师:任主治医师3年以内者,或临床博士生毕业从事临床工作2年以内者。

2）高年资主治医师:担任主治医师3年以上者,或临床博士生毕业从事临床工作2年以上者。

（3）副主任医师:

1）低年资副主任医师:担任副主任医师3年以内者,或博士后从事临床工作2年以上者。

2）高年资副主任医师:担任副主任医师3年以上者。

（4）主任医师:受聘主任医师岗位工作者。

2. 医师手术资质分级　根据职称、资历等,将医师手术资质分为四级。

（1）一级手术资质:取得执业医师资格的低年资住院医师,有相应的临床工作能力。

（2）二级手术资质:主治医师或高年资住院医师,有相应的临床工作能力,具有较强的手术操作能力。

（3）三级手术资质:副主任医师或高年资主治医师,有相应的临床工作能力,手术操作能力强。

（4）四级手术资质:主任医师或高年资副主任医师,有相应的临床工作能力。

（5）其他:手术资质原则上依据以上标准执行,但个别操作能力强的医师,能够完成更高级别手术,经科室讨论,科主任审核后可上报更高级别资质,医疗管理部门审查后上报医疗质量与安全管理委员会审核确定。

（四）按照各级医师手术资质规定的手术权限,各级医师不得超出规定权限开展手术。进修生、研究生、实习医师不得独立开展手术和高风险有创操作。上级医师均有义务和权力指导下级医师进行手术,科主任或被科主任委托的主任医师负责检查、监督全科室手术情况,以确保手术质量和安全。

（五）手术医师分级授权评定

1. 各科成立科主任为组长的科室医师授权分级评定小组,负责本科室手术医师授权分级评定考核工作。

2. 医师手术分级授权评定由个人提出申请,科室评定小组进行初评。初评结果报医疗管理部门审查后,报医院医疗质量与安全管理委员会对其手术权限进行评审、授权。申请者在申报手术权限时,重点陈述现手术级别和拟申请手术级别、任现职的职级及时限、任职期间核准级别手术的完成情况,包括手术完成总例次、非计划重返手术例次、并发症例次、围术期患者死亡例次以及不良事件等内容。

3. 新入院人员由本人根据临床经历和能力申报相应资格,经科室医师授权分级评定小组考核(应进行手术考察),报医疗管理部门审查后经医院医疗质量与安全管理委员会评审、授权。

（六）手术医师能力评价与再授权

科室应结合每位手术医师实际工作情况,定期对各级医师的技术能力进行评估,根据评估结果对手术医师资格分级授权实施动态化管理。规定如下:

1. 医院每 2 年对手术医师能力评价 1 次,必要时可依据实际情况随时评价。

2. 评价依据

（1）专业技术资格。

（2）理论水平。

（3）手术技能与质量。

（4）任职期间完成授权级别及以下的手术种类、例数。

（5）任职期间非计划重返手术例次、并发症例次、围术期患者死亡例次以及不良事件发生情况。

（6）参与高级别手术情况。

（7）任职期间职称变动情况。

3. 手术医师能力评价工作由科室医师授权分级评定小组组织实施,并将评价考核结果填入医师手术权限评估表。手术权限评估表统一提交医疗管理部门,由医疗管理部门汇总后提交医疗质量与安全管理委员会进行审议、复核,对相应手术医师的手术权限进行动态调整并再授权。手术医师申请高级别手术权限的,应填写手术权限申报表,按照相应流程执行。

4. 升入高一等级授权的医师发生医疗事故或医疗纠纷,医疗质量管理委员会认定手术有缺陷的,视情形可予以降级(降级后须重新申报)或暂时停止该级别手术或停止某一类型手术等处理。

（七）手术审批权限

手术审批权限包括决定手术时间、指征、术式、手术组成员分工等。

1. 正常手术

（1）四级手术:由科主任审批,高年资副主任医师以上人员签发手术通知单。特殊病例手术须填写《手术审批单》,科主任根据科内讨论情况,签署意见后报医疗管理部门,由业务副院长审批。

（2）三级手术:由科主任审批,副主任医师以上人员签发手术通知单。

（3）二级手术:由科主任审批,高年资主治医师以上人员签发手术通知单。

（4）一级手术:由主治医师审批,并签发手术通知单。

（5）四级手术中的疑难重症大手术、多科联合手术由科主任审批并报医疗管理部门批准备案。医院批准开展的科研类手术、新开展手术由科主任报告医疗管理部门批准备案,必要时由主管医疗院长审批后进行。

2. 特殊手术

（1）各种原因导致毁容或致残的。

（2）可能引起司法纠纷的。

（3）同一患者24小时内须再次手术的。

（4）高风险手术。

（5）应邀到外院会诊参加手术者或邀请外院医师来院参加手术者。异地行医必须按执业医师法有关规定执行。

（6）器官切除及大器官移植。

以上手术，须科内讨论，科主任签字报医疗管理部门审批，必要时由主管副院长审批后进行。由副主任医师以上人员签发手术通知单。执业医师，异单位异地行医手术，须按《执业医师法》《医师外出会诊管理暂行规定》要求办理相关审批手续。外籍医师的执业手续按国家有关规定审批。

（八）各专科手术分级标准

由各科室依据本专业标准，结合医院的实际情况，经科务会讨论制定，上报医疗管理部门，经医疗质量管理委员会审核通过后执行。

（九）要求

1. 各科室应当开展与其手术医师级别和诊疗科目相适应的手术，重点开展三、四级手术。依照医疗技术临床应用管理办法规定，属于第二、三类医疗技术的，必须在获得临床应用资格后，方可开展相应手术。

2. 各级医师在临床工作中必须遵照手术分级授权管理制度，按照授权施行相应级别的手术，严禁越级别施行手术。紧急特殊情况时，手术医师可施行超级别抢救手术，但同时应委托他人及时通知相关上级医师到场参加指导。

3. 科室安排手术时按照科室手术分级规定妥善安排手术医师，疑难重症、手术难度较大、新开展及多科联合等手术，经科室及其他科室参与人员集体讨论方可安排。

二、术前讨论制度

（一）除以紧急抢救生命为目的的急诊手术外，所有手术必须实施术前讨论，为保障手术质量安全，降低手术风险，明确术前讨论规范，制定本制度。

（二）术前讨论范围包括手术组、医师团队、病区和全科室讨论。医疗管理部门审定手术科室开展各级手术术前讨论范围。由科主任或其授权的副主任主持全科讨论。患者手术涉及多学科或存在可能影响手术合并症的，应当邀请医疗管理部门和相关科室参与讨论，或事先完成相关学科的会诊。

（三）术前讨论内容包括：诊断及诊断依据；手术适应证；术前准备情况；手术方式、要点及注意事项；手术中可能发生的风险、意外、并发症及处置预案；是否履行了手术同意书签字手续；麻醉方式选择，手术室的配合要求；术后观察事项、护理要求、治疗，患者思想情绪与要求等，并检查术前各项准备工作的完成情况。

（四）讨论通常在手术前一天进行，急诊手术可在术前30分钟进行。

（五）新开展手术的术前讨论，由医疗管理部门组织医学伦理委员会进行论证。论证内容包括目的、意义、手术适应证、现行手术条件（人员、技术、设备）、手术操作步骤，可能发生的风险及处理办法、可行性分析等。

（六）术前讨论由经治医师报告病历，提出诊断与鉴别诊断、手术指征、手术方案及术前准备情况，然后由分管主治医师补充。

（七）术前讨论时应充分发表意见，全面分析，任何意见均应有充分的理论与实证依据，最后尽可能达到意见统一,并作出明确结论。

(八)术前讨论完成后,由经治医师与患者(患方)谈话,签署手术知情同意书,开具手术医嘱。

(九)讨论过程中,经治医师应做好讨论记录。术前讨论记录应包括讨论日期、讨论地点、主持人、参加者姓名、专业技术职务、记录者签名等,并归入病历内。

三、围术期管理制度

(一)围术期指从患者决定需要手术开始至术后基本恢复生理功能的一段时期。术前期可能数分钟至数周不等,术后期长短可因不同疾病及术式而有所不同。围术期处理目的是为患者手术作好充分准备和促进术后康复。

(二)**术前管理**

1. 需手术治疗患者,及时完成术前各项准备和必需的各项检查。如有不利于手术的脱水、休克、贫血等病情,须先行治疗,必要时请其他科室会诊,同时做好患者心理工作,以减少或消除顾虑。

2. 经治医师要非常熟悉手术患者病情,包括患方对疾病认识、心态、经济状况等。

3. 科主任或上级医师查房时经治医师请示患者是否手术及手术时机,讨论决定。住院总医师严格按照手术分级管理原则,根据各级医师手术权限安排手术。

4. 择期手术及部分病情严重急诊手术均应经科主任审批,疑难重症大手术、高风险手术、多科联合手术,由主任医师或科主任审批并报医疗管理部门备案,致残手术、科研类手术、新开展手术由科主任报医疗管理部门,由分管副院长审批后进行。

5. 主刀医师亲自与患者或其家属术前谈话,谈话内容真实、客观、通俗、易懂,充分说明手术指征、手术风险利弊、高值耗材使用与选择、可能并发症及其他可供选择的诊疗方法等,并签署知情同意书。知情同意结果记录于病历之中。

6. 手术通知单由经治医师或住院总医师统一填写,各项目(包括参观人员)详细、准确填写到位。如手术室要求接台,科室须配合手术室,自行将接台顺序排好。

7. 手术前,按照规定做好手术部位术前标识。

8. 择期手术,手术通知单须前一日10:30前送至手术室,急诊须术前30分钟通知手术室,随后送手术通知单,并标明"急"字。

9. 麻醉医师于手术前日到病房查看二、三、四级手术患者,了解病情、患者身体状况、手术部位、手术方式再决定麻醉方式,同时了解术前准备情况。如准备不充分,有权暂停手术,并在病历中写出麻醉评估意见。

10. 手术室接到手术申请单后,应与手术医生及时联系,准确做好该手术相关耗材准备工作。

11. 手术当日患者作好术前准备后,由手术室人员携带病历将患者接往手术室,手术室护士查对患者姓名、性别、年龄、病历、手术安排表后方可推入手术间。

12. 患者入手术间前,手术室护士在准备间为患者脱去自身衣服,换上手术患者服,不得将患者衣物、石膏、牵引器等污染物带入手术间。

(三)**术中管理**

1. 手术医师须在规定的时间前进入手术室,进手术室后遵循手术室管理规章制度。

2. 严格执行手术安全核查制度。

3. 麻醉医师及手术间内所有医护人员应注意语言交流严肃性,不得谈论与手术无关话题,时刻注意尊重患者。

4. 术中遇到困难且在主刀术者能力范围内不能解决的,应暂停手术,请上级医师进行术中会诊。术中如须调整手术方式或扩大手术范围须由主刀医师与患者家属谈话,征得其家属签字同意后方可施行。

5. 巡回护士负责协调术中急需用血,以最短时间将用血送到手术间,输血科必须配合以最快速度配血。

6. 术中麻醉医师除一、二类手术可以同时照看两台外,不能离开患者头侧,所有术中用药及抢救设备须术前准备好,严密监视生命体征变化。

7. 严格遵守手术室物品清点查对制度。在手术开始前、关闭体腔前后、缝皮后,双人清点手术器械、敷料。

8. 巡回护士须严密注意患者肢体摆放是否舒服、有无压疮及患者冷暖情况。

9. 手术过程中非手术人员(修理工、担架工)不得进入手术间。如有特殊情况,进手术室须戴口罩、帽子,穿手术衣或参观衣,否则不允许入内。

10. 局麻手术中,手术医师应经麻醉医师同意后使用麻醉药品,且麻醉医师应观察麻醉过程,防止意外情况。

11. 全麻患者、部位麻醉术后未清醒者和麻醉意外可能影响生命者,在手术完成后进入麻醉恢复室,待生命体征平稳、完全复苏后,方可由麻醉医师陪同送回病房。

(四)术后管理

1. 巡回护士于术毕提前15分钟通知相关科室作好接受患者准备,由麻醉医师、经治医师将患者送返病房,麻醉医师向经治医师交接术中用药,输血输液量及生命体征变化等情况。

2. 术后医嘱应由主刀医师开具,或按主刀医师意见由经治医师开具。

3. 破坏性较大手术患者,术后生命体征不稳定或术前评估合并脏器功能不全患者,原则上术后先送监护病房,待生命体征平稳后转回病房。

4. 麻醉师与病房护士应床头交接患者,检查患者身体各种束缚带是否已解除、各种管道是否通畅、引流情况并记录。

5. 手术当晚值班医师要主动巡视手术患者;三、四级手术,术后生命体征不稳定患者,主刀医师及主任要亲自查房。

6. 手术记录由主刀医师按《病历书写规范》书写,及时、真实、客观、详细描述手术过程、病灶情况、术中病情变化及处理情况(包括术中会诊及与家属谈话内容)。

7. 术中切除组织必须送病检,不能主观臆断,以免误诊。

8. 术后拔除引流管时须有2人在场,并在病程上详细记录引流管完整情况。

9. 麻醉医生术后至少随访患者一次,全麻患者至少随访3次并记录。

四、围术期抗菌药物预防应用管理制度

(一)总则

1. 本规定适用于与外科手术预防用药工作相关的医师、药师、护士、患者及其他相关人员。

2. 围术期预防应用抗菌药物的管理由主管副院长负责,药事管理与药物治疗学委员会

进行监督,医疗、护理管理部门、药剂科、感染控制科、手术科室等共同参与,负责医务人员培训、指导、管理工作。

（二）手术预防用药适应证

1. 目的　预防手术部位感染,包括切口感染、深部切口感染和手术所涉及的器官和腔隙感染,但不包括与手术无直接关系、术后可能发生的其他部位感染。

2. 原则　根据手术切口类别、手术创伤程度、可能的污染细菌种类、手术持续时间、感染发生机会和后果严重程度、抗菌药物预防效果的循证医学证据、对细菌耐药性的影响和经济学评估等因素,综合决定是否预防用抗菌药物。抗菌药物预防性应用不能代替严格的消毒、灭菌技术和精细的无菌操作,以及术中保温和血糖控制等其他预防措施。

（三）预防用药的品种选择

1. 综合考虑手术切口类别、可能的污染菌种类及其对抗菌药物敏感性、药物能否在手术部位达到有效浓度等因素。

2. 选用对可能的污染菌针对性强、有充分的预防有效的循证医学证据、安全、使用方便及价格适当的品种。

3. 应尽量选择单一抗菌药物预防用药,避免不必要的联合使用。预防用药应针对手术路径中可能存在的污染菌。如心血管、头颈、胸腹壁、四肢软组织手术和骨科手术等经皮肤的手术,通常选择针对金黄色葡萄球菌的抗菌药物。结肠、直肠和盆腔手术,应选用针对肠道革兰氏阴性菌和脆弱拟杆菌等厌氧菌的抗菌药物。

4. 头孢菌素过敏者,针对革兰氏阳性菌可用万古霉素、去甲万古霉素、克林霉素;针对革兰氏阴性杆菌可用氨曲南、磷霉素或氨基糖苷类。

5. 对某些手术部位感染会引起严重后果者,如心脏人工瓣膜置换术、人工关节置换术等,若术前发现有耐甲氧西林金黄色葡萄球菌（MRSA）定植的可能或者 MRSA 发生率高,可选用万古霉素、去甲万古霉素预防感染,但应严格控制用药持续时间。

6. 不应随意选用广谱抗菌药物作为围术期预防用药。鉴于国内大肠埃希氏菌对氟喹诺酮类药物耐药率高,应严格控制氟喹诺酮类药物作为外科围术期预防用药。

7. 常见围术期预防用抗菌药物的品种选择,参见《抗菌药物临床应用指导原则》。

（四）给药方案

1. 给药方法　给药途径大部分为静脉输注,仅有少数为口服给药。

静脉输注应在皮肤、黏膜切开前 0.5~1 小时内或麻醉开始时给药,在输注完毕后开始手术,保证手术部位暴露时局部组织中抗菌药物已达到足以杀灭手术过程中沾染细菌的药物浓度。万古霉素或氟喹诺酮类等由于须输注较长时间,应在手术前 1~2 小时开始给药。

2. 预防用药维持时间　抗菌药物的有效覆盖时间应包括整个手术过程。手术时间较短（< 2 小时）的清洁手术术前给药一次即可。如手术时间超过 3 小时或超过所用药物半衰期的 2 倍以上,或成人出血量超过 1 500ml,术中应追加一次。清洁手术的预防用药时间不超过 24 小时,心脏手术可视情况延长至 48 小时。清洁 - 污染手术和污染手术的预防用药时间亦为 24 小时,污染手术必要时延长至 48 小时。过度延长用药时间并不能进一步提高预防效果,且预防用药时间超过 48 小时,耐药菌感染机会增加。

（五）侵入性诊疗操作患者的抗菌药物的预防应用

随着介入放射和内镜诊疗等微创技术的快速发展和普及,我国亟待规范诊疗操作患者的抗菌药物预防应用。根据现有的循证医学证据、国际有关指南推荐和国内专家的意见,对部分常见特殊诊疗操作的预防用药建议,可以参考应用。

(六)预防手术部位感染的其他措施

1. 实施手术应在符合国家规定《综合医院建筑设计规范》的手术室进行。

2. 尽量缩短手术前住院时间,减少院内感染的机会。

3. 做好术前准备工作,使患者处于最佳状态,如控制糖尿病患者的血糖、改善营养不良状况、积极治疗原有感染等。

4. 手术备皮 毛发稀疏部位无须剪毛;毛发稠密区可以剪毛,且应在进入手术室前即刻备皮。

5. 严格遵守术中无菌原则,细致操作,爱护组织,彻底止血。切口的感染与失活组织多、残留有异物、血块、无效腔等关系密切,局部用温生理盐水冲洗创腔或伤口有助于清除血块、异物碎屑和残存细菌,不提倡用抗菌药物溶液冲洗创腔或伤口。

6. 尽量不放引流装置,如须放置应使用闭合式引流装置,并尽早拔除。长时间放置引流装置不是持续预防用药的指征。

7. 尽可能使用单股不吸收缝线缝闭切口皮肤,使用可吸收缝线缝闭切口皮肤以下各层组织。须出院后拆线的手术患者尽可能到病区由手术医师负责拆线。若发现切口感染,应及时进行相关抗感染治疗,有渗出或脓液的应及时取样做病原学检查。

8. 污染或污秽切口手术后应关闭手术室进行消毒,符合要求后方可实施连台手术。

9. 术前患者和医护人员的准备、环境消毒、器械灭菌、术中通风、围术期保温、术后伤口护理等均应严格参照《外科手术部位感染预防指南》的相关规定执行。

(七)用药管理

1. 严格控制新上市的、限制性使用和特殊使用的抗菌药物预防性应用于Ⅰ类(清洁)切口手术。

2. 对于有特殊病理、生理状况的患者,预防用药应参照《抗菌药物临床应用指导原则》、药品说明书等规定执行。

3. 医院应加强抗菌药物临床应用与细菌耐药监测工作,定期进行细菌耐药分析,并根据耐药病原菌的分布及其耐药状况,调整预防用药的种类,并及时通报。

五、手术风险防范管理制度

(一)术前评估及标识

1. 须施行手术患者应作好术前准备,落实必要检查,尽可能明确诊断,进行术前小结和术前讨论,向患方讲明风险性和手术配合事项,取得理解并签署手术同意书。

2. 手术医师在术前 24 小时对患者进行术前风险评估并填写《手术风险评估表》,内容包括患者当前状况、手术切口分类、手术类别、术前准备。对于风险高的手术,及时报告上级医师,强化手术人员安排,做好相关风险预案和准备,必要时请麻醉科会诊,共同作好充分的术前准备。

3. 手术医师在术前对患者手术部位进行体表标识,与患方共同核对、确认。标识标记在手术部位附近,清楚可见且不易褪色,避免手术消毒和普通清洗后消失。

4. 麻醉医师对手术患者进行术前访视和麻醉风险评估,与患方沟通,双方共同签署麻醉同意书。填写《麻醉风险评估表》,内容包括系统状况、现在状况等。遇麻醉风险高手术,麻醉医师及时报告上级医师,加强麻醉人员安排,作好术前麻醉准备。

(二)手术预约

1. 手术科室应规范书写手术通知单,手术名称要按照规范名称书写,不能任意简化和自创手术名称,同时注明手术特殊准备需要及患者是否有乙肝、HIV 等传染病,以利于手术室恰当准备手术所需器械和耗材。手写手术通知单必须书写工整,确保清晰易辨。手术部位"左"和"右"字以正楷字体书写,不允许连笔潦草书写。

2. 手术通知单按手术分级管理规定,由相应资历医师审核并签字确认,否则手术室可拒收。

3. 平诊手术,申请手术科室医师于手术前日 11 时前,将次日手术通知单送到手术麻醉科进行预约。门诊手术,由门诊接诊医师开具手术通知单,进行预约手术。

4. 急诊手术,申请手术科室可临时填写手术通知单送手术麻醉科,在手术通知单上注明"急"字。特别紧急来不及填写手术通知单时,手术科室医师先电话通知手术麻醉科,然后补送手术通知单。平诊手术通知单漏送者不能以急诊手术为由进行手术。

(三)手术安全核查和操作管理

1. 手术及麻醉科室加强术前各环节患者信息核对,包括开手术通知单、体表标识、接患者、麻醉开始前、切皮前等,核对内容包括姓名、性别、年龄、手术部位、手术名称、知情同意书等,确保基本信息正确,手术部位和方式准确,手术充分知情同意。

2. 麻醉医师和巡回护士在麻醉实施前,再次仔细核对手术基本信息和手术准备情况,尤其是手术特殊器械、血液等准备情况。手术开始前,手术医师、麻醉医师、巡回和器械护士三方共同核对患者信息,重点对患者身份、手术部位、手术方式、麻醉及手术风险、手术使用器械完备及消毒情况、输血患者血液准备及血型、用量情况等进行安全核查。填写《手术安全核查记录单》,并由核查者多方签字。

3. 手术医师应严格执行无菌操作制度,按无菌要求洗手、使用器械、实施手术。麻醉医师、护士应做好配合协调,严密观察生命体征和麻醉情况,做好麻醉记录,术毕对物品进行清理、补充。

4. 术后送患者　手术完毕后,由麻醉医师将患者安全送回病房,并与病房医务人员进行充分交接,详细交代手术和麻醉经过以及注意事项,麻醉记录单应随病历一同交还病房;危重患者,除麻醉医师外,手术科室医师还应共同护送患者回科室。

5. 标本送检　手术医师先将送检病理标本给患方观看,然后在病理标本袋上完整填写患者基本信息和病理检验申请单,由手术护士送交指定人员负责将病理标本连同病理检查申请单送病理科。标本做冷冻切片病理检查时,提前与病理科做好预约。

(四)手术后观察及随访

1. 手术医师应严密观察患者术后情况,及时指导陪伴实施正确的生活护理和观察,发现问题应及时处理并上报。

2. 麻醉医师应于 24 小时内随访,并将有关情况写入麻醉记录单,遇有并发症,应协助临床医师处理。对使用镇痛泵的患者应在取泵前每天访视。

3. 手术科室护士应按各种麻醉术后护理常规对患者进行观察和护理,发现异常及时与本科室医师联系,必要时可与手术麻醉科医师联系解决。

(五)手术室人员管理

1. 严格控制手术室人员流量,各科室应合理安排手术人员,进入手术室人员必须服从手术室管理,禁止非手术人员滞留手术室。

2. 严格限制手术参观人数,手术科室应根据术中实际情况,合理安排参观人员,并在手术通知单上注明参观人员名单,经手术室同意后,方可被允许进入指定手术间参观。原则上大手术间(≥30m²)不超过3人,小手术间(≤30m²)不超过2人。

3. 手术室一般不接待院外人员参观,特殊情况,手术科室应于参观前一日将书面申请报医疗管理部门批准后方可参观。

(六)手术室器械管理

1. 科室在手术中使用的消毒器械包,应严格执行《消毒管理办法》和《内镜清洗消毒技术操作规范》等技术规范,严格清洗、消毒、无菌和使用。手术结束后应将消毒标签贴于病历中,如果手术中使用了植入式器械耗材,也应将其唯一标识贴于病历中,便于追溯管理。

2. 专人负责器械管理　手术科室应设手术器械协调管理员,专人负责本科室手术器械的请领、保管、审核、交接和灭菌等事宜。科室应建立手术器械管理专本,由手术器械协调管理员做好登记,医院不定期进行抽查。

3. 公司器械管理　所有由第三方公司提供的手术器械及内植入物,应在手术前一天14:00时前,由所在科室的手术器械协调管理员送达供应室清洗、打包、灭菌;无菌封装无须再行灭菌的一次性内植入物,应提供完整标识。

4. 科室自带器械管理　所有科室自带手术器械,在条件允许的情况下,应移交消毒供应室统一清洗、打包、灭菌。

六、手术风险评估制度

(一)拟接受手术治疗的患者均应进行手术风险评估。

(二)医师、麻醉师严格根据病史、体格检查、影像与实验室资料、临床诊断、拟施手术风险与利弊,对患者进行手术风险综合评估,并填写《手术风险评估表》。

(三)手术前24小时手术医师、麻醉师、巡回护士按照手术风险评估表相应内容对患者逐项评估,根据评估结果与术前讨论制订出安全、合理、有效的手术计划和麻醉方式。做好术前知情告知,告知患方手术方案和可能面临的风险,嘱患方签字。手术风险评估分级超过手术风险分级标准(NNIS)2级时,及时向科主任请示,请科主任再次评估。必要时在科主任组织下进行科内甚至院内会诊,并由科主任向医疗管理部门报告。

(四)患者经过评估后,本院不能治疗或治疗效果不能肯定的,应及时与家属沟通,协商在本院或者转院治疗,并做好必要的知情告知。

七、手术安全核查制度

(一)手术安全核查是由具有执业资质的手术医师、麻醉医师和手术室护士三方(以下简称三方),分别在麻醉实施前、手术开始前和患者离开手术室前,共同对患者身份、手术与麻醉方式及手术部位等内容进行核查的工作。

(二)手术安全核查适用于麻醉科手术室实施的各级各类手术;门诊部、急诊手术室实施的各级各类手术;所有介入手术治疗。其他有创操作可参照执行。

(三)手术患者均应佩戴标示有患者身份识别信息的标识以便核查。

(四)手术科室、麻醉科、手术室负责人是本科室手术安全核查第一责任人。手术安全核查由手术医师或麻醉医师主持,三方共同执行并逐项填写《手术安全核查表》。

（五）实施手术安全核查的内容及流程。

1. 麻醉实施前　手术医师主持，三方按《手术安全核查表》依次核对患者身份（姓名、性别、年龄、病案号）、手术方式、知情同意情况、手术部位与标识、麻醉安全检查、皮肤是否完整、术野皮肤准备、静脉通道建立情况、患者过敏史、抗菌药物皮试结果、术前备血情况、假体、体内植入物、影像学资料等内容。

2. 手术开始前　麻醉医师主持，三方共同核查患者身份（姓名、性别、年龄）、手术方式、手术部位与标识，并确认风险预警等内容。手术物品准备情况的核查由手术室护士执行并向手术医师和麻醉医师报告。

3. 患者离开手术室前　三方共同核查患者身份（姓名、性别、年龄）、实际手术方式，术中用药、输血的核查，清点手术用物，确认手术标本，检查皮肤完整性、动静脉通路、引流管，确认患者去向等内容。

4. 三方确认后分别在《手术安全核查表》上签名。

（六）手术安全核查必须按照上述步骤依次进行，每一步核查无误后方可进行下一步操作，不得提前填写表格。

（七）术中用药、输血的核查。由麻醉医师或手术医师根据情况需要下达医嘱并做好相应记录，由手术室护士与麻醉医师共同核查。

（八）住院患者《手术安全核查表》应归入病历中保管，非住院患者《手术安全核查表》归入门诊病历中并由手术室负责保存一年。

（九）医疗管理部门及医疗质量管理部门应加强对手术安全核查制度实施情况的监督与管理，提出持续改进的措施并加以落实。

八、急诊手术管理制度

（一）为加强急诊手术的管理，确保急诊手术及时顺畅开展，制定本制度。

（二）急诊手术是指患者的病情紧急，经医师评估后认为需要在最短时间内进行手术，否则就有生命危险的手术。

（三）特急手术是指由于病情危重累及生命而需要进行紧急手术抢救的手术，如危及母婴安全的产科急症、严重的肝脾损伤、严重的颅脑损伤、严重的开放性心胸外伤、气管异物、大血管破裂等。

（四）急诊手术决定权限。病房急诊手术由副主任医师以上或二线值班医师决定，急诊科患者由当天值班最高级别医师决定，并遵照《手术分级管理制度》执行。

（五）医师决定急诊手术，立即通知手术室和麻醉科。麻醉科和手术室及时会商，及时实施麻醉，及时安排急诊手术。

（六）急诊手术流程

1. 经治医师确认患者须急诊手术时，立即请示上级医师或当日值班二线医师，必要时请示科主任。

2. 决定手术后，立即通知手术室及麻醉科。

3. 由急诊科尽快完成必要的术前检查、配血、术前准备。

4. 决定急诊手术后，主刀或第一助手在急诊科及时详细向患方说明病情、手术必要性、手术风险、替代治疗等情况，征得患方签字同意。如患者因昏迷等特殊原因且无家属在身边，应报医疗管理部门或医院总值班室审批。

5. 由手术医师、科室护士共同护送患者进手术室。

（七）手术室急诊手术安排

1. 手术室相对固定一间手术室为急诊手术专用，择期手术不得占用。

2. 同时有 2 台以上急诊手术，对于危及生命的急诊手术，手术室应立即以最短时间安排接台，由手术室护士长全权负责调配安排。

3. 非危及生命的急诊手术，手术室根据情况安排接台。原则上由本科室接台、患者等待手术时间不得超过 2 小时，急诊患者所在科室应在手术室安排手术台后 30 分钟内将患者送至手术室。

（八）注意事项

1. 抢救患者的特急手术争分夺秒，立即启动绿色通道预案。

2. 急诊手术应提前通知手术室和麻醉科进行术前准备。特殊情况下手术室可先接收患者，尽可能缩短抢救时间，抢救患者生命。

3. 是否危及生命的急诊手术判定，由当日最高级别值班医师负责，经治医师在联系手术时予以说明。

4. 对不服从手术室安排，拒不让手术台，造成后果由该主刀医生承担全责。

5. 医技科室等相关科室应无条件配合完成相关工作。

九、重大、新开展、特殊手术管理与报告制度

（一）对于重大手术、疑难手术、截肢手术、风险大的手术，以及新开展的手术，经治医师应采取慎重态度，填写《重大手术报告审批单》，报医疗管理部门审批。

（二）重大手术在科室内进行术前讨论，由科主任或主任医师、副主任医师主持，手术医师、麻醉师、护士长及有关人员参加，情况特殊可申请院内外专家会诊。

（三）讨论决定手术方案，充分评估手术中可能发生的情况，拟定具体抢救措施。

（四）术前讨论情况记入患者病历，连同患者或委托人签写的手术同意书，报医疗管理部门审批。必要时医疗管理部门派人参加术前讨论。

（五）报告审批程序

术前讨论后由经管医师填写《重大手术报告审批单》，主刀医师签名，科主任签署意见，报送医疗管理部门，由分管副院长审批后方可实施。如遇急诊手术，经术前讨论后，可通过电话上报医疗管理部门和分管副院长，经同意后可实施手术，必须同时上报《重大手术报告审批单》。

十、手术离体组织处理制度

（一）活体组织检查大体标本的处理。

1. 一般标本保存 1~3 个月，而后根据需要，分别保留或丢弃。丢弃的标本应送至太平间，统一焚烧，并做好相应的交接记录。

2. 大体标本取材后，须立即缚上号码标签，放入标本缸内，并在标本保存卡片上登记，以便使用和定期处理。

3. 凡有教学研究价值或其他原因须保留的标本，由负责医师提出存留的意见和注意事项，交病理科制作永久性标本保存，或拍摄照片，有条件时录像（此条亦适用于尸检教学大体标本）。

（二）活检标本的保存期限

自签发病理学诊断报告书之日起保存 1 个月。

（三）尸体解剖标本的处理

所有尸检须妥善保留全部脏器,以供科学研究之用。如尸检数量较多,又确实无法大量保存,对脏器可作重点保存或定期处理。要多利用彩色照片、幻灯片、录像等积累有关资料。负责处理的医师应将处理情况详细登记在尸检登记簿的有关项目中,以便查考。

（四）尸体解剖标本的保存期限

普通尸检:自签发病理学诊断报告书之日起保存 3 个月;涉及医患争议的尸检:按照尸检前有关各方签署的协议办理。

十一、特殊感染手术防控管理制度

（一）特殊感染手术是指伴有气性坏疽、破伤风、炭疽以及朊病毒等特殊病原体所致感染的手术。为施行外科特殊感染手术时充分保护其他手术患者和工作人员的安全,严格执行消毒隔离措施,制定本制度。

（二）特殊病原体感染手术前,必须通知医院感染控制职能科室,并派专人全程参与手术的监督指导工作。

（三）手术通知单必须注明隔离种类和感染疾病的诊断。

（四）手术在负压手术间或普通隔离手术间进行。室内设备力求简单实用并挂"隔离"标记。

（五）参加手术人员明确分工,手术器具尽可能采用一次性物品。术中需室外物品时,用专线电话通知,由室外人员传递,室内人员不得外出。手术完毕后,工作人员应特别注意手部清洁消毒。

（六）运送患者平车铺一条大单,将患者整个包裹。设专用感染卡。术后尽快将患者送回隔离病房或恢复室。用过的大单装黄色医疗废物袋双层扎紧(或注明特殊感染标记)后,运送洗衣房消毒、清洗,进行灭菌处理。

（七）谢绝参观及实习,减少传播和扩散机会。

（八）术后处理

1. 对手术间环境和使用物品进行严格的清洁、消毒和灭菌。

2. 手术患者接触使用的器具、台面,均用高效消毒剂洗刷、擦拭,或浸泡消毒后再处理。

3. 须重复使用的物品,在手术室内装入黄色医疗废物袋,并注明标志,加封后按双袋法送至洗衣房消毒、清洗,或送消毒供应中心先灭菌再清洗、包装灭菌。经二次灭菌后作细菌监测,无致病菌方可再使用。

4. 所有使用的一次性物品,应集中放于黄色医疗废物袋,加封后用双袋法送至医疗废物暂存点经高压灭菌后交医疗废物处理中心。

5. 手术台、推车、仪器等设备在手术间内,用 1∶20 的"84"消毒液擦拭消毒。

6. 参与手术人员应在手术室内脱去手术衣、鞋套并装入黄色医疗废物袋,经淋浴更衣后方可离去。

7. 一次性锐利器具、针头、刀片等应装入防水耐刺的容器中,密封后再送到医疗废物暂存点。

8. 若接受手术者为传染病患者,发生职业暴露事件后,严格按照医院职业暴露事件规定及处置流程进行局部处理和预防治疗等。

9. 手术器械用 1∶50 "84" 消毒剂浸泡 1 小时后,标识清楚,通知消毒供应中心接收处理。手术间空气消毒 2 小时后,彻底清扫,再次消毒 2 小时并进行生物监测,合格后方可使用。

第五节　麻　醉　管　理

一、麻醉分级管理与工作分工制度

(一)科主任根据患者全身情况、危重程度、手术大小、特殊情况等,从医师职称、心理、工作态度和实际能力出发,对工作进行难易分类和合理安排。

(二)具备主治医师资格,且受聘于主治医师岗位的麻醉科医师,方可独立从事麻醉工作,独立承担法律责任。

(三)在本院注册的住院医师,要在上级医师指导下从事临床工作。

(四)对于完成专科医师培训的高年资住院医师和未取得主治医师资格的医师,麻醉科须组织考核小组对其临床业务能力定期评估,报医疗管理部门备案后,方可安排其相应临床工作。

(五)见习医师、实习医生、试用期医师、低年资住院医师、助理医师、进修医师均不得安排独立进行麻醉工作。

(六)具备中级和高级职称的麻醉进修医师,如执业地点转移注册或多地点执业注册到本院,经考核小组评估后,可安排独立从事部分临床工作。

(七)邀请外院专家临时来院会诊,须经双方医疗管理部门书面联系确认后,方可开展工作,否则视为非法执业。至少安排一名高年资住院医师或主治医师配合外院会诊专家工作,确保临床服务符合本院相关诊疗流程和技术规范。

(八)未经本院麻醉科负责人同意,外科医师不得邀请院外人员完成麻醉工作。

(九)小儿、高龄、急诊、危重手术的麻醉,须安排有经验的麻醉医师完成。

(十)麻醉护士或麻醉技师不得从事麻醉操作,不得决定麻醉用药。

二、麻醉医师资格分级授权管理制度

(一)麻醉与镇痛患者分类

1. 参照美国麻醉医师协会(ASA)病情分级标准,分为Ⅰ~Ⅴ级。

第Ⅰ级:患者心、肺、肝、肾、脑、内分泌等重要器官无器质性病变。

第Ⅱ级:有轻度系统性疾病,但处于功能代偿阶段。

第Ⅲ级:有明显系统性疾病,功能处于早期失代偿阶段。

第Ⅳ级:有严重系统性疾病,功能处于失代偿阶段。

第Ⅴ级:无论手术与否,均难以挽救患者的生命。

2. 特殊手术麻醉及操作技术　心脏、大血管手术麻醉,颅内动脉瘤手术麻醉,巨大脑膜瘤手术麻醉,脑干手术麻醉,肾上腺手术麻醉,多发严重创伤手术麻醉,休克患者麻醉,高位颈髓手术麻醉,器官移植手术麻醉,高龄患者麻醉,新生儿麻醉,支气管内麻醉,控制性降压,低温麻醉,有创血管穿刺术,心肺脑复苏等。

（二）麻醉与镇痛医师级别

依据专业技术职务资格、受聘技术职务及从事相应技术岗位工作年限等,规定麻醉医师级别。所有麻醉医师均应依法取得执业医师资格。

1. 住院医师

（1）低年资住院医师:从事住院医师岗位工作 3 年以内者,或获得硕士学位、曾从事住院医师岗位工作 2 年以内者。

（2）高年资住院医师:从事住院医师岗位工作 3 年以上者,或获得硕士学位、取得执业医师资格并曾从事住院医师岗位工作 2 年以上者。

2. 主治医师

（1）低年资主治医师:从事主治医师岗位工作 3 年以内者,或获得临床博士学位、从事主治医师岗位工作 2 年以内者。

（2）高年资主治医师:从事主治医师岗位工作 3 年以上者,或获得临床博士学位、从事主治医师岗位工作 2 年以上者。

3. 副主任医师

（1）低年资副主任医师:从事副主任医师岗位工作 3 年以内者,或有博士后学历、从事副主任医师岗位工作 2 年以上者。

（2）高年资副主任医师:从事副主任医师岗位工作 3 年以上者。

4. 主任医师 受聘主任医师岗位工作者。

（三）各级医师麻醉与镇痛权限

1. 低年资住院医师 在上级医师指导下,可开展 ASA 分级 Ⅰ～Ⅱ级手术患者的麻醉及部分全麻一二级手术麻醉、气管插管术等。

2. 高年资住院医师 在上级医师指导下,可开展 ASA 分级 Ⅱ～Ⅲ级手术患者的麻醉、二三级手术麻醉,初步熟悉心脏、大血管手术麻醉,颅内动脉瘤手术麻醉,巨大脑膜瘤手术麻醉,脑干手术麻醉,肾上腺手术麻醉,多发严重创伤手术麻醉,休克患者麻醉,高位颈髓手术麻醉,器官移植手术麻醉,高龄患者麻醉,新生儿麻醉,支气管内麻醉,控制性降压,低温麻醉,有创血管穿刺术,心肺脑复苏等。

3. 低年资主治医师 可独立开展 ASA 分级 Ⅱ～Ⅲ级手术患者的麻醉、二三级手术麻醉,初步掌握心脏、大血管手术麻醉,颅内动脉瘤手术麻醉,巨大脑膜瘤手术麻醉,脑干手术麻醉,肾上腺手术麻醉,多发严重创伤手术麻醉,休克患者麻醉,高位颈髓手术麻醉,器官移植手术麻醉,高龄患者麻醉,新生儿麻醉,支气管内麻醉,控制性降压,低温麻醉,有创血管穿刺术,心肺脑复苏,疼痛门诊,颅眶肿瘤手术等。

4. 高年资主治医师 可独立开展 ASA 分级 Ⅲ～Ⅳ级手术患者的麻醉、三四级手术麻醉,熟练掌握心脏、大血管手术麻醉,颅内动脉瘤手术麻醉,巨大脑膜瘤手术麻醉,脑干手术麻醉,肾上腺手术麻醉,多发严重创伤手术麻醉,休克患者麻醉,高位颈髓手术麻醉,器官移植手术麻醉,高龄患者麻醉,新生儿麻醉,支气管内麻醉,控制性降压,低温麻醉,有创血管穿刺术,心肺脑复苏,疼痛门诊等。

5. 低年资副主任医师 可独立开展 ASA 分级 Ⅳ～Ⅴ级手术患者麻醉、四级手术麻醉,疼痛门诊。

6. 高年资副主任医师 指导下级医师操作比较疑难患者的麻醉及处理下级医师麻醉操作意外、疼痛门诊疑难患者诊治等。

7. 主任医师 指导各级医师操作比较疑难患者的麻醉及处理各级医师麻醉操作意外、疼痛门诊疑难患者诊治,开展新项目、极高风险手术麻醉等。

(四)麻醉与镇痛审批程序

1. 麻醉科医疗组长由高年资主治医师或副主任医师担任,医疗组长按医师级别确定组内每例手术的麻醉医师名单。如须全科会诊,至少提前1天报科室负责人审批。

2. 科室负责人审批各医疗组每例手术主麻醉师、副麻醉师名单,确保医师级别与手术分类相对应,签字生效。越级手术原则上不予批准,特殊情况下须有上级医师在场指导。

(五)麻醉与镇痛审批权限

1. 择期手术由科室负责人审批。

2. 急诊手术由住院总医师审批。

3. 夜班及节假日手术由麻醉组长或住院总医师审批。

(六)特殊麻醉与镇痛审批权限

1. 资格准入麻醉与疼痛诊治 由市级以上卫生健康行政部门或其认可的专业学术机构,向医院以及医师颁发专项麻醉与镇痛资格准入证书或授权证明。已取得相应类别麻醉与镇痛资格准入的麻醉医师,方具有主持资格准入麻醉与镇痛的权限。

2. 高度风险麻醉 经科内讨论,科室负责人签字同意后报医疗管理部门审批,必要时提交分管院领导审批,由麻醉科主任负责具体实施。

3. 急诊手术麻醉 预期手术的麻醉级别在值班医师麻醉权限级别内时,可施行麻醉。若属高风险或预期麻醉超出自己麻醉权限级别时,应紧急报告麻醉组长或住院总医师审批,必要时上报科室负责人。如须紧急抢救生命,上级医师暂不能到场主持手术麻醉期间,值班医生在不违背上级医生口头指示的前提下,按具体情况主持其认为合理的抢救,不得延误抢救时机。

4. 新技术、新项目 新技术、新项目须经科内讨论,科室负责人签署同意意见后,上报医疗管理部门审批或备案。

三、麻醉工作制度

(一)严格执行三级医师负责制,接到手术通知单后,麻醉科负责人或授权排班者根据手术种类、患者状况和麻醉医师技术水平,妥善安排工作。

(二)主管手术麻醉医师术前一天熟悉患者病历、各项检查结果,了解病史、手术史、麻醉史、用药情况,并进行必要的体格检查,开具术前医嘱。

(三)术前根据患者情况及检查结果,拟定麻醉方案。对少见病例、重大、疑难及新开展的手术,与术者,约请医疗管理部门一起参加术前讨论,共同制订麻醉方案,填写麻醉计划书。

(四)加强医患沟通,术前按规范向患方交代麻醉手术方案及可能发生的问题,填写麻醉知情同意书后方可麻醉手术。

(五)拟停手术者,应向科室负责人或当日最高级职称医师报告。

(六)麻醉前应认真检查麻醉药品、器械等用具是否完备,对患者进行三方核查,保证手术安全。

(七)麻醉时严格执行操作规程,对实习和进修人员严格要求,具体指导。

(八)麻醉期坚守岗位,密切监测患者病情变化,认真记录血压、脉搏、呼吸等。有异常情况随时监测记录,及时与术者联系并妥善处理,遇有问题向上级医师请示。

(九)术中输血、输液等医疗处置由主管麻醉医师下达口头医嘱,护士执行,执行时复述口头医嘱,严格查对。如术中患者出现危急情况可通知手术医师暂停手术,待处理稳定后再行手术。

(十)危重和全麻患者,麻醉者应亲自护送到病区或复苏室观察,并向值班人员交代手术麻醉经过及注意事项。

(十一)术后3日内进行麻醉随访,首次随访应于24小时内进行,有关情况记入麻醉记录单。遇有麻醉并发症、后遗症,应协同各科医师共同处理严重并发症,并向上级医师汇报。发生严重麻醉并发症应在科内讨论,并向医疗管理部门报告。

(十二)手术结束后,及时清理麻醉器材,补充麻醉药品。

(十三)高级职称麻醉医师参加疼痛门诊、负责主持疼痛病房工作。疼痛诊疗严格按常规制度执行。

(十四)复苏室、麻醉ICU由高级职称麻醉医师负责主持工作,与各科医师合作共同管理患者。

(十五)麻醉护士负责麻醉复苏室、ICU及门诊患者监测护理、药品器械管理、麻醉前准备工作。

(十六)主治医师或正、副主任医师参加院内外科室会诊。

(十七)遇有突发重大事件、重大抢救,应及时向上级和医院总值班人员报告。

(十八)加强仪器、药品使用和管理,妥善保管,定期检查,防止积压、浪费、变质,建立账目,严格交接手续,并随时做好应急抢救准备。

四、麻醉术前及术后访视制度

(一)麻醉术前访视

1. 麻醉医师应于术前一日访视患者,做好麻醉前准备。

2. 麻醉前访视内容

(1)了解病史:现病史、既往史及个人史、麻醉手术史、食物药物过敏史等。

(2)体格检查:血压、心率、呼吸、体温、体重、身高、ASA分级等。

(3)实验室检查:血常规、尿常规、生化、凝血功能、血气分析等。

(4)特殊检查:心电图、超声心动图、Holter、通气功能、X线片、MRI、CT等。

(5)与有创操作、气管插管等操作相关的检查。

(6)患者精神状态和对麻醉的特殊要求,进行相关沟通解释。

(7)麻醉前用药。

3. 评估患者整体状态,结合拟行术式进行麻醉方案设计,对患者接受本次麻醉和手术的耐受程度进行综合分析评价,确定ASA分级,并对麻醉实施过程中可能出现的意外和并发症提出针对性解决方案。

4. 准备与麻醉实施相关的药物器械。

5. 针对术前准备不完善、麻醉实施有困难或危险时,应与主管医师、上级麻醉医师共同协商解决,必要时应向医院主管部门汇报。

6. 填写《麻醉前病情评估记录单》,麻醉医师签字并填写日期。

7. 与患方解释麻醉相关风险,在《麻醉知情同意书》上签名。

（二）麻醉术后访视

1. 对麻醉后患者应在术后 24 小时内随访，并记录随访结果。

2. 填写《麻醉总结及术后访视记录单》，如有特殊情况应详细记录。

3. 如发现麻醉相关并发症，应会同主管医师共同分析处理，随访至病情痊愈；发生严重并发症时，应及时向科室负责人报告。

4. 如发生麻醉意外、事故等，应分析病情，协同处理，必要时请相关科室会诊讨论并向医疗管理部门报告。

5. 搜集积累临床麻醉资料，总结经验教训，持续改进完善。

五、麻醉前讨论小结制度

（一）对罕见病例、重大、疑难及新开展的手术，必须进行术前讨论。一般手术，进行常规讨论。

（二）主任医师或副主任医师、主治医师主持术前讨论，麻醉医师、手术室有关人员参加，必要时手术医师参加。根据患者疾病诊断、拟行手术、检查结果、麻醉史、药物过敏史等拟定麻醉方法和麻醉方案，对术中可能发生的问题提出相应措施，术中、术后观察事项、护理要求等。如发现术前准备不足，应向手术医师提出补救建议。

（三）重大、疑难、新开展手术必须由科室负责人主持，提前进行术前讨论，并作必要的术前准备。

（四）根据麻醉前讨论意见，负责实施的医师应进行全面的麻醉准备，指导麻醉准备室护士就麻醉器械、麻醉药品、监测仪器、急救设备等进行准备。

（五）实施麻醉医师负责书写麻醉前小结，经上级医师审签后执行，对危险性较大或麻醉处理复杂的病例应由科室负责人签字，必要时向医疗管理部门报告。

（六）向患方交代病情及麻醉中可能发生的危险或意外，医患双方在麻醉知情同意书上签字确认。

（七）回顾性总结手术麻醉病例和重危患者抢救过程及经验教训。

（八）病例讨论情况记入病历，并同时在麻醉科专用本上登记。

六、麻醉准备室工作制度

（一）主要负责麻醉前各项准备工作，包括麻醉用具、药品和监测仪器准备，以及麻醉后清理、消毒工作。

（二）指定专人负责日常麻醉药品和贵重麻醉设备、监测仪器管理、使用、请领、维护、保养等工作，定期清查药品质量，防止积压变质。严格麻醉和急救药品管理。

（三）每日下午根据手术通知单、次日麻醉工作安排、麻醉前讨论意见、麻醉医师医嘱，准备相应麻醉药品与器械。

（四）对特殊需要药品和器械，麻醉者可在麻醉前查房后、麻醉前讨论后向麻醉准备室提出，准备室及时调配。

（五）麻醉结束后，督促麻醉医师将所用麻醉药品开出处方，连同药瓶一起交与准备室，专人统一领取、补充。

（六）仔细核查麻醉后，交还准备室麻醉仪器和器械，并作进一步清理、包装和消毒等工作。

（七）定期检查、维修各种麻醉器械和仪器，手术前严格检查排除故障。

七、麻醉记录单管理制度

（一）采用统一的麻醉记录单。

（二）按麻醉记录单项目要求和顺序,逐一填写完整,字迹清楚。一式两份,一份纸质或电子版留麻醉科存档,另一份随附病历。

（三）随时准确记录各项观察、治疗项目、用药、治疗时间,剂量准确,不得随意涂改。

（四）麻醉小结内容精炼,突出重难点,并作适度分析。用圆珠笔填写。

（五）麻醉记录单存档前由责任麻醉医师签字,并按麻醉方法或种类编号。

（六）科室负责人指定专人统一管理,每月按日期整理,定期装订和存档,每年年底前进行集中统计分析。

八、术中血液回收利用管理制度

（一）外科医生依据患者情况决定血液回收,术前填写患者知情同意书并签字。手术通知单上注明,特殊情况麻醉科与术者协商决定。

（二）麻醉科医师负责术中血液回收全过程的实施。血液回收专项技术人员在麻醉科医师监管下进行血液回收,麻醉医师在麻醉记录单上记录血液回收仪器的型号、回收血量及输入时间。

（三）血液回收人员应经过血液回收培训,熟练掌握血液回收、设备装置使用等相关技术操作。

（四）麻醉医师及专项技术操作人员严格无菌操作,动态监测血液回收全过程。术中、术后间断检测血红蛋白含量或／和血细胞比容（HCT）、凝血功能等。

（五）临床医师和麻醉医师应严格掌握术中血液回收适应证和禁忌证。

九、麻醉恢复室工作制度

（一）为确保麻醉恢复期患者安全,医院设立麻醉恢复室,由麻醉科统一管理。由麻醉医师轮流负责医疗工作,由手术室指定专职护士负责护理工作。

（二）患者收入或转出麻醉恢复室,均应由麻醉医师决定,麻醉专业护士协助麻醉医师进行病情监测与诊治。

（三）麻醉恢复室收治指征

1. 所有全身麻醉手术患者,术前没有严重并存疾病,手术过程没有明显并发症,不具备术后 ICU 监护指征者。

2. 椎管内麻醉手术时间在 2 小时以内;手术麻醉过程有显著的呼吸循环波动者;术前存在显著的并存疾病,不具有 ICU 监护指征者。

3. 65 岁以上老年人、14 岁以下小儿,辅助镇静镇痛麻醉未清醒或并存显著内科疾病、呼吸循环指征不平稳者。

4. 麻醉期间发生低体温、显著低氧血症、严重过敏反应等手术麻醉并发症和一般性手术意外情况,又不符合 ICU 监护指征者。

（四）麻醉恢复室管理流程

1. 麻醉医师术前访视患者,确定手术麻醉方案,符合监护指征者向患方说明。

2. 确认术后符合麻醉恢复室监护指征者,麻醉医师应向手术医师通报,并在麻醉科、手术部晨会交班时详细介绍患者姓名、性别、年龄、科室、床位、手术诊疗、手术方案、麻醉方案、手术麻醉时间、需要监护时间等。

3. 麻醉恢复室医师每日9时前再次对当日拟监护治疗患者进行核实,当面征求手术医师、主麻医师监护重点与治疗意见,指导专职护士备好相应药物。

4. 监护患者一般性治疗由麻醉恢复室医师负责,手术、麻醉严重并发症、术后输血、抗生素使用与营养支持治疗等特殊治疗由相应手术主管医师或主麻医师负责。

5. 监护患者视病情与医疗安全评估情况,监护时间为1~4小时,达到苏醒评分或离室标准后适时转送病房。超过4小时仍达不到出室标准者应适时转ICU监护治疗。

6. 患者病情出现异常变化,麻醉恢复室医师应及时抢救治疗,并适时请手术医师或主麻医师会诊,符合ICU监护治疗指征者适时转ICU治疗;有非计划二次手术指征者适时返回手术间实施二次手术。

7. 具备出室标准患者一般由专职护士护送回病房,特殊情况由麻醉恢复室医师和手术医师共同护送回病房。专职护士与责任护士交接。

(五)符合麻醉后恢复室监护指征患者,患者所在临床科室或医师有特殊情况不同意监护治疗者,应提前书面向医疗管理部门请示。发生麻醉并发症由相关科室负责。

十、麻醉事故预防报告制度

(一)严格执行各项规章制度,严格遵守各项麻醉方法操作常规。重视并执行各项安全措施,严防麻醉事故和差错发生。

(二)定期检修麻醉器械仪器,术前严格检查,及时排除故障。

(三)执行三级医师负责制,安排麻醉时不得超越各级医师职责和技术水平。

(四)做好麻醉前访视,正确判断病情,做好麻醉前准备。

(五)危重疑难病例,新开展的重大手术、新技术、新方法、新药物的使用,必须经科室负责人同意,在周密讨论后按预定方案实施。

(六)麻醉期间坚守岗位,集中精力,密切监测病情,随时记录患者生命体征变化,迅速判断临床意义,妥善处理。

(七)麻醉医师工作中遇到技术困难时,及时请示上级医师协助处理。

(八)麻醉医师应熟悉各种麻醉药品性能、使用方法及其相互作用,注意观察用药后反应。

(九)严格执行用药、输血查对制度。护士执行医嘱时严格核对,口头医嘱必须复述,安瓿保留至患者送出手术室。

(十)新药首次临床试用须经医院药学管理部门按照规定的程序批准。

(十一)术中使用多种电器时严防烫伤、触电和爆炸事故发生。

(十二)术中、术后如发生任何重大问题,均应及时向上级医师或科室负责人报告,及时采取处理措施。

(十三)对医疗事故或差错、麻醉意外和严重并发症,均应在全科进行讨论,医疗事故或重大差错应及时上报医疗管理部门。

十一、麻醉科会诊制度

(一)参加院内外科室会诊,主要涉及麻醉处理、生命复苏、呼吸管理、休克抢救以及止痛等项目。

（二）会诊应由要求会诊科室送会诊单,急会诊可用电话约请。

（三）急诊会诊由值班人员担任,被邀请人员随请随到。如有困难及时请示上级医师指导。

（四）院内会诊由麻醉主治以上医师担任。

（五）本科不能处理的疑难病例,由科室负责人提出,经医疗管理部门同意,与有关单位联系请院外会诊,麻醉科组织实施。麻醉医师应备全各项检查资料,详细介绍病史,做好会诊前准备。

（六）应邀外出会诊,须经医疗管理部门同意。邀请单位应持单位介绍信和病历摘要(紧急抢救可通过电话联系)与本院医疗管理部门联系,非正常工作时间与院总值班联系,确定会诊时间,会诊由副主任以上医师担任。

（七）因病情或术前准备不足须停止麻醉,应经主治医师以上会诊同意。

（八）会诊病例讨论情况记入病历,并同时在麻醉科专用本上登记。

十二、麻醉科值班与交接班制度

（一）实行昼夜值班制。值班医师负责麻醉科管理、医疗工作,坚守岗位,履行职责,保证医疗活动安全、有序进行。

（二）遇有突发重大事件、重大抢救时,应及时向上级和院总值班报告。

（三）值班时如有院内会诊须离开时,向值班护士说明去向。

（四）值班医师负责节假日、夜间急诊会诊、危重患者的抢救、急诊手术麻醉等工作,如有疑难问题,应请示上级医师指导解决。

（五）主班医师负责日间急诊会诊、手术患者麻醉和科内、院内抢救工作。

（六）值班医师接班后,与主班医师交接日间麻醉工作及尚未结束的急诊手术。

（七）交接急救箱、麻醉器具及毒麻药品使用情况,做到交清接明。

（八）麻醉护士负责请领补充当日使用药品。

（九）值班医师因特殊情况须换班或代班时,提前报经科室负责人批准。

（十）填写交班报告。

（周　山　李蜀光　冯　丹　王保国　陈杭薇）

第十章 护理管理

世界卫生组织对护理管理定义为：护理管理是为了提高人们的健康水平，系统地利用护士的潜在能力和有关的其他人员或设备、环境以及社会活动的过程。护理工作的服务对象是广大患者，护理质量直接关系到患者生命安危和健康水平。2010年原国家卫生部在全国启动实施"优质护理服务示范工程"，强调改革以处理医嘱为中心的、流水线式的功能制护理模式，建立起以患者为中心的责任制整体护理。非公立医院在积极响应"优质护理服务示范工程"活动过程中，注重以优质护理质量为牵引，在增加和优化护理人力资源的同时，从护理工作的功能、患者的护理需求和临床护理的任务出发，实行责任制护理、推行优化层级管理、提高护理人员编配比例和晋升人数等方面进行探索实践，更为充分有效地发挥护理工作的整体作用和价值。有的非公立医院还实施了同工同酬政策，采取多渠道奖励，综合运用绩效杠杆，明显提高了护理工作综合服务质量和管理水平。

随着现代医学科技发展和患者服务需求日益增长，护理工作不但要持续更新知识，提高业务水平，也要强化现代质量管理意识，建立完善护理质量管理体系，是现代医院管理制度的重要组成部分。本书其他章节已对护理管理的内容要求做了介绍。本章进一步从临床护理质量与安全、护理人力资源管理、特殊护理单元管理等三个方面，对非公立医院的护理管理制度进行了梳理和规范。非公立医院可根据自身发展实际进行修订完善，使之更好地服务于现代化医院临床护理工作，持续提高护理技术和护理服务质量。

第一节 临床护理质量与安全

一、护理部工作制度

（一）行政管理

1. 拟制医院护理工作年度计划和阶段性计划，定期检查评估各科室护理工作质量，按期进行护理工作总结和汇报。

2. 实行护理工作目标管理，负责具体组织实施与评价，做到年有计划、月有重点、周有安排。

3. 参与护理人员奖罚、晋级、任免及调动实施过程的管理和考评，与人力资源或相关专职管理部门共同组织并报请院长办公会批准。

4. 负责全院护理专业的业务技术建设，制订并落实护理业务建设发展规划。

5. 牵头组织护理例会，其中护理部部务会每周1次，护士长例会每月1~2次，全院护士大会每年2次，全院护理学术年会每年1次。

6. 建立健全护理管理制度，制定并落实各级护理人员岗位职责。

（二）业务管理

1. 设立护理质量管理委员会，明确职责与制度，定期召开会议；组织贯彻执行全院护理技术操作常规及护理质量标准,严格督促落实;检查指导各科室做好基础护理,严格执行分级护理制度。

2. 组织全院护理人员进行业务技术培训,区分层级制订护理人员培养目标和计划,持续提高护理队伍业务能力与技术水平。

(三)质量管理

1. 定期检查督导护理质量、服务质量及医院感染控制,抽查专职护理质控工作。

2. 负责安排护士长夜查房,按时听取查房汇报并在护士长例会上进行反馈讲评。

3. 经常深入病房,准确掌握危重患者情况,及时调配抢救所需护理人员,对抢救工作进行技术指导。

4. 建立各项登记制度,掌握全院护理质量信息,及时完成各种信息上报工作。

5. 严格执行差错事故登记上报制度,参与处理护理纠纷。

(四)培训教学科研管理

1. 落实各级护士、进修护士、实习护士继续教育工作。组织护士继续教育学习、讲课、学分管理及年底学分审核工作。组织管理进修护士、实习护士临床教学工作,指定专人带教,按时完成教学、进修、实习计划,对学习情况进行鉴定。

2. 护理科研管理 每年举办护理科研培训班,提高护理人员科研水平和能力。鼓励护理人员申报科研课题,撰写护理论文,提高护理论文数质量。建立健全护理科研档案,每年召开护理学术年会。

(五)护理对外交流

1. 选派护理人员参加全国、省市护理学术组织相关学术交流会和培训班,开阔视野,转变理念,增长知识。

2. 条件允许时,选派优秀护士到国内外先进医学中心学习考察和短期培训。

二、护理工作会议制度

(一)护理质量管理委员会会议。每季度召开 1 次,由护理部主任主持,质量管理委员会全体成员参加。主要是对护理工作进行阶段性总结分析;研究部署护理质量改进方案;讨论修订护理工作评价标准与制度措施。

(二)护理工作研讨会。每年年初召开 1 次,由护理部主任主持,全院护士长和护理骨干参加。主要是围绕年度护理工作重点进行交流和讨论。

(三)护理安全大会。每季度召开 1 次,由护理部主任主持,全体护士参加。主要是对安全隐患、护理缺陷资料进行汇总分析,提出有效整改措施,并指导落实,对重点人群、薄弱环节加强管理。

(四)护理部工作会议。每周召开 1 次,由护理部主任主持,护理部全体人员参加。主要是传达医院有关会议精神;总结前阶段工作;研究布置下一步任务;分析护理质量及讨论有关工作问题。

(五)护士长会议。每月召开 1~2 次,护理部主任主持,全院护士长参加。主要传达上级有关指示及会议精神;总结上月护理工作,布置下月护理任务;分析讲评护理质量、护理缺陷,组织疑难护理问题讨论;学习国内外护理专业新知识、新技术。

(六)专科护理小组会议。每季度召开 1 次静脉治疗小组、皮肤护理小组、糖尿病护理小组等小组会议,由各专科护理小组组长主持,专科护理小组成员参加,分析讨论存在的问题,提出整改措施,学习相关国内外护理新知识、新技术,跟踪护理业务进展。

（七）科室护士会议。每周召开1次,由护士长主持,全科护士参加。主要是对科室护理工作进行讲评,表扬好人好事,指出存在问题;讨论科室护理工作,提出问题及解决方法,制订有关措施;传达上级会议精神,组织学习有关规章制度及常规;布置下周护理工作重点。

（八）护理晨会。每日组织早交班,由护士长主持,全科护士参加。时间10~15分钟为宜。主要是夜班护士报告患者动态情况及危重、大手术、特殊检查前后患者准备及病情变化,护士长传达上级指示,总结点评护理工作,明确当日重点和注意事项。晨会后进行约10分钟的护理小讲课,每周1次,并对护士进行提问。

三、护理质量报告制度

（一）为使护理质量持续稳定提升,并接受全院职工、患者和全社会监督,制定本制度。

（二）医院护理质量管理委员会负责制定护理质量管理目标及各项标准,加强护理质量动态控制与管理,发现问题及时反馈、及时纠正。

（三）病区质量控制小组对本病区护理质量负责,每月至少组织1次检查,发现问题及时向护士长反馈,深入分析原因并制订整改措施。

（四）医院质量管理小组每月检查一次全院护理质量,护理部每周随机抽查一次,检查结果在全院护士长会议上通报反馈,同时将原因分析和整改措施进行详细记录。

（五）质量管理小组按照本制度报告护理质量安全事件信息,不得瞒报、漏报、谎报、缓报。

（六）护理部对护理质量检查监督情况进行汇总分析,撰写专题报告,经护理部主任或分管副院长审定后以简报形式公布。

四、护理质量管理制度

（一）医院建立健全护理质量管理组织体系,对全院护理质量进行指导、检查、考核、监督和协调。

（二）每年定期修订护理质量标准、考核办法和持续改进方案,严格监督执行。

（三）制订年度护理质量管理目标和措施,完善年、季、月度质量分析以及信息反馈、整改措施和效果评价。护理质量检查结果列为护士长考核重点,并与科室绩效挂钩。

（四）每年定期对全院护理人员进行质量和安全教育培训。

（五）护理部和各科室定期检查护理质量标准落实情况,并严格记录。

1. 实施基础护理质量评价标准,基础护理合格率≥90%。

2. 实施专科护理质量标准,落实专科护理技术操作常规,对危重、大手术和疑难患者作为重点管理,专科护理到位。

3. 危重患者有具体护理措施,记录完整规范,危重患者护理合格率≥90%。

4. 护理单元备急救车、急救器材、药品,急救物品齐备完好率100%。

5. 每年定期对护理文件书写质量进行评价,合格率≥90%。

（六）坚持对护理人员进行"三基""三严"培训考核,人人达标,有考核记录。

（七）建立健全重点护理环节管理、应急预案及处理程序。

（八）完善专项护理质量管理制度,包括各类导管脱落、患者跌伤、压疮等。

（九）关键环节、重点部门、重要岗位建立护理质量标准与质量保证措施,包括急诊科、重症监护病房、血液净化室、手术室、供应室新生儿室、产房、导管室等。

（十）建立与规范护理缺陷规范管理制度,包括差错事故管理与报告制度、投诉管理制度等。

（十一）建立和完善护理会诊、护理病历讨论和护理查房制度。

（十二）建立护理质量追溯机制,定期进行效果评价,抓好护理质量持续改进。

五、护理评估制度

（一）护理评估旨在全面掌握患者健康基本状况和诊疗服务需求,为制订患者诊疗方案计划提供依据和支持。

（二）取得护士执业证书的护士,方具备对患者护理评估的资质。尚未取得资质的新入职护士对患者进行护理评估记录,须带教老师审核后与带教老师共同签字。

（三）护理评估通常包括初始评估和再评估,注册护士应严格遵守相关规章制度和病历书写要求,认真完成评估并做好记录。

（四）新住院患者初始评估在患者入院8小时内完成。主要包括:一般资料、过敏史、神志及生命体征、自理能力、营养状况、疼痛和症状管理、皮肤情况、生活状况、心理社会评估、阳性资料描述等,评估后填写在"入院护理评估单"上。

（五）患者住院期间定期进行再评估。主要包括:生命体征、病情变化、护理措施与成效、健康教育措施与成效、与护理措施密切相关的实验室及特殊检查的阳性结果及专科阳性结果。病危患者至少每2小时评估一次,病重患者至少每4小时评估一次;下列情况须对患者随时评估记录:判断患者对药物、治疗及护理的反应,手术和创伤性检查、治疗及镇静和麻醉过程的前后,输血。对于医嘱要求的评估项目,遵医嘱执行。将评估结果记录于护理记录单中。

（六）对压疮、坠床跌倒、疼痛、自理能力、导管滑脱等风险因素、围术期等专项评估,根据初始评估结果,按照相关制度对专项评估内容进行再评估,并记录于专项评估记录单中。

（七）对于急诊患者评估,急诊护士根据患者病情对患者进行初始评估和再评估,将评估结果记录于急诊患者护理记录单中。

（八）患者护理评估应客观真实,护士亲自询问和查体后按照护理评估单的项目逐一填写,不得漏项。护理评估内容不得照抄医生病历,不得编造。评估结果与医师不一致时,应与医师共同探讨,确保护理评估的客观性与准确性。

（九）患者转科时,各项护理评估单与病历一同转出,并保持评估的连续性。

六、分级护理制度

（一）根据原国家卫生部《综合医院分级护理指导原则》,医护人员在患者住院期间,根据患者病情和生活自理能力,确定并实施不同级别的护理。分级护理分为四个级别,即特级护理、一级护理、二级护理和三级护理。

（二）患者入院后由医师根据患者病情决定护理等级,并下达医嘱,责任护士对患者进行等级护理标识,告知患者相关注意事项,按照《综合医院分级护理指导原则》实施护理。

（三）患者住院期间,医师根据病情变化及时更改护理级别,以利于患者康复,保障患者安全,提高护理质量。

（四）特级护理。适用于病情危重、大手术后、随时可能发生意外而需要加强护理的患者,应指派专门的护理人员看护,或进入重点护理病室、监护室。责任护士密切观察病情变化;负责做好患者的一切护理工作;向患者提供安全、及时、准确的整体护理服务;在护理记录单中准确及时记录体温、脉搏、呼吸、血压、治疗、护理、出入量及病情;备好各种监护仪、急救药品、器材等,随时做好抢救准备。

(五)一级护理。适用于重症或大手术后需要严格卧床休息的患者。护士负责患者各种生活护理;重视患者身心整体护理,并做好相应护理记录;密切观察病情变化,每小时巡视1次患者,并注意观察治疗效果;做好晨晚间护理,根据病情定时协助患者更换体位,按要求帮助患者擦澡、洗头、更衣及必要的床上活动等,预防并发症。

(六)二级护理。适用于重病恢复期或年老体弱、生活不能完全自理的患者。护士给予患者必要的生活协助;帮助患者制订治疗康复计划,做好指导工作;注意观察病情及心理变化,每2小时巡视1次;主动帮助患者解决实际困难。

(七)三级护理。适用于病情较轻或处于恢复期生活能自理的患者。护理人员主动指导患者进行康复锻炼;提供护理相关的健康指导;对患者实施全身心的整体护理;注意病情观察,每3小时巡视1次患者;出院前做好患者的医学卫生指导工作。

七、执行医嘱制度

(一)不执行无资质医师下达的医嘱。

(二)及时查询接收电子医嘱信息,护士执行医嘱前先核对医嘱种类、内容和起止时间、给药方式和频率、药物浓度等,如有疑问及时查明,确认无误后方可执行。

(三)护士每班次要查对医嘱,夜班查对当日医嘱,每周由护士长组织总查对一次。录入、整理医嘱后,须经另一护士查对,方可执行。

(四)每班确认所有医嘱在本班内处理完毕。须下一班执行的临时医嘱做好交班,交接清楚,并在护士值班记录上注明。

(五)长期医嘱由执行护士在长期医嘱执行单上填写执行时间并签名。长期备用医嘱每次执行时由医师在临时医嘱单上记录医嘱内容,护士执行后在临时医嘱单上记录执行时间并签名。

(六)医嘱处理遵循先临时医嘱、后长期医嘱的原则,按照"确认 - 发送 - 打印 - 执行"处理医嘱。临时医嘱有效时间在24小时以内,护士在限定时间内执行。对限定执行时间的临时医嘱,在限定时间内执行。即刻医嘱在医嘱开出后立即执行。护士执行临时医嘱后,在执行标记栏内注明执行准确时间并签全名。临时备用医嘱12小时内有效,护士执行后填写执行时间并签全名,若未执行则由当班护士用红笔在此项医嘱栏内标注"未用"并签名。

(七)药物过敏试验结果记录。阳性以红笔作"+"标记;阴性以蓝笔作"-"标记,并签名。

(八)手术后和分娩后停止术前和产前医嘱,重新执行术后或产后医嘱。

(九)手术中用药,由手术室巡回护士及麻醉医师执行。

(十)护士执行输血医嘱时,由2名医护人员核对配发输血记录单及血袋标签各项内容,进行双签名,核对时间具体到分钟。

(十一)护士通常不执行口头医嘱。抢救或手术中必须执行口头医嘱时,执行口头医嘱的护士先在医嘱执行记录本上记录,并即刻复诵给下达口头医嘱医师,医师确认无误后方可执行。如记录口头医嘱会影响到患者抢救,接收口头医嘱的护士可在复述医嘱并经医师确认后执行,并保留好所有安瓿,事后与医师确认核对。医师在抢救结束后6小时内按要求补录医嘱、确认签字,并在医嘱栏中予以说明。

八、责任制整体护理制度

（一）病区护士长按照责任制整体护理模式进行排班，以连续、均衡、层级、责任为原则，增加高峰工作段、薄弱时间段、夜班护士人员配置，增强护理服务能力，提高各班人数和技术能力均衡性，为患者提供全程、连续、系统、整体的护理服务。

（二）各病区制订责任制护理工作具体实施方案，明确责任护士职责和工作内容，护士长负责组织对优质护理及责任制护理相关内容、方法进行培训。

（三）护士长按照责任护士资质及工作能力合理分配患者，每名护士负责患者数不超过8~10人。

（四）责任护士负责对患者进行护理评估，依据评估结果为患者实施身心整体护理以及康复指导。责任护士主动进行自我介绍，做好入院评估，妥善安置患者，为患者创造良好的氛围与环境，确保患者安全舒适。责任护士适时详细地为患者及其家属做入院宣教，包括医院规章制度、医院环境、主管医师、安全防范措施等。

（五）高年资护理骨干负责疑难危重患者和大手术患者护理工作，指导检查低年资护士的工作。

（六）病区公示基础护理服务项目，责任护士按公示内容和基础护理服务规范为患者提供相应的基础护理服务。

（七）病区建立并推行专科疾病护理规范，责任护士按照规范落实专科护理措施。

（八）做好基础护理和重病护理，落实生活护理，保证护理实效。每日整理床铺2次，每周更换床单被套1次，保持床铺清洁。保持患者全身皮肤清洁、口腔清洁、会阴清洁、头发清洁梳理整齐、指趾甲短、胡须短。病区环境保持清洁、整齐、舒适、安静、安全。根据病情和护理级别及时巡视病房，满足患者需求。

（九）做好心理护理和人性化护理，住院期间责任护士保证每天与患方进行有效沟通，护士长保证与危重、术前、术后和特殊患者或其家属每日进行有效沟通，掌握患者心理情绪变化，及时采取措施予以疏导，防止护理并发症。

（十）对危重患者，术前、术后患者及特殊患者，有针对性地制订和实施护理计划，注重效果评价，根据患者情况随时修订，确保患者安全与护理质量持续改进。

（十一）患者住院期间加强健康教育和用药指导，有计划、有落实、有评价。

（十二）完善绩效考核，对责任护士的薪酬分配、晋升、评价等考评，以其工作量、质量和患者满意度等为重要依据。

（十三）护理部定期对责任制整体护理开展情况进行检查督导，对存在问题提出整改措施，追踪改进。

九、病房管理制度

（一）病房日常管理由护士长全面负责。其他时间由值班医师和值班护士共同管理，遇到重要问题应及时向科主任、护士长或医院总值班人员报告。

（二）保持病房整洁、舒适、安静、安全，注意通风，避免噪声，不得大声喧哗，工作人员走路轻、关门轻、操作轻、说话轻，病房内严禁吸烟、喝酒、赌博。

（三）统一病房陈设，室内物品和床位摆放整齐，固定位置，精密贵重仪器指定专人保管。未经护士长同意，不得随意搬动。做好办公室、治疗室、换药室、处置间等的管理工作。

（四）患者入住后，当班护士热情向患者介绍病区情况和住院须知，开展安全教育，主管医师主动向患者作自我介绍，签署住院患者告知书，教育患者共同参与病房管理。患者住院期间不得随意外出，查房、治疗时间不离开病房。如外出，须征得主管医师或值班医师同意并填写《患者离院责任书》，此单存入病历。根据病情决定是否需要陪护，加强对陪护人员管理。

（五）探访者按医院规定时间看望患者，病房内不接待非住院患者，不会客；非探访时间不得探望并禁止探访者滞留病房；危重患者家属可持《病危通知书》随时探视。如患者病情不适宜探视时，主管医师和护士长应告知患者家属和同病房其他患者家属"谢绝探视"，以免影响抢救。值班医师与护士及时巡视病房，对可疑人员进行询问。严禁散发各种传单、广告及推销人员进入病房。未经院长办公室批准，不得在病房拍照或录像。当班医师、护士及保安每晚9时对病区内滞留无关人员进行劝离。

（六）医护人员及工勤人员穿戴工作服帽，着装整齐，精神饱满，举止端庄，不穿拖鞋，佩戴胸牌上岗，坚守岗位，操作时戴口罩。工作时间内不准吸烟、聊天、闲坐、办私事。治疗室、护士站、办公室不得存放私人物品。手机调为震动，原则上工作时间不接私人电话。离开病房要向上级医师和护士长说明原因及去向。

（七）患者被服、用具按基数配给患者使用，出院时清点收回并做终末处理。

（八）护士长全面负责保管病房财产、设备，可分别指派专人管理，建立账目，定期清点，如有遗失，及时查明原因，患者损坏的物品照价赔偿。管理人员调动时，办好交接手续。

（九）科室妥善保管各种医疗文书，特别是病历和电脑资料，未经科主任、护士长同意，他人不得借阅病历和更改电脑数据。

（十）每月由护士长组织召开患者座谈会1次，广泛征求意见，改进病房工作。

（十一）做好病房内空气、物体表面、地面及医疗废弃物的消毒及处理工作，防止和控制院内感染，一旦发现传染病患者，立即采取隔离等相关措施。

（十二）注意节约水电，按时熄灯和关闭水龙头，杜绝长流水、长明灯现象。落实防火、防盗责任制，严防火灾事故发生。

十、护理查房制度

（一）护理业务查房

1. 全院护理查房由护理部每季度组织1次。主要对象为新收危重患者、手术患者、住院期间患者发生病情变化或口头/书面通知病重/病危、特殊检查治疗患者、压疮评分超过标准的患者，院外带入Ⅱ期以上压疮、院内发生压疮、诊断未明确或护理效果不佳的患者，潜在安全意外事件高危患者、特殊病例等。重点检查专科护理质量、基础护理质量、护理记录等，并对护理工作提出指导意见。

2. 病房护理查房每月组织1次。由护士长或护理组长主持，责任护士准备相关资料，提出重点需要解决的问题，病房护理人员参加，对护理问题提出解决方法。总护士长定期参加病房护理查房并对患者护理给予指导。

（二）护理教学查房

1. 全院护理教学查房由护理部每季度组织1次。全院护士参加，由查房科室护士长主持，检查护理教学计划组织与落实，对教学质量和效果进行评价，并详细记录。

2. 科室教学查房每月组织1次。针对患者实际情况给予指导，由护士长或组长主持，并详细记录。

3. 专科护理教学查房由临床带教组长每学年至少组织 1 次。采取以学生为主、理论联系实际、老师指导的方式进行。

4. 建立临床教学查房评价表,对查房情况进行评价。

(三)护士长查房

1. 由护理部组织全院护士长轮流对全院各科室进行查房。

2. 检查当班护士在岗情况及病房护理、治疗、管理落实情况。

3. 协助指导各科室护士进行抢救工作,解决夜间病房发生的疑难复杂问题。

4. 值班护士长填写查房记录。

十一、护理病例讨论制度

(一)护理工作中遇有死亡病例、疑难病例、重大抢救病例、特殊病例、罕见病例及开展新技术新业务的病例、存在护患争议的病例等,均应组织护理病例讨论。

(二)护理病例讨论由科室(总)护士长主持,护士长、本科室护理人员参加,必要时请相关科室护理人员参加。

(三)提出护理病例讨论的科室事先作好准备,护士长或责任护士将患者相关资料加以整理,尽量做出书面摘要,提前发给与会人员,以便进行发言准备。

(四)讨论时护士长或责任护士负责介绍及解答患者病情、护理措施与效果等问题,并提出分析处理意见。

(五)与会人员围绕护理方案、护理措施、护理病例书写、新开展的护理技术操作等进行讨论,提出患者护理的意见建议。

(六)外科大手术病例应重点讨论患者术前、术后护理,预防术后患者可能出现的护理并发症。

(七)死亡病例由参加抢救的护士汇报抢救经过,护士长或主管护师就抢救配合、病情观察、基础护理、护理记录等进行综合分析,分析护理不足,并提出改进措施。

(八)讨论存在护患纠纷的病例,重点分析引发原因、是否存在护理差错、护理措施落实不到位及经验教训等。

(九)护理病例讨论结束时,由主持人总结,科室做好记录,及时整理并归档。

十二、陪伴探视管理制度

(一)病区经治医师、护士长根据患者病情及患者需求决定患者是否需要陪护。传染病、精神病患者通常不安排陪护。

(二)确定陪护者,由经治医师下达陪护医嘱,护士长负责办理陪护手续并登记,发放陪伴证,患者出院时收回,陪伴证过期收回或更换。

(三)病区护士长负责对陪护人员进行监督管理,病区医护人员做好协助工作。

(四)陪护人员凭护士长发放的陪伴证进入病区。与医院合作的陪护公司员工按规定着装,持证上岗。

(五)陪护人员应服从病区护理人员管理,不得坐卧病床,不得打地铺、搭椅子休息,不得在病区大声喧哗、聚众聊天等。

(六)陪护人员陪护期间不得擅自进行自身职责之外的护理操作,有事须离开病区时应告知护理人员。

（七）非探视时间病区门禁随时关闭，外来人员不得随意进入病区。

（八）病情不允许探视时，在病室门口注明"谢绝探视"，并向患者及家属说明。10岁以下儿童不宜进入病室探视。

（九）监护室探视人员可在规定时间内通过探视走廊探视患者，原则上禁止外来人员进入监护室。

（十）陪伴、探视人员进入病区后，要做到文明礼貌，自觉维护医疗环境和医疗秩序，爱护公物，保持病室清洁卫生，节约水电，禁止吸烟、大声喧哗，不随地吐痰及乱扔果皮等。不得随意进入重症监护室、医生、护士办公室；不得擅自翻阅病历和其他医疗记录，如须了解病情，可向主管医师或值班医师询问。

（十一）外来人员应服从门卫和保安人员管理，不得无理取闹。

十三、护患沟通制度

（一）护患沟通贯穿于患者从门诊到住院、出院、出院后全过程。

（二）护理人员应从健康生活方式、疾病防治、用药指导、费用告知、征求意见及患者心理、社会、文化背景等方面，持续加强与患者及其家属交流沟通，取得患方信任理解，建立和谐护患关系。

（三）护士全面学习掌握交流沟通方法技巧，营造融洽氛围，讲究语言艺术修养，采取多种形式促进相互信任，提高患者治疗依从性，发挥积极辅助治疗作用。

（四）执行护理首问负责制，落实医院服务宗旨和理念，达到服务患者目标。

（五）护士在进行治疗护理操作前、中、后均应与患者交流沟通，说明目的、配合方法、注意事项等，履行告知义务，做好饮食、卧位、药物、休息等健康指导。

（六）护士在患者入院、出院、日常巡视时均应根据实际情况与患者交流，努力满足患者心理和情感需求。

（七）对丧失语言能力、须进行某些特殊检查治疗、实施患方不配合不理解的行为或一些特殊患者，应采用书面形式进行护患沟通。

（八）护士对与患者沟通过程中有关重要事项告知及交流做好必要记录。

（九）科室每月定期召开患者座谈会进行护患集中沟通，提高护士沟通能力。

十四、护理文书书写规范

（一）临床护理文书是护士在临床护理活动中形成的全部文字、符号、图标等资料的总和，是护士观察、评估、判断患者问题，以及为解决患者护理问题而执行医嘱、护嘱或实施护理行为过程的记录。临床护理文书包括医嘱单、体温单、护理记录单、手术护理记录单、手术安全核查表等。

（二）护士书写记录应符合国家卫生健康委和当地卫生健康行政部门规定要求。

（三）护理记录是护士对住院患者在整个住院期间的病情观察、采取的治疗措施及护理效果的记录。临床护士使用表格式护理记录单为临床科室内所有患者提供护理记录。重症监护室护士使用危重症护理记录单进行记录，内容包括生命体征、出入量以及根据患者病情和护理需要而提出的观察、护理重点项目、特殊情况等，必要时可选用"专科护理记录单"或在"护理记录单"上体现防范护理风险而为患者采取的护理评估及护理措施的内容。

（四）护理记录书写应客观、真实、准确、及时、动态、完整、规范，反映护理工作的连续性,文字工整、字迹清晰、表述准确、语句通顺、标点正确、简明扼要。

（五）病历书写出现错别字时,应用双线画在错别字上,保留原记录清晰可辨,并注明修改时间,修改人签名。不得采用刮、粘、涂等方法掩盖或去除原来的字迹。

（六）护理文书应使用中文和医学术语。通用的外文缩写或无正式中文译名的症状、体征、疾病名称等可使用外文。

（七）护理文书应使用蓝黑墨水或碳素墨水笔,体温单中体温、脉搏曲线的绘画用蓝色及红色。

（八）护理文书应明确权限和职责,由执行者签名并负责。实习期或试用期护士书写的护理记录,由持有护士资格证并注册的护士审阅签名后方可生效。进修护士由护理部根据其胜任本专业的实际工作情况进行认定后方可书写。认定前,进修护士书写的护理记录由本院执业护士修改并签名。

（九）护理文书书写应体现护理行为的科学性、规范性,体现护理专业自身特点、专业内涵和发展水平,重点记录患者病情发展变化、医疗护理全过程及治疗护理效果。随时进行记录问题和处理措施。

（十）本班次护理记录应在当班完成,因抢救危重患者未及时书写的护理记录,有关人员应在抢救后 6 小时内及时据实补记。负责质量控制护士 24 小时内完成质量控制记录。

（十一）实施特殊护理技术操作前,应签署患者知情同意书。

（十二）实施信息化护理工作站后,护理文书书写按照《护理电子文书书写要求及质量考核标准》执行。

十五、护理会诊制度

（一）在护理业务、技术上遇有疑难复杂问题,本科室难以解决或涉及多学科护理问题时,可请求他科或多科进行护理会诊,共同研究分析,提出解决措施。

（二）申请科室会诊前应作好各种资料准备,向被邀请方说明所在科室患者病情及需要解决的护理问题。

（三）护理一般会诊应在 24 小时内完成。护理急诊会诊白天应随叫随到,夜间急会诊由值班护士长担任。

（四）参加会诊人员为护士长、护理组长或专科护士。会诊时,由高级责任护士负责介绍及解答有关病情、诊断、治疗护理等问题,参加会诊人员对护理问题进行充分讨论,并提出会诊意见和建议。会诊地点通常设在申请科室。

（五）会诊者按照护理程序对患者进行全面评估,对已实施的护理措施加以评价,对需要解决的护理问题给予合理解释和指导,记录在护理会诊记录本上并签名。

（六）经过科内、科间仍不能解决的护理问题,由申请科室上报护理部组织院内护理会诊。

（七）院外护理会诊由申请科室填写会诊单送交护理部,护理部与有关医院联系安排。必要时可携带病历或陪同患者到院外会诊,也可将病历寄发有关医院书面会诊。

（八）各科室认真组织实施护理会诊意见,每月统计上报护理会诊数、质量情况。

十六、护理查对制度

（一）护理人员在输血、手术、有创诊疗、用药等关键流程中,严格执行对患者身份识别的具体措施,至少使用 2 种患者身份识别方法,禁止以房间号或床号作为识别依据。

（二）护理人员核对患者姓名时，请患者本人说出姓名；婴儿、昏迷、语言障碍等无法沟通的患者，请陪同家属说出患者姓名。

（三）应用条码身份腕带的病区，患者入院时经核对身份后为其佩戴身份腕带，并告知腕带重要性，避免随意取下；进行操作时，通过扫描腕带核对患者身份。

（四）护理人员执行用药医嘱时严格执行"三查八对"：操作前、中、后查，对患者姓名、住院号（ID号）、药名、剂量、用药时间、用法、浓度、药品有效期，并经第二人核对后方可执行。

（五）清点药品时和使用药品前检查药品质量，是否有变质、混浊、沉淀、絮状物等，瓶口有无松动、裂缝，查看药品标签、失效期和批号，如不符合要求不得使用。

（六）给药前，注意询问患者有无过敏史；使用毒、麻、限、剧、精神药物时反复核对；同时使用多种药物时，注意配伍禁忌。

（七）取血时，与输血科发血人员按照流程认真核对科室、患者姓名、住院号、血型、血液成分、交叉配血结果、献血者编码、血型、储血号及血液有效期等内容，检查血袋及血液质量。

（八）输血前，须有2名医务人员持患者病历、交叉配血报告单、血袋，共同核对患者姓名、住院号、血型、血液成分、输入量、交叉配血结果、献血者血型及血液有效期，并让患者自述姓名和血型，无误后方可输入。输血后血袋保留24小时，以备必要时查对。

（九）手术室人员接手术患者时，与病区护士共同查对科室、姓名、床号、性别、年龄、诊断、手术名称、手术部位、术前用药、术中带药、病历相关资料，检查术前准备完成情况。

（十）麻醉前、手术前、手术后，手术医师、麻醉医师及巡回护士对照《手术安全核对表》内容逐项核对，共同签字。进行体腔或深部组织手术时，在术前与缝合前清点敷料、器械等各种手术用物，术毕再次清点一次以上物品。

十七、护理值班制度

（一）护理值班人员应为注册护士。未取得执业证书或已取得执业证书但未变更执业地点的护士不得单独值班。

（二）病区实行24小时护理值班，护士值班期间坚守岗位，认真履职。夜间和节假日增设听班人员，与病区保持有效联系，遇突发情况须人力支援时及时到位。

（三）节假日及护士长不在时，所有护理人员服从当日负责护士安排，共同配合做好护理工作，高年资护士负责检查指导低年资护士的工作。

（四）严格实行护理交接班，接班人员未到前，值班护士不得离开岗位。

（五）按时巡视病区，掌握病情，发现病情变化及时向值班医师报告。

（六）按职责完成新入院或急诊患者收容及处置工作，积极参加病房内危重患者的抢救。

（七）按时完成各项治疗护理工作，认真执行查对制度，防止差错、事故，并负有指导实习、进修护士工作的责任。

（八）接到急诊会诊、检验结果危急值等电话通知，或患者病情突然变化等情况时，应立即通知值班医师并做好记录。

（九）负责病区管理工作，保持环境安全、安静。做好探视、陪伴人员服务管理，督促探视人员按时离院。对可疑人员主动询问，遇有异常立即报告。

十八、护理交接班制度

（一）护理交接班内容。患者情况、高危事件危险因素分析及警告、医嘱执行情况、物品、环境等。

（二）病区每日早8:00或按科室规定时间集体交接班,全体护理人员参加。其他时间的交班由当班护士负责,与接班人员按照程序交接。

（三）交班前,值班人员完成各种护理记录,检查各项工作完成情况,避免遗漏。

（四）接班人员提前15分钟到位,作好接班前准备,做到着装整齐、仪表端庄、精神饱满、准时接班。交班者为下个班次作好物品准备,如敷料、试管、注射器、被服、常备器械等。

（五）接班人员应与交班人员共同交接,认真听取交班内容,做到交班本上写清、口头交班讲清、床头交班看清,如交代不清不得下班。

（六）接班人员应在交班人员在场情况下清点、核对毒麻药和贵重物品、药品和器材,并进行记录和签名。如发现病情、治疗、器械、物品等交代不清,应及时查问。

（七）对于危重、新入院、当日手术、正在输液和一级护理的患者以及其他须特殊交接的患者,应进行床旁交接,交接内容包括:患者病情、治疗、护理、皮肤、液体输入、医嘱执行、新入患者一般情况等。

（八）接班时如发现问题,由交班者负责;接班后因交班不清,发生差错事故或物品遗失等一切护理问题,由接班人员负责。

（九）遇有抢救患者等特殊情况时,交班人员应主动参加工作,不得离岗。

（十）护士长应参加护理交接班,检查护士工作落实情况,发现问题及时纠正。对长期拖班现象应进行分析,必要时补充人力,优化工作流程。

十九、延伸护理服务制度

（一）为进一步拓展优质护理服务质量内涵,满足慢性疾病以及仍有医疗护理需求的出院患者,普及健康知识,减少出院后并发症,减轻患者经济负担,优化服务流程,提升医院服务形象,制定本制度。

（二）护理部组织指导各科室利用"互联网+护理"等信息化工具,通过微信、公众号、APP、电话、信函、电子邮件、居家护理服务等方式,为患者提供医疗护理、康复促进、健康指导等服务。

（三）建立护理部-总护士长-护士长三级管理架构,护士长负责延伸性护理服务组织实施、人员管理与考核评估,总护士长和各科室护士长负责延伸性护理服务的业务开展、质量管理及控制。

（四）设立延伸护理服务专、兼职岗位。专职人员具有内、外、妇、儿科工作经验,从事临床护理工作8年以上,有较好的沟通能力,负责日常工作、协调兼职人员、管理培训等。兼职人员具有相关专科护士证书或资质,3年以上护理工作经验、护师以上职称,能够完成本专科领域护理工作。

（五）医院和科室提供一般及特殊治疗性护理服务;设置社区宣传栏,定期开展健康讲座;由专业人员为患者提供日间运动功能训练和康复护理;定期进行家庭访视,上门提供健康咨询;监督患者的遵医行为,进行护理干预等。

（六）护理人员通过患者档案电子化管理、电话随访和温馨短信提示、上门专科服务、健康知识讲座、网络平台管理等方式,延伸护理服务至家庭和社区。

（七）探索推行"互联网+护理服务(网约护士)",采取线上申请、线下服务模式,为出院患者或患病且行动不便的特殊人群提供护理服务。派出的注册护士至少具备5年以上临床护理工作经验和护师以上技术职称,能够在全国护士电子注册系统中查询。重点提供慢病管理、康复护理、专项护理、健康教育、安宁疗护等护理服务。

二十、消毒隔离制度

(一)护理人员上班时衣帽端庄整洁,下班、就餐、开会时脱去工作服。

(二)诊疗、换药、处置前后均应洗手,必要时用消毒液浸泡。无菌操作时严格遵守无菌操作规程。

(三)病房定期通风换气、空气消毒;地面湿式擦拭 2~3 次 / 日,床、床头桌椅每日湿式擦拭;抹布专用,用后消毒。

(四)换下的脏被服放于指定处,不随地乱丢,不在病房内清点。患者被服每周至少换洗消毒一次。

(五)各种医疗用具使用后消毒。口药杯、餐具消毒后方可再用。便器用后清洗消毒。

(六)治疗室、换药室每日通风换气,用消毒液擦拭物品和地面,用紫外线对空气消毒或用消毒剂喷雾消毒,每周彻底大扫除 1 次。进入治疗室、换药室衣帽整洁并戴口罩,私人物品不准带入。严格无菌操作。治疗室抹布、拖把等用具应有专用标识。

(七)无菌器械、容器、敷料、持物钳定期灭菌,消毒液定期更换,体温计用后消毒液浸泡。已用过或未用过的物品应有明显标记,严格分开放置。

(八)换药车上的用物定期更换和灭菌。每月总灭菌一次。换药用具先消毒处理,再进行清洗、灭菌。

(九)严重感染、危重患者安置在单独病室,病室应事先消毒。

(十)传染病患者按常规隔离。儿科门诊设预检。疑似传染病患者在观察室隔离,患者排泄物和用过的物品进行消毒处理,未经消毒的物品不得带出病房或给他人使用,患者用过的被服消毒后再交洗衣房清洗。

(十一)住院传染病患者在指定范围内活动,不得互串病房和外出,到其他科诊疗时做好消毒隔离工作,出院、转科、转院及死亡后进行终末消毒。

(十二)传染病房按病种分区隔离,工作人员进入污染区穿隔离衣,接触不同病种时更换隔离衣并洗手,离开污染区时按常规脱去隔离衣。

(十三)厌氧菌、铜绿假单胞菌等特殊感染患者严格隔离,用过的器械、被服、病室严格消毒处理,用过的敷料烧毁。

二十一、护理质量考核制度

(一)医院把护理质量放在护理工作首位,院、科、病区三级护理质量管理组织,根据护理质量管理与持续改进方案,细化目标、指标、计划、措施、效果评价、信息反馈措施,加强护理质量关键环节、重点部门和重要岗位管理检查、分析、评价、反馈,评价结果纳入绩效考评,完善护理质量追溯与危机预警及责任追究机制。

(二)护理部作为院级护理质量管理组织,负责不定期对各病区护理质量随机抽查,每季度末对全院护理质量进行全面考核,并综合分析讲评,提出改进措施。

(三)科室成立护理质量控制小组,护士长任组长,病区护士长、质控员按照护理质量标准对分管项目进行检查,做好事先控制、环节控制和终末控制,发现问题及时纠正。

(四)病区护士长每周对本病区护理质量进行检查考核,并将考核结果、评价、改进措施向科护士长和护理部反馈。

（五）护理部每月汇总情况，将当月护理质量考核中查找出的问题作为下月护理质控的重点整改内容，促进护理质量持续改进。

（六）护理部每年至少组织一次全员基础护理和专科护理技术操作考核。

二十二、危重患者护理制度

（一）护理人员根据医嘱及患者病情，做好危重患者各项护理工作。

（二）严密观察危重患者病情变化，必要时设专人护理，备齐急救药品、器材，随时准备抢救。如患者病情变化，立即通知医师处理。

（三）严格执行医嘱，及时落实各项治疗护理措施。

（四）认真细致做好各项生活护理及基础护理，严防并发症，确保患者安全。

（五）严格执行床边交接班，对病情变化及各种用药详细交代，并作相应记录。

（六）做好危重患者风险评估，根据评估情况采取相应护理措施。

（七）实行危重患者护理质量三级控制。责任护士负责全面评估患者护理问题、制订详细护理计划、落实各项护理措施，并向责任组长汇报。责任组长及时查看危重患者护理工作落实情况。对护理疑难问题，护士长组织讨论，制订并实施护理方案。

（八）对病情复杂、护理难度大、涉及多个专业科室护理的危重患者，由所在科室向护理会诊专家库成员或护理部提出申请，组织会诊。

（九）危重患者病情变化须抢救时，参加抢救工作的护理人员应严格遵守抢救工作制度，正确及时执行医嘱，严密观察病情变化，随时将医嘱执行情况和病情变化报告主持抢救者。

（十）当危重患者须院内检查或转运时，护理人员应做好以下工作：

1. 充分评估患者，备齐相应药品及物品，作好人力准备，有效应对意外发生。

2. 根据患者病情选择合适的搬运方式，保持患者体位舒适，做好保暖。

3. 途中保持呼吸道通畅，密切观察病情变化，发现问题及时处理。

4. 保持输液及各种管道通畅，妥善固定，防止脱落、扭曲、反流。

5. 与患者进行有效沟通。

6. 与接收科室医护人员认真交接患者病情、注意事项等，填写交接记录单。

二十三、科室物品、被服、器材、药品管理制度

（一）物品管理

1. 护士长负责各类物品领取、保管和报损工作，建立账目，分类保管，定期检查，做到账物相符。

2. 在护士长领导下，科室各类物品指定专人分工管理，每周核对，每月清点，每半年与相关部门核对一次。如有不符，应查明原因。

3. 护理人员应掌握各类物品性能，定期消毒，注意保养维修，防止生锈、霉烂、虫蛀等现象。有效控制各类物品的保存数量，努力提高各类物品使用率，避免积压浪费。

4. 借出物品须办理登记手续，经手人签名，重要物品经护士长批准后方可借出。

5. 护士长调动时办理科室物品移交手续，交接双方共同清点并签字。

（二）被服管理

1. 各病房根据床位数确定被服基数与机动数，每班交接清楚。如基数不符或遗失，应

立即追查原因。

2. 患者入院时,值班护士介绍被服管理制度。患者出院时,值班护士将被服当面点清、收回。

3. 脏被服放于指定地点,与洗衣房或被服仓库当面点清,以脏换净。

(三)器材管理

1. 医疗器械由治疗护士负责保管,定期检查,每班交接,保证性能良好。

2. 严格执行医疗器械操作规范,用后清洁处理,消毒后归还原处。

3. 精密、光电仪器指定专人保管,保持仪器清洁、干燥,用后检查性能并签字。

(四)药品管理

1. 病房药品根据本专科临床工作需要保持一定数量基数,便于应急使用,工作人员不得擅自取用。

2. 根据药品种类与性质分别放置,或按字母顺序定位存放,每日检查,保证随时应用。指定专人负责药品领取及保管。

3. 定期清点和检查药品质量,防止积压变质。如发现药品沉淀、变色、过期、药瓶标签与瓶内药品不符,标签模糊或经涂改者,不得使用。

4. 抢救药品固定在抢救车上或设专用抽屉存放、加锁,并保持一定基数,每日检查。编号排列,定位存放,保证随时取用。

5. 患者个人贵重药品注明床号、姓名,单独存放,不用时及时退回药房,以减轻患者经济负担,减少浪费药品。

二十四、护理安全管理制度

(一)实施预防为主的安全管理。医院定期组织护理人员开展护理安全教育和技能培训,强化安全意识与能力,规范护理行为,营造先进的护理安全文化。

(二)完善并严格执行各项护理技术操作规范,严格交接班、查对、分级护理等制度,防止护理差错事故发生。

(三)按照等级护理制度等规定巡视病区,对小儿、烦躁、神志不清,使用热水袋、冰袋、卧床等患者加强巡视,确保患者安全,防止意外发生。

(四)准确评估患者安全高危因素并及时采取措施,防范护理不良事件发生。

(五)统一使用各项警示标识,如药物过敏、防跌倒、防压疮、防脱管等,标识牌醒目清晰、规范。

(六)制订重点护理环节流程、预案及护理措施,定期组织护理安全检查,发现问题及时整改,消除漏洞和事故隐患。

(七)对护理用具、仪器、设备等经常检查,保持完好状态,发现损坏及时维修并记录在案。

(八)各类药品分类放置、标签清晰,毒麻药品专人、专柜加锁保管,急救药品齐全,抢救器材保持备用状态。

(九)加强易燃、易爆、易损物品管理,经常检查电源、水源、防火设施,如有损坏及时报修,保证安全运行。

(十)严格执行手卫生和各项消毒隔离措施,防止院内感染发生。

(十一)各级护理人员持证上岗。未取得资格证书的护士不能独立值班。

二十五、护理不良事件报告制度

（一）建立不良事件报告登记本和护理不良事件上报登记表。护理不良事件，包括跌倒、皮肤压疮、输液（输血）反应、导管滑脱、意外伤害、护理差错等。

（二）护理人员应对各类护理不良事件详细记录发生的具体时间、地点、过程、后果、处理及防范措施，及时登记上报护理部。

（三）发生护理不良事件后，当事人应立即向护士长报告，护士长及当事人第一时间做好患者及家属安抚工作，同时采取积极补救措施，以减少或消除由于不良事件发生造成的不良后果。

（四）护士长及时对护理不良事件进行调查，组织科室有关人员讨论，分析事件经过、原因、后果等，总结经验教训，制订防范措施。

（五）科室在组织调查护理不良事件过程中，应当专人保管相关病案和资料，任何人不得涂改、伪造、隐藏、丢失，否则视情节轻重给予处理。

（六）护理部定期组织护士长分析不良事件发生的原因，并提出防范措施。

（七）一般护理不良事件在 24 小时内上报，重大护理不良事件在紧急处理的同时立即报告护理部。

二十六、护理风险防范制度

（一）护理部对护理人员持续开展护理风险教育和风险意识培训，提高全体护理人员的风险管理意识和防范风险能力，降低护理风险事件发生。

（二）严格执行医院各项规章制度和护理技术操作常规，做好操作前告知工作，必要时要求家属签字确认（紧急情况除外）。

（三）科室护理人员配备齐全，护士长科学合理安排班次，确保各项护理工作落实到位。

（四）做好患者入院及住院期间的护理评估工作，对危重、意识障碍、老年人、婴幼儿、精神病患者等护理风险较高的患者，应及时填写各类风险评估表，采取加床栏、约束带等防范措施，并进行重点交接班。

（五）采取风险防范措施后，及时观察和再次评估，以保障患者安全。

（六）医疗设备、急救药品处于应急备用状态，紧急情况下立即启用。毒、麻、精神药品专人专柜管理。

（七）认真做好护理查对工作，医嘱必须双人查对。

（八）加强护理文件管理，医护记录内容保持一致。护理部每月对科室护理文件进行抽查，并及时追踪验证。

（九）做好护理人员职业防护工作。接触患者的体液、血液必须戴手套。接触传染病患者严格执行传染病消毒隔离制度。

（十）严格执行交接班制度。

（十一）加强对患者、陪护、探视人员的管理，做好护患关系沟通工作。

（十二）加强护理环节质量管理，全科各班次、各岗位护士相互查漏补缺，防范护理风险于未然。

（十三）发现重大护理风险隐患及时上报护理部，护理部立即组织现场调查并做出处理，使护理风险降低到最小，同时注意保障护理人员的人身安全。

二十七、患者使用约束具管理制度

（一）本制度所涉及的约束具是指约束手套和约束带。

（二）对患者采用约束措施必须有书面医嘱，严格掌握指征，包括：患者可能有伤害自己或他人的行为，如精神错乱或认知障碍；患者阻碍治疗的实施，如意外拔管、撞伤、抓伤等。

（三）使用约束具须在其他帮助性措施无效后并征得患者或亲属同意并有医嘱时方可启用。其他帮助性措施包括：止痛、安慰以及安排患者亲属陪伴等。

（四）使用约束带时尽量避开输液部位、手术切口及皮肤破损处。

（五）正确使用所有的约束具，并在发生紧急情况时易于取下。

（六）呼叫器放置于患者手可触及处，确保患者可随时呼叫护士。

（七）定期对医务人员就正确使用约束具及如何护理约束患者进行培训。

（八）患者实施约束具后责任护士至少每小时对患者评估 1 次，检查约束部位血液循环情况并记录。

（九）如患者使用约束具的指征消失，应及时停止约束。

第二节　护理人力资源管理

一、护士注册、执业管理制度

（一）严格按照《护士条例》实施护士注册、执业管理。

（二）从事临床护理工作的护士应取得护士执业证书，按规定及时完成首次注册和定期延续注册。医院定期组织注册护士岗前培训，考核合格后方可上岗。

（三）护士首次注册每年一次，对象为临床试用期护士、应届护理毕业生、参加全国护士执业考试成绩合格者。

（四）护士再注册每 5 年一次，对象为从事护理工作的注册护理人员，年度考核及继续教育学分合格者。

（五）护理部定期组织护士资质审查，未经护士执业注册不得独立从事护理工作。

（六）严格遵守护士执业范围，严禁超范围执业。

（七）未取得护士执业资格者，不能独立从事护理工作。

（八）护理部定期检查各科室护士排班表，及时查处纠正非注册护士独立执业和书写护理记录的违规行为。

二、护理人员技能评估制度

（一）护理部根据临床护理工作实际情况和护理专业发展需求，定期组织护理人员技能评估，分层次、分专业、分步骤制订培训计划，开展护理有效性评价。

（二）各科室根据专科特点制订专科护理培训计划，定期组织专科理论与技能培训，对培训效果进行考核评估。定期安排护士轮转，做好护士院外进修培训工作。

（三）新护士应参加护理部和科室组织的理论与技能培训，考核合格后方可上岗。

（四）各科室护士技能评估材料，连同护理注册证书或执业证明、技术准入、上岗许可等文件（或复印件）存入护士个人资质文件。

三、护理人员紧急调配制度

（一）为合理配置护理人力，满足紧急情况下临床护理工作需要，保障护理工作正常工作秩序，保证患者安全，制定本制度。

（二）各科室护士长合理配置本科室护理人力资源，实行弹性排班制，在节假日等特殊时期安排备班，备班者电话保持畅通，随叫随到。

（三）科室护理人力相对紧缺时，如本科室不能调配解决，应向总护士长报告，及时调配护理人员，满足科室护理工作需要。

（四）遇有突发公共卫生事件、紧急医疗抢救、特殊急危重患者护理、病房护理人员紧急短缺等突发情况时，各科室及时向护理部报告，护理部根据情况配置相应的机动护士。

（五）护理部接到报告后，立即启动紧急情况下护理人力资源调配预案，统一指挥和协调各方面工作。各科室服从护理部应急调整配置，不得以任何理由推诿、拒绝。

（六）护理部主任可直接与各科护士长联系，安排调配护理人员，及时准时上岗。

（七）应急调配方案根据紧急事件具体情况、危重病例数、病情、护理人员缺额等情况合理配备，必要时组织全科护理人员参加，保障护理安全与护理质量。

（八）护理部定期对护士长组织护理人员紧急调配培训，规范响应等级、方式、流程和注意事项，提高应急处置能力。

（九）护理人员紧急调配工作纳入护理质量考核，护理部定期通报讲评。

四、护理人员培训制度

（一）护理部针对护士不同阶段、层次和护士职业生涯发展规划，制订培训计划和实施措施，并建立考核记录。

（二）护理部每月集中组织 1~2 次护理业务学习。

各科室以护理先进技术、科技成果交流、专科护理讲座、"三基三严"培训等为主要内容，由护士长每月组织 1~2 次业务学习。

（三）护理人员培训分阶段、多层次进行，分为学历教育、毕业后规范化培训（1~5 年）和继续教育，坚持普及全员培训与重点骨干培养相结合。

（四）护理部成立护理继续教育小组，制订继续教育计划和管理办法，并具体组织实施与考核。各科室进行护理人员分级培训、管理和学分审核，对未能完成继续教育学分规定的护士分析原因，制订措施。加强护理继续教育督促检查，对成绩突出的科室及个人，护理部予以适当奖励，对未完成的科室和个人给予批评教育。

五、护理人员岗位管理制度

（一）为进一步加强护士队伍建设，充分调动护理人员积极性，促进护理队伍稳定与健康发展，制定本制度。

（二）各科室护理人员应坚持按需设置，科学管理，保障患者安全和临床护理质量，明确岗位职责、任职条件、质量标准、工作流程等。

（三）根据工作性质、工作任务、责任轻重和技术难度等要素，对护理岗位实行合理配置、分类分级管理、动态调整，保障护理质量和患者安全。

（四）强化护理人员绩效考核，将完成护理工作数量质量、技术难度、患者满意度等作为重点,与奖惩评定、收入分配等挂钩,体现多劳多得、优绩优酬、同工同酬。

（五）护士职称考核晋升要与临床岗位工作职责、业务技术能力要求适应,注重临床实际工作表现和能力。职称晋升名额应倾斜临床一线护理岗位。

（六）根据护士实际业务水平、岗位工作需要以及职业生涯发展,完善并落实护士长培训计划、在职护士培训计划、新聘用护士培训计划、护理人员分层管理制度等,强化护理培训的科学性、针对性和实用性,提高护士队伍专业技术水平和服务能力。

第三节　特殊护理单元管理

一、急诊护理工作制度

（一）急诊护理贯彻"急诊绿色生命通道"宗旨,做到及时、安全、便捷、有效。

（二）急诊护理人员相对固定,具有三年以上临床护理工作经验和应急处理技能。

（三）严格执行查对制度,严格无菌操作,掌握配伍禁忌,根据医嘱合理用药。护理工作迅速、准确,减少患者等候时间,防止差错事故发生。

（四）熟练掌握抢救技术及基础护理操作技能,随时做好抢救患者准备工作。

（五）分诊护士应具备丰富的医学知识和临床护理经验,热情接待患者,根据患者主诉辅以体温、脉搏、呼吸、血压等必要检查,需要时协助医师为患者开化验单、做心电图,并进行分科,安排就诊。

（六）预检护士在5分钟内对患者进行处置,判断病情危重程度并正确分诊,及时通知有关医师尽快接诊。

（七）对绿色通道患者及时报告,必要时呼叫有关人员增援。

（八）认真接待和处理患者,按病情轻重缓急决定送入诊室或抢救室,对危重患者做出相应急救处理。

（九）接诊患者遇到无急诊值班医师的专科呼叫有关专科医师参加急诊工作。

（十）遇重大抢救及突发公共卫生事件,立即报告科主任、护士长、医疗管理部门、护理部及相关院领导,并积极组织抢救。涉及法律纠纷的患者,在积极救治的同时及时报告相关部门。烈性传染病患者,第一时间报告当地卫生防疫机构。

（十一）抢救患者时护士积极主动配合医师抢救,做好护理记录,同时做好基础护理。

（十二）确保抢救室心电监护仪、除颤器、呼吸机、洗胃机、负压吸引器等急救设施齐备完好,始终保持功能位。

（十三）确保救护车内通信设备、除颤器、简易呼吸器、心电监护仪、氧气瓶、气管插管、创伤固定板、颈托、输液物品、铲式搬运架等急救器材完备,定期检查,做好记录。

（十四）抢救用过的各种物品、仪器设备等及时清理、消毒,以备再用。药品用后及时补充齐全。

（十五）参加抢救患者的护士在规定时间内及时、详细、准确地完成抢救记录。

（十六）对急诊患者进行登记,并注明去向。

（十七）对须留下观察治疗的患者遵医嘱完成治疗任务,并严密观察病情变化,做好记录。

（十八）对须住院或急诊手术的患者作好各种准备,护送患者入院或去手术室,并与接收患者的科室做好交接工作。

（十九）落实消毒隔离措施，做好空气、物体表面、地面及医疗废弃物的消毒处理，防止和控制医院感染。

二、手术室护理工作制度

（一）做好术前各项准备，确保接到手术通知后，手术室能够有效实施手术。

（二）主动配合医师完成手术和抢救工作，与临床科室保持良好沟通，密切配合。

（三）手术室按时接送患者，与病区护士认真查对病区、床号、姓名、性别、年龄及各项手术前准备。

（四）进入手术室按要求更衣，贴身衣领及衣袖不得外露，戴口罩遮住鼻孔，头发不得露出帽子。有事外出更换外出衣服及外出鞋，非手术室工作人员未经许可不得擅自进入。严格限制手术间参观人员，通常每个手术间参观人员每次不超过3人。

（五）保持手术环境安静，不得大声喧哗，不得在手术间打手机、谈论与手术无关的事项，不得随意进入其他手术间。

（六）严格遵守无菌技术操作规范，无菌手术和有菌手术应分开进行，如在同一手术间进行，应先做无菌、清洁手术，后做污染、隔离手术。

（七）术后污染的器械、敷料应及时进行处理消毒。凡特殊感染手术器械、敷料，按消毒隔离制度进行彻底消毒。

（八）严格执行手术查对制度，认真仔细查对手术患者的安全核查、手术部位标识、用药、输血、输液、标本等关键环节。在关闭颅、胸、腹腔等切口前，必须与手术医师共同确认，认真清点器械、针头、敷料，待清点无误后，方可关闭切口。

（九）严格执行手术室消毒隔离制度，按流程规范做好手术室环境监测工作。每月进行空气质量监测，检测结果由感染控制部门通报，报告单保存备查。无菌手术切口发生感染时，与临床科室共同查找原因，采取改进措施。每月做好手术情况统计。

（十）定期检查记录消毒灭菌溶液及急救物品、药品。

（十一）针对不同专科手术建立手术器械卡和手术器械包、敷料包，根据手术需求准备手术器械、敷料，清点手术器械前检查手术器械性能。手术包标明消毒日期或有效截止日期。

（十二）手术室实行24小时值班，值班人员坚守岗位，确保抢救和急诊手术物品齐全，定期清点、消毒。

（十三）手术采集的标本按规定妥善保存，术毕由手术医师填写病理检查申请单并固定放置到指定位置；手术室护士核查病理检查申请单和标本，每日分3次送病理科，双方交接并签字确认。

三、消毒供应室护理工作制度

（一）消毒供应室采用集中管理模式供应各种物品。

（二）按要求着装上岗，衣帽整齐，出入工作间换鞋，严格执行各项规章制度和护理技术操作规程。

（三）按各科室需求配置物品，根据使用情况及时调整基数，保证临床需要，减少无效储备。

（四）在供应器材范围以内的用品，由消毒供应室每日定时赴门诊和临床科室下收下送，回收物品与发放物品，分车、分人进行。不在供应范围以内的器材及临时或急诊用物，由科室自借和归还。

（五）供应无菌物品标明品名、灭菌日期、有效期及打包人签名、灭菌器锅号、锅次等信息，确保质量追溯和安全。

（六）沾有脓血的器械，由临床科室立即洗涤初步清洁后送消毒供应室。传染病患者用过的物品，由各临床科室先经高效消毒剂初步消毒后送消毒供应室。

（七）各种清洁剂、消毒剂、润滑剂、除锈剂及卫生材料等均应达到标准要求。

（八）将刀、剪等锐利器械与一般器械分开，单独包装，尖端部分用保护套，进行高压蒸汽灭菌处理。

（九）无菌间每日定时空气消毒，每月进行空气、无菌器材、敷料抽样细菌培养一次，每日更换消毒液，并对消毒液浓度进行检测。

（十）一次性用品按计划报医院采购中心或相关部门，通常每周 1 次。

（十一）各科室物品、器械账目清楚。

（十二）服务热情主动，定期与临床科室沟通，了解专业物品需求，征求意见和建议，针对问题及时整改并反馈，持续改进工作质量。

（十三）建立停电、停水、停气、意外伤害及灭菌器质量问题紧急风险预案，确保物品供应充足。

（十四）严格按各班工作流程完成本班工作。

（十五）定期组织业务学习及培训，管理人员和灭菌员持证上岗。

四、内镜中心护理工作制度

（一）内镜中心护理工作在护士长或护理小组负责人领导下组织实施。

（二）严格执行诊疗护理常规和质控标准，提高护理工作科学化、规范化水平。

（三）协助做好内镜检查操作前患者与器械准备，配合医师完成各种内镜检查与治疗工作。

（四）检查治疗过程中随时观察患者病情变化，发现异常情况及时报告，协助医师处理患者病情。

（五）按时完成内镜及附件清洗、消毒，收发内镜申请报告、检查报告及有关资料登记、归档工作。

（六）保持内镜中心环境整齐、清洁。工作期间严禁家属及无关人员入室观看。

（七）全部检查结束后将各种物品归位，用含氯消毒液擦拭物品表面，清洗弯盘、活检钳，并打包送消毒供应室消毒。

五、重症监护室护理工作制度

（一）重症监护室保持清洁、整齐、安静。进入监护室按规定穿工作服、戴工作帽、更换拖鞋或戴鞋套。外出时更换工作服，更换外出鞋。

（二）重症监护室护理人员通过 4~6 个月监护理论和技能培训，并取得监护室护理岗位资格证书后方可上岗。应掌握各种监护设备、急救器材的性能和使用方法，熟练运用监护技术与急救技术。

（三）护理值班人员对危重患者实行24小时床旁监护，密切观察病情变化，严密监测各项指征，准确进行监护记录。传染病患者在隔离病房内进行监护。

（四）监护室仪器、设备专人管理，定期检查、维修，随时处于备用状态，不得外借。对各种器械、药品，定人、定位、定量保管，定时清点，及时补充。

（五）严格执行消毒隔离制度和无菌技术操作规程。每日消毒液拖地2次、擦床头桌和床架1次，每季度对病房进行1次彻底清扫和室内空气微生物监测，检测结果保存备查。

（六）监护室内严格控制人员流动，凡与本室无关人员不得入内。监护室患者不得陪护，如病情允许可按规定时间及要求在监护室外走廊探视。

（七）保持室内空气净化装置功能良好，保持室内温度20~28℃，湿度60%~70%。

六、血液净化中心护理工作制度

（一）护理人员上岗前进行肝功能、肝炎病原学等检查，并每年复查1次。

（二）进入血液净化中心穿工作服，戴工作帽，换工作鞋。进行操作前洗手，戴口罩，戴一次性手套；对不同患者进行操作，必须更换手套。

（三）须进行血液净化治疗患者由临床医师填写治疗申请单，科主任审签，经血液净化中心专科医师会诊同意后方可进行。

（四）护士对血液净化治疗患者按照医嘱执行治疗方案。长期治疗患者，每次治疗前询问上次治疗后的反应、饮食及用药情况，并测体重、血压、心率、呼吸等指标。

（五）严格执行各项技术操作规程和规章制度，做好记录，妥善保管各种资料。

（六）门诊治疗患者建立完整的门诊病历，护理人员指导患者饮食、用药，必要时进行随访观察。

（七）备有常用急救器材及药品，定期检查，及时补充。

（八）对传染病患者做好隔离、消毒，在专设隔离室用专用透析机进行治疗。

（九）血液净化中心严格区分清洁区、半污染区和污染区。各区清洁工具严格区分，设有明显标志，定时消毒。

（十）血液净化治疗间、治疗室每日清洁2次，定时通风，每日紫外线照射消毒1次，每月做空气细菌培养1次。地面每日使用含氯消毒剂擦拭2次，保持室内温湿度适宜。

（十一）各种治疗设备指定专人管理，定期保养，每日用消毒液擦拭，及时记录运转、故障、维修情况。遇机械故障，及时停止治疗，查明原因，并及时处理。

（十二）使用后的一次性透析耗材在专用处置间处理，一日一清，经过消毒、毁形后放入黄色垃圾袋内统一焚烧，并在登记本上记录签名。

七、产房护理工作制度

（一）产房实行24小时值班，值班人员不得擅离岗位。

（二）护士进入产房更换手术衣裤，换专用鞋，戴工作帽和口罩，严格无菌操作。外出时换外出服装及外出鞋。每月对手作细菌培养1次。非产房人员不得擅自进入产房。

（三）热情接待产妇，严密观察和详细记录产程进展情况，发现产程异常立即报告医师并及时处理。严格执行交接班，认真交接产程进展情况，接班人员测产妇血压、听胎心，必要时行阴道检查，了解宫口情况并记录。

（四）患传染病产妇入隔离产房分娩并采取隔离措施，分娩后及时消毒处理。

（五）给产妇助产、手术时严格执行无菌技术操作、助产技术操作、产房消毒隔离制度。

（六）产房每周彻底清洁卫生 1 次，每日用 0.05% 有效氯消毒液擦拭物体表面 1 次，每月做空气细菌培养 1 次。保持产房温度 24~26℃，相对湿度 55%~65%。

（七）产房、待产室配备的急救药品、器材指定专人保管，器材定期保养、维修。毒麻药品放入保险柜加锁管理，班班清点登记，使用后及时记录。各种器械、物品定位放置有序。各种消毒物品每日检查，按失效期顺序摆放，药品及时补充。

（八）医护人员助产时，台下巡回护士不得擅离产房，密切配合助产人员及时供应所需的各种药品、器械、敷料。准确记录胎儿、胎盘娩出时间。

（九）出生的新生儿处理脐带后，必须经产妇确认性别，并做全身检查，发现异常及时告知家属或产妇并记录。在新生儿病历指定位置，按上新生儿右脚印，并在手腕上佩戴腕带，记录性别、出生时间、母亲姓名、床号。

（十）新生儿出生后，除母婴有异常情况不能接触外，60 分钟内均应与母亲进行皮肤接触 30 分钟以上，产房人员给予协助。

（十一）新生儿出生后除有异常情况外，均应给予肌内注射乙肝疫苗 10μg、维生素 K_1 2mg。

（十二）分娩结束后，助产人员及时、准确填写各种表格。密切观察第四产程，指导哺乳并记录开奶时间，无异常情况后送回母婴同室病房。

八、母婴同室病房护理工作制度

（一）住院分娩的产妇及新生儿除病情原因不宜母乳喂养外，产后均入母婴同室病房休养。母婴 24 小时在一起，每天分离时间不得超过 1 小时。

（二）护士进入母婴同室病房时着工作服，必要时戴口罩，接触母婴时洗手，并认真执行各项操作规程。

（三）产妇进入母婴同室后，除一般产后护理常规外，发放书面材料并进行口头重点宣教和指导。定期对产妇及家属进行母婴喂养宣教、健康教育和卫生指导。及时进行母婴喂养评估，并做针对性指导。

（四）新生儿入室后，与助产人员、医师以及新生儿家属全面核对母亲及新生儿相关信息，并向其家属交代安全事项。

（五）定期对护士的手、物体表面作细菌监测；每年对护士进行传染病原携带检查，阳性带菌者调离母婴同室工作，复查传染病原携带阴转后方可恢复母婴同室工作。

（六）自然分娩的新生儿在脐带结扎后 30 分钟内、剖宫产在母亲有应答反应后 30 分钟与母亲进行皮肤接触 30 分钟以上，并进行吸吮。

（七）母婴同室病房每日用 0.05% 有效氯消毒液擦拭室内用物，每日开窗通风 3 次，每次 1 小时。传染病及感染产妇入隔离病房，按有关消毒隔离制度进行处理。

（八）实行责任制护理。每班护士严密观察母亲及新生儿生命体征，做好护理观察记录，如有异常及时通知医师。协助和指导产妇进行哺乳，及时解决出现的问题，教会母亲正确的母乳喂养体位、含接姿势和正确的挤奶方法。帮助母亲建立母乳喂养信心，提高 4~6 个月婴儿的纯母乳喂养率。定时给新生儿更换尿布，每日进行新生儿沐浴和脐部护理。协助和教会产妇护理新生儿，并做好出院指导。

（九）产妇有心功能衰竭、子痫、肾衰竭等严重合并症，暂不予母婴同室，待病情好转后酌情母婴同室。产妇患有传染病、性病、精神病及其他不宜母婴同室的疾病时，其新生儿应人工喂养。

（十）对于高危新生儿，母婴可共同转入儿科母婴同室病房。

（十一）母婴同室病房陪伴家属应遵守医院陪伴探视制度。

（十二）产妇出院前进行母乳喂养技能和知识评估，了解住院期间对母乳喂养和产褥期母婴保健知识的掌握程度。

（十三）新生儿出院当日，在新生儿沐浴后与家属核对新生儿标识带、胸牌，做好出院指导，家属签字后方可出院。

九、新生儿监护室护理工作制度

（一）护理人员进入新生儿监护室更换工作鞋、工作服、戴好工作帽后方可进入，进入后戴口罩，走工作人员专用通道。外来人员未经允许不得私自进入。家属应在规定时间内探视。

（二）定期对新生儿室医护人员的手、物体表面作细菌监测；每年对医护人员进行传染病原携带检查，阳性带菌者暂时调离，传染病原携带检查阴转后方可回新生儿监护室工作。

（三）保持新生儿监护室温度 22~24℃，相对湿度 55%~65%。严格执行消毒隔离制度，每日对暖箱、洗澡间、配奶间进行表面擦拭消毒；对同一患儿连续使用一周以上的暖箱，每周更换一次暖箱并彻底消毒，出院患儿暖箱进行终末消毒。保持空气清新，每日上、下午应各通风一次，每次 30 分钟以上。每月进行空气及物体表面细菌培养，并将报告结果留存备查。

（四）严格依从性洁手，进入病区及接触患儿前后用流动的水洗手，接触感染性疾病的患儿后进行手消毒，避免交叉感染。

（五）新生儿一人一床、被单、床单、枕套，并按规定进行换洗，发现污渍及时更换。新生儿出院后必须进行终末消毒处理后方可使用。

（六）新生儿喂奶和服药做到一婴一杯一勺，配奶间用具应专用，用后按奶瓶的消毒流程及时消毒。

（七）新生儿的手圈、床、包被外面标明姓名（或母亲姓名）、床号、住院号、性别以便识别。

（八）严密观察新生儿病情变化，发现异常及时报告医师进行处理，准确、及时、全面书写护理观察记录。

（九）新生儿所用衣物、面巾等经消毒后方可使用；用后物品放入专用容器，防止交叉污染；使用的一次性尿布放入双层塑料袋内集中处理。

（十）新生儿监护室备齐专科急救器材和药品，专人负责，定位放置，定期检查，及时补充。

（十一）严格交接班制度，交接内容包括新生儿病情、治疗、护理，做好床头交接工作。

（十二）新生儿出院时仔细作好核对工作，进行沐浴、更衣，家属签字后方可离开医院。

十、血液病层流室护理工作制度

（一）护理人员进入层流室须二次换鞋，更换消毒衣裤，穿消毒袜，戴好无菌帽、口罩，更衣时做好手消毒，方能进入层流室工作区内走廊。接触移植隔离期的患者时穿隔离衣、戴无菌手套，方可接触患者。

（二）层流室保持室内安静、整洁，无菌容器、器械、敷料定期消毒，消毒液定期更换，室内桌面、墙壁、地面及所有物品表面每日用消毒液擦拭 1 次,医院每月对病区进行一次细菌培养。

(三)净化空调系统维护人员每周检查一次层流病房空调净化系统运行情况,定期检查过滤送风装置,回风过滤网每周清洗消毒一次,保持室内温度在 24~26℃,相对湿度在 40%~60%。

(四)保持良好个人卫生,严格执行消毒隔离制度和无菌操作规范。出入随手关门,保持室内相对密闭,保证室内处于正压状态。

(五)除值班人员外,不准在层流室内就餐,夜餐时医护人员交替进行。

(六)对接受骨髓移植患者进行入室教育,了解患者病情,理发、刮除体毛,经洗澡、药浴、更换无菌衣服后方可入内。

(七)给予患者无菌饮食,饮食经微波炉加热消毒 3~5 分钟后方可食用。

(八)密切观察患者病情及生命体征变化,每日注意患者眼、耳、鼻、口腔、肛门处清洁,防止发生感染。准确记录出入量及饮食情况,发现异常立即报告医师,积极处理,做好护理记录。

(九)进入层流室内的各种物品,根据性质采用紫外线照射、高压灭菌、环氧乙烷熏蒸、消毒液擦拭或浸泡等方法进行消毒灭菌。无菌包去除第一层包布后方可入室。

(十)室内医疗仪器、设备建立档案,专人负责,每日检查。各种急救药品、器材按规定放置,定期检查有无过期失效,急救设备性能保持完好,并做好交接班。

十一、隔离病房管理制度

(一)隔离病房应选择在较偏僻地点(远离水源、食堂、商店等)。隔离病房应有良好的通风,可将几间病房、一个病区或一个楼面作为隔离病区,使其与其他科室隔开。隔离病区外围必须设有明显标志。

(二)隔离病房设立 2~3 个出入口,做到工作人员与患者进出分开,患者出院与入院分开。工作人员进出口处设更衣室。

(三)患者入院时应按不同病种分室收治。同一间病房内不得收治两种不同病种的传染病患者。

(四)隔离病区内应严格划分清洁区、半污染区和污染区,各交界处必须设擦脚垫并用消毒液浇湿保持湿润。

1. 清洁区范围 医务人员更衣室、值班室、病区配膳室、库房等清洁区必须保持清洁。

2. 半污染区范围 医护人员办公室、治疗室、一般消毒室、走廊、出院卫生处理室。这些区域必须每日用消毒液喷雾或擦拭消毒 2 次。

3. 污染区范围 病室、厕所、污染消毒室等。这些区域定时进行消毒。

(五)患者排泄物、分泌物、呕吐物、生活污水、检验科(室)剩余标本、患者吐泻物的容器、垃圾等及患者使用后或接触过的一切用品(如衣、被、尿布、桌椅等),都必须经严格消毒处理后方可排放或继续使用。

(六)患者使用的饮食器具、医疗器械等每次使用后应严格按消毒→清洗→消毒的程序操作,抹布、拖把或地巾等清洁用具要分病区、按病种分室使用,标识清晰,并定期消毒,做到"一室一巾一消毒"。

(七)医护人员要教育患者遵守病室消毒隔离制度。患者在住院期间应在指定范围内活动,不得随意外出。严格执行探视制度,探视期间禁止家属进入病房。

（八）出院患者必须做好出院卫生处理，换洗清洁衣服。患者换下的衣服连同自带的用品等一切物品，必须消毒处理后方可交患方带回。

（九）出院患者用过的被单、床单、枕套等必须全部更换，换下的被单、床单、枕套须经消毒后清洗。病床、床边柜等须作终末消毒处理。

十二、导管室护理工作制度

（一）护理人员进入导管室，更换专用衣服、裤子、帽子、口罩、鞋，帽子盖住头发，外出时更换外出鞋，着外出衣。手术完毕，衣服、裤子、口罩等放到指定地点。

（二）严格执行无菌技术。无关人员一律不准入内。保持导管室内肃静，不得大声喧哗。禁止吸烟。

（三）手术前由科室医师负责填写手术通知单，于术前一日上午10时从网上预约手术，发送导管室，如需特殊耗材应在手术预约时注明。急诊介入手术提前电话通知导管室，随后补写手术通知单。各科室介入手术按预约时间进行，因故必须更改时应预先与导管室联系。

（四）导管室接到手术预约后准备手术器械和敷料等，安排参加人员及手术间。

（五）术中进行心电、血压、血氧饱和度等监测，保证手术顺利进行。

（六）值班人员坚守岗位，随时准备接受急诊手术，不得擅离岗位。

（七）导管室各种物品指定专人保管，护理人员应熟悉物品放置位置及使用方法，用后放回原处。急救药品、器械保持完备状态，以便急用。毒麻药品按有关规定管理。一般药品、器械定期检查，及时补充、维修。

（八）导管室内物品未经负责人员许可，不得擅自外借。

（九）数字减影机、洗片机等均由技术员操作，其他人员未经许可不得擅自操作。

（十）参观者提前一日与医疗管理部门联系，并征得导管室同意后方可入内。参观者应严格遵守无菌操作规定，不得影响导管室正常工作。参观隔离患者造影后不得再到其他手术间。

（十一）严格控制进手术间人数，巡回护士负责管理。患者及亲友谢绝参观。

十三、高压氧治疗中心护理工作制度

（一）认真落实各项规章制度和护理技术操作规范，严格执行医嘱，按时完成治疗、护理工作。

（二）操舱人员由护士和技师担任，经专业培训并取得上岗合格证后方可上岗。

（三）熟练掌握高压氧舱和附属设施结构、性能及使用操作方法，强化安全意识，熟悉高压氧对人体的生理影响以及可能发生的副作用。

（四）备好血压计、听诊器，熟练掌握递物桶、吸痰器、舱内呼吸机、舱内减压阀、灭火装置的使用方法。

（五）操舱人员严格执行治疗方案，不得擅自改动。不得喧哗聊天，避免影响高压氧舱安全的任何行为。禁止无关人员进入舱室。

（六）进舱前准备

1. 做好患者进舱治疗安全教育，严格检查进舱人员安全措施，详细介绍进舱须知，指导正确使用氧气面罩。

2. 开舱前认真检查各种设备、仪表，确保正常、安全运转。

（七）进舱治疗时

1. 加压前,指导进舱人员做好咽鼓管调压动作,防止出现中耳、鼻窦气压伤。

2. 治疗中遇到设备故障立即报告,妥善处理,确保患者安全。

3. 治疗过程中叮嘱并协助患者戴好面罩,指导患者以自然呼吸状态吸氧,避免过度深呼吸,经常检查面罩有无漏氧情况。

4. 治疗过程中密切观察患者病情变化,重点观察危重患者脉搏、呼吸、意识等。如有特殊情况应及时处置并向舱外报告。

5. 加减压时注意事项

（1）减压时嘱舱内人员注意保暖,并严禁屏气以防肺气压伤。

（2）注意观察输液莫菲滴管内液面升降情况,并调整至适当水平。

（3）减压时将患者留置的各种引流管开放。

（4）气管插管的气囊于减压前事先放气,以免减压时因气囊膨胀而压迫气管黏膜造成损伤。

（八）出舱时

1. 治疗结束后,询问患者出舱后有无不适,及早发现并处理意外情况。将病情危重患者护送至病房。

2. 认真填写各项护理、治疗及操作记录。

3. 进行舱内清扫,彻底通风、消毒,保证设备仪器处于就绪状态,以便随时使用。

（黄叶莉　张黎明　刘景红）

第十一章 医院感染预防控制

医院感染是指住院患者在医院内获得的感染,包括住院期间发生的感染和在医院内获得出院后发生的感染;但不包括入院前已经开始或入院时已存在的感染。医院员工在医院内获得的感染也属医院感染。医院感染预防控制直接关系到广大患者和医务人员安全与切身利益,也是衡量评价医疗质量的重要基础环节。

做好医院感染预防控制工作,关键在于严格依据国家相关法律法规和规章,建立健全医院感染管理组织和制度,过细从严落实各个环节、各个部门、各类人员防控措施。剖析近年来曝光的医院感染典型事件,其主要原因就在于个别医疗机构及医务人员医疗安全意识严重缺失,医院感染防控管理相关制度不够健全,执行制度缺乏刚性,没有严格按照技术规范和标准化操作规程开展诊疗工作,沉重的教训凸显了加强医院感染预防控制制度建设的极端重要性和紧迫性。

本章从医院感染管理、重点部门医院感染管理、环境与保障部门医院感染管理等三个层面,对医院感染管理主要制度进行了系统化、递进式、针对性的梳理,既有共性规范,也有刚性要求,更注重对国家最新相关指导性文件的具体体现和细化,力求引导和推动非公立医院站在维护广大患者与医务人员健康权益的高度,着力加强和改进医院感染预防控制,坚守质量安全底线,持续改进医疗服务,确保医疗安全。

第一节 医院感染管理

一、医院感染预防控制管理制度

(一)组织管理

1. 建立医院感染预防控制管理三级组织。

2. 医院主要负责人为感染控制工作第一责任人,医院感染预防控制管理委员会负责临床感染事件应急方案制订与处置。

3. 感染控制职能科室承担各类感染性疾病防控技术指导、数据分析、人员培训、监测报告等。

4. 科室感染控制管理小组负责各项感染控制工作具体实施。

(二)基本策略

1. 科学筹划 基于本院监测数据及信息,结合国内外相关资料和报告,制订年度医院感染预防控制工作计划,明确主要任务和措施要求。

2. 规范管理 控制传染源,切断传播途径,保护易感人群;严格执行清洁、消毒、隔离、手卫生、个人防护等制度规定。

3. 强化监管 提高业务能力和敏感性,科室主动上报与专职人员监测相结合,层层落实责任制;对医院感染事件及时进行调查处置,将医院感染防控作为"一票否决"项纳入医院绩效管理、评优评先等工作;对薄弱环节及风险隐患及时采取有效措施,如造成严重后果依法依规严肃处理。

4. 加强可疑医院感染管理 怀疑患者、医院员工、临时工作人员、志愿者、实习生、来访者等发生医院感染时,医院感染控制职能科室通过必要的监测确认感染发生情况,及时根据传播途径加以控制,并立即上报当地疾控机构和卫生健康行政部门。

5. 严格疾病流行期间患者管理 将确诊和疑似患者转至隔离病室,必要时关闭感染流行科室。如出现重大医院感染或疑似医院感染暴发,医院感染防控管理委员会立即组织处置。

（三）通用管理

1. 医疗用房新建、改扩建须满足感染防控要求,具备标准预防功能,区域划分明确,标识清楚。感染控制职能科室应参与方案论证,提出合理建议和咨询。

2. 严格感染性（传染）疾病预检和筛查,防止感染性（传染）疾病患者进入非感染性（传染）诊疗区域。

3. 熟悉感染控制工作流程,发生医院感染散发及暴发时,医院感染防控管理三级组织按程序及时采取相应控制措施,并逐级报告。

4. 加强重点区域感染控制管理,制度健全,措施到位,感染控制职能科室定期指导与监督。

5. 加强消毒灭菌与隔离防护的实施和监测。

6. 严格消毒灭菌药品、器械引进流程、资质、质量验证审核。

7. 加强抗感染药物临床使用管理,定期公布临床标本致病菌及药敏试验结果。

8. 污水处理、医疗废物处理、被服卫生管理、卫生保洁管理、食品卫生管理等后勤保障部门严格落实医院感染防控方案,感染控制职能科室负责技术指导和监测检查。

9. 医院感染防控管理各项工作均应规范记录,存档备查。

二、医院感染风险评估管理制度

（一）为切实加强医院感染风险评估管理,在医院内进行诊疗和其他医疗服务活动过程中,及时发现医院感染危险因素,采取措施降低患者与员工医院感染风险,结合医院实际,制定本制度。

（二）部门、科室医院感染风险评估管理

1. 感染控制管理小组每季度进行1次重点项目、重点环节医院感染风险评估,评估结果上报医院感染控制职能科室。

2. 发现医院感染危险因素时,认真分析原因,制订并落实防范措施。

3. 发现连续2次以上异常情况,立即上报医院感染控制职能科室,共同查找原因,确认风险项目,采取具体防范措施,必要时呈报医院感染管理委员会研究解决。

（三）感染控制职能科室医院感染风险评估管理

1. 每月对各部门、科室医院感染管理情况进行检查监督和考核评价,发现医院感染风险变化趋势时,重新设计或修正工作流程,尽可能将感染风险降至最低水平。相关情况及时向医院领导报告,通报各部门和科室。

2. 适时组织医院感染风险评估管理培训,跟进督导落实改进措施,结果及时反馈相关部门、科室负责人,向分管院领导报告。

3. 统计分析各部门、科室医院感染风险评估季度情况报告,每年协调医院感染防控管理委员会进行一次医院感染风险评估,确定风险等级,改进和细化防控流程,制订防范和降低风险措施,并监督实施。

4. 定期收集完善医院感染数据信息,与同级医院及国家、省级相关数据进行比较,对医院感染防控能力和水平作出判断。

三、医院感染监测制度

(一)医院建立健全医院感染监测通报制度,纳入医疗质量管理考核体系,及时诊断治疗医院感染病例,分析医院感染危险因素与隐患,采取科学有效防控措施。

(二)监测时间

1. 医院如新建或未开展过医院感染监测,应先组织全院综合性监测,监测时间不少于2年。

2. 医院如已开展2年以上全院综合性监测,应组织目标性监测,监测时间连续6个月以上。

3. 医院感染患病率调查每年至少组织1次。

(三)将医院感染监测纳入专职人员培训,熟练掌握相关知识和技能。

(四)保持医院感染监测设施运转正常,完善和运用医院感染监测信息系统。

(五)定期组织临床抗菌药物使用调查,加强临床合理用药规范指导。

(六)主动收集监测信息资料,对患者基本资料、医院感染信息、相关危险因素、病原体及病原菌药物敏感试验结果和抗菌药物使用情况搞好登记,组织医院感染防控管理委员会定期分析评估,研究制订加强医院感染监测与防控的具体措施。

四、医院感染病例报告制度

(一)报告要素依据现行《医院感染诊断标准》,医院感染病名与现行国家标准一致。

(二)临床医师密切观察经治患者病情变化,疑似感染患者应依据病原学证据,及时作出是否为医院感染病例的诊断。

(三)经确诊为医院感染病例后,应及时采取感染控制措施,通报所在科室的医院感染防控小组和科室负责人,填写《医院感染病例报告卡》,录入信息系统。

(四)感染控制职能科室核实《医院感染病例报告卡》和数据信息,及时进行流行病学检查,制订和组织落实有效控制措施。如发现有医院感染流行或暴发流行趋势时,应于24小时内报告分管院领导和医疗管理部门。

(五)感染控制职能科室定期对各科室医院感染病例报告工作进行检查通报,严格组织医院感染病例漏报调查,漏报率应低于10%,在全面综合监测基础上开展目标性监测项目。有关情况及时向医院感染防控管理委员会和院领导报告,并与科室及医务人员绩效管理挂钩。

五、医院感染病例暴发流行报告控制制度

(一)在院患者短期内出现3例及以上临床综合征相似、怀疑有共同感染源的感染病例;或3例以上怀疑有共同感染源或共同感染途径的感染病例;以及短期内发生3例以上同种同源感染病例,可认定某种感染暴发流行。

（二）医院短时间内发生医院感染病例增多，超过历年散发发病率水平，相关科室立即报告感染控制职能科室，并提交医院感染防控管理委员会研究应对措施。

（三）报告时限

1. 医院经调查证实发生以下情形时，应于12小时内向当地卫生健康行政部门和疾病预防控制机构报告：

（1）5例以上医院感染暴发。

（2）因医院感染暴发直接导致患者死亡。

（3）因医院感染暴发导致3人以上人身损害后果。

2. 医院发生以下情形时，应按照《国家突发公共卫生事件相关信息报告管理工作规范（试行）》，于2小时内进行报告：

（1）10例以上医院感染暴发事件。

（2）发生特殊病原体或新发病原体医院感染。

（3）可能造成重大公共影响或严重后果的医院感染。

3. 医院发生的医院感染和医院感染暴发如属于法定传染病，按照《传染病防治法》《国家突发公共卫生事件应急预案》的规定进行报告。

（四）控制措施

1. 边救治、边调查、边控制，迅速开展感染源管理，加强工作人员个人防护，实施妥善处置。

2. 积极开展医疗救治，科学分析和控制传染源，切断传播途径。

3. 开展或协助开展现场流行病学调查、环境卫生学检测、病原学检测。

六、传染病疫情报告管理制度

（一）认真做好传染病疫情报告工作。医院全体员工均为传染病疫情责任报告人。各部门、科室均须明确疫情报告员，传染病疫情报告率和及时率均须达到100%。

（二）报告流程

1. 传染病疫情报告实行首诊负责制，首诊医师为第一责任报告人。在首次诊断传染病患者后，立即在内部信息系统内填写传染病报告卡，并通过电话向感染控制职能科室报告疫情。

2. 感染控制职能科室及时审核传染病报告卡内容，确定无误后通过网络直报上级疾病预防控制中心，通知责任报告人将纸质传染病报告卡上交留存备案。

（三）报告类型和时限

1. 责任报告人发现甲类传染病和乙类传染病中的肺炭疽、传染性非典型肺炎、脊髓灰质炎患者或疑似患者时，或发现其他传染病和不明原因疾病暴发时，立即报告所在部门或科室负责人、医疗管理部门、感染控制职能科室，医院组织专家会诊，确诊后报告医院领导，感染控制职能科室在2小时内通过网络报告市级疾病预防控制中心。

2. 对其他乙、丙类传染病患者、疑似患者和规定报告的传染病病原携带者在诊断后，责任报告人应于6小时内报告感染控制职能科室，感染控制职能科室于24小时内通过网络报告市级疾病预防控制中心。

3. 如发生或疑似传染病疫情暴发、流行时，科室负责人应立即报告感染控制职能科室。感染控制职能科室以最快通讯方式报告医院领导和当地疾病预防控制中心、卫生健康行政部门,协调全院启动实施应急处置和预防措施。

(四)填写疫情报告卡必须字迹清楚,内容确切,地址详细,不得漏项。14岁以下儿童须填写家长姓名。

(五)填写数据必须符合网络直报要求,报告卡与网络数据相符,确保网络直报质量。

(六)感染控制职能科室负责组织传染病疫情报告工作,建立健全医院疫情报告系统,做好法定传染病登记、上报工作,对各科室传染病疫情信息管理进行检查督导。

(七)网络直报系统如出现故障问题,应及时向上级疾病预防控制中心网络管理机构报告,不得擅自处理。

(八)网络直报计算机专职管理,专机专用,其他科室和人员不得擅自使用。

(九)任何部门、科室和个人,发现传染病疫情不得隐瞒、谎报或授意他人隐瞒、谎报。如发现瞒报、漏报、迟报,依法依规严肃处理当事人和有关负责人的责任。

七、传染病预检分诊管理制度

(一)为进一步做好传染性疾病防控工作,做到早发现、早报告、早隔离、早治疗,加强和规范医院预检分诊工作,制定本制度。

(二)医院成立传染病疫情防控领导小组,医院院长为组长,分管副院长为副组长,医疗管理部门、护理部、人力资源部门、感染控制职能科室、门诊部、急诊科、相关科室、财务部门、信息中心等为成员单位,加强对传染病预检分诊工作的领导。

(三)传染病预检分诊门诊

1. 发热门诊 发热预检筛查室日常管理工作由感染控制职能科室负责;应急条件下,由医疗管理部门、护理部负责协调人员和物资组建发热门诊进行防控和医疗救治工作。

2. 肠道门诊 日常工作由感染控制职能科室负责;应急条件下,由医疗管理部门、护理部负责协调人员和物资组建肠道门诊进行防控和医疗救治工作。

3. 肝炎门诊 日常工作由消化内科或相关临床科室负责;应急条件下,由医疗管理部门、护理部负责协调人员和物资组建肝炎门诊进行防控和医疗救治工作。

(四)日常诊疗要求

1. 发热门诊和肠道门诊24小时开诊。

2. 凡有发热、腹泻等症状患者必须先到传染病预检分诊门诊筛查。

3. 接诊医师在接诊过程中,必须询问患者有关流行病学史、职业史,结合患者的主诉、病史、症状和体征等对患者进行传染病预检。

4. 经筛查患者确有到门诊就诊的需要,可凭传染病预检分诊门诊开具的转诊单和病历本到相应科室诊疗。其他科室一般不直接接诊发热、腹泻患者。

5. 儿科门诊设立肠道门诊和预检点,儿科患者便检工作在肠道门诊。

(五)严格疫情报告

传染病预检分诊门诊医疗、医技、防疫、传染病管理人员准确、及时、按程序做好疫情报告工作,不得迟报、瞒报、漏报、谎报传染病疫情。

(六)个人防护

1. 医务人员采取标准防护措施。

2. 限制患者陪同家属人数。

3. 发热门诊为就诊患者及其陪同人员发放口罩。

（七）消毒隔离

1. 对特殊传染病患者或疑似患者,按要求采取隔离或控制传播措施,并按照相关规定对患者陪同人员采取医学观察和必要预防措施。

2. 按照相关规定需要转运患者到定点医院时,通知当地急救中心转运。

3. 按照要求及时对预检分诊门诊进行消毒。

（八）培训

传染病预检分诊门诊工作人员定期或不定期接受传染病防治知识培训。

八、医院感染管理培训制度

（一）为切实加强对全院员工及相关人员的教育培训,提高防范医院感染的责任意识和能力水平,结合医院实际,制定本制度。

（二）医院感染控制职能科室负责牵头制订培训计划,区分层次组织医院感染管理培训。

（三）全员培训内容主要为医院感染管理相关法律法规、行业标准、专业知识与技能等,采取专题讲座、集中学习、科室晨会、宣传周（月）、网络公告等形式组织。

（四）组织新上岗人员岗前集中培训,在职医务人员参加院、科两级培训,重点学习掌握医院感染管理制度、手卫生、传染病预防、职业防护等基础知识和技能,培训考核合格方可上岗。培训时间新上岗人员不少于3学时,在职医务人员每年不少于6学时。

（五）强化医院感染管理专职人员培训

1. 对工作不满2年的专职人员实施基础培训,上岗前参加国家或省级院感质控中心感染控制专业课程培训并取得上岗资格。

2. 对工作2年以上5年以下的专职人员强化实践培训,重点参加和掌握医院感染暴发识别、调查与防控,医院感染目标性监测,以及重点部门、重点环节医院感染防控等内容。

3. 对工作5年以上的专职人员组织提高培训,学习掌握和运用医院感染新理论、新知识、新技术。

（六）定期组织科室院感管理小组培训,重点学习掌握工作职责、相关制度及防控基础知识,按要求参加医院及上级举办的相关培训,培训考核合格方可履职,并组织完成本科室医院感染管理培训。培训时间每年不少于9学时。

（七）组织后勤人员重点掌握手卫生、传染病预防、职业防护、医疗废物分类与处理、消毒隔离知识与操作方法等医院感染管理基础知识和技能,培训考核合格方可上岗。培训时间每年不少于6学时。

（八）采取宣传图册、自媒体推送、候诊区域滚动播放、现场示教等方式,面向患者、家属、来访人员等开展多种形式的医院感染防控宣传教育。

（九）医院定期对各科室医院感染管理培训参与和组织情况进行检查讲评,纳入科室综合评定与绩效管理指标体系。

九、消毒灭菌制度

（一）医务人员按规范要求着装,操作时戴口罩。

（二）严格执行诊疗技术操作规程、规范和标准预防措施,落实手卫生制度,诊疗前后洗手或手消毒。

（三）各种消毒、灭菌产品应通过引进审核,使用遵循使用范围、方法和注意事项,选用相应物理或化学方法进行合理消毒灭菌。

（四）无菌器械、容器、器械盘、敷料罐、持物钳等定期灭菌，消毒液定期更换。盛放消毒液的容器外应标明消毒剂名称、浓度、有效时间等。更换灭菌剂时，须对用于浸泡灭菌物品的容器进行灭菌处理。

（五）用过的医疗器材和物品应先去污染，彻底清洗干净，再消毒或灭菌。感染患者用过的物品，应使用专用容器送往供应室统一消毒处理。

（六）使用消毒剂时，须了解消毒剂性能、作用、使用方法、影响消毒或灭菌效果的因素等，配制时注意有效浓度，按要求定期监测并记录。

（七）患者皮肤、黏膜和伤口创面消毒应符合医疗标准规范。

（八）患者生活卫生用品保持清洁，个人专用，定期消毒，出院或转出行终末消毒。

（九）患者床单元表面定期清洁消毒，遇污染及时清洁消毒，出院行终末消毒。

（十）保持环境清洁，空气清新，每天定时通风换气。地面和物体表面定期清洁或消毒。抹布做到一桌一巾；地巾做到一室一巾；拖布标识醒目，分区使用；抹布、地巾、拖布使用后须清洗消毒，干燥备用。

（十一）感染控制职能科室加强对消毒灭菌工作的技术指导与检查监督，发现问题及时指出并限期整改。

十、多重耐药菌感染预防控制制度

（一）加强诊断报告

1. 检验科分离发现多重耐药菌后，及时录入实验室信息系统，发出预警告知，通报感染控制职能科室和临床科室。

2. 临床科室接到通知后，立即开具接触隔离医嘱，将病例信息记入医院感染管理信息系统和手册。

3. 感染控制职能科室对隔离措施落实情况进行监督检查，加强日常监测并发布动态信息，定期向医院感染管理委员会和院领导报告。

4. 药剂科或相关职能科室定期发布最新抗菌药物敏感性总结报告和趋势分析，指导临床合理使用抗菌药物，提出多重耐药菌有效预防和控制措施。

（二）合理使用抗菌药物

1. 严格特殊使用级抗菌药物临床应用分级管理，减轻抗菌药物选择压力。

2. 视情及时安排会诊，帮助诊断治疗并指导合理使用抗菌药物。

（三）严格消毒隔离

1. 对确定或高度疑似多重耐药菌感染患者，在标准预防基础上，实施接触隔离措施。

2. 尽量选择单间隔离，也可将同类多重耐药菌感染或定植患者安置在同一房间。无条件实施单间隔离时，应实施床边接触隔离，床间距不小于1m，隔离床单位设立隔离标识。不宜将多重耐药菌感染或定植患者与留置各种管道、有开放伤口或免疫功能低下患者安置在同一房间。

3. 医务人员进出隔离房间、接触患者时，将其安排在最后进行，严格执行防护、手卫生措施。诊疗检查操作尽可能床旁进行，所用设备立即行表面消毒。

4. 隔离房间诊疗用品专人专用，或每次使用消毒处置。

5. 患者转诊前通知接诊科室，采取相应隔离措施作为交接内容。

6. 患者如确须离开隔离房间,应由工作人员送往,相关单位提前做好防止感染扩散措施,使用或可能污染器械设备须清洁消毒。

7. 患者床单元及其周围环境、医疗器械须每日清洁消毒。

8. 患者隔离期以隔离至感染临床症状好转或治愈,或连续两次培养为阴性结果。

9. 诊疗过程中产生的医疗废物,按照医院医疗废物管理规定进行处置。

十一、手卫生管理制度

(一)为规范手卫生,降低手媒介传播医院感染风险,制定本制度。

(二)各科室要把手卫生管理作为医院感染防控的基本手段,加强教育引导和制度落实,着力提高医务人员手卫生依从性。

(三)根据不同感染暴露情况,严格把握卫生手消毒指征,实施六步洗手法。

(四)进行外科手术或其他按外科手消毒要求的操作前,实施外科手消毒。

(五)各科室每月对手卫生设施和手卫生依从性、正确性进行自查,认真汇总分析,抓好持续改进。

(六)感染控制职能科室每月对所有病区手卫生依从性集中监测一次,对各科室随机抽查监测 10 个手卫生时机执行情况,监测检查结果通报全院。

(七)医院每季度对重点部门医务人员手消毒效果进行监测。当怀疑医院感染暴发与医务人员手卫生有关时,应立即组织监测,并对相应致病性微生物进行检测。

第二节 重点部门医院感染管理

一、门急诊医院感染管理制度

(一)门急诊成立医院感染管理小组,门急诊负责人任组长,至少配备医院感染管理兼职人员一名,制定完善门急诊医院感染管理制度、计划、措施和流程,组织工作人员开展医院感染管理培训,对患方开展宣教。

(二)普通门诊、儿科门诊、发热门诊、肠道门诊及急诊应分开设置和候诊。

(三)严格实行预检分诊,发现感染性(传染)疾病患者或疑似者,引导至感染控制职能科室门诊诊治,可能污染的区域及时消毒,并报告。

(四)医务人员掌握并遵循医院感染管理制度及流程,严格落实标准预防措施和手卫生要求,按规范实施隔离、消毒、灭菌,无菌诊疗操作应遵守无菌技术操作规程。

(五)感染防控各类设施和物品应配备合格、充足。

(六)组织门急诊感染病例综合监测和目标监测,每季度至少开展一次手卫生依从性监测,做好环境卫生学监测。

(七)发现感染确诊和疑似病例,应及时报告感染控制职能科室,开展或配合开展相关流行病学调查,有针对性地采取控制措施。工作人员工作期间出现感染症状,应及时报告。及时报告相关感染暴发和疑似暴发病例。

(八)对医疗废物进行分类、密闭运送,相关登记保存 3 年。

(九)感染控制职能科室每月对门急诊医院感染管理工作进行检查监督,指导完善和落实改进措施,并纳入科室及医务人员绩效管理。

二、病区医院感染管理制度

（一）各病区指定医护人员负责医院感染防控工作，医师应具有主治以上职称，病区负责人为第一责任人。

（二）开展预防医院感染各项监测，对住院患者实施监控，按要求报告医院感染发病情况，对监测中发现的各种感染因素及时采取有效控制措施。

（三）发现传染病疫情暴发、流行以及突发原因不明传染病，立即报告和处置。

（四）感染患者和非感染患者分室收治，同类感染患者相对集中，特殊感染患者单独安置，并采取相应隔离和控制措施。

（五）熟悉本病区、本专业医院感染疾病特点，严格遵守无菌技术操作原则和规范，落实各项标准预防措施。

（六）病室内整洁，无污渍、灰尘，定时通风换气，必要时进行空气消毒。地面湿式清扫，遇污染即刻清洗并消毒。

（七）直接接触患者的床上用品应一人一更换，遇污染及时更换，更换后及时清洗消毒。禁止在病室、走廊清点被服。

（八）间接接触患者的被芯、枕芯、褥子、隔帘、床垫等，应定期清洗消毒。甲类及按甲类管理的乙类传染病患者，不明原因病原体感染患者等使用后的上述物品应进行终末消毒。

（九）病床湿式清扫，一床一巾，床头柜等物体表面每日清洁，一桌一抹布，用后消毒，遇有污染及时消毒。患者出院、转科或死亡后，床单元终末消毒。

（十）各类仪器设备使用后及时消毒。餐具、便器等一人一用一消毒，如固定使用应保持清洁，定期消毒和终末消毒。

（十一）治疗室、病室、配餐室、厕所等分别设置专用拖把、抹布，标记明确，分开清洗，悬挂晾干，定期消毒。

（十二）传染性引流液、体液等标本消毒后排入下水道。

（十三）把医院感染管理纳入患者及其陪护亲属健康宣教范围，提高防控意识和能力。

（十四）医用垃圾与生活垃圾分开收集，做好医疗废物的分类收集、密闭转运和交接登记工作。生活垃圾置垃圾袋封闭运送。

（十五）医疗、护理管理部门、感染控制职能科室每月对各病区医院感染管理工作进行检查通报，检查结果纳入科室和个人绩效管理，发现问题及时指出并限期整改。

三、感染病区医院感染管理制度

（一）感染病区在医院相对独立区域设置，远离儿童病室、重症监护病室和生活区。设单独入、出口和入、出院处理室。有供传染患者活动、娱乐的场所。

（二）感染病区内严格"三区""两通道"，不同区域间设"缓冲间"，且应标识明确。病室内设流动水洗手设施、独立卫生间。根据病原体传播途径不同，采取相应隔离措施。

（三）严格执行隔离技术规范，不同种类感染性疾病患者分室安置。每间病室不超过4人，病床间距不少于1.1m，患者在指定区域内活动，食品、物品不得混用，不得互串病室或随意外出。疑似患者、具有高度传染性或毒力强的菌株所致的感染患者单独安置。

（四）每一病室设专用隔离衣、体温计、听诊器、抹布等。患者用过的医疗器械、用品等均应立即清洗消毒，根据要求再消毒或灭菌。患者出院、转院、死亡后严格进行终末消毒。

（五）保持病室清洁卫生,通风良好,空气清新。医用物品、物体表面等每日清洁消毒,遇污染随时消毒。

（六）患者排泄物、分泌物及病室污水严格消毒。做好医疗废物分类收集、密闭转运、交接登记。

（七）严格陪护、探视管理。必须留陪护时,陪护者应穿隔离衣及鞋套。探视者应穿一次性鞋套,根据病种隔离要求穿隔离衣。

四、重症医学科医院感染管理制度

（一）配套完善手卫生设施,每张床配备速干手消毒剂。

（二）监护区每床使用面积不少于 $15m^2$,床间距不少于 $1m$,并以床幔相隔。单间病房使用面积不少于 $18m^2$。

（三）监护区内温湿度适宜,配备空气净化装置,定期进行清洁和过滤网更换。

（四）科室人员进入工作区穿专用工作服,非本科室人员进入工作区接触患者时穿隔离服。所有人员入室洗手或手消毒,必要时穿鞋套,外出时更衣。患有感染性疾病者暂不得接触患者。非工作人员未经允许不得入内。

（五）护理多重耐药菌感染或定植患者时应分组进行,人员相对固定。

（六）严格执行无菌技术操作规程。

（七）感染患者与非感染患者分开安置,设立醒目隔离标识。诊疗护理活动采取相应消毒隔离措施。

（八）对患者各种留置管路进行观察、局部护理与消毒,加强医院感染监测。

（九）物体表面、地面保持清洁,每日清洁消毒 1 次。加强对各种监护仪器和患者用物的清洁、消毒与灭菌。患者转出或出院,进行终末消毒处理。

（十）严格探视管理,每次探视时限制 1 人。探视者进入时更衣、换鞋、戴帽子和口罩,执行手卫生制度。谢绝患有呼吸道感染性疾病的人员前来探视。

（十一）每间负压病房只安排 1 名患者,病房外悬挂隔离标识。尽量集中进行诊疗操作,减少出入频率。做好室内台面、地面、诊疗仪器表面清洁消毒和空气消毒。

（十二）医务人员应根据不同隔离要求穿戴防护用品。

五、治疗室、处置室、换药室、注射室医院感染管理制度

（一）布局流程合理,分区明确,标识清晰,流动水洗手设施配套。

（二）医务人员应衣帽整洁,严格执行无菌技术操作规程。

（三）无菌物品按灭菌日期依次放入专用柜,逾期或包装破损者应重新灭菌处理。做到一人一用一灭菌。

（四）抽取出的药液、开启的无菌溶液注明时间,于 2 小时内使用。各种溶媒优先选用小包装,启封抽吸后超过 24 小时不得使用。

（五）治疗车、换药车分区设置,上层为清洁区,下层为污染区,并配备快速手消毒剂。

（六）治疗操作按先正常患者后感染患者顺序进行,换药操作按先清洁伤口后感染伤口再隔离伤口依次进行,特殊感染伤口应就地(诊室或病房)隔离处置,感染性(传染)敷料按规定要求处理。

（七）每日进行环境清洁、消毒与地面湿式清扫。

六、产房、母婴同室、新生儿监护室医院感染管理制度

（一）产房医院感染管理

1. 相对独立,布局合理,周围环境清洁,无污染源。与产科、新生儿病房相邻。分娩室内产床配备数量与使用面积符合规定,室内无死角。

2. 配备外科洗手设施,洗手水池,采用非手触式水龙头,接产前严格执行外科洗手。

3. 诊疗过程中落实标准预防措施,有体液、血液暴露风险时应戴防护面罩、隔离衣及防护鞋套。

4. 产前应做血清学检测。产妇进入待产室更换专用拖鞋。对患有或疑似传染病的产妇,应安置到隔离分娩室,采取相应隔离措施,所有物品严格按消毒灭菌要求单独处理,尽量使用一次性物品。

5. 无菌物品标识明确、规范,按灭菌日期及有效期存放。

6. 各种仪器设备清洁无污迹、血迹,胎心监护仪探头及绑带一人一用一消毒。

7. 患有或疑似感染性(传染)疾病胎盘按病理性医疗废物处置,胎儿遗体、婴儿遗体纳入遗体管理。

（二）母婴同室医院感染管理

1. 病房空间与设置布局合理,产妇病床和婴儿床使用面积符合规定。

2. 母婴一方患感染性(传染)疾病时,须与正常母婴隔离。产妇在感染性(传染)急性期应暂停哺乳。

3. 产妇哺乳前应行手卫生与乳头清洁。

4. 婴儿用品须一婴一用,需消毒的一用一消毒。隔离婴儿用具应单独使用和清洗消毒。

5. 保持室内环境清洁、空气清新、通风良好,每日定时通风、消毒。每月实施一次空气、物体表面和医务人员手的微生物监测。

6. 医院感染暴发、流行时,严格执行易感人群隔离管理要求。

7. 工作人员患化脓性皮肤疾病及其他感染性(传染)疾病期间,不得与婴儿接触。

8. 加强探视人员管理,严格控制陪护率和探视人员,应着清洁服装,手卫生清洁后方可接触婴儿。严禁患有传染病及上呼吸道感染或其他传染病的家属探视或陪护,探视时间应控制在30分钟以内。

9. 母婴出院后,其床单位、保温箱等用品、用具应彻底清洁和终末消毒。

（三）新生儿监护室医院感染管理

1. 布局规范,医疗区、辅助区分区合理,病室床位设置符合规定,每个房间至少设置1套非手触式手卫生设施。

2. 诊疗过程应实施标准预防、无菌操作技术和手卫生。操作以先早产儿后足月儿、先非感染患儿后感染性患儿的顺序进行。

3. 人员进入工作区须更换工作服、鞋。严格限制非工作人员进入,患感染性(传染)疾病者严禁入室。

4. 疑似感染新生儿及时进行病原学检测,采取相应预防控制措施。确诊患有感染性疾病、多重耐药菌感染新生儿须采取隔离措施并作相应标识。高危新生儿须有保护性隔离措施。

5. 特殊或不明原因感染患儿实施单间隔离、专人护理,采取消毒措施,使用专用隔离洗

婴设施。新生儿优选一次性使用物品,重复使用时专人专用专清洗消毒。

6. 地面、物体表面每日清洁消毒。保持空气清新。

7. 感染控制职能科室、检验科等科室从总体医院感染率、日感染率、导管使用率及其相关感染率以及医院感染部位、病原体种类特点、耐药情况等方面加强动态监测统计,及时提出防治措施,持续改善医院感染防控效果,提高住院患儿救治成功率。

七、血液净化室医院感染管理制度

(一)布局合理,普通患者透析区、急诊透析区、隔离患者透析区等分开设置。

每个透析单元使用面积不少于 3.2cm²,单元间距不少于 0.8m,均配备快速手消毒剂。

(二)禁止重复使用一次性透析器。

(三)严格接诊,初次透析患者须经传染病血清学检测检查,并半年复查 1 次。发现感染(传染)病例及时向感染控制职能科室报告。

(四)每年对工作人员进行 HBV、HCV、HIV 等经血传播疾病相关标志物的检查和预防接种,定期进行乙肝和丙肝标志物监测,对乙肝表面抗体阴性者建议接种乙肝疫苗。

(五)医务人员严格执行无菌操作,落实标准预防措施和手卫生制度。

(六)每班次护士负责患者须相对集中,每名护士负责透析患者不超过 5 名,隔离患者与普通患者护理人员应相对固定。

(七)隔离透析室用品和工作人员相对固定,不同感染者应在各自隔离区(间)专机透析。

(八)患者更换清洁拖鞋后方可进入透析室,非患者必需用品不得带入室内。

(九)严格环境管理,加强透析设备使用管理,严格执行水处理系统维护与消毒。

(十)每季度对透析室空气、物体表面及医务人员手进行病原微生物培养监测,有污染随时监测,并保存资料。每月对反渗水、透析液进行细菌培养,透析液的细菌、内毒素监测。每台透析机至少每年检测 1 次。

八、手术室医院感染管理制度

(一)限制区、非限制区、半限制区分区明确,标识清晰,使用规范。严格各类人员和各种物品在各区域的出入管理。

(二)各类手术感染预防控制制度和流程完善,规范无菌技术操作,严格执行标准预防和个人防护措施。患有急性上呼吸道感染、皮肤化脓性感染及其他传染病的工作人员,应暂停手术。

(三)严格限制进入手术室人员,一般不超过 10 人,无关人员不得进入,手术中保证手术间门处于常闭状态。

(四)手术前应进行感染性(传染)疾病筛查。急诊手术和感染手术安排在隔离手术间内实施。介入手术导管及植入物使用登记记录清晰,一次性、复用导管使用符合规范要求。

(五)无菌手术器械、器具及物品达到灭菌规范要求。每日手术前、连台手术之间、当天手术全部完毕后,对手术间分别进行清洁消毒处理,单台手术后的终末消毒符合规范。

(六)保持室内空气清新,每周对所有设备及地面彻底擦拭消毒、清洁保养 1 次。

(七)洁净手术室应规范使用净化空调系统,术前开启并达到设定要求,连台手术间隔满足各等级用房自净时间要求。

（八）手术室每季度对环境卫生学及消毒灭菌效果进行自查和监测，感染控制职能科室不定期检查督导，发现问题及时整改，并接受当地疾控机构的监测和年检。

九、口腔科门诊医院感染管理制度

（一）设置独立器械处理区域，分为回收清洗区、保养包装及灭菌区、物品存放区，回收清洗区、保养包装及灭菌区间应有物理屏障。

（二）口腔诊疗区域保持环境清洁，每日进行空气消毒。牙科治疗台及配套设施每日清洁消毒，遇污染立即处理。每周对环境进行1次彻底清洁消毒。

（三）每间诊室配备流动水洗手设施和手消毒剂，医务人员操作前后进行手卫生，操作时戴口罩、帽子、手套，严格落实标准预防和个人防护措施。

（四）进入患者口腔内的所有诊疗器械，必须达到一人一用一消毒和/或灭菌，不同危险等级的口腔器械消毒灭菌要求依照相应规范执行。

（五）口腔器械使用后分类放置，回收容器于每次使用后清洗消毒、干燥备用。

（六）储存区应配备物品存放柜（架）或存放车，每周清洁消毒。

（七）储存灭菌物品和消毒物品标识清楚、分开放置，裸露灭菌及一般容器包装的高危口腔器械灭菌后应于4小时内使用，中、低危口腔器械消毒或灭菌后保存时间不宜超过7天。

十、输血科医院感染管理制度

（一）布局合理规范，场地面积、功能设置与需求匹配，内部划分为清洁区、半清洁区和污染区。

（二）血液及血液制品由卫生健康行政部门指定血站供应。

（三）严格献血人员采血前、患者申请输血前传染病筛查。

（四）工作人员每年健康体检不少于一次，实行免疫接种。

（五）进入工作区着统一工作服，落实标准预防和个人防护措施。一旦发生职业暴露，及时处理并按规定上报。

（六）储血冰箱应专用，每日检查并记录运行情况。每日清洁，每周消毒一次。

（七）感染患者自体采集的血液须专柜隔离储存，并设明显标识。

（八）不得打开血袋，避免污染。杜绝使用开放瓶输血，禁止使用开放式漏斗和消毒纱布过滤血液。

（九）输血过程中严密监测输血不良反应，出现异常立即停止输血并作相应处理。怀疑细菌污染性输血反应时，应做细菌学检验，并向感染控制职能科室报告。

（十）保持环境清洁卫生，台面、地面、桌面每日清洁消毒，被污染时及时擦拭消毒。

（十一）储血室和储血冰箱每月进行1次空气微生物学检测，空气和物体表面微生物检测符合Ⅲ类环境卫生要求。

十一、内镜中心医院感染管理制度

（一）布局规范合理，设置患者候诊区、诊疗室、清洗消毒室、内镜储藏室等。不同系统内镜的内镜清洗消毒与内镜诊疗工作分开进行，清洗消毒室保持良好通风。

（二）各诊疗单位的净使用面积不少于 $20m^2$。

（三）灭菌内镜的诊疗环境至少达到非洁净手术室要求,并按照手术区域的要求实施管理。

（四）配置内镜及附件数量应与诊疗工作量相匹配,清洗、消毒、灭菌应符合规范要求,并做好相关登记。一次性使用内镜附件不得重复使用。

（五）工作人员应接受内镜清洗消毒、个人防护等医院感染相关知识培训。

（六）工作人员清洗消毒内镜时,严格执行无菌技术操作规程,落实标准预防和个人防护措施,每年1次健康体检和预防接种。

（七）消毒剂选用应遵循产品使用说明书,未明确要求浓度检测及检查频率的按照标准操作规范执行。

（八）保持室内清洁,每日湿式清扫,工作台面、地面每日清洁消毒并进行空气消毒。

（九）消毒内镜每季度进行生物学检测,采取轮换抽检方式,抽检不少于25%,少于5条内镜全部检测。

（十）消毒剂浓度监测记录保存6个月以上,其他监测资料保存3年以上。

十二、检验科实验室医院感染管理制度

（一）入口处设置生物危险警告标识,注明病原微生物、实验室生物安全等级和负责人电话,主门保持关闭状态,限制无关人员进入。

（二）工作区设流动水洗手设施和手消毒用品,配备眼冲洗装置。微生物实验室配备生物安全柜,落实临床标本检测相关操作要求。

（三）工作人员严格执行实验室无菌技术操作规程,落实标准预防和个人防护措施。在实验室工作时应穿着实验室工作服,禁止穿着实验室工作服离开实验室,实验室工作服不与日常服装放在一起。

（四）实验室保持清洁整齐,严禁摆放与实验无关的物品。标本放入有盖、防漏、标识明确的标本运送容器内。运送人员禁止用手直接接触标本,禁止将标本放入口袋内,禁止戴手套按压电梯按钮。

（五）每日对工作台面、生物安全柜台面和物体表面清洁消毒,实施湿式清扫,遇有污染立即清洗消毒,制订和落实防虫媒措施。

（六）菌种保存符合规定,专人管理。

（七）发生实验室意外事件或事故,立即按规定处置并报告。

（八）实验室产生培养物、标本、保存液等医疗废物,装入双层医疗废物袋,经压力蒸汽灭菌后再按医疗废物处理。

十三、营养科医院感染管理制度

（一）布局合理规范,设置专用通道和出入口,设施齐全配套。工作人员居住区域与工作区域应严格区分。

（二）工作人员上岗前须接受医院感染管理培训,考核合格方可上岗。

（三）炊事人员个人卫生达标,每半年至少查体1次,有健康证明与健康登记。

（四）进入厨房及操作间按规定着装,工作服限工作区内使用,严格洗手。

（五）不得采购、保存、使用腐烂变质及过期原料。

（六）制订饮食操作及消毒程序,保证食品不受污染。落实生熟食物隔离、成品与半成品食物隔离、食物与天然水隔离措施。

（七）保持室内外卫生清洁,定期消毒、灭蝇、灭虫、灭鼠。

（八）严格执行食品留验,发现问题立即报告主管部门。

（九）医务人员不得穿戴工作服进入食堂就餐。

（十）感染控制职能科室和后勤保障部门定期进行现场检查并记录,发现问题及时督导整改。

十四、消毒供应中心医院感染管理制度

（一）布局合理,相对独立,邻近手术室和临床科室,周围环境清洁、无污染源。

（二）按照集中管理方式,对所有可重复使用并需要清洗消毒、灭菌的诊疗器械、器具、物品,集中由消毒供应中心统一处理和供应。

（三）根据医院规模任务、消毒供应种类及工作量,配备清洗消毒设备设施。

（四）严格工作区域分区管理,不得洁污交叉和逆流,温湿度、相对湿度及机械通风换气符合要求。

（五）灭菌与未灭菌物品严格区分,定点放置。对各类无菌包认真检查,收送物品车辆洁污分开,每日清洗消毒,分区存放,保持车辆清洁、干燥。

（六）器械清洗消毒、灭菌严格遵循和落实回收、分类、清洗、消毒、检查、包装、灭菌、储存、发放等基本工作流程和相关规范要求。

（七）严格质量控制过程记录与追踪,追溯信息至少保留3年。

（八）各区域工作人员着装、标准预防及个人防护严格执行有关规定。去污区配置洗眼装置。

（九）植入物与外来器械使用前由消毒供应中心统一清洗、消毒、灭菌和监测,使用后清洗消毒方可交还。

第三节 环境与保障部门医院感染管理

一、医院环境表面清洁消毒制度

（一）医院切实重视环境表面保洁工作,健全制度措施与管理体系,明确细化各部门、科室和人员相关职责,强化对外包保洁服务机构的监管。

（二）医务人员应积极参与环境保洁工作,严格做好监护仪、生命维持设备等表面的日常清洁消毒工作。完成对环境造成高污染风险的诊疗操作后,应立即对其表面清洁消毒。指导保洁人员做好诊疗仪器设备表面的终末清洁、终末消毒工作。

（三）保洁服务机构应建立环境清洁质量管理体系。健全质量管理文件、程序性文件和作业指导书,开展清洁与消毒质量审核,并将结果及时向医院报告。对所有环境清洁服务人员开展上岗培训和定期培训,掌握医院感染预防基本知识与技能。

（四）环境表面清洁消毒遵循先清洁、再消毒原则,采取湿式卫生清洁方式。医院根据风险类别和清洁等级要求,制定标准化操作规程。有明显污染时,应先行去污操作。无明显污染时,可采用消毒湿巾进行清洁消毒。环境清洁应有序进行,遵循清洁单元化操作。环境

表面不宜采用高效消毒剂进行日常消毒。

（五）对不同环境感染风险采取不同的环境清洁等级。低风险区域应达到清洁级要求，卫生、整洁、无尘、无异味等感官指标合格。中风险区域应达到卫生级标准，在全天或半天工作结束后执行消毒措施。高风险区域应达到消毒级标准，消毒频率不少于每日2次，重点科室日常消毒频次3~4次/d。各类环境中一旦发生患者血液、排泄物等污染时，应立即实行污点清洁与消毒。

（六）被患者体液、血液、排泄物、分泌物等污染的环境表面，应先采用可吸附的材料将其清除，再根据污染的病原体特点选用适宜的消毒剂进行消毒。

（七）不应将使用后或污染的布巾、地巾重复浸泡至清洁用水、使用中清洁溶液和消毒溶液内。

（八）发生耐药菌、诺如病毒与艰难梭菌等感染暴发时，尤其是环境表面检出多重耐药菌，或疑似暴发与环境污染有关联时，应及时更换消毒产品，增加消毒频率，选用其他技术辅助强化消毒，进行消毒效果微生物学评估。

（九）按科室或病区规模设立清洁工具复用处理房间，房间应具备相应处理设施和储存条件，并保持环境干燥、通风换气。清洁工具实行颜色标记，分区使用。

二、空气净化管理制度

（一）对空气净化和消毒设施使用管理人员、医务人员，定期进行相关法律法规和标准规范培训，明确职责任务，确保空气净化设施正常运行。

（二）根据临床科室医院感染风险评估情况，制订实施安全适宜的空气净化措施，室内空气质量达到国家标准要求。

（三）加强医院感染重点科室和病区空气质量日常监测，空气中细菌总菌落数达到国家标准要求。

（四）充分考虑房间功能要求、相邻房间卫生条件、室内外环境因素，采取自然通风与机械通风相结合的方式进行通风，合理选择室内正负压。

（五）定期对机械通风设备组织清洁，遇有污染及时清洁消毒。

（六）加强集中空调通风系统卫生管理，定期组织清洗消毒，严格实施检测与卫生学评价。

（七）定期对空气处理机组、新风机组进行检查和维护保养，保持清洁卫生。

（八）采用紫外线灯消毒室内空气时，房间内保持清洁干燥，减少尘埃和水雾。

（九）采用循环风紫外线空气消毒器、静电吸附式空气消毒器时，应在规定空间内正确安装使用。

（十）采用超低容量喷雾法时，操作人员应作好个人防护，将室内易腐蚀设备盖好。

（十一）采用熏蒸法时，房间内温湿度应适宜。

（十二）感染控制职能科室每季度对医院感染高风险部门进行空气净化与消毒质量监测。遇医院感染暴发，怀疑与空气污染有关时随时监测，并进行相应致病微生物检测。

三、洗衣房医院感染管理制度

（一）布局合理规范，周围环境清洁，无污染源。污染区、半污染区、清洁区划分明确，区间屏障隔离完全，通风和清洁保持良好。

（二）设计科学，物流由污到洁，污洁分开，顺行通过，不交叉，不逆行。

（三）医疗用衣被专车接送、专线运输，车辆洁污分开，每日清洁消毒，每周彻底清洁、消毒、保养1次。明显污物衣被须专门污物袋封闭运输，运送完毕后对车辆立即消毒。

（四）严格执行分类清洗，区分脏污织物与感染性织物，消毒洗涤方法按标准操作执行。对感染患者衣物尽量减少翻动，减少污染。被血液、体液污染的衣物应单独清洗。

（五）清洁织物储存区、盛装容器、柜架有明显标识。

（六）工作人员应严格执行标准预防措施，加强个人防护，每日洗澡更衣，接触污物后洗手。

（七）保持环境清洁无尘，每日进行清洗消毒和开窗通风，对物体表面擦拭消毒，地面采用湿式清扫，每周组织大扫除。

四、一次性无菌医疗用品管理制度

（一）一次性无菌医疗用品购入前，医院感染控制职能科室对质量性能、经营方资质、引进需求等进行审核，提出是否符合医院感染控制标准要求的意见，并提交医院感染管理委员会研究通过后方可购入。

（二）一次性无菌医疗用品由采购部门统一采购，并建立采购、入库质量验收及登记记录，科室和个人不得擅自采购。

（三）一次性无菌医疗用品存放于清洁卫生、温湿度适宜、通风良好的库房货架上。外包装拆除后，分类放置于无菌物品存放间，置于洁净无尘的柜内。

（四）小包装破损、过期、不洁的产品不得使用。

（五）发生热源反应、感染或其他异常情况时，应及时留取并封存样本送检，24小时内向医院感染控制职能科室、采购部门报告；如情况严重，须同时向当地疾病预防控制机构、卫生健康行政部门报告，并做好记录。

（六）发现不合格或质量可疑产品时，应立即停止使用，24小时内向采购部门报告，不得自行作退换货处理。

（七）一次性无菌医疗用品使用后，应按规定在使用科室就地进行消毒和毁形，由供应室统一回收，移交特种垃圾站处理，不得重复使用。

（八）感染控制职能科室每季度对各科室一次性无菌医疗用品管理、使用和处置情况进行1次检查通报，并纳入科室和个人绩效管理。

五、医疗废物管理制度

（一）感染控制职能科室负责医院内医疗废物收集的指导、督查、培训工作。

（二）设立医疗废物贮存室。配套完善设施设备，远离医疗区、食品加工区、人员活动区以及生活垃圾存放场所。便于医疗废物运送人员及车辆出入，易于清洁消毒。室外设置醒目警示标识，严格执行虫媒生物防制、防盗、预防儿童接触等安全措施。

（三）医疗废物按照类别分置于医院配发的医疗废物专用塑料袋或利器盒内，严禁在非指定的暂时贮存地点倾倒、堆放医疗废物。

（四）医疗废物不得露天存放，暂时贮存时间不得超过2天。

（五）传染病确诊或疑似患者产生的医疗废物，采用黄色医疗废物袋双袋置放包装，单独、标明物品运送；排泄物按规定严格消毒；达标后方可排入污水处理系统。

（六）医院安排专职人员、使用专用工具，按照确定的时间和路线，每日将医疗废物收集、运送至暂时贮存室。不得直接接触身体。每日工作结束后，对贮存室和运送车辆及时清洁消毒。

（七）医疗废物交处置单位进行无害化处置，交接详细记录，资料保存3年备查。

（八）制定完善医疗废物流失、泄漏、扩散和意外事故紧急处置预案，针对具体情况及时进行现场安全处置，按规定报告处置与调查结果。

（九）加强管理人员和工作人员职业卫生安全防护，实行年度健康检查和免疫接种，落实标准预防措施。处置医疗废物刺伤、擦伤及时，并向感染控制职能科室报告。

（十）感染控制职能科室每月对各科室医疗废物管理工作进行检查督导，发现问题立即指导和组织整改，检查结果纳入科室和工作人员绩效管理。

（黄叶莉　王　冬　刘运喜　刘伟国）

第十二章　临床科室管理

医疗质量和医疗安全是医院赖以生存发展的基石,是参与和推动医疗市场持续健康发展的核心要素,也是临床科室管理的永恒主题。"基础不牢,地动山摇。"作为衡量与检验医院医疗、教学、科研能力水平的重要载体和窗口,临床科室在非公立医院建设发展进程中起着至关重要的作用,其管理质量和水平直接关乎非公立医院整体综合实力的提升。在全面深化医改的新时代和推进现代医院管理制度建设的关键时期,规范和完善临床科室管理制度尤为重要,是非公立医院面临的一项重要任务。

本章遵循国家卫健委对三级综合医院临床科室划分和职能定位的相关法规及文件精神,立足当前非公立医院科室建设现状和发展趋势,区分非手术科室和手术科室,注意共性与特性结合,把握医疗、教学、科研以及自身管理的有机统一,着力体现和增强临床科室工作制度的针对性、系统性、创新性、融合性。力求以此传递关注和重视临床科室工作制度建设的鲜明导向,推动各级采取切实有效措施建立健全临床科室工作制度,为医院抓质量、优服务、促创新、保安全发挥强基固本的重要作用。

第一节　非手术科室

一、门诊部工作制度

(一)学习贯彻法律法规、医改及医保政策和医院规章制度,保证门诊工作正常运行。

(二)依据医院建设规划和年度安排,制订门诊部年度工作计划。落实年度任务指标,完成门诊医疗、护理、教学、科研工作。按半年和年度进行工作总结。

(三)热情接待患者,科学组织和指导就诊,导诊服务贴近患者,优化就诊流程,优先安排老、幼、残、孕患者和急危重症患者就诊。积极宣传卫生防病知识。

(四)严格首诊医师负责制,对就诊患者详细询问病史,仔细查体,进行必要影像和实验室检查,作出诊断处置。须专科诊治患者,由首诊医师负责转诊。

(五)医院一名副院长分管门诊工作。临床科主任、主治医师以上人员或高年资专科医师每周定期参加门诊。门诊部负责门诊协调组织和门诊人员管理工作。

(六)遇有疑难或连续三次门诊尚不能确诊,及时请上级医师检诊或专科会诊,必要时报请门诊部主任或医疗管理部门组织多学科联合会诊。

(七)发现传染病患者立即限制活动范围,减少环境污染和患者之间交叉感染,按照《传染病防治法》要求处置并填写传染病报告卡。

(八)严格消毒隔离制度,坚持"一患者一用品",防止医院内交叉感染。加强安全管理。

(九)承办患者入、出院手续,掌握各科室患者流动和床位使用情况,每日向医疗管理部门、信息中心或相关专职部门报告。

（十）承担医院医联体（医共体）双向转诊等工作任务，融洽内外关系，发挥医院"窗口"牵头服务功能。

二、急诊科工作制度

（一）学习贯彻法律法规、医改及医保政策和医院规章制度，保证急诊科工作正常运行。

（二）依据医院建设规划和年度安排，制订急诊科年度工作计划。落实年度任务指标，完成急诊患者接诊与抢救工作。按要求进行工作总结。

（三）接诊护士对急诊患者及时分诊，危及生命患者立即通知值班医师检诊，视病情送入急救室、危重监护室或手术室实施抢救，不得延误。

（四）医务人员各就其位，分工协作，服从指挥，严格执行规章制度和技术操作规程，及时对急诊患者进行救治。

（五）急诊患者抢救由首诊医师负责，必要时请上级医师检诊或专科医师会诊。暂时不宜收住院危重患者，留住观察室进行监护和治疗。须住院患者待病情允许时，由医务人员护送到住院部科室，并详细交代病情。

（六）遇大批患者或重大抢救启动突发事件应急预案，由急诊科主任组织实施应急响应预案，立即报告院总值班室或医疗管理部门，院领导和医疗管理部门负责人及时到急诊科，积极组织救治。

（七）危重患者可先抢救、后办手续，各科室积极配合支持。

（八）建立应急机动医疗救援力量，人员相对固定。协助 120 急救中心，做好接诊工作。遇呼叫院外紧急救援，查明地点、单位、人数及伤病情况，报医疗管理部门批准，携带抢救药品器械迅速前往现场抢救。

（九）建立完善急危重症抢救预案，健全急诊抢救规范，做好各项抢救医疗文书书写、登记和统计工作。

（十）抢救药品器材实行定位、定人、定量管理，每日检查。已消耗药品、器械和敷料及时补充，确保各种抢救物品保持完好应急状态。

（十一）按照医联体（医共体）成员单位需求，承担应急救援任务。

三、预防保健科工作制度

（一）学习贯彻有关法律法规、医改及医保政策和医院规章制度，每季度对门（急）诊部、住院部、检验科、影像科等重点部门传染病疫情登记进行检查，发现问题反馈科室，限期整改。

（二）担负医院传染病预防工作，按要求制订年度工作计划，明确职责任务，执行疫情报告、统计、消毒隔离等制度。

（三）传染病疫情网络直报人员每日收取数据，核对、登记传染病疫情报告卡。装订保存至少 3 年，每月进行自查。

（四）当日发现传染病按时限及要求网络直报，不得错报漏报，确保正常运行。

（五）监测 HIV、AFP、麻疹、新生儿破伤风等疾病，每月登记监测数据，配合当地疾控机构进行流行病学调查。

（六）定期组织全院人员传染病防治法律法规、基本知识和职业防护培训考核，每年开展传染病暴发流行处置综合训练演练。

（七）收取、审核、登记、整理肿瘤新增卡及死亡病例报告卡，相关信息数据每月上报当地疾控机构。审核医师开具的死亡医学证明书,死亡信息 7 日内网上直报,及时上报孕产妇和 5 岁以下儿童死亡情况。

(八)及时上报突发公共卫生事件,配合当地疾控机构进行流行病学调查。监督检查医疗废弃物处理,发现问题及时反馈。

(九)按月请领新生儿预防接种卡介苗及乙肝疫苗,保证疫苗充足。

(十)加强专业知识和技能学习,不断提高技术水平。开展健康教育和控烟宣传,定期更换健康宣传栏。

(十一)针对医护人员传染病职业暴露提供处理措施,组织登记和随访。

(十二)协同当地疾控机构、医联体(医共体)及内外关系,保障工作顺畅运行。

四、内科工作制度

(一)学习贯彻法律法规、医改及医保政策和医院规章制度,保证内科工作正常运行。

(二)依据医院建设规划和年度安排,拟制科室年度工作计划。落实年度指标,完成内科患者门诊住院医疗、护理、科研、教学工作。按要求进行工作总结。

(三)严格执行医疗质量安全核心制度和医院规章制度,有计划组织学习和督促检查,尽职尽责完成患者诊断、治疗和护理工作,持续改进提升医疗服务质量,减少医疗护理差错,预防和杜绝医疗事故,确保患者安全。

(四)组织本科人员进行临床业务学习和技能培训,结合临床开展教学、科研工作,积极开展新业务、新技术,促进业务能力提升和学科发展。

(五)根据医院制度,科学安排医师、护士日常工作和值班人员工作。根据行业标准规范,建立本科专业范围各类疾病诊断治疗方案、临床路径和应急预案。

(六)承担本科疾病院内外会诊,本科主治医师以上人员轮流承担。科主任或副高级职称以上人员视情会诊。患者转入本科治疗,报告上级医师及科室负责人。

(七)落实住院患者分级管理,重视患者基础和专科护理。医师、护士定期查房和巡视患者,及时掌握患者病情变化并采取有效措施。遇有重要情况及时逐级上报。

(八)加强病房管理,保持清洁舒适、肃静安全。护士长负责保管病区财产、设备,定期向患者宣讲卫生知识,定期召开患者座谈会。

(九)建立健全登记统计,项目齐全,内容翔实,符合规范要求。

(十)结合医保支付制度改革政策要求,组织按疾病诊断相关分组(DRGs)付费管理,正确实施临床路径规范要求,定期分析改进。

(十一)加强团结协作,融洽内外关系。

五、儿科工作制度

(一)学习贯彻法律法规、医改及医保政策和医院规章制度,保证儿科工作正常运行。

(二)依据医院建设规划和年度安排,拟制儿科年度工作计划。落实各项指标,完成儿科患者门诊住院医疗、护理、教学、科研工作任务。按要求进行工作总结。

(三)严格执行医疗质量安全核心制度和医院规章制度,有计划组织学习和督促检查,尽职尽责做好患儿诊断、治疗和护理工作,不断提高医疗服务质量,减少医疗护理差错,预防和杜绝医疗事故,确保儿童患者安全。

(四)组织儿科医护人员进行业务学习和技能培训,结合临床组织教学、科研工作,积极开展新业务、新技术,促进业务能力提升和学科建设发展。

(五)制订儿科各种疾病诊疗方案和应急预案。科学安排医师、护士日常工作和一线值班人员工作及二线听班,正确处置急诊与患者突发情况。

(六)落实住院患儿分级管理,重视患儿基础和专科护理。医师、护士定期查房和巡视患者,及时掌握患者病情变化并采取有效措施。遇有重大情况及时逐级上报。

(七)加强病房管理,保持清洁舒适、肃静安全。护士长负责保管病区财产、设备,定期向患者宣讲卫生知识,定期召开患者座谈会,融洽医患关系。

(八)建立健全登记统计,项目齐全,内容翔实,符合规范要求。

(九)加强团结协作,融洽内外关系。

六、老年医学科工作制度

(一)学习贯彻法律法规、医改及医保政策和医院规章制度,贯彻执行国家卫健委《老年医学科建设与管理指南(试行)》,收治老年综合征、共病以及其他急、慢性疾病的老年患者,保证老年医学科工作正常运行。

(二)依据医院建设规划和年度安排,拟制科室年度工作计划。落实年度指标,完成老年医学科患者门诊住院医疗、护理、科研、教学工作。按要求进行工作总结。

(三)老年医学科从事老年医学专业医疗服务的医师,须经卫生健康行政部门注册,具有临床专业执业资格,以及经老年医学专业培训。医师配置确保落实三级查房制度。可以配置康复治疗师、营养师、心理治疗师、临床药师等专业人员。

(四)严格执行医疗质量安全核心制度和医院规章制度,有计划组织学习和督促检查,尽职尽责完成老年患者的诊断、治疗和护理工作,持续改进提升医疗服务质量,减少医疗护理差错,预防和杜绝医疗事故,确保患者安全。

(五)制订老年医学科人才培养目标和岗位培训计划,组织本科人员进行临床业务学习和技能培训,结合临床开展教学、科研工作,积极开展新业务新技术,促进业务能力提升和学科发展。

(六)根据医院制度,科学安排医师、护士日常工作和值班人员工作。根据行业标准规范,采用老年综合评估常规模式、共病处理模式和多学科团队工作模式,建立老年医学专业范围各类疾病诊断治疗方案、临床路径和应急预案,最大程度维持和恢复老年患者的功能状态。

(七)参与其他学科的老年医学工作。承担本科疾病院内外会诊,本科主治医师以上人员轮流承担。科主任或副高级职称以上人员视情会诊。

(八)落实住院患者分级管理,重视患者基础和专科护理。医师、护士定期查房和巡视患者,及时掌握患者病情变化并采取有效措施。遇有重要情况及时逐级上报。

(九)加强病房管理,保持清洁舒适、肃静安全。护士长负责保管病区财产、设备,定期向患者宣讲卫生知识,定期召开患者座谈会。

(十)建立健全登记统计,项目齐全,内容翔实,符合规范要求。

(十一)结合医保支付制度改革政策要求,组织按疾病诊断相关分组(DRGs)付费管理,正确实施临床路径规范要求,定期分析改进。

(十二)与社区卫生中心、医养结合机构、护理院等中长期照护机构建立固定联系,开展定期远程会诊、联网培训,以及双向转诊,实现老年患者的连续治疗及全程化连续照护。加强团结协作,融洽内外关系。

七、肿瘤科工作制度

（一）学习贯彻法律法规、医改及医保政策和医院规章制度，保证肿瘤科工作正常运行。

（二）依据医院建设规划和年度安排，拟制肿瘤科年度工作计划。落实年度任务指标，完成肿瘤科患者门诊住院医疗、护理、科研、教学工作。按要求进行工作总结。

（三）严格执行医疗质量安全核心制度和医院规章制度，有计划组织学习和督促检查，结合实际抓好患者诊断、治疗和护理工作，不断提高医疗护理质量，预防和杜绝医疗事故，减少医疗护理差错，确保患者安全。

（四）组织肿瘤科人员进行业务学习和技能培训，掌握国内外肿瘤诊断、治疗新进展，开展肿瘤患者规范化和个体化手术、化疗、放疗、微创、生物基因及免疫治疗，结合临床组织教学科研工作，探索开展新业务、新技术，促进业务提升和学科发展。

（五）制订肿瘤科各种疾病诊疗方案和应急预案。安排医师门诊、医护人员正常工作和非正常时间人员一线值班与二线听班。

（六）承担肿瘤科疾病院内外会诊，本科主治医师以上人员轮流承担。科主任或副高级职称以上人员视情会诊。患者转入本科治疗，报告科主任。

（七）落实住院患者分级管理，重视患者基础和专科护理。医师、护士定期查房和巡视患者，及时掌握患者病情变化并采取有效措施。遇有重大情况及时逐级上报。

（八）加强病房管理，保持清洁舒适、肃静安全。护士长负责保管病区财产、设备，定期向患者宣讲卫生知识，定期召开患者座谈会，融洽医患关系。

（九）建立健全登记统计，项目齐全，内容翔实，符合规范要求。

（十）结合医保支付制度改革政策要求，组织按疾病诊断相关分组（DRGs）付费管理，正确实施临床路径规范要求，定期分析改进。

（十一）加强团结协作，融洽内外关系。

八、重症医学科工作制度

（一）学习贯彻法律法规、医改及医保政策和医院规章制度，保证重症医学科工作正常运行。

（二）依据医院建设规划和年度安排，拟制重症医学科年度工作计划。落实年度任务指标，完成重症医学科患者抢救和科研、教学工作。按要求进行工作总结。

（三）严格执行医疗质量安全核心制度和医院规章制度，有计划组织学习和督促检查。结合实际抓好患者诊疗护理，严密观察病情，发现异常及时处置并报告。随时准备抢救危重患者，预防和杜绝医疗事故，减少医疗护理差错，确保患者安全。

（四）组织重症医学科人员进行业务学习和技能培训，结合临床组织科研工作，探索开展新业务、新技术，促进业务提升和学科发展。

（五）各种仪器及急救车内物品保持应急状态，定位存放、定量储备、定时补充、定时消毒。急救仪器执行操作规程，指定专人保管和维修。

（六）制订重症医学科各种疾病诊疗方案和应急预案。加强患者安全防护，对昏迷躁动患者实施约束固定，严防患者坠床等问题发生。

（七）承担各科危重患者会诊。因病情需要转入时立即报告科主任，做好接收准备。病情稳定需要转出时，提前与相关科室联系并安全送达，做好交接班工作。

（八）重症医学科危重患者不得陪护，记载与家属联系方式，保持随时畅通。重视患者基础和专科护理，及时掌握病情变化并采取有效措施。按规定探视患者。

（九）加强病房管理，保持清洁舒适、肃静安全、避免噪声。护士长负责保管病区财产、设备，向患者宣讲卫生知识，定期召开患者座谈会，融洽医患关系。

（十）做好 ICU 病房消毒隔离、清洁卫生，更换衣帽和拖鞋方可入内，防止医院感染。外来人员参观经医疗管理部门批准方可入内。

（十一）加强团结协作，融洽内外关系。

九、中医科工作制度

（一）学习贯彻法律法规、医改及医保政策和医院规章制度，保证中医科工作正常运行。

（二）依据医院建设规划和年度安排，拟制中医科年度工作计划。落实年度任务指标，完成中医科患者门诊住院医疗、护理、科研、教学工作。按要求进行工作总结。

（三）严格执行医疗质量安全核心制度和医院规章制度，有计划组织学习和督促检查，结合实际抓好患者诊断、治疗和护理工作，不断提高医疗护理质量，预防和杜绝医疗事故，减少医疗护理差错，确保患者安全。

（四）以继承、发掘、整理、提高祖国医学遗产为宗旨，弘扬中医特长，吸收应用西医成功经验，探索中西医结合治疗新思路、新方法，不断提高诊疗水平。

（五）开设中医专科门诊，中医医师职称人员出诊，开展中医和中西医结合业务。采集民间土、单、验方进行整理、筛选、验证，积极推广应用。

（六）为本院名老中医配备助手，继承整理学术经验，积极开展中医科研工作。

（七）负责院内外中医会诊，承担中医和西医学习中医教学工作，带好进修、实习人员，定期开展中医学术活动。

（八）中医治疗的住院患者，会诊医师确定随诊事项，做好相关记录。各科中医随诊患者出院前 3 日，由经治医师通知随诊医师停开中药。

（九）院外处方通常不转抄。医师未见患者不得开处方和抄方。

（十）中医或中西医结合病历记载完整、准确、整洁，签全名。向患者详细交代病情和煎药、服药注意事项，并在处方上注明。

十、康复医学科工作制度

（一）学习贯彻法律法规、医改及医保政策和医院规章制度，保证康复医学科工作正常运行。

（二）依据医院建设规划和年度安排，拟制康复医学科年度工作计划。落实年度任务指标，完成门诊住院医疗、护理、科研、教学工作。按要求进行工作总结。

（三）严格执行医疗质量安全核心制度和医院规章制度，有计划组织学习和督促检查，结合实际抓好患者诊疗，完善运动治疗室、理疗室、针灸室、推拿室工作制度，不断提高医疗质量，预防和杜绝医疗事故，减少医疗差错，确保患者安全。

（四）制订康复医学科各种疾病诊疗方案。安排医师出门诊，院内外会诊由本科主治医师以上人员轮流承担，科主任或副高级职称以上人员视情会诊。

（五）对伤残、行动不便或卧床患者，实施床边会诊及治疗。

（六）组织专业学习和技能培训，探索开展新业务、新技术，制订新的操作方案，促进业务提升和学科发展。

（七）加强门诊和病区管理，保持清洁舒适、肃静安全。护士长负责保管病区财产、设备，定期向患者宣讲卫生知识，召开患者座谈会，融洽医患关系。

（八）建立健全登记统计，项目齐全，内容翔实，符合规范要求。

（九）强化安全管理，及时消除用火、用电安全隐患，确保安全无事故。

（十）加强团结协作，融洽内外关系。

十一、疼痛科工作制度

（一）按照医院工作计划，认真学习贯彻法律法规、医改和医保政策以及医院规章制度，保证科室工作正常运行。

（二）依据医院建设规划和年度安排，制订年度工作计划。落实年度任务指标，完成门诊和住院患者医疗、护理、教学、科研工作，按半年和年度进行工作总结。

（三）疼痛科工作由具备执业医师资格并经过麻醉医学岗位培训的医生担任，严格执行业务技术操作规范。

（四）科主任对全科统一管理，开展门诊及病房各项工作，各类管理台账完整。

（五）严格遵守行业准则，对患者高度负责，尽力为患者解除痛苦提供服务。

（六）诊断正确，治疗及时，服务热情，登记完整，提供良好就医环境。

（七）负责疼痛患者咨询、检查、诊断和治疗，接受临床各科会诊邀请，由本科主治医师以上人员负责会诊。

（八）对收住院患者，进行必要的检查、诊断和治疗，并合理收费。

（九）协调临床各科共同开展恶性疼痛诊治，与手术科室共同做好术后镇痛、无痛胃肠镜、无痛人流及无痛分娩等，努力满足患者需求。

（十）严格执行查对和首诊负责制，遇有疑难异常情况及时报告上级医师。

（十一）严格消毒隔离和无菌操作，保持工作区清洁整齐。

（十二）扎实开展专业技术学习培训，持续提高临床技能。

（十三）强化科室团结协作，与其他部门和科室密切协调配合，融洽内外关系。

十二、传染科工作制度

（一）学习贯彻法律法规、医改及医保政策和医院规章制度，保证传染科工作正常运行。

（二）依据医院建设规划和年度安排，拟制传染科年度工作计划。落实年度任务指标，完成门诊住院医疗、护理、科研、教学工作。按要求进行工作总结。

（三）严格执行医疗质量安全核心制度和医院规章制度，有计划组织学习和督促检查，提高医疗护理质量，预防和杜绝医疗事故，减少医疗护理差错，确保患者安全。

（四）严格消毒、隔离，严防交叉感染。进入科室穿戴工作服、工作帽、口罩、工作鞋，严禁穿隔离衣外出，不得留长指甲、戴戒指。

（五）制订传染科各种疾病诊疗方案和应急预案。安排医师出门诊、医护人员正常工作和非正常工作时间人员值班。

（六）承担传染科疾病院内外会诊，本科主治医师以上人员轮流承担。科主任或副高级职称以上人员视情会诊。患者转入本科治疗，报告科主任。

（七）加强业务学习和技能培训，结合临床组织科研，探索开展新业务、新技术，促进业务提升和学科发展。

（八）落实住院患者分级管理,重视患者基础和专科护理。医师、护士定期查房和巡视患者,及时掌握患者病情变化并采取有效措施。遇有重大情况及时逐级上报。

（九）各类急救药品器械准备充足,专人管理,定点放置,经常检查,及时补充、更新、修理和消毒。

（十）加强病房管理,保持清洁舒适、肃静安全。护士长负责保管病区财产、设备,定期向患者宣讲卫生知识,召开患者座谈会,融洽医患关系。

（十一）建立健全登记统计,项目齐全,内容翔实,符合规范要求。

（十二）加强团结协作,融洽内外关系。

十三、皮肤科工作制度

（一）学习贯彻法律法规、医改及医保政策和医院规章制度,保证皮肤科工作正常运行。

（二）依据医院建设规划和年度安排,拟制皮肤科年度工作计划。落实年度任务指标,完成门诊住院医疗、护理、科研、教学工作。按要求进行工作总结。

（三）严格执行医疗质量安全核心制度和医院规章制度,有计划组织学习和督促检查,提高医疗护理质量,预防和杜绝医疗事故,减少医疗护理差错,确保患者安全。

（四）认真检查患者,做出正确诊断治疗,规范病历书写和各种登记。遇疑难病例确诊困难或疗效不显著,请示上级医师或上报科室会诊。

（五）严格隔离消毒工作,预防交叉感染。认真维护保养仪器设备。

（六）性传播疾病诊查尊重和保护患者隐私,安排护理人员陪同检查。

（七）落实住院患者分级管理,重视患者基础和专科护理。医师、护士定期查房和巡视患者,及时掌握患者病情变化并采取有效措施。遇有重大情况及时逐级上报。

（八）加强临床及病理业务学习,不断更新知识,积极开展新技术、新项目,培育形成科室诊疗特色。

（九）掌握皮肤科疾病谱动态,有针对性地指导疾病预防,开展常见皮肤疾病及性传播疾病防治宣传教育。

（十）加强团结协作,融洽内外关系。

十四、精神科工作制度

（一）严格执行国家和上级卫生健康行政部门颁发的医疗管理、技术操作、精神卫生等相关法律法规、医改及医保政策和医院规章制度,保证精神科工作正常运行。

（二）配备具有精神卫生专业执业资格医师,开展精神疾病诊断、治疗和康复。严格执行麻醉、精神类药品使用管理规定。

（三）认真检查患者,做出正确诊断治疗,规范病历书写和各种登记。遇疑难病例确诊困难或疗效不显著,请上级医师检诊。科主任、副主任医师以上专家、主治医师定期出门诊和查房。

（四）对精神疾病患者要体贴关心,掌握原则,和蔼热情,平等相待,耐心解释,积极回应合理诉求。严禁歧视、讽刺,严禁殴打、责难、侮辱等行为。

（五）熟悉和掌握患者病情、心理、生活、面貌特征、风俗习惯,了解工作单位、家庭住址、主要家属情况,保持敏锐观察力和高度警觉,发生意外及时作出准确判断,采取紧急有效措施,确保患者安全。

（六）执行保护性医疗制度,加强心理护理,避免一切不良刺激。不得在患者面前谈论病情及预后,不能随意把患者带出病房,不得向患方暴露医院内部情况。

（七）严格遵守规章制度和劳动纪律,非工作时间内非本科室工作人员不得擅自进入病房,不得在病房交谈、会客、办私事,工作人员下班后不得在病房内看电视、娱乐。患者休息后保持病房安静。

（八）工作时间穿工作服装,仪表端庄整洁,举止大方稳重,禁止佩戴装饰品。保持康复环境安静整洁、肃静安全。妥善保管钥匙和门禁卡,严防丢失。

（九）在上级医师安排和指导下,加强专业知识、理论和技能学习培训,积极开展科研教学工作,促进业务提升和学科发展。

（十）向患方宣传精神卫生知识、提供心理咨询服务,面向社会提供精神卫生知识宣传和技术指导。

（十一）建立健全登记统计,项目齐全,内容翔实,符合规范要求。加强团结协作,融洽内外关系。

十五、全科医疗科工作制度

（一）按照医院工作计划,认真学习贯彻法律法规、医改和医保政策以及医院规章制度,保证科室工作正常运行。

（二）依据医院建设规划和年度安排,制订年度工作计划。落实年度任务指标,完成门诊医疗、护理、教学、科研工作,按半年和年度进行工作总结。

（三）全科医疗科工作由具备执业医师资格并经过全科医学岗位培训的全科医生和具备执业护士资格的人员担任。

（四）诊疗方式为日常门诊、电话预约上门服务和出诊等,对急、危、重症患者开展会诊、转诊工作。

（五）严格遵守操作规程,室内保持清洁整齐,尊重和保护患者人格与隐私,维护其知情权、选择权和监督权。

（六）全科医师应对患者健康状况进行全面整体的检查评估,将结果准确记载于健康档案。对须转诊患者填写双向转诊单,协助转诊至上级或指定医院。

（七）全科医师对就诊者认真检查,合理用药,准确规范填写门诊日志和医疗文书,规范开展会诊和转诊工作。认真填写门诊日志及相关信息,按时上报。

（八）全科医师对慢性非传染性疾病患者规范管理,发现确诊或疑似传染病患者及时做好诊治、疫情报告、消毒、隔离及转送工作。

（九）全科诊室应有相对独立的单人诊区,私密性良好的诊疗环境,严格消毒,防止交叉感染。

（十）根据患者实际情况,有针对性地开展多种形式的健康教育,进行卫生防病知识宣传、心理咨询及健康指导等。

（十一）严格根据有关档案管理规定,建立健全健康信息资料登记、统计,按要求及时、准确、规范上报数据和信息,不得弄虚作假。

（十二）强化科室团结协作,与其他部门和科室密切协调配合,融洽内外关系。

十六、临终关怀科工作制度

（一）按照医院工作计划，认真学习贯彻法律法规、医改和医保政策以及医院规章制度，保证科室工作正常运行。

（二）依据医院建设规划和年度安排，制订年度工作计划。落实年度任务指标，完成门诊和住院患者医疗、护理、教学、科研工作，按半年和年度进行工作总结。

（三）临终关怀科工作由具备执业医师资格并经过医学岗位培训的医师和具备执业护士资格的人员担任。

（四）科主任对全科统一管理，开展门诊及病房各项工作，各类管理台账完整。

（五）根据临终关怀工作特点，主要对濒死患者或老年人予以相应专业治疗和全面身心照料，帮助维持正常生活状态，按照病情适当调整用药及剂量。

（六）从人道主义出发，给予濒死患者或老年人情感、身心最大安慰和最有力的支持关怀，提供保持其独立性、隐私性需要的生活空间。

（七）帮助患者或老年人正确面对死亡，采用较容易承受的方式方法，逐渐向患者或老人及其家属透知真情，鼓励以平和心态增强面对现实的勇气。

（八）对濒死患者或老年人，满足临终前需要，帮助减轻疼痛，注意保持清静，避免不良刺激，帮助消除各种恐惧心理，坦然地面对死亡。

（九）保持适度支持性治疗，停止非正常过度治疗，尽力解除患者或老年人痛苦。

（十）创造良好氛围，尊重临终患者或老年人生活习惯和方式。及时满足患者或老年人心理需求，充分倾听诉求，保持他们与亲人联系，鼓励亲人相陪，提供精神慰藉。

（十一）认真履职，执行各种规章制度特别是医嘱并及时记录，经常与患者或老年人家属保持联系，及时办理知情同意，得到配合理解。

（十二）具有良好职业道德和高度责任心，增强服务意识、奉献精神和沟通能力，及时有效为濒死患者或老年人做好临终服务工作。

（十三）强化科室团结协作，与其他部门和科室密切协调配合，融洽内外关系。

第二节 手术科室

一、外科工作制度

（一）学习贯彻法律法规、医改及医保政策和医院规章制度，保证外科工作正常运行。

（二）依据医院建设规划和年度安排，拟制外科年度工作计划。落实年度任务指标，完成外科患者门诊住院医疗、护理、科研、教学工作。按要求进行工作总结。

（三）严格执行医疗质量安全核心制度和医院规定，有计划组织学习和督促检查，尽职尽责完成患者诊断、治疗和护理工作，不断提高医疗服务质量，预防和杜绝医疗事故，减少医疗护理差错，确保患者安全。

（四）组织外科人员进行临床业务学习和技能培训，结合临床组织科研工作，探索开展新业务、新技术，促进业务提升和学科发展。

（五）制订本科各种疾病诊疗方案和应急预案。严格分级手术管理，妥善安排手术方案，按规定书写手术记录。注重围术期和术后观察管理。科学安排医师、护士日常工作和一线值班人员工作及二线、三线听班,正确处置急诊手术与患者突发情况。

（六）承担本科疾病院内外会诊,本科主治医师以上人员轮流承担会诊。科主任或副高级职称以上人员视情会诊。患者转入本科治疗,报告上级医师及科室负责人。

（七）落实住院患者分级管理,重视患者基础和专科护理。医师、护士定期查房和巡视患者,及时掌握患者病情变化并采取有效措施。遇有重大情况及时逐级上报。

（八）加强病房管理,保持清洁舒适、肃静安全。护士长负责保管病区财产、设备,定期向患者宣讲卫生知识,定期召开患者座谈会,融洽医患关系。

（九）建立健全登记统计,项目齐全,内容翔实,符合规范要求。经常分析、准确判断患者诊断及手术患者伤口愈合情况,尽量减少术后并发症,提高医疗质量。

（十）结合医保支付制度改革政策要求,组织按疾病诊断相关分组（DRGs）付费管理,正确实施临床路径规范要求,定期分析改进。

（十一）加强团结协作,融洽内外关系。

二、麻醉科工作制度

（一）学习贯彻法律法规、医改及医保政策和医院规章制度,保证麻醉科工作正常运行。

（二）依据医院建设规划和年度安排,拟制麻醉科年度工作计划。落实年度任务指标,完成麻醉科患者门诊住院医疗、护理、教学、科研工作,配合各科顺利完成各种手术任务。按要求进行工作总结。

（三）麻醉工作由麻醉专业执业医师担任,实施授权范围内临床麻醉、疼痛治疗及心肺复苏。向患方充分告知说明,签署麻醉知情同意书及术后镇痛知情同意书。

（四）麻醉前一日到科室熟悉手术患者病历检查,详细了解患者情况,确定麻醉方式,开出术前医嘱。重大手术与术者共同进行术前讨论,并制订麻醉方案。

（五）麻醉者在麻醉前认真检查麻醉药品、器械是否齐备,严格执行技术操作常规和查对制度,保证患者安全。

（六）麻醉期间坚守岗位,术中密切监测患者病情变化,及时作出判断处理。严格三级医师负责制,遇有不能处理情况及时请示上级医师。如有异常情况及时与手术医师沟通,共同研究妥善处理。对实习和进修人员严格要求,具体指导。

（七）手术完毕麻醉停止,麻醉者填写麻醉记录,亲自护送并向接受科室承接医务人员交代清楚麻醉手术经过及注意事项。

（八）术后患者24小时随访,检查有无麻醉后并发症或后遗症,并做适当处理,记录于手术后随访单。遇有并发症等情况协同病房医师共同处理,发生严重并发症等问题及时向上级医师和科室负责人报告,及时作出处置。

（九）手术后及时整理麻醉记录单,随患者病历一同交患者所在病区。麻醉器械及时清理、维修,妥善保管,补充麻醉药品。

（十）保持麻醉科手术室整洁安静,设备药品处于完好状态,随时接收手术。完善急诊手术准备,加强术中、术后管理。外来人员经医疗管理部门批准方可入内参观。

（十一）麻醉医师按《病历书写规范》书写麻醉记录,麻醉科定期组织检查整改,统计分析麻醉工作质量和效率指标。

（十二）加强值班制度、操作技术、急救器械准备,随时参加抢救危重患者。

三、妇产科工作制度

（一）学习贯彻法律法规、医改及医保政策和医院规章制度，保证妇产科工作正常运行。

（二）依据医院建设规划和年度安排，拟制妇产科年度工作计划。落实年度任务指标，完成妇产科患者门诊住院医疗、护理、教学、科研工作。按要求进行工作总结。

（三）严格执行医疗质量安全核心制度和医院规章制度，有计划组织学习和督促检查，尽职尽责完成患者诊断、治疗和护理工作，不断提高医疗服务质量，减少医疗护理差错，预防和杜绝医疗事故，确保患者安全。

（四）组织全科人员进行业务学习和技能培训，结合临床组织教学、科研工作，积极开展新业务、新技术，促进业务能力提升和学科建设发展。

（五）制订本科各种疾病诊疗方案和应急预案。严格分级手术管理，妥善安排手术方案，按规定书写手术记录。注重围术期和术后观察管理。科学安排医师、护士日常工作和一线值班人员工作及二线、三线听班，正确处置急诊手术与患者突发情况。

（六）承担妇产科疾病院内外会诊，本科主治医师以上人员轮流承担会诊。科主任或副高级职称以上人员视情会诊。患者转入本科治疗，报告上级医师及科室负责人。

（七）落实住院患者分级管理，重视患者基础和专科护理。医师、护士定期查房和巡视患者，及时掌握患者病情变化并采取有效措施。遇有重大情况及时逐级上报。

（八）加强病房管理，保持清洁舒适、肃静安全。护士长负责保管病区财产、设备，定期向患者宣讲卫生知识，定期召开患者座谈会，融洽医患关系。

（九）建立健全登记统计，项目齐全，内容翔实，符合规范要求。经常分析、准确判断患者诊断及手术患者伤口愈合情况，尽量减少术后并发症，提高医疗质量。

（十）结合医保支付制度改革政策要求，组织按疾病诊断相关分组（DRG）付费管理，正确实施临床路径规范要求，定期分析改进。

（十一）加强团结协作，融洽内外关系。

四、眼科工作制度

（一）学习贯彻法律法规、医改及医保政策和医院规章制度，保证眼科工作正常运行。

（二）依据医院建设规划和年度安排，拟制眼科年度工作计划。落实年度任务指标，完成眼科患者门诊住院医疗、护理、科研、教学工作。按要求进行工作总结。

（三）严格执行医疗质量安全核心制度和医院规章制度，有计划组织学习和督促检查，结合实际抓好患者诊疗和护理工作，不断提高医疗护理质量，预防和杜绝医疗事故，减少医疗护理差错，确保患者安全。

（四）门急诊由主治以上医师担任，实行首诊负责制和住院医师24小时负责制。

（五）开展继续医学教育，深化"三基"培训，不断更新知识结构，积极开展新技术、新业务，提高诊疗技术水平和科研能力。

（六）由主治医师、主管护师负责，认真组织本科进修、实习医师及护理人员临床教学工作。

（七）科室日常工作有目标、有计划、有检查、有总结，落实责任，严明奖惩。

（八）科主任、护士长以身作则，发扬民主，听取意见建议，及时查漏补缺，改进完善工作,推动眼科医疗、教学、科研等工作顺利开展。

（九）加强团结协作,融洽内外关系。

五、耳鼻咽喉科工作制度

（一）学习贯彻法律法规、医改及医保政策和医院规章制度,保证耳鼻咽喉科工作正常运行。

（二）依据医院建设规划和年度安排,拟制耳鼻咽喉科年度工作计划。落实年度任务指标,完成门诊住院医疗、护理、科研、教学工作。按要求进行工作总结。

（三）认真检查患者,做出正确诊断治疗。规范病历书写和各种登记。遇疑难病例确诊困难或疗效不显著,请示上级医师或上报科室会诊。

（四）严格执行医疗质量安全核心制度和医院规章制度,有计划组织学习和督促检查,结合实际抓好患者诊疗和护理工作,不断提高医疗护理质量,预防和杜绝医疗事故,减少医疗护理差错,确保患者安全。

（五）门诊患者按挂号顺序就诊。急危重症患者优先,老、幼、残、孕患者优先。门诊护士加强巡视,妥善安排。非正常上班时间由值班医师负责急诊患者接诊处理。

（六）科主任检查各级医师治疗方案、病历书写、合理用药和转科、会诊等事宜。重点检查疑难危重患者,直接参加抢救急危重患者。

（七）严格无菌操作,认真执行技术操作常规和各项规章制度。备用药品器械指定专人负责保管。门诊器械按规定灭菌消毒,做好科内空气、物体表面、地面及医疗废弃物消毒处理,防止医院内感染。

（八）建立健全登记统计,项目齐全,内容翔实,符合规范要求。

（九）加强团结协作,融洽内外关系。

六、口腔科工作制度

（一）学习贯彻法律法规、医改及医保政策和医院规章制度,保证口腔科工作正常运行。

（二）依据医院建设规划和年度安排,拟制口腔科年度工作计划。落实年度任务指标,完成门诊住院医疗、护理、科研、教学工作。按要求进行工作总结。

（三）严格执行医疗质量安全核心制度和医院规章制度,有计划组织学习和督促检查,结合实际完善口腔科诊室、检查和技工室工作制度,不断提高诊疗质量,预防和杜绝医疗事故,减少医疗护理差错,确保患者安全。

（四）认真检查患者,做出正确诊断治疗,规范病历书写和各种登记。遇疑难病例确诊困难或疗效不显著,请上级医师会诊。做好治疗后随访工作。

（五）保持诊室环境卫生整洁,严格技术操作规范,严防差错事故。口腔器械按规定灭菌消毒,强化感染管理意识,严格无菌操作,避免交叉感染。

（六）组织本科人员学习业务技能,开展新技术、新业务,持续提高医疗质量。按规定书写门诊病历,预约复诊时间。

（七）经常检查和合理使用仪器设备,避免损坏。加强设备的维修保养。如设备发生故障,在及时修理的同时报告科主任。

（八）安排口腔科人员日常值班和听班,承担本科急诊会诊工作。建立健全登记统计,项目齐全,内容翔实,符合规范要求。

（九）经常开展健康教育，宣传牙齿保健常识，提高洁牙护牙的自觉性，提高健康水平。

（十）加强团结协作，融洽内外关系。

七、医疗美容科工作制度

（一）按照医院工作计划，学习贯彻法律法规、医改和医保政策以及医院规章制度，保证科室工作正常运行。

（二）依据医院建设规划和年度安排，制订年度工作计划。落实年度任务指标，完成门诊医疗、护理、教学、科研工作，按半年和年度进行工作总结。

（三）科主任对全科统一管理，开展门诊及病房各项工作，各类管理台账完整。

（四）对医院各项部署安排进行分解细化和跟踪检查，及时召开科务会，贯彻落实医院会议精神和上级指示要求。

（五）坚持文明用语，微笑服务。诊室保持清洁、整齐、明亮。简化就诊手续，认真检诊患者，做到合理检查、合理用药、合理治疗、合理收费。

（六）规范书写病历、处方和检查申请单。每月至少组织一次自查，深入分析评估，持续提高医疗质量。

（七）严格执行首诊负责制，不得以任何理由推诿患者。疑难病症患者经两次复诊仍不满意，应及时请示上级医师或协调会诊，提高治愈率。

（八）严格手术患者管理，术前完成必要检查，明确诊断，做出术前小结，请患方签署知情同意书。

（九）甲乙类手术、新开展手术和原国家卫生部2009年颁布的"医疗美容项目"手术，均须进行术前讨论。

（十）术前讨论由科室负责人主持，就患者诊断、手术适应证、手术方法、麻醉方式和术中、术后发生并发症与处置措施进行讨论。同时根据手术级别和难易程度，确定担任手术的医师。

（十一）对于风险性较大的手术、患者强烈要求的手术，除术前讨论外，手术应由经验丰富的医师以上人员担任，并报医疗管理部门批准。

（十二）术前各项准备须提前完成。手术医师应在术前一日开医嘱，并检查手术前护理工作实施情况，积极协助手术室护士准备特殊器械。

（十三）强化科室团结协作，与其他部门和科室密切协调配合，融洽内外关系。

（罗卫东　余红霞　刘燕翌）

第十三章　药　学　管　理

医院药学,泛指医院中一切与药品和药学服务有关的事项,包括药品采购、保管、分发、调剂、制剂、质检、临床药学、药学监护、新药临床研究等。医院药学管理,是指医疗机构以临床药学为基础,对临床用药全过程进行有效的组织实施与管理,促进临床科学、合理、安全用药的药学技术服务和相关的药品管理工作。随着我国人民群众健康需求日益增长,就医理念和方式发生深刻变化,同时,"三医联动"、药品耗材集中采购等医药卫生体制重大改革促使医院药学管理发生前所未有的变革。在这一进程中,非公立医院药学管理的职能定位也随之调整、充实和改变,呈现出专业技术性、政策法规性、经济管理性、信息指导性等更为鲜明的特征,对激发和释放非公立医院创新活力的作用进一步彰显。

加强和改进药学管理,既是新形势下深化医药卫生体制改革、全面建立现代医院管理制度的一项重要任务,也直接关系到人民群众和广大患者的切身利益。本章在编写过程中,以国家最新政策法规为基本遵循和依据,立足非公立医院具体实际,深入梳理药学管理的重点、难点、热点和痛点,从药事管理、药物临床应用管理、药剂管理、药物临床试验管理等四个方面,对药学管理相关制度进行了提炼和规范,具有较强的科学性、针对性、系统性和实效性,供非公立医院在实践中参考和运用。

第一节　药　政　管　理

一、药事管理制度

（一）总则

1. 医院药事管理,指以患者为中心,以临床药学为基础,对临床用药全过程进行有效的组织实施与管理,促进临床科学、合理用药的药学技术服务和相关的药品管理工作。

2. 药事管理工作由医院药事管理与药物治疗学委员会（简称"药事委员会"）指导并监督,日常监管工作由药学部门负责实施。

3. 依法取得相应资格的药学专业技术人员方可从事药学专业技术工作。

4. 医务人员不得在药品购销、使用中牟取不正当经济利益。

（二）组织机构

1. 药事委员会为指导与监督医院药事管理和临床药学工作开展的决策咨询机构。

2. 药学部门在药事委员会指导下承担医院药品调剂、药学服务、合理用药、质量检验、药学情报、药物临床试验和制剂生产等日常工作。根据安排从事药品采购,制定并落实医院药事工作制度、医院药品目录及药事工作流程制订的组织工作。

（三）药物临床应用管理

1. 药物临床应用是以国家政策法规和有关行业制度、标准与规范为依据,制定医院分类药物临床应用管理办法。

2. 医师在药物临床应用中须以安全、有效、经济为原则,遵循临床路径、临床诊疗指南和药品说明书等合理应用药物,医师应尊重患者对药品使用的知情权和隐私权。

3. 医师、临床药师和护士组成临床合理用药团队,遵循临床路径、临床诊疗指南和药品说明书,开展临床合理用药工作。

4. 药学专业技术人员应对医师处方与用药医嘱进行适宜性审核,发出药品时应告知患者用法、用量及注意事项,指导患者合理用药。

5. 药学部门应当建立临床用药监测、评价和超常预警制度。对药物临床使用安全性、有效性和经济性进行监测、分析、评估,组织实施处方、用药医嘱评价和干预。

6. 临床药师全职参与临床药物治疗工作,开展合理用药教育与临床药学工作。

7. 医务人员发现药品不良反应、用药错误和药品损害事件,应立即开展救治,同时上报医院药物不良反应办公室及医疗、护理等相关管理部门。

8. 药物临床试验管理、医院制剂研发生产等业务,应执行国家相应的法规制度要求。

（四）**药剂管理**

1. 药学部门根据临床需求制订采购计划,由医院指定专职部门集中采购。放射性药品可由核医学科按需采购与调剂使用。未经医院专门授权,任何科室或部门不得从事药品采购、调剂、制剂等,也不得使用非指定部门采购和供应的药品。

2. 根据《国家基本药物目录》《处方管理办法》《国家处方集》等制定《医院药品处方集》,作为临床用药参考。

3. 严格执行药品购入检查、验收制度,不得购入或调剂不符合质量要求药品。

4. 严格执行药品保管制度,定期检查库存药品质量,药品储存管理符合规定要求。

5. 麻醉药品、精神药品、医疗用毒性药品、放射性药品等特殊管理药品使用按照国家有关法律法规进行管理和监督使用。

6. 中药饮片按照国家《医院中药饮片管理规范》执行。

7. 除药品质量原因,为确保用药安全,药品一经发出不得退换。

8. 住院药房对注射剂按日剂量调剂,口服制剂药品按单剂量调剂。肠外营养液、危害药品静脉用药集中调配供应,按照国家《静脉用药集中调配质量管理规范》执行。

（五）**药学专业人员管理**

1. 药学专业技术人员配置不得少于医院卫生专业技术人员的8%。建立静脉用药调配中心（室）的,应当根据实际需要另行增加药学专业技术人员数量。药学专业技术人员上岗前须取得相应的药学专业技术职务任职资格。

2. 根据医院性质、任务、规模配备适当数量临床药师,三级医院不少于5名,且具有高等学校临床药学专业或药学专业本科以上学历,并经过规范化培训。

3. 直接接触药品人员,定期进行健康检查。患有传染性疾病或其他可能污染药品疾患人员,不得从事此类工作。

4. 加强药学专业技术人员培训管理,按要求组织规范化培训与继续教育,鼓励开展药学科研,并与考核、晋升及专业岗位聘任等工作挂钩。

（六）药事委员会负责监督检查医院药事管理工作,对如下行为,按照医院相关规定予以处理。

1. 未按规定执行药品采购制度。

2. 未按规定执行药品质量管理规范。

3. 非职能部门从事药品采购、调剂或制剂活动。

4. 在药品购销与使用中牟取不正当利益。

5. 存在临床不合理用药现象。

6. 其他违反药事管理制度的行为。

二、总药师制度

（一）总则

1. 总药师在医院院长、主管副院长领导、药事委员会指导下，兼任药学部门负责人，担任医院药事委员会副主任委员。

2. 总药师是医院药事管理和药学服务的主要负责人，全面负责医院药事管理工作，指导和考核临床科室完成医院合理用药管理目标。

（二）职务聘任

1. 医院人力资源部门按照公正择优原则组织公开遴选，按规范程序聘任。

2. 总药师实行聘任制，一届任期5年。

3. 总药师任职要求

（1）基本条件：遵纪守法，廉洁自律，身体健康，具有良好职业操守和大局意识，团队协作精神强。无违法违纪违规行为。

（2）专业能力：热爱药学事业，药学理论水平高，实际工作经验丰富，具有优秀的药学专业业务能力和药物治疗选择的决策能力。

（3）工作年限：从事药事管理工作5年以上，具备高级药学专业技术职称或药学专业硕士及以上学位，学术影响力较高。

（4）管理能力：熟悉国家政策法规和行业发展趋势，具备独立全面领导医院药事管理的工作能力和较强的组织协调能力。

（三）工作职责

1. 负责药事委员会组织协调与日常管理。对医院药品、药事重大问题提供建设性意见，组织落实医院药事决策。研究制订合理用药方案，建立药品遴选实施方案与工作流程。

2. 组织开展以合理用药为核心的临床药学工作。制订并动态调整临床科室药品供应目录和重点监控目录。对临床科室药品使用和抗菌药物临床应用实施监督管理。开展处方评价和重点药品监控预警，定期分析通报合理用药情况。组织药师对医师处方和医嘱审核，参与临床查房、重大疾病治疗方案、药物治疗监测和药物疗效评价。加强抗菌药物分级管理，及时纠正存在问题。

3. 负责医院药品供应保障。按照国家医改政策，组织制订医院年度药品采购计划，汇总分析药品使用数据信息，指导采购部门采购药品。合理控制药品费用增长和医院药占比，提高运营效益。负责药品出入库质量把关和安全储存。加强毒性、麻醉和精神药品管理。

4. 负责药学学科和人才建设。指导临床药学学科建设，制订科研和年度培训计划，指导开展药学新理论、新技术引进应用，组织评估并提出建议。加强药师队伍建设，提高药事管理水平。组织药学部门和药师岗位绩效考核，对考核结果运用提出建议。

（四）绩效考核

医院定期考核总药师,作为绩效薪酬兑现及留任奖惩基本依据。考核成绩突出给予表彰奖励,工作失职渎职、违规违纪甚至引发严重问题的按照规定程序予以查处。

三、处方管理制度

（一）总则

1. 处方指由注册执业医师和执业助理医师在诊疗活动中为患者开具,由取得药学专业技术职务任职资格的药学专业技术人员(简称药师)审核、调配、核对,并作为患者用药凭证的医疗文书,包括门急诊处方和病区用药医嘱单。

2. 处方管理制度适用于与处方开具、调剂、保管相关的医院相关科室与人员。

3. 医师开具处方和药师调剂处方应当遵循安全、有效、经济的原则。医院药品必须凭医师处方销售、调剂和使用。

4. 药学、医疗管理部门负责处方开具、调剂、保管相关工作的监督与管理。

（二）处方权获得

1. 经卫生健康行政部门注册的执业医师在执业地点取得相应的处方权。

2. 医师填报《处方权限申请表》,经所在科室主任同意后报医院医疗管理部门审核通过,签名留样,方可获得处方权。抗菌药物、麻醉药品和第一类精神药品处方权,须通过医院培训考核。中医处方权(开具中药饮片、中药颗粒剂),须具有中医专业或中西医结合专业。

3. 执业助理医师开具处方,须由上级医师审签。

4. 医师签名样式须在药学、医疗管理部门分别留档,标明处方权限、身份类别和有效期限。

（三）处方开具

1. 医师根据医疗、预防、保健需要,按照诊疗规范、药品说明书中的药品适应证、药理作用、用法、用量、禁忌、不良反应和注意事项等开具处方。

严格遵守有关开具医疗用毒性药品、放射性药品处方的法律法规和规章。

2. 医师按照国家麻醉药品和精神药品临床应用指导原则,开具麻醉药品、第一类精神药品处方。不得为自己开具该类药品处方。

3. 处方开具当日有效。特殊情况下须延长有效期的,由开具处方的医师注明有效期限,最长不得超过 3 天。

4. 一般处方不超过 7 日用量,急诊处方不超过 3 日用量。慢性病、老年病或特殊情况,处方用量可适当延长,医师须注明理由。医保处方用量按当地医疗保险规定执行。医疗用毒性药品、放射性药品的处方用量应当严格按照国家有关规定执行。

5. 除须长期使用麻醉药品和第一类精神药品的门(急)诊癌症疼痛患者和中、重度慢性疼痛患者外,麻醉药品注射剂仅限于医疗机构内使用。

6. 为门(急)诊患者开具的麻醉药品注射剂,每张处方为一次常用量;控缓释制剂,每张处方不得超过 7 日常用量;其他剂型,每张处方不得超过 3 日常用量。哌醋甲酯用于治疗儿童多动症时,每张处方不得超过 15 日常用量。

7. 为门(急)诊癌症疼痛患者和中、重度慢性疼痛患者开具的麻醉药品、第一类精神药品注射剂,每张处方不得超过 3 日常用量;控缓释制剂,每张处方不得超过 15 日常用量;其他剂型,每张处方不得超过 7 日常用量。

8. 为住院患者开具的麻醉药品和第一类精神药品处方应当逐日开具,每张处方为 1 日常用量。

9. 对于需要特别加强管制的麻醉药品,盐酸二氢埃托啡处方为一次常用量,仅限于二级以上医院内使用;盐酸哌替啶处方为一次常用量,仅限于医疗机构内使用。

10. 长期使用麻醉药品和第一类精神药品的门(急)诊癌症患者和中、重度慢性疼痛患者,每 3 个月须到医疗机构复诊或者随诊一次。

（四）处方书写

1. 处方分为普通处方笺(白色)、医保处方笺(白色)、儿童用处方笺(绿色)、急诊处方笺(淡黄色)、第二类精神药品处方笺(白色,右上角标注"精二")、麻醉药品处方笺(粉红色,右上角标注"麻")和第一类精神药品处方笺(粉红色,右上角标注"精一")。

2. 处方书写规则

（1）患者一般情况、临床诊断填写清晰、完整,并与病历记载相一致。

（2）每张处方限于一名患者的用药。

（3）字迹清楚,不得涂改;如须修改,应当在修改处签名并注明修改日期。

（4）药品名称应当使用规范的中文名称书写,没有中文名称的可以使用规范的英文名称书写;医疗机构或者医师、药师不得自行编制药品缩写名称或者使用代号;书写药品名称、剂量、规格、用法、用量要准确规范,药品用法可用规范的中文、英文、拉丁文或者缩写体书写,不得使用"遵医嘱""自用"等含糊不清字句。

（5）患者年龄应当填写实足年龄,新生儿、婴幼儿写日、月龄,必要时要注明体重。

（6）西药和中成药可以分别开具处方,也可以开具一张处方,中药饮片应当单独开具处方。

（7）开具西药、中成药处方,每一种药品应当另起一行,每张处方不得超过 5 种药品。

（8）中药饮片处方的书写,应当按照"君、臣、佐、使"的顺序排列;调剂、煎煮的特殊要求注明在药品右上方,并加括号,如布包、先煎、后下等;对饮片的产地、炮制有特殊要求的,应当在药品名称之前写明。

（9）药品用法用量应当按照药品说明书规定的常规用法用量使用,特殊情况需要超剂量使用时,应当注明原因并再次签名。

（10）除特殊情况外,应当注明临床诊断。

（11）处方医师的签名式样和专用签章与院内药学部门留样备查的式样相一致,不得任意改动,否则应当重新登记留样备案。

3. 药品剂量与数量用阿拉伯数字书写。

剂量使用法定剂量单位:重量以克(g)、毫克(mg)、微克(μg)、纳克(ng)为单位;容量以升(L)、毫升(ml)为单位;国际单位(IU)、单位(U);中药饮片以克(g)为单位。

片剂、丸剂、胶囊剂、颗粒剂分别以片、丸、粒、袋为单位;溶液剂以支、瓶为单位;软膏及乳膏剂以支、盒为单位;注射剂以支、瓶为单位,注明含量;中药饮片以剂为单位。

（五）处方调剂

1. 具有药师以上专业技术职务任职资格的人员负责处方审核、评估、核对、发药以及安全用药指导;药士从事处方调配工作。

2. 药师凭医师处方调剂处方药品,非经医师处方不得调剂。

3. 药师按照操作规程调剂处方药品。认真审核处方,准确调配药品,正确书写药袋或粘贴标签,注明患者姓名和药品名称、用法、用量,包装;向患者交付药品时,按照药品说明书或者处方用法,进行用药交代与指导。

4. 药师认真逐项检查处方前记、正文和后记书写是否清晰、完整,并确认处方的合法性。

5. 药师对处方用药适宜性进行审核

(1)规定必须做皮试的药品,处方医师是否注明过敏试验及结果的判定。

(2)处方用药与临床诊断的相符性。

(3)剂量、用法的正确性。

(4)选用剂型与给药途径的合理性。

(5)是否有重复给药现象。

(6)是否有潜在临床意义的药物相互作用和配伍禁忌。

(7)其他用药不适宜情况。

6. 药师经处方审核后,认为存在用药不适宜时,应当告知处方医师,请其确认或者重新开具处方。

药师发现严重不合理用药或者用药错误,应当拒绝调剂,及时告知处方医师,并应当记录,按照有关规定报告。

7. 药师调剂处方"四查十对"。查处方,对科别、姓名、年龄;查药品,对药名、剂型、规格、数量;查配伍禁忌,对药品性状、用法用量;查用药合理性,对临床诊断。

8. 药师完成处方调剂后,在处方上签名或加盖专用章。

9. 除麻醉药品、精神药品、医疗用毒性药品和儿科处方外,不得限制门诊就诊人员持处方到药品零售企业购药。

(六)监督管理

1. 药学部门分类保管处方。保存期满经分管副院长批准和备案后,方可销毁。普通处方、医保处方、急诊处方、儿童处方保存期限1年。医用毒性药品、第二类精神药品处方保存期限2年。麻醉药品、第一类精神药品处方保存期限3年。

2. 按照药品品种和规格对麻醉药品和精神药品消耗使用情况进行登记,登记内容包括发药日期、患者姓名、用药数量。专册保存期限3年。

3. 医院定期组织处方评价,对处方实施动态监测及超常预警,登记与通报不合格处方,及时干预不合理用药。

4. 医院每季度对出现超常处方3次以上且无正当理由的医师提出警告,限制其处方权。限制处方权后,3个月内仍连续2次以上出现超常处方且无正当理由的,取消其处方权。

5. 出现下列情形之一,医疗管理部门取消处方权:

(1)未经医院聘用。

(2)被责令暂停执业。

(3)考核不合格,离岗培训期间。

(4)被注销、吊销执业证书。

(5)不按照规定开具处方或使用药品,造成严重后果。

(6)开具处方牟取私利。

四、药剂科工作制度

(一)严格执行相关法律法规、医改及医保政策和医院规章制度,规范药品采购、供应、管理,确保医疗工作有序运行。

（二）根据医院年度预算、科室需求和药品储备情况制定药品每季度、每月采购计划,经医院研究审批后执行。按照规定合法渠道采购药品,严禁购入假药、劣药。每季度向医院主管部门与分管药学的副院长报告药品消耗和经费开支情况。

（三）科室提出临床使用非本院供应新品种申请,药剂科主任审查,医院药事委员会讨论,报医院审批程序后方可采购供应。尽量保障临床患者诊疗药品需要。

（四）建立药品入库验收制度,凭实物和原始单据登记入账。如发现实物和原始单据所记数量、规格、质量等不符,及时查明原因,报告科主任妥善处理。

（五）药库按药品性质分类保管,设有标志。冷藏、通风、防潮、避光、防尘等设施完备,防火防盗措施到位,易燃、易爆、腐蚀性等药品单独存放。

（六）库存药品建账、建卡,出入库及时注账、登记,做到收发有据,手续齐全。定期清库盘点,及时统计核算。

（七）药品标签颜色符合品种规定,中文书写药名,注明规格、效期。患者凭处方、科室凭请领单领取药品,依处方、请领单和出库单核对实物,确认无误后发出。

（八）各科储备药品种类数量由药剂科与科室商定,护士长负责保管,按医嘱使用。药品数质量每月检查一次,发现浑浊、沉淀、变质、发霉、过期等现象一律停用。

（九）麻醉、精神、医疗用毒性药品按规定严格保管,定期清理,出入手续正规,及时入账,严防差错。有效期药品建立有效期表,防止过期失效。

（十）各科室损失或耗损药品由责任者或负责人填写报告表,科主任提出处理意见后送药剂科审批。出现重大损失时,上报医疗管理部门和分管副院长,进行处理。药剂科药品耗损由药库保管人员书写报告,经药剂科主任批准方可报损。

（十一）经常深入科室,了解药品供应、管理和抗生素使用等情况,征求意见建议。定期参加临床科室病例讨论,指导临床合理用药,提供咨询服务。

（十二）设立昼夜值班,准确调配处方,满足临床治疗需要。保证药品供应。大输液和消毒液等实行定期下送服务。

（十三）积极开展临床药学。监测报告药品不良反应,提供药学信息和用药咨询,协助临床制订和实施药物个体化治疗方案,开展药物经济学及合理用药研究,做好新药临床验证和疗效评价工作。

（十四）在医院药事委员会指导下,制定、调整医院《基本用药目录》和《处方手册》,提出淘汰药品意见,协调解决用药相关重要问题。

（十五）完成药学人员继续医学教育,负责药学进修、实习人员教学培训工作。

第二节　药品供应保障

一、优先应用基本药物制度

（一）基本药物指能够满足基本医疗卫生需求,剂型适宜、保证供应、基层能够配备、民众能够公平获得的药品,具有安全、必需、有效、价廉的基本特征。

（二）医院根据国家和省级基本药物目录,结合临床诊疗实际,优先配备并鼓励优先使用基本药物。

（三）临床医师根据患者病情,合理开具所需药品,对药品情况进行告知。患者有权知悉所列药品相关信息,有优先选择疗效相同或相近基本药物的权利。

（四）各临床科室结合临床实际,鼓励临床医师优先选用基本药物。

（五）药学部门将基本药物使用情况列为处方评价重点内容,每月随机抽取临床科室处方医嘱,对基本药物使用情况及合理性进行评价。

（六）药学部门配合医疗管理部门,根据各临床科室收治病种及用药谱,拟定科室基本药物费用占比指标,纳入医疗质量考核评价体系。

（七）药学部门定期汇总分析医院基本药物使用情况,研究制订改进措施,持续改善基本药物使用水平。

（八）医院定期组织院级基本药物合理应用培训,重点学习掌握基本药物管理规定与技术性文件,提升医务人员优先应用基本药物意识与临床合理应用能力。

二、药品遴选制度

（一）总则

1. 新药引进指医院尚未引进、已经过国家批准同意生产使用的药品。医院已引进使用的药品改变生产厂家、剂型、规格和包装或停用一年以上的药品按新药管理。

2. 引进新药应临床必需、疗效确切、质量可靠、不良反应低,符合下列条件之一:

（1）具有新化学成分或新药理作用。

（2）医院已有同通用名药品,剂型不同,具有更好生物利用度、更佳临床疗效或更加合理使用方法。

3. 严格控制以下药品引进申请

（1）抗菌药物。

（2）功能不明确、适应证宽泛药品。

（3）与现有药物相比,在剂型、规格上无明显优势药品。

（4）中药注射剂。

（5）非医保范围药品。

（6）已纳入重点监控范围或使用限制药品。

4. 新药由科室申请,专家论证许可,报医院药事委员会审定通过,方可入院使用。药学部门负责日常管理和新药引进工作的组织实施。

5. 药事委员会闭会期间,原则上不受理新药引进。确属临床必需,由使用科室提出申请,经药学部门审核备案,报药事委员会正、副主任委员批准,可临时采购使用,同时应在后续一次药事委员会议上报告。

6. 新药引进应当遵循"诊疗必需、专家参与、质量优先、流程规范"的原则。

（二）科室申请

1. 科室根据临床需求,研究新药发展趋势和引进可行性,向药学部门提出申请。各科室年度内提交新药申请通常不得超过3种。药事委员会审议已否决药品,半年内不得重新申请。

2. 新药申请不得跨科提交,中成药应与中医科联合申请,多科使用新药由第一适应证所属科室申请。

3. 如实填写新药引进申请,提交以下资料:

（1）生产企业：生产许可证、营业执照、GMP 证书。

（2）经营企业：经营许可证、营业执照、GSP 证书。

（3）药品资料：完整药品样品 1 份、说明书实样 10 份、药学研究资料和临床应用资料（其中临床资料有 2 篇以上研究论文或临床试验报告），新药证书、注册商标批件、生产批文、物价批文、法定质量标准、省检报告、医保中标文件、质量保证书、药品配伍信息。

（4）其他资料：如中药保护品种证书。

（三）资质审查

1. 资质和形式审查主要对申请引进品种的合法性、安全性以及效价比进行初步分析，以及检查新药引进申请要素是否完整，相关资质材料提交是否齐备。完毕后，作为拟引进品种提交下一步审核。

2. 资质资料不全或不能判断材料合法有效则视为不合格，此新药引起申请提交无效。

（四）技术审查

1. 技术审查主要从药理学、药效学、药物经济学及质量标准等方面，对拟引进药品和拟淘汰药品进行评价。

（1）拟引进药品质量和安全性是否可靠，不良反应是否可控。

（2）与在用品种相比是否有优势，拟淘汰品种是否缺少临床应用价值。

（3）是否为现有诊疗提供新的方法和手段，这种改变是否安全并可得到法规或行政机关认可。

（4）药理作用方式是否符合广泛认可医学观点。

2. 审查结果作为医院拟进药品，提交药事委员会专家论证。

（五）专家论证

药学部门汇总资质审查和技术审查结果，组织专家论证。超过半数专家认为新药具有引进意义，确定为拟引进药品，并提交药事委员会会议表决。论证专家成员至少有 1 人从事与新药主适应证相符专业。

（六）药事委员会审议

1. 药事委员会逐品种无记名投票，得票超过参会人数 2/3 药品方可批准引进。报经主任委员签字同意。

2. 下列品种优先选择

（1）《国家基本药物目录》《药品集中招标采购目录》《基本医疗保险目录》内品种。

（2）原研品种，或通过仿制药一致性评价品种。

（3）国家批准一类、二类新药品种。

（4）医院参加新药临床研究或进行过临床验证的疗效可靠品种。

（5）质量优异且价格低廉品种。

3. 下列品种不予引进

（1）曾发生过严重质量事件的品种。

（2）药品名称、外观与医院在用品种相似，易混淆品种。

（3）疗效不确切，作用机制不清楚品种。

（4）曾经或极可能发生严重不良反应品种。

（5）已有不良反应严重，被欧、美、日本等国家或地区禁用品种。

（6）生产商或销售商代表在医院药品营销活动中有不良记录品种。

（七）附则

1. 药品采购部门严格按《新药引进目录》完成新药引进手续或新旧药品替换手续,及时组织药品采购。

2. 药学部门按照新药引进结果,及时修订《医院药品供应目录》,组织新药应用指征、配伍方案、注意事项等宣教培训。

三、药品供应管理制度

（一）医院药品统一由药学部门管理,任何部门和科室未经医院批准,不得自制、自购、自销、代购、代销一切药品。

（二）保证药品"三证"齐全,防止伪劣药品进入医院。医院所有单位,不得销售和使用任何没有批准文号的药品,更不得以药品名义销售其他商品。

（三）药品经营活动中,所有单位都不得采取任何手段助销、促销药品,坚决杜绝个人收受回扣行为,一经发现严肃处理。

（四）每季度检查全院销售药品情况,发现违反《药品管理法》及医院规定的问题,及时向药学、医疗管理等部门报告,并提出查处意见。医疗管理部门负责对日常发生问题的调查与处理。

（五）因患者病情急需,经科室领导同意,经治医师向医疗管理部门提出加急采购申请,分管院长审批通过后由采购部门提前采购。

（六）新药临床验证,必须经过医疗管理部门同意,由医院药学部门统一组织。

（七）药品价格统一执行国家和当地物价管理部门的物价规定。医院自制制剂价格,由药学部门与相关经济管理部门进行成本核算提出意见,履行相关审批程序同意后通知收费部门执行。

四、病区药品管理制度

（一）病区可根据医疗需要储备适量药品,按照"满足临床,合理存量,确保安全"原则配备。

（二）常备药品可按常规请领程序执行,定期及时补充,其他药品按医嘱处方请领执行。

（三）病区使用药品严格执行医嘱和查对制度,发现药品变色、发霉、混浊、过期、标识不清等情况,一律不得使用。

（四）病区存放的药品应按口服、注射、外用、滴剂等不同浓度及剂型分类放置,并按失效期先后有序排列,瓶签书写字迹清楚;特殊药品应按规定储藏条件保存与使用;药品存放处保持清洁卫生,室温控制在25℃以内。病区存放药品的冰箱不得存放其他物品。

（五）病区一般不存放高警示药品,如必须存放则应当设置专门区域,并有明显标识。对毒、麻、精神药品管理应做到标签清楚,专人管理,放置保险柜内加锁保管,做到班班清点交接,逐日消耗登记,用后药品保留空安瓿,凭空安瓿和主治医师以上人员开具的红色处方领取补充。

（六）病区药品柜钥匙由药疗护士随身携带,班班交接,确保账物相符。护士离开治疗室或药疗室等存放药品的房间时随手锁门。

五、静脉用药配制制度

（一）配制工作人员遵守各项操作规程,进入配制间清洗双手,穿戴无菌隔离衣、帽、口罩等,严格按照无菌操作技术加药,不得擅自随意加药。

(二)所有操作人员均应经过培训、考核合格后方能上岗从事配液工作。

(三)审方时,注意药物的相互作用、配伍禁忌,如有疑问及时与处方医师联系,准确无误后方可调配药物。拒绝调配不符合规定的处方。

(四)配制工作前30分钟,须开启紫外线灯和净化设施,提前运行30分钟,经消毒处理后再操作。

(五)配制前须仔细核对配制药品,无误后方可加药,发现错误及时与负责人联系,更改后再加药。

(六)配制时,严格执行规程操作,按处方内容和药物剂量在洁净室内进行无菌操作,不得随意更改。

(七)配制工作结束后,须对工作环境、所用容器用具等清洗消毒。按要求进行清场,不得留有上批药物、药液、空瓶等。

(八)核对成品时,按处方内容,逐项对照核实,防止加错药物或漏加。

(九)认真如实做好各类记录,并签字,不得随意填写。

(十)保持室内清洁、整齐、干燥,定期由医院感控科做菌落计数,对净化设备定期检查、及时更新。

(十一)下班前关闭水、电、门、窗,保证安全,防火、防盗。

第三节 药品安全

一、药品不良反应监测报告制度

(一)总则

1. 为加强医院药品不良反应报告和监测工作,保证公众用药安全,根据国家《药品不良反应报告和监测管理办法》,制定本制度。

2. 药品不良反应(ADR),指合格药品在正常用法、用量下所出现的与治疗作用无关的有害反应,与医疗差错无关。

3. 药品不良反应监测报告,指药品不良反应的发现、报告、评价和控制过程。原则上新药所有不良反应均须报告,以及已上市药品新发与严重不良反应均须报告。

(二)组织机构

1. 医院药事委员会在药品不良反应监测报告中,履行以下职责:

(1)制定医院药品不良反应监测报告管理制度和工作计划,并监督实施。

(2)组织药品不良反应监测报告宣传、教育、培训。

(3)检查药品不良反应监测报告开展情况,并定期通报。

(4)调查处理医院严重、突发、群体性药品不良反应事件,上报省市有关部门。

(5)对已确认发生严重不良反应的药品及时采取紧急控制措施。

2. 药学部门设立药品不良反应监测办公室,履行以下职责:

(1)负责医院收集、核实、整理、分析和评价药品不良反应监测资料,建立并管理医院药品不良反应事件数据库,定期向医院药事委员会和当地主管部门报告监测结果及评价意见,向临床科室反馈相关信息。

（2）具体组织药品不良反应监测报告宣传、教育、培训,开展科研学术活动,提供信息咨询服务,及时通报上级主管部门发布的药品不良反应信息。

（3）组织严重药品不良反应病例分析,制订改进措施,协助调查处理。

（4）密切关注药品不良反应动态信息,配合上级主管部门分析评价重点品种。

3. 临床科室以病区为单位设立药品不良反应监测员,通常由护士长兼任,负责本病区药品不良反应监测报告,督促医务人员按规定程序和时限上报药品不良反应,密切关注相关信息并及时通报。

（三）报告、评价与控制

1. 医院发现可能与用药有关的药品不良反应,及时记录、调查、分析、评价、处理,填写《药品不良反应/事件报告表》,按规定的程序和时限上报。

（1）医务人员本着可疑即报的原则报告医院药品不良反应监测办公室。新的严重药品不良反应 3 日内报告,死亡病例及群体事件立即报告;其他药品不良反应 10 日内报告;随访信息及时报告。

（2）医院药品不良反应监测办公室对收到药品不良反应报告的真实性、完整性和准确性进行审核,新的严重药品不良反应报告审核评价在收到报告之日起 7 个工作日内完成,其他 15 个工作日内完成,死亡病例立即上报。

（3）预防接种及其他药品发生突发、群体不良事件,立即向当地药品不良反应监测中心报告,同时报上级卫生健康行政部门。

2. 医院药品不良反应/事件年度报告数量不得低于医院收容患者总数的 1%。

3. 个人发现新的或严重药品不良反应事件,可向经治医师报告,也可向当地药品不良反应监测中心或卫生健康行政部门报告。

4. 药物临床研究机构办公室在接到严重不良事件报告后,必须在 8 小时之内以书面形式报告当地药品监督管理部门、药政管理部门、申办者、医院伦理委员会、组长单位主要研究者。若事态紧急,可先电话报告,24 小时内补齐书面报告。

5. 医院药品不良反应监测办公室定期对药品不良反应进行分析评价,采取有效措施防止和减少问题重复发生。对认真履行不良反应报告任务人员给予奖励。

二、药品安全突发事件处置应急制度

（一）总则

1. 为规范医院药品安全突发事件处置工作,保证预防、控制和处理药品安全突发事件有序进行,最大限度地减少药品安全突发事件对人员的伤害,依据国家相关规定,结合医院实际,制定本制度。

2. 药品安全突发事件,是指突然发生,对患者造成或可能造成严重损害的严重药品不良反应事件、群体不良事件、假劣药品事件及其他严重影响患者医疗安全的突发药品安全事件。

（二）组织机构

1. 医院药事委员会负责医院应对药品安全突发事件的领导指挥、组织协调和决策控制工作。

2. 医院药品不良反应监测办公室承担医院药品安全突发事件的处置工作。

（三）职责分工

1. 贯彻落实国家及上级有关处置药品安全突发事件的相关法律法规和规章制度。

2. 制订医院处置药品安全突发事件工作流程,组织各部门做好处置药品安全突发事件各项准备。

3. 做好药品安全突发事件应急处置流程的培训和演练。

4. 负责协调与上级部门药品安全突发事件的值班和报告工作。

(四)处置措施

1. 医院依托药品不良反应监测网络体系,加强对药品不良反应/事件监测工作的监督与管理,保证监测质量和时效。

2. 药品不良反应监测领导小组根据医院药品不良反应监测结果,及时做出预警。

3. 发生药品安全事件,医院各相关部门应根据患者伤害情况迅速开展临床救治。

4. 发现并确认药品安全突发事件应于 24 小时内上报上级卫生健康、药品监督主管部门,同时报上级药品不良反应监测中心,不得迟报、漏报、瞒报和谎报。报告内容包括:事件发生的时间、地点、涉及人数、药品名称、生产厂家、产品批号、药品不良反应/事件表现、潜在影响、发展趋势分析、拟采取措施、是否为计划免疫药品、报告人及联系电话等;典型病例要详细填写《药品不良反应/事件报告表》。

5. 遇有疑似药品质量问题的突发性事件,应妥善封存患者剩余药品,并暂停发放、使用、退回怀疑药品备查。

三、药品退换管理制度

(一)为确保临床用药安全,除药品质量问题,药品一经发出不予退换。

(二)退药人员须提供正式发票、发药清单等原始凭据,保证所退药品名称、剂型、规格、厂家、批号、有效期、数量等与医院发出药品信息完全一致。

(三)退药流程

1. 处方医师填写《退药申请单》,写明退药原因、所退药品名称、规格及数量,并签署姓名。

2. 退药人员凭《退药申请单》及所退药品,到药房办理退药。

3. 药房审核是否符合退药条件、手续是否齐全,对所退药品进行验收检查,合格后方可接收药品,经办药师、药房负责人双签字。

4. 退药人员持药房审签《退药申请单》、门诊收费票据到收费窗口办理退款手续。

(四)为住院患者发放药品出现以下情况可退换,由病区医护人员负责办理。

1. 确认患者出现不良反应,须更换其他药品。

2. 患者病情变化,须更换用药方案。

3. 患者死亡或转科,已开药品不能继续使用。

4. 药品出现质量问题。

(五)住院用药退换流程

1. 经治医师填写《退药申请单》,写明退药原因并签署姓名,科室负责人签字同意。

2. 病区医护人员持《退药申请单》及所退药品,到住院药房办理。

3. 药房经办药师和药房负责人共同审核退药条件与手续文本,检查验收所退药品,确认合格方可接收,并双签字。

(六)医师更改医嘱应在 2 日内退药;超过 2 日须经医疗管理部门批准。

(七)所退药品只限患者 1 日用量,超量须经医疗管理部门批准。

（八）因药品不良反应退药，病区医护人员须经药品不良反应监督网报告药品不良反应，药房经办药师核实已报信息后方可办理。

（九）因药品质量问题退药，病区医护人员填报《药品质量异常报告单》后办理退药。药房经办药师核实是否已报药品质量异常信息后予以办理。

四、药品召回制度

（一）接到上级卫生健康、药品监督管理行政部门的药品召回通知，医院值班应立即报告医院医疗管理部门，同时告知药学部门及药品采购部门。

（二）医院内部确定的药品召回通知，经办部门（科室）及时告知医疗管理部门、药品采购部门及药学部门。

（三）药学部门接到召回通知，应立即停止该药品调剂，向临床科室发布药品停用与召回信息，清点药品，退回药品库房。

（四）药品供应部门接到召回通知，及时在药品供应系统关闭该药品物价计价程序，告知药品库房封存药品、接受退货，对召回药品专册登记，上报书面材料，通知药品采购部门作进一步处理。

第四节 合 理 用 药

一、临床合理用药制度

（一）临床诊疗过程中，按药品说明书所列适应证、药理作用、用法、用量、禁忌、不良反应和注意事项等制订合理用药方案。用药如超出药品说明书范围或更改、停用药物，在病历上做出分析记录。执行用药方案时密切观察疗效，注意不良反应，根据必要指标和检验数据及时调整原定用药方案。

（二）不得随意扩大药品说明书规定适应证。因医疗创新确须扩展药品使用规定，报医院药事委员会审批并签署患者知情同意书。使用中药坚持辨证施治，注意配伍禁忌，合理选药。

（三）用药方案根据药物作用特点，综合考虑剂量、疗程、给药途径及成本与疗效比制定。尽量减少药物对机体功能不必要的干扰影响，用最少药物达到预期目的。

（四）严格掌握抗菌药物联合应用和预防应用指征、疗程。单一药物可有效治疗的感染，原则上不联合用药。联合用药原则上只能采用2种药物联合，3种及3种以上药物联合由集体会诊确定。紧急情况下临床医师请示科主任以超限使用抗菌药物，仅限1日用量。门诊患者使用抗菌药物以单用为主，严格控制联合用药。

（五）加强病原微生物检测，开展病原微生物培养、分离、鉴定技术，提高细菌药物敏感试验结果准确率，为临床医生选用抗菌药物提供依据。临床医师对住院患者使用或更改抗菌药物前采集标本作病原学检查，明确病原菌和药敏情况。

（六）使用毒性药品严格掌握适应证、剂量和疗程，避免滥用。使用肝、肾毒性药品前先进行肝、肾功能检查，定时监测肝、肾功能变化，及时调整用药。

（七）药学部门对药物日常应用情况进行监测追踪，指定专人开展处方评价工作，及时评估用药质量，分析用药趋势，干预用药异常。

（八）药学部门每月月初完成上月医院临床用药报告，列出药品应用分析情况、专项药品应用情况，通报合理用药监测和处方评价结果，曝光异常应用问题药品、违规用药人员。药事委员会发布临床用药报告。

（九）药学部门加强药物不良反应收集监控，各临床科室及时报告反馈。

（十）医疗管理部门、药学部门经常深入科室检查临床合理用药情况，针对存在问题制订改进措施，组织实施落实。

（十一）对检查认定不合理用药、不合理使用抗菌药物行为，由医疗管理部门给予通报批评、处罚等。

二、处方评价制度

（一）总则

1. 处方评价，是根据相关法规、规范，对处方书写的规范性及药物临床使用的适宜性（用药适应证、药物选择、给药途径、用法用量、药物相互作用、配伍禁忌等）进行评价，发现存在或潜在的问题，制订并实施干预和改进措施，促进临床药物合理应用的过程。

2. 医院应加强处方质量和药物临床应用管理，规范医师处方行为，落实处方审核、发药、核对与用药交代等相关规定；定期对医务人员进行合理用药知识培训与教育；制订并落实持续质量改进措施。

（二）组织机构

1. 在医院药事委员会领导下，建立由医院药学、临床医学、医疗技术、管理等多学科专家组成的处方评价专家组，为处方评价工作提供专业技术咨询。

2. 药学部门负责牵头组织处方评价工作的具体实施。

3. 药学部门成立处方评价工作小组，成员由具有临床合理用药经验的药师组成，负责处方评价具体工作。

（三）处方评价内容

1. 处方规范性

（1）处方内容有无缺项、诊断，医师签名是否规范或与留样是否一致。

（2）新生儿、婴幼儿处方是否写明日龄、月龄。

（3）西药、中成药与中药饮片是否分别开具处方。

（4）药品名称、规格、数量、单位及用法用量是否规范。

（5）处方修改是否有医师签名并注明修改日期，或药品超剂量使用是否注明原因和再次签名。

（6）单张门急诊处方是否超过5种药品。

（7）处方量是否超出规定要求，超量处方是否注明理由。

（8）抗菌药物是否符合《抗菌药物分级管理规定》。

（9）麻醉药品、精神药品、医疗用毒性药品、放射性药品等处方是否符合国家有关规定。

（10）中药饮片处方药物是否按照君、臣、佐、使顺序排列，调剂、煎煮等特殊要求是否按要求标注。

2. 处方适宜性

（1）适应证是否适宜。

（2）选用药品、药物剂型以及给药途径是否适宜。

（3）是否首选国家基本药物。

（4）用法、用量是否适宜。

（5）联合用药是否适宜，有无重复给药。

（6）有无配伍禁忌或不良相互作用。

（7）药房窗口药师是否对处方进行适宜性审核。

3. 是否存在超常处方

（1）无适应证用药。

（2）无正当理由开具高价药。

（3）无正当理由超说明书用药。

（4）无正当理由为同一患者同时开具2种以上药理作用相同药物。

（四）处方评价实施

1. 门急诊处方的抽样率不应少于总处方量的1‰，且每月评价处方绝对数不应少于100张；病房（区）医嘱单的抽样率（按出院病历数计）不应少于1%，且每月评价出院病历绝对数不应少于30份。

2. 医院处方评价小组应当按照确定的处方抽样方法随机抽取处方，对门急诊处方进行评价；病房（区）用药医嘱的评价应当以患者住院病历为依据，实施综合评价。

3. 医院应建立专项处方评价制度，根据药事管理和药物临床应用管理的现状，确定评价的范围和内容，对特定的药物或特定疾病的药物使用情况进行处方评价。

（五）监督管理

1. 医疗管理部门对药事管理、处方管理和临床用药进行综合分析评价，定期公布处方评价结果，提出质量改进意见。

2. 医疗管理部门根据处方评价结果，对开具不合理处方医师批评教育和培训。

3. 处方评价结果纳入医院合理用药考核体系，与科室和医师绩效考核挂钩。

三、临床药学工作制度

（一）临床药学是以患者为对象，以提高临床用药质量为目的，以药物与机体相互作用为核心，研究和实践药物临床合理应用方法的综合性应用技术学科。临床药学工作一般由临床药师承担。

（二）根据国家《医疗机构药事管理规定》《三级综合医院评审标准》规定，根据本院性质、任务、规模配备适当数量的临床药师。

（三）临床药师的工作职责

1. 参与临床药物治疗工作，对处方或者用药医嘱进行适宜性审核，开展治疗药物监测，进行个体化药物治疗方案的设计、实施，对重点患者实施用药监护并书写药历。

2. 与医师共同对患者药物治疗负责，参与查房、会诊、病例讨论和疑难、危重患者的医疗救治，协助医师做好药物遴选，对药物临床应用提出改进意见。

3. 掌握并及时反馈与临床用药相关的药物信息，监测药物安全性，提供用药咨询服务，开展合理用药宣传教育，指导合理用药。

4. 开展药物临床应用研究，以及不合理用药干预和药物利用评价研究，开展新药上市后安全性和有效性监测。

（四）采取各专科轮转或1~2个重点专科集中学习等方式，以熟悉掌握各专科用药，规范临床药师培养模式。

（五）专职临床药师每年临床药学实践不少于全部工作时间的80%，每年临床工作不少于10个月。

（六）临床药师具备良好的敬业精神和奉献精神，热爱本职工作，不断提高自身综合素质，贴近临床需求，配合所在专科临床工作。

（七）加强临床药学教学工作，及时总结，定期开展临床工作经验交流。

四、临床药师查房制度

（一）临床药师以患者为中心，面对面为患者提供药学技术服务。

（二）临床药师查房，可随科室主任查房，或随治疗小组查房，还可以针对重点患者进行查房。

（三）临床药师查房重点是对患者疾病治疗提出合理的用药建议。

（四）临床药师查房前作好相应的准备，详细阅读患者病历和病程记录，关注重点患者以及患者用药重点，以便查房时对患者提出合理用药意见。

（五）临床药师对所关注的重点患者全程跟踪，保持用药记录的完整性，进行用药系统分析，不断提高为临床服务质量。

（六）临床药师对医护人员及患者提出有关药物治疗问题当面做出合理解释，对暂时不能解释的问题待查房后，经查阅资料、组织讨论或请示上级药师后，尽快给予反馈。

（七）临床药师要加强临床知识的学习积累，努力探寻临床药学与临床医学的深度融合，持续提高临床合理用药能力。

（八）临床药师在查房后及时汇总整理，填写查房记录表，相关资料存档保存。

五、超药品说明书用法管理制度

（一）超药品说明书用法，指药品使用适应证、给药方法或剂量不在国家药品监督管理部门批准的说明书内的用法，包括年龄、给药剂量、适应人群、适应证或给药途径等与药品说明书不同的用法。

（二）使用超药品说明书用法的基本条件

1. 在影响患者生活质量或危及生命情况下，无可替代药品。超药品说明书用药时，要充分考虑药品不良反应、禁忌证、注意事项等，权衡患者利益，确保最佳用药方案。

2. 用药目的是为了患者利益，而非试验研究或关乎医师自身利益。

3. 有合理的循证医学证据，如医学或药学研究文献资料。

4. 须向医院药事委员会（或伦理委员会）提出申请，经批准同意后报医疗管理部门备案。

5. 告知患者治疗步骤、预后情况及可能出现的危害，充分尊重患者知情权。是否签署知情同意书取决于该用法危险程度、偏离标准操作程度及用药目的等。

（三）药师审核处方，包括处方用药与临床诊断相符性、剂量用法正确性、其他用药不适宜情况等。药师经处方审核后，认为存在用药不适宜时，告知处方医师确认或重新开具处方。药师发现严重与潜在不合理用药或用药错误，应拒绝调剂。

（四）临床药师对住院超药品说明书用药患者开展药学监测，分析评价用药安全性和疗效，分析药物不良反应原因并上报医疗管理部门，防止和减少问题重复发生。

六、药物咨询制度

（一）门诊药房划定专门区域，由具有临床药学背景的专业药师为患者提供关于各类药物的咨询服务。

（二）药物咨询服务主要包括

1. 用法与用量，老人、儿童、孕妇、哺乳期妇女等特殊患者用药注意事项。

2. 药物与其他药物或食物间可能产生的相互作用与禁忌。

3. 常见不良反应及鉴别处理方法。

4. 药品储存注意事项。

5. 漏（误）服药应采取的措施。

（三）提供咨询服务的药师可按专业方向轮流排班，在咨询室外张贴告知。

（四）药师耐心听取和解答患者诉求，视情联系相关人员协助解答。

（五）发现疑似临床用药差错或发药差错时，药师立即联系处方医师或调剂药师确认；如沟通后仍与处方医师存在不同意见，上报医疗管理部门协调解决。

（六）药师记录咨询内容，每月分析查找临床用药和处方调剂中的潜在问题。

第五节　抗菌药物管理

一、抗菌药物临床应用管理制度

（一）总则

1. 抗菌药物指治疗细菌、支原体、衣原体、立克次体、螺旋体、真菌等病原微生物所致感染性疾病的药物，不包括治疗结核病、寄生虫病和各种病毒所致感染性疾病的药物以及具有抗菌药物作用的中药制剂。

2. 抗菌药物临床应用遵循安全、有效、经济原则。

3. 抗菌药物临床应用实行分级管理。根据安全性、疗效、细菌耐药性、价格等因素，将抗菌药物分为非限制使用级、限制使用级与特殊使用级。

（二）组织机构和职责

1. 医院药事委员会下设抗菌药物管理工作组（简称工作组），由医疗、药学、护理、感染性疾病、临床微生物、医院感染管理部门负责人或具有相关专业高级技术职务人员组成，医疗管理部门、药学部门共同负责日常管理。

2. 工作组职责

（1）制定抗菌药物管理制度及临床应用相关技术性文件，监督实施。

（2）制定《医院抗菌药物供应目录》，科学合理的动态调整。调整周期原则上为2年，最短不少于1年。

（3）监测抗菌药物临床应用与细菌耐药情况，定期分析、评估监测数据并发布信息，提出干预和改进措施。

（4）对医务人员进行抗菌药物管理法律法规、规章制度和技术规范教育培训，组织合理应用抗菌药物知识公众宣传教育。

3. 聘任呼吸内科、感染科、重症监护科、感染控制科、临床药学等专业高级职称人员作为医院抗菌药物临床应用技术指导专家,参与抗菌药物临床应用管理。

4. 临床医师严格执行《抗菌药物临床应用指导原则》《处方管理办法》等技术规范,合理应用抗菌药物,自觉接受监督检查。

5. 药学部门配备感染专业临床药师,对抗菌药物临床应用提供技术支持,指导合理应用抗菌药物,参与抗菌药物临床应用管理。

6. 临床微生物室开展微生物培养、分离、鉴定和药物敏感试验等工作,提供病原学诊断和细菌耐药技术支持,参与抗菌药物临床应用管理。

(三)抗菌药物临床应用管理

1. 严格控制抗菌药物供应品种、数量,同一通用名称抗菌药物品种、注射剂型和口服剂型各不超过 2 种,具有相似或相同药理学特征抗菌药物不得列入《抗菌药物供应目录》。优先使用《国家基本药物目录》《国家处方集》《国家基本医疗保险、工伤保险和生育保险药品目录》收录的品种。

2. 遴选或引进抗菌药物品种,由临床科室提交申请,经资质审查,组织工作组及相关专家集中审评。获得 2/3 以上同意品种报药事委员会审核,药事委员会 2/3 以上委员审核同意后方可列入采购供应目录。

3. 因特殊感染患者治疗需要使用未列入《抗菌药物供应目录》的抗菌药物,可临时采购。由临床科室提交申请,经工作组同意后,药品采购部门临时一次性购入,仅供该患者使用。

同一通用名抗菌药物品种启动临时采购程序原则上每年不得超过 5 例次。如超过 5 例次,讨论是否列入《抗菌药物供应目录》,调整后总品种数不得增加。

4. 各科室对存在安全隐患、疗效不确切、耐药严重、性价比差或违规促销的抗菌药物提出清退或更换意见。清退或更换药物品种原则上 12 个月内不得重新引进。

5. 定期组织医师和药师进行抗菌药物使用和规范化管理培训,经考核合格后授予抗菌药物处方权和抗菌药物调剂资格。

具有高级专业技术职务任职资格医师,可授予特殊使用级抗菌药物处方权;具有中级以上专业技术职务任职资格医师,可授予限制使用级抗菌药物处方权;具有初级专业技术职务任职资格医师,可授予非限制使用级抗菌药物处方权。

6. 医务人员严格掌握使用抗菌药物预防感染指征。预防感染、治疗轻度或局部感染首先选用"非限制使用级"抗菌药物。根据"能口服不肌注,能肌注不输液"的原则,加强医院急诊静脉输注抗菌药物管理。

7. 严重感染、免疫功能低下者合并感染或病原菌只对限制使用级抗菌药物敏感时,可选用"限制使用级"抗菌药物。

8. "特殊使用级"抗菌药物不得在门诊使用;住院患者严格掌握用药指征,经工作组指定专业技术人员会诊同意后,由具有相应处方权医师开具处方。

9. 因抢救生命垂危患者等紧急情况,医师可越级使用抗菌药物。详细记录用药指征,在病历中做出说明,在 24 小时内补办手续。

10. 非住院使用抗菌药物,急诊处方不得超过 3 日用量。门诊处方口服制剂不得超过 7 日用量;严格控制门诊患者静脉输注使用抗菌药物比例,须有临床指征,且注射剂不得超过 3 日用量。

11. 外科手术预防使用抗菌药物在术前 30 分钟~2 小时内给药,清洁切口手术用药时间不应超过 24 小时。特殊情况下超期使用,在病历中注明理由。

12. 感染控制科负责医院细菌耐药监测,每季度发布信息,及时采取应对措施。

（四）监督管理

1. 利用信息化手段监测医院及临床科室抗菌药物临床应用,定期公布排名,评估用药适宜性,分析使用趋势并采取干预措施。

2. 重点调查以下抗菌药物临床应用异常情况,及时采取暂停进药、清退等措施。

（1）使用量异常增长的抗菌药物。

（2）半年来使用量始终居于前列的抗菌药物。

（3）经常超适应证、超剂量使用的抗菌药物。

（4）企业违规销售的抗菌药物。

（5）频繁发生严重不良事件的抗菌药物。

3. 工作组每月组织评价抗菌药物处方及医嘱,结果作为科室质量考核和医师绩效考核重要指标。

4. 对临床科室和医务人员抗菌药物使用量、使用率、使用强度等情况排名公示,对排名后位或发生严重问题医师约谈警告、院内通报、暂停或取消抗菌药物处方权。

5. 出现无正当理由开具抗菌药物超常处方医师警告或院内通报。出现抗菌药物超常处方3次以上,限制"特殊使用级"和"限制使用级"抗菌药物处方权6个月。

6. 出现下列情形之一,取消医师抗菌药物处方权。

（1）抗菌药物临床应用培训考核不合格。

（2）限制处方权后,仍出现超常处方且无正当理由。

（3）未按照规定开具抗菌药物处方,造成严重后果。

（4）未按照规定使用抗菌药物,造成严重后果。

（5）开具抗菌药物处方牟取不正当利益。

7. 未按规定审核抗菌药物处方与医嘱,或发现处方不适宜、超常处方未进行药学干预,3次以上且无正当理由的药师,取消抗菌药物调剂资格6个月。

二、抗菌药物分级管理制度

（一）基本分级

根据安全性、疗效、细菌耐药性、价格等因素,抗菌药物分为三级。

1. **非限制使用级**　经长期临床应用证明安全、有效,对病原菌耐药性影响较小,价格相对较低的抗菌药物。已列入《基本药物目录》《国家处方集》《国家基本医疗保险、工伤保险和生育保险药品目录》收录的抗菌药物品种。

2. **限制使用级**　经长期临床应用证明安全、有效,对病原菌耐药性影响较大,或价格相对较高的抗菌药物。

3. **特殊使用级**　具有明显或严重不良反应,不宜随意使用;抗菌作用较强、抗菌谱广,经常或过度使用会使病原菌过快产生耐药性;疗效、安全性临床资料较少,不优于现用药物;新上市,适应证、疗效或安全须进一步考证、价格昂贵的抗菌药物。

（二）目录制定

根据省、市级抗菌药物分级管理目录,结合医院实际,经药事管理与药物治疗学委员会讨论通过,制定医院年度抗菌药物分级管理目录,向当地卫生健康行政部门备案。

（三）处方权限与临床应用

根据《抗菌药物临床应用管理办法》,医师或药师经年度抗菌药物临床应用知识和规范化管理培训考核合格,授予相应级别抗菌药物处方权限和调剂资格,并在医院信息系统中设置各级医师使用权限,保证分级管理制度执行。

(四)分级管理

临床应用抗菌药物遵循《抗菌药物临床应用指导原则》,根据感染部位、严重程度、致病菌种类及细菌耐药情况、患者病理生理特点、药物价格等因素综合考虑。

1. 非限制使用级抗菌药物 治疗轻度与局部感染首选,具有处方权的各级医师根据患者病情合理选择使用。

2. 限制使用级抗菌药物 严重感染、免疫功能低下者合并感染或病原菌只对限制使用级抗生素敏感时选用。中级职称及以上医师签字同意后方可使用。

3. 特殊使用级抗菌药物 患者病情具有严格临床用药指征或确凿依据,经相关专家会诊同意,处方经具有高级专业技术职称任职资格医师签名。不得在门诊使用。

4. 有下列情况之一,可考虑越级应用特殊使用级抗菌药物。

(1)感染病情严重。

(2)免疫功能低下患者发生感染。

(3)已有证据表明病原菌只对特殊使用级抗菌药物敏感。使用时间限定在24小时内,其后补办审批手续,由具有处方权限的医师完善处方手续。

(五)督导考核

1. 医院药事委员会、医疗管理部门定期开展抗菌药物分级管理教育培训,对科室应用抗菌药物进行监督检查,发现问题提出改进意见。

2. 医院将抗菌药物合理使用纳入医疗质量检查、科室质量管理考核体系,定期对门急诊处方及住院病历进行随机抽查。

(1)门急诊抗菌药物使用名称、规格、用法、用量、给药途径、分级管理等。

(2)住院患者抗菌药物检查要点:

1)抗菌药物开始使用、停止使用、更换品种和超越说明书范围使用时,是否在病程记录上记录。

2)抗菌药物越级使用时,是否符合规定要求,并在病程记录上反映。

3)抗菌药物联用或局部应用是否有临床指征,是否在病程记录上记载。

4)使用或更改抗菌药物前,是否做病原学检测及药敏试验,在病程记录上反映,无法送检病例是否已在病程记录上说明理由。

3. 医院对违规滥用抗菌药物科室及个人通报批评,情节严重者降低抗菌药物使用权限直至停止处方权。

第六节 特殊管理药品

一、麻醉、精神药品管理制度

(一)总则

1. 药学部门负责监督检查麻醉、精神药品采购、保管、使用等工作。

2. 医疗管理部门负责医师麻醉品、精神药品处方权资格认定工作。

（二）药品管理

1. 麻醉、精神药品由医院药品采购部门按治疗需要进行采购供应，其他科室或部门不得从事相关采购、调剂活动，不得在临床使用非药品采购部门采购供应的药品。

2. 药学部门建立专用麻醉、精神药品库，指定专人负责、专账管理、专册登记，双人双锁联管。临床科室麻醉、精神药品存放于专用保险柜，登记使用。

（三）药品使用

1. 具有执业医师资格并在医院注册的临床医师，经医院麻醉、精神药品处方权资格考试合格后获得相应处方权。

2. 开具麻醉药品、第一类精神药品使用专用处方，与患方签署知情同意书，门急诊使用时建立专用病历。

麻醉药品和第一类精神药品处方笺为淡红色，处方右上角分别标注"麻""精一"；第二类精神药品处方笺为白色，处方右上角标注"精二"。

肿瘤科负责建立、保管门诊患者麻醉、第一类精神药品专用病历。急诊部负责建立、保管急诊患者麻醉、第一类精神药品专用病历。病历中应留存以下材料：

（1）二级以上医院开具的诊断证明。

（2）患者户籍簿、身份证或其他有效身份证明文件复印件。

（3）为患者代办人员身份证明文件复印件。

3. 麻醉、精神药品处方开具应遵从医院处方管理规定。

对长期使用麻醉药品和第一类精神药品的门（急）诊癌症患者和中、重度慢性疼痛患者，每3个月复诊或随诊一次。

除首次使用外，麻醉药品、第一类精神药品外用贴剂在取用时，一律凭使用过的废贴和处方换取新药品。

麻醉、精神药品注射剂一律由护士持处方和空包装容器至药房取药，其他剂型可由患者持处方取药。病区用药一律由护士按医嘱单和专用处方，至病区毒麻药品药柜取药，填写毒麻药品使用记录。

药师调剂麻醉、精神药品时审查处方无误方可调剂，发现处方不合规者拒绝调剂。

4. 注意事项　麻醉、精神药品使用后的空包装容器（空安瓿或废贴）由使用科室妥善保存，及时送交药房避免流失。药房销毁空包装容器报经医疗管理部门同意并接受监督。

麻醉药品和第一类精神药品处方保存期限3年，第二类精神药品处方保存期限2年。专用账册在药品有效期满后保存2年以上。

5. 发生药品破损或过期及时填写药品报废单，科室主任、药学部门负责人签字后上报医疗管理部门负责人签批，待报废药品或破损空安瓿交回药学部门。向当地卫生健康行政部门提出申请，由其负责监督销毁。

6. 发生麻醉、精神药品意外丢失、破损，及时上报医院医疗管理、药学和保卫部门，组织查明原因，出具书面说明，上报当地公安机关和卫生健康行政部门处理。

7. 发现骗取或冒领麻醉、精神药品，及时上报医院妥善处理。

二、医疗用毒性药品管理制度

（一）总则

1. 根据国家相关法律法规，为严格医疗用毒性药品管理使用，确保患者安全和医疗安全,结合医院实际,制定本制度。

2. 医疗用毒性药品,指毒性剧烈、治疗剂量与中毒剂量相近,使用不当会致人中毒或死亡的药品。

(二)药品管理

1. 药学部门负责监督检查毒性药品采购、保管、使用等工作。

2. 毒性药品必须由医院采购部门统一采购,任何科室或者个人不得使用患者提供的毒性药品。

3. 医师须经过相关培训考核通过后方能开具毒性药品处方,未参加培训或未通过考核的不得开具毒性药品处方。

4. 科研所需毒性药品,必须经医疗、科研管理部门审批后,方可使用。

5. 医院对违规使用毒性药品行为,应视情节轻重给予相应处罚,或按照《药品管理法》有关规定处罚。

(三)药品使用

1. 毒性药品每次处方剂量不得超过 2 日极量。

2. 调配毒性药品处方时,必须认真负责,计量准确,按医嘱注明要求。药师调剂时如发现处方有疑问,须经原处方医师重新审定后再行调配。

3. 注射用毒性药品必须在院内使用。

4. 毒性药品处方保存 2 年。

三、放射性药品管理制度

(一)总则

1. 根据国家《医疗用毒性药品管理办法》等法规,结合医院实际,制定本制度。

2. 放射性药品,指用于临床诊断或者治疗的放射性核素制剂或者其标记药物。主要包括裂变制品、堆照制品、加速器制品、放射性同位素发生器及其配套药盒、放射免疫分析药盒等。

(二)药品管理

1. 医疗行政部门会同药学部门负责监督检查放射性药品采购、保管、使用等工作。

2. 医院使用放射性药品必须取得《放射性药品使用许可证》,有效期 5 年,期满前 6 个月向省市级食品药品监督管理局提出申请换证。

3. 放射产品必须从生产企业直接采购,不得经过任何中介单位和个人。

4. 放射性药品的质量检查验收,不良反应收集由核医学科负责,并定期向药事委员会报告。

(三)药品使用

1. 放射性药品的使用科室为核医学科,其他科室禁止使用。核医学科必须具备与其医疗任务相适应并经核医学技术培训的技术人员。

2. 放射性药品的采购由科室根据实践用量自行采购,由医院采购部门统一报销。

3. 放射性药品应存放于指定的活性实验室内,并有安全防护措施。

4. 放射性药品使用后废物(包括患者排泄物)应分类处理,并按照国家环保和辐射防护的有关规定处置。

5. 医院对违规使用毒性药品行为,应视情节轻重给予相应处罚,或按照《药品管理法》有关规定处罚。

第七节 药物临床试验管理

一、药物临床试验机构工作制度

（一）总则

1. 药物临床试验指在医院进行的各期药物临床试验，包括人体药代动力学、生物利用度和生物等效性试验。

2. 药物临床试验机构分别为机构主任、副主任、机构办公室、各专业科室，根据医院情况设立专兼职人员。

（二）工作范围

1. 承担各期药物临床试验，包括人体药代动力学、生物利用度和生物等效性试验、上市后药物临床评价。

2. 承担医疗器械临床试验，包括Ⅱ类、Ⅲ类医疗器械和进口注册产品。

3. 承担体外诊断试剂临床试验，包括Ⅱ类、Ⅲ类体外诊断试剂和进口注册产品。

4. 承担其他部分涉及人体科研项目的临床研究工作。

（三）专业科室管理

1. 承担Ⅰ~Ⅲ期药物临床试验专业科室，须经国家市场监督管理总局认证批准。

2. Ⅳ期药物、医疗器械、体外诊断试剂临床研究和其他特殊情况可在相关专业科室展开，须经机构办公室书面批准并备案相关材料。

3. 科室参加临床试验研究人员，须经药物临床试验质量管理规范（GCP）培训并获得结业证书。特殊情况下研究人员可参加所研项目专项培训，提供相关材料存档。

4. 实行科室主动申报，专业科室提出申报请求，编写申报材料，组建符合相关要求的研究人员团队。机构办公室负责组织申报，协调相关事项。

（四）临床试验管理

1. 专业科室意向性接受申办者申请，机构办公室组织项目可行性及合理性论证。申办者与研究者共同确定临床试验方案，就试验方案、职责分工、监管稽查、标准操作规程等达成书面技术服务协议。研究者向机构办公室、伦理委员会提出项目申请，伦理委员会讨论审核试验方案，机构办公室确定开展临床试验项目。

2. 由于安全性或其他原因，药物临床试验机构可提前终止或暂停试验项目，同时通知伦理委员会、申办者和上级药品监督管理部门。

3. 临床试验结论经机构办公室审核确认后方可向申办者提供。

4. 每个项目设1名或1名以上主要研究者，对试验项目负责，指定项目监查员和药品（资料）保管员；研究者若干名，对承担工作负责。

5. 试验项目完成后如符合医院技术审评规范，机构办公室可根据工作流程予以结题并加盖公章。

6. 试验项目完成后，机构办公室负责按技术服务协议，起草项目劳务费用分配方案，经医疗管理部门审核后，提请机构主任在15个工作日内完成签署。

7. 试验用药品管理

（1）严格按试验方案规定使用，免费药品不得收取受试者任何费用。

（2）由申办者交付机构办公室集中管理，按规定在指定地点存储。

（3）专人负责试验用药品审核、交接、保管和清点，研究者负责使用。

8. 使用临床化验、X线、心电图、超声波等各种检查仪器由计量部门定期检查，试验室由具有资质机构定期检查确认。

9. 病例报告表管理

（1）科室监查员对临床研究项目涉及所有原始病例、病例报告表等资料进行监查，对真实性和有效性负监查责任。

（2）主要研究者对所有病例报告表进行审核，并负管理责任。

（3）科室监查员和主要研究者对病例报告表审核完毕后签字确认，并将所有临床研究相关资料送交机构办公室，严禁直接交付申办者。

10. 研究项目管理

（1）具有资质的专业科室不得以任何理由将所承担临床试验项目以任何形式转包其他研究者或研究机构。

（2）任何专业科室不得以任何名义直接接受各种临床试验项目。

（3）机构办公室不接受任何先做试验、后报备案材料的临床试验项目。

11. 记录与报告

（1）病例报告表中数据来自原始文件并与原始文件一致。试验中任何观察、检查结果，及时、准确、完整、规范、真实地记录于病历，正确填写至病例报告表中，不得随意更改。确因填写错误，任何更正保持原记录清晰可辨，更正者签署姓名、时间。

（2）病例报告表不出现受试者姓名，按代码确认其身份并记录以保护隐私。

（3）临床试验总结报告内容与试验方案要求一致。

12. 受试者补偿经费和免费诊治项目管理

（1）严格按临床试验方案规定进行，研究者不得擅自增加或减少项目。

（2）临床试验中免费诊治项目收费标准按医院现行收费标准执行。

（3）研究者应留存费用发放书面凭据。试验结束后签字交机构办公室存档。

13. 及时归档药物临床试验资料，入柜上锁存放，确保数据可溯源。原始病历、病例报告表（CRF）、知情同意书及其他相关资料，试验结束后保存5年。

14. 加强不良事件管理。临床试验开始前，申办者和研究者制定不良事件记录和严重不良事件报告标准操作程序。试验时严密进行安全性观察，密切关注不良事件发生，确保受试者不受损害。如已发生严重不良事件，立即采取医疗措施，24小时内向主要研究者、申办者、伦理委员会、当地药品监督管理部门报告。

（五）试验质量保障

1. 所有临床试验均须接受临床试验监查。机构办公室负责组织实施，机构办公室和申办者分别派遣监查员，监查报告分别呈报机构主任和主要研究者。

2. 各专业科室指定一名副高以上职称且获国家GCP培训证书医师，负责本专业药物临床试验方案设计、临床研究组织管理等相关工作。

3. 主要研究者按时完成试验报告，1年以上试验定期提交试验进展报告。

4. 各专业科室建立研究团队，包括1名及1名以上主要研究者、若干研究者，以及资料保管员、药品保管员、科室监查员各1名，明确分工，各负其责。

5. 实行三方监查，专业科室、机构办公室和申办方三方各自委派监查员对药物临床试验项目进行监查。

（六）财务管理

1. 药物临床试验机构严格按照项目经费预算,合理使用研究经费,经费管理使用严格执行医院财务制度。

2. 临床试验费用包括试验成本费、受试者补偿费、项目研究费三部分,具体数额由申办方和医院协商确定。

3. 临床试验费用分配

（1）临床试验费用在项目开始后,依据研究任务书确定的经费使用方案进行分配。

（2）试验成本费:所涉及检查、检验等项目原则上按正常收费标准核算支出。

（3）受试者补偿费:原则上由申办者以现金等方式支付专业科室,由主要研究者向受试者发放,保留受试者收款凭据及相关信息,待试验结束后交机构办公室。

（4）项目研究费:根据研究任务书约定,按一定比例作为劳务费发放给主要研究者,由其向团队成员分配发放。剩余部分应退回申办方。

4. 必要时可对高风险项目收取一定押金（不低于试验总费用20%）,还可要求申办方提供医疗意外保险。

5. 机构来往账目有凭证,提供发票,受试者和试验人员费用写清明细并由本人签字,负责人签字报销,按规定缴纳个人所得税。

（七）约束

1. 出现试验造假或数据瞒报、虚报、不报,根据情节轻重给予有关人员相应的处罚。

2. 发生涉及试验的财务违规问题,按有关规定对当事人进行处理。

3. 试验完成后,机构办公室对专业科室提交的原始病历进行核查,出具监查报告。出现下列情况之一,取消项目奖励。

（1）试验未严格按方案入组,剔除或脱落受试者数量高于医院承接数量的20%且无特殊说明。

（2）检查、检验等数据无法在电脑中溯源。无法溯源数据占总数量的10%以上。

（3）涉嫌试验数据造假。

（4）受试者补偿费用真实性无法溯源。

二、药物临床试验研究团队管理制度

（一）具有中级以上职称技术人员,经科室主任批准可担任药物临床试验研究项目主要研究者,负责组建研究者团队并负管理责任。

（二）研究者团队包括主要研究者、研究者、科室资料保管员、科室药品保管员、科室质量监查员以及机构监查员、申办方监查员,明确分工,各负其责。

（三）研究团队进入药物临床试验前填写《研究者简历》,经所在科室主任批准,书面上报机构办公室备案,涉及人员调整、更换重新上报。

（四）所有参加药物临床试验研究者信息接受医院伦理委员会监督。

（五）未办理备案研究者,病例报告表（CRF）视为无效,上报医院伦理委员会。

（六）主要研究者通常应获得国家GCP培训证书资格,特殊情况下可由医院伦理委员会对其承担临床试验资质进行审核。

（七）研究团队为医院正式人员,实习、进修生不得参与疗效评价和结果判断。

（八）参加研究人员经过国家或医院GCP培训并获得结业证书。

三、药物临床试验监查管理制度

（一）各专业科室所有药物临床试验均须接受临床试验监查。

（二）药物临床试验监查由机构办公室组织实施,机构办公室、申办者将分别派遣监查员,监查报告分别呈报机构主任和主要研究者。

（三）药物临床试验监查主要内容

1. 确认科室是否具备试验条件,包括人员配备和培训、设备齐全、病源充足、研究者熟悉试验用药品、试验方案和相关文件等。

2. 试验期间定期检查试验科室,确认获得所有受试者知情同意书,了解入组现状及试验进展,确认数据记录和报告完整、准确等。

3. 确认试验严格按方案要求执行,病例报告表完整、真实、准确,错误更正符合 GCP 要求。

4. 确认所有不良反应和严重不良事件均记录在案,且报告符合规定。

5. 核实试验用药品是否按规定供应、贮存、分发及回收,备案详细准确。

6. 协助研究者进行必要的通知和申请,向申办者报告试验数据和结果。

7. 在试验结束后负责回收全部试验用药品。

四、药物临床试验合同管理制度

（一）为保证药物临床研究顺利进行,保证药物临床研究质量,药物临床试验机构须与申办者签订技术合同书。

（二）申办者提供相关药品监督管理部门批文,提供药物临床试验全套文件,包括研究者手册、临床试验方案、病例报告表、知情同意书样表和伦理委员会批件。

（三）合同主要内容

1. 研究者和申办者职责分工。

2. 药物临床试验方案,试验监查、稽查和标准操作规程。

3. 受试者在试验过程中受到损害时,获得及时治疗和适当赔偿。

4. 提前终止或暂停一项药物临床试验时的相关要求。

5. 根据试验药物情况,如须申办者提供特殊医疗仪器,则研究完成后的处理在合同中加以说明。

6. 申办者提供合格的临床试验用药品并承担由此带来的相应责任。

7. 药物临床试验费用及付款方式。

8. 药物临床试验资料管理、保密和相应成果发表规定。

（四）合同签署

1. 机构办公室和申办者合议相关事项,经双方相应负责人签字并加盖公章。

2. 合同文本一式三份,申办方、研究者和机构办公室各执一份,直到试验结束。

（五）试验结束后与其他材料一同交机构办公室保存 5 年。

（六）严禁签署明暗双份合同。

五、药物临床试验文件管理制度

（一）机构设置专用档案室保存药物临床试验资料,指定专人负责管理。场所温湿度符合要求,具有防潮、防火、防丢失设施,确保文件资料安全。

（二）文件采用纸质、电子、移动硬盘、刻录 CD 等形式入柜上锁保存。

（三）试验结束后,项目负责人将相关资料整理后送机构办公室验收、签字,交机构档案室保管。

（四）受试者病例档案由医院病案室或相关专职管理部门集中保存。

（五）药物临床试验数据在试验结束后至少保存 5 年。

（六）归档数据可微缩成胶片或电子记录方式保管,须保存备份和便于打印。

（七）文件资料保存严格登记。

（八）文件资料查阅仅限药物临床试验主要研究者、官方检查人员和申办者委派的稽查员,查阅时登记查阅原因、时间并签字。

六、药物临床试验知情同意制度

（一）知情同意书是每位受试者表示自愿参加某一药物临床试验的证明文件。

（二）研究者依照国家法律法规,本着最大程度保护受试者和尽可能避免伤害的原则制订知情同意书,交专家讨论和伦理委员会审核。

（三）知情同意书内容简明易懂,研究者向受试者说明试验性质目的、可能的受益和风险、其他治疗方法及受试者权利和义务等,使受试者充分了解后表达同意。

（四）受试者在了解知情同意书全部内容的情况下,完全自主地由本人签字,注明日期。除受试者因疾病造成表达困难等原因委托家属或证人代签外,口头同意无效。

（五）知情同意书随病例报告表设置,研究者和患者各 1 份,发现病例报告表无知情同意书不予生效。

七、临床试验项目运行管理制度

（一）试验准备阶段

1. 机构办公室收到申办者临床试验意向后,根据机构和专业承担任务情况、试验药物具体情况组织专业讨论研究,经机构办公室严格审核后决定是否同意接受任务。

2. 接受任务后,牵头单位负责人或其指定主要研究者协助申办者制订临床试验方案、病例报告表、知情同意书等,会同申办者召集临床试验单位召开项目实施协调会,主要研究者和机构办公室人员参加,讨论确定试验方案等临床试验文件。

3. 临床试验方案确定后,协作单位研究者签字,经伦理委员会书面同意后方可执行。研究单位向申办者提供研究者名单和履历表。

4. 申办者向机构办公室送交以下资料备案: SFDA 批件、研究者手册、试验药物检验报告、临床前研究资料、伦理委员会批件、已签名临床试验方案、病例报告表、知情同意书等。

5. 机构主任、机构办公室主任、临床试验专业负责人与申办者签订项目实施合同。

6. 申办者向协作单位提供伦理委员会批件复印件、与临床试验有关的全部文件,包括受试者编码、随机数字表、研究方案、病例报告表（CRF）等。

7. 申办者向研究者提供试验用药物、标准品、对照药物或安慰剂、药品检验合格证书。试验用药物按试验方案进行适当包装,标明临床试验专用。专业资料管理员、药物管理员到机构办公室领取试验药物及资料,做好交接记录。

8. 临床试验前组织研究人员学习 GCP 原则,充分了解试验药物临床试验资料,熟悉试验方案流程,确定病例来源等。

（二）试验阶段

1. 按试验方案规定标准，采取随机、盲法、开放方式入选病例。

2. 入选受试者签署知情同意书。

3. 主要研究者保证试验用药物仅用于受试者，剂量、用法遵照试验方案并记录。剩余药物登记后交机构办公室处理，不得把试验用药物转交任何非临床试验参加者。

4. 研究者按规定流程进行临床试验，包括各项检查。住院病例逐日、门诊病例按规定时间填写病例报告表。

5. 原始记录完整、准确，原始资料妥善保管，每份病例报告表有研究者签名，试验结束时交主要研究者审核签字。记录内容更正时，在原记录处划线、旁注更正内容，签名和注明更正日期。严禁涂盖原记录内容。

6. 试验过程中发现临床试验方案或病例报告表有误，及时与临床试验牵头单位联系，由牵头单位统一通知和修改。

7. 临床协作单位研究人员如有变动，由该单位主要研究者及时调整资历经验相当人员，调整情况报告牵头负责单位。

8. 临床试验专业人员与监查员密切联系，核对数据，主要研究者对承担项目定期检查、核对数据并签字，专业负责人对承担项目定期检查，接受监查、稽查。

9. 主要研究者与协作单位保持经常联系，掌握进展情况，协助解决各种问题。

10. 周期超过一年项目，主要研究者做好中期总结，接受机构办公室检查。

11. 试验过程中发生严重不良事件，不论是否与试验药物有关，研究者立即对受试者采取必要、适当的治疗措施，并记录在案。同时报告相关部门，签名并注明日期。

12. 试验过程中研究者如对试验方案、知情同意书或向受试者提供的信息资料有新的修改补充时，报伦理委员会审批并获书面同意。

13. 试验过程中国家有关法规对试验有修改补充意见时，及时对试验方案做相应修改，并报伦理委员会审批。

14. 研究牵头单位会同申办者按期召开试验协作会议，讨论解决问题，掌握试验进度，必要时调整试验单位之间的任务，保证试验按期完成。

（三）试验结束阶段

1. 研究牵头单位通知协作单位停止临床试验，协作单位核查已完成病例报告表和原始记录的各项数据是否完整、准确。主要研究者收齐所有资料，全面复核病例报告表并签字，将病例报告表一联交给申办者或统计人员进行数据录入统计。

2. 药物管理员统计回收剩余试验药物交机构办公室，清点后退还申办者。双方填写《药物临床试验剩余药物处置登记表》，签名并注明日期。

3. 建立数据库，数据管理员、申办者、主要研究者和统计分析人员对数据进行盲态核查。试验数据经盲态核查、揭盲、数据处理、生物统计分析后，主要研究者根据统计结果写出总结报告。

4. 研究牵头单位召集各协作单位讨论修改总结报告，评价受试药物疗效、安全性以及临床应用前景、地位。

5. 主要研究者整理临床试验原始文件资料，交机构办公室资料管理员进行整理、审查并归档保存。

6. 临床总结报告一式两份，机构主任审查盖章，一份留机构办公室归档，一份连同各协作单位分总结报告一同交申办者。协作单位主要研究者按临床试验总结报告规范撰写试验总结,一式三份送交本单位机构办公室审查盖章,一份交研究牵头单位机构办公室,一份交申办者,一份送本单位机构办公室保存。

7. 专业科室根据项目合同确定分配比例,领取药物临床试验劳务费。

八、试验进展报告制度

(一)临床试验过程中,主要研究者按时完成试验报告,书面递交机构办公室。机构办公室审核后,向机构主任和伦理委员会报告。

(二)1年以上试验定期提交试验进展报告,说明试验是否按方案进行及进度。临床试验项目按时提交年度进展报告和结题进展报告。

(三)临床试验项目进展报告至少每年1次。风险较高项目按伦理委员会或机构办公室明确的期限报告。

(四)试验进展报告与试验方案要求一致,包括:

1. 受试者筛选、入组、脱落和剔除情况。

2. 必要时对所有疗效评价指标进行简单统计分析,考虑临床意义。

3. 安全性评价中合理统计不良事件,详细描述和评价严重不良事件。

4. 对药物疗效、安全性以及风险和受益关系作出简要概述与讨论。

(五)试验进展报告由主要研究者签字确认。

(六)试验进展报告由机构办公室保管。

九、临床试验仪器设备管理制度

(一)仪器保管

1. 各科对所有仪器设备建立档案,完善使用维修登记和技术资料。

2. 各科贵重仪器、临床研究中常用仪器指定专人保管维护,培训考核合格上岗。

3. 加强仪器设备登记,记录验收、安装、调试、维修、状态和使用情况。

4. 保持清洁卫生,定期维护保养。

5. 保管人员调离岗位,移交全部技术资料,办理移交手续,交接双方签字确认。

(二)仪器使用

1. 所有仪器设备通过计量认证合格后方可使用。

2. 使用人员熟练掌握仪器设备原理、性能和操作,掌握维护保养基本技能。

3. 严格执行技术操作规程,禁止超负荷使用。

4. 无关人员不得从事药物临床试验仪器设备操作使用。

5. 仪器设备发生故障及时上报科室和机构负责人,协调专业人员维修。

(三)仪器检查

仪器设备由计量部门定期检查,执行技术操作规程,试验室由权威机构定期检查确认,保证试验数据可信。

十、试验用药管理制度

(一)试验用药物指临床试验中用作试验和对照的药物或安慰剂,包括试验药物及对照药物(安慰剂或阳性对照药物)。

(二)试验药物由机构办公室负责接收,审验临床试验批件、检验报告书(生物制品、血液制品、进口药品由中国药物生物制品检定所检验,其他药物由省药检所检验)。对照药物为已经被国家市场监督管理总局批准上市有效期内的药物。

(三)依据试验方案,查验试验用药物包装与标签是否完好,是否标明临床试验专用,核对药名、剂型、剂量、规格、效期、批号、数量、生产厂家、保存条件等。核对无误后,双方在《药物临床试验药物交接登记表》上签名,一式两份,一份交机构办公室归档,一份申办者留存。保存试验药物原始运输凭证。

(四)临床试验专业负责人指定专人管理试验用药。专业药物管理员从机构办公室接收试验药物,核对无误后,在《药物临床试验药物交接登记表》上签名,一式两份,一份交机构办公室归档,一份交临床试验专业科室留存。

(五)须冰箱保存的试验药物,申办者、机构办公室药物管理员、专业药物管理员在专业科室交接,三方共同核对无误后在《药物临床试验药物交接登记表》上签名,一式三份,由申办者、机构办公室和专业科室分别保存。

(六)药物管理员负责本专业临床试验用药验收、保管、发放和剩余药物回收、销毁、退还并记录。试验用药专柜加锁保管,登记入册,按药物编码定位放置。

(七)试验用药严格按保存条件储存,记录温度、湿度。

(八)试验用药使用由研究者负责,研究者保证所有试验用药仅用于该受试者,试验用药不得销售,不得向受试者收取费用,不得将试验用药转交任何非临床试验参加者。试验用药剂量、用法与试验方案一致,各种记录完整。

(九)试验用药记录内容

1. 试验用药名称、数量、接收时间。

2. 剂型与剂量、批号、有效期。

3. 保存条件。

4. 破盲信封及破盲原则。

5. 试验用药接收、退回、销毁的数量。

(十)详细记录试验用药分发。使用记录和实际用药数量保持一致。核实所有不一致情况并作出说明。

1. 接收药物受试者姓名缩写及代码。

2. 分发数量、包装编号及日期。

3. 用药开始及停止时间。

4. 用法用量。

5. 从受试者收回用药后的空包装及未用包装数量。

6. 分发药物时其他情况记录和解释,如药物误用、损失等。

(十一)药物管理员定期检查试验药物失效期、药物储存条件、使用情况。填写《药物临床试验药物使用检查表》。若发现试验药物问题,及时报告项目负责人、机构办公室并通报申办者。

(十二)临床试验结束时,剩余试验用药单独存放,由药物管理员清点、记录。剩余药物数量、已使用药物数量总和应与本专业试验用药领取总量相符。

(十三)各专业药物管理员将《药物临床试验药物交接登记表》《药物临床试验受试者用药登记表》等原件和剩余试验用药返还机构办公室,经办双方在《药物临床试验剩余药物处置登记表》上签字并注明日期。

（十四）机构办公室清点所有剩余试验药物,退还申办者,相关人员在《药物临床试验剩余药物处置登记表》签字并注明日期。

（十五）监查员负责对药物供应、使用、储存及剩余药品处理过程进行监查。

十一、研究病案管理制度

（一）临床研究原始记录防止漏记和随意涂改,严禁伪造虚假病历。

（二）临床研究原始记录包括文字、数字、图形、照片、表格和录像等原始文件、数据和记录。应完整准确反映受试者受到医疗处置时间及处置后的结果,包括用药情况、相关检查结果、症状体征变化等。

1. 保持记录原始性和真实性,不能用整理后记录代替原始记录。

2. 重要原始文件保留副本,研究者签字并标注日期。

3. 原始记录须修改时,在修改处划线后,于空白处加修改内容,不能掩盖原文字,并标明修改理由、日期,修改者签名。

（三）临床试验常见原始记录包括:病历、受试者日志卡、电子数据记录。

（四）研究者如实记录受试者参加试验、接受医疗处置及病情转归情况。

1. 确定诊断和符合入选标准的检查资料、签署知情同意书和纳入试验时间。

2. 试验药物供给与使用,任何可能的合并用药。

3. 试验过程中治疗、并发症和疾病进展情况,主要疗效结果观察,所有不良事件处理措施,试验随访情况。

4. 各种检查申请记录和结果报告,以及对显著偏离、临床可接受范围外数据核实和说明、病例脱落或剔除原因和说明等。

（五）病例记录须具备与医院医疗档案或数据库受试者资料完全一致的查询或索引编码。

十二、试验费用构成与核算制度

（一）药物临床试验机构承接的所有试验经费,均在试验前进行费用核算。坚持公开透明,由申办方、研究者、机构办公室共同商讨确定。

（二）试验成本费。临床试验中按试验方案规定属于受试者免费检查的费用,如血尿常规、血生化、X 线片、CT、MRI 等。此部分费用所涉及项目,收费标准按医院现有收费标准核算,同时参考试验方案中规定检查次数进行细致核算。

（三）受试者补偿费。临床研究方案中明确提及的受试者补偿费用,如交通补偿、通信补偿等。此部分费用应经伦理委员会认可,原则上按试验方案中规定所需完成例数计算收取,试验完成后按实际发生额度核算。

（四）项目研究费。由申办方、专业科室、机构办公室共同商讨决定该临床研究项目所应收到的研究费用。试验完成后,按比例支付主要研究者,并由主要研究者负责分配。若临床研究项目由多科室协作完成,则由项目负责人进行分配,或各参加科室自行申报所承担工作的劳务费,再由机构办公室统一与申办者协商。此部分费用原则上由主要研究者申报,并不应低于市场平均价格。

（五）必要时,可包括受试者意外保险和风险滞纳金等。此部分费用应在方案中明确提及,并约定支付及退款程序。

（李耀武　王　冬　陈恒年　陈杭薇）

第十四章　医学影像管理

　　近年来,医学影像技术和设备迅猛发展,医学影像专业从疾病形态学诊断发展到功能诊断,从大体形态诊断发展到分子水平诊断,从定性诊断发展到定量诊断,从临床诊断辅助科室发展到临床治疗科室,成为衡量医院建设发展水平的重要标志。规范和完善医学影像管理制度,对于非公立医院建立现代医院管理制度具有重要意义,关乎医院整体实力和综合效益持续提升。

　　本章遵循国家卫健委对三级综合医院医学影像相关科室职能定位法规和文件精神,从医学影像涉及专业领域出发,总结吸收非公立医院经验做法,系统梳理了放射科(含 X 线、CT、磁共振成像诊断专业)、核医学科、功能科(含超声诊断专业、心电诊断专业、脑电及脑血流室诊断专业、神经肌电图专业)、介入放射科以及放射治疗科的管理制度,突出辐射安全与放射防护的重点和关键环节,便于非公立医院在实践中参照执行。

第一节　辐射安全与放射防护

一、放射工作人员准入制度

　　(一)放射工作人员上岗前,必须取得《放射工作人员证》,方可从事放射工作。

　　(二)《放射工作人员证》每年复核一次,每 5 年换发一次。超过 2 年未申请复核,须重新办证。

　　(三)调离放射工作岗位时,应在调离之日起 30 日内,由医院向发证机构办理注销手续,并交回《放射工作人员证》。

　　(四)如不慎遗失《放射工作人员证》,应在 30 日内持医院证明,向当地卫生健康行政部门申请补发。

　　(五)放射工作人员应接受放射安全与防护技能培训。岗前培训不少于 10 天,上岗后每 2 年复训一次,时间不少于 5 天。

二、放射设备管理维护制度

　　(一)放射设备指定专人负责管理维护,培训考核合格方可上岗。

　　(二)严格执行技术操作规程,遇有异常立即停止,并向科室负责人和医学工程部门报告,检修合格后方可使用。

　　(三)本科工作人员有责任指导进修人员和下级人员熟悉设备操作和注意事项,使其独立操作使用。非本室工作人员、进修实习人员未经许可不得操作。

　　(四)X 线机、CT 机每天检查前做好球管预热校准工作,若停机时间较长,须将球管预热后方可使用。

（五）禁止非工程维修人员修理或改装放射设备。每天上岗前检查警示标识、门上红灯及强检标识完好情况并记录。

（六）当天工作完成下班前,应按程序关机。若设备处于故障状态,告知接班人员停止使用该设备,通知维修并记录。

（七）制订检测保养计划,每年对放射设备进行一次强检,新购设备随时检测。

（八）建立放射设备档案,及时记录购置、变更、增置、维修等情况。

（九）保持设备和室内清洁卫生,机房内严禁吸烟,不得存放非医疗物品。

（十）当日使用放射设备人员认真填写记录。

三、放射防护制度

（一）受检者防护

1. 婴幼儿、孕妇(尤其怀孕初期 3 个月内)以及有生育能力者下腹部和性腺部位做 X 线检查时,必须加强防护。

2. 孕妇及育龄妇女能用其他检查手段者,避免 X 线检查。

3. 受检者非检查部位应配合医务人员穿戴铅橡皮防护用具。

4. 透视及拍片时,无关人员不得停留在 X 线检查室内。

5. 陪伴人员须扶助受检者时也应穿戴防护用品。

6. 告知患者接受放射线检查时,有可能造成对身体的危害。

（二）工作人员防护

1. 上岗前接受体检,建立健康档案,取得《放射工作人员工作证》。在放射卫生监督部门安排下,定期参加放射防护知识和技能培训考核。

2. 工作时佩戴防护用具,接受个人剂量监测并建立剂量档案。

3. 每年参加一次体检,如发现异常,按照卫生监督部门意见酌情处理。受照剂量高于年剂量限值 3/10 时,应查明原因,并采取改进措施。

4. 从事放射工作累计 20 年以上,每 2 年进行一次医学随访观察。

5. 保健津贴按有关规定执行。临时调离工作岗位,可继续享受保健津贴,最长不超过 3 个月;正式调离可继续享受保健津贴 1 个月。

6. 根据工作场所类别与从事放射工作时间长短,在国家规定的其他休假外,每年可享受保健休假 2 周。满 20 年在岗人员,可利用休假安排 2 周的健康疗养。

7. 接受健康、治疗、休假疗养或因患职业性放射病住院检查、治疗期间,保健津贴、医疗费用按国家有关规定执行。

（三）工作场所防护

1. 候诊区域放置放射防护及影像检查宣教材料。

2. 机房必须符合医用诊断 X 线放射防护标准。

3. 所有放射设备安装后,放射性工作场所经当地放射卫生监督部门检测合格后方可投入使用。

4. 机房门外安装曝光指示灯。

5. X 线摄影区域有明确辐射标示牌和放射防护须知,无关人员不得擅自进入。

6. 每间 X 线机房配有患者所需防护用品。

四、辐射防护保健制度

（一）定期测量建筑透射和漏射剂量，确保正常工作时受到的剂量在规定限值内。

（二）加速器、空调等各种电器设备电路安全有接地设备，定期检查机器射线连锁和各种设备机械连锁。

（三）上岗前接受体检，定期参加当地疾病预防控制机构组织的体检和辐射防护知识培训，合格方可上岗。如感觉不适，可随时到指定医院体检。

（四）参加个人剂量检测，带好个人剂量元件，每2个月进行一次监测，结果存档。符合规定范围内所受剂量方可继续工作，否则进行调休或其他处理，并查明原因。

（五）熟知辐射防护规则，正确掌握安全操作，严格遵守各项操作规程。

（六）每日工作时间、休假及休养制度按规定执行，每月发放营养津贴。

（七）女性在妊娠、哺乳期停止接触辐射性工作。

（八）严禁在辐射性工作场所进食、饮水、吸烟。辐射性废物、废水、废气按规定处理。

（九）尽量减少受检者射线照射，避免重复检查，对非受检部位加强防护。儿童、孕妇及妇女月经期间尽量减少下腹部接受不必要的照射剂量。除重危患者外，检查室内应减少陪人或尽量缩短陪伴时间。

（十）必须为受检者配备腰系防护巾、防护三角等防护用品。候诊处达到防护要求。患者一般不得在机房内候诊。

第二节 放 射 科

一、放射科诊断工作制度

（一）放射检查由临床医师填写申请单后实施。急诊患者随到随检，即时报告。特殊造影检查应事先预约。

（二）工作人员经过专业学习训练，取得相应资质或证书后方可上机操作。

（三）严格执行患者识别规范、查对程序与技术操作规程，了解患者病情及检查目的、位置、方法，准确输入患者信息，落实安全准备事项。危重或做特殊造影、介入治疗患者，由经治医师陪同。

（四）建立完善图像质量控制标准。检查部位应符合临床申请单要求，摄影体位正确，图像清晰，病变显示清楚，有良好信噪比和对比度，图像无明显伪影。

（五）重要摄片由临床医师与医学影像技师共同确定投照技术及部位，特检摄片和重要摄片待观察照片合格后方可允许患者离开。

（六）严格患者确认程序，危重患者或特殊造影患者，必要时应由医师携带急救药品陪同检查。对不宜搬动的患者，应到床旁检查。严格确认患者造影剂过敏史。

（七）诊断报告由具有资质的诊断医师书写，描写部分如实反映影像表现，重点突出，条理清楚，术语准确。主治及以上医师审核签字，复杂疑难病例由高级技术职务医师审签。

（八）患者接受检查后应严格按时限为其出具影像报告。

（九）严格执行医学影像检查危急值报告制度，按流程及时复核、报告和登记。

（十）每日由科室负责人或上级医师主持集体阅片，深入研究交流诊断和投照技术，密切注视检查设备、医疗区域和值班岗位安全情况,及时解决疑难问题,制订改进方案,持续提高工作质量,发现隐患及时上报和整改。

(十一)科室建立质量控制小组,每月随机抽查患者医学影像检查图像进行质量评价,定期统计分析检查结果阳性率,发现问题,查找原因,及时整改。

(十二)对检查设备、技术、诊断报告等缺陷差错,及时采取补救措施。

(十三)落实工作人员及患者放射防护措施,尽量采用低剂量检查,缩小照射野,上班期间佩戴个人剂量监测仪。尊重和保护患者知情权与隐私。定期组织工作人员体检,建立职业健康档案,安排特殊岗位休假。

(十四)医学影像仪器设备实行专人管理,定期维护、保养、校正并记录,认真填写工作日志。重大维修或更新应由科室和医学工程部门共同提交书面报告,经分管院领导批准后执行。

(十五)定期对放射诊疗设备和工作场所进行检测,由专业的检测机构每年至少进行一次状态检测。

(十六)检查所需药物专人保管并按计划补充,上报药品不良反应记录,制订药品不良反应的预防与抢救预案,保证药品安全合理使用,特殊造影须提前备好急救药品器材,实行定位放置、专人保管。

(十七)各类医学影像资料推行信息化管理,统一登记、归档和保管,确保患者影像资料安全。借阅须填写申请单,由经治医师签名负责,院外借片由医疗管理部门审批并履行借阅签字手续。

(十八)检查室保持清洁卫生,特殊造影室定期消毒,进行空气细菌培养。

(十九)制订并定期修订完善辐射事故应急预案,发生辐射事件后立即按照等级响应,启动实施应急措施,并向当地环保及卫生健康、公安等部门报告。

(二十)对与医院合作的第三方医学影像服务机构严格资质审查,强化动态监督管理,发现问题及时督促整改。

(二十一)与门急诊和各临床科室密切沟通,定期征求意见,持续提升专业诊断水平和医学影像服务质量。

二、放射科登记工作制度

(一)登记台负责 X 线、CT 和磁共振(MRI)成像检查的登记、划价、预约、分检和发放诊断报告工作,并交代患者检查前准备与注意事项。

(二)登记员与检查机房技师、诊断医师沟通,保证患者检查与影像报告等工作落实到位。

(三)对患者有关影像检查安排和报告发放咨询进行答复,维护检查秩序。

(四)实行首问负责制,热情接待患者,认真做好患者解答工作。

(五)保持登记台清洁卫生。

三、常规 X 线检查工作制度

(一)放射技师应熟练掌握照相设备操作,严格遵守设备操作规程,能够排除常见故障,遇到复杂故障及时报告上级主管人员和医学工程部门。

(二)每日上班前清洁设备,检查设备开机自检过程,判断设备运行状况。

（三）按先后顺序安排检查，急诊患者优先。

（四）检查前仔细阅读患者申请单，了解病情、检查目的、检查位置和方法。如遇有不明确问题，与上级技师、医师或临床申请医师联系。

（五）准确录入患者信息，与申请单认真核对。如出现错误立即更正，保证患者信息相符。

（六）患者复查或重新检查时参阅既往照片，进行对比分析。

（七）检查号码统一使用医院挂号登记生成的编号，打印照片加注位置信息。

（八）每日如有未完成工作，应向值班人员交班，填写交班记录。

（九）须床边检查患者，接到临床医师检查申请单后，到放射科登记，到病房或手术室完成检查。床边 X 线检查报告一般由放射科当日发出。危重患者可由放射科医师电话告知患者所在科室影像诊断情况，然后再发放报告。

四、胃肠造影工作制度

（一）认真阅读申请单，核对患者姓名、性别、年龄，了解症状、体征及其他检查，询问病史，登记就诊患者资料。

（二）确定检查部位，作好检查前胃肠道准备。

（三）检查前介绍检查项目的注意事项，去除金属等干扰物，训练患者摆好体位。

（四）危重患者检查时应有临床医师陪同，以免发生意外。

（五）每日检查结束后及时清洁钡餐及灌肠器具、机器，保持检查室卫生。

（六）若发现设备故障及时通知医学工程部门维修。

五、CT 检查工作制度

（一）CT 室实行 24 小时值班，值班技师和医师坚守岗位，负责值班期间急诊患者检查和安全工作，做好交接班。

（二）操作人员经专门训练合格，持 CT 上岗证方可上机，严格执行操作规程。

（三）CT 控制机房、扫描机房保持整洁，恒温恒湿，非工作人员谢绝入内。

（四）患者凭检查申请单到登记室预约安排检查时间，急诊、危重患者优先安排。

（五）检查技师先了解患者症状、体征和检查部位，准确定位，检查细致。凡不符合 CT 扫描要求或非 CT 扫描适应证者，应退回申请科室并说明原因。

（六）增强扫描检查前，进行药品过敏反应试验；静脉注射增强剂时，准备抢救过敏反应药品，密切观察患者状况，发生反应及时采取处理措施；危重病患须经治医师陪同，增强扫描困难时，经治医师应予协助。

（七）CT 设备由技师长负责管理，做好设备使用维护记录，填写工作日志。

六、磁共振成像检查工作制度

（一）磁共振成像（MRI）室工作人员经专门训练合格，持 MR 上岗证方可上机，严格执行操作规程。

（二）严格患者检查前安全准备。禁止随身携带金属物品带入机房；对于体内安装动脉夹、起搏器、支架、人工关节、假牙等植入式医疗器械患者，核对器械是否具有 MR 兼容性，不兼容器械一律不予检查。

（三）危重患者由经治医师携带必备急救药品,在扫描室陪同检查,密切观察病情变化,随时通知 MR 室工作人员采取应急措施。

（四）MR 技师负责设备日常操作,监测磁共振水制冷系统运转状况,发生故障及时通知医学工程部门维修并记录。

（五）外来参观者须经科室负责人同意,并安排人员陪同。

（六）加强 MRI 质量控制,由技师长具体负责。

（七）技师长负责 MRI 设备预防性维护,定期检修保养,记录使用维护情况。

（八）MRI 检查室保持清洁,各类检查线圈放置整齐,机房定期消毒。

七、影像诊断报告工作制度

（一）患者一般信息书写正确,包括姓名、性别、年龄、就诊编号、申请科室、床位等。

（二）写报告时,医师应了解病情,同时核对图像和申请单是否相符。

（三）影像诊断报告应有报告者本人签字,并经有签发资格的上级医师签字方为有效。

（四）病例如须会诊讨论,可提出会诊申请,待会诊后提出诊断意见,再书写诊断报告。对于临床医师有异议并退回的报告,与临床医师共同进行科内会诊后,得出结论如与原报告不符,再次发出报告,同时收回原报告。

（五）签发报告资格

1. 医院正式聘用的影像专业执业医师,一般应有主治医师以上职称。

2. 对首次获签字权的医师,须经科室主管领导综合考察其业绩、能力,并经副主任医师以上医师考评后给予授权。

（六）进修生、实习生所写诊断报告须经带教医师审核,由有资质的医师签发。

（七）检查预约及发出报告时间

1. 普通放射报告　普通门诊患者平片通常 2 小时内发放报告,住院患者通常当日下午发放报告。

2. 胃肠道检查报告　通常结束检查后第 2 日发放报告。

3. CT 检查诊断报告　通常急诊患者检查后 1 小时、普通患者 48 小时内发放报告。

4. MR 检查诊断报告　通常 3 天内发放报告。

（八）患者或临床科室确认已发出的报告遗失,如诊疗确实需要,可再重新打印。

八、影像危急值报告制度

（一）危急值报告范围

1. 普通 X 线检查　急性一侧肺不张;气管、支气管异物;大量液气胸,尤其是张力性气胸;急性肺水肿;消化道穿孔、急性肠梗阻(包括肠套叠)等。

2. CT 检查　急性肺动脉栓塞、急性肺水肿;急性主动脉夹层动脉瘤;动脉瘤;消化道穿孔;腹腔脏器大量出血;急性大面积梗死、重要部位梗死;大量脑出血及脑损伤;大量心包积液等。

3. MRI 检查　脑梗死;脑出血等。

（二）危急值执行流程

1. 检查医师和报告医师发现危急值病例,应及时书写诊断报告。

2. 如为门诊患者,立即电话通知开单医师;属住院患者,立即电话通知该病区值班医师,将患者病情报告给经治医师,视情进行必要急救或处理。

3. 经治医师确认后,放射科值班医师将患者信息、检查结果以及临床科经治医师姓名进行登记。

4. 按危急值登记要求,详细记录患者姓名、一般信息、ID号、申请科室、床号、报告时间、结果(包括记录重复检查结果)、报告接收和检查人员姓名等。

九、影像质量控制制度

(一)为改进X线摄影、CT和MR扫描技术与影像质量,每日由医师和技师共同进行评片。

(二)对每份影像片评出等级,对差片找出原因,改进检查及扫描质量。

(三)科室主任检查指导每日X线检查、CT和MR扫描工作,发现问题及时解决。

(四)废片集中保存,定期统计分析废片情况,研究制订改进措施。

(五)每日早交班集体读片,由值班医师或分管医师选出疑难典型病例,准备有关资料,提交讨论和示教,值班技师参加。高年资医师组织讨论,共同交流,提高阅片能力。

(六)平时遇有疑难病例,首检医师可随时请其他医师或上级医师会诊,会诊医师应帮助分析提出诊疗建议。

(七)会诊病例最后诊断意见,以上级医师意见为准,影像报告通常由当班中、初职医师完成,副高职以上医师签发。

第三节 介入放射科

一、介入放射科工作制度

(一)介入放射科对血管介入诊疗工作实行集中统一管理,提高诊疗质量效能,为临床提供准确的诊断依据和微创治疗技术。

(二)布局合理,洁污分开,符合功能要求,设立更衣室、准备室、刷手室、无菌储存室、耗材室、机器室、消毒处置室等。

(三)定期对放射诊疗设备和工作场所进行检测,加强医务人员和患者射线防护。工作人员定期体检并记录存档。

(四)组织技术人员学习钻研投照技术,熟悉相关软件功能,提高操作技能和诊断水平,确保影像质量。

(五)严格执行术前查对、术前谈话、分级手术和手术审批、新技术项目申报审批、手术无菌操作等技术操作规程,确保医疗质量与医疗安全。

(六)实行血管介入手术预约登记,术前认真阅读申请单,核对患者姓名、性别、年龄、诊断、过敏史、手术名称及部位、麻醉方式、是否皮试、术前准备是否充分等,各环节详细记录。

(七)做好术中影像分析、术后照片和光碟复制以及术前、术中、术后协调工作。介入室技师于术后立即完成影像拍照、刻录,平诊24小时内、急诊2小时内出具诊疗报告。影像资料在放射科集中备份存档。

(八)接送患者认真核对,一律使用交换车,运送途中注意保暖,保护患者头部及手、足,保持输液管道及各种引流管通畅。

（九）严格落实消毒隔离和无菌技术规定，各种手术器械、物品、无菌材料须严格消毒。

（十）加强药品、无菌材料管理，定位定量存放，合理使用，定期清点效期，及时补充调换。

（十一）爱护仪器设备，逐日登记运行状况，定期进行检查、清洁、保养、维护。发生故障及时报告，并协助检修。

（十二）保持室内清洁卫生及温湿度。术后手术室通风。每日杀菌消毒2小时，每月进行空气细菌培养。

二、数字减影血管造影介入室工作制度

（一）数字减影血管造影（DSA）介入室严格遵守无菌规则。工作人员进入相对无菌区域着常规工作服、戴口罩及工作帽，进入无菌区着特殊工作服、工作鞋、帽及口罩，非工作人员不得进入介入手术室。严格术前洗手和无菌操作。患者手术按照"无菌手术 - 相对无菌手术 - 污染手术"排序。

（二）加强医务人员和患者射线防护。医护人员术前按岗位需要穿戴射线防护服、脖套、防护眼镜、防护面罩等防护用具，佩戴个人射线检测剂量计，术后归位。手术相对无菌区域应加锁，防范患者及家属的射线损害。工作人员定期查体并记录。

（三）严格手术预约登记，护士术前认真阅读申请单，核对患者姓名、性别、年龄、诊断、过敏史、手术名称及部位、麻醉方式、是否皮试、术前准备是否充分等，各环节详细记录。急诊手术严谨细致。

（四）严格药品、无菌材料管理使用，按要求定位、定量存放。定期清点急救药品和耗材有效期，及时补充调换。一次性使用无菌耗材，用后毁形。手术同意书、手术申请单背后粘贴耗材条形码。无菌手术包注明消毒日期，逐日清点。

（五）技师术后立即完成影像拍照、刻录，医师术后24小时内出具诊疗报告；急诊手术条件下，上述流程2小时内完成。影像资料集中备份存档。

（六）技师熟悉设备性能，掌握操作规程及步骤，逐日登记设备运行状况，定期保养维护，做好治疗资料登记整理工作。

（七）保持室内清洁卫生及恒温恒湿，术后通风，每日消毒，每月进行空气细菌培养。

三、数字减影血管造影手术室管理制度

（一）布局合理，符合功能要求，洁污分开，设立更衣室、准备室、刷手室、无菌储存室、耗材室、机器室、消毒处置室等。

（二）认真进行各项技术操作，严格执行技术操作规范。

（三）工作人员进入手术区域穿洗手衣、换鞋、戴帽子口罩；非工作时间不得入内。除治疗患者外，其他人员不准进入。

（四）保持室内整洁，上下班各清扫1次。

（五）术前准备各类手术器械，检查急救器械性能是否完好，各类急救药品、物品是否齐全，严格交接班。

（六）预约及决定手术日期，了解手术者有无禁忌证，是否做过碘过敏试验。

（七）术中各种治疗、检查及心电监护，与医师共同操作。关注试验X线机、快速换片机及高压注射器，确定注射压力和摄片顺序及数量。

（八）用过的器械、导管做好登记、消毒，及时处理，以待备用。一次性使用的无菌医疗器械按照《医疗器械监督管理条例》执行，每批次导管应检查灭菌日期和合格证，并登记。不得重复使用一次性物品及耗材。

（九）传染患者使用后的导管不得重复使用，应在二人核对下毁形，处理后二人签名并用医疗垃圾袋分开处理。

（十）妥善保管各种精密仪器、物品、药品，防止损坏、丢失、霉烂，保持手术室清洁、整齐。

（十一）室内空气及物品每周消毒，每月作细菌培养。

（十二）介入室内物品不予外借，特殊情况须经科室和医疗管理部门批准，并办理借用手续。

四、介入诊疗器材使用登记制度

（一）介入器材由医院统一进货、验收并登记，科室或个人不得擅自进货使用。

（二）按需登记领取介入器材，体内植入耗材进行使用登记并记录。

（三）按照无菌要求，妥善保管无菌器械，与其他医疗器械分区储存。

（四）须进入介入手术室使用的医用材料由科室统一领取，其他科室和个人不得私自将材料带入。

（五）介入器材使用前，应将使用目的、材料类型、基本价格、手术风险告知患方，在知情同意单上签名确认。操作者按照操作规程检查无菌器械包装，小包装出现破损或超过有效期应停止使用。

（六）使用植入人体内的人工材料、介入治疗等材料时，将有关厂名、生产材料批号等证明单粘贴在手术记录单上。

（七）未经批准的材料一律不得使用，否则由此产生的一切后果由使用者承担全部责任。

第四节 放射治疗科

一、放射治疗科工作制度

（一）对受检者、患者使用放射性同位素或射线进行诊断、治疗、检查时，必须严格控制受照剂量，避免一切不必要的照射。

（二）临床医师根据患者病情需要，填写放射治疗申请单。

（三）放射治疗医师根据患者病情及临床检查资料制订放射治疗方案，明确照射部位、照射野大小及野数、照射角度和物理条件、剂量及间隔时间等。

（四）放射治疗前向患者交代注意事项，仔细检查机器开关、按钮，确认机器运转正常后方可实施治疗。

（五）严格执行放射治疗操作规程，密切观察病情变化、治疗效果与放射反应，及时采取干预措施。放射治疗期间至少每周检查1次血常规，根据病情进行必要处理。变动治疗方案或中断治疗请示上级医师审定。

（六）特殊照射由经治医师、放射治疗医师及物理师共同制订治疗方案。

（七）落实患者安全措施。治疗时协助患者上、下治疗床。治疗结束协助患者离开机房。治疗结束后向患者交代注意事项。

（八）患者放射治疗结束后，应及时进行总结，告知患者注意事项，每半年至少组织一次随诊或随访，了解跟踪病情，巩固治疗效果。放射治疗病历应长期保存。

（九）科室负责人和经治医师、副主任以上医师应定期对患者进行检查，对疑难病例组织会诊和科室讨论，持续提高医疗质量。

（十）治疗完毕后将机器各控制按钮恢复"零"位，切断电源、水源，室内物品放回指定位置。

（十一）工作人员定期到指定定点医疗机构参加体检，接受当地疾病预防控制机构组织的防护培训，合格后方可上岗。如明显感觉身体不适，应随时接受检查和治疗。

（十二）工作人员应熟知辐射防护知识和技能，正确使用防护安全设备和个人防护用品。工作期间佩戴个人剂量仪，定期接受个人剂量监测，监测记录应存档。医院严格执行工作时间、休假、休养规定，按时发放工作保健津贴。

（十三）放射性同位素和射线装置独立使用和存放，严格落实防盗、防火、防爆、防潮、防泄漏措施。工作场所设置电离辐射警告标志，并有"当心电离辐射"中文标注。严禁无关人员进入工作场所。严格废弃放射源安全处置。

（十四）严格执行后装治疗机、直线加速器、模拟定位机辐射防护与安全管理要求，落实各项工作制度，确保医疗质量与医疗安全。

（十五）做好仪器设备日常清洁、维护与保养。每日工作前对各类安全防护装置进行检查，如有异常立即检修，及时排除故障。建立仪器设备使用档案，随时记录故障原因及维修过程，并存档备查。

（十六）定期组织仪器设备检修和安全连锁装置检测，对各项参数进行稳定性测试，发现问题及时校正。工作期间机器发生故障立即切断电源，协助患者尽快离开治疗室，及时查明原因，妥善处理。

（十七）拟制并定期更新完善辐射事故应急预案。一旦发生辐射事故立即启动应急预案，针对事故性质和严重程度，及时采取相应等级防护和处置措施，并及时向当地环保、公安、卫生健康等部门和疾病预防控制机构报告。

（十八）每年进行一次辐射安全和防护状况评估，并于每年年底前上报当地环保部门。

二、辐射防护和安全管理制度

（一）遵守《放射性污染防治法》《放射性同位素与射线装置安全和防护条例》《放射性同位素与射线装置安全许可管理办法》等辐射防护法律、法规，接受配合各级环保部门监督和指导。

（二）履行辐射环境影响评价文件审批、《辐射安全许可证》申领及环境保护竣工验收手续。领取许可证后，方可从事许可范围内的辐射工作。改变辐射工作内容或终止辐射工作时，须办理变更或注销手续。

（三）成立辐射安全管理小组，配备专兼职辐射防护管理人员，加强对辐射管理工作监督管理。配备必要的防护用品和监测仪器。具有确保放射性废气、废液、固体废物达标排放的处理能力或可行的处理方案。

（四）放射性同位素、射线装置的使用、储存场所，入口处设置辐射性标志和必要的防护安全连锁、报警装置。建立健全完善的防护措施和安全制度,管理落实到位,严格按照操作规程操作。

(五)设立专门的放射性同位素分装、注射、储存场所,放射性物屏蔽设备和存放场所。配备活度计、放射性表面污染监测仪。放射性同位素和放射性废物储存场所,设有电离辐射警告标志及必要的文字说明。辐射工作场所的入口处,设有电离辐射警告标志。

(六)放射性同位素储存场所专人负责,完善存入、领取、归还登记和检查制度。交接严格,检查及时,账目清楚,账物相符,记录资料完整。

(七)对受检者和患者使用放射性同位素或者射线进行诊断、治疗、检查时,严格控制受照剂量,避免一切不必要的照射。

(八)辐射工作场所不得存放易燃、易爆、腐蚀性物品。储存场所采取有效的防泄露等措施,并安装报警装置。

(九)工作人员参加环保部门组织的辐射防护培训,培训合格方可持证上岗,每2年组织复训。

(十)工作期间佩戴个人剂量仪,每季度接受剂量监测并存档。每年接受查体并存档,遇有健康问题立即救治。

(十一)定期对射线装置和检测仪表进行稳定性检测、校正和维护保养。

(十二)委托相关机构对辐射场所进行监测,每年进行辐射安全和防护状况评估,结果上报当地环保部门。

(十三)放射性固体废物、废液及患者放射性排出物应单独收集,与其他废物、废液分开存放,按有关规定处理。

(十四)制订辐射事故应急预案,一旦发生辐射事故立即启动,采取防护措施,控制事故影响,保护事故现场,并及时向环保、公安、卫生健康等行政部门报告。

三、后装治疗机安全防护制度

(一)机房设置可靠的安全连锁和应急停机装置,制订应急预案。

(二)机房入口处、放置放射源设备应设电离辐射标志。

(三)放射源出厂有活度证书,使用前要对放射源活度及其他物理特性进行校检,执行国家有关标准。

(四)严格定期执行设备的机械电器性能检查,检查结果应与设备出厂性能标准相符。

(五)严格执行操作规程,严禁违章操作,工作时佩戴个人剂量仪。

(六)施行照射过程中,密切监测控制台和患者,遇有异常立即处理。

(七)定期检测机器、防护设施和消防器材性能,发现问题及时处理,必要时通知医学工程部门检修。

四、直线加速器安全防护制度

(一)直线加速器安装调试取得诊疗许可证后方可运行,工作人员申领放射工作人员证后方可上岗。

(二)机房应设置可靠的安全连锁和应急停机装置,制订应急预案。

(三)机房及有关场所设置电离辐射标志。

(四)遵守操作规程,严禁违章操作,工作时佩戴个人剂量仪。

（五）施行照射过程中,密切监测控制台和患者,遇有异常立即处理。

（六）治疗照射时除患者外,其他人员不得在治疗室内停留。

（七）定期检测机器,防护设施和消防器材性能,发现问题及时处理,必要时通知医学工程部门检修。

（八）机房内各种电器及设备电路有安全接地设备,确保电气安全。

五、模拟定位机安全防护制度

（一）模拟定位机安装调试取得诊疗许可证后方可运行,工作人员申领放射工作人员证后方可上岗。

（二）机房应设置可靠的安全连锁和应急停机装置,制订应急预案。

（三）机房及有关场所设置电离辐射标志。

（四）遵守操作规程,严禁违章操作,工作时佩戴个人剂量仪。

（五）施行照射过程中,密切监测控制台和患者,遇有异常立即处理。

（六）定期检测机器,防护设施和消防器材性能,发现问题及时处理,必要时通知医学工程部门检修。

（七）做好机器维修、交接班等记录,并妥善保存。

六、放射性同位素保管使用制度

（一）严格执行放射防护法规,确保达到国家标准要求。

（二）放射性同位素存放在专用安全贮藏场所,不得与食品、易燃、易爆、腐蚀等物品混放,指定专人保管,严格使用和出入库登记。

（三）严格放射性同位素保管、领用和消耗登记,实行岗位责任制,科室负责人和保管人员定期检查,每半年查对一次账目,发现问题及时上报处理。

（四）放射性同位素接收、登记、退役和管理指定专人负责,对新进放射源详细登记名称、源标记、标定日期、活度、启用日期、停用日期等信息。

（五）按规定对临床诊断和治疗产生的放射性废物进行收集、包装、贮存。放射源退役后,将废源装进容器,经检测合格后尽快与厂家联系退回废源。

（六）严格被盗（抢）、丢失和放射性污染事故登记报告,完善事故应急救援预案,并报公安机关备案。

（七）完善放射性同位素、射线装置使用、储存场所防护措施和安全规章,入口处设置放射性标志和必要的安全防护连锁、报警装置。

（八）严格按规程操作同位素射线装置,严禁违规操作。

（九）对受检者和患者使用放射性同位素或射线进行诊疗检查时,严格控制受照剂量,避免一切不必要的照射。

（十）放射性同位素贮存使用场所安装防盗门窗和报警电话,严禁无关人员进入。

七、放射治疗意外事故应急处置制度

（一）发现突发放射治疗意外事故,立即向分管院领导、科室负责人和医疗管理、医学工程、保卫等相关部门报告,说明原因,及时采取应急措施。

（二）医院立即启动重大突发事件应急预案,与科室主管人员协助组织人员撤离现场,

并做好现场保护工作。

（三）如放射源泄漏，保卫部门应维持秩序并设立隔离区，不得拖延或瞒报、谎报。

（四）科室和主管部门迅速确定放射源种类、活度、出厂日期，事故发生 2 小时内向当地卫生健康委、环保部门报告。

（五）如出现放射源丢失、被盗事故，应同时向当地公安部门报告。

（六）如出现放射源泄漏等可能造成人员受照剂量照射，应同时报告当地卫生健康行政部门和疾病预防控制机构，将受照人员送指定机构检查治疗。

（七）医院领导组织医疗管理、医学工程等部门会同科室进行事故分析，提出初步处理意见，报请医院院领导批准后实施。必要时联系设备供应商，协同处理有关问题。

（八）妥善做好善后工作。放射源使用、管理科室和医疗管理、医学工程等相关部门及时分析事故原因，总结教训，完善制度措施，严防类似事故再次发生。

第五节 核医学科

一、核医学科工作制度

（一）科室场所设置与布局合理，符合放射防护要求。

（二）科室工作人员必须经过核医学专业学习，取得相应专业技术资格，接受放射防护培训并通过考核，查体合格，获得相应资质证书后方可上岗。

（三）严格掌握放射性核素检查治疗适应证及禁忌证，申请单由经治医师填写，经核医学科医师同意后方可办理预约，按规定提前作好准备。向患者详细交代注意事项，治疗时严密观察病情，记录完整。

（四）认真执行放射性核素仪器使用、药品分装和投药操作规程，严防放射性物质扩散污染和事故、差错发生。

（五）患者使用放射性核素前，必须经两人计算及核对品种、剂量、用法，核准无误后方可使用，向患者交代注意事项。应用不同放射性核素和应用较大剂量治疗患者，应设立专门的住院病区。

（六）及时报告检查结果，如与临床表现不符，应研究原因，必要时组织复查。建立索引卡，统一登记保管，定期追踪观察。

（七）与临床科室密切联系，配合临床医疗、教学、科研，积极开展新业务、新技术。

（八）核素治疗病房保持整齐清洁，非住院患者不得进入。患者服用放射性核素后，在专用厕所大小便，不得随意走出病房。住院医师对经治患者每日至少查房 2 次，做到病历完整，记载内容准确。出院时，应向患者详细交代有关事宜。

（九）严格落实防护原则和各项要求，确保患者与工作人员安全。加强工作人员计量监测。

（十）每周至少组织 1 次集体阅片，必要时与放射、超声科联合阅片，研究诊断和检查技术，解决疑难问题，不断提高诊疗质量。

（十一）备齐常用急救药品器材，科室医师熟练掌握急救技术。

（十二）严格放射性核素订购、领取、保管与使用，防止丢失、变性或浪费。

（十三）经常对机器清洁保养，每月检修 1 次。建立仪器设备账册和技术档案，指定专人负责日常管理与维护保养,严格质量控制。

(十四)加强资料管理,详细记录和保存患者应用药物种类、药物标记质量、给药剂量、检查时间以及仪器条件,定点存放影像检查资料、软盘及磁带,借阅照片须办理借片手续。及时登记差错事故,定期统计报告与疾病诊断符合率。

(十五)加强安全管理,无关人员严禁进入贮源室、放射药物注射室。认真登记核对,定期清查,严格交接手续。遇有疑问立即报告、迅速查清,妥善处理。落实消毒隔离措施,做好清洁卫生工作。妥善处理防护用品、放射性废弃物及被污染物品。

(十六)加强应急管理。一旦发生放射性泄漏,立即启动实施应急预案,向医院总值班室、医疗管理部门、分管院领导和当地环保及卫生健康、公安等部门报告。

二、核医学科放射药物使用管理制度

(一)一切涉及放射药物的操作,均在规定的活性工作区进行。

(二)严格按《放射药品使用许可证》规定进行工作,放射专业人员具体负责许可证的请领、换发工作。

(三)药源运抵后,核对罐型号、核素种类、活度及标定日期,确认无误后签收、登记并分类存放。非即时应用放射源应存入贮源池加锁保管。

(四)每日核查贮源及使用登记情况,并清理空、旧罐。

(五)发生器淋洗、标记及分装应严格在通风橱内按要求进行,并测定活度。

(六)放射药物容器外贴标签,注明品名、活度、体积、标记日期。

(七)放射药物使用前,按标准方法进行质量检测,确认合格方可使用。

(八)投药分工负责,投药前核对患者姓名、检查项目、放射药品、用量及特殊要求。

(九)各种操作应严格个人防护和无菌操作,防止污染。

(十)放射性容器及少许剩余液按半衰期分类保存,定期送入放射性垃圾池,检测室内本底,确保安全。

(十一)放射源及放射药品不得携出科室活性工作区。

(十二)放射性新药研制、开发、使用,由专业人员进行论证,报请有关部门批准、备案。

(十三)活度计至少每季度标定一次,每两周用标准源检测一次。

三、核医学科活性操作及防护制度

(一)新入职人员由科室向医院放射监测部门报告备案,接受放射防护培训教育,配发个人剂量仪,建立剂量资料和健康档案后,方可上岗工作。

(二)强化无菌观念,严格操作规程,进修生、实习生及新入职人员应在专人指导下工作,不得单独操作。

(三)严格执行屏蔽、时间、距离等规定,分装、标记在通风橱进行,充分利用注射车、防护套等器具。

(四)活性废品及污物及时清理,固体废品应妥善包装,送指定地点存放10个半衰期处理,不得随手放置、丢弃。

(五)工作人员每月监测受照剂量和血常规,每年查体并存档。

(六)连续工作10个月以上者,保证每年休假1个月,并照常发放保健费。

(七)孕妇及哺乳期女性或其他特殊情况,暂时脱离活性工作。

（八）操作过程中出现任何问题，立即向科室负责人报告并及时处理。

（九）连续 2 个月查血常规低（WBC 3.5×10^9/L, Plt 10×10^9/L, > Hb 10g/L）半休 2 周，（WBC 3.0×10^9/L, Plt 8×10^9/L, > Hb 8g/L）全休 2 周。复查仍偏低者，应考虑脱离放射性工作。

四、核医学科辐射防护和安全管理制度

（一）遵守《放射性污染防止法》《放射性同位素与射线装置安全和防护条例》《放射性同位素与射线装置安全许可管理办法》等有关辐射防护法律、法规，接受、配合各级环保部门监督指导。

（二）按规定履行辐射环境影响评价文件审批、《辐射安全许可证》申领以及环境保护竣工验收手续。领取许可证后，方可从事许可范围内的辐射工作，改变辐射工作内容或终止辐射工作时，必须办理变更或注销手续。

（三）成立辐射安全管理小组，配备辐射防护专兼职管理人员、防护用品和监测仪器；具有确保放射性废气、废液、固体废物达标排放的处理能力或可行处理方案。

（四）放射性同位素和射线装置的使用、储存场所设置防护措施。入口处设置辐射性标志和防护安全连锁、报警装置。制定并落实安全规章制度，严格按规程操作。

（五）设专门的放射性同位素分装、注射、储存以及放射性物屏蔽设备和存放场所；配备活度计、放射性表面污染监测仪；放射性同位素和放射性废物储存场所设电离辐射警告标志及文字说明，辐射工作场所入口处设电离辐射警告标志。

（六）放射性同位素储存场所指定专人负责，严格存入、领取、归还登记和检查，交接严格，检查及时，账目清楚，账物相符，记录资料完整。

（七）对受检者和患者使用放射性同位素或者射线进行诊断、治疗、检查时，严格控制受照剂量，避免一切不必要的照射。

（八）辐射工作场所不得存放易燃、易爆、腐蚀性物品；储存场所采取有效的防泄露等措施，并安装报警装置。

（九）工作人员参加当地环保部门组织的辐射防护安全知识和技能学习培训，考核合格方可持证上岗，每 2 年参加复训。

（十）工作期间佩戴个人剂量仪，接受个人剂量监测，监测记录存档。

（十一）每年参加体检，检查结果存入健康档案。发现任何健康问题，立即送有资质医院救治。

（十二）定期对射线装置和检测仪表进行稳定性检测、校正和维护保养，技术指标和安全、防护性能符合相关标准要求。

（十三）委托有资质单位每年对辐射工作场所进行监测，开展辐射安全和防护状况评估，结果上报当地环保部门。

（十四）放射性固体废物、废液及患者放射性排出物应单独收集，与其他废物、废液分开存放，按有关规定处理。

（十五）健全辐射事故应急预案，发生辐射事故后立即启动，采取防护措施，控制事故影响，保护事故现场，并及时向当地环保、公安、卫生健康部门报告。

第六节 功能检查科

一、功能检查科工作制度

（一）功能检查科包括超声诊断、心电诊断、脑电及脑血流室诊断、神经肌电图及其他专业，各项专业工作实行集中统一管理，提高检查质量效能，为临床提供准确的诊断依据。

（二）临床医师根据患者病情需要，填写功能检查申请单，必要时经上级医师审核同意后，送相应科室检查。

（三）检诊医师实施检查前应详细阅读申请单，了解患者主要诊治情况以及是否按要求作好准备，严格审核适应证、禁忌证，尊重和保护患者隐私。危重患者检查时应由医护人员护送或到床边检查。

（四）须预约时间的检查应向患者详细交代注意事项。如为传染病患者，按照《传染病法》规定实行分诊安排检查，检查后及时对相关仪器和用具进行消毒。

（五）严格执行患者识别规范、查对程序和技术操作规程，确保检查质量和医疗安全。

（六）各种检查报告应及时准确出具，结合临床描述清楚，科学严谨，书写规范。遇有疑难问题应及时与有关科室临床医师联系，共同研究解决。严禁出虚假报告。建立检查登记并存档。

（七）加强检查项目质量控制与评价，科室负责人或上级医师定期组织集体读图，共同研究诊断技术，解决疑难问题，持续提高诊断质量。

（八）严格仪器设备管理。指定专人负责保管，落实防尘、防潮、防污、防火、防盗等措施。加强日常保养和安全管理，定期组织维护保养和检测、校正。遇有故障及时检修排除，确保运转灵敏正常。

（九）保持室内清洁卫生，定期对各检查室和仪器设备清洁、消毒，严格按规范处理医疗垃圾，防止医院感染。

（十）妥善保管各种检查和仪器运转记录，建立档案资料，经医疗管理部门批准后方可外借。

二、超声检查科工作制度

（一）超声检查科下设 B 型超声波、全身彩色多普勒、经颅多普勒检查室，为临床提供准确的诊断依据。

（二）须预约时间的检查，应向患者详细交代注意事项。

（三）超声检查患者，由临床医师填写申请单。检查前，超声医师应详细查阅申请单，了解检查部位和要求，交代注意事项，危重患者应有医护人员护送。传染病患者应隔离，使用专用仪器检查，并严格消毒仪器和用具。

（四）保护患者隐私，检查时关闭检查室门；防止他人进入。腔内彩超检查时医护人员要至少保证 2 名在场，女性患者检查时要有 1 名女性医护人员在场，医护人员同时在场人数不宜超过 4 人，并佩戴口罩、帽子。

（五）常规检查出具报告时间为 30 分钟以内；疑难患者无危重体征者可另约时间检查，应向患者及经治医师说明情况，征得同意。疑难危重患者应及时申请上级医生会诊。急诊、危重患者检查时,应在接到通知后 10 分钟内到位,一般急诊患者检查后 15 分钟内出具报告,危重患者检查后 10 分钟内出具报告。

(六)严格执行报告书写规范,及时准确报告检查结果,遇疑难问题应及时与临床医师联系,共同协商解决。严禁出假报告。

(七)严格遵守操作规程,落实腔内检查无菌操作,定期进行仪器、用具消毒,防止医院内感染。

(八)超声仪器设备专人专管,非本室人员不得擅自操作。注意设备使用安全,定期保养、维护、清洁、消毒,提高仪器设备使用率,做好记录并签名。遇有故障,及时报告医学工程部门。

(九)各种检查记录完整、准确,妥善保管,加强档案管理。档案外借须经科室负责人批准,办理手续登记后方可借出。

三、心电图室工作制度

(一)临床医师为心电图检查患者填写申请单,心电图室负责登记、预约并交代注意事项。

(二)及时准确报告检查结果,遇疑难问题与临床专科医师联系,协商解决。

(三)严格遵守操作规程和医疗器械管理规定。

(四)爱护仪器设备,定期维护、保养、核对机器性能及灵敏度,发现问题及时报告医学工程部门解决。

(五)妥善保存检查记录,建立档案,外借须经批准并履行借阅手续。

四、脑电图室工作制度

(一)临床医师为脑电图检查患者填写申请单,脑电图室负责登记、预约并交代注意事项。患者检查前一天洗头,忌有头脂;检查前 3 日停服镇静类药物。

(二)工作人员在岗在位,认真负责,热情和蔼,检查报告真实准确。

(三)严格遵守操作规程,爱护设备,定期保养维修并记录。

(四)检查室保持安静、清洁、整齐,下班前切断电源。

(五)检查资料登记存档,妥善保管。

五、肌电图室工作制度

(一)临床医师为肌电图检查患者填写申请单,肌电图室负责登记、预约并交代注意事项。检查前认真阅读申请单,核对患者姓名、性别、年龄、临床诊断等。

(二)严格执行操作规程,熟悉操作程序及诊断标准,操作无误,诊断准确。

(三)爱护仪器设备,指定专人使用和保管,每日清洁保养,遇有故障及时通知医学工程部门维修排除。

(四)保持检查室清洁卫生,无关人员不得入内。

六、经颅多普勒室工作制度

(一)医师为经颅多普勒检查患者填写申请单,危重患者优先安排,待病情稳定后由当值医护人员陪同送检,并符合检查前要求。

（二）检查实行预约并交代注意事项，严格适应证、禁忌证。

（三）检查前详细查阅申请单，核对患者姓名，了解患者准备情况及特殊要求。

（四）门诊报告于检查后 30 分钟发出。住院患者报告发给本人或经治医师，履行登记手续。

（五）严格操作规程和交接班，妥善保管检查记录，建立档案及借阅登记。

（六）离开检查室前检查门窗、水电，切断仪器电源。

（七）保持检查室和仪器设备清洁卫生，定期进行保养维护，健全完善技术档案，遇有故障及时通知医学工程部门检修。

（罗来龙 马 良）

第十五章　医技科室管理

医技科室管理体系是现代医院管理体系的重要组成部分。现代医院中,医技科室的组织架构、规章制度、设备配置以及与临床的合作分工,对科室技术功能发挥、医疗服务质量提高、医院综合实力提升以及医院综合效益等,均起着重要的推动和促进作用。非公立医院应重视和加强医技科室制度构建,制定符合实际和学科规律的管理制度,并在满足专业领域技术管理规范基础上,探索、创新、完善医技科室管理制度。

本章依据国家卫健委有关政策法规和文件精神,对医学检验、临床输血、病理科、内镜中心、消毒供应中心等医技科室系统梳理了相关制度。非公立医院可根据自身运营管理实际,修订、完善个性化管理制度和流程,以求充分发挥医技科室学科特点和运行效率,达到科室内部规范运营和支撑医院整体发展的目的。

第一节　医学检验科

一、检验科工作制度

(一)检验科由生化室、细菌室、临检室、免疫室、门诊化验室等组成,各专业实验室设组长1名,负责各室业务管理工作。在科主任统一领导下,协同配合临床科室完成门诊和住院患者诊疗的常规检验任务。

(二)严格执行相关法律法规、医改及医保政策和医院规章制度、技术操作规程,持续改善服务、提高质量,确保完成检验项目和任务,积极开展新业务、新技术,尽职尽责做好各项工作。

(三)检验申请单(含电子申请单)由医师逐项填写,检查目的明确,必须有申请医师签名或唯一标识。急诊检验单注明"急"字。检验科收取标本人员严格执行查对和双签字制度。

(四)加强医患沟通,向患方详细交代标本采集、送检等注意事项。标本应按规定方法留取,检验科由专人负责收取。收取标本人员应严格执行核对制度和双签字制度,凡不符合要求的标本应及时通知临床科室重新留取。

(五)常规化验和急诊化验均应按规定时间出报告。发现结果可疑时重复检验,与临床科室沟通。对不能立即检验的标本应妥善处理及保管。特殊情况如不能按规定时间出具报告,须及时通知临床科室,必要时报告医疗管理部门。

(六)认真核对检验结果,检验报告字迹清晰,单位准确,签署日期和操作者签名后发出。检验报告如与临床诊断不符或可疑时,应主动联系临床科室重新检查。发现检验目的以外的阳性结果应主动报告。严格检验报告授权与审批、发放,以及检验危急值处理程序。

(七)积极开展室内质量控制和室间质评工作,参加省级或国家级室间质量评价。定期对检验质量和技术进行分析、评估与持续改进。结合本科业务,协同配合临床开展医疗、教学、科研。

(八)加强实验室生物安全管理,落实隔离消毒规范,严格个人防护及环境保护。一般标本和用过的检验器材立即清洗消毒,传染性标本和用具先消毒后处理。标本通常保留3日。特殊标本发出报告后保留标本24小时,一般标本和用具应立即处理。被污染器皿高压灭菌后方可使用。可疑病原微生物标本应于指定地点焚烧。

(九)菌株、毒种、剧毒试剂及易燃、易爆、强酸、强碱等药品和精密贵重仪器放置在安全地点,指定专人保管,定期检查,做好维护保养并记录。

(十)更新仪器设备和更换试剂,经科室审核报医疗管理、医学工程部门或相关专职部门批准后,送交采购部门实施。

(十一)对与医院合作的第三方检验服务机构严格资质审查,强化动态监督管理,发现问题及时督促整改。

(十二)端正服务态度,努力满足科室和患者需求。值班人员加强巡视。与临床科室密切沟通,定期征求意见、建议,持续改进检验服务。

二、检验科生物安全管理制度

(一)为贯彻执行国家有关实验室生物安全法律法规和规章,确保检验科实验室安全,防范实验室感染,避免发生实验室事故,结合医院实际,制定本制度。

(二)**实验室尖锐器具管理**

1. 开封的针等锐器物无论使用与否均应按感染性废弃物处理。

2. 实验室内禁止手持针等锐器随意走动,并禁止徒手传递,注射器针帽拔掉后禁止再盖回。

3. 用后的针头及尖锐物品应弃于带有生物危害标识的桶内,待桶内丢弃锐器物达2/3后,旋转桶盖,将投放口覆盖,连桶高压处理,再集中统一做焚化处理。

4. 谨慎使用玻璃容器。如不慎打破玻璃物品时,不得用手直接接触破碎玻璃,先进行必要的消毒后,用扫帚和簸箕收集到合适的容器内。

5. 被污染的针头或玻璃器皿扎伤,应及时进行预防性的生物安全举措,包括及时清洗及预防性注射或接种疫苗。

(三)**生物安全柜管理**

1. 根据具体的检验生物安全要求,正确选择生物安全柜类型。

2. 经过培训和指导的实验室工作人员允许操作,其他人员一律不得使用操作。

3. 操作人员必须做好个人防护后方可进行生物安全柜操作。

4. 操作时应从工作台面清洁区到污染区,一般从左侧到右侧(习惯于左手操作的人相反)。

5. 生物安全柜内如发生少量的喷洒时,应用污染清除吸收纸巾立即处理,并将使用过的纸巾放到生物危害包里,再用浸满消毒液的毛巾擦拭消毒。如发生大量溢出时,必须广泛消毒,安全柜内的所有物品应进行表面消毒并取出,消毒液作用20~30分钟。

6. 工作完成时,所有容器和设备应进行表面消毒并拿出安全柜,对安全柜台面、边缘、后壁和观察窗内侧进行擦拭消毒。

7. 工作人员操作完成后,应如实填写生物安全柜使用记录。

8. 生物安全柜应按照规定定期进行维护和校验。

（四）废弃物处置

1. 生活废弃物处理前无须无害化处理,直接将黑色垃圾袋封口运往医院垃圾站。

2. 医用废弃物在重新投入使用或焚烧前,先在实验室内消毒处理和净化。

（1）实验过程中所用一次性消耗品检测完成后,经含氯消毒液浸泡消毒后放入废物容器内,经高压灭菌后,由医院统一焚烧。

（2）所有用过的器具用含氯消毒液浸泡消毒,用清水冲洗晾干,放好备用。

（3）所有废液用含氯消毒液浸泡后,倒入下水道流进医院污水站进行再次消毒处理。污水站保证污水氯余量＞6.5mg/L。

（4）检测后标本以及检测过程中所使用过的污染废弃物一律集中放入带盖的专用污物桶内,桶内衬黄色垃圾袋,用含氯消毒液覆盖或混匀达到要求时间后进行高压灭菌,然后运送医院垃圾站统一焚烧。

（5）尖锐物品弃于带有生物危害标识的桶内,桶内丢弃锐器物达2/3后,旋转桶盖,将投放口覆盖,连桶一起进行高压处理。

（6）处理感染性废弃物时,必须穿戴手套和隔离衣。

（五）化学药品管理

1. 检验科人员应了解化学药品相关知识,确保安全使用及不被化学药品损伤。

2. 在实验室或其他地方,化学药品应尽量少保存,满足日常使用即可。

3. 大批量化学药品应保存在专门指定房间或建筑物里,房间应是混凝土地面。

4. 化学药品由专人进行保管,贮存处上锁,严格双人保管并登记。酒精等易燃化学物品远离任何其他建筑物房间而单独保存;易发生反应的化学药品不宜靠得很近,避免发生化学反应。

5. 化学药品应严格按药品说明书规定操作,工作人员按规定做好防护。

6. 避免易发生反应的化学药品接触,避免易燃的化学物质碰撞。

7. 实验室应备有橡胶手套、鞋套、铲子和簸箕、捡拾碎玻璃的镊子、拖把、桶、中和酸用的物品及不易燃的清洁剂等用具。

（六）试剂管理

1. 各专业组申请化学试剂或耗材应事先申请,以每月实际检测所需数量为准。

2. 请领试剂耗材指定专人办理出库,仔细核对试剂品种、数量、效期等无误后填写出库单据,副本由检验科保存备查。

3. 按要求存放试剂。登记使用消耗,月底盘点试剂使用数量及库存数量。试剂耗材库存数量不宜过多,避免过期浪费。

4. 严禁将含氧试剂与易燃物品混放,腐蚀性化学品单独存放在药品柜中。保持化学试剂存放处通风、清洁、整齐。

三、检验标本运送及保存规定

（一）每日早晨各病区采集标本,专人到指定地点收取,经核对无误并签字后将标本送回检验科。运送过程中,防止标本容器破碎和标本丢失。

（二）标本采集后应立即送检,如不能立即送检,应按要求正确保存。

（三）标本采集后,切忌在室温放置过久,避免某些血液成分改变和溶血发生。

（四）细菌培养标本应立即送检,使用输送培养基,避免引起病原菌死亡导致检测结果假阴性、污染细菌或并存于标本中的正常细菌大量繁殖造成检测结果假阳性。

（五）急诊须送检标本,应立即送检。

（六）送检标本可能含有病原微生物,送检人员应做好自身防护,确保运输过程中不被污染,防止造成污染环境。

四、检验科外检标本规定

（一）医院检验科因人员、设备、技术等原因无法开展或很少开展的检验项目,可将标本外送至合作医院或独立的第三方检验中心进行检测。临床须标本外检时,临床医师开具申请单,注明"外检"字样,按标本留取要求将申请单和标本送至检验科标本接受处。

（二）检验科工作人员收到标本后,应进行外检标本登记,由专人运送标本至合作实验室检测,标本交接均应登记,双方签字。

（三）检测报告应在规定时间内送回检验科,检验科专人登记签收。

（四）检验科由专人负责审核后,将检验结果发回申请的临床科室。

（五）检验科应定期对合作实验室的能力和检验质量进行评估审核。

五、检验报告签发审核管理制度

（一）具有临床检验专业技术资格人员经相应检验技术培训,科室负责人考核批准后,方具有检验报告单签发资格。诊断性报告原则上应由具有医师资质人员签发。

（二）新分配毕业生见习期满后,经专业组负责人考核合格,由科室负责人批准可获得某一或几个专业签发报告权。

（三）特殊项目报告单及恶性肿瘤、罕见病原体等病情严重的检测报告,由专业组长或其授权人员负责审核签发。

（四）检验报告单签发人只允许签发所在专业组检验项目及值班时所从事急诊检测项目。

（五）实习生、进修人员、见习期工作人员所做检测报告,应由具有检验报告单签发资格的带教老师审核后签发。

（六）检测报告单须双签字后方可发出,即除操作人员签字外,应由另一有资格的检验人员核查并签名。

（七）对异常结果、危重疑难患者检测结果应仔细复核,必要时与临床医师联系,决定是否给予复查。

（八）报告结果后的标本,应根据标本自身特点保留一定时限,以便复查或进行标本复核。申请检测的临床医师对检测结果如有疑议,检验科工作人员应及时答复。

（九）严防检验报告单丢失,每日按规定时间将检验报告单发送至专门发放处。

六、检验危急值报告制度

（一）检验结果出现危急值后,检验人员应按要求复查、审核确认后,立刻把结果报到经治医师处。

（二）报告人员应记录危急值报告情况,包括临床医护人员姓名、报告时间等信息,并签字。

（三）专业组保存所有危急值处理记录,科室定期审查危急值报告执行情况。

（四）医疗管理部门定期审核检验科危急值登记情况，评估危急值设定合理性，并向临床及其他相关部门反馈。

七、检验查对制度

（一）工作人员下病房采取标本时，应核对患者科别、姓名、性别、出生日期及申请检验项目。

（二）卫生人员收取标本时，应仔细核对科别、姓名、申请项目和留取标本类型，对于不符合要求标本不予收取，并执行双签字。

（三）检测样本前，工作人员应仔细核对申请单患者信息及项目，按照申请类别将对应标本编号排序，并再次检查样本是否符合要求，对于不符合要求样本及时通知临床；检查试剂用量，保证满足当天工作数量需求。

（四）检测结束后，应对检测结果进行审核，有问题标本应按规定进行复查、复检，确保无误后双签字方可将报告发出。

（五）发送报告人员应将报告单按病区分类，确认科别无误后将消毒后的报告单发至病房或门诊。采用信息系统无纸化报告单的医院，定期验证信息系统传输正确性。

第二节　临床输血科

一、临床输血科工作制度

（一）学习贯彻有关法律法规、医改及医保政策和医院规章制度，在临床输血管理委员会指导下，配合临床规范开展输血及血型鉴定、交叉配血、抗体筛选及其他与输血相关的实验诊断和输血治疗，指导临床合理用血，推广成分输血、自身输血等输血新技术，开展现代输血专业知识宣传教育。

（二）根据临床用血需求，合理制订用血计划，具备和提升为临床提供24小时服务能力，储血量一般应不少于3天。

（三）细化完善临床输血管理规章制度、质量手册、程序文件、操作规程、记录表格，强化持续改进，并纳入质量管理体系。

（四）严格执行用血登记制度，不得使用无血站（中心血库）名称和许可证号标记的血液以及非指定采供血机构供应的血液。经当地卫生健康行政部门同意调拨的除外。严禁违规自采自供血液和分离血液成分。

（五）输血申请单由经治医师填写，经上级医师或科主任审签后，提前提交输血科。用血量较少（一般少于50ml）或较大（一般超过800ml），或须输新鲜血液、成分血时，除急诊抢救或手术中急需用血外，提前通知输血科。申请医师应履行输血告知义务，规范签署输血治疗知情同意书。

（六）严格执行输血前检查、核对制度，取血与发血双方共同查对准确无误，双方签字方可发出，发出后不得退回。开展输血质量全程监控，制订和实施控制输血感染方案，严格执行输血技术操作规范，保证临床用血安全。

（七）规范仪器设备认购、验收、计量、使用、保养、维修和报废制度，建立健全档案与标准操作流程。重要设备应有唯一性标识，明确责任人，标明使用状态。

（八）严格相关试剂与材料认购、入库、保存、领用和质量管理,使用前按要求进行确认并记录,记录应包括确认人员及相关标准等。

（九）做好储血室内地面、物体表面清洁消毒和空气消毒工作。按照不同保养液要求期限保存血液,每日检查冰箱温度,观察血液质量。存储血液须报废时,经科室主任同意,报医疗管理部门批准。规范处理一次性使用输血器具等医疗废弃物。

（十）全面应用信息管理系统加强临床输血管理,采取有效措施确保信息安全,严格用户授权,定期进行数据安全备份保存。

（十一）积极开展室内质量控制工作,参加省级或国家级室间质量评价。定期对输血质量和技术问题进行分析、评估与持续改进。

（十二）定期统计分析全院用血及管理情况,并向医院输血管理委员会报告。实行24小时值班制度,负责非工作期间血源组织和供血工作,严格交接班手续,遇到重要特殊情况及时报告。

（十三）如发生重大输血事故或血液质量问题,应及时协调医疗管理部门、临床用血科室以及供血机构共同调查,并按相关规定处理。

（十四）各种原始记录真实、完整、准确、及时,保存10年以上,保证可追溯。定期深入科室征求医务人员和患者意见,持续改进科室管理与服务质量。

二、临床用血管理制度

（一）输血科

1. 学习贯彻有关法律法规、医改及医保政策和医院规章制度,在输血管理委员会指导下,负责临床用血的规范管理和技术指导,开展临床合理用血的培训,对临床合理用血进行督查工作。

2. 输血科负责制订临床用血储备计划,根据血站供血的预警信息和医院血液库存情况协调临床用血的储存、发放和开展自体储血、自体血液回输业务等工作。协同参与临床有关疾病的诊断、治疗、教学与研究。

3. 输血科负责血液预订、入库、储存、发放工作,收、发血时对血液进行认真核查。核查内容如下:

（1）血站的名称及其许可证号。

（2）献血者的血型及血袋编号（或条形码）。

（3）血液的品种。

（4）采集日期及时间或者制备日期及时间。

（5）有效期及时间。

（6）储存条件。

（7）包装袋有无破损。

（8）外观血液质量是否达标,若包装不符合国家规定卫生标准要求应拒领、拒收。

4. 输血科对验收合格血液做好入库登记,按不同品种、血型、规格和采血日期（或有效期）分别放于专用冷藏设备内储存。经办人签署入库时间并签名,血液入库资料保存10年。禁止接受不合格血液入库。

5. 输血科储血设备保持完好,储血条件符合卫生学标准。严格按《临床输血技术规范》要求对血液制品进行保存。输血科对储血设备温度实行24小时连续监测,对监测结果每日记录4次,并实行交接班。

(二)临床用血科室

1. 临床科室严格遵循《临床输血技术规范》,掌握输血适应证,不得浪费和滥用血液。

2. 所有新入院拟进行外科手术治疗以及有明确输血指征的患者,入院后必须常规进行血型鉴定和输血前传染病指标检测。血型鉴定和输血前感染筛查指标检测和其他常规检测项目同步进行。

3. 血型鉴定和输血前传染病指标检测报告单在患者病历内长期保存。

4. 急诊患者须即刻输血时要开具输血前传染病指标检测、血型鉴定申请单、输血申请单,分别采集血样送检验科、输血科,进行相关检查。

5. 临床用血申请管理制度。临床科室应根据患者治疗需要制订科学、合理的用血计划,按规定要求将输血申请单送交输血科。根据《医疗机构临床用血管理办法》,对于非急救用血按照以下原则:

(1)同一患者一天申请备血量少于800ml的,由具有中级以上专业技术职务任职资格的医师提出申请,上级医师核准签发后,方可备血。

(2)同一患者一天申请备血量在800~1 600ml的,由具有中级以上专业技术职务任职资格的医师提出申请,上级医师审核,科室主任核准签发后,方可备血。

(3)同一患者一天申请备血量达到或超过1 600ml的,由具有中级以上专业技术职务任职资格的医师提出申请,科室负责人核准签发后,报医疗管理部门批准,方可备血。

医师在开具输血申请单时,按血型鉴定结果准确填写血型,其他所列项目内容填写齐全。

6. 临床科室申请输血一次用血、备血量超过1 600ml时要提前2天履行报批手续,由输血科医师会诊、临床科室主任签名后报医疗管理部门批准。抢救患者须紧急输血时,输血科应优先、快速配好同型血并通知临床科室取血,临床科室事后按以上要求补办手续。

7. 决定输血治疗前,经治医师应向患者或其家属说明输血目的、输同种异体血出现不良反应和经血传播疾病的可能性,征得患者或家属的同意,并在输血治疗同意书上签字。输血治疗同意书入病历保存。无家属签字、无自主意识的患者紧急输血,应报医疗管理部门或医疗值班室或分管院领导同意并签字备案,并记入病历。

8. 确定输血后,由医师正确填写临床输血申请单,护士正确粘贴采血试管标签、核对输血申请单和采样试管标签上的患者信息,并于床旁再次核对患者信息无误后,方可采集血标本。受血者血样与输血申请单由医护人员或专门人员送交输血科,双方进行逐项核对、交接。

9. 外科手术患者输血申请单应于手术前一日送达输血科,由输血科进行不规则抗体筛查、血型复核、交叉配血,做好备血工作。有特殊配血情况时,输血科应及时通知经治医师,必要时调整手术安排时间。

10. 常规输血患者应于申请输血次日进行血液输注。如病情有变化须紧急输血时,输血科应履行急诊用血优先规定配发血液。

11. 输血科应对科室临床输血申请单进行审核,内容包括输血目的、输血量、输血成分各项填写情况等;符合要求方可配血;不符合要求有权拒收,并告知临床科室及时更正,修改合格后收取输血申请单。临床科室应配合输血科工作。

12. 输血科按科室查对制度对相关内容逐项核对(如输血申请单、受血者和供血者信息等），复查受血者和供血者 ABO 血型（正、反定型），并常规检查患者的 Rh（D）血型，准确无误时可进行交叉配血。

13. 对申请输血的患者应做不规则抗体筛选试验，对出现交叉配血不合、有输血史、妊娠史或短期内需要接受多次输血者时，要及时进行复查。

14. 配血合格后由输血科填写配发血报告单并签字，由取血人员持受血者取血单前往输血科取血。输血科应当认真检查取血单的填写项目，双方共同核对准确无误并经双方签字后，血液方可发出。不符合要求的取血人应当拒绝领用。血液一经发出，不得退回输血科。输血治疗结束后配发血报告单在病历内长期保存。

15. 临床科室前往输血科取血时，取血人员佩戴工牌，携带取血专用箱。输血科按照规定保存配血单及发血单。

16. 血液发出后，输血科将受血者和供血者备注标本保存于 2~6℃冰箱至少 7 天，以备对有输血不良反应者追查原因。

17. 血小板、洗涤红细胞、Rh（D）阴性等其他稀有血型的血液制品，输血科库中不备存。临床科室根据患者情况，填写输血申请单，输血科与供血机构预约。

18. 临床科室给患者输血前，由两名医护人员在患者床旁共同检查供血者血型、血袋编号/条形码、品种、规格、采血时间；患者姓名、性别、病历号（ID）、血型、交叉配血结果及血液质量，全部查对合格，使用符合标准的输血器进行输血。

19. 临床科室取回血液应尽快输用，不得自行储血。输血前将血袋内的成分轻轻混匀，避免剧烈振荡。血液内不得加入其他药物，如须稀释只能用静脉注射生理盐水。输血前后，或连续输用不同供血者的血液时，用静脉注射生理盐水冲洗输血管道。

20. 输血过程中应先慢后快，根据病情和年龄调整输注速度，严密观察受血者有无输血不良反应。

21. 输血完毕后，经治或值班医师在病历中保存配发血报告单，记载输血治疗情况。输血袋由临床科室至少保存 24 小时后按医疗废弃物处理，并记录。

22. 对平诊和择期手术患者，经治医师应动员患者自体储血，自体输血。

（三）输血质量管理

1. 输血科负责临床用血情况资料的收集，并对医务人员进行合理用血、输血规范化操作培训。

2. 临床输血管理委员会定期或不定期对全院合理用血情况和血液管理工作进行督查，提出改进方案，定期公布临床科室血液制品使用情况。

3. 医疗管理部门定期对输血科工作进行检查，测评临床科室对输血科工作评价。

三、临床用血培训制度

（一）为加强医院临床血液管理，确保医务人员得到持续有效的血液管理教育培训，提高医疗质量，保证临床科学、合理用血，制定本制度。

（二）医院临床输血管理委员会制订培训计划，积极开展临床科学、合理用血和无偿献血知识培训。

（三）医疗管理部门牵头组织全院医务人员参加授课培训。负责通知、场地安排、考核、登记等工作。

（四）培训采取发放手册自学、集中授课、书面答题、知识竞赛等多种方式组织。

（五）确定培训内容和对象。

（六）对新上岗医务人员进行岗前临床用血相关知识培训，考核合格方可上岗。

四、血液制品使用及分级管理制度

（一）血液制品使用原则

1. 严格掌握适应证。血液制品限用于有生命危险或需要改善生活质量而其他手段、方法不可替代的患者。应尽可能避免或减少输注血液制品，如治疗或预防血液成分的减少或丢失，应尽量选用血液制品替代物。

2. 血液制品的选择。根据患者需求，合理选择血液制品的种类。选择血液制品时，保障来源合法性。

3. 避免输注血液制品不良反应。在输注血液制品时，密切观察患者输注情况，避免可能发生的任何不良反应，并做好不良反应处理应急预案。

（二）血液制品管理

1. 全血及成分血临床应用管理

（1）来源管理：临床治疗所使用的全血及成分血由指定的血站供给（医院开展的患者自体储血、自体输血除外）。临床因应急用血需要临时采集血液时，遵守《医疗机构临床用血管理办法》相关规定。

（2）程序管理：包括全血及成分血库存管理，患者用血需求评估，输血治疗告知程序，输血前实验室检查，输血申请（包括血液成分选择、填写申请、血样采集、输血科接收并审核等），输血相容性检测，全血及成分血的发放，临床输注管理（包括核对、输注、监测等），输血不良反应的监测、评估及处理，输血治疗效果评估等临床用血各阶段的操作程序。

（3）人员管理：输血相关医技人员应掌握成熟的临床输血技术和血液保护技术，包括成分输血和自体输血以及其他血液替代品或相关药物等。临床输血相关的医护人员要详细核对患者与血液制品的相关信息，确保输血安全。

2. 血浆源医药产品管理

（1）来源管理根据《生物制品批签发管理办法》和《关于进一步实施血液制品批签发工作的通知》有关规定，使用经国家审批的血浆源医药产品。药库设置血浆源医药产品药品待验区、合格区、不合格区，且应严格划分。须详验检验报告书，进口产品还须查验进口药品注册证及审批签发的报告。入库药品按照说明书要求贮存。

（2）分级应用管理医务人员要严格掌握血浆源医药产品特别是人血白蛋白等使用的适应证和禁忌证。临床使用人血白蛋白，须经过副主任医师及以上或科主任同意。

五、输血技术管理制度

（一）临床血液保护原则

1. 改善生物相容性，减少血液激活。

2. 减少同种输血。

3. 减少血液丢失。

4. 减少血液机械性破坏。

5. 应用血液保护药物。

6. 使用人工血液。

（二）临床输血前必须对患者进行评估，严格掌握输血指征。临床输血必须对患者贫血症状、术前失血情况、血容量情况、Hb/Hct、手术失血危险因素、患者重要脏器功能情况进行评估，根据评估结果实施输血治疗。

（三）临床科室积极推广和开展输血新技术，尤其在外科围术期可根据患者情况实施血液保护措施。

（四）有条件的可开展自体输血。

（五）严格把握术中控制性降压技术应用。

六、血液贮存质量监测制度

（一）全血、血液成分入库前认真验收核对。核对内容包括运输条件、物理外观，包装是否合格，血袋是否有破损，标签字迹是否清晰，内容是否完整。标签上至少标明供血机构名称及许可证号、供血者条形码编号、血型、品种、血量、采血日期、成分制备日期、有效期、储存条件。

（二）全血及血液成分按 A、B、O、AB 血型分类储存于血库专用冰箱或专用冰箱不同层内，标识明显。不同日期的血液依先后次序存放，整齐排列，不能倒置，以便发血时观察红细胞和血浆层界面。

（三）红细胞类制品 2~6℃保存，血浆和冷沉淀 –20℃以下保存，血小板 20~24℃振荡暂存。

（四）当储血冰箱的温度自动控制报警装置发出报警信号时，要立即检查原因，及时解决并记录，每天定时做冰箱温度记录。

（五）各类血液及成分严格按照规定储存期限保存，过期血一律不得用于临床。

（六）当血液过保存期时应按照医疗垃圾处理，严格执行报废血的报批手续，做好报废血液和医疗废物的处理工作，做好相关记录。

（七）储血冰箱内严禁存放其他物品。储血冰箱每周消毒 1 次，冰箱消毒效果每月监测 1 次，细菌菌落数 < 8cfu/10min 或 < 200cfu/m³（90mm 培养皿做细菌培养），无霉菌生长。

（八）做好储血室内的物表、地表、空气消毒工作，并记录。

（九）妥善保存血液出入库记录及资料，至少保存 10 年。

七、控制输血严重危害管理制度

（一）输血严重危害预防措施

1. 医院临床输血管理委员会负责全院临床输血管理，按照《医疗机构临床用血管理办法》和《临床输血技术规范》等规定要求，对临床输血全过程进行规范化管理。

2. 临床用血来源于卫生健康行政部门指定的采供血机构，不得自行采血（自体输血除外）。

3. 加强医务人员输血知识培训，熟悉各类血液成分的特点及临床作用；能正确识别潜在的输血不良反应症状。

4. 临床医师要严格掌握输血适应证，做好患者输血前评估。

5. 推广和开展输血新技术，对于有条件患者可采用自体输血。

6. 尽可能避免在患者（受血者）存在脾大、感染、发热、药物反应等因素时输血。

7. 输血科完善输血前相容性检测项目，对输血患者常规进行不规则抗体筛查。

8. 血液入库、发放和临床输血过程中应严格执行核对制度,认真核查血液标签、血液外观、血袋封口及包装等,严格执行输血相关操作规程(输血速度、输血过程监测、大量输血注意事项等)。

9. 贮血冰箱内严禁存放其他物品;每周消毒1次;冰箱内空气培养每月1次;应有监测记录。

10. 加强医院消毒与清洁管理,明确规定消毒与清洁区域、设施设备和物品及其消毒清洁方法和频次,保持工作区域卫生符合国家相应要求。

11. 加强一次性使用输血器具等物品的管理,使用后及时按医疗废物管理规定消毒、焚毁。

12. 按照《临床输血技术规范》要求,患者输血前做好经血传播疾病指标检测,并保存相关原始资料。

13. 对患者输血前经血传播疾病检测项目为阳性结果者,主管医生应及时告知患者及其亲属或监护人,检测结果和对患者的谈话内容、时间、患者或其亲属签名等均应记录在病历中。

(二)输血严重危害处理程序

1. 报告程序

(1)输血科与用血科室负责输血不良反应、输注无效等的上报并参与输血不良事件原因调查。如怀疑输血不良事件主要归咎于献血者的血液(包括输血传染性疾病),输血科应立即电话报告供血单位,并填写患者输血不良反应回执单(供血单位提供)24小时内将书面报告呈送供血单位,供血单位做出评估。

(2)输血科负责对临床输血前传染病指标的检测,并做好质量控制工作及上报工作。

(3)医疗管理部门及输血管理委员会负责对输血严重危害的处置与鉴定工作,并提出处理和改进措施。

(4)预防保健科负责医院输血传染病疫情上报。

2. 输血不良反应监控、调查及处理流程

(1)输血过程应先慢后快,再根据病情和年龄调整输注速度,并严密观察患者有无输血不良反应,如出现异常情况应及时处理。

(2)发生严重的输血不良反应时,应立即停止输血,用静脉注射生理盐水维持静脉通路,临床医护人员立即报告上级医师、科室主任和输血科当班人员,同时向医疗管理部门报告。

(3)输血科了解情况后,协同临床科室的主管医生及时对患者输血不良反应进行评估:如为即发型输血不良反应,应立即停止输血并积极救治,同时进行相关检测查找原因;如为迟发型输血反应(抗原-抗体反应),应进行相关检测以确定发生的原因。

(4)输血科将发生输血不良反应患者检测结果及时反馈给主管医师,以便进一步对症治疗。

(5)医疗管理部门上报分管院领导审批后,必要时启动严重输血不良反应应急预案。

(6)患者任何输血不良反应及评估结果和处理,记录于患者病历中。

(7)凡发生输血不良反应的,主管医生必须填写输血不良反应回报及反馈单,24小时内报送输血科。输血科每月统计上报医疗管理部门。

(8)输血科在接到发生输血不良反应报告并初步核实后,协同医疗管理部门、临床科室等做好证据保全工作。

（9）医院输血管理委员会对输血不良反应进行定期分析,制订对策,不断提高临床输血安全水平。

3. 输血传染性疾病报告、调查及处理流程

（1）当出现或怀疑输血感染病例时,主管医生应及时向本科室负责人、输血科报告,并及时书面报告预防保健科。

（2）科室质量监控人员应在预防保健科指导下,及时组织主管医师、责任护士查找感染原因,采取有效控制措施。

（3）预防保健科在接到报告后及时进行流行病学调查处理,分析查找原因,做好相关资料登记,采取有效控制措施。

（4）输血科应立即电话报告供血单位,核查相关献血者资料,从供血单位追溯传染源头。

（5）输血科核查患者（受血者）输血前及输血后传染病指标检查情况。必要时进行复检或送相关部门进行确认检查。

（6）医疗管理部门及医院临床输血管理委员会负责对输血传染性疾病的原因分析,并提出处理和改进措施。

（7）如确认为输血传染性疾病患者时,应立即上报预防保健科,按传染病信息上报管理规范执行。

（8）对可能因输血传染性疾病产生医疗纠纷或法律诉讼的,医院应保存好相关资料,与相关部门协调积极应对。

（9）输血传染性疾病所涉及的供血者由采供血机构按有关政策处理。

（三）血液输注无效报告及处理流程

1. 临床患者出现血液输注无效时,主管医生应及时向本科室主任或质量监控小组负责人、输血科报告。

2. 科室质量监控小组负责人应在输血科医师指导下,及时组织主管医生、责任护士查找原因。

3. 尽量选用单一供者血制品,尽可能减少患者与多个供血者抗原接触。

4. 采用配合性血液成分输注,如发生血小板输注无效时可选择 HLA 和 / 或 HPA 配合的献血者单采血小板进行输注,可以提高血小板输注疗效,或用血小板交叉配合试验选择献血者。

5. 医院临床输血管理委员会对血液输注无效原因进行分析,并提出处理和改进措施。

八、特殊情况下 ABO 血型相容性输注制度

（一） 医院成立临时输血抢救指导小组,成员包括医疗管理部门负责人、输血科负责人、经治科室负责人、经治医师、责任护士等。

（二）患者选择原则

1. 病情危及生命　在 ABO 同型血液成分制品供应缺乏情况下,患者因大出血致失血性休克病情危重且不立即输血会危及患者生命时,应本着抢救生命为第一原则,实施相容性血液制剂输注。

2. 造血干细胞移植、ABO 血型不合致急性溶血性输血反应的再次输血　在疾病治疗过

程中,供受者红细胞 ABO 血型不合造血干细胞移植患者(受者)输血,红细胞 ABO 血型不合输血所致急性溶血性输血反应治疗过程中的再次输血等,患者须实施相容性血液成分制品输注。

3. 上述未包括的特殊情况 患者须实施相容性血液成分制品输注。

(三)特殊情况 ABO 血型相容性输注程序

1. 输血科工作人员在遇到患者第一种情况时,应立即与采供血机构联系,在确认同型血液成分制品数量不能满足供应的情况下,及时将情况反馈给临时输血指导小组负责人及临床科室患者主治医生,启动特殊情况 ABO 血型相容性输注程序。

2. 输血科工作人员应详细记录事件经过,至少存档 10 年以上备查。

(四)告知义务

1. 告知利弊 临床经治医师确认患者因特殊情况,需要实施红细胞 ABO 血型血液成分制品相容性输注来挽救患者生命;经治医师在签署代表患者的书面输血同意书时,须告知患者(或其直系亲属相关陪同人员)血液成分制品相容性输注的利弊。

(1)患者意识清楚时,告知患者及其直系亲属。

(2)患者意识不清楚时,告知患者直系亲属或相关陪同人员。

2. 征得患者和直系亲属同意后,患者或其直系亲属签署代表患者的书面输血同意书,并体现在病程记录中。

(五)备案与输血申请

1. 临床经治医师将特殊情况上报医疗管理部门备案。

2. 临床经治医师开具特殊情况血液制剂输注申请单(有特别标记),并电话告知输血科工作人员。

(六)遵循原则

输血科应遵循红细胞 ABO 血型血液成分制品相容性输注原则,选择相应 ABO 血型的血液成分制品。

(七)其他要求

1. 输血科在血液成分制品出库报告单上注明实验结果及"特殊输血"字样以示区别,并签名。

2. 在临床输血过程中,医护人员应严密观察患者的输血情况,一旦出现不良反应,应立即停止输血,予以相应治疗。

九、RhD 阴性患者紧急输血应急预案

(一)医院成立临时输血抢救指导小组,成员包括医疗管理部门负责人、输血科负责人、经治科室负责人、经治医师、责任护士等。

(二)紧急输血流程

1. 经治医师填写输血治疗同意书和 RhD 阴性患者输注配合性血制品的输血治疗同意书并存放病历中。

2. 经治医师填写 RhD 阴性患者输注配合性血制品审批表、临床输血申请单。

3. 输血科积极备血并迅速进行输血相容性检测、RhD 抗体筛查等试验,在血制品出库报告单上注明"特殊输血"字样,患者 RhD 抗体阳性或阴性也应注明。输血科医技人员应记录配血全过程,整个输血过程的详细表格记录单均送医疗管理部门备案。

4. 临床输血　若患者体内无 RhD 抗体,可一次性足量输注 RhD 阳性红细胞制剂;若 RhD 抗体阳性,应做效价测定,原则上必须输 RhD 阴性血;当抢救患者生命为第一选择时, 在紧急情况下可以输注 RhD 血型阳性红细胞制剂。输血时应密切监测患者有无溶血情况,如有异常情况应立即停止输血,给予相应的治疗。输血完毕,经治医师应详细记录输血过程。

(三)输血科应遵循血液成分制品相容性输注原则,选择相应血型的血液成分制品。

第三节　病　理　科

一、病理科工作制度

(一)学习贯彻有关法律法规、医改及医保政策和医院规章制度,为临床科室提供活体组织病理学检查、细胞病理学检查、尸体剖检等病理技术服务。

(二)病理科专业技术人员须具备相应专业学历,取得相应专业技术职务任职资格和资质,定期参加并通过专业技术水平考核,未经授权不得独立或越级从事病理技术。病理学诊断报告一般应由具有职业资格的注册病理医师签发。

(三)患者在 CT、X 线、B 超下定位穿刺进行细胞学检查以及术中冷冻切片检查,由医师填写病理检查申请单。

(四)活体组织标本及时用固定液固定,注明科别、姓名及病案号,查对无误后连同申请单送病理科。送检脏器或较大标本时,动脉灌注固定液。

(五)严格执行病理标本采集、运送、接受、取材、保存技术操作规范和管理制度,认真核对蜡块、切片、取材工作记录单,术中快速病理诊断应合理使用指征,确保技术处理流程安全规范。

(六)病理检查诊断报告单由主治以上医师审签,尸检报告经科主任或主任医师审签。活体组织检查通常在 3 日内出报告,冷冻切片一般在 30 分钟内出报告。病理检查诊断报告发出后,报告副本分类装订成册,永久保存。遇有特殊检查、会诊等病例,可适当延长出具报告时间。对疑难病例和诊断不确切病例加强随访。

(七)病理报告发出后,如发现诊断错误、报告信息输入有误等原则性问题,须立即做出更改并通知临床医师。

(八)严禁出具虚假病理诊断报告,不得向临床医师或患方提供有病理医师签名的空白病理学报告书。尊重和保护患者隐私,对出具的病理诊断报告提供解释说明。

(九)与临床医师保持密切联系,认真答复临床医师就病理学诊断提出的咨询,必要时应复查有关标本和切片,并予以回复。

(十)每周至少组织 1 次全科集体阅片,由科主任或副主任医师以上人员主持,持续提高病理诊断水平。配合全院积极开展教学、培训和科学研究等项工作。

(十一)组织切片、蜡块和有科研、教学价值的标本分类整理,长期保存。

(十二)定期统计临床与病理诊断符合率,提高诊断水平。严格执行技术操作规程和查对制度,严防事故差错发生。

(十三)加强病理诊断质量控制管理,开展室内质控,按规定参加室间质评。细化病理诊断差错识别、报告、调查和处理程序,出现质量失控现象时,应及时分析查找原因,采取整改措施,并详细记录。

（十四）定期组织安全教育和危险化学品、生物安全防护培训,制订意外事故预防措施与应急预案,配备安全设备和个人防护用品,加强有害样品损害预防控制,妥善处理医疗废物和有害化学液体。

（十五）做好病理切片、涂片等资料借阅和会诊工作。院内医师仅可借阅其经治患者病理切片,并办理登记手续。院外借阅切片须凭医疗单位证明,并经本院医疗管理部门备案。患者持院外病理切片会诊,应办理会诊手续,做出诊断后发出会诊报告。

（十六）离体组织标本均应送检。病理检查申请单由医师填写,字迹清楚,检查目的明确。尸检必须征得死者家属或所在单位同意并签字,经医疗管理部门批准后方可实施。遇自杀、他杀和其他涉及刑事案件人员,报告公安机关处理。

（十七）尸检时,经治医师和主治医师到场,现场庄重严肃,死者家属应予回避。尸检后,将尸体外形修复完整。尸检一般在 1 个月内发诊断报告。如确诊为烈性传染病,按照《传染病法》立即向医疗管理部门报告。

（十八）仪器设备实行专人保管,定期维护保养与清洁消毒,发现问题及时查明原因并处理,按规定校准并登记。

（十九）对临床需要但尚未开展的病理服务项目,应积极依托医疗联合体病理诊断中心或具备项目资质的医院,协调开展相关病理服务。

（二十）建立质量管理记录,包括标本接收、储存、处理、病理诊断、报告发放及试剂、耗材、仪器使用和校准,室内质控、室间质评结果等,保存期限至少 2 年。

二、病理从业人员资格认定制度

（一）病理报告单签发人资质和资格要求

1. 常规病理诊断报告由具有临床执业医师资格并具备中级及以上病理学专业技术职务任职资格的病理医师签发;经过病理诊断专业知识培训满 5 年且阅片量在 3 万份以上的初级病理医师,经上级医师考核合格后可独立签发常见多发病的病理报告。

2. 术中快速冷冻病理诊断医师应当具有中级及以上病理学专业技术职务任职资格,并有 5 年以上病理阅片诊断经历的病理医师签发。

3. 疑难病理诊断、分子病理诊断、院际间疑难病理会诊由副主任医师及以上病理医师签发。

4. 低年资病理科住院医师、病理科进修医师、非病理专业的医师（无病理执业医师证书）不得签署病理学诊断报告书（包括细胞病理学报告）。

（二）病理技术人员资质和资格要求

1. 病理技术人员应当具有大专以上医学相关的专业学历,并取得相应专业技术职务任职资格。

2. 病理技术工作由具备病理专业资质的技术人员完成。

（1）低年资技师及以上资质完成细胞学制片、辅助石蜡切片。

（2）高年资技师及以上资质完成冷冻切片、特殊染色。

（3）技师及以上资质完成免疫组化染色。

（4）主管技师及以上资质完成分子病理学检测等。

（三）分级授权管理制度

1. 对病理专业技术人员进行定期专业技术水平考核,对于考核不合格人员执行再培训与再授权制度。

2. 未经授权的工作人员不得独立或越级从事各项病理技术。

（四）病理技术人员资格与分级授权程序

1. 病理技术人员提出申请。

2. 科室负责人审核。

3. 医疗管理部门审核。

4. 医疗质量管理委员会签署意见。

三、病理报告工作制度

（一）病理诊断报告（含细胞病理学诊断）必须由具有资质的病理医师完成；没有病理医师资质的技术员可以辅助细胞学初筛工作，但不允许独立签发报告。

（二）病理医师诊断前，必须核对申请单和切片是否相符。

（三）阅读申请单上填写的所有内容，对于不清楚的内容及时联系送检医师。

（四）阅片时必须全面，不要遗漏病变。

（五）遇到疑难病例，交于上级医师会诊，并做相应记录。

（六）病理诊断与临床拟诊不符时，涉及病变部位或病变性质，须交上级医师复审，必要时与送检医师沟通。

（七）建立病理诊断三级复查制度。住院医师负责初检，病理主治医师和副主任医师负责审核并签署病理诊断书，科主任或/和主任医师负责科内全面的病理诊断和复查工作。

（八）特殊病例、少见病例、疑难病例、临床与病理不相符合的病例，须组织科内讨论、会诊，由主治医师及其以上资质人员签发，并应有上级医师复核，仍有疑问的需要外出会诊。

（九）每周至少组织一次集体阅片，由科内具有高级职称的资深医师带领全科医师集体阅片，对疑难、罕见病例和会诊病例、读片会病例进行讲解，并有相应的记录。

（十）报告的签发须报告人亲笔签名，未经签字的报告无效。

（十一）病理报告送达临床科室时，由接收的医护人员在登记簿签收。

（十二）病理医师应临床医师或患者要求，负责对出具的病理诊断报告提供解释和说明。

（十三）病理诊断时间，在满足病理科室人员配置前提下，大标本应于5个工作日内发出报告，活检小标本于3个工作日内发出，冷冻病理诊断应于30分钟内发出，细胞学诊断应于2个工作日内发出，疑难病例和特殊病例除外；不能及时发出的报告，向临床医师说明迟发原因。

（十四）病理科已发出的病理学诊断报告书被遗失时，一般不予补发。必要时，经病理科主任或签发报告医师同意，可以抄件形式补发。

（十五）严禁出具假病理诊断报告，不得向临床医师和患方提供有病理医师签名的空白病理学报告书。

（十六）病理报告书应及时发给相应科室或门诊查询处，相关科室报告接收人应有签字记录。

四、特殊病理报告处理制度

（一）术中冷冻病理诊断工作制度与流程

1. 临床医生申请术中冷冻切片会诊，必须符合冷冻切片的指征，择期手术者应于手术日前 1~2 天与病理科预约;急诊手术者应提前 1~2 小时与病理科取得联系;如取消冷冻切片会诊,也应及时告知病理科。

2. 冷冻切片检查指征

(1)术前无法确定病变的性质,临床医生术中须根据病变的性质确定手术的范围或手术方式。

(2)了解肿瘤的播散情况,尤其是确定区域淋巴结有无肿瘤转移或邻近脏器有无浸润。

(3)明确手术的切缘情况。

(4)手术中帮助辨认组织,如甲状旁腺。

(5)取新鲜组织供特殊检查或特殊研究。

3. 不宜开展术中冷冻切片检查

(1)组织过小或细针穿刺(如直径<0.2cm),可能影响冷冻后常规取材制片。

(2)骨和脂肪(或富含脂肪)组织。

(3)淋巴组织增生性病变,须确定良、恶性。

(4)涉及截肢、范围广泛的根治或重要器官切除,且术前可通过常规活检等手段确诊。

(5)术前易于进行常规活检的组织,如胃肠黏膜、子宫内膜等。

(6)主要依据计数核分裂或难以根据组织形态判断生物学行为的肿瘤,如胃肠道间质肿瘤、子宫平滑肌肿瘤、某些甲状腺滤泡性肿瘤等。

(7)已知具有传染性的标本,如结核病、病毒性肝炎、艾滋病等。

4. "手术中快速冷冻病理诊断知情同意书"签字制度。术前由临床或/和病理医师向患者或其家属交代术中冷冻切片会诊的有关事项及其局限性,征得其同意并签字存档。

5. 单件标本的取材、冷冻切片制片原则上应在 15 分钟内完成,从标本送达到作出诊断原则应在 30 分钟内;标本件数为 2 件或以上者,冷冻报告时间适当延长。

6. 术中冷冻切片诊断仅作为手术中治疗的参考,不是最终诊断,剩余组织一律做石蜡切片,最后病理诊断必须根据石蜡切片作出。

7. 对于交界性病变、送检组织不适宜冷冻制片或其他难以作出明确诊断的情况,病理医师应等待常规石蜡切片做出诊断报告并及时通知手术医师。

8. 病理报告单应注明标本接收和发出报告的时间,精确到分钟。

9. 冷冻切片诊断应出具书面报告,并由病理医师签署全名或盖章方可发出。

10. 冷冻病理活检工作流程

(1)病理值班技术人员应根据预约的冷冻切片申请单,提前将冷冻切片设备调整到工作温度。

(2)冷冻组织送达病理科时,按标本接收规定核对并登记编号后,值班病理医师询问相关的临床及手术情况,记录手术间的电话号码。并根据送检标本的大小及时准确取材。不同部位或多块组织应做好标记,分别冷冻。

(3)值班技术员按冷冻切片操作和染色要求在规定时间内做出切片,贴好标签送至诊断室。

(4)冷冻诊断完成后,应将申请单及冷冻切片放入切片盒,以免损坏或丢失,并将冷冻剩余及取材剩余组织装入标本容器中,及时进行固定。

(5)技术员应做好冷冻切片机定期维护和清扫。如遇特殊病例(如结核等),应及时消毒。

（二）细胞学筛查与诊断制度及流程

1. 细胞病理学诊断医师必须具有病理医师资质,并通过细胞病理学专科培训。

2. 细胞学初筛工作可以由具有资质的技术员进行,细胞病理报告应由病理医师复审并签字发出。

3. 穿刺细胞学标本采集,应由有该医疗操作资质的病理医师或临床医师执行。

4. 进行细胞学诊断时,应仔细核对申请单与涂片是否相符。

5. 细胞病理诊断报告应在 2 个工作日内发出,疑难病例、特殊病例和须进一步做特殊染色和免疫组化者除外。

（三）免疫组化及特殊染色工作制度与流程

1. 免疫组化染色和特殊染色相关操作人员必须经过专门培训。

2. 每一批次免疫组化和特殊染色设阳性和阴性对照,可利用组织中的内对照。

3. 建立本实验室每种免疫组化和特殊染色操作规程,并根据染色效果及时更新。

4. 更换抗体或试剂后,需要用阳性和阴性组织对新试剂进行有效性验证,并有相应的文字记录和染色切片档案,相关档案至少保留 2 年。

5. 免疫组化和特殊染色过程中产生的有毒液体应专门回收处理,严禁随处倾倒。

6. 病理医师必须熟悉各种抗体染色结果和特殊染色结果,阳性信号表达部位、其诊断应用范围,以期做到正确的结果判读。

7. 免疫组化和特殊染色结果不能作为最终诊断,必须由病理医师结合形态学综合判断,并将染色结果写到病理报告中。

8. 按免疫组化和特殊染色工作单要求,及时制片,一般在 1~2 日出结果。

9. 实验室的各种仪器设备,由专人保管和使用,未经保管人允许或科主任批准,禁止他人使用。精密贵重仪器由专人负责,操作按程序,不得违章操作。

10. 做好本实验室文字资料记录、登记工作,加强资料保管,防止资料丢失。统计报表及时。

（四）上级医师会诊及疑难病例科内会诊

1. 病理医师签署的病理诊断报告是重要的医学证明文件,在临床诊断中起核心作用。临床医师主要根据病理报告决定治疗原则、估计预后以及解释临床症状和明确死亡原因。

2. 一线 / 初检医师阅片后,经二线医师复核,并共同签字发出报告。诊断不一致且有异议者,可请三线 / 上级医师或专科医师会诊。

3. 上级医师复核后,所有经诊医师均应在报告上签署全名;若仍不能确定诊断的,则进入疑难病例诊断流程。

4. 疑难病例科内会诊可由二线或三线医师提出,并由科主任复核后组织人员进行讨论,由科主任或三线医师,与一、二线医师共同签署报告。

5. 进行讨论前,一线 / 初检医生应准备好相关资料,包括患者的病史、实验室检查、影像资料等,必要时可准备幻灯片。

6. 上级医师会诊和疑难病例科内会诊均应有记录。

7. 经集体讨论仍有异议者,请外院更具确诊能力专家会诊。

（五）病理尸体解剖

1. 尸检,须具有有关行政部门正式书面委托函、家属申请书、死亡证明以及详细临床病历等,并按规定交纳所需费用及签署知情同意书方能进行。凡涉及各类纠纷尸检仅接受当地卫生健康行政部门委托,不接受当事任何一方委托。所有手续完备后由病理科具体实施。

2. 尸体解剖应在死亡后48小时内(冻存尸体7天之内)进行。超过此时限,一般不予受理。

3. 尸体解剖需要将患者的脏器全部或部分取出,且不能还纳,向死者家属和/或其单位负责人说明,并在尸体解剖同意书中予以确认。

4. 尸检时态度严肃,尊重死者,尽量保持尸体外形完整和清洁。未经病理科允许,无关人员一律不得参观。对剖验过程及结果不得外传,严守隐私秘密。

5. 病理医师仅承担临床常规医学解剖。涉及刑事案件或医疗纠纷的尸体解剖,应由当地行政或司法部门指定医学院校、医院或法医部门进行。

6. 在尸检中或尸检后,如发现涉及纠纷和刑事案件者应将标本移交相关部门保存,须办理交接手续。

7. 开展尸体解剖的病理科,应建立完整的尸检档案。尸体病理解剖一般在30个工作日向委托单位发出诊断报告。如发现死者为烈性传染病者,应于确诊后12小时内按《传染病法》报告医疗管理部门和当地卫生健康部门、疾病预防控制机构。

五、病理标本收发及处理制度

(一)申请单必须与标本同时送达,不接受口头申请的标本。接收标本时,应与送检人员共同核对申请单位、患者姓名、性别、年龄、门诊号或住院号、标本与申请单连号、标本数量标记、固定液情况及申请医师姓名。

(二)病理取材医师取材之前应与接收人员核对标本与申请单是否相符。

(三)取材时,应与记录人员核对每一例患者姓名及标本病理号。

(四)取材后,须详细查对组织块数并与技师交接。有要求特殊处理的标本,应在取材单上注明或当面向值班技师说明。

(五)病理标本组织包埋完成后,必须清点蜡块数量,并与取材单核对。如不同人员分别担任组织块包埋和切片工作,应对蜡块进行交接。

(六)制片时,查对编号、标本种类、切片数量和质量。符合质量要求的切片应由技术员送交诊断医师。

(七)病理医师阅片时,应查对编号、标本种类、临床诊断、既往病理诊断等。有问题及时与技术人员或临床医师联系。

(八)签发报告时,再次查对患者姓名、科室、病区以及诊断内容。

(九)病理报告送达相应科室后,由收取人员签收确认,如遇特殊情况未能如期发出报告,应与临床或患者说明原因,并确定发送报告时间。

(十)送检单、病理切片及蜡块归档时,应由资料员登记、签收。

(十一)填写日常工作记录,交接双方签字,并保存备查。

六、病理切片借阅制度

(一)为满足患者转院治疗或确诊需要,应由临床医师、患者及其家属提出借片申请,原则上可出借部分病理资料(包括相应的病理制片,必须说明的检查情况)。

(二)拟外借病理片须经原签发诊断报告的医师或科主任复核后方可出借。

(三)患者或其家属按科室规定办理借片手续,支付押金。押金在切片归还时全额退还。如切片有破损或遗失,除须支付赔偿费用外,科室将不再承担相应的医疗责任。

(四)借出切片的期限原则上本省市范围内不超过2个月,省外不超过4个月。如逾期不还,将扣除相应押金,科室不再承担相应医疗责任。

(五)患者归还切片时,应同时提交借阅收条和会诊医院诊断意见。

(六)标本组织蜡块原则上不外借,会诊医院因需要补充特殊检查(如免疫组化等)时,科室可提供相应未染色的石蜡切片。

(七)凡涉及医疗纠纷的病理资料,科室有权暂不办理借阅手续,以便按医院医疗管理部门要求或法律程序办理。

(八)科室应有专人负责病理资料的出借工作,并认真填写借阅单据,如发现会诊意见与科室原诊断不符时,应及时将情况向原诊断医师和科室主任汇报。

七、病理资料管理制度

(一)病理资料应由专人负责保管,标明年份、编号,集中分类归档。需要长期或定期保存的病理资料包括:病理申请单、送检标本、组织蜡块、组织切片、涂片、病理检查登记等,以及由于规范要求或特殊原因需要长期或定期保存的资料。

(二)对送检病例采用计算机录入登记,并保留相应的纸质登记本。收检病例后应及时编号登记,在作出病理诊断后应将诊断及时登记。

(三)各类送检申请单应及时清点、归类,按年份和顺序装订成册,采用适当方式长期保存。

(四)医生发出病理报告后,应及时清点、整理切片,按编号放入凉片盒(柜),充分干燥后置入切片橱内保存。

(五)蜡块制片后,应及时蜡封,并按顺序放入蜡块橱内,蜡块号应向上,蜡块抽屉(盒)及蜡块橱标明起止号码,便于查找。注意防止霉变与虫蛀。

(六)登记簿及归档底单一律不外借,需要时允许在科内查阅。

(七)大体标本和蜡块原则上不外借,必要时可向患方提供未经染色的切片。受理会诊单位病理科若确实需要有关病例检材蜡块,可由有关病理科双方协商解决。

(八)生物安全记录及资料应包括生物安全手册、生物安全管理制度、人员培训考核记录、生物安全检查记录、健康监护档案、事故报告、分析处理记录、废物处置记录、标本保存及处理记录、生物安全柜现场检测记录、消毒灭菌效果监测记录等。生物安全实验室资料档案原则上不外借。

(九)病理切片、蜡块和阳性细胞学制片保存期限至少15年(罕少病理宜永久保存),阴性细胞学制片保存期限为1年,组织标本保存期限为病理报告发出后至少2周。超过保存期限的档案资料、记录,应通过医院有关部门批准后,方可销毁,销毁应至少两人实施,做好销毁记录。

第四节　内　镜　中　心

一、内镜中心工作制度

(一)内镜中心对内镜诊疗工作实行集中统一管理,提高诊疗质量效能,为临床提供准确的诊断依据和微创治疗技术。布局合理,标识明确,环境清洁、安静。

（二）热情接待患者，做好检查、治疗、术前解释沟通工作，消除患者恐慌心理，取得患者配合，并履行术前告知、签字制度。

（三）严格活体组织标本标记，严防差错事故发生。

（四）做好预约登记和术前讨论，详细填写各项内镜检查申请单，说明检查目的、要求、部位及注意事项，严格掌握禁忌证。

（五）符合术前检查条件的急诊患者优先安排检查，危重患者尽早予以检查，检查时须临床医护人员陪同，并携带急救用品。如为传染病患者，按照《传染病法》规定实行分诊安排检查，检查后严格消毒处理。

（六）实行内镜技术准入，严格执行技术操作规程，检查前详细了解患者病情和检查部位、目的、要求，检查中密切观察患者情况，禁止谈论无关事项。

（七）诊断报告应及时发出，遇有疑难病例应及时与临床医师联系，共同研究解决。报告应采用医学术语规范，字迹清楚，内镜所见描述翔实，并提出内镜诊疗意见，供临床参考。

（八）严格执行危急值报告制度，按照流程认真复核、报告和登记。如发生医疗差错，应立即报告科室负责人，进行积极抢救。

（九）按规定保存内镜各项检查治疗和仪器设备管理使用资料。抢救药品设备定位存放，指定专人管理，用后及时补充，确保随时可用。

（十）加强仪器设备管理，定点放置，保持清洁干燥，定期清洁、保养和维护，遇有损坏、故障及时登记并协调维修。注意用电用水安全。

（十一）内镜室各操作室定期通风、清洁、消毒。每月进行空气消毒，每季度实施空气细菌培养。

（十二）加强与临床科室沟通，定期征求意见，持续改进完善工作，提高专业诊断水平和服务质量。

二、内镜中心质量控制制度

（一）实行内镜技术准入制度，严格按照相关法规和规章进行操作。

（二）所有内镜检查治疗患者必须做好登记，资料存档。

（三）开展内镜治疗须做好术前讨论，并履行术前告知、签字制度。

（四）内镜诊断、治疗报告及时、准确，描述清楚、规范，一般病例2小时内出报告，疑难病例8小时内出报告，报告准确率达95%以上。

（五）严格遵守操作规程及诊疗规范，保证业务质量，严防差错事故。

（六）对疑难病例不能明确诊断时必须请上级医师会诊。

（七）坚持质量追踪、随访，及时与临床对照，认真做好追踪、随访记录。

（八）加强业务学习，积极引进、开发内镜检查和治疗的新技术、新项目。

（九）严格进修生管理，做好带教工作，杜绝差错事故。

（十）成立科室质量考核小组，每月进行一次全面质量考核，并随时进行质量抽查，及时整顿问题。

（十一）及时总结经验教训，定期组织业务培训，不断提高专业技能。

三、内镜诊疗患者登记制度

（一）建立预约登记本。内容为年月日、患者姓名、检查或治疗项目、送检科室、联系电话和备注。认真核对申请单,给患者预约相应检查或治疗时间,并给予回执。

(二)建立内镜检查的登记本。内容为检查日期、内镜号、患者姓名、年龄、性别、住院号、联系方式,临床、病理、内镜诊断、内镜医师等项。

(三)认真填写各种内镜检查报告单。及时书写检查(治疗)报告要求详细描述病变部位情况,并将图片等资料保存入数据资料库。

(四)正确填写活检病理申请单。描述内镜所见不同部位,取材应分开瓶装,并注明部位和取材数量。

(五)建立内镜档案和数据资料。文字、图片和录像资料,除数据库外还要以资料袋分类保管,按内镜检查号排列。

第五节　消毒供应中心

一、消毒供应中心工作制度

(一)学习贯彻有关法律法规、医改及医保政策和医院规章制度,坚守工作岗位,履行工作职责,严格实施消毒供应技术规范,做好人员防护措施,开展医疗物品的消毒灭菌供应工作。

(二)科室负责人组织开展医院感染预防控制和职业素质管理,建立消毒供应中心建设规划,定期组织学习消毒灭菌基础知识和基本技术培训进修。

(三)实行动态监测管理,遵循标准化工作流程,严格执行操作规程及质量标准,通过收集客观数据,完成灭菌记录档案,对偏差进行原因分析、跟踪监控和持续改进。

(四)为全院各科室提供高效及时的消毒物品供应服务。与各科室交换物品时,科室用后污染器械必须初步冲洗方可回收处理,交接双方必须认真核对,当面点清。

(五)常规供应物品,按月制订计划,由有关科室请领。新添或改装医疗器材,须经医疗、护理管理部门批准,由医学工程部门办理。器械物品定期检查清点,做到账物相符。各种包布、器械专物专用,临床科室使用器械物品如有损坏、丢失、填写损物报告单到医学工程部门报领。

(六)根据各科室工作特点和需要,可分别进行定额定时供应、预约供应和临时供应。

(七)及时、准确、完整地填写各种登记表格,字体工整,页面清洁,存档待查。

二、消毒隔离制度

(一)消毒供应中心工作区域严格划分去污区、检查包装灭菌区、灭菌物品存放区。人流、物流路线由污到洁,不得逆流与穿梭,操作者根据区域着装规范。

(二)严格区分污染物品、清洁物品、消毒物品、无菌物品等四类物品,分别放置于专门位置,不得混淆。

(三)被朊病毒、气性坏疽及突发原因不明的传染病病原体感染的患者或可疑患者用过的器物,使用科室进行初步处置,双层密闭包装并标明感染性疾病名称。消毒供应中心回收消毒后,按常规处理,该患者使用的敷料等及时焚烧。

(四)强化质量监督,定期监测无菌物品、灭菌器效能、纯化水、空气消毒灯,每月消毒供应中心实施细菌培养一次。

（五）一次性使用无菌用品在使用前经质量检测合格后,方可发放。用后锐器与针头放置防刺利器盒内,以便垃圾专用回收,集中处理。

（六）熟练掌握消毒灭菌技术,以及消毒液配置及正确使用方法。

（七）严格执行清洁卫生制度,做到去污区、检查包装灭菌区、灭菌物品存放区的拖把、抹布分开使用,用后及时清洗消毒处理。

（八）下收下送的车辆洁污分开,每日清洁消毒后分别放置。

（九）医疗垃圾及生活垃圾分开放置及处理。

三、去污区感染管理制度

（一）去污区分为回收、洗涤区。

（二）按相关规定实施物品的去污,一般污染器械实行先清洗再消毒或灭菌的方法。破伤风、气性坏疽、炭疽等感染性疾病患者用后的器物,先高水平消毒,再采用机械或手工清洗。朊病毒感染患者用后的器物按照《消毒技术规范》要求进行处置。

（三）工作人员操作时使用专用防护用品,做好自我防护。

（四）下收下送车辆必须洁污分开,分区存放,每次清洁。下收下送过程中应做到定人收发,采用专车、专物、专线运送。

（五）正确选择、合理使用清洗设备。

四、检查包装区感染管理制度

（一）按照技术规范要求设置空气净化压差,保证正压环境。

（二）人员按检查包装区域着装规范,洗手后操作。

（三）清洁物品进行规范干燥、检查、装配、包装、灭菌工作。

（四）根据待灭菌物品的性质,选择正确的包装材料及灭菌方法,规范包装。

（五）灭菌包的体积和重量均不得超过《消毒技术规范》要求,灭菌包外用灭菌指示胶带封口。

（六）灭菌时注意物品的摆放及装载量,正确选择灭菌操作程序。

（七）灭菌人员持证上岗,灭菌器定期进行常规保养、检查和效能监测。

五、无菌物品存放区感染管理制度

（一）按照技术规范要求设置空气净化压差,保证正压环境。

（二）人员按无菌区域着装规范,洗手后操作。

（三）区域分为一次性和非一次性无菌物品存放间,环境清洁。

（四）载物架由不易吸潮、表面光洁、易清洗的非木制材料制成。

（五）灭菌物品存放区专室专用,专人负责,限制人员出入。

（六）无菌物品储存按有效期的先后顺序放置并发放,超过灭菌有效期或包装破损,重新消毒处理。

（七）无菌物品达到包装规范、灭菌标识清洗、无潮湿及化学指示胶带变标准色要求。不合格及时查找原因,重新灭菌记录备查。已灭菌物品不得与未灭菌物品混放。

（八）一次性使用的无菌医疗用品拆除外包装后,放置无菌物品存放区。

六、清洗消毒管理制度

（一）认真实施标准预防措施。

（二）临床科室使用后的污染器物必须进行清水冲洗。

（三）根据器械的不同材质、形状、精密程度与污染状况进行分类、清洗。

（四）化学消毒前污染器械必须经过彻底清洗去污处理。

（五）消毒液及酶、碱性清洁剂的使用浓度在有效范围内。

（六）正确选择洗涤程序，每日进行设备的维护及保养。

（七）清洗机清洗消毒时通过 A0 值计算，评定消毒作用水平。

（八）用水枪、气枪处理管腔类器物，不耐湿、热的物品用化学消毒方法，其他物品均用热力法消毒。

（九）严格遵守清洗消毒技术操作规程，监测器物是否达到质量标准并记录。

七、器物包装管理制度

（一）工作人员着装规范，洗手后进行操作。

（二）包装材料选用国家卫生健康行政管理部门批准的合格产品，一次性塑封包装材料密封，宽度＞6mm，器物四周距封口处 2.5cm，封口严密完整。

（三）新包装材料先用生物指示剂验证灭菌效果，合格后方可使用。新棉布洗涤去浆后再应用，包布清洁无破损。重复使用的包装材料和硬质容器一用一清洗。

（四）手术器物用双层包布包装，器皿类物品单个包装。

（五）按物品种类采用不同包装方法，灭菌标识，包装体积、重量、干湿度符合规范要求。

（六）详细记录包装种类、数量及质量等。

八、消毒灭菌管理制度

（一）坚守工作岗位，严格遵守消毒灭菌操作规程。

（二）每次灭菌时对灭菌器进行工艺、化学检测并记录。

（三）根据器物污染的危害程度、消毒物品的材质，选择不同的消毒或灭菌方法。

（四）选择先进实用、灭菌效能监测合格的设备进行灭菌工作。

（五）建立灭菌设备运行与监测记录并归档保存。

（六）灭菌设备每年年检，各种仪表安全阀半年检测一次。

九、监测技术管理制度

（一）消毒供应中心仪器设备应符合国家有关规范。压力蒸汽灭菌器，每年由当地特种设备检测中心检测发证后方可应用。

（二）每周对灭菌器进行生物检测，植入性器械每批次进行生物监测。

（三）新安装、移位、故障、大修和灭菌失败后，立即分析查找原因，检修，进行化学检测和生物监测，连续监测 3 次合格后方可使用。监测方法符合卫生监管部门有关要求。

（四）监测所用指示物和指示菌片经卫生监管部门认可，在有效期内使用。

（五）定期检测，发现问题查找原因，制订改进措施。

（六）灭菌运行记录与监测结果存档备查。

十、查对制度

（一）回收器械物品时查对名称、数量、初步处理情况、器械物品完好程度。

（二）清洗消毒时查对消毒液及酶、碱性清洁剂的配制浓度及有效浓度、浸泡消毒时间、酶洗前残余消毒液与碱性清洁剂是否冲洗干净。

（三）包装时查对器械、敷料的名称、数量、质量、干燥度等。

（四）灭菌前查对器械、敷料包装规格、重量是否符合要求，装放方法是否正确，灭菌器各种仪表、程序控制是否符合标准要求。

（五）灭菌后查对实验包外的灭菌标识、包内化学指示卡、有无湿包，植入器械每次灭菌时进行生物学监测。

（六）发放灭菌物品时查对名称、数量、外观质量、灭菌标识等。

（七）一次性使用无菌物品查对外包装、灭菌标识、灭菌方法是否符合标准要求，有批次检验报告单，记录并存档。

（八）随时检查无菌物品在有效期及保存条件是否符合要求。

（九）及时分析缺陷原因，制订改进措施。

（罗来龙　马　良）

第十六章　医疗设备管理

近年来,随着医学科学技术迅猛发展,新型医疗设备不断涌现,更新换代步伐明显加快,在诊疗活动中的作用进一步凸显。常规设备是非公立医院诊疗工作有序运行的基础,高精尖设备代表着医院的设备层次和发展趋势。两者的配置和运用,要立足非公立医院的基本定位、建设规模、技术水准和支撑条件。同时应当看到,科学管理对于提高医疗设备利用效能具有"倍增器"的作用。加强和改进医疗设备管理,要着眼建设现代化医院的总要求,充分发挥管理职能,严格落实国家卫建委和上级卫生健康行政部门监管要求,运用行之有效的管理方法和手段,合理配置使用医疗设备,抓好采购、管理、使用、维护各环节工作,努力提高经济效益和社会效益。

当前,一些非公立医院在医疗设备管理上,不同程度存在着采购进货质量缺乏保证、日常使用维护简单粗放、固定资产管理不够到位、医用消耗品管理松懈等问题。对此,本章从非公立医院医疗设备的管理现状与需求出发,从医疗设备采购管理、使用管理、固定资产管理及医用耗材管理等四个方面,针对医疗设备管理中的重难点问题进行了制度化梳理,力求回应和解决现实问题,持续提高医疗设备科学化、制度化、规范化管理水平,更好地服务临床、改善服务,维护患者权益。

安全是医疗设备管理使用的前提和核心,直接关系到非公立医院疾病诊断和质量的可靠性,影响患者安全、医疗水平、服务信誉和经济、社会效益。医疗设备的安全性与可靠性,不仅取决于医疗设备本身的质量,还离不开规范严明的管理、精细到位的日常维护、医护人员的熟练掌握程度,以及对安全风险的把控与应急处置。这些都会贯穿和体现到医疗设备安全管理的具体环节与步骤之中,归根到底要靠工程技术人员和临床医护人员的密切配合。本章还围绕计量与质控管理、安全使用、应急管理等关键环节,对医疗设备安全管理制度进行了归纳提炼。非公立医院要把安全摆在医疗设备管理的第一位,把握安全管理主动权,为确保医疗质量和医疗安全奠定坚实基础。

第一节　医疗设备采购管理

一、医疗设备购置审批制度

(一)各业务科室根据临床、科研、教学需要,按年度上报医疗设备采购计划。

(二)科室购置5万元以上医疗设备,填报《医疗设备购置申请及临床准入评价报告》。购置5万元以下医疗设备,填报《医疗设备购置申请表》。

(三)各科室医疗设备采购计划交医学工程部门汇总,经医学装备管理委员会审议通过后,报院领导研究决定,形成并下发医疗设备年度采购计划。

(四)紧急情况或临床急需医疗设备,由临床科室提出申请,院领导批准后立即组织采购。

（五）各业务科室不得对外签订医疗设备采购合同。参加各类会议和学术活动获取的医疗设备信息，返回医院后按规定程序申报。

（六）甲、乙类大型医疗设备逐级上报卫生健康行政部门审批，获得配置许可后方可购置。

（七）购置20万元以下医疗设备，由医学工程部门组织使用科室、财务部门、审计部门及其他相关管理部门进行院内招标采购。

（八）严禁以任何名义、任何形式接受商业贿赂。不得接受医疗设备生产、销售企业或推销人员以各种名义、形式给予的回扣、提成和其他不正当利益。

（九）赠送、科研合作、临床试用或验证医疗设备，按规定办理相关手续，经医学工程部门、医疗管理部门审核，报医学装备管理委员会和院领导批准后接收使用。违规造成医疗事故或医患纠纷，当事人承担相关责任。

二、医疗设备购置论证制度

（一）总则

1. 医院医疗设备采购计划生成前，组织有关专家和技术人员进行充分论证，视情况进行实地考察，为科学决策提供参考依据，确保医疗设备购置经济、安全、可靠。

2. 可行性论证包括项目论证和技术评价。

（二）项目论证

各使用科室上报医疗设备采购计划时，提供以下信息：

1. 社会效益　重点分析医院和当地现有同类医疗设备运行情况，申购医疗设备应对医院诊断、治疗、科研水平有显著提高，应避免重复和低水平投资。

2. 经济效益　从医疗设备折旧、维修、耗品、人工等方面，分析申购设备运行成本，预测使用效率和基本收益。

3. 技术可行性　对照上级卫生健康行政部门有关医疗技术准入要求，对使用科室技术人员配备、上岗资质、操作维修能力进行分析论证。

4. 安装条件　分析所购医疗设备安装场地面积层高、承重能力、特殊防护等是否符合安装要求，是否具备环保、配套等相关条件。

5. 资金保障　对拟贷款、分期付款等方式购置的医疗设备，论证资金来源和偿还能力。

（三）技术评价

1. 技术先进性　评价医疗设备达到国际或国内先进水平、一般水平。

2. 设备可靠性　评价医疗设备使用寿命、质量论证许可及相关证件等。

3. 可维护性　厂方能否提供维修资料、长期技术服务、零配件及消耗品供应等。

4. 设备选型　评价同类仪器在其他单位使用状况和功能利用情况，对不同厂家同类产品性能、竞争力和价格进行比较。选型至少3家以上。

5. 安全防护　重点评价化学污染、放射线、电磁波、绝缘性、漏电流等。

6. 节能性　包括水、电、燃料、制冷剂消耗及试剂用量等。

7. 配套性　是否能够与现有设备配套，实现更多功能等。

三、医疗设备验收制度

（一）医学工程部门按照外包装检查、开箱验收、数量验收、质量验收的流程，对采购医疗设备严格组织验收,验收合格方可办理入库手续。如不符合要求或质量存在问题,及时进行退货、换货、索赔处理。

(二)验收应及时高效。进口设备在合同验收与索赔期限内完成。

(三)包装及数量验收,如包装破损或数量、规格、型号、编号存在不符时,做好现场记录,拍照、录像并保留原包装,向厂方要求补发或索赔。

(四)质量验收重点对医疗设备进行功能配置验收和技术性能指标检测,按生产厂商提供的技术指标或招标文件承诺的技术指标、功能和检测方法逐项验收。大型医疗设备质量验收依托技术监督管理机构实施。验收结果详细记录和存档。

(五)医疗设备验收由使用科室、医学工程部门、厂商代表、兼职档案管理员共同参加。申请进口检验检疫设备,协调当地检验检疫部门参加。计量器具协调当地计量管理部门参加。参加验收各方在《医疗设备安装验收单》上共同签字后生效。

(六)紧急或急救购置、不能按常规程序验收的医疗设备,经医学工程部门负责人签字同意,可简化手续,或按先使用后补办验收手续的程序进行。

(七)医疗设备质保期满,填写《医院质保期内医疗设备使用情况、售后服务调查表》,经各方签字确认方可支付质保金。

(八)《医疗设备安装验收单》保存至医疗设备规定使用期限届满后2年或使用终止后2年。大型医疗设备验收单保存5年,植入性医疗器械永久保存。第Ⅲ类医疗器械购入原始资料妥善保存。

第二节　医疗设备使用管理

一、医学工程科工作制度

(一)负责医院医疗、教学、科研、预防所需仪器设备的调配、供应、管理、安装和维修,管理计量仪器、器具,协助国家有关部门对计量器具进行周期检测。

(二)根据科室申购需求和储备情况编制年度采购预算,经医院研究审批后执行。一般医疗器件按计划品种、规格、型号、数量采购,贵重仪器设备公开招标采购。

(三)办理进口仪器设备申报、选购、验收、安装、调试等事宜。发现问题及时与有关部门联系,按照规定进行索赔等处理。

(四)购入医疗设备、器械、卫生材料等履行出入库手续。购入国内外贵重精密仪器经验收合格后入库建卡,建立技术档案,保存全部资料。

(五)制定医疗器械领取、使用、管理、维修制度措施,定期调查分析,了解掌握器械完好率、使用率,针对问题及时提出意见建议,充分发挥器械价值。

(六)使用科室指定专人负责医疗器械请领保管,贵重精密仪器专人使用,定期维护和保养。医疗器械管理人员岗位调整变动,做好交接工作。

(七)医疗器械维修填写申请单送交医学工程科,由医院维修人员或厂家技术人员维修。维修人员定期深入科室了解医疗器械使用情况,发现故障及时维修。

(八)医疗器械如达到使用年限失去效能,或因技术进步等因素导致淘汰,按规定办理报废手续。贵重精密仪器报废、报损、变价、转让或无价调拨,由科室填写申请单,经医学工程科审核,报院领导审批。

（九）器械库、卫生材料库分类定位保管,每年清点各科室和本科库房设备器械,做到账账、账物相符,库内通风防潮,保持整洁,防止损坏丢失。

（十）加强本科和相关临床、实验室人员医疗器械设备技术培训,提高操作使用和维护保养水平。

（十一）注重临床计量器具的使用和管理;定期组织医疗仪器设备计量检测、咨询服务和技术评价。

（十二）经常深入科室,征求对医疗器械采购、供应、保养、维修的意见建议,针对问题制订改进措施,持续整改提高。

二、三级医疗设备管理制度

（一）为规范和加强医疗设备管理,促进医疗设备合理配置、安全管理与有效利用,充分发挥使用效益,医院建立院领导、医学工程部门、使用科室三级医疗设备管理制度。

（二）医院管理层负责统筹制订医疗设备建设规划和年度计划,研究决定医疗设备重大问题,加强医疗设备专业力量建设。

（三）医学工程部门负责医院医疗设备日常管理工作。

1. 制定医疗设备管理工作制度和技术规范。

2. 拟制医疗设备建设规划和年度计划,上报医院医学装备管理委员会审议,经院长办公会研究通过后组织实施。

3. 负责医疗设备购置、验收、质控、维护、修理、应用分析、处置等全程管理。

4. 担负医院医疗设备安装、维修、预防性维护（PM）、计量管理、医疗器械不良事件监测等工作,保障医疗设备正常使用。

5. 组织医疗设备管理业务学习培训,提高业务人员专业技能。

6. 收集整理医疗设备管理政策法规和动态信息,为院领导科学决策提供参考。

7. 定期分析评价科室医疗设备使用情况,针对问题组织整改。

8. 完成当地卫生健康行政部门和院领导赋予的其他任务。

（四）使用科室负责本科室医疗设备日常管理工作。

1. 医疗设备使用人员经过专业培训,大型医疗设备上岗人员取得相应资质。

2. 指定专人负责本科室医疗设备日常管理、保养、统计上报,建立技术档案和使用维护记录。

3. 制定并严格落实技术操作规程。发现设备故障立即停机,切断电源,通知医学工程部门维修,故障排除后方可继续使用,不得擅自拆卸或检修设备,严禁擅自联系厂家或院外人员维修。

4. 加强安全管理。使用完毕,检查清点,清理复位。严禁擅自改变设备结构,不得与其他设备共用软件资源。下班前关机、断电、水、气,连续运转设备组织交接班。

5. 科室主任对本科室医疗设备全面负责,不得自行移动、调换和外借设备。

6. 组织医疗设备教学科研,开展功能开发和市场应用,提高设备综合利用效能。

7. 每季度填写上报《大型医疗设备效益调查表》,接受医学工程部门检查监督。

三、医疗设备使用管理制度

（一）为规范医疗设备操作使用,提高使用效率,延长使用周期,预防和减少医疗差错事故,保障患者安全和医护人员自身安全,制定本制度。

（二）细化并严格执行医疗设备技术操作规程。操作人员填写《医疗设备使用登记本》，详细登记开机、使用、日常保养及一级保养情况。

（三）价值1万元以上设备由使用科室指定专人保管。甲、乙类大型设备取得《大型医用设备配置许可证》，操作人员持有《大型医疗设备上岗人员技术合格证》方可使用。急救、生命支持类设备经培训考核合格方可操作。

（四）使用科室成立医疗设备质量管理小组，全面负责医疗设备规范操作与安全管理。如质控人员调动，办理交接手续。

（五）操作医疗设备不得离岗，发生故障立即停机、切断电源，挂"故障停用"标记牌。医学工程部门负责检修，操作人员不得擅自拆卸或检修。设备故障排除后方可继续使用，挂"正常运行"标记牌。

（六）加强医疗设备日常维护保养，保持清洁卫生，使用后妥善放置各种附件。

（七）下班前按规定顺序关机，切断电源、水源。连续运转设备搞好交接班。

（八）大型设备或对临床诊断影响较大设备发生故障停机，立即报告医学工程部门和分管副院长，医院发布通知停止开单。

（九）使用科室精心爱护医疗设备，严禁违章操作。违章操作造成医疗设备损坏，立即报告科室主任及医学工程部门，追究相关人员责任。

四、医疗设备使用培训考核制度

（一）为切实提高医疗设备使用人员业务水平，规范技术操作流程，延长使用周期，制定本制度。

（二）医学工程部门制订新进大型设备、急救和生命支持类设备使用培训计划，医学工程部门工程师会同分管科室制订年度培训计划。

（三）大型医疗设备装机完成后，医学工程部门组织设备使用维修人员培训考核，建立专项记录。特殊医疗设备使用人员具备相应资质和岗位培训证明。新引进重点设备及生命支持类设备使用人员应达到熟练操作程度。

（四）医学工程部门和科室视情组织医疗设备定期培训，主要包括设备近期使用、改进措施、软件更新等内容，培训后期安排考核。

（五）医疗设备因使用操作不当引发故障，医学工程部门结合故障分析排除，有针对性地组织科室使用人员培训考核。

（六）医学工程部门适时对科室设备使用人员组织考核。内容包括：

1. 设备环境　设备工作空间隔音，净化系统空气温度、湿度、洁净度等。
2. 设备安装　设备及附件安装是否齐全，有无隐患，是否运转正常。
3. 设备操作　是否具备上岗资质，是否遵从技术操作规程，操作过程是否安全可靠，技术素质和责任心是否到位。
4. 重点设备操作　新引进重点大型设备操作规范程度，耗材更换安装，放射设备辐射安全防护管理。
5. 设备存放　设备是否按指定位置存放，位置变动是否经过报批。

五、医疗设备临床技术支持咨询制度

（一）医疗设备采购计划确定后，医学工程部门联系多个供货商及厂家，为临床科室提供设备宣讲服务,帮助临床科室充分了解设备性能和发展状况。

（二）医疗设备采购谈判时,明确定期培训、临床技术支持、咨询服务等事项。设备到位后,医学工程部门监督供货商及厂家落实相关事项,记录临床科室满意度。

（三）设备维修人员定期深入临床科室巡检,帮助医务人员分析设备故障原因,及时纠正不当使用方法,耐心细致解答相关问题,疑难问题联系供货商及厂家。

（四）根据在用医疗设备特性与分布,医学工程部门响应临床科室需求,提供技术支持和咨询服务,并做好相关记录。

（五）医学工程部门收集医疗器械展会信息,视情况组织相关临床科室参加。

六、医疗设备维修、维护及巡检制度

（一）使用科室严格落实技术操作规程和产品说明书,定期对医疗设备进行检查、检验、校准、保养、维护,认真分析评估和记录,确保医疗设备处于良好状态。

（二）医学工程部门负责医用电子仪器、医用压力容器、医用制冷设备及其他常规医疗设备的维修、保养、巡检工作。

（三）医学工程部门结合工程师技术特点和专业特长进行科学分工,保证医疗设备维修责任落实到位。

（四）使用科室医疗设备出现故障,立即通知医学工程部门工程师现场维修,详细说明情况,协助排除故障,复杂故障由工程师协调外修。

（五）医疗设备处于保修期内或已签订保修合同出现故障,工程师联系供货商或厂家及时维修,全程参与维修过程并做好记录。

（六）维修过程中注意安全,加强个人防护,爱护仪器设备,妥善保管零配件。

（七）妥善安排维修值班,确保节假日和休息时间有效应对设备故障等突发事件。

（八）医疗设备实行三级保养。一级保养由使用科室负责,主要进行设备表面清洁除尘,检查有无异常情况,进行局部检查调整等。二级保养由医学工程部门负责,对设备主体或主要部件进行检查,调整精度等。三级保养由厂家负责。

（九）医学工程部门定期对医疗设备进行功能检查或精度检查。协调当地计量部门定期对强检设备进行计量检定。

（十）医学工程部门对在用医疗设备实施常态化巡检,重点检查运行环境及防静电、防尘、防潮、防蚀、防霉、水电气路等,急救类、生命支持类设备逐一开机检查。

（十一）医疗设备巡检、保养、维修填写登记,工程师与使用科室负责人签字确认,结合月度统计报告分析反馈,持续抓好整改。大型设备维护保养记录存入档案。

七、医疗设备处置管理制度

（一）医疗设备处置根据医院资产处置管理有关规定,严格履行审批手续,未经批准不得自行处理。处置海关监管期内进口免税医疗设备,按海关相关规定执行。

（二）医疗设备处置采取调拨、捐赠、报废等方式实施。

（三）长期闲置不用、低效运转、超标准配置医疗设备予以调拨处置。

（四）因医联体等合作需要,可对外调拨或捐赠医疗设备,确保质量,安全有效。

（五）医疗设备符合下列情形报废处置。国家规定淘汰;严重损坏无法修复或维修费用过高;严重污染环境,危害人身安全与健康;失效或功能低下、技术落后,不能满足使用需求;

其他明确要求报废的情形。

（六）拟报废医疗设备由使用科室提出申请,填写《医疗设备报废申请单》,经医学工程部门报废鉴定小组鉴定后,报医学工程部门负责人审核。

（七）医学工程部门每年将《医疗设备报废申请单》汇总上报医学装备管理委员会审批,经审批同意后交财务部门按固定资产管理履行相关程序。

（八）待报废医疗设备在未批复前妥善保管,任何科室和个人不得自行处理。

（九）批准报废医疗设备由医学工程部门会同财务、审计、纪检等相关专职管理部门,采取谈判、招标、拍卖等方式统一处理。

（十）批准报废医疗设备处理后,办理财务销账手续,残值收益列入医疗设备更新和改造基金专项使用。

八、医疗设备损坏赔偿制度

（一）为强化医疗设备管理,防止和避免不正常损坏,确保安全有效使用,制定本制度。

（二）教育引导医护人员爱护医疗设备,正确操作使用。人为造成医疗设备损坏,综合损坏具体情节、价值大小、事后补报等因素,当事人给予相应赔偿。

（三）下列情形造成医疗设备损坏应予赔偿

1. 不遵守操作规程或未按规定要求使用、保管、消毒医疗设备。

2. 尚未掌握操作技术和不了解设备性能、使用方法就草率使用医疗设备。

3. 未经批准擅自动用、拆卸设备。

4. 清洗、消毒、搬运、交接、保管等环节中粗心大意、指导错误。

5. 出现工作失职、过失性事故的。

（四）因医疗设备本身设计、材料缺陷或使用年久接近损坏,正常使用时发生损坏,经设备维修人员和科室负责人鉴定证实免于赔偿。

（五）对一贯不爱护医疗设备,严重违反操作规程,事后隐瞒不报或不如实报告,推卸责任,态度恶劣,甚至明知故犯的人员,给予严肃批评等处理。

（六）医疗设备损坏后,使用科室、医学工程部门负责人共同研究提出初步处理意见,由分管副院长提交院长办公会审批后执行。

（七）医疗设备赔偿费用全部上交医院财务部门。

（八）涉及两人以上共同承担责任的医疗设备赔偿,按责任大小分担赔偿费。

（九）发生医疗设备损坏如不能认定直接责任人,由使用科室负责人或科室设备管理人员赔偿。

第三节　医疗设备固定资产管理

一、医疗设备固定资产管理制度

（一）医疗设备固定资产指单位价值在 2 000 元及以上（其中专业设备单位价值在 1 500 元以上）,使用期限在一年以上（不含一年）,并在使用过程中基本保持原有物质形态的资产。单位价值虽未达到规定标准,但耐用时间在一年以上（不含一年）的大批同类物资纳入固定资产管理。

（二）医疗设备固定资产实行分类归口管理,建立健全档案资料。财务部门配合医疗设备管理使用单位定期清点,核对账目,防止闲置、损坏、被盗等情况发生。

（三）管理使用单位加强医疗设备固定资产日常管理,账、物、卡相符,严格执行采购、验收、出入库、调拨、变价、报损、报废等手续,对捐赠、调入或加工自制设备办理入库、登记等手续,及时登记医疗设备固定资产总账和明细账。

（四）使用单位增加医疗设备,报医院固定资产专职管理部门审核,经院长或分管副院长批准后方可购置,并填报医疗设备固定资产增加表。

（五）医疗设备固定资产进行调拨、报废处理的,经院长或分管副院长审批,履行审批程序批准后,根据批文分别调整医疗设备固定资产明细账、总账。

（六）在用医疗设备固定资产不得擅自变动。因工作需要在科室间调配的,经医院固定资产专职管理部门办理过户手续。

（七）固定资产专职管理部门每年组织医疗设备清查核对,发现问题及时查明原因,提出处理意见,经院长或分管副院长批准后方可实施。

（八）医疗设备管理使用由科室指定专人负责。对因玩忽职守、违反操作规程造成固定资产损失的责任人及科室,视情节轻重处理。

二、医疗设备档案管理制度

（一）单价1万元及以上医疗设备建立档案,包括申购资料、技术资料、使用维修资料等。

（二）医疗设备申购材料。使用科室购置申请,单价在50万元以上设备可行性论证报告;免税设备免税证明文件;招（议）标采购设备文件、会议记录、项目资料汇总等,经济合同会审意见书、外贸代理协议、采购合同、发票复印件等。

（三）医疗设备技术资料。技术参数要求、设备配置清单、设备运单、装箱单、产品合格证、质保证书、出厂检测证明、使用说明书、维修手册、教学光盘等。

（四）医疗设备使用维修资料。设备在安装验收合格、投入正常使用后,形成的有关重要零部件维修、更换、保养、保修服务,局部升级、局部报废文件,直至最后设备报废申请、鉴定、批复文件及销账记录等。

（五）医学工程部门指定兼职档案管理人员,负责医疗设备档案收集、整理、保管、利用、统计等工作。

（六）归档范围内医疗设备到货后,兼职档案管理员与临床科室使用人员、维修工程师、供货商或厂家共同验收,收集安装验收过程中产生的相关技术资料,详细填写《医疗设备安装验收单》存入设备档案。

（七）医疗设备档案内文件材料按时间先后顺序排列,兼职档案员按规定编制档案号、文件号及页号统一保管,编写档案卷内目录。

三、医疗设备库房管理制度

（一）医疗设备凭采购计划和发票验收入库。

（二）合理确定常用器械、材料储备定额,制订仓库采购计划,防止积压浪费。

（三）入库器械、材料实行定位管理,科学堆码,适时养护,账物相符。

（四）加强库房温湿度管理,防锈、防腐、防霉、防虫害、防火、防盗,保持干净、整洁、通风。库房内禁止吸烟,非库房人员未经许可不得入内。

（五）库房每月底盘点一次,每半年大盘点一次,并制表上报。

（六）器械、材料发放实行"先进先出,推陈储新"。

（七）加强成本核算,建立仓库保管账、卡或明细分类账。

（八）请领单、采购计划、入出库单等按月装订保存,逾期单据由医疗设备管理部门监督销毁。库房管理人员定期了解科室器械、材料使用储存情况,提出改进意见。

四、医疗设备使用评价管理制度

（一）为优化医疗设备配置,提高使用率和社会效益与经济效益,为医疗设备采购与规划提供科学依据,结合医院实际,制定本制度。

（二）医学工程部门负责监控全院医疗设备管理使用情况,定期报告医院医学装备管理委员会,反馈和指导相关使用科室持续改进。

（三）价值50万元以上、可做单独收费项目的医疗设备进行使用评价;不能做单独收费项目、临床科室必需的医疗设备,就社会效益和对医疗、教学、科研的推动作用等进行评价。

（四）临床科室每季填写上报《大型医疗设备效益调查表》。医学工程部门统一汇总,根据使用情况、功能开发、社会效益、成本效益等做出使用评价,报告医院医学装备管理委员会。

（五）医学装备管理委员会研究审议医学工程部门医疗设备使用评价报告,对相关设备采购计划和科室配置做出必要调整。

（六）医学工程部门将医疗设备使用评价结果反馈给使用科室,共同研究分析相关问题,制订整改措施,持续改进医疗设备管理使用。

第四节　医用耗材管理

一、医用耗材申请、采购、验收及储存制度

（一）医学工程部门按照合法、安全、有效、适宜、经济的原则,遴选出本机构需要的医用耗材及其生产、经营企业名单,报医用耗材管理委员会批准,形成供应目录。供应目录应当定期调整,调整周期由医用耗材管理委员会规定。

（二）纳入供应目录的医用耗材应当根据国家药监局印发的《医疗器械分类目录》明确管理级别,为Ⅰ级、Ⅱ级和Ⅲ级。

（三）医学工程部门应从已纳入国家或省市医用耗材集中采购目录中遴选本机构供应目录。确须从集中采购目录之外进行遴选的,应当按照有关规定执行。

（四）医学工程部门应加强供应目录涉及供应企业数量管理,统一限定纳入供应目录的相同或相似功能医用耗材供应企业数量。

（五）医用耗材由医学工程部门统一购进、保管和供应,任何科室和个人不得擅自购入。

（六）医用耗材使用科室或部门应当根据实际需求向医用耗材管理部门提出申请,经医用耗材管理委员会批准后,医学工程部门严格执行《医疗器械监督管理条例》,审查供应商、生产厂家及产品资质,采用适合本院的采购方式采购,与供应商签订供货协议、医药产品廉洁购销合同。

（七）专科材料由使用科室每月底前将下月计划报送医学工程部门，通用材料由医用耗材仓库根据月用量和库存量制订月采购计划单。采购人员上报医学工程部门负责人，经分管副院长批准后执行。

（八）医学工程部门应当加强临时性医用耗材采购管理。医用耗材使用科室或部门临时性采购供应目录之外的医用耗材，须经主任委员、副主任委员同意后方可实施。对一年内重复多次临时采购的医用耗材，应当按照程序及时纳入供应目录管理。

（九）遇有重大急救任务、突发公共卫生事件等紧急情况，以及需要紧急救治但缺乏必要医用耗材时，医学工程部门在报告并经医用耗材管理委员会主任委员、副主任委员同意后，可不受供应目录及临时采购限制，待完成采购后再后补采购审批程序。

（十）采购的医用耗材经验收人员验收合格后方可入库。验收人员应当熟练掌握医用耗材验收有关要求，严格进行验收操作，并真实、完整、准确地进行验收记录。验收人员应当重点对医用耗材是否符合遴选规定、质量情况、效期情况等进行查验，不符合遴选规定以及无质量合格证明、过期、失效或者淘汰的医用耗材不得验收入库。

（十一）使用后的医用耗材进货查验记录应当保存至使用终止后 2 年。未使用的医用耗材进货查验记录应当保存至规定使用期限结束后 2 年。植入性医用耗材进货查验记录应当永久保存。购入Ⅲ级医用耗材的原始资料应当妥善保存，确保信息可追溯。

（十二）医学工程部门应当设置相对独立的医用耗材储存库房，配备相应的设备设施，制定相应管理制度，定期对库存医用耗材进行养护与质量检查，确保医用耗材安全有效储存。对库存医用耗材的定期养护与质量检查情况应当做好记录。

（十三）医学工程部门应当定期对医用耗材进行盘点，医用耗材库房管理员定期对库存医用耗材进行盘点，做到账物相符、账账相符。

（十四）常用医用耗材维持 15~30 日库存。专科非急需材料不备库存，科室根据需要提前一个月报计划。急用物资按应急预案要求配备。植入、介入类高值耗材实行追溯管理，使用科室配备适量耗材，采购员按使用量通知供应商给予补充。

二、医用耗材申领、发放与临床使用制度

（一）医用耗材临床应用管理是对医院临床诊断、预防和治疗疾病使用医用耗材全过程实施的监督管理。医院应当遵循安全、有效、经济的原则合理使用医用耗材。

（二）医务管理部门负责医用耗材临床使用管理工作，应当通过加强医疗管理，落实国家医疗管理制度、诊疗指南、技术操作规范，遵照医用耗材使用说明书、技术操作规程等，促进临床合理使用医用耗材。

（三）医用耗材临床使用实施分级分类管理。

在诊疗活动中：Ⅰ级医用耗材，应当由卫生技术人员使用；Ⅱ级医用耗材，应当由有资格的卫生技术人员经过相关培训后使用，尚未取得资格的，应当在有资格的卫生技术人员指导下使用；Ⅲ级医用耗材，应当按照医疗技术管理有关规定，由具有有关技术操作资格的卫生技术人员使用。植入类医用耗材，应当由具有有关医疗技术操作资格的卫生技术人员使用，并将拟使用的医用耗材情况纳入术前讨论，包括拟使用医用耗材的必要性、可行性和经济性等；非植入类医用耗材的使用，应当符合医疗技术管理等有关医疗管理规定。

（四）医用耗材使用科室或部门根据需要，向医用耗材管理部门提出领用申请。医用耗材管理部门按照规定进行审核和发放。申领人应当对出库医用耗材有关信息进行复核，并

与发放人共同确认。

（五）医用耗材出库时，发放人员应当对出库的医用耗材进行核对，确保发放准确，产品合格、安全和有效。出库时，应当按照剩余效期由短至长顺序发放。

（六）出库后的医用耗材管理由使用科室或部门负责。使用科室或部门应当指定人员负责医用耗材管理，保证领取的医用耗材品种、规格和数量既满足工作需要，又不形成积压，确保医用耗材在科室或部门的安全和质量。

（七）使用科室或部门使用安全风险程度较高的医用耗材时，应当与患者进行充分沟通，告知可能存在的风险。使用Ⅲ级或植入类医用耗材时，应当签署知情同意书。

（八）使用科室或部门应当加强对医用耗材使用人员培训，提高其医用耗材使用能力和水平。在新医用耗材临床使用前，应当对相关人员进行培训。

（九）医用耗材在遴选和采购前如须试用，应当由使用科室或部门组织对试用的必要性、可行性以及安全保障措施进行论证，并向医疗管理部门提出申请或备案。

（十）使用科室或部门应当在医用耗材临床使用过程中严格落实医院感染管理有关规定。一次性使用的医用耗材不得重复使用；重复使用的医用耗材，应当严格按照要求清洗、消毒或者灭菌，并进行效果监测。

（十一）建立医用耗材临床应用登记制度，使医用耗材信息、患者信息以及诊疗相关信息相互关联，保证使用的医用耗材向前可溯源、向后可追踪。

（十二）加强对使用后医用耗材的处置管理，医用耗材使用后属于医疗废物的，应当严格按照医疗废物管理有关规定处理。

（十三）加强医用耗材医疗质量控制，对医用耗材尤其是重点监控医用耗材的临床使用情况设立质控点，纳入医疗质量控制体系。

三、医用耗材资质审核制度

（一）新增医用耗材资质审核

1. 供货单位《企业法人营业执照》与医疗器械经营许可证经营范围相符，经营期限在有效期内。

2.《医疗器械经营许可证》证件有效期及经营范围是否包含所销售产品。

3.《医疗器械生产企业许可证》生产范围是否包含申请产品及证件有效期。

4.《医疗器械注册证》及《医疗器械产品注册登记表》效期及完整性（包括附页），证、表、注册证号是否一致。

5. 产品代理委托授权范围、销售区域及有效期。

6. 公司法人对业务员授权委托书原件，公司法人、业务员身份证复印件。

7. 产品是否参加政府或上级医疗集团集中招标采购，中标产品提供产品中标价格，否则提供2~3家医院（首选三级甲等医院）在用产品发票复印件。

8. 检查样品上产品信息与注册证上信息是否一致，查验产品合格证。

（二）在用医用耗材资质审核

1. 在用医用耗材供应商、生产厂商资质证件到期前3个月提醒办理新证件，证件到期未更新者停止产品采购。

2. 供应商、生产厂商提供更新证件后，档案管理人员审核相关证件一致性和经营（生产）范围与实际经营（生产）产品一致性，更新补充纸质和电子档案。

3. 定期审核产品注册证效期,督促供货商更新注册证。对注册证效期外生产的产品一律不得使用。

4. 审核更新注册证产品信息与原产品是否一致,产品说明书是否与注册证相符。

5. 植入人体产品注册证过期后保留至产品有效期后 5 年。

6. 审核变更代理授权委托书、销售人员加盖企业印章或法人签字的法人委托书,授权范围和有效期,法人、销售人员的身份证复印件等。

7. 每年全面审核一次资质材料。

四、一次性使用无菌医用耗材管理制度

(一)一次性使用无菌医用耗材由医学工程部门根据采购目录统一采购,审核企业和产品资质,验明生产或经营企业证件、授权委托和销售人员合法身份,并建立相关档案。

(二)严格一次性使用无菌医用耗材验收入库,记录企业名称、产品名称、型号规格、产品数量、生产批号、灭菌批号、产品有效期等,确保进货来源可追溯。按照要求妥善保存验收记录。

(三)医院感染控制科室负责一次性使用无菌医用耗材的无菌检验、热原监测,检验合格后方可发放使用。

(四)一次性使用无菌医用耗材按灭菌(消毒)日期先后顺序发放和使用。

(五)一次性使用无菌医用耗材存放于阴凉干燥、通风良好的物架上。

(六)发现一次性使用无菌医用耗材小包装破损、标识不清、过期、霉变、淘汰、无注册证、无合格证等现象时,立即停止发放和使用,报告医学工程部门处置,不得自行处理。

(七)临床科室对使用过的一次性使用无菌医用耗材,按医院感染预防控制相关规定销毁并做好记录,严禁重复使用。

(八)一次性使用无菌医用耗材发生不良事件及时上报。

五、高值医用耗材管理制度

(一)总则

1. 为加强高值医用耗材采购、保管、发放、使用、效果评价、不良事件报告等环节控制,实施全程可追溯综合管理,确保医疗质量和医疗安全,鼓励临床合理使用高值医用耗材,结合医院实际,制定本制度。

2. 高值医用耗材指直接作用于人体、对安全性有严格要求、临床使用量大、价格相对较高、社会关注度较高的医用耗材。

3. 高值医用耗材包括血管介入、非血管介入、骨科植入、神经外科、电生理、起搏器、体外循环及血液净化、眼科材料、口腔科、其他等十个类别。

(二)采购管理

1. 申购原则　科室在经医院医用耗材管理委员会批准的供应目录中申请采购。

2. 准入与采购

(1)医学工程部门制订实施方案,汇总临床科室申购材料,提交医用耗材管理委员会专题论证,形成《高值医用耗材准入目录》。

(2)医院招标办公室依据《高值医用耗材准入目录》组织招标采购。

(3)医院批准采购的临床特殊需要非中标产品高值医用耗材,由申请科室、医学工程部门和物价、医保、审计、纪检等部门组成议价小组采购。

（三）检查监督

1. 医学工程、医疗管理、质量控制、护理、感染控制等部门组成联合检查组，围绕资质档案管理、验收记录、使用记录、病历粘贴、毁形处理情况等重点内容，定期对高值医用耗材使用管理情况进行检查督导，针对问题组织整改提高。

2. 植介入性材料正常使用情况下发生可疑医疗器械不良事件，按规定逐级上报。

3. 发现高值医用耗材质量问题，及时组织原因分析和追溯，即刻停止供应商供货权利，视情要求供应商或厂家予以更换、调整、赔偿。

六、医用耗材供应链管理制度

（一）总则

1. 为规范贵重医疗物资和冷链试剂供应链全过程管理，加强生产、供销、医院各流通环节控制，结合医院实际，制定本制度。

2. 医用耗材供应链管理，指投入最少成本，使医用耗材供应链运作达到最优化的过程。医用耗材冷链物流，指采用专用设施，使冷藏医疗物资从生产企业成品库到使用单位医疗物资库的温度始终控制在规定范围内的物流过程。

（二）医院药学部门或相关专职管理部门对贵重医疗物资和冷链试剂进行验收时，对相应文件及资质检查合格方可验收。

（三）贵重医疗物资供应链管理

1. 检查外包装、名称、规格、数量等基本信息。

2. 核对文件　进口产品海关通关单（若适用），产品注册证，产品质量检验报告，产品温度记录、温度记录与存储仓库对应关系表，配送公司资质。

（四）冷链试剂供应链管理

确保医疗物资储存仓库及运输环境达到规定温度范围，严防冷链试剂失效。

第五节　医疗设备计量与质控管理

一、医用计量器具管理制度

（一）医学工程部门负责医用计量器具管理与检定工作。

（二）严格按《计量法》采购医用计量器具，依据有关规定制订目录和明细。

（三）定期组织计量法和相关法规学习，普及医用计量器具管理使用常识。

（四）制订医院、科室医用计量器具台账，指定专人负责，明确在用和停用台账。

（五）建立医用计量器具管理档案，按计划组织计量检定。

（六）医用计量器具发生损坏或精度、灵敏度、重复性不达标时，及时通知医学工程部门维修。

（七）医用计量设备送检、取回、证书办理及结费，由医学工程部门代为办理，2~3周内完成。

二、床旁检验设备管理制度

（一）医学工程部门制订床旁检验设备保养、质控和培训计划，指导临床科室管理使用。

（二）临床科室加强本科床旁检验设备规范化管理使用,组织自查并记录,持续抓好质量改进。

（三）医学工程部门定期深入临床科室巡查,指导使用人员熟悉床旁检验设备性能和技术操作规程,掌握常见故障排除方法,发现问题及时解决。

（四）医学工程部门、临床科室分别建立床旁检验设备固定资产及耐用品总账、分账,设备出入库、退库、报废等集中归口办理手续。

（五）床旁检验设备发生故障,操作人员在本科内协调其他设备操作,同时上报医学工程部门在全院统一调配,尽快安排维修。

（六）床旁检验设备发生不良事件,立即上报医学工程部门、医疗管理部门和护理部,医学装备管理委员会组织评估,向当地医疗器械不良事件监测中心报告。如确认为缺陷医疗器械予以召回,做出定性分析后报当地卫生健康行政部门。

三、医疗设备质量控制管理

（一）为加强医疗设备质量控制管理,降低使用风险,延长使用寿命,保障安全性和可靠性,结合医院实际,制定本制度。

（二）验收新购医疗设备时,医学工程部门工程师按照其出厂标准及国家、行业要求测定性能指标,如未达标通知采购人员调换或退货。

（三）医学工程部门建立医疗设备质量控制档案,制订周期性安全质量控制、维护保养年度计划,按时组织维护、检测及校准,定期测试安全性和有效性,评估使用状态并采取相应措施。未通过测试设备严禁使用。

（四）医院根据医疗设备质控要求和使用状况,定期组织医疗设备使用人员培训考核,考核通过方可上岗操作。

（五）医疗设备工程师负责完成质量监测,填写《医疗设备周期性安全质量控制登记表》《医疗设备保养登记表》,主管工程师按月汇总上报归档。

（六）医疗设备检测用仪器仪表专人保管,定期接受上级检测、校准。增购检测仪器由维修人员提出申请,医学工程部门批准后方可购置。

四、医疗器械不良事件监测报告与召回管理制度

（一）医疗器械不良事件监测报告

1. 医疗器械不良事件指获准上市的质量合格医疗器械,在正常使用情况下发生导致或者可能导致人体伤害的各种有害事件。

2. 医疗管理或相关专职管理部门负责医疗器械不良事件管理,医学工程部门负责不良事件监测上报,临床科室护士长负责发生不良事件时联络协调。

3. 医疗器械使用过程中出现可疑不良事件,临床科室及时上报医疗管理、护理、医学工程及相关专职管理部门,医学装备管理委员会进行评估,填写《可疑医疗器械不良事件报告表》,向当地医疗器械不良事件监测中心报告。

（二）医疗器械召回管理

1. 召回情形

（1）不符合有关医疗器械国家标准、行业标准或产品注册标准。

（2）生产商主动召回或上级行政管理部门要求召回的产品。

（3）发生医疗器械不良事件，经过分析确认，因设计、制造上缺陷造成或者可能造成人体伤害。

（4）经检测、实验和论证，在特定条件下可能引发人体伤害。

（5）其他不符合国家医疗器械法规、规章需要召回的情形。

2. 采取措施

（1）在库召回医疗器械立即封存，核实出入库及在库数量。

（2）已出库到临床科室的相关医疗器械，医学工程部门立即通知停用，临床科室退回库房进行相关处理，在显著位置挂"停用"指示牌。

（3）对患者已使用的召回医疗器械，医疗管理或相关专职管理部门、临床科室尽快查找追踪使用去向，联系使用患者，实施医疗观察和救助。

（4）相关部门及时将召回情况上报医学装备管理委员会，组织定性分析，填写《医疗器械召回事件报告表》《召回计划实施情况报告》报告当地卫生健康行政部门。

第六节 医疗设备安全管理

一、医疗设备安全使用与风险管理制度

（一）医院加强在用医疗设备安全风险分析与控制，定期监测建档，防止和避免对患者与操作人员造成危害，确保医疗设备应用安全有效。

（二）医学工程部门、临床科室重点围绕医疗设备使用故障、操作不当、放射源或电离电磁辐射、设备组合相互影响等因素，加强医疗设备应用安全风险来源控制，有针对性地强化安全使用与风险管理。突出急救、生命支持类医疗设备巡检，开展辐射类、灭菌类和大型医用设备定期检测，组织相关科室及时整改。

（三）定期组织医疗设备管理使用人员培训考核，大型设备操作人员持证上岗。开展新产品、新技术应用规范化培训，强化质量控制、操作规程等相关培训。

（四）严格执行医疗设备使用说明书和技术操作规程，遵守禁忌证、注意事项及存放环境要求等，相关事项如实告知患者。一次性使用医疗设备不得重复使用，可重复使用医疗设备严格清洗、消毒、灭菌并监测效果。

（五）医学工程部门定期对在用医疗设备进行预防性维护、检测与校准，分析评估临床应用效果与安全风险，及时排查问题，消除隐患。

（六）医疗设备出现故障，临床科室立即停止使用，通知医学工程部门检修。如经检修未达到临床使用安全标准，不得再用于临床。

（七）加强医疗设备不良反应及安全事件监测，临床科室收集、建立并保存监测记录，及时上报医院医疗管理、医学工程部门，医院上报当地卫生健康、市场监督管理行政部门，相关产品封存登记、暂缓使用。

（八）严格按规定电压使用医疗设备。电源线不得破损，接头处电线不外露。未经用电部门批准不得擅自领取、使用电源插座。不得将液体放置在有源医疗设备上方。

（九）发现医疗设备异味或冒烟，立即断电，停机检查修理，挂"故障停用"标牌。设备冒火时先切断电源再灭火。

二、医用气体设施使用管理制度

（一）为确保医用气体设施及组件运转良好，更好地服务临床，制定本制度。

（二）液氧站建在空旷地带，保持通风，管路连接应尽量采用焊接。

（三）操作维护人员经过安全技术、操作和检修规则培训，考核合格方能上岗。

（四）液氧储罐操作管理专设值班室，室内装置氧气输送压力报警仪、输入输出压力指示表，监控压力变化，确保氧气安全和输出量。

（五）打开减压器前高压管路上的气瓶阀或管路阀时，应慢慢打开，通气后再逐渐开大，以免发生事故。

（六）氧气减压器每次用完和开始使用时调节螺杆，按要求复位，按顺序操作。

（七）氧气罐槽车每次泄气时注意对接口清洁，与汇流排对接前将管口冲洗干净，避免异物进入氧气管道或减压器造成设备损坏。

（八）每日观察出口压力，最高不超过 0.8MPa，发现问题及时报告，排除隐患。每周巡查设备带上各种正压和负压终端压力，每月进行终端巡查，指导医护人员正确操作使用。

（九）中心吸引站内的真空泵、气水分离器、负压罐及电脑控制箱保持洁净，排水通畅。

（十）经常校准负压调节表，上下限保持稳定。及时更换正压系统易损件。润滑油经常检查更换，冷却器经常清洗。空压机不能满负荷运转，排气压力不能过高或过低，温度保持适当不能过高。

（十一）医用气体设施保管条目清晰，做好数量清点登记，每月统计液氧进量和终端出量，及时联系进货保障供应。

三、压力容器安全使用管理制度

（一）压力容器操作人员持有特种设备作业人员证，证件处于有效期内，参加医院定期培训和应急演练，熟悉设备性能特点，严格按操作规程和安全要求操作使用。

（二）严格操作流程和安全检查。开机前检查密封圈、前封板、门板、直线导轨有无杂物和损坏，障碍开关及锁紧有无异常。打开相接蒸汽源及水源开关时，首先检查压力是否达到核定标准，水源压力是否达到规定值。设备运行期间密切观察，发现异常及时处理。运行结束待室内压力回零，打开舱门，切断控制电源和动力电源或空气压缩机电源。关闭蒸汽源、供水阀门及压缩空气阀门。

（三）建立压力容器技术档案，由医学工程部门统一保管。

（四）每日对压力容器本体及安全附件、安全保护装置、测量调控装置、附属仪器仪表进行维护保养，每月进行安全巡检，及时消除安全隐患。每日工作结束后，打扫压力容器及操作间卫生。每半年清理一次进汽与进水管路过滤器。

（五）压力容器定期检验有效期满 1 个月前，向当地特种设备检验机构提出定期检验申请，做好相关准备工作。检验结论意见为符合要求或基本符合要求时，将检验标志粘贴在《使用登记证》上，按检验结论确定的参数使用压力容器。

（六）采购压力容器前，充分进行参数论证，向具备许可资质的设计单位提供必要的设计条件，确保达到检验合格标准要求。

（七）压力容器安装、改造和维修由具备资质的单位实施，经特种设备检验检测机构认定合格后方可投入使用。

（八）压力容器达到报废年限或需要报废时,在当地质量技术监督部门备案,将《使用登记证》交回登记机关予以注销,按照医院医疗设备规定实行报废处理。

四、放射辐射安全管理制度

（一）为确保放射诊疗质量和患者（受检者）健康权益,体现放射照射正当化和放射防护最优化原则,结合医院实际,制定本制度。

（二）**警示告知**

1. 在放射诊疗场所入口处、各控制区进出口及其他适当位置设立电离辐射警告标志,在各机房门口设置工作指示灯。

2. 在放射诊疗场所入口显眼位置设置提示标语,告知孕妇和儿童对辐射危害敏感,应当远离。确须检查时说明情况,患者（受检者）在知情同意书上签字确认。

3. 对患者（受检者）放射照射时,放射诊疗工作人员事先告知辐射对健康的影响。

（三）**屏蔽防护**

1. 放射诊疗场所配备工作人员和受检者防护用品,符合国家标准和铅当量要求。

2. 放射诊疗工作人员实施医疗照射时,只要可行就应对受检者邻近照射野的敏感器官和组织进行屏蔽防护,工作人员在辐射场所操作时穿戴个人防护用品。

（四）**放射检查正当化和最优化判断**

1. 医疗照射目的明确,严格控制受照剂量。严格执行检查资料登记、保存、提取和借阅制度,不得因资料管理、受检者转诊等原因使受检者接受不必要重复照射。

2. 不得将核素显像检查、X线胸部检查列入婴幼儿、少年儿童常规体检项目。

3. 对育龄妇女腹部或骨盆进行核素显像检查或X线检查前,问明是否怀孕。非特殊需要,对受孕后8~15周育龄妇女不得进行下腹部放射影像检查。

4. 尽量以胸部X线摄影代替胸部荧光透视检查。

5. 实施放射性药物给药、X线照射操作时,禁止非受检者进入操作现场。因患者病情须其他人员陪检时,对陪检者采取防护措施。

6. 每次检查实施时,工作人员检查机房门是否关闭。

（五）**设备维修保养**

1. 工作人员坚守岗位,对机器使用、保管、维护负责。机房内保持清洁,不得堆放杂物。无关人员不得擅自操作设备。

2. 设备开机检查正常后方能工作。

3. 定期进行设备维护检查,发现问题及时组织整改。

（六）**监督检查**

1. 医疗管理、医学工程等部门定期对放射辐射安全管理工作进行检查,对发现的问题定期在医院周会上通报讲评,对严重违规科室和人员给予相应处理。

2. 发现放射诊疗工作人员违规操作及时提醒纠正,通报科室整改。

五、医用物流系统管理制度

（一）医用物流系统是指可通过轨道物流和气动物流传输物品,主要包括大输液、各类盒装瓶装药品、各种血液检验样本、粪便检验样本、各类病理检验样本、各类小型手术包、治疗包、器械包、无菌器材、清洁敷料、各类检验报告、各类单据、病历等。

（二）禁止传输各类私人用品、食品等。不准在工作站箱上摆放任何物品，保持工作站及周围环境卫生。不准关闭工作站电源。

（三）轨道小车或传输瓶发送给对方科室后，及时电话告知询问是否接收。接收科室接收后及时将传输瓶取出，接收口不准停放轨道小车或传输瓶。非本站轨道小车或传输瓶接收后，及时将轨道小车或传输瓶返回原站。

（四）瓶内附件及填充物妥善保管。传输物品较多时可分多次传送。物品放入轨道小车或传输瓶后，务必确认车盖、瓶盖盖好关严。如传输易碎物品，用包裹袋加以保护。如轨道小车或传输瓶已发送，不准取出或添加物品。对轨道小车和传输瓶、包裹袋、试管袋、海绵垫经常进行消毒处理。

（五）科室每日对医用物流系统进行检查并记录，确保设备保持正常工作状态。

（六）医用物流系统发生故障后，使用科室应立即通知医学工程部门维修。工程师到机房查看运送记录，将传送瓶发回原科室，通知护士长接收。如故障短时间内不能排除，上报医疗管理部门和护理部，统一到病区临时收发物品。

（七）医学工程部门定期对医用物流系统维护保养，每周对站点、传输管道、传输轨道进行外观检查并清洁，每半年对所有传输轨道、气动管道、运载小车、传输瓶、转轨器、传感器进行外观检查、位置检查及清洁。

第七节　医疗设备应急管理

一、医疗设备应急调配预案

（一）总则

1. 为有效应对自然灾害、事故灾难等群体突发事件，提高大型活动医疗应急保障能力，维护患者权益和生命安全，结合医院实际，制定本预案。

2. 医疗设备应急调配遵循预防为主、依法规范、快速反应、整合资源、协同应对的原则，在医院统一领导下组织实施。

（二）应急准备

医学工程部门定期将急救、生命支持类设备状况汇总上报行政值班，做好日常维护保养。行政值班加强资源整合调配，建立统一指挥、分类处置应急平台和快速反应机制，确保遇有情况有效处置。做好医疗器械应急物资储备调配工作。

（三）响应流程

1. 医院行政值班判明事件性质、类型和等级，强化信息采集，及时报告院长、分管副院长，通报相关职能部门和临床科室。

2. 医院领导带领相关职能部门分析评估应对群体突发事件、保障大型活动所需医疗设备，掌握现有分布和数质量信息，迅速制订和启动医疗设备应急调配预案。

3. 医疗管理、医学工程等职能部门紧急联系相关科室负责人，对拟调配医疗设备进行登记、分类和集中，维修人员进行性能技术检测和应急抢修，更新配件耗材。

4. 科室将运行正常的可调配医疗设备和物资向相关职能部门进行无差错交接，任务结束后清点归还科室。

5. 如医院现有医疗设备无法满足应急调配需要，医学工程部门立即联系厂商和邻近医院,实施紧急采购和临时租借。

（四）相关措施

1. 医院平时储备一定数量应急医疗设备,确保处于正常工作状态,遇有情况随时投入使用。

2. 加强医疗设备维修人员培训和应急训练演练,持续提高应急检测和抢修能力。

3. 医疗设备在应急状态下可采取先调拨、后议价方式采购,迅速保障供应。

4. 医疗设备在应急状态下可采取先维修、后报告方式维修,满足技术保障需求。

5. 医疗设备在应急状态下可临时从各临床科室调配,并维持正常医疗秩序。

二、急救类、生命支持类设备应急调配预案

（一）总则

1. 为满足处置传染病疫情、群体性伤害事故和急危患者抢救需要,科学高效调配急救类、生命支持类设备,确保医疗质量和患者安全,结合医院实际,制定本预案。

2. 医院急救类、生命支持类设备,主要包括呼吸机、监护仪、除颤仪、心电图机、微量泵等。医学工程部门负责组织应急调配。

（二）应急准备

医学工程部门定期了解掌握医院急救类、生命支持类设备分布和数质量状况,适时修订完善应急调配预案。日常配备到位,附件配置齐全,处于待用状态。医院与供应商签订《急救类、生命支持类医疗设备应急供应协议》。

（三）响应流程

1. 医学工程部门收到急救类、生命支持类设备需求后,迅速制订和启动医疗设备应急调配预案,实行专人 24 小时值班。

2. 根据急救类、生命支持类设备规格、型号、数量等基础信息,安排工程师从备用仓库领取调配,迅速补充配发到位。

3. 如库存紧张或已发放完毕,先从医院内相关科室进行内部紧急调配,再协调厂家、邻近医院紧急采购和临时租借。

4. 工程师对设备进行调试、安装和检测,向操作使用人员交代注意事项。

（四）相关措施

1. 急诊科、监护室等重点科室各类急救、生命支持设备至少始终保持 1 台备用。

2. 定期组织不同品牌和型号急救类、生命支持类设备原理、临床应用、使用操作等内容培训,确保急诊科、监护室和设备工程师熟练掌握运用。

3. 医学工程部门与使用科室加强对接沟通,确保应急状态下快速调配到位。

4. 每年组织相关部门和科室模拟训练演练,开展效果评价,持续整改提高。

三、医用耗材安全危害事件应急预案

（一）为有效预防、及时控制和正确处置各类医用耗材安全危害事件,保障公众身体健康和生命安全,依据《医疗器械监督管理条例》《医疗器械使用质量监督管理办法》,结合医院实际,制定本预案。

（二）科室和个人发现医用耗材安全危害事件,立即报告医学工程部门,视情报告医疗管理部门和分管副院长,上报当地市场监督管理部门。

（三）医学工程部门迅速组织调查,分析事件原因和危害程度,控制事态发展,必要时报院领导批准,及时通知临床科室暂停该医用耗材供应与使用。

（四）视情采取紧急措施,对可疑医用耗材、辅助用品及有关证据材料予以封存,安排抽样送检,组织清查收回,待统一处理。

（五）及时向当地其他医院通报情况,紧急联系厂商采购相关替代医用耗材。

（六）如事件导致医用耗材正常采购无法按时执行,医学工程部门报分管副院长批准后执行特殊程序。

四、医疗设备火灾应急预案

（一）医疗设备和相关区域发生火灾时,管理使用单位负责人立即启动火灾应急预案,按照预定路线和要领,组织所有人员立即撤离火灾现场。

（二）发生医疗设备火灾单位利用就近电话或消防手报按钮,迅速向当地消防部门和医院总值班室报告,讲清单位名称、起火位置和部位、火势大小、燃烧物质、报警人姓名;及时通知邻近科室;即刻向科室负责人、保安部门汇报;派人在医院路口接应或引导消防车。

（三）如现场评估火势不大,管理使用单位在确保人身安全的前提下,立即组织人员使用灭火器进行灭火;关闭门窗,防止火势蔓延;如能安全操作,立即关闭医疗设备开关,切断电源;条件允许时,将重要文档资料搬移至安全地点。

（四）火灾相邻区域人员保持镇静,立即关闭门窗,准备按要求提供帮助,密切监视事态发展,直至火灾警报完全消除。

（五）非火灾区域人员保持镇静,准备按要求提供帮助,继续常规工作,密切监视事态发展,直至警报完全消除。

（六）在时间和条件允许情况下,设备维修人员关闭电源;将重要医疗设备转移至相对安全区域,利用其他物品加以保护;指导现场人员关闭或转移医疗设备。

五、医用氧气应急处理预案

（一）为健全医用气体应急救援机制,有效处置医用气体故障,确保患者安全,结合医院实际,制定本预案。

（二）液氧罐设施应急处理流程

1. 在用液氧罐因故障造成供氧中断,切换备用液氧罐。

2. 备用液氧罐发生故障,立即关闭供气阀门停止液氧输送,到气体机房将瓶氧供气系统备用氧气钢瓶打开。

3. 打开瓶氧供气系统总阀门,完成供氧汇流排与液氧系统切换,两组交替使用。备用氧气钢瓶组连续维持 1 小时,随即对损坏设施进行修复。

（三）正压、负压气体设施应急处理流程

1. 正压、负压气体设施发生故障,向中心供氧报修。

2. 中心供氧组织现场查看,及时排除故障。

3. 故障及排除情况逐级上报。

（四）医用氧气系统压力异常自查流程

1. 发现压力异常时,检查本区域压力报警箱是否报警。

2. 若报警及时联系中心供氧,若未报警检查气体应急阀门状态。

3. 若开关已打开,及时联系中心供氧;若开关未打开,打开应急阀门。

（五）医用氧气系统集中停气应急处理流程

1. 出现集中停气时,及时联系医学工程部门。

2. 临床科室启用备用氧气瓶供给患者。

3. 临床科室启用备用电动负压吸引器供给患者。

4. 通知临床值班人员评估患者病情,做好记录,安抚患者及其陪护亲属。

（六）中心供氧应急处理流程

1. 气体供应异常产生报警或气体压力不足时,中心供氧工作人员立即确认设备是否正常运转,气源压力是否在正常范围内。如不正常,立即依照医疗供气应急处理流程处理。恢复供气后,检查各相关单位供气是否正常。

2. 如中心供氧设备一切正常,检查供气各相关阀门是否正常开启。

3. 如发生单个科室医用气体供应异常,检查楼层各相关阀门是否正常开启,各压力表压力值是否正常,如堵塞尽快予以疏通。

4. 如单个设备带上氧气或负压故障,检查相关各阀门是否正常开启。如正常开启,冲洗负压管路。检查氧气过滤网是否堵塞,如堵塞,开启旁通并尽快清洗。

（李文龙　罗　建　陈恒年）

第十七章　教学培训管理

教学培训管理是医院建设高素质人才队伍的基础环节,是医院管理和全面建设不可或缺的重要组成部分。随着非公立医院综合实力的不断提升,已开始担负越来越多的临床教学培训任务。加强和改进非公立医院教学培训管理,持续提高临床教学质量,不但有利于保证和提高教学培训水平,同时能够促进医院人才队伍的建设与发展。进入新时代,确立和运用全新的教学管理理念,实施科学的管理手段,围绕合理的人才培养目标开展各项工作,必将为现代化非公立医院建设和管理打牢更加坚实的根基。

本章紧扣非公立医院特点实际,结合建立现代医院管理制度新的形势任务要求,从人员培训管理、临床教学管理、教学设施管理等三个方面,对教学培训管理相关制度进行了梳理和规范。这其中既有针对一些医院教学培训管理规章制度落实不够到位、教学任务分工不够明晰、教学质量监控缺乏常态等问题提出的对策措施,也有一些前瞻性、创新性的制度设计安排,为非公立医院进一步强化教学培训管理提供新的思路与借鉴。

第一节　人员培训管理

一、住院医师规范化培训制度

(一)医院依据国家卫健委《住院医师规范化培训管理办法(试行)》《住院医师规范化培训内容与标准(试行)》等文件精神,周密组织临床住院医师规范化培训,持续促进和深化人才培养工作。

(二)培训对象为已与医院签订聘用合同的高等医学院校医学类专业(指临床医学类、口腔医学类、中医学类和中西医结合类)全日制本科及以上学历,应届及往届毕业生;从事临床医疗工作或拟从事临床医疗工作的医学类专业技术人员。

(三)根据上级卫生健康行政部门计划,各科室提出参加住院医师规范化培训申请,人力资源部门审核确定,报医疗管理部门备案。

(四)在国家认定的住院医师规范化培训基地或协同单位进行培训。

(五)培训目标

1. 职业道德　热爱祖国,热爱卫生健康事业,遵守国家法律法规,弘扬人道主义职业精神,恪守为人民健康服务宗旨和救死扶伤社会责任,坚持以健康为中心的服务理念,遵守医学伦理道德,尊重生命、平等仁爱、患者至上、真诚守信、精进审慎、廉洁公正。

2. 专业能力　掌握本专业及相关专业临床医学基础理论、基本知识和基本技能,了解和运用循证医学基本方法,具有疾病预防观念和整体临床思维能力、解决临床实际问题能力、自主学习和提升能力。

3. 人际沟通与团队合作　运用语言和非语言方式进行有效信息交流,具备良好人际沟通能力和团队合作精神,善于协调和利用卫生系统资源,提供合理健康指导和医疗保健服务。

（六）培训内容

1. 培训内容包括医德医风、政策法规、临床实践能力、专业理论知识、人际沟通交流等,重点提高临床规范诊疗能力,适当兼顾临床教学和科研素养。

2. 医院组织的住院医师岗前培训、相关科室轮转、各种专业基本知识与技能培训等,纳入住院医师规范化培训内容。

**（七）培训年限与方式、培训期间待遇、考核办法,按照当地卫生健康行政部门规定精神执行。

二、继续医学教育管理实施细则

（一）总则

1. 为适应医学科学技术进步,巩固完善继续医学教育管理制度,全面提升各级各类卫生专业技术人员职业综合素质和专业服务能力,根据当地卫生健康行政部门相关文件精神,结合医院实际,制订本实施细则。

2. 继续医学教育是继医学院校基本教育完成后,以学习新理论、新知识、新技术、新方法为主要内容的一种终身性医学教育制度。

3. 医院实施卫生技术人员全员继续医学教育制度。卫生技术人员结合本人实际和工作需要,选择参加与本人专业和岗位工作相关的继续医学教育活动。

（二）组织管理

1. 医院设立继续医学教育委员会,由医院领导、相关部门负责人和部分专家组成,指导各级各类卫生专业技术人员继续医学教育工作。

2. 继续医学教育委员会下设医疗（含医技）、护理两个学科组,职能部门负责贯彻落实学科组继续医学教育计划和要求,组织各项具体活动。

3. 继续医学教育实行全院统一管理,相关职能部门、科室定期组织和公布继续医学教育活动,提供必要条件;临床、医技科室充分利用院内外医学教育资源,开展与推进本科室继续医学教育工作;卫生技术人员主动参加继续医学教育活动,按规定服从安排,接受考核。

（三）项目管理

1. 继续医学教育项目分为认可项目和单位自管项目。认可项目指国家、省市继续医学教育委员会定期公布批准实施的继续医学教育项目;单位自管项目由医院继续医学教育委员会制订公布。

2. 继续医学教育内容要有针对性、实用性和先进性,以反映医学科学发展新理论、新知识、新技术和新方法为重点,加强职业道德和医学伦理学、医学人文等有关内容教育。低年资医师加强基础理论和基本技能培训。

3. 继续医学教育坚持理论联系实际、按需施教、讲求实效,采用培训班、进修班、研修班、学术讲座、学术会议、业务考察、远程医学教育、自学、科学研究、撰写学术论文等方式组织实施。

4. 各部门、科室根据不同内容和条件,采取多种形式和办法,开展以短期培训和业余学习为主的继续医学教育活动。

5. 各部门、科室积极申报举办国家级、省市级和院级继续医学教育项目。相关职能部门将认可和拟安排继续医学教育项目与活动定期提前公布,供院内外卫生技术人员选择参加。

（四）学分登记、考核与评估

1. 继续医学教育实行学分累积登记。卫生专业技术人员每年参加继续医学教育活动最低学分为 25 学分,其中 I 类学分 5~10 分,II 类学分 15~20 分。参加院内培训学习不少于 12 次,以医院年度培训计划为准。

2. 继续医学教育实行学分登记。参加国家级、省部、市级继续医学教育项目的卫生技术人员,领取具有主办单位签章、批准部门统一制作的学分证明。主办院级继续医学教育项目或院内学术活动的职能部门或业务科室,负责对卫生技术人员进行学分登记或证明,包括活动名称、编号、形式、日期、考核结果、学分类别、学分数等。

3. 医院为卫生技术人员建立继续医学教育信息库,按年度进行登记、审查、统计、评价、考核、审验。

4. 医院对卫生技术人员参加继续医学教育按年度考核,结果分为达标、不达标。

5. 卫生技术人员接受继续医学教育情况纳入年度综合考核体系,考核达标作为岗位聘任、技术职务晋升、执业再注册、绩效考核的必备条件。

6. 严格继续医学教育评估,医院继续医学教育委员会及学科组定期对继续医学教育情况督导、检查、评估,发现问题、总结经验,持续改进工作。

（五）经费保障

1. 继续医学教育经费采用多渠道筹资,鼓励企业、社团和个人赞助。医院设立继续医学教育基金,用于举办相关活动和资料整理汇编。

2. 医院承办国家、省市继续医学教育项目或单位自管项目,不以盈利为目的,参照有关规定合理收取学费,在当地卫生健康行政部门指导下组织活动,保障教学需要。

（六）奖励与处罚

积极开展和踊跃参加继续医学教育活动,取得成绩显著的部门、科室和个人,医院给予表彰奖励。未按要求授予学分的部门或科室,除通报批评外,情节严重者取消学分授予资格,并追究科室负责人责任。在继续医学教育活动中弄虚作假、骗取学分者,当年继续医学教育考核为不合格。

三、继续医学教育学分授予管理办法

（一）为进一步加强和规范医院继续医学教育学分管理,促进医务人员自觉参与继续医学教育,制订本管理办法。

（二）学分授予对象。医院各级各类卫生专业技术人员。

（三）学分登记管理机构。教学管理部门或相关专职管理部门。

（四）继续医学教育学分要求

1. 卫生技术人员参加继续医学教育活动,每年所得学分不低于 25 学分,其中 I 类学分 5~10 分,II 类学分 15~20 分。网络学分不得超过 10 分,本单位主办的学术活动所得学分不得超过 15 分。

2. 学分不得跨年度计算,I、II 类学分不可互相替代。

3. 五年内获得国家级继续医学教育学分数不得低于 10 分。

（五）继续医学教育学分分类

1. Ⅰ类学分 国家级继续医学教育项目,省级继续医学教育项目和推广项目,外出进修学习。

2. Ⅱ类学分 出版论著、科研立项、成果、专利、推广应用技术等,市级医药卫生学术团体组织的学术活动及院级学术活动。

（六）学分授予标准

1. Ⅰ类学分计算方法 按国家级和省级继续医学教育项目活动规定,授予Ⅰ类学分。

2. Ⅱ类学分计算方法

（1）自学与本学科专业有关的知识,先制订自学计划,经本科室负责人同意后执行。写出综述,每2 000字可授予1学分。

（2）论文和综述,按以下标准授予学分（第1~3作者,余类推）:SCI期刊10~8学分,国外期刊8~6学分,核心及统计源期刊6~4学分,普通期刊4~2学分。

（3）科研项目:立项当年按以下标准授予学分（第1~3申请人,余类推）:国家级课题10~8学分,省、部级课题8~6学分,市、厅级课题6~4学分,院级课题4~2学分。

（4）科研成果:获得成果当年按以下标准授予学分（获奖者排序按20%学分递减）:国家级成果一、二等奖授予25学分;省、部级成果一、二、三等奖分别授予25学分;市、厅级成果一、二、三等奖分别授予20、18、15学分。

（5）专利项目:获得国家知识产权局授权的专利项目按以下标准授予学分:发明专利25学分;实用新型专利20学分;外观设计专利15学分。

（6）出版医学著作,每编写1 000字授予1学分。

（7）出国考察报告、国内专题调研报告,每3 000字授予1学分。

（8）医院组织的学术报告、专题讲座、技术操作示教、手术示范、新技术推广等,每次可授予主讲人2学分,授予参加者0.5学分。参加者全年所得该类学分最多不超过10学分。

（9）临床病例讨论会、多科室案例讨论会、大查房,每次可授予主讲人1学分,授予参加者0.2学分。参加者全年所得该类学分最多不超过10学分。

3. 参加援助西部、农村、海岛、援外等医疗服务,或经批准到外单位进修、出国培训,一年累计6个月及以上,经考核合格,视为完成当年继续医学教育25学分。

（七）学分管理

坚持客观、公平、公正原则,学分严格核实,及时登记,统一网络信息管理。每年1月份公示上一年度学分。

四、医务人员"三基"培训考核制度

（一）为提高医务人员业务素质,强化"三基"能力,规范诊疗流程,持续提升医疗质量,确保医疗安全,结合医院实际,制定本制度。

（二）培训考核目的

1. 规范临床医（技）师基本操作流程。

2. 强化临床医（技）师基本操作技能。

3. 提高临床医（技）师基本理论和基础知识。

（三）培训考核对象

注册执业医师（包括住院医师、5年以下主治医师）,医技科室医技人员。

（四）培训形式

1. 个人自学、专科"三基"培训、医院集中辅导相结合,多层次实施培训。

2. 医技人员培训以科室自行组织为主,医院集中培训为辅,学习情况由科主任审核盖章确认。

（五）培训内容

1. 临床基本技能 全身体格检查、胸穿、腹穿、深静脉穿刺、心电图阅读、影像片阅读、呼吸机使用、心肺复苏。

2. 临床基本理论和基础知识 各专业临床诊疗常规、抗生素合理使用规范、合理用血指征。

3. 卫生相关法律法规。

4. 医院规章制度 18 项核心医疗规章制度以及其他重要管理制度。

5. 医技人员专业知识和技能培训以本专业为主。

（六）培训周期

临床医师集中理论培训通常在每年 4~5 月份举办,技能培训不定期举办,以教学管理部门实际安排为准。

（七）考核方式

1. "三基"考核采取技能考核和网络理论考核相结合的形式。

2. 教学管理部门组织专家成立技能考核小组,对各科人员进行基本操作技能考核。

3. 网络理论考核由教学管理部门制订方案,各科人员按时间节点登陆院内网完成考试并上传至教学管理部门。

4. 个人总成绩实行百分制,通常技能考核和网络理论考核成绩各占 50%。

（八）考核组织管理

1. 落实培训及考核计划,在岗人员参加"三基"培训覆盖率 100%。

2. 每项考核结束后,教学管理部门通过医院周会、院内网页等形式公示考核结果,年底组织评优评先活动。

3. 教学管理部门将考核结果如实录入医师个人档案,作为职称晋升、岗位聘用的重要依据。

五、医务人员外出参加学术活动管理制度

（一）为加强医院学术活动组织管理,促进学术交流,提高医院和学科地位影响,制定本制度。

（二）本制度适用于医院工作人员及在医院工作、学习的研究生。

（三）医院鼓励医务人员在不影响医疗、保健、教学、科研工作前提下,参加高水平新技术、新业务学术活动。

（四）外出参加学术活动类别

1. 学术会议 包括国际学术会议,国家、省市级学会及下属专业委员会组织主办的学术会议、论坛及学术研讨会。

2. 学习班 各专业学术组织举办,或国内、省市具有较高知名度医疗单位举办的新技术、新业务培训班。

3. 工作会议

（1）以专业学术组织负责人、特邀专家、会议负责人、专题讲座授课人等专家身份,参加

学术会议、学习班、理事会、编委会、鉴定会、评审会、审（定）稿会等。

（2）当地卫生健康行政部门指令性业务会议，或医院指派参加的鉴定会、评审会及其他学术活动。

4. 研修　以专业培训或技术提高为目的，经医院批准到国内外名院、名校、名所、名室进行 1~12 个月或更长时间专题研究、专业培训、进修或做访问学者。

（五）外出参加学术活动条件

1. 论文被录取，且为第一作者；同一篇论文只能参加一次会议，已在学术刊物公开发表的论文不能再参加会议。投稿时，涉及保密类论文经医院保密审查通过。

2. 参加学习班内容与本人现从事专业和工作岗位相符，目的明确，学用一致，获得国家级或省市级继续医学教育学分。不允许跨专业、跨学科参加学术活动。

3. 同一科室通常最多派 3 人参加同一学术会议，保证医疗工作正常运转。重点科室的重要学术会议，经院领导批准后可视情形增加参会人数。

4. 科室正、副主任不得同时外出参加学术活动。

5. 在国家、省市级学术团体担任委员及以上职务，或承担地、市级以上攻关课题，外出参加学术活动可适当放宽条件。

6. 医院引进的特殊人才、有突出贡献专家、各级各类拔尖人才、学科带头人外出参加学术活动，同等条件下优先支持。

7. 2 年内工作中出现严重医疗事故或连续出现丙级病例，不得外出参加学术活动。

8. 外出参加学术活动不得以任何名义接受药品器械商宴请馈赠。

（六）审批程序

1. 出国参加专业学术会议和研修，经科室讨论同意并报年度教学计划，由院办公会审议批准。

2. 持正式邀请函方可外出参加学术活动，专业学术会议须上报参会论文。科室正、副主任按照科室、教学管理、人力资源管理部门或相关职能部门、分管院领导、院长程序审批，同时上报请假审批报告表；高级职称人员按照科室主任、教学管理、人力资源管理部门或相关职能部门、分管院领导程序审批；中、初级职称人员按照科室主任、教学管理、人力资源管理部门或相关职能部门程序审批。

3. 护理人员外出参加学术活动，按照科室护士长、科主任、护理部程序审批。

（七）经费保障

1. 参加专业学术会议、学习班差旅费、住宿费由所在科室支出。

2. 参加国内专业学术会议、学习班会务费，科主任每年由医院支付 2 次，其他医务人员每年由医院支付 1 次。

3. 参加国外专业学术会议和研修费用，原则上医院不予承担。

4. 上级卫生健康行政部门指派的工作会议，费用由指派单位承担；其余工作会议费用由邀请方承担。

5. 研究生参加学术活动费用，由研究生经费或导师科研经费中支出。

（八）效果管理

1. 各科室加强外出参加学术活动计划性和针对性，确保医疗、科研、教学工作正常开展。

2. 外出参加学术活动返回后 1 个月内向科室或医院做学术报告，及时传达学术活动精神，汇报学术发展动态。

3. 研修人员所学技术在医院具备支撑条件下在半年之内开展,属于填补院内空白的新技术、新业务给予相应奖励。

4. 未经医院批准擅自外出参加学术活动人员,取消当年外出参加学术活动资格,情节严重者通报批评。

5. 教学管理部门适时举办全院规模学术活动进展报告会,介绍国内外有重大影响的学术活动,无故拒绝汇报人员取消当年及第二年外出参加学术活动资格。

六、实习、进修人员管理制度

(一)基本条件

1. 实习生

(1)医疗类:国家正规高等院校全日制本科以上学生,已圆满完成理论学习及临床见习。

(2)护理、医技、药剂类:国家正规中等卫生学校全日制中专以上学生。

(3)不符合上述条件特殊学生,经教学管理部门考核合格方可入院。

2. 进修生

(1)医疗、医技、药剂类:中专以上学历,具有国家承认的正式毕业证;社区卫生服务中心、社区医院、乡镇以上医疗机构工作2年以上,有医疗机构介绍信及初级以上专业资格证。

(2)护理:中专以上学历,具有国家承认的正式毕业证;社区卫生服务中心、社区医院、乡镇以上医疗机构工作2年以上,有医疗机构介绍信及初级以上护士资格证。

(3)参加教学管理部门组织的入院考试合格方可入院。

(二)联系须知

1. 时间　实习生通常为每年5~6月份。进修生通常每年2次,上半年3月份联系,4月下旬考试,5月上旬入院学习;下半年9月份联系,10月下旬考试,11月上旬入院学习。

2. 学校与医院教学管理部门协商实习专业、科室、人数、时间等,并签署协议。

3. 通过医院网站填报申请进修表,上传本人身份证、毕业证、医护人员资格证、医疗机构介绍信等有效证件;教学管理部门寄发考试通知;参加考试;教学管理部门根据考试成绩与进修计划名额录取寄发进修通知。

4. 教学管理部门登记安排,财务部门缴费,科室不得私自接收实习生和进修生。

5. 除交纳实习费外,缴纳实习或进修保证金。

6. 统一着装,办理胸卡。

7. 实习时间通常为10个月,进修时间一个科室3个月或6个月。个人原因或违纪被院方终止实习、进修,不退还实习费、学费和住宿费。

(三)守则

1. 严格遵守医院各项规章制度,服从医疗、教学管理部门、护理部和所在科室领导,不得私自更换科室和所学专业。

2. 尊重医院各级工作人员,善待患者及其亲属,遇到特殊情况或重大问题及时报告,逐级反映问题和意见建议。

3. 在带教老师指导下开展业务工作,严格无菌操作和技术操作规程。取得教学管理部门授权前,不得随意更改医嘱、病历资料和私自进行任何治疗,不得私自对患方解释病情。男性进修生不得单独检查和治疗女性患者。违反规定造成医疗差错或纠纷,进修生及所在学校或医疗机构负相应责任。

4. 根据实习进修计划及科室安排,书写经治患者医疗文书,记录完整准确,格式正确无误,字迹清楚,语句通顺,页面整洁。所写医疗文书经带教老师检查并签署意见、评语。不得模仿老师笔迹签写处方、医疗证明书、诊断书等,不得私自复制病历。

5. 进修生具有医师或护士执业资格,在科室学习1个月后,经本人申请、科室推荐,由教学管理部门和所在科室组织资格考核合格,签发授权书,方可行使相应权利。

6. 树立良好医德医风,不得接收或索取患方钱物,不得私自向患者推销药品器械,不得向外介绍患者。对待患者热情和蔼,文明礼貌,主动帮助,奉献爱心,融洽医患、护患关系,不得与患方争吵殴打。

7. 爱护公物和设备,在带教老师指导下进行操作,不得私自使用医疗设备,造成物品损坏、遗失,主动赔偿,不得带走医院病历、影像、病理、血液等各种资料和标本。

8. 每日提前上班,主动巡查经治患者,查房前了解掌握分管患者病情变化,查阅辅助检查结果,完成常规检查及其他准备工作。查房时向带教老师及上级医师汇报,提出本人处理意见。经常关心、密切注意经治患者病情变化,及时参与监护和抢救。协助做好办公室、病区及经治患者清洁工作。

9. 严格请销假。节假日服从科室及医院安排。跟上级医师值夜班,次日早处理完患者可休息一日。在院期间通常不得请事假,特殊情况请假1日以内,征得所在科室同意;请假1日以上1周以下,经所在科室签署意见,报教学管理部门或护理部批准。请假1周以上由所在学校或医疗机构出具证明,教学管理部门审批。连续旷工1周或累积旷工2周以上,一经查实终止实习或进修,并通报其所在学校或医疗机构处理。

10. 衣着大方得体,干净整齐,上班穿工作服、佩戴胸卡、着软底鞋。不得戴戒指、耳环、留长发。夏天男性穿长裤,女性裙子下摆低于白大衣。

11. 积极参加教学管理部门和科室组织的教学查房、学术讲座、业务活动、义务劳动等工作,不得无故迟到、早退或缺席。

12. 遵守法律法规,尊重患者权益,不得有意或无意对患者病情欺瞒、哄骗、夸大,不得有意或无意宣扬患者病史、私人生活等隐私。违规引起法律纠纷,个人承担一切责任。

13. 对有职业暴露危险的诊疗操作,听从带教老师安排,严格按照操作规程实施,违者后果自负。

(四)结业及考核

1. 接受入科及出科考核,由带教老师、教学管理部门组织。

2. 教学管理部门、护理部定期组织检查、考核,以医德医风、行为规范、基本素质为主。

3. 教学管理部门、科室共同组织结业考核、资格考核。

4. 教学管理部门对考核全部合格人员签署意见及评语,确认完成实习、进修准予结业。

(五)奖惩

1. 医院根据表现,结合考核成绩,每期评选优秀实习、进修生予以表彰奖励。

2. 根据进修生违纪情况,分别给予相应处理。

(1)通报批评,警告。

(2)通报批评,记过,暂停1周学习,在教学管理部门待命,反省、检查并接受培训。

(3)通报批评,留院查看1个月,暂停2周学习,在教学管理部门待命,反省、检查并接受培训。

(4)通报批评,终止实习或进修。

七、进修人员授权制度

（一）申请授权人员资格

1. 依法取得执业医师、执业护士资格。

2. 医师具有专科以上学历，护士具有中专以上学历。

3. 在乡镇医疗机构工作 5 年以上，或在县级以上医院工作 3 年以上。

4. 进修时间 6 个月以上。

（二）申请授权时间

入科学习 1 个月后。

（三）授权程序

1. 在教学管理部门领取授权申请表，提出申请。

2. 科室签署意见。

3. 教学管理部门会同科室组织理论考试和技能考核。

4. 教学管理部门会同医疗管理部门或护理部下发授权书，并备案。

（四）授权权利

进修医师享有本院住院医师权利，进修护士享有本院轮转护士权利。

（五）权利限制

1. 创伤性诊疗护理操作征得带教老师同意，或在带教老师指导下进行。

2. 负有法律效力医学文书签字，征得带教老师同意。

第二节　临床教学管理

一、临床教学管理制度

（一）为加强医学人才培养，规范临床教学管理，高标准完成医学院校临床实习、基层医疗机构卫生技术人员培训任务，制定本制度。

（二）学生

1. 入院考试　各类人员经教学管理部门资格审核合格后，统一进行入院考试，根据成绩，结合医院临床教学计划择优录取。

2. 岗前培训　所有学生入院后，首先进行岗前培训。

（1）培训时间：1 周。

（2）培训内容：卫生健康法律法规、规章，医院简介及工作流程，医院规章制度，医学文书书写规范，基本操作规范，职业道德与规范，常用药物介绍等。

（3）培训考核：培训结束时，教学管理部门统一组织考核，合格人员进入临床，实习人员编组轮转实习，进修人员进入相应科室，不合格人员继续接受培训，再次考核仍不合格人员退回原单位。

3. 临床学习

（1）实习生：教学管理部门统一编组轮转，每次轮转凭实习通知单入科。进入科室佩戴胸卡，请假离院期间交回胸卡。遵守实习生守则，积极参加政治教育、业务知识学习及其他活动，服从安排。

（2）进修生：教学管理部门签发进修通知单，佩戴胸卡进入科室，不得私自更换科室。遵守进修生守则，积极参加政治教育、业务知识学习及其他活动，服从安排。

（三）带教老师

1. 带教老师条件

（1）热爱卫生健康和教育事业，热心带教及人才培养。

（2）医德优良，医技精湛，医学理论和知识渊博，实践经验丰富。

（3）中级以上专业技术职称。

（4）医学本科以上学历，护理、医技为专科以上学历。

（5）通过试讲、考核，教学委员会评议合格。

2. 带教老师职责

（1）为人师表，对学生进行经常性的医德医风教育，树立为人民服务的道德观和诚信为本的价值观。

（2）认真讲授，举办学术讲座、病历讨论、解答疑问，传授学生理论知识。

（3）规范操作，严格执行诊疗常规、护理常规、操作规程等，传授学生正确、规范、标准的操作技术。

（4）以身作则，模范执行医疗健康法律、法规和医院规章制度，对所带学员违规行为负有管理责任。

（5）学习新业务、新技术，不断更新知识结构，提高自身业务和带教水平。

3. 带教老师待遇

（1）确定为临床带教老师后，医院采取多种形式予以宣传。

（2）带教老师可参加临床教学相关学术会议。

（3）医院每学年综合带教效果、学生评议及平时考核等情况，评选优秀带教老师，每年教师节予以表彰奖励。

（四）科室

1. 科室条件

（1）师资：中级职称以上人员（护理站为护师以上人员）3名以上；本科学历以上人员（护理为专科学历以上人员）3名以上。

（2）床位：床位 20 张以上，或日门诊量 40 人次以上。

（3）学术：学术氛围好，学习气氛浓厚，每年有立项课题或学术论文发表。

2. 教学机构

（1）科室指定专人负责教学工作。

（2）科室带教老师确定。

（3）科室对带教老师考核奖惩规范明确。

3. 带教程序

（1）入科：实习生、进修生持教学管理部门通知入科，教学负责人接收后安排 1~2 小时入科指导，指定带教老师。

（2）学习：带教老师安排学习、值班；科室每周组织 1 次业务讲座；学生按规定书写医学文书、诊疗患者；学生在带教老师指导下按操作规范执行，不得单独操作或值班。

（3）出科：科室安排出科考核，并签署评语。

（五）奖惩

1. 医院每学年结合考评情况,对优秀带教老师和学生进行表彰奖励。

2. 对违规、违纪行为按规定给予相应处理,情节严重的学生开除退回原单位,带教老师取消资格,且5年内不得聘用。

二、临床教学评教评学制度

（一）为加强临床教学工作,提高教学实际效果,制定本制度。

（二）评教评学坚持客观、公正、真实、诚恳。

（三）评教评学工作由教学管理部门组织;护理实习生由护理部组织,结果报教学管理部门。

（四）主要方式

1. 发放评议表 每轮学生出科时,教学管理部门发放评议表,分别由学生评议带教老师和科室、带教老师评议学生。

2. 实习鉴定 带教老师根据学生学习情况填写出科鉴定。

3. 座谈讲评 通常在每年4月、11月各组织一次教学主管会议,座谈讨论教学事宜,交流点评教学经验体会;每年3月、10月各组织一次学生代表会议,座谈学习情况,交流学习收获;每年5月组织一次师生恳谈会,互相点评。

（五）评议内容

1. 带教老师评议学生 思想道德、基本理论、操作技能、沟通能力、服务意识、劳动纪律、仪容仪表、文书书写等。

2. 学生评议带教老师 医德医风、爱岗敬业、理论知识、业务水平、科研能力、沟通能力、服务意识、讲授水平等。

（六）评议结果

教学管理部门、护理部整理评议结果,书面反馈科室和学生。遇有重要事项通报其所在医院和学校,确保原单位及时了解处理情况。

（七）奖励

医院将临床教学评教、评学纳入学年考评指标体系,对优秀带教老师和学生进行表彰奖励。

三、临床教学病种收治制度

（一）科室依据临床教学大纲,收治部分具有教学意义病种的患者,供临床教学带教。

（二）科室确定的教学病种具有较典型流行病学史、发病经过、疾病演变、主要临床表现、阳性体征和实验室检测指标等,帮助学生通过临床教学了解掌握。

（三）科室选取个别需要操作的病种患者进行带教,拓宽学生知识面。

（四）科室针对收治教学病种患者安排教学查房,指导学生阅读相关参考文献。

（五）带教老师熟悉收治教学病种,每学期开课前组织全科讨论确定收治病种患者,结合临床安排做好带教工作。

四、教学病例讨论制度

（一）教学病例讨论由主治医师以上职称、具有丰富临床和教学经验的指导教师主持,有关医师及全体实习医师参加,通常每2周组织一次。

（二）教学病例讨论选择典型、常见、多发或有助基础理论和基本知识的病例。

（三）指导老师提前准备病案,引导和组织实习医师就病史完整性、辅助检查诊断及依据、治疗方案选择等展开充分讨论。

（四）实习医师首先报告病历,上级医师必要补充,参加讨论人员充分发表意见。

（五）指导老师依据大纲要求,结合患者病情分析总结,除体现基础理论和基本知识外,结合国内外医学进展进行讲授,拓展学生知识面。

（六）教学管理部门定期对科室临床教学病例讨论情况组织质量评价。

五、教学查房制度

（一）教学查房是临床教学工作的重要部分,是培养学员临床思维能力和实践能力,培养学员独立思考、处理问题能力,理论联系实际的重要形式,各科室必须认真安排,精心组织。

（二）教学查房主查医师由具有丰富临床经验的主治医师以上职称人员担任。

（三）教学查房每周安排一次,任何科室或个人不得擅自取消。

（四）教学查房前主查医师认真选择临床病例,以常见多发病诊治为重点,定期进行疑难危重病例讨论。

（五）教学查房主查医师做到目的明确,指导规范,分析透彻,耐心启发,善于总结。

（六）教学查房流程

1. 进出病房顺序　按主查医师、分管床位经治医师、其他医师（职称由高到低）、学员顺序进出病房。

2. 病房站位　主查老师站于患者右侧,学员站于患者左侧,分管床位经治医师站在患者床尾或者左侧,其他医师随机站位。

3. 查房顺序

（1）学员汇报病情:学员将病历交主查医师后汇报病例情况,包括一般情况、入院情况及诊断、住院后病情变化及重要临床检查结果。

（2）主查医师引导学员掌握正确汇报病史要领,在听取病情报告时审查病历,对病历及病程记录中书写不当之处提出纠正意见。

（3）对患者阳性体征嘱实习医师操作查体,对不当之处予以纠正和示范。

（4）对实习医师进行提问,要求住院医师、主治医师做出补充。

（5）主查医师分析病情,提出诊断、鉴别诊断、处理方法及意见。分析时紧扣教学大纲,同时结合国内外最新理论及诊断、治疗方法,拓展学员知识面。

（6）点评学员教学查房表现,提出改进意见。

（七）教学管理部门定期对科室教学查房情况组织质量评价。

六、临床教学小讲课制度

（一）为巩固和丰富学员专业理论知识,提高临床教学水平,制定本制度。

（二）临床教学小讲课由临床科室主治医师以上职称人员担任,每两周一次。

（三）依据教学大纲和培训计划确定授课内容,以常见多发病为主,突出知识横向联系,培养学员临床思维与实践能力。

（四）做好临床教学小讲课时间、地点、内容、人员等登记，课件存档。

（五）教学管理部门定期对临床教学小讲课情况组织质量评价。

七、教师试讲制度

（一）为保证教学质量，提高教师理论授课能力，制定本制度。

（二）本制度适用于新承担教学任务及新承担一门课程老师，试讲时间45分钟。

（三）教师试讲工作由教学管理部门负责，并成立试讲听课小组。

（四）试讲听课小组审查备课笔记，听取试讲，重点考察以下内容：

1. 对教学大纲和教学内容理解到位，把握准确，具有一定深度和广度。

2. 普通话标准，穿着整洁，仪表端正，举止文明。

3. 板书书写工整，熟练使用多媒体。

4. 讲授系统，重点突出，循序渐进，概念清晰，条理分明。

（五）试讲听课小组给出试讲教师综合评价，提交教学管理部门。

八、临床指导老师资质认定与培训考核制度

（一）为确保临床教学质量，规范临床教学，医院组织临床指导老师资质认定，定期进行培训考核。

（二）临床指导老师具有主治医师及以上职称。

（三）临床指导老师由科室推荐，教学管理部门审核。

（四）临床指导老师每年参加医院教学培训活动并达标。

（五）医院每年从学员评价、带教任务完成情况等方面对临床指导老师进行考核。

九、主管院长听课制度

（一）重视临床教学工作，严把教学质量关，每年对教学管理部门和各科室教学管理情况进行检查评估，提出建设性指导意见。

（二）每学期按照教学大纲指导教学计划制订，保证教学任务组织和落实。

（三）每学期定期参加听课，实地考察了解科室和学生对教学工作反映，掌握教学计划执行和完成情况。

（四）听取教学管理部门和科室对教学工作的意见建议，持续改进教学工作。

（五）深入学生中了解学习和生活中的矛盾问题，协调做好后勤保障等工作。

（六）检查教学管理部门和科室教学场地建设、教学设备和资料管理等情况，指导教学，总结表彰工作。

第三节 教学设施管理

一、临床培训中心管理制度

（一）为保障临床教学培训质量，医院设置临床培训中心。为充分发挥临床培训中心作用，保证进入中心学习人员需要，培养严谨、求实、创新的科学作风，提供良好规范的教学培训环境，制定本制度。

（二）须使用临床培训中心的科室，提前1周填写提交申请单进行预约。

（三）培训前学员充分预习，认真阅读教材和培训手册，明确培训目的、要求。学员操作前，教师对学员预习情况进行检查，不符合预习要求人员不得操作。

（四）使用医学模型和教学仪器设备前，认真听取教师讲解，严格遵守操作规程。非培训所需医学模型和教学仪器设备，未经允许不得动用。

（五）操作过程中发生医学模型和教学仪器设备损坏，及时向中心管理人员报告，说明原因，不得私自修理、拆卸模型及软件，人为损坏照价赔偿。

（六）遵守纪律，保持室内安静、整洁，不得从事与临床教学、培训无关事项。

（七）服从培训时间和课程安排。

（八）临床培训中心管理人员负责教学设备日常管理。

（九）临床培训中心医学模型和教学仪器设备概不外借。

二、教学设施设备使用管理制度

（一）教学设施设备及教具专人管理，保管好使用说明书、仪器线路图、保修单等资料。

（二）新购入教学设施设备及时办理入库和上账手续，做到账物相符。

（三）教学设施设备分类固定存放，用后物归原处。严格按期保养，确保设备处于完好状态和教学任务完成。

（四）教学设备教具经教学管理部门负责人批准方可外借，做好借还登记。经办人督促借方按时归还，并负责验收，如有损坏借方赔偿。

（五）精密教学仪器及须长期保存教学声像制品通常不予外借。确因工作需要，音像制品只可外借复制品。

三、电子阅览室管理制度

（一）读者持本人一卡通刷卡验证后到指定机位上机。

（二）保持室内安静，一人一机，禁止喧哗、交谈、吟唱或朗读。手机关闭或调至振动，阅览室内禁止拨打、接听手机。

（三）读者仪表端庄，衣着整洁，举止文明；禁止吸烟，随地吐痰，乱扔弃物；不得将食物、水、饮料、口香糖、雨具等物品带入室内。

（四）室内严禁安装、复制游戏程序，不得使用其他电器。

（五）自觉爱护电子阅览室设施和视听资料，光盘一律不外借。如有损坏照价赔偿，直至予以罚款处理。

（六）发生计算机故障及时请工作人员处理，读者不得随意开关机或擅自处理。

（七）严禁删改计算机系统配置及文件，不得随意拔插网线、电源线等连接线。禁止通过任何手段修改硬盘保护卡原始参数，禁止任意挪动或拆卸机箱。为防止病毒侵入，严禁随意安装软件，严禁擅自使用非本馆提供的光盘。

（八）网络收发电子邮件或从事贸易活动引起法律纠纷等问题与电子阅览室无关。

（九）严格遵守《计算机信息网络国际联网管理暂行规定》，不查看、不传播网上有损国家尊严和医院声誉、伤害他人利益以及黄色淫秽等内容。

（十）听从工作人员指导和劝告，严肃处理违规违纪行为。

四、图书馆管理制度

(一)采购原则

1. 根据医院医疗、教学、科研任务和发展需要,坚持突出重点、兼顾通用,每年或分阶段制订并实施图书采购计划。

2. 每季度公布一次图书信息,向医院人员宣传最新图书杂志,征求征订和采购意见,根据反馈意见制订下一季度采购计划。

3. 图书馆基本设置和藏书数量满足医院工作人员需求,提供网络版医学文献数据库检索服务。

(二)借阅制度

1. 医务人员由科主任、护士长列出借阅书单通知图书馆,轮转、实习、进修人员由教学管理部门列出借阅书单通知图书室,统一办理借阅手续。人员关系变更及时通知图书馆。

2. 每人次医务人员限借图书 3 本、合订本杂志 5 本,轮转生、实习生限借 1 本。

3. 当年期刊、工具书、保密资料、教科书、陈列图书不予外借。

4. 实行网上图书预约、催还和续约。

5. 图书借阅期限 6 个月,到期可续借 3 个月,如有他人预约不再续借。

6. 合订本杂志借阅期限 3 个月,到期可续借 2 个月,如有他人预约不再续借。

7. 实行本人借阅,不能由他人代借或代签名。

(三)读者守则

1. 遵守图书室规章制度,着装整洁,文明礼貌,说话和气。

2. 爱护书刊设备,损坏照章赔偿,设备不得拿出馆外。

3. 书刊用完及时归还,不得逾期超借。

4. 书库、阅览室除笔记本外,个人书刊、雨具、书包、文件夹等不得带入,特殊情况向管理员说明。

5. 保持馆内安静,不得谈笑喧哗。

6. 保持馆内清洁,不准抽烟、随地吐痰、乱扔纸屑,不准携带污物和危险品入内。

7. 馆内如有需要,所借书刊接图书馆通知立即归还。

8. 不得在图书期刊上圈点、批注、折叠、撕页、污损。图书期刊丢失加倍赔偿,损坏视情赔偿。

(四)阅览制度

1. 阅览室内书刊资料实行开架阅览,一次限取 3 本。

2. 进入阅览室,除笔记本外其他个人物品不得带入室内。

3. 爱护书刊设备,不得污损和拿出室外。

4. 请勿谈笑喧哗,椅子轻拿轻放,保持安静学习环境。

5. 保持室内整洁卫生,严禁吸烟,随地吐痰,不得在室内吃东西、乱抛纸屑,不得污染物品。

6. 阅览室内书刊一律不外借,仅供阅读。

(五)图书室管理员职责

1. 在教学管理或相关专职管理部门领导下进行工作。

2. 负责定购和收集医学图书、刊物和资料。

3. 负责图书资料登记、分类和编目工作。

4. 负责书库整理,保持书库和图书清洁,定期通风,防止图书霉烂、虫咬和火灾。

5. 坚守岗位,按时上下班。

6. 经常介绍新书内容,主动为医疗、教学、科研、预防等工作提供参考资料。

（周　山　王世鑫　周菊林）

第十八章 科 研 管 理

科研管理是对医院科学研究进行组织、协调的一项综合性管理工作,在提高科研水平、保证科研质量、促进成果推广应用、保障医院持续健康发展中起着极为重要的作用。近年来,随着非公立医院快速发展,医、教、研三位一体,科学研究促进临床新业务、新技术、临床专科、重点学科发展,提高医学水平和服务能力,科研理念已逐渐形成共识,成为推动非公立医院可持续发展的关键动力源之一。因此,医院对科研工作重视程度日益提高,相关管理制度也在不断调整、充实和完善,对科研各环节管理工作得到不断加强。同时,非公立医院科研工作中亦存在一些管理不够规范、创新性不强、效率不高等问题,有针对性地加以研究和破解存在问题,直接关系到非公立医院科研项目完成情况及科研成果产出,影响医院质量内涵和可持续发展。

本章依据国家相关法律、法规和政策性文件,把握非公立医院科研工作整体定位和特点实际,从科研综合管理、科研条件保障、临床科研管理等三个方面,对非公立医院科研管理制度进行了系统梳理和规范,可作为非公立医院科研管理人员和医务人员学习培训资料与工作指南。

第一节 科研综合管理

一、科研工作管理制度

(一)本制度旨在为非公立医院法人、投资人以及管理者建立一种科研促进临床医疗技术提高,保证医院可持续发展正确理念,充分调动和鼓励医务人员科研积极性,提高医院科研工作科学化、规范化、制度化管理水平,促进医院科技进步和学术发展。适用于医院临床、护理、医技及信息、医学工程、管理以及其他专业科研项目。

(二)项目申报

1. **申报条件** 本院从事医疗、护理和其他专业人员,具有一定的科研能力,并能认真执行科研课题计划者,均可申报科研课题或科研任务,积极鼓励学科带头人申报国家、地方政府各级各类科研课题。

2. **申报时间** 申报者应在以下各类项目规定的申报时间前20天,向医疗管理部门递交项目申请书,通过医院科学技术管理委员会评审并推荐上报。

(1)市级及以上科研项目按规定时间申报。

(2)院内科研,申报时间为每年年底前申报,特殊情况可直接向医疗管理部门申报。

3. **申报审批程序** 申请者结合专业特点提出科研项目,做好查新和科研设计,按要求填写项目申请书,在规定时间内上报,医疗管理部门对项目申请书进行形式审查,合格后提交医院科学技术委员会对其科学性、先进性和可行性进行评审,由分管副院长审批后上报有关部门。

（三）项目选题与实施管理

1. 科研项目选题应注重临床应用和新技术、新项目使用推广价值,鼓励各种形式院内外科研项目合作,鼓励交叉学科研究,鼓励产、学、研结合的研究项目。

2. 科研项目实行项目负责人制度,项目组成人员采取自愿组合形式,项目负责人负责制订和完善项目研究设计、项目进度及完成周期结题报告、项目研究经费使用审批等。各级政府项目的研究经费参照相关经费使用管理办法执行。

3. 医疗管理部门对科研项目做好"里程碑"式管理。负责对项目实施进度督促检查,做好协调工作,为课题组创造必要条件,确保课题按计划顺利完成。

4. 科研工作结束后,项目组应及时整理好研究资料报医疗管理部门申请评审和结题鉴定。

（四）科研成果管理

1. 科技成果是经同行专家认为在理论或实践上具备新颖性、先进性和实用价值的新理论、新发明、新技术、新药物、新产品等,院内科研包括临床研究、新药总结等。

2. 本院人员开展且纳入医院管理的科研项目,或利用医院设备、条件开展的科研项目,其知识产权(包括成果权、转让权)归医院所有,个人享有发表权和署名权,临床应用性成果(适宜技术、新技术、新治疗方法等)在本院推广应用所产生的经济利益,可酌情给研究者进行分成。

3. 鉴定申报程序

(1)课题组在课题鉴定前 30 天,将有关资料报送医疗管理部门审查合格后,向主持成果鉴定单位办理申请手续。

(2)医院与外单位合作完成的科研课题,如医院为第一主研单位,由医院负责办理成果鉴定工作;如医院为课题协助完成单位,成果鉴定由对方办理,但需要在医疗管理部门备案。

4. 鉴定申报材料及鉴定形式

(1)市级以上科研鉴定申报材料及鉴定形式按有关规定执行。

(2)院内科研由医院科学技术委员会鉴定,并发院级科研项目成果鉴定证书。

5. 科技成果登记　科技成果通过鉴定,须在鉴定后 1 个月内将鉴定成果登记材料上报医疗管理部门进行成果登记。

（五）科研经费管理

1. 科研经费来源

(1)医院按有关规定在年度预算中安排科研经费,专项用于科研工作。

(2)区级及以上科研项目支持资金。

(3)区级及以上科研项目医院配套资金。

(4)横向合作项目经费。

(5)慈善捐款以及专项研究捐款经费等。

2. 医院财务部门统一管理各项科研经费,及时、正确地监督各项科研经费收支使用情况。

3. 为了鼓励科研工作,在厉行节约前提下,对上级专项科研经费结余部分按 80% 奖励课题组。

4. 科研经费必须用于专项研究,其主要开支范围包括:查新费、印刷费、观察费、申报费、评审费、鉴定费、邮寄费、实验费、材料费、检测费、出差费、仪器使用费、协作费、研究生以及聘请人员劳务费等。

5. 科研项目开支,均由课题组经办人按财务制度办理报销手续,由课题组负责人签字,经医疗管理部门或相关科研教学专职管理部门审核后,报分管副院长批准,院长签字方可报销。

6. 对无故擅自终止课题的行为,医院有权追回已支付科研经费,未在项目周期内完成科研项目者酌情扣减科研经费,并责令课题组限期完成。

二、科研课题管理制度

(一)科研课题来源

1. 国家级

(1)国家重点科技攻关项目。

(2)国家自然科学基金。

(3)国家新药基础研究基金。

(4)国际合作与交流基金。

(5)国家教育部留学回国人员启动基金。

(6)国家卫生健康委、中医药管理局等部委相关课题。

2. 省市级科研课题。

3. 院内基金资助课题。

4. 外单位要求合作或协作的横向课题。

5. 其他课题。

(二)申报课题立题宗旨

根据医院重点学科发展方向,坚持以医疗为中心、科研与临床相结合、为临床服务,预防为主、中西医并重,紧密围绕健康需求,以解决防病治病中的关键性技术为目的,开展预防、医学、诊疗、临床药学、医学信息、医学装备以及医院管理等研究,鼓励跨单位、跨部门联合研究,鼓励国内外合作研究,重视新技术、新材料、新设备开发研究,促进医院可持续发展。

(三)申报科研课题应包括的内容

研究目的和意义、立题依据、与国内外同类研究水平比较、创新性、已具备的条件和前期工作基础、研究方法、技术路线、研究进度、课题组成员、预期目标、推广应用前景、科研经费预算、存在的问题等。

(四)申报课题计划和程序

1. 国家和省市级课题,以国家、省市级有关单位发布申报指南为准。

2. 院内课题,每年申报一次,每年3月1日之前将院内课题申报书报送医疗管理部门或相关专职管理部门,并组织评审与立项。

3. 申报程序

(1)严格按照要求填写"科研课题申请书",不得空项。一律A4纸打印,在规定时间内上交医疗管理部门。

(2)医疗管理部门对上报课题进行形式审查,合格课题提交医院科学技术委员会讨论。

(3)经医院科学技术委员会审议通过,课题申请书按要求整理上报。不同课题经相关程序评议批准后,将中标通知和经费额度下达到承担任务单位和项目负责人。

(4)申请院内课题,由个人提出经科室同意,填写医院科研项目申报书,上报医疗管理部门,经医院科学技术委员会论证通过,院办公会批准后,作为院内立项课题给予经费支持。

（5）个人或科室同外单位协作科研课题,向医疗管理部门汇报,纳入统一管理,列入年度课题计划内。协作要明确双方权利、义务以及成果分享,签订协议书,个人不得私自与外单位签订科研协议书。

（五）立项课题管理

1. 科研课题经批准后,课题负责人按计划组织实施,先填写"资助项目任务书",制订研究目标和计划以及年度考核指标。

2. 经费下拨后6个月仍未开展研究工作或擅自终止研究工作者,医疗管理部门将视情况撤除（终结）课题并收回课题拨款。

3. 课题所在科室应给予必要的支持,各科主任负责科内科研课题管理,做好协调工作,在人力、物力上提供保障,并定期督促、检查。

4. 医疗管理部门对全院科研课题负责监督检查,随时了解和掌握研究课题执行情况,并将科研计划完成情况作为考核科室科研工作和目标管理重要指标。

5. 课题负责人应于每年12月15日前,向医疗管理部门写出书面科研总结或阶段总结,报告课题进展情况,是否按计划进行、存在的问题以及经费使用情况。

6. 研究计划一般不得随意更改,如因特殊情况须变动或中止计划,课题负责人须及时写出书面报告,阐明理由和意见上报医疗管理部门。

7. 年终医疗管理部门牵头组织召开医院科学技术委员会会议,对所有立项课题完成情况进行监督检查。由课题负责人向科委会汇报课题进展情况,科委会根据任务书中制定年度考核指标对课题完成情况进行评估,并写出书面意见。

8. 合同科研课题,承担任务人员要遵守协议,按期完成,如违约课题负责人将承担全部责任。

9. 课题完成后,应将全部技术资料（包括开题报告书、资助项目任务书、年度进度报告、结题报告,研究总结和发表论文、原始实验数据及获奖证明书、奖状、奖章或协作科研获奖证书等）复印件一份交医疗管理部门归档保存。

（六）科学技术委员会审议科研项目程序

1. 上报课题前,医疗管理部门组织科委会对申报课题进行认真论证及评估。

2. 由申报者以幻灯演示形式首先向科委会详细汇报申报课题的内容。

3. 科委会成员对申报者进行提问,申报者解答后退场。

4. 科委会对申报课题从以下方面评估

（1）选题是否明确,以临床研究为主,加强基础研究,重视开发研究,着重解决防病治病中的关键性科学技术问题。

（2）是否有创新性,学术思想新颖,立题依据充分,研究内容具体,研究方法和技术路线合理、可行。

（3）研究目标实现评价,可否获新的研究成果或近期可取得重要进展的研究。项目推广应用价值。（申请者与课题组成员是否具备实施该课题的研究能力、工作基础和研究条件。）

（4）经费预算是否合理。

5. 科委会经过充分讨论后,以无记名投票方式进行表决,超过参加人数2/3票数视为通过可予以上报。

6. 科委会主任根据讨论结果,写出科学技术委员会书面评审意见,并在意见书上签字。

三、科技成果转让推广管理制度

（一）本制度所称科技成果，适用于职务性科技成果，即在职、返聘或委托培养人员利用医院资金、设备、原材料、技术和资料等物质条件完成各级各类科研项目所产出的科研成果；离职、退休、解聘或调动工作后取得的与在医院承担本职工作或分配任务相关科技成果。

（二）本制度所称科技成果转让推广，包括医院科技成果对外转让推广和内部转让推广，也包括转让接受外部科研成果、临床新技术等。

（三）鼓励并支持各科室在确保完成医学研究任务前提下，充分发挥本学科专业特色和优势，促进科技成果推广应用。

（四）任何个人不得将职务性科技成果技术资料据为已有，不得擅自将职务性科技成果转让推广、变相转让推广或转移，不得侵犯国家和医院合法权益。

（五）医疗管理部门是医院科技成果转让推广归口管理部门，在分管副院长统一领导下，管理、指导、协调全院科技成果转让推广工作。

（六）实施科技成果转让推广活动必须经医院批准，并签订书面合同。科技成果转让推广对外业务洽谈由医疗管理部门负责组织，有关单位派人参加；合同书由医疗管理部门和有关技术负责人共同制订，经医院法务管理或相关专职管理部门和各级领导审定后，方可签字生效。任何单位或个人未经批准，不得擅自对外洽谈和签订合同。

（七）实施科技成果转让推广合同，向对方提供技术资料和技术培训时，须按规定办理审批手续，任何单位或个人均不得自行处理。

（八）科技成果转让推广收入，主要用于弥补医院各项目建设，奖励科技成果研究开发完成人和在该项成果推广应用过程中作用突出的有关人员。

（九）科技成果转让推广费须按合同标定额30%扣除成本。成本按规定上缴医院，剩余部分80%留原课题组，20%留所在科室。医院投资资助的研究项目应事先签署分配协议。科技成果转让推广费扣除成本后为净收入。净收入60%用于奖励，其中80%用于奖励成果完成人，由课题组负责人组织发放；5%留所在科室，由科主任组织分配；15%上交医院，由医院奖励相关人员。净收入40%上交医院，作为医院科研发展基金。

（十）院内成果转让推广，在执行上述规定的基础上给予适当奖励。

四、专利管理制度

（一）专利权归属

1. 职务发明创造指完成本院任务或者主要利用本院资金、设备、技术条件所完成的发明创造，包括：

（1）承担国家、省部级任务做出的发明创造。

（2）在本职工作中做出的发明创造。

（3）履行本院本职工作之外任务做出的发明创造。

（4）退职、退休或者调动工作后一年内，与在本院承担本职工作或者分配任务有关做出发明创造。

（5）主要利用本院资金、设备、材料以及不对外公开技术资料等所完成发明创造。

2. 职务发明创造专利申请权、实施、许可、转让权等属于医院。职务发明创造申请专利，专利申请人统一为医院，发明（设计）人为研究人员。

3. 本院人员申请非职务发明专利,须填报《非职务发明专利申请表》,经科室审核后,报医疗管理部门审批,由医院出具非职务发明证明后,方可向知识产权局提出申请。

4. 医院与其他单位和个人合作,或者其他单位和个人利用医院的物质、技术、条件进行科研并可能产生发明创造,须在开展合作或科学研究前与对方订立协议,明确专利权归属、费用缴纳和利益分配等问题,经所在单位审核后报医疗管理部门审批。

(二)专利申请和维持

1. 本院人员在工作中做出的发明创造,如具备申请专利条件,应在发表论文、学术交流或者以其他方式公开前申请专利,以免使其丧失新颖性,在专利对外公开前,有关人员对该发明创造负有保密责任。

2. 医院择优遴选代理机构,负责医院专利代理及咨询事务。

3. 拟申请国内发明、实用新型、外观设计专利,应提交科室审核,报医疗管理部门审批后办理相关手续。

4. 拟与外单位共同申请专利,应提供合同或证明文件,经科室审核后,报医疗管理部门审批。

5. 专利申请符合国家减免政策,发明(设计)人应当在申请专利时办理费用减免手续。

6. 委托医院遴选代理机构,办理发明、国外专利申请,产生代理费用由医院统一支付。其中,国外专利代理费指通过 PCT 途径申请国外专利,在国际申请阶段所产生的代理费用。

7. 专利申请人为医院申请国内专利,其申请费、公布印刷费、优先权要求费、权利要求附加费、说明书附加费、实审费、专利登记费、印花税和专利权授予后三年年费由医院承担。

8. 自授权后第四年起,年费由发明(设计)人自行承担,不得无故擅自放弃。如发明(设计)人拟放弃职务发明创造专利权,应填写"专利放弃申报表",经所在科室初审后,报医疗管理部门复核。

9. 发明(设计)人应在各项缴费截止日前 1 个月,将缴费通知交至医疗管理部门,否则费用自行承担缴纳。

10. 发明(设计)人应及时将驳回、视为驳回、专利权终止、专利证书等涉及专利法律状态的文件原件送交医疗管理部门登记存档。专利证书原件将作为发放奖励费依据。

11. 对符合有关资助政策国外专利,专利负责人应及时提交资助申请材料,医院将获得资助款划拨至专利负责人"科研发展经费"科目下。

(三)专利权转让和许可实施

1. 向国内外转让专利申请权、专利权、许可其他单位或者个人实施医院专利,应当按照《合同法》和有关专利法律法规订立合同,由所在科室审核后报医疗管理部门审批,经医院批准后,方可办理转让或许可实施手续。

2. 所签订合同须依照法律和行政法规,报请国家、省区市有关主管部门办理审查批准、登记备案或者公告手续。

3. 专利转让或者实施后,医院按照规定对所到款项进行分配,对发明(设计)人给予奖励。

(四)奖励与处罚

1. 第一申请人为医院的权利,授权后对发明(设计)人予以一次性奖励。

2. 医院将专利纳入工作人员业绩和职称评聘等考核体系。

3. 医院对在专利保护和专利管理方面贡献突出科室和个人予以表彰和奖励。

4. 当事人有下列行为之一,对直接责任人及所在科室进行通报,如触犯法律则依法追究法律责任:

(1)以剽窃、窃取、假冒等方式侵犯医院或者医院工作人员专利申请权、专利权。

(2)擅自将职务发明创造申请非职务发明创造。

(3)擅自与外单位或者个人合作申请专利。

(4)故意公开技术信息,影响专利申请、授权,无故擅自放弃专利权等损害医院合法权益行为。

(5)擅自转让医院专利申请权、专利权,许可其他单位或者个人实施医院专利。

(6)其他违反法律法规行为。

五、科研成果奖励制度

(一)根据国家及省市科技奖励政策规定,结合医院实际,为进一步激励、调动和保护广大科研人员积极性,确保科研任务按节点高质量、高水平完成,加速医院医学科学技术发展,制定本制度。

(二)奖励项目与标准

共设 4 项奖励:科研成果奖、发明专利奖、学术论文专著奖、科研课题中标奖。

1. 科研成果奖 凡获得国家、省市科技成果奖励项目,在上级发给奖金的基础上,医院奖励如下:

(1)国家技术发明一等奖,国家自然科学一等奖,国家科技进步一等奖,奖 ×× 万元。

(2)国家发明二等奖,国家自然科学二等奖,国家科技进步二等奖,奖 ×× 万元。

(3)省级科技进步一等奖,奖 ×× 万元。

(4)省级科技进步二等奖,奖 ×× 万元。

(5)获其他地方奖项者,按照相当于以上相应条款进行奖励。

(6)与外单位合作项目获奖者酌情发放奖金。

2. 对职务发明专利、实用新型专利、外观设计专利授权后分别奖 ×× 元、×× 元、×× 元。

3. 学术论文专著奖

(1)以医院为第一著者单位,医院科研人员为第一完成人,在国际杂志全文(论著)发表的论文,依据杂志的 IF 分值以 1 分 ×× 元标准进行奖励。

(2)国内核心期刊发表论文(论著),以中国科技信息研究所年度科技论文统计数据为依据,每篇奖励 ×× 元,中华系列每篇奖励 ×× 元。

(3)国内统计源期刊,以医院为第一著者单位,医院科研人员为第一完成人发表的非论著性文章,酌情给予奖励。

(4)主编专业著作,对主编单位为本医院、主编为医院科研人员进行奖励,按 500 万字以上奖 ×× 万元,100 万~500 万字奖 ×× 万元,10 万~100 万字奖 ×× 万元,10 万字以下奖 ×× 万元。

4. 科研课题中标奖 获得国家级以及省市科研课题者,按照课题金额 5% 进行奖励。获得课题当年先发放课题金额 3% 奖金;然后依据年度课题检查结果,按科研计划完成者,奖当年课题经费 2%,未完成计划者取消当年课题经费 2% 奖励。

(三)奖金来源及管理

1. 科研成果奖,专利奖,学术论文、专著以及科研课题中标奖,奖金由年度预算科研经费中支出,医疗管理部门组织实施。

2. 每年 11 月下旬以通报形式公布。

3. 发奖时间　通报公布一周内有异议,可以书面形式上报医疗管理部门。一周后不予受理,无异议在当年 12 月初发奖金。

4. 一项成果再次获得高一等级奖励时,医院只奖励其差额部分。

5. 同一篇文章只按最高等级进行奖励。

（四）有关奖励分配原则

1. 科技奖励奖金,由课题负责人按照奖金分配原则,对本成果贡献大小合理分配,其主要研究人员奖金不得少于 70%。

2. 属于多个单位共同完成,按照协作合同或协议书规定进行分配。

3. 奖金所得税由个人负责缴纳。

六、外出参加学术会议管理规定

（一）参加会议人员资格

1. 热爱医院和本专业,思想进步、业务素质较高,安心本职工作,遵守医院各项规章制度,积极配合科室及医院的工作,且具备一定的培养潜质。

2. 两年内在医疗工作中出现严重医疗事故或连续出现丙级病历,不得参加学术会议。

3. 原则上参加本学科、本专业学术会议,不允许跨专业、跨学科参加学术会议。

4. 外出参加学术会议人员必须有参加会议交流论文,且为第一作者。

5. 在各学术团体担任委员及以上职务人员（在医疗管理部门有备案）、承担市级以上攻关课题人员外出参加学术会议的条件可适当放宽。

6. 课题负责人外出参加学术会议,经费由课题费支出,不在此管理范围之内。

7. 因科室或医院业务发展需要,经院长批准参加学术会议不受以上条件限制。

（二）参加学术活动类别

1. 上级卫生健康行政部门指令性业务会议。

2. 与本人专业相应的国家级学会及下属各专业委员会学术会议。

3. 医院根据学科建设和专业发展安排专题学习会议。

4. 科室开展新技术、新项目需要外出参加学术会议。

5. 其他因科室或医院业务发展需要参加学术会议。

（三）审批及报销手续

1. 审批程序　要求外出参加学术会议人员,填写《外出参加学术会议审批表》,将会议论文录用通知或邀请函添加于附件中,经科室主任同意后,医疗管理部门审核、备案,分管副院长批准后方可参加;若无会议交流论文,须经院长批准后方可参加。

2. 报销程序　会议结束后,外出参加学术会议人员持会议论文、相关票据到医疗管理部门进行审核,审核合格后予以报销。

（四）报销标准

1. 报销费用标准　外出参加学术会议报销经费包括会务费、住宿费、交通费、伙食补助费。住宿费及伙食补助费结算以会议通知日期为准,交通费报销往返一次交通费用,住宿费、交通费、伙食补助费报销金额以医院相关规定为准。

2. 报销次数标准

（1）科室主任、正高级职称人员参加学术会议一般一人一年不超过两次。担任省级以上学会专业委员会委员及以上职务者或者学术刊物编委委员及以上职务,可适当考虑增加会议次数。

（2）科室副主任、副高级职称人员参加学术会议一般一人一年不超过一次,三年中如未在国家级刊物发表论文,取消其参加学术会议交流资格一次。

（3）中级及以下职称人员参加学术会议一般一人两年不超过一次。三年中如未在国家级刊物发表论文者,取消其参加学术会议交流资格一次。

（五）相关规定

1. 参加学术会议返回医院后,要将会议论文等相关资料报医疗管理部门备案,并将会议情况、学术动态、新技术、新项目等向所在科室汇报或开展学术讲座,有重要内容者可在院内举行学术报告会。

2. 连续两次不参加医院或科室学术活动,本年度不得参加任何院外学术活动。

3. 欲将论文投稿于国际会议时,要按照科技保密规定执行,经医院保密审查批复后方能投稿。

4. 参加学术会议期间严禁接受药商、器械商馈赠吃请,不得购买任何药品和器械。

5. 医院特殊人才、有突出贡献专家、各级各类拔尖人才、学科带头人及博/硕士研究生参加学术会议时,同等情况下给予优先支持。

七、科技论文管理制度

（一）外投论文管理

1. 学术论文是科技人员从事医疗、教学、科研工作主要产出形式之一,是科学研究、临床总结和管理活动主要结果之一。为促进医院学术交流和学科发展,有必要加强学术论文发表管理。

2. 医院工作人员撰写学术论文,在向期刊投稿前,须先经过所在科室主任审阅和推荐,审稿时应注意稿件的内容、质量、数据及单位和个人署名等,同时做好论文保密审查工作。

3. 科主任同意外投后,报医疗管理部门审核,然后办理外投手续,包括登记、开取外投稿件介绍信,加盖公章后方可发出。

4. 学术论文发表,作者应做到严肃认真、实事求是,对论文内容、署名和文字负责,严禁一稿两投。

（二）奖励规定（参照本章第一节"五、科研成果奖励制度"）

（三）报销制度

1. 每年在国际正式外文期刊和国家级核心期刊杂志上发表的文章,版面费报销100%;经医院科学技术委员会认定具有重要影响学术期刊按适当比例报销;其他非上述期刊发表文章版面费通常不予报销。

2. 持发表费正规收据到医疗管理部门登记,由其负责人签字后,到财务部门报销。

八、科研档案管理制度

（一）科研档案是指医院在医学科学技术研究过程中形成,具有保存价值并按一定的归档制度集中保管起来的文件材料。其形式有文字材料、图表、计算材料、照片、影片、录像带、录音带等。

（二）科研档案工作应纳入科研管理程序,在制订科研工作计划时,应对科研文件材料归档和保管提出要求。档案设专人负责管理,做到完整性、连续性、真实性和科学性。既要注意保密,又要注意有效地利用。

(三)科研资料和科研档案管理内容

1. 上级对科技工作政策、法律、法规,各种文件、通知等,医院通知、规章制度等文件资料。

2. 科研计划(开题报告书,批准立项书、任务书、研究经费计划、协议书及合同书)等。

3. 科研成果(成果申报书、成果鉴定证书、完整技术资料、成果鉴定会议资料、获奖证书)等。

4. 科研总结(年度科研总结、研究课题年度小结或进展报告)等。

5. 学术论文(外投论文登记,发表论文登记和复印件保留)。

6. 医学科学技术委员会组成人员名单和会议记录。

7. 科研经费(科研经费总额、经费收入、支出账目及课题经费本)。

8. 有关科研工作和项目的幻灯片、照片、录像、录音、实验记录等资料。

9. 出版著作、教科书等。

(四)科研档案管理办法

1. 上述内容材料编目、登记、分类保管,建立专项档案卷宗,便于查找,注意保管,不得丢失。

2. 各科室专人负责科研档案工作,每一科研课题有关材料包括研究计划、参考资料、实验记录、阶段小结等,在研究过程中由科室指定专人保管,论文完成和评定成果时,全部上交医疗管理部门,否则不予评审。

3. 课题工作结束,由医疗管理部门将完整材料整理后移交档案室。

4. 建立档案借阅制度,完善借阅手续,借阅后及时归还。

九、科研工作行为规范

(一)为规范医院科学技术研究行为,营造健康向上学术氛围,提高科学技术研究水平,推进医院现代化建设,根据国家有关规定,结合医院实际,制订本规范。本规范适用于医院全体人员,包括研究生、进修生、实习生、客座研究人员、临时聘用人员等。

(二)科研项目

1. 遵守科研项目管理有关规定,申报项目时,须进行充分论证,如实填写申请书内容,不编造、伪造相关信息,不故意夸大项目学术价值和推广效益,不通过弄虚作假等不正当手段骗取项目。

2. 在项目执行过程中,及时、规范收集原始资料,做好实验记录,不编造、篡改数据,不夸大研究成果。按时上报课题进展、结题报告,自觉接受医疗管理部门检查和监督。

3. 严格执行科研经费管理有关规定,合理使用项目经费,不浪费、不挪用,并接受医疗管理部门和财务部门监督与审计检查。

4. 与外单位合作或接受外单位委托的研究项目,须签订合作协议,并按协议完成研究任务。研究结果报告须实事求是。未经批准不参加商业宣传活动。

(三)科技奖励

1. 科技成果申报材料应实事求是,客观公正。不编造数据,不夸大成果创新性和效益。

2. 同一成果不重复申报。不干预成果鉴定、评审过程。

3. 尊重他人劳动,成果署名要公平公正,不剽窃或侵占他人成果。对他人成果提出异议要证据充分,不恶意贬低。

4. 科技成果转让推广要遵循诚实、守信、互利原则,不得故意夸大成果价值,不隐瞒风险,严格履行合同有关约定。

(四)科技论文

1. 确保论文内容真实,不篡改或伪造研究结果。

2. 遵守科技论文管理规定,不一稿多投,另有约定再次发表时,应注明出处。

3. 合理使用引文,并以引用原始文献和第一手资料为原则。引用他人观点、数据或转引文献资料,应如实注释说明。引用文献须查证,不引用不相关文献。

4. 学术论文署名应实事求是,署名者须审阅论文全文,并承担责任。要以适当方式向对论文作出贡献个人或机构致谢。

5. 一旦发现论文中有疏漏或错误,须及时实施补救措施,如勘误、补遗或撤回论文。

(五)知识产权

1. 增强知识产权意识,积极维护医院和个人劳动成果和知识产权,不抄袭、剽窃他人劳动成果,不侵犯他人知识产权。

2. 凡在医院学习或工作期间完成科技成果,其知识产权归医院所有,在发表论文、进行成果申报或转让时,除医院批准协议约定外,须以医院为第一完成单位。

3. 不私自外传、发表、使用、转让医院科技成果或信息。

(六)同行评议

1. 科技人员有义务参加同行科技评议活动,遇有不能胜任评估工作或与评议对象存在利益关系时应主动请辞或回避。遵守相关评议程序和规定,确保评价意见客观、准确、公正。

2. 不收受评议对象礼物或其他馈赠。

3. 评议专家须保守评议材料秘密,未经许可不使用其中创新性理论和技术,不外传有关材料和信息。

(七)科学伦理

1. 凡涉及以人为对象科学研究,须充分论证并报批,并履行知情同意手续。要注意保护和尊重研究对象安全和隐私。

2. 不使用强迫、欺骗或利诱等手段,使被试人员参与实验;尊重研究对象自由参加或退出实验的权利。

3. 以动物为研究对象,须通过正规渠道获取动物,应尽可能降低其痛苦和不必要的伤害。须在符合动物实验标准场所饲养、处理实验动物。

(八)监督检查

1. 医院科学技术委员会负责监督和检查全院科学技术研究工作行为规范执行情况,并对违规和失范行为进行调查。

2. 科技人员有责任、有义务互相监督和劝导,或举报失范和违规行为。科委会办公室负责受理举报。

3. 违规行为调查程序

(1)在检查中发现问题或接到实名举报(或重大事件匿名举报)后,由科委会相关学科若干名委员,会同涉嫌当事人所在单位领导组成调查小组进行调查,形成调查报告,并将调查结果通知当事人。

（2）如当事人对调查结果有异议,可以在通知3天内,请求科委会复议。

（3）召开科委会进行听证,形成复议意见。必要时可聘请院外专家参与调查,或分别通知举报人、被举报人和证人说明情况、提供证据。

4. 医疗管理部门、人力资源部门及涉嫌当事人所在单位根据科委会调查报告或复议意见,提出处理意见,经院办公会研究后实施。

5. 当事人有充分理由证明有关人员不适合参加调查时,有权申请有关人员回避。

6. 受理举报和调查、处理过程中,举报人、证人和被举报人的合法权益须得到充分保护。

（九）惩戒办法

经查实违反科学技术研究工作行为规范,视情节轻重单独或同时给予以下处理:

1. 批评教育。

2. 科室内部或全院通报批评,并与目标管理考评挂钩。

3. 撤除所有通过该违规行为获得科研课题、荣誉、奖励或其他资格,追回奖金和证书。

4. 取消一定期限内申请相应科研项目资格。

第二节 科研条件保障

一、科研经费管理制度

（一）根据课题不同,科研经费主要来源于招标单位拨款,医院科研经费拨款;企事业单位赞助等。

（二）科研经费实行专款专用,凡拨给的专项科研经费一律由财务部门统一管理,不能用于计划外开支。

（三）资金拨付到位,由财务部门通知医疗管理部门,以书面形式告知财务部门经费项目名称、项目负责人。

（四）医疗管理部门通知项目负责人,同时建"课题经费本"。

（五）项目负责人准备项目预算一式二份（批准后课题任务书预算复印件）,到相关专职管理部门领取"课题经费本"。预算一份交财务部门,一份粘贴在"课题经费本"上。

（六）经费使用范围,以各基金或资助方经费使用管理规定为准,主要包括:

1. 药品、试剂等消耗性物品费用。

2. 实验用动物费。

3. 实验用小型仪器、设备、器材和器皿等。

4. 样品、样机设计试制费。

5. 院内外协作科研费。

6. 学术交流费,包括与本课题有关外出参加学术会议会务费、差旅费及发表论文评审、版面费等。

7. 课题检索查新、成果申报评审及鉴定费。

8. 资料复印、打印和幻灯片制作等费用。

9. 研究生和聘请人员劳务费。

10. 科研管理费。

（七）科研经费使用程序

1. 须购买仪器、设备等，申请使用经费时，须填写支出凭单，注明项目名称、申请金额、用途，由医疗管理部门根据该课题经费预算审核签字，报分管院领导审批签字后，到财务部门支取。

2. 购买后持购物发票、入库单，有项目负责人签字（若非本人办理，应有经办人签字），携带"课题经费本"到医疗管理部门核对账目，填写"课题经费本"。核对无误后，由医疗管理部门负责人签字，报分管院领导审批签字后，发票交回财务部门。

3. 购买材料、试剂、交通、通信、学习、培训、学术交流、餐饮等费用，可直接在发票上注明项目名称，由项目负责人签字，医疗管理部门审核后，报分管院领导审批签字办理。

4. 科研项目结题后，"课题经费本"存档。

5. 财务部门每季度打印一份科研经费支出清单交医疗管理部门备案。

二、中心实验室管理制度

（一）进入中心实验室人员，文明、肃静、整洁，保持良好环境和秩序。

（二）工作人员各司其职，分片管理、团结协作，积极完成各项任务。

（三）非本室人员到中心实验室做实验或使用仪器设备时，须经中心实验室主任批准并办理手续，操作人员无权私自接受外来样品或外借仪器设备。

（四）使用中心实验室仪器设备，须严格遵守操作规程，若发现丢失、损坏等情况要立即报告，以便及时处理。

（五）实验室仪器设备分类存放，管理人员必须注意防尘、防潮、防震、防热、防晒、防磁、防霉。

（六）实验室内不得存放任何与实验无关的物品，对易燃易爆物品、有毒物品及辐射物质等专库或专处存放，并指定专人保管。

（七）强化安全管理，严格执行安全操作规程和规章制度，做好安全用电、防火、防盗、防毒、防爆、防污染等安全防范工作，保证人身和仪器设备安全。一旦发现安全隐患和事故，应立即采取措施并报告实验室主任。

（八）严格遵守环境保护规定，不得随意排放废气、废水、废物。

（九）实验室可对外提供技术服务、技术培训，外单位科研人员可带课题来室进行科研工作。实验室工作人员不准用个人名义与外单位合作或开展其他工作。对外开放活动由实验室主任统一指挥管理，指定专人负责，并按规定收取有关技术服务费用。

（十）中心实验室负责人要及时宣传实验室条件，对外来使用实验室科研人员做好保障，提高实验设备使用效率。

（十一）每年年底对实验室所有仪器设备作一次全面性维护和保养。

三、科技保密安全制度

（一）医药卫生科技保密范围

1. 未公开科学研究长远规划和年度计划。

2. 未公开与国外签订合同、协定技术内容。

3. 国外已有，但实行技术保密，我国通过研究而取得的重要成果技术内容。

4. 已被国家批准发明、专利项目的保密要点。

5. 我国特有的或我国创造、有较高经济价值药品成分、仪器图纸及生产工艺和技术诀窍。

6. 可能构成发明新技术、新工艺、新材料、新设备、新产品,以及在某些技术环节中的技术诀窍,或正在从事有可能构成新发现、新发明或独创性科研项目。

7. 具有重大应用价值中医、中药研究中的新发现、新认识、新疗法、新剂型、新的有效成分及中西医结合新成果、重要秘方、技术诀窍,名中医电子计算机诊疗程序等。

8. 未公布的烈性传染病发病地点、时间和发病人数,有关疫情、死因分析等涉及面广的卫生调查统计数据。

(二)科学技术密级划分

1. 绝密级 涉及国家安全或我国特有的科学技术,一旦泄露会使国家和医药卫生领域遭受严重危害和重大损失的保密项目。

2. 机密级 具有国际先进水平的重大技术,一旦泄露会使国家和医药卫生领域遭受较大损失的保密项目。

3. 秘密级 不属于绝密、机密级项目,一旦泄露会使国家或医药卫生领域遭受损失的保密项目。

(三)申报和审批保密项目的程序

1. 各科室申报科研课题时,课题负责人应根据国外情况,本项目研究的内容及预期结果,提出是否保密,应定密级和保密要点,并填写保密期限表,报医疗管理部门。

2. 审批权限,绝密级成果,报市科技局审批;机密级成果,报市卫生健康委审批;秘密级成果,由医院审批,报市卫生健康委备案。

3. 新上的研究课题,部委下达任务由部委审定;市属单位下达任务由市卫生健康委提出密级意见,报市科技行政部门审定。

4. 申报批准前,各科室应按申请密级管理。

5. 鉴定成果时,应复核科研工作中划定密级,并对鉴定后成果密级、保密期限提出建议,报市级卫生健康行政部门。

(四)保密期限

1. 研究阶段保密期 从立题申报科研项目起,至科研成果鉴定一段时间。

2. 成果保密期 从成果鉴定后至解密。

(五)调整密级和解密

凡国外已不保密,须解除密级或降低密级。事后发现需要保密,要及时升高密级,不能解密仍继续保密。祖国医学中一些诀窍技术,特殊中药方剂,可长期保密。

(六)保密项目档案管理

1. 每个保密项目的资料由项目负责人指定专人妥善保管,在完成后应按有关规定要求,及时收集、整理出完整的技术档案,送交医院档案室统一管理。保密项目的档案,应准确地标明密级,并严格控制使用范围,执行借阅制度。

2. 因工作需要查阅绝密、机密技术档案时,应向分管院领导申请,经批准后在指定场所阅读。秘密级科技档案资料,由医疗管理部门批准。

3. 秘密级以上的科技档案资料,不准私自翻印或摘抄。如须复制、摘抄时,绝密、机密级由分管院领导批准;秘密级由医疗管理部门负责人批准。摘抄时使用保密笔记本,用完后或工作调离时应将保密笔记本交回医疗管理部门注销。

4. 经过鉴定已无保密价值档案材料,由医院院长办公室登记注册,按照科技档案规定的办法销毁。

(七)秘密级以上的科技文件、资料、图纸和样品等,必须经过机要交通传递或由专人接送,严禁用普通邮件或一般托运。

(八)协作科研项目,应经双方协商审定出密级,双方要定出保密协议,承担保密义务。鉴定项目,要遵照鉴定单位审定密级做好保密工作。

(九)科技保密项目在国内交流合作时,双方要订立保密协议,承担保密义务。

(十)对外不得宣传报道科技成果保密要点。涉及保密科技成果,应报请上级主管单位或市科技局批准后方可对外报道。

(十一)保密科技成果进行技术转让时,办理有关保密交接手续,明确责任。

(十二)科技外事坚持内外有别。在接待外国人参观、讲学、考察和科学技术、经济贸易谈判时,不得涉及科学技术秘密。

(十三)医院每年对科技保密安全工作进行检查。对违反保密规定、有失密泄密行为者,要追究责任,严肃处理。

第三节　临床科研管理

一、临床科研项目使用医疗技术管理制度

(一)本制度所指医疗技术,是指医务人员以诊断和治疗疾病为目的,对疾病做出判断和消除疾病、缓解病情、减轻痛苦、改善功能、延长生命、帮助患者恢复健康而采取诊断、治疗措施。

(二)对于从事以人为对象医学研究,须是为了促进疾病诊断、治疗、预防,了解疾病病因学及发病机制。

(三)医院鼓励研究、开发、引进和应用医疗新技术,鼓励开展针对与保障公民健康相关新诊疗技术安全性、技术性及有效性科研项目。

(四)开展临床科研项目使用的医疗技术应当遵循科学、安全、规范、有效、经济、符合伦理原则。

(五)医务人员开展临床科研项目使用的医疗技术要符合诊疗技术规范,不得将不成熟技术应用于临床科研工作中。手术、有创操作等技术在开展前,必须按照有关规定进行术前讨论,作好充分的术前准备,包括医患沟通、患者知情同意、术前病情评估、术中术后可能出现意外及防范措施等。

(六)从事临床科研活动医务人员要经过注册,不允许非卫生技术人员从事诊疗活动。手术、介入、麻醉等高风险技术项目操作人员,要获得资格审批与许可授权。

(七)申报实施科研项目医疗技术符合法律、法规和医学伦理原则,按医院规定程序进行审批。涉及人体研究医疗技术科研项目,必须经医院伦理委员会审核批准。

(八)开展医疗技术科研项目申请者,试验前应先向医院提出申请,经医院科学技术委员会审查批准后,方可进行试验。同时申请进行试验须提交以下材料:科研项目负责人资质证明材料;科研项目组人员资质证明材料;科研项目类别以及国内外开展情况相关资料;科研项目开展必要性和可行性;科研项目开展实施方案和风险预案;其他需要提供的资料。

（九）受试者在参加任何临床试验之前，对要参加试验知情同意，受试者在充分了解临床试验的内容后，获得经医院医学伦理委员会批准《知情同意书》。《知情同意书》应说明以下几个内容：

1. 受试者参加临床试验是自愿的，而且在临床试验任何阶段有权随时退出，给受试者充分的时间考虑是否参加临床试验。

2. 受试者个人资料均属保密。伦理委员会、药品监督管理部门或申请者在工作需要时可以查阅受试者资料，但不能泄漏。

3. 说明试验目的、过程和期限，受试者预期可能受益和可能产生的风险和不便。

4. 说明试验持续时间。

5. 描述任何支付受试者方式。

（十）受试者、科研试验人员须在《知情同意书》上签字并注明日期，如受试者和其合法代表无识字能力——知情同意过程应有见证人参加，由受试者或其合法代表口头同意后——见证人阅读知情同意书与口头知情过程一致，在知情同意书上签字，见证人签字应与受试者签名在同一天。

（十一）科研试验期间发生下列情形之一，应当立即暂停试验，由医疗管理部门组织专家进行调查，并将调查情况报批准部门讨论，以决定是否继续进行试验。

1. 发生重大医疗意外事件。

2. 可能引起严重不良后果。

3. 技术力量、设备和设施等技术支撑条件发生变化或者消失。

（十二）开展医疗技术科研项目科室和人员，不得将获准科研成果新技术在其他医疗机构应用，经过相关部门批准或者紧急救援、急诊抢救的除外。

（十三）医务人员开展临床科研项目使用医疗技术应用过程中有违反《执业医师法》《医疗机构管理条例》《医疗事故处理条例》《人体器官移植条例》等法律法规行为的，按照有关法律法规处罚。

二、临床科研项目使用医疗技术保障患者安全制度

（一）成立医疗安全处理小组，由分管副院长及医疗管理部门人员组成，分管副院长为风险预防处置第一责任人，协调应急期间各科室工作，全面负责科研性临床医疗风险防范和处置工作。

（二）医疗安全处理小组为实验性临床医疗风险应急处置机构，主要工作职能为防范和妥善处置科研性临床风险。

（三）科研性临床医疗研究开始前需要制订研究方案，报请医学伦理委员会批准后实施。

（四）临床科研开始前，研究者向受试者提供有关治疗方法以及受试者的权利和义务等，使受试者充分了解后表示同意，并签署知情同意书后方能开始临床研究实验。

（五）科研型临床医疗风险应急处理原则

1. 督促各个科室及时报告实验性临床医疗研究风险信息，做到信息监控到位，风险防范有效。

2. 临床科室加强对风险监测，定期检查，一旦发现问题及时向科室主任、医疗管理部门、分管副院长报告，并采取果断措施控制、化解风险，防止风险扩大和蔓延，将风险降至

最低。

3. 定期对风险进行评估,并提出防范风险整改措施。

(六)出现下列情况之一,应立即启动应急处置程序,停止该项科研性临床医疗研究,并向医疗管理部门、分管副院长报告。

1. 从事该项科研性临床医疗研究技术人员或者关键设备、设施及其他辅助条件发生变化,不能正常开展临床研究或可能会带来不确定后果。

2. 该项科研性临床医疗研究直接相关严重不良后果。

3. 该项科研性临床医疗研究存在伦理缺陷。

4. 该项科研性临床医疗研究存在医疗质量和医疗安全隐患。

5. 该项科研性临床医疗研究临床应用效果不确切。

(七)科研性临床医疗风险应急处置程序和措施

1. 各科室一旦发生科研性临床医疗风险,应立即启动风险处置预案,相关医务人员立即向科室负责人及医疗安全小组报告,非正常行政上班时间汇报总值班,由总值班室逐级上报,并按照规定程序开展工作。

2. 相关科室医务人员在 24 小时内将书面材料送交医疗管理部门。该部门接到报告后,应立即进行调查、核实,并及时将有关情况向分管副院长报告,评估风险危害程度,提出风险整改措施。

3. 发生科研性临床医疗风险并有可能造成人员伤亡时,立即采取措施保护患者。在应急救援行动中快速、有序、有效地实施现场急救伤员,降低伤亡率和事故损失。

4. 做好风险调查研究,分析该项科研性临床医疗研究安全性、应用效果,并提交医学伦理委员会讨论是否终止该项科研性临床医疗研究。

(八)做好科研性临床医疗风险防范工作

1. 经行科研性临床医疗研究前要保证患者和家属知情同意权,并需要法律顾问或律师现场见证。要向患者充分客观说明科研性临床医疗过程和知情同意书中的各项内容,取得患者和家属信任。

2. 进行科研性临床医疗研究实行严格的准入制度,按照治疗规范操作。

3. 建立针对各种意外情况和不良事件处理预案。

4. 严格掌握手术或有创操作指征,术前充分评估患者病情,排除手术或有创操作禁忌证。

5. 特殊体质及疑难、复杂患者,术前在相关科室会诊基础上进行术前讨论,确定术前、术中和术后可能出现并发症及意外情况拟采取的防范措施。

(九)公布有关应急救援预案,加大宣传教育力度,提高科研性临床医疗风险防范意识和能力。

三、临床科研伦理审查制度

(一)医院医学伦理委员会接受委托人咨询论证的文件必须由委托人提出申请。

(二)医学伦理委员会采取阅卷、实地考察调查、听证等方式,对临床科研项目进行全面了解。

(三)医学伦理委员会例会程序为:介绍被论证事件原本;论证;表决。

(四)医学伦理委员会根据所论证临床科研项目情况,可邀请有关领域的专家参加讨论、论证。

（五）医学伦理委员会论证临床科研项目如与组成委员有关时,该委员应回避。

（六）医学伦理委员会对于论证临床科研项目中的医学伦理咨询意见,只作为讨论意见记录在案,供决策参考,不具有直接行政效力。

（七）审查表决

1. 医学伦理委员会对项目的审查意见应在讨论后以无记名投票方式进行表决。只有参与审查伦理委员会成员才有表决权。

2. 参加该项目委员在审查和表决时应回避,不参与投票。

3. 同意票应超过到会人数半数。

4. 审查结果可以是同意、作必要的修改后同意、修改后再议、不同意。

5. 非正式意见可作为决定附件。

6. 对否决项目及修改后再议项目应详细说明其理由。

（王世鑫　刘素刚　陈杭薇）

第十九章　学科建设管理

学科建设是通过对学科硬件投入、软件积累和优化等方式达到提升学科整体水平的过程。学科建设是全面提高非公立医院医疗教学科研水平、培育形成自身品牌优势的基础性工程，是增强非公立医院自主创新能力的关键，是非公立医院发展壮大、不断提升核心竞争力的必由之路。非公立医院无论处于初创时期，还是进入高质量发展的转型升级时期，始终必须把建设"人无我有、人有我优"的特色学科群体作为医院发展的主旋律。

随着国家鼓励社会办医新政的出台，许多非公立医院历经医疗服务市场锤炼，学科建设已具有鲜明特点，掌握了学科建设和人才培养的发展规律。首先，非公立医院不仅从"生命线""发展权"来推动学科建设，更是把它作为医院实现跨越式发展的根本性战略任务。其次，在学科管理、人才培养、设备引进、新业务新技术开展等环节上，视野更加开阔，工作更加务实，思路更加创新。同时，非公立医院学科建设也存在重引进、轻管理，重收入、轻建设等亟待改进的问题，须着眼于新时代医疗健康服务新格局，建立健全适合非公立医院学科建设发展要求的管理制度。本章对学科建设管理相关制度进行提炼归纳，既充分考虑了医院在学科建设上的一般要求和共性特征，也注意体现非公立医院学科建设管理的针对性、系统性、有效性和创新性，力求共性与特性的有机统一。

第一节　综合管理

一、学科建设管理制度

（一）组织管理

1. 医院科研教学部门或相关专职部门是医院学科建设归口管理职能部门。医院科学技术委员会是医院学科建设最高咨询机构，负责医院学科建设规划审定、学科评审、学科带头人评审、学科建设效果评价等工作。

2. 学科带头人作为本专业学科建设第一责任人，负责制订学科建设规划与方案计划，协调落实学科建设各项任务，加强人才梯队建设与管理，对学科建设全面管理。

（二）主要任务

1. 提高医院学科建设综合水平。通过全面加强医院学科建设，使医院学科临床服务能力、科研教学质量、人才培养水平逐步提升，助力医院可持续发展。

2. 培育打造重点学科。医院学科逐步齐全，全面发展，逐步形成院级优势学科群，为申报国家级、省市级重点学科和临床专科打下坚实基础，以重点学科建设牵引和带动医院临床水平整体提升。

3. 加强临床学科带头人培养。选拔基础扎实、水平过硬、具有潜力的技术骨干到国内外医疗机构等优势学科进修深造、学习交流，采取多种形式强化人才培养，尽快培养一批掌握学科前沿技术、有较高学术知名度的中青年技术骨干与学科带头人。

4. 加强学科内涵建设。研究确立学科发展重点方向和领域,突出优势特色项目,积极开展新技术、新业务、新项目,加强亚专科与多学科协作团队建设,培育构建优势学科集群。

5. 深入开展科学研究。进一步凝练研究方向,积极申报国家级、省(部)级重大研究项目和科研课题,承担区域性卫生与健康实用型科研课题,尽快产生一批高质量、高水准医学科技成果。以科研推动重点学科建设发展。

6. 改善学术研究条件。加强学科质量管理,强化专业内涵建设,不断提高教学水平,积极建设省、市级临床研究中心,为学科建设发展提供有力保障。

(三)考评奖惩

1. 医院科学技术委员会指导科研教学部门或相关专职部门,定期组织专家开展院级学科和重点学科考核评审。

2. 医院重点学科实行滚动管理,通常每3年为一周期,期满进行评估验收和重新认定。

3. 医院科研教学部门或相关专职部门每年组织专家对各学科进行年度目标绩效考评,根据考评结果对综合得分前5名学科给予奖励,综合得分后3名学科诫勉谈话,直至调整学科负责人。

4. 科室创建成为国家级临床重点专科、省级领先学科、市级领先学科、省级临床重点专科,医院分别给予相应奖励。

5. 科室医务人员发表学术论文、论著、科研立项、临床新技术应用,医院分别给予相应奖励。

二、学科建设规划与实施制度

(一)制订规划

1. 各学科带头人或科主任负责拟制本学科建设规划,医院科研教学部门或相关专职部门负责汇总制订医院学科建设整体规划,报医院科学技术委员会研究论证,经院长办公会及相关决策机构通过后,作为医院学科建设规划下发执行。

2. 学科带头人或科主任组织全体成员认真学习学科建设规划,掌握精神实质、目标要求、主要任务和方法步骤,激发积极性、主动性与创造性,营造高标准推进学科建设浓厚氛围。

3. 相关职能部门和科室全面分析学科建设规划,将各项任务逐一分解细化到各科室和人员,帮助引导学科建设相关人员明确自身职责任务,掌握相互内在关联,明确学科建设发展阶段主要矛盾和问题,有重点、分阶段开展学科建设各项工作。

4. 相关职能部门和科室以学科建设目标任务为牵引,对人才、经费、物资、信息化等保障支撑条件进行科学合理调配,经费投向投量突出人才培养、基础设施建设等重点环节。

(二)检查监督

1. 医院科研教学部门或相关专职部门加强学科建设过程管理,定期和不定期对学科建设规划执行情况进行督导检查,重点检查人、财、物以及建设效果落实情况。

2. 每次检查作出定量定性评估,针对问题不足指导相关部门和科室研究制订整改措施,帮助解决现实困难,视情对规划目标任务作出必要调整。

3. 学科带头人或科主任每年底向医院科学技术委员会提交学科建设情况报告,在总结学科建设经验教训基础上形成全院学科建设情况报告,经审议通过后上报医院。医院决策层根据科委会的医院学科建设情况报告和建议,把下一年度的学科建设方案纳入医院工作计划。

（三）考核实施

1. 医院科学技术委员会指导科研教学部门或相关专职部门，遵循"科学持续、实事求是、客观公正"原则，周密组织学科建设规划执行情况考核。

2. 考核突出量化客观指标，综合衡量学科建设周期内动态发展变化，报院长办公会审议，医院研究确定。

3. 考核结果纳入各科室绩效管理考核和奖励体系。

三、学科建设评估验收制度

（一）各重点学科根据本学科现状及发展趋势，制订本学科切实可行的建设规划，内容包括目的意义、学术梯队、人才培养、学科发展、科学研究、学术交流、图书资料和仪器设备、管理制度等。按年度制订具体工作计划，为组织学科建设评估验收提供基础材料。

（二）医院科学技术委员会按照各学科建设规划和年度计划，从学科建设规划依据和必要性、建设目标先进性与科学性、建设方案计划可行性等方面组织综合论证和评审，必要时进行实地考察。

（三）医院科学技术委员会本着突出急需、体现特色、持续发展的原则，综合考虑学科布局、人才支撑、保障条件等因素后提出学科建设评审意见，报院长办公会研究，医院最终确认院级重点学科。

（四）重点学科周期评估验收通常每3年组织一次，区分保留、暂停、取消三个层级，由医院科学技术委员会实施。对基础条件较好、特色鲜明、成绩突出的学科，经申请、审核达到条件后评选增列。

（五）学科建设评估验收，突出对学科担负项目进度和效益目标的检查评估。学科带头人或科主任及时汇报项目实施过程中出现的重大问题和新情况，协调医院相关部门尽快研究解决，保证项目顺利推进。对无正当理由拖延项目建设时间，致使项目正常建设和验收不能如期进行的，医院推迟直至取消对该学科建设项目的资助；对于非客观原因造成损失的，追究相关学科带头人或科主任的责任。

（六）医院结合学科建设评估验收工作，研究确定各学科下一年度建设经费。按规划和年度计划完成各项任务指标的学科（科室），医院给予足额经费；对未完成任务指标的学科（科室），医院视情暂停发放部分或全部经费，经整改达标后补发经费；二次评估仍未达标的学科（科室），医院取消重点学科资格和相应经费补助。

第二节 重点学科管理

一、重点学科建设管理制度

（一）为进一步加快推动医院学科建设发展，优化资源配置，巩固和发展学科优势，加快医学人才培养，提高医疗技术、科学研究水平和综合竞争力，结合医院实际，制定本制度。

（二）重点学科建设内容

1. 重点学科按照国务院学位委员会、国家教育部《学位授予和人才培养学科目录（2011年）》一级学科设置。每个学科至少有4~6个稳定学科方向。

2. 围绕学科发展方向开展临床医学与基础科研，提高学科科研和临床医疗水平。

3. 加强学科梯队建设,培养学科骨干人才与后备力量。

4. 改善实验室条件,购置相关专业设备,具备一定优势。

5. 强化横向协作联系,邀请院外专家指导帮带。

6. 提升承担、参与重大科研项目和开展学术交流能力。

7. 在医疗、教学、科研和管理等方面取得显著成绩。

(三)重点学科产生途径

综合考虑学科带头人、人员结构梯次、临床技术水平、科研能力等因素,着眼医院和学科长远发展需要,按照科室申报、科学技术委员会评议、医院研究审批的方法步骤,择优遴选部分科室作为医院重点学科,医院在引进人才、进修培训、学术交流、科研立项、研究生培养、图书设备购置、职称评审等方面给予重点倾斜和配套扶持,持续开展学科评估与动态管理。

(四)重点学科建设经费

1. 医院设立重点学科专项经费,在重点学科建设周期内区分年度、进度和项目予以经费支持。科室进入国家、省区市、地市区、县市区级重点学科行列,医院分别给予配套经费支持。

2. 经费申报使用范围

(1)课题经费追加费用。

(2)科室培养性课题预研费用。

(3)承办学术会议、邀请本学科知名专家讲学及参加国内外学术交流。

(4)参加国内继续医学教育、进修培训。

(5)购置本学科所需有关图书、杂志、资料检索等。

(6)购置小型仪器设备。

(7)引进培育新项目、新技术。

(8)项目实施过程中所需其他费用。

3. 经费管理　遵循"突出重点,保证必需,避免重复,注重实效"原则,医院财务部门建立专项科目,经费实行专款专用、专项核算。严格经费管理,加强监督和审计。

(五)重点学科申报条件

1. 床位及基础设施　科室工作用房充足,床位满足临床、科研、教学需求;具备能够适应学科发展需要的图书资料,并配备有专业实验室(研究所)或开展重大课题必备的大、中型仪器设备;配套设施完善。

2. 临床技术水平　解决疑难、复杂、危重疾病能力较强,部分诊治技术达到当地首创或先进,临床收治病例数和治疗效果位居当地同级医院领先水平,具有较高知名度和竞争力。

3. 科研优势　具有开展本学科前沿性科学研究的基础,注重自主创新,对学科关键技术、方法消化吸收和创新能力较强;承担省部、市级以上科研项目,有专项课题经费;每年有一定数量学术论文、专著、教材发表或出版,有至少一项省、部级三等奖以上成果;研究开发通用医学适宜技术,加以优化和推广应用;技术合作和学术交流能力强,相关学科技术支撑作用明显。

4. 学术队伍　具有学术造诣深、治学严谨、富有创新精神的学科带头人和数名后备学术带头人及主要业务骨干,研究水平和业务能力强;学科带头人具有正高职称,特殊情况放宽至副高职称,担任市级以上医学专业委员会学术职务,在当地具有一定知名度;周期内学术梯队年龄、职称、学历结构合理,在同一学科方向有2人以上具有副高以上职称,具有博士、硕士学位人员占 50% 以上。

5. 质量管理 学科内部管理规范,学科建设规划等规章制度健全,记录齐全;实行全面医疗质量管理,建立质量控制体系,质量管理与费用控制措施规范完备;注重内涵建设,患者安全与医疗安全到位;床位周转率、疾病治愈率等主要医疗质量评估指标在当地同级医院名列前茅。

6. 继续医学教育 学科建设周期内安排专业技术骨干外出进修、交流学习;制订实施医学人才引进计划和保障措施;承担一定的教学任务。

(六)重点学科申请

1. 专业科室结合本单位学科建设规划、学科实际水平和发展潜力、主攻方向和建设目标择优组织申报重点学科,将申报书及相关材料报送科研教学部门。

2. 按照医院科学技术委员会、院长办公会研究审核的程序,医院综合衡量、整体兼顾,研究确定重点学科并予以公布。

(七)重点学科动态管理

1. 医院重点学科建设实行动态管理,通常每 3 年为一个周期,适时组织中期评估和最终验收,科学技术委员会、院长办公会进行重点学科认定。

2. 医院持续加大投入力度,给予政策倾斜,保障经费足额到位,为重点学科建设提供规模发展空间和相关条件支持,指导相关学科制订实施重点学科建设规划和阶段性工作计划。

3. 重点学科定期组织自评,每年年底前提交书面总结报告,包括医疗质量、科研项目、论文发表、人才队伍建设、学术协作交流、实验室建设、成果获奖与转化、经费使用等情况,以及主要经验、差距问题、整改措施、工作计划等。

4. 科研教学部门根据重点学科建设目标、跟进实施目标管理考核,每年年底前向院长办公会、科学技术委员会提交重点学科建设情况书面材料,详细报告阶段性目标完成、配套措施落实、存在问题及对策打算。

5. 对完成学科建设任务,达到评估标准的重点学科,滚动进入下一期建设;对管理不善,达不到学科建设规划及年度计划要求的予以警告;年度检查不合格限期整改;验收评估不合格暂缓进入下一期建设,且在 1 年内仍未达到预期建设目标取消重点学科资格。

二、重点学科带头人选拔评估制度

(一)为进一步加强医院高层次人才队伍建设,培养高层次学科带头人,为重点学科建设奠定坚实基础,推动医院重点学科水平持续提升,结合医院实际,制定本制度。

(二)基本条件

1. 政治意识、大局意识强,职业道德高尚,贯彻执行上级卫生健康行政部门和医院决策指示积极认真,医德医风良好。

2. 具有正高职称,特殊情况可放宽至副高职称,本科以上学历,年龄通常在 50 周岁以下,业务技术水平处于全国或本省、本地区先进,在当地具有较高知名度。

3. 具有高尚学术道德和严谨学风,熟悉本学科领域发展动态和前沿情况,分析判断能力较强,能够独立提出并从事创造性研究工作,获得科技成果、发表学术论文较多,学术活动和研究成果对本学科发展提升具有较大推动促进作用,为省、市级专业学术组织主要成员(学术委员会常委以上)。

4. 富有开拓、创新意识和团结协作精神,事业心责任感强,甘为人梯,善于教育管理和组织协调,培养帮带能力突出,学科建设思路清晰、目标明确,学术作风民主、学术思想活跃,有较强能力团结和带领学科团队开展学科建设工作。

5. 近三年在教学科研工作中成绩突出,至少具备下列条件中的三项:

（1）作为主要成员参加过国家级科研项目（前三名）或主持过 1 项省部级科研项目,现主持承担省部级以上科研项目,科研经费充足。

（2）在国内外本学科重要学术刊物（国内为核心期刊）发表较高价值学术论文,其中自然科学 4 篇（第一作者或通讯作者不少于 2 篇）,社会科学 4 篇（第一作者或通讯作者）;或在国内外重要学术刊物发表学术论文被三大检索机构检索 2 篇以上;或由省级以上出版社出版本专业专著、编著、译著 1 部以上（第一作者或第二作者,本人撰写不少于 10 万字）。

（3）获得国家级奖励或省部级三等奖以上奖励,本人是获奖项目主要完成者（国家级前五名,省部级前三名）。

（4）获得省级优秀教学成果奖或优秀教材二等奖以上奖励,本人是获奖项目主要完成者（前二名）或三等奖（第一名）。

（5）获得国家级发明专利（本单位第一名）。

6. 熟练掌握一门外语,听、说、读、写及国际学术交流能力较强,能够熟练应用计算机。

7. 身体健康,完成工作积极主动。

（三）选拔流程

1. 个人依据选拔标准和条件递交申请,科室组织研究讨论、民主评议,向医院科研教学部门上报推荐人选。

2. 科研教学、人力资源、医疗管理等部门共同审核申报材料真实性、准确性,组织医院相关专家对申请人进行考察,视情征求协作医院或院外专家意见,向医院科学技术委员会上报审核结果,审核结果公示 1 周。

3. 医院科学技术委员会组织论证审核,根据公示结果和重点学科建设现状,向院长办公会提交重点学科带头人候选名单。

4. 院长办公会研究,医院最终审批确定重点学科带头人名单。

（四）目标任务

1. 向医院提交重点专科建设发展规划和年度计划,按照进度组织实施。

2. 申请重点学科建设经费和课题经费,按照有关规定管理使用。

3. 高标准完成临床救治任务,组织科研教学,开展医疗技术临床应用与研究,持续提升学科医教研整体水平。

4. 制订并实施重点学科人才培养计划,构建过硬人才梯队。

5. 个人任职内至少承担 1 项地市级以上科研课题,以第一作者在统计源期刊发表文章 3 篇以上,参加至少 1 次国际水准学术交流培训并在医院作学术报告。

（五）保障激励

1. 医院把重点学科带头人选拔纳入重点学科建设整体筹划,建立完善制度措施,加大经常性投入,构建形成长效机制。

2. 重点学科带头人选拔与实施人才培养计划相结合,完善经费投入等培育支持措施。成为国家级、省级、市级专业学术组织主要成员,分别给予重点学科带头人不同额度资助和奖励。

3. 重点学科带头人承办国家级、省级、市级学术交流活动或继续教育项目,医院给予配套经费支持。

4. 重点学科带头人专业技术水平领先,任期内科室成为国家级、省级、市级重点专科,分别给予重点学科带头人不同额度奖励。

(六)考核评估

1. 医院逐步探索建立坚持需求导向、注重医德医术、能力业绩优先的重点学科带头人评价体系,科研教学部门负责重点学科带头人考核与管理。

2. 医院科学技术委员会每年对学科带头人履行职责情况进行一次考核和总结,研究提出是否继续聘任意见,院长办公会最终确定。对学科建设取得突出成绩,如申请到新的或高一级的学位授予权,国家、省部级重点学科或研究机构,国内外重大科学研究课题等,给予学科及学科带头人一定奖励;对履行职责较差,如没有达到预定学科建设目标,没有完成上级下达相关任务,或在各类评估工作中没有及格或未通过,对该重点学科带头人进行批评或警告,直至取消学科带头人资格。

3. 聘用周期内如出现以下情况之一,取消重点学科带头人资格和待遇:

(1)严重违反国家法律法规、行业规定和医院规章制度。

(2)学科带头人和其指导的研究生出现伪造、抄袭他人学术成果并造成恶劣社会影响等学术腐败、学术道德问题。

(3)造成重大经济损失。

(4)出现重大医疗纠纷和工作事故。

(5)不能履行学科带头人职责或履行职责不好,工作被动以至造成严重后果。

4. 创新改进重点学科带头人评价指标,不将论文、外语等作为硬性要求,健全有利于非公立医院重点学科带头人培养发展的评价机制。

5. 全面推行重点学科带头人聘用制,形成能上能下、能进能出的灵活用人机制,促进优秀拔尖人才脱颖而出。

三、重点学科人才培养制度

(一) 为进一步加快医院医学人才梯队建设,培养造就更多优秀青年医学人才,促使重点学科优秀人才脱颖而出,提高医院综合实力和技术水平,为全面加强重点学科建设奠定坚实基础,结合医院实际,制定本制度。

(二)培养目标

立足重点学科建设发展需要,坚持德才兼备标准,从重点学科中择优选拔一批优秀中青年医学人才进行重点培养,实现理论基础扎实、临床经验丰富、技术水平领先,形成重点学科人才梯队,有力推动重点学科建设发展。

(三)申报条件

1. 热爱医疗卫生事业,恪守医德,治学严谨,身体健康,团结协作,开拓创新。

2. 年龄通常为40周岁以下,特殊情况可适当放宽3~5岁。

3. 学历学位　全日制本科、学士及以上。

4. 外语　大学英语四级,或取得全国卫生系统外语水平考试合格、硕士学位全国英语考试合格、全国公共英语等级考试五级等。

5. 职称　具备中级以上专业技术职称。

6. 论文　在省级以上医学学术期刊发表学术论文2篇以上。

7. 科研 本人承担地市级以上科研课题,或参研省(市)级以上科研项目排前三名;或有完整科研设计书,处于预试阶段,拟准备申报科研课题。

8. 专业基础知识及实践技能扎实过硬,具有一定组织管理和协调沟通能力,是科室业务骨干,发展潜能突出。

9. 遵规守纪,无严重违规违纪行为或医疗责任事故。

(四)选拔程序

1. 本人申请并填报《重点学科人才培养申请书》。

2. 所在科室初审后向科研教学部门推荐上报,通常一个周期内一个重点学科推荐人数不超过2人。

3. 科研教学、人力资源、医疗管理等部门对申报人进行资格审查,上报医院科学技术委员会。

4. 对初审符合条件人员组织相当于大学英语六级水平测试、专业知识测评与答辩。

5. 医院科学技术委员会专家根据考核结果,研究提出重点学科人才培养对象建议名单,公示征求意见,并上报院长办公会通过。

(五)培养措施

1. 面向重点学科人才培养对象设立专项基金、科研启动基金,择优推荐和帮助培养对象申报院外人才培养基金,院内科研项目同等条件下优先,提供持续性资金支持。

2. 鼓励和支持培养对象攻读本学科相关学位,给予一定经费支持和报销。

3. 定期安排重点学科人才培养对象到全国重点学科或重点专科、国内优秀医院优势学科进修,到国外著名诊疗机构学习先进技术,参加国内外相关学术会议和交流活动,不断提高重点学科人才培养对象的临床处置疑难重症、多发病实际能力。

4. 重点学科人才培养对象所在科室指导确定业务主攻方向,按计划进行重点培养,医院协调安排学科带头人或科主任进行一对一带教。

5. 鼓励与上级、同级医疗机构合作,瞄准学科前沿共同开展基础和临床课题研究。

(六)管理考核

1. 医院制订重点学科人才培养方案,进行动态管理、跟踪评估与定期考核。

2. 学科带头人或科主任负责对重点学科人才培养对象的日常工作、学习、临床实践等进行督促检查,提供锻炼学习条件机会。保证顺利完成培养任务。

3. 重点学科人才培养对象每年年底前撰写上报课题年度进展报告、工作总结,填写考核手册。科研教学、人力资源、医疗管理等部门组织年度考核和总体考核,考核结果分优秀、合格、不合格。考核成绩优异、达到培养目标的给予表彰奖励。对因个人原因中断培养计划或考核不合格者,医院索回培养经费,视情给予相应处罚。

4. 完善重点学科人才引进机制。对拟引进的培养对象、技术骨干进行答辩评审,提交院长办公会研究确定,视情组织民意测验。

(王世鑫 周 山 刘素刚 王海涛)

第二十章　医院等级评审

医院等级划分标准,是根据医院功能与任务、医院服务、患者安全、医疗护理质量安全管理与持续改进、医院管理等对医院资质的评定指标,共分三级十等。目前,医院评审执行原国家卫生部 2011 年 9 月 21 日印发的《医院评审暂行办法》(卫医管发〔2011〕75 号)。等级评审是我国广泛采用的一种医院质量评估方法,是提升医院标准化、规范化、科学化建设和管理水平的重要手段,也是非公立医院一项重要基础性工作。随着医改不断深化,非公立医院的内外环境、发展方式、管理模式和运行机制发生了深刻变化,对医院等级评审赋予了新的时代内涵,提出了更高的标准和要求,如多渠道多维度采集信息、个案追踪和系统追踪,强化患者安全,突出服务理念和服务流程等。必须坚持以评促建、以评促改、提升内涵,把参加评审复评与全面建立现代医院管理制度有机结合,充分发挥制度建设在强基固本、抓弱治短、规范经营等方面不可替代的职能和作用,全面提高管理和服务水平,推动全面、协调、创新发展,更好地维护患者权益。

本章围绕做好医院等级评审工作,从准备、申报、改进三个层面和步骤,对相关工作制度和措施规范进行了梳理与明确,既体现了国家卫健委相关政策规定,也吸收了一些地区和单位的实践成果,使之更具指导意义、可操作性和参考价值,供非公立医院结合实际运用与转化,打造高品质、高质量的医疗机构。

第一节　医院等级评审准备

一、医院评审办公室工作制度

(一)为顺利完成医院等级评审工作,加强组织领导,提高质量效率,坚持评建结合,重在内涵提升,结合医院实际,制定本制度。

(二)医院评审是指按照《医院评审暂行办法》的要求,根据医院基本标准和医院评审标准,开展自我评价,持续改进医院工作,并接受卫生健康行政部门对医院规划级别的功能任务完成情况进行评价,以确定医院等级的过程。

(三)医院评审办公室在医院评审领导小组组长、副组长的领导下,负责综合协调各部门的评审工作,完成评审领导小组交办的相关工作。

(四)评审办公室各项工作在主任领导下,合理分工,各司其职,密切协作、紧密配合,全面完成评审各项工作任务。

(五)坚持"政府主导、分级负责、社会参与、公平公正"原则,做好评审日常事务处理以及各部门之间工作协调。

(六)根据评审标准及实施细则,制订医院评审准备工作方案,将评审内容分解到各个部门和科室。

（七）按照评审实施方案,组织医院全体员工学习培训,知晓要求,领会内涵。

（八）根据标准实施细则要求,组织医院相关部门和专业委员会完善各项规章制度和诊疗规程。

（九）与省市医院评审办公室保持密切联系,掌握评审动态;完善医院评审工作信息监测机制,构建网络报告与监测平台,实时动态监测评审进展。

（十）健全会议制度,做好医院评审准备工作汇报例会、碰头会、通报会、反馈会等各种会议组织召集、记录工作。

（十一）严格信息报告,对来自当地卫生健康委及医院评审办公室等部门电话、文件、信函及时接收、登记、传达、送阅、发送,传达执行领导指示要求;做好评审阶段性工作、临时性任务、会议决定处理及进展情况汇报与通报。

（十二）做好评审文件的起草、审批、打印、收发、登记、传阅、归档等工作,严格保密。

（十三）加强医院评审工作计划安排,搞好年中期、全年工作检查、总结、分析、反馈和改进。

（十四）认真完成医院自评报告、监测指标、评审申请、整改方案与结果等相关资料整理上报工作,完善各项评审手续。

（十五）完成上级交办的其他任务。

二、医院等级评审准备工作方案

为推动医院可持续发展,加强内涵建设,保证医疗安全,持续改进服务质量,提升核心竞争力,全面提高区域医疗服务保障能力,提高管理水平和服务效率,促进社会效益和经济效益不断提高,确保在本周期评审中达到三级 × 等,根据原卫生部《医院评审暂行办法》(卫医管发〔2011〕75 号)、《三级综合医院评审标准实施细则（2011 年版）》,特制订本方案。

（一）指导思想

坚持以评促建、以评促改、评建并举、重在内涵,围绕质量、安全、服务、管理、绩效,体现以患者为中心,从细、从实、从严加强管理,提高工作质量,增强服务功能,推进学科建设,实现医院管理科学化、规范化、标准化,建立有效的医院管理持续改进体系,促进医院全面、协调、可持续发展,达到三级 × 等综合医院评审目标。

（二）工作体系

1. 领导小组　医院院长为评审领导小组组长,副院长为副组长,各职能部门、科室负责人为成员。

2. 办公室　设立三级 × 等医院评审专门办公室,工作人员集中办公。主要职责如下:

（1）制订迎评工作实施方案和具体工作计划,并组织实施。

（2）解读《三级综合医院评审标准》《实施细则》指标内涵,细化迎评工作内容和目标任务。

（3）为领导小组决策提供信息服务,开展对外联络工作。

（4）组织和推动评审工作按计划、分步骤进行。

（5）组织迎评工作全院性学习、培训、考试与总结评价。

（6）定期协调召开领导小组会议,汇报工作进展情况,就重要事项提交讨论。

（7）对各部门、科室迎评工作进行督查,及时提出反馈及整改建议。

（8）负责迎评资料收集、核查、整理、验收、汇编、建档、管理工作。

（9）完成上级交办的其他事项。

3. 专家组　分管院领导为组长,各专业专家为成员,设学术秘书 2 名。

4. 评审小组　各科室成立评审小组,科室负责人任组长,全面做好本科室迎接评审各项准备工作,完成医院评审领导小组及办公室交办的工作任务。

（三）组织实施

1. 宣传动员　组织全院工作人员认真学习等级医院评审标准,提高认识,掌握主要内容、方法和要求。办公室对迎评工作进行任务分解,落实到具体部门、科室和责任人。

2. 对照自查　各部门、科室和责任人落实任务分工,对照评审标准查缺补漏,健全制度,完善医疗规范,强化"三基三严",充实技术项目。医院专家组进行考核检查,形成书面报告上报领导小组,提出整改意见,针对共性问题和薄弱环节进行重点突破,向全院反馈检查结果。

3. 整改提高　各部门、科室根据检查反馈结果找出问题不足,制订具体整改措施,针对项目内容空缺部分加以完善,逐一落实解决。

4. 督查促进　协调邀请省级卫生健康行政部门医政负责人及专家来院督查指导,促进各项评审准备工作全面改善和提高。办公室拟制书面报告上报医院领导小组,提出整改意见,针对关键问题进行重点整改,并向全院反馈督查结果。

5. 持续改进　各部门、科室根据检查反馈检查结果和整改意见,进一步找出工作中存在的不足,提出具体措施加以整改,重点抓好核心要素的落实。

6. 再次自查　办公室再次组织医院专家组考核检查,形成书面报告上报领导小组,重点是查缺补漏,向全院反馈检查结果。

7. 继续改进　各部门、科室根据医院专家组检查反馈结果和整改意见,进一步梳理分析问题不足,持续抓好整改提高,突出核心要素落实。

8. 再次督查　再次协调邀请省级卫生健康行政部门医政负责人及专家来院督查指导。办公室跟踪督查结果,拟制书面报告并通报全院,持续抓好整改提高,针对 A 类指标重点整改。

9. 总结完善　各部门、科室根据医院督查通报和部署要求,深入查找迎接评审工作中的短板弱项,尽快组织问题归零和整改完善。

10. 申报评审　办公室依据原卫生部《医院评审暂行办法》,准备评审申请材料上报领导小组审查,向省级卫生健康行政部门申报医院等级评审。

（四）工作方法

1. 全面自查　各职能部门、科室按照评审标准要求,逐条逐项对照检查,及时进行整改完善。加强工作衔接配合,各种资料相互对应。对依靠自身力量确实难以完成的工作,上报办公室予以协调解决。

2. 院内自评　组织医院专家和内审员定期进行检查,确保迎接评审进度和质量,针对问题和薄弱环节组织重点整改和突破。

3. 检查督查　协调邀请省级卫生健康行政部门医政负责人及专家来院督查指导。

4. 持续改进　每次上级督导和医院检查后,各部门、科室跟进实施整改提高。

5. 留存资料　所有评审过程的自查、检查、整改工作,均应保留原始记录和材料。

（五）具体措施

1. 加强学习培训　组织全院人员学习掌握三级综合医院评审标准及实施细则,加强医务人员"三基"培训考核,夯实业务素质。

2. 健全管理体系　强化院、科两级质量与安全管理,各部门、科室总结完善相关管理制度与规范,提高专业化、制度化、规范化管理运行水平。

3. 细化职责任务　区分院、科两级,进一步明确各级各类人员岗位职责和迎评任务,梳理规章制度、诊疗流程和应急预案,跟踪督导落实,定期组织检查和演练。

4. 狠抓整改提高　定期组织不同层面的分析梳理,针对重点领域、关键环节和短板弱项,及时进行整改完善,持续提高工作质量。

5. 严肃责任追究　严格实行评审工作责任制,确保工作抓实落地。

三、科室等级评审准备工作方案

(一)各科室成立等级评审小组,科室主任为组长,副主任、护士长为副组长,各质控组组长、护理组组长、质控员为成员。科室内设医疗、护理、院感、病历、临床路径质控小组。

(二)科室等级评审小组履行以下职责

1. 制订科室迎评工作实施方案和具体工作计划,并组织实施。

2. 严格执行医院等级评审总体方案和措施要求,细化分解各项迎评任务。

3. 及时上报评审工作动态、数质量信息数据和相关需求建议。

4. 组织本科室人员等级评审学习、培训、考核、演练,持续提高业务水平,熟悉等级评审各步骤各环节工作。

5. 常态化组织科室等级评审自查自改。

6. 高标准迎接省级卫生健康行政部门督查指导和医院检查,及时制订整改措施并狠抓落实。

7. 做好迎评资料台账收集、核查、整理、验收、汇编、建档、管理等工作。

8. 完成上级交办的其他任务。

(三)科室等级评审准备工作,与医院层面同步组织实施。各阶段应加强请示报告,及时协调解决具体问题。

(四)科室管理材料应全面反映基本情况和业务建设。业务资料主要包括:指导性文件与行政管理、技术管理、手术管理、临床路径管理、单病种管理、住院超 30 天患者管理、出院患者随访管理、预约管理、医疗核心制度管理、病历质量管理、医疗管理、设备管理、继续教育管理、教学科研管理、药物管理与抗菌药物管理、安全管理、质量管理、院科室质控指标管理、院感管理、应急管理、医德医风、文化建设、各种登记记录本等。

(五)作好以 PPT 形式汇报科室工作准备。主要内容应包括:

1. 科室概况　规模、医护人员数与结构比、医护比、床护比、级别等。

2. 技术指标　技术项目数、难度、特色等。

3. 运营指标　近 3 年业务指标数及其环比、出院人数、病种结构、床位使用率、周转率、平均住院日、费用、人均净结余等。

4. 质控指标及其达标率(医院、科室)。

5. 医、教、研主要数据。

6. 科室荣誉。

7. 迎评工作简况　反映工作成效、达标符合率、存在问题、下一步工作重点等。

四、医院等级评审培训方案

为加强医院等级评审培训工作规范化管理,进一步提高全院人员对评审应知应会内容的知晓率,提升服务理念、综合素质和迎评能力,根据三级综合医院等级评审标准要求,制订本方案。

(一)基本原则

培训遵循和坚持"区分层次、分类施训,突出重点、抓住关键,问题导向、持续改进,注重实效、确保质量"的原则。

(二)组织领导

在医院等级评审领导小组的领导下,评审办公室指定人员具体负责等级评审培训工作,各部门、科室密切协调配合。

(三)职责分工

1. 等级评审办公室

(1)负责医院等级评审培训方案拟制、组织实施与日常管理。

(2)收集整理培训资料,存档备查,搞好培训成果运用。

(3)对培训效果进行评估、考核和持续改进。

(4)指导、监督各部门、科室开展相关培训考核,整理培训资料。

(5)组织等级评审培训总结分析,搞好反馈与跟踪改进。

2. 职能部门

(1)拟制和实施本部门医院等级评审培训计划,组织考核评价,做好记录。

(2)对分管科室医院等级评审培训计划进行审核,指导督促强化学习培训。

(3)定期向医院等级评审办公室汇报培训情况,提出合理化建议。

3. 业务科室

(1)拟制和实施本科室医院等级评审培训计划,组织考核评价,做好记录。

(2)结合"三基"学习训练,强化科室人员专业技能培训考核,针对短板弱项狠抓突破提高。

(3)定期向医院等级评审办公室和相关部门汇报培训情况,提出合理化建议。

(四)主要内容

1. 等级医院评审标准与细则。

2. 医疗质量安全核心制度。

3. 医疗质量管理体系。

4. 患者十大安全目标。

5. CBA 评价。

6. PCDA 持续改进。

7. QCC 建立。

8. 个案追踪与系统追踪。

9. 等级医院评审工作安排。

10. 岗位分工与职能任务。

(五)实施流程

1. 拟制计划 医院等级评审办公室及各部门、科室分别拟制周、月、年度等级评审培训计划,分别报领导小组和办公室审核后实施。

2. 下发通知 全院培训提前发布培训通知,各部门、科室根据医院统一安排并结合自身实际确定。

3. 现场签到　参训人员在培训现场签名,并现场拍摄照片。

4. 组织考核　区分院、科两级进行考核,未达标人员安排 1 次补考,补考仍未达标调整工作岗位。

5. 完善资料　区分院、科两级,对等级评审培训资料建档留存。

（六）方式方法

1. 医院等级评审培训采取专题授课、知识竞赛、理论答题、技能考核、网上答题等方式组织实施。

2. 部门和科室医院等级评审培训采取个人自学、交班提问、业务学习、考核考试等方式组织实施。

（七）培训要求

1. 相应人员应熟练掌握工作制度、岗位职责、诊疗规范等内容,熟悉考核试题内容。

2. 培训重点应突出考核试题内容,统计分析与考核结果评价应充分体现培训质量的持续改进。

3. 各部门、科室留存培训所有资料,个人留存培训记录本备查。

五、医院评审会议通报制度

（一）为加强信息公开与信息交流,在一定范围内对医院等级评审工作及相关信息进行发布,确保及时、准确、客观,制定本制度。

（二）评审会议通报由医院等级评审办公室负责整理和发布。

（三）评审会议通报主要内容

1. 组织计划　医院等级评审方案计划,相关规章制度,院长办公会确定的相关重要事项,评审重难点问题及对策措施、人员培训、检查督导、阶段性总结等。

2. 相关信息　医院等级评审人员分工、业务变动、评价奖惩、相关政策调整变化、上级文件和指示要求、上级和专家督查指导意见、相关动态信息等。

（四）医院内部通过院内网、OA、会议、文件以及板报、橱窗等方式予以通报。

（五）按照上级要求和实际工作需要,采取电子邮箱、传真、电话、邮件等方式,定期向上级卫生健康行政部门报告相关情况。

（六）所有评审会议通报信息必须及时、准确、可靠。

六、医院等级评审自评与模拟评审制度

（一）自评

1. 医院和各部门、科室按照医院等级对照标准要求,定期组织专家逐条逐项进行考核,对实际工作、设施设备、人员素质、业务资料等作出综合评价。

2. 医院等级评审办公室根据自评结果,针对不达标条款制订整改措施,完善相关工作,持续提高标准符合率。

3. 各职能部门按照职责分工开展自评,督导分管科室抓好自评与整改。

4. 科室评审小组全面开展自评自纠,明确达标条款及不达标条款,统计 A、B、C、D 层级数量,评判符合率与相差率,有针对性地组织整改提高。

（二）模拟评审

1. 医院等级评审领导小组及办公室根据准备工作进展情况,在自评较为理想的基础

上,组织和邀请院内、外专家依据医院等级评审标准和细则进行模拟评审,总体评判与标准的符合程度,肯定成绩,查找不足,持续改进。

2. 现场评价主要内容

(1)医院基本标准符合情况。

(2)医院评审标准符合情况。

(3)医院各项工作开展情况。

(4)省级卫生健康行政部门明确的其他事项。

3. 现场评审通常安排 3 天,主要流程如下:

(1)第一天:上午:评审开幕会、评审领队讲话、院长汇报、专家提问、现场评审。下午:现场评审。晚上:专家碰头。

(2)第二天:晨会简报、参加科室交班、现场评审、专家碰头。

(3)第三天:晨会简报、参加科室交班、现场评审与核查、专家内部会议、现场评价反馈。

现场评价反馈由省级卫生健康行政部门有关人员或医院领导主持。主要议程:医院管理组反馈、医疗药事组反馈、护理院感组反馈、病案首页结果反馈、院长表态讲话、省级卫生健康行政部门有关人员讲话。

第二节　医院等级评审申报

一、新设医院等级评审申报规范

(一)申报条件

1. 依法取得《医疗机构执业许可证》的二、三级综合医院和专科医院。

2. 新建医院在取得《医疗机构执业许可证》,执业满 3 年后方可申请首次评审。

3. 医院设置级别发生变更的,应当在变更后执业满 3 年方可按照变更后级别申请首次评审。

(二)申报内容

1. 医疗机构概况

(1)医疗机构简况。

(2)医院人员情况。

(3)大型医疗装备。

(4)医院楼层分布平面图。

(5)医院组织结构图。

2. 医院业务管理

(1)工作量与工作效率:

1)科室设置与住院工作量。

2)住院患者占比位于前 30 位的疾病名称、数量和占总住院患者出院人次比例(%)。

3)工作量。

4)医技科室服务项目总量。

5)重点实验室或质控中心及服务工作量。

(2)治疗质量。

（3）年度医院主要财务指标（单位：万元）：

1）收入与支出情况。

2）资产与负债情况。

3）单位费用统计。

（4）科研成果。

（5）临床教学。

（6）满意度调查。

（7）院自评报告及填写要求：

1）医院填写自评报告时要认真、准确、真实，无弄虚作假、瞒报，保证各种信息质量及信息一致性。

2）对所报项目出现逻辑错误或明显虚假或同样信息在不同项目栏内填报出不同结果，所有需要用此信息评价的项目均为不合格处理。

3）评审表格填写说明及 EDCBA 所代表含义：

E：不适用或卫生健康行政部门限制项目或未开展但有卫生健康行政部门书面同意项目或学科。

D：未达到 C 条款中所要求项目。

C：达到 C 条款中所有项目。

B：达到 C、B 条款中所有项目。

A：达到 C、B、A 条款中所有项目。

（8）评审表各栏目填写要求：

1）序号栏：与评审标准条款一致，要一一对应进行自查。

2）自评栏：所有条款均应给予 E、D、C、B、A 评价，不得有空项。

3）简要说明栏：经过反复核对后，对该条款最终被评为 D、A、E 要给予具体简要说明。

4）需要特殊说明问题栏：设在本章节最后，如某些问题需要进行特殊说明，标明待说明条款序号，在序号后面对该问题进行详细阐述，如：①条款中某些表述或判别标准与新出台的法律法规相悖或不同；②某些问题或成绩特别突出，在本地区乃至全国将会产生影响；③其他特殊需要说明的问题。

（9）注意问题：

1）科室设置应符合卫生健康行政部门颁布或更新的学科设置标准，对缺失的基本科室或服务项目应有书面说明并符合省级卫生健康行政部门卫生区域规划要求。

2）现场检查期间所覆盖科室以医院执业许可登记为基础。①评审标准中有，而执业许可登记上没有的非必需设置科室，评审标准明确注明"可选"的科室，该节所有条款可不在审核范围中，如精神科、高压氧科等；②标准中有要求，而执业许可登记上缺失的必需科室，且不符合国家相关规定或者不符合卫生健康行政部门制订的卫生区域规划要求的，该节判定为不合格；③标准中有要求且执业许可登记也有的科室，但实际科室设置不符合标准的，可对照标准各个条款评审等。

3. 内容填报　各部门、科室参照医院分解的医院等级评审标准和细则，如实填写自查内容。

二、医院等级评审与复评申报规范

（一）评审组织

二级医院由市级医院等级评审办公室组织评审。三级医院由市评审办公室对申报材料进行初审,合格后报省评审办,由省评审办组织评审。

（二）自评准备

医院依据医院等级评审标准开展自评整改,并形成自评报告。

（三）申报

申报等级评审的医院在等级证书有效期满前3个月,可向有评审权的卫生健康行政部门提出评审申请,提交下列评审申请材料:

1. 医院等级评审申请书。

2. 医院自评报告。

3. 基本指标对照表及说明材料。

4. 评审周期内接受卫生健康行政部门及其他有关部门检查、指导及整改情况。

5. 落实分级诊疗和双向转诊有关措施、推进改善医疗服务行动计划、控制医疗费用不合理增长等工作开展情况。

6. 评审周期内各年度出院患者病案首页信息及其他反映医疗质量安全、医院效率及诊疗水平等的数据信息。

7. 省级卫生健康行政部门规定提交的其他材料。

8. 注意事项

（1）医院提交评审申请材料前,应开展不少于6个月的自评工作。

（2）卫生健康行政部门对医院提交的评审申请材料进行审核后,应根据下列情况作出是否受理评审申请的处理意见。

1）申请材料不齐全或不符合规定内容及形式的,应在5个工作日内书面告知医院需要补充的材料及提交期限,医院逾期不补充或补充不完全则不予受理。

2）申请材料齐全且符合要求,或医院按照卫生健康行政部门书面告知进行补充符合要求的,应在10个工作日内予以受理。

3）卫生健康行政部门在受理评审申请后,应在20个工作日内向医院发出受理评审通知,明确评审时间和日程安排。

4）医院在规定期限内没有申请评审的,卫生健康行政部门应要求其在15个工作日内补办申请手续;在限期内仍不申请补办手续的,视为放弃评审申请。

（四）受理

省、市级卫生健康行政部门受理评审申请后,在15个工作日内向医院发出书面受理通知,并于评审前2日通知医院日程安排。

医院要将现场评审备用资料于评审组到达医院后第一时间交评审组。现场评审备用资料包括:

1. 医院组织管理结构图。

2. 病区示意图。

3. 医院执业许可。

4. 医院前一日住院患者一览表。

5. 当日手术安排表（含住院手术室和门诊小手术室）。

6. 反映医院管理、医疗质量管理计划与监控等相关资料。

（五）现场评审

省、市评审办组织专家对申请等级评审的二、三级医院的申报材料进行基本指标审查，组织现场评审专家组，对具备资格的医院进行现场评审。

现场评审结束后 5 个工作日内，现场评审专家组向省、市评审办提交《现场评审报告》。如有必要，省、市评审办可要求专家组对某些内容进行重新审议或评审。

（六）复核

省、市评审办公室对专家现场评审结果进行复核，作出最终结论。对经现场复核不能达到相应等级标准的医院给予降等级处理。

（七）评审结论

医院评审领导小组定期召开全体会议对评审报告进行审核，提出审核意见。省、市级卫生健康行政部门根据审核意见，在 30 个工作日内做出评审结论，以适当方式对社会进行 7 天公示，公示结果不影响评审结论的，书面通知被评审医院和有关部门，并颁发由国家卫生健康委统一要求的等级证书和标识。

（八）动态监管

医院评审结论有效期四年。在评审结论有效期内进行动态管理，经复查或抽查未达到医院等级评审标准的，对其进行降等级处理，被降等级的医院一年内不得申请医院等次评审；对在接受评审过程中弄虚作假的医院，一经查实，撤销原评审结论，三年内不得申请等次评审。被评审医院在医德医风、医疗质量和医疗安全等方面存在重大缺陷并造成恶劣社会影响的，按照有关规定给予警告、限期整改、降等、取消等级等处罚；取消等级的医院在下一周期不得申请参加等级评审。

三、医院等级评审工作方案

（一）为认真贯切落实医院《等级评审准备工作实施方案》，扎实开展现场评审各项工作，接受现场正式评审，制订本方案。

（二）对应现场评审专家组，保证各项工作落实到位，医院成立 3 个专项工作组，负责对口接洽，配合评审工作。每位专家安排 2 位专业人员陪同评审，各工作组分工协作，及时沟通汇报工作进展情况，确保现场评审工作任务的顺利完成。

1. 党政管理组　主要负责医院公益性、医院管理、医德医风管理、院务公开、患者权益等。

2. 医疗药事组　主要负责医疗、药事质量安全管理与持续改进的 27 个方面内容。

3. 护理院感组　主要负责护理、院感管理与质量持续改进等内容。

（三）实施步骤

1. 现场评审前阶段（现场评审前 5 天）

（1）制订院现场评审方案，健全领导小组，细化专项工作组职责任务。

（2）召开全院人员大会，深入进行思想发动和任务部署。

（3）过细检查各项准备工作到位情况，搞好医院环境美化和卫生清洁。

2. 现场评审阶段（3~4 天）　医院领导、中层管理人员、一线员工在岗尽职，各专项工作组全力配合上级卫生健康行政部门和专家组，组织完成现场各项评审工作。

3. 现场评审后阶段（现场评审后30天内） 针对上级评审反馈的问题,周密制定整改方案,按标准要求在规定时间内查漏补缺,持续改进和完善各项工作。

四、医院等级评审现场材料规范

（一）材料齐全完整。符合医院等级评审标准要求,按院、科两级分类,临床、医技、药学、行政、后勤等部门和科室分别准备评审材料,不能缺项漏项。

（二）材料内容翔实。各类材料真实、详细,符合文本要求。

（三）行文格式规范。行政、业务文件流程化、规范化、格式化,符合规定要求。

（四）数据准确统一。各部门、各科室同一时点的数据要统一,相互对应,准确可信。

（五）体现管理流程。充分反映质量闭环式管理与质量改进过程,痕迹记录应清晰明了。

（六）材料管理严格。材料保存时限应符合医疗文书与资料档案管理要求,分类管理,装印成册,归档保存,具备信息化、智能化管理条件和手段。

第三节 医院等级评审改进

一、医院等级评审管理制度

（一）医院按照等级评审标准要求,结合实际深入开展自我评价与管理,主动接受上级卫生健康行政部门及专家的督查指导,持续改进各项工作。

（二）医院等级评审管理应坚持政府主导、分级负责、社会参与、公平公正,遵循以评促建、以评促改、评建并举、重在内涵,突出质量、安全、服务、管理、绩效,体现以健康为中心,构建目标明确、布局合理、规模适当、结构优化、层次分明、功能完善、富有效率的医院服务体系和质量监管体系,提高科学化、规范化、标准化分级管理水平。

（三）医院等级评审管理应加强书面评价、医疗信息统计评价、现场评价和社会评价等方面的日常管理与周期性综合评审。

（四）加强书面评价内容和项目质量监管。主要包括:评审申请材料,不定期重点评价结果及整改情况报告,市级以上卫生健康行政部门专科评价、技术评估等评价结果,市级以上卫生健康行政部门医疗质量评价检查评价结果及整改情况等。

（五）加强医疗信息统计评价内容和项目监管。主要包括:各年度出院患者病案首页等诊疗信息,医院运行、患者安全、医疗质量及合理用药等监测指标,利用疾病诊断相关分组（DRGs）等方法评价医院绩效等。

（六）加强现场评价日常监控。主要包括:医院基本标准符合情况,评审标准符合情况,各项工作开展情况等。

（七）强化评审质量持续改进。重点对医院等级评审中发现和指出的问题进行整改,不断改进医疗服务,确保医疗安全,提高医疗质量与内涵。

二、医院等级评审持续改进制度

（一）医院等级评审工作应与时俱进,根据医改政策总体方向、调整变化和医院实际,及时加以调整、充实和完善。

（二）医院对照相应医院等级评审标准及实施细则,每4年对等级评审准备工作方案和实施方案进行一次集中修订。

（三）按照不定期评审评价指出的问题意见,细化院、科两级整改措施,逐条逐项落实到位,完善和丰富医院质量内涵建设。

（四）根据管理与技术服务现状,制订发展与提升规划,优化服务流程,改善服务质量与服务态度,不断提升管理水平和诊疗服务能力。

（五）加强医院评审标准及实施细则培训,改进方法手段,提高质量效能。

（六）对照医院等级评审政策规定,定期分析医院和科室建设形势,推动等级评审与日常建设管理有机结合,切实做到以评促建、常抓常改、持续改进。

三、日常统计学数据评价制度

（一）区分月度、季度和年度,按照医院等级评审标准要求,定期进行统计学数据填报、核查、汇总、分析、反馈。

（二）医疗日常信息统计评价主要内容

1. 各年度出院患者病案首页等诊疗信息。

2. 医院运行、患者安全、医疗质量、单病种质量、重症医学质量等监测指标。

3. 合理用药、医院感染等监测指标。

4. 利用疾病诊断相关分组（DRGs）等方法评价医院绩效。

5. 省、市两级卫生健康行政部门规定的其他内容和项目。

（三）医院质量改进成效应以优化数据作支撑,指导和评价工作绩效。

（四）加强数据采集、整理与评价管理,确保真实、完整、统一。

（五）注重各类数据时效管理,确保数据有效应用。

（六）建立健全数据库,加强数据运行、挖掘、整理、加强监管力度,推动医院精准医疗与精细化管理。

（杨有业 林庆贤）

第二十一章 分级诊疗与医疗联合体

建立和推行分级诊疗制度,是习近平总书记在全国卫生健康大会上提出的位列首位的基本医疗卫生制度,是我国深化医改的一项重要任务,一定意义上也成为衡量医改成效的关键所在。

医疗联合体作为分级诊疗制度建设的重要载体,主要包括城市医疗集团(也称城市医联体)、县域医疗卫生服务共同体(简称县域医共体)、跨区域专科联盟(也称专科医联体)、远程医疗协作网等四种模式。通过建立和形成服务、利益、责任、管理、发展的共同体,对于整合医疗资源,推动分级诊疗,全面提升覆盖全生命周期的健康服务能力,实现发展方式从以治病为中心向以健康为中心的转变,更好地适应和满足群众多样化、个性化、差异化就医需求,具有重要意义。

2019年6月,国家卫健委等十部委印发《关于促进社会办医持续健康规范发展的意见》,强调:"各地要完善医联体网格化布局,社会办医可以选择加入,综合力量或者专科服务能力较强的社会办医可牵头组建医联体,鼓励适度竞争。"这改变了过去政府只要求社会办医参与,而不是牵头组建医联体的做法。近年来,一些非公立医院强化目标导向,充分考虑功能定位、地域分布、服务能力、合作意愿等因素,牵头或参与推进医联体建设,努力解决医疗资源配置、医疗质量管控、卫生信息化水平等矛盾和瓶颈问题,突出分级诊疗、双向转诊、健康管理与配套保障,为深入推进以分级诊疗为核心的医改工作发挥了积极作用,积累了有益经验。

本章在梳理分级诊疗基本制度基础上,重点围绕"四种模式",借鉴吸收一些试点经验和创新性做法,对医疗联合体组建运行中的相关制度进行了规范,力求提供较为完备的制度体系,供非公立医院在医联体建设实践中参考和运用。

第一节 分级诊疗

一、医院分级诊疗管理制度

(一)总则

1. 为建立和推行分级诊疗制度,合理配置医疗资源,促进基本医疗卫生服务均等化,建立"基层首诊、双向转诊、急慢分治、上下联动"的分级诊疗模式,结合非公立三级医院牵头或参与开展分级诊疗工作实际,制定本制度。

2. 以《国务院办公厅关于推进分级诊疗制度建设的指导意见》《关于推进医疗联合体建设和发展的指导意见》《关于进一步做好分级诊疗制度建设有关重点工作的通知》等文件为依据,建立牵头医院负总责、各级各类医疗机构分工协作、预防-医疗-康复一体化的协同服务模式,全面推进分级诊疗。

（二）医联体组织管理

1. 以三级医院牵头建立城市医疗服务集团（县域医共体），以特色优势学科建立专科联盟，开展远程医疗协作网等组织形式，为医疗集团内各级各类医疗机构提供统筹管理、协同发展、资源共享、责任共担、利益共赢的发展平台，为服务区域内居民提供预防、医疗、康复、健康管理一体化与同质化的医疗健康服务体系。

2. 城市医疗服务集团、县域医共体，是在当地政府设立的医院管理委员会以及卫生健康行政部门主导下，规划区域医疗服务资源网格化布局，根据本地区实际情况以及合作各方的意愿，结成紧密型或是松散型的医疗联合体。医疗集团、医共体的治理结构为该医联体理事会领导下的牵头医院为总院长负责制，设立常设办公机构，负责日常事务。

3. 跨区域专科联盟是以某一专业学科领域具有核心技术优势的医院牵头，跨区域多层级的医院为成员单位，以该专业学科为核心力量，专业学科技术协作为纽带，实现学科建设帮带、专科技术互联、专科疾病会诊转诊、教学科研协作的整合型技术合作联盟。跨区域专科联盟设立理事会，由牵头医院主要负责人或核心专业学科带头人担任理事长，负责统筹专科联盟工作，由兼职秘书承担办公室日常工作。

4. 远程医疗协作网是由牵头医院远程医学中心为远程医疗协作成员单位的统一资源共享平台，覆盖市、县（区）、乡镇（街道）、村（社区）四级医疗卫生机构，充分发挥信息化技术优势推动优质医疗资源向基层合理流动，持续提升远程医疗服务能力。远程医疗协作网设立管理委员会，由牵头医院主要负责人或该院远程医学中心主任担任主任委员，负责统筹远程医疗协作网工作，设兼职秘书承担办公室日常工作。

（三）医联体章程。 城市医疗服务集团、县域医共体、跨区域专科联盟应制定章程。医联体章程要明确该医联体的指导思想、功能定位、基本任务、组织管理、职责分工、成员单位、协同机制、会议制度、工作程序、权利义务等，以章程的形式建立有章可循、共同遵守的合作规则。远程医疗协作网可以章程或合作协议的形式，明确合作方式与规则。

（四）医联体会议制度。 医联体应定期召开理事会、办公会议，研究决策医联体有关发展规划、年度工作计划、财务预算、业务开展、项目实施方案等重要决策事项。按月定期召开医联体例会，小结阶段性工作进展，研究解决实际工作问题。遇有实际需要，临时召开专项工作会议。每上半年、年终召开工作总结会议，总结工作，表彰先进，分析形势，部署工作计划。

（五）城市医疗服务集团、县域医共体试行管理与技术团队委派制。 医联体开展合作时间较长、基础条件比较成熟的紧密型医联体，应创新医联体人力资源管理模式。可以试行由牵头医院委派思想政治坚定、医德素质优良、管理能力较强的业务管理骨干，或是管理团队，到下级医疗机构轮换任职或兼职担任领导职务。也可以委派技术水平较高的业务骨干到下级医疗机构任职或兼职，实行专业学科建设的帮带责任制。同时医联体可以试行医务人员统筹调配使用，充分提高人力资源的利用效率和效益。

（六）城市医疗服务集团、县域医共体试行财务与医保费用结算统筹管理。 在当地政府卫生健康委、医保局的主导与支持下，紧密型医联体可以发挥医联体人财物资源配置效益最大化为目标，试行财务集中管理，统一实施全面预算管理，以资产管理、成本管理、采购供应、医保结算、绩效考核、内部审计与控制等一体化管理，创新推动医联体成为管理共同体、发展共同体、利益共同体。

（七）试行统一法务管理。 紧密型医联体工作范围内的法律事务可以统一安排律师，承担医联体的合规管理、商务谈判、协议与合同审核、劳务与医疗纠纷处理、职工普法宣传教育等法律事务。

（八）参保患者分级诊疗与转诊流程

1. 分级诊疗　参保患者须住（转）院，应在统筹地区内遵循"乡镇中心卫生院/社区卫生服务中心或一级定点医疗机构（首诊医疗卫生机构）——二级定点医疗机构——三级定点医疗机构"的分级诊疗和转诊程序。原则上可在统筹区域内自主选择定点医疗机构住院。在统筹区域外住院治疗，须经相应医疗机构认定且通过职工和城乡居民医保经办部门审批。

2. 转诊审批　参保职工和城乡居民在首诊医疗卫生机构就诊，经医师确认无法诊治的疾病，出具《职工和城乡居民医保分级诊疗审批表》，经二级医疗卫生机构主管院长签字、单位盖章、县级职工和城乡居民医保经办部门审批后转往三级医疗卫生机构。

3. 特殊情况住院审批　离退休定居内地，省内异地居住，县、乡医疗卫生机构确认须向上级医疗机构转诊的特殊和急危重症参保患者，参保的异地就读大学生，参保的外地务工农民工，参保职工和居民在出差、旅游、探亲途中突发急危重症患者，可以就近原则进行抢救和住院治疗。患者或其家属应在72小时内告知当地医保经办部门，并在7个工作日内由家属凭医生开具的急诊（或病重、病危）通知书到统筹地区医保经办部门办理备案和审批手续。

（九）首诊治疗与转诊审批

各级定点医疗机构负责辖区内参保职工和居民住院首诊治疗，明确转诊审批责任，转诊患者名单定期报统筹地区职工和城乡居民医保经办部门备案。各级医疗卫生机构登记参保职工和居民转诊转院基本情况、转诊原因、转诊医师和审批人，对转出患者逐一登记以备核查。

1. 住院手续办理　二级、三级医疗卫生机构接收参保患者住院时，有责任要求患者先出具审批表，再办理住院手续。特殊和急危重症患者除外。

2. 严格控制转诊率和平均住院日　二级医疗机构转诊率不得超过10%，三级医院省外转诊率不得超过5%。三级、二级和一级及以下医疗卫生机构平均住院日分别控制在12天、9天和6天以内。各级卫生健康行政部门将医疗卫生机构转诊率和平均住院日列入绩效考核指标体系，加强管理。对特殊和急危重症参保患者，各级医疗卫生机构、各地医保经办部门简化手续，提高办事效率，方便患者就医。

3. 医保资金结算联审　各级职工和城乡居民医保定点医疗卫生机构在定期审核结算医保金时，同时将转诊转院患者审批表一并审查。对无审批表职工和城乡居民，医保经办部门不予支付定点医疗卫生机构结算报销的医疗费用。

4. 违规处罚　职工和城乡居民医保定点医疗机构不遵守分级诊疗和转诊转院程序、不履行告知参保职工和居民转诊转院义务，致使参保住院职工和居民未及时办理转诊手续或违反转诊程序，造成参保职工和居民未按规定享受医保报销的，予以通报批评，情节严重的取消其职工和城乡居民医保定点医疗机构资格。

5. 转诊信息报送　定期汇总转诊患者情况，每季度就转出患者病情、流向、转诊原因等进行统计分析工作，并形成转诊情况分析报告。

二、基层医疗机构合作开展双向转诊服务管理制度

（一）基层医疗机构职责

1. 针对转诊患者病情和需求推荐转诊医院专家。

2. 首诊医师填写转诊单。

3. 接诊转回患者,及时与上级指导合作医院医师联系,建立和保持良好合作关系。

4. 跟踪反馈上级指导合作医院专家诊疗情况和医疗服务质量,进一步提高双向转诊水平。

5. 与上级指导合作医院联合开展健康教育、健康促进等活动。

(二)上级指导合作医院职责

1. 向群众和患者等推荐专家,承担社区医疗技术专家顾问。

2. 接诊基层医疗机构上转患者,给予及时、有效诊治。

3. 急诊处置基层医疗机构上转危急重症患者,不得拖延、推诿。

4. 科室认定可转回基层医疗机构患者,安排主治医师以上职称人员把关,确保医疗质量和医疗安全。

5. 定期与基层医疗机构总结交流双向转诊工作经验,针对问题制订改进措施并实施。

6. 结合接诊常见问题组织专家讲座和教学培训。

(三)基层医疗机构上转条件

1. 超出基层医疗机构救治能力病例。

2. 临床危急重症和疑难复杂病例。

3. 处置重大伤亡事件能力受限病例。

4. 疾病诊治超出基层医疗机构核准诊疗登记科目病例。

5. 须到上级指导合作医院进一步检查和明确诊断病例。

6. 其他因技术、设备条件受限不能处置的病例。

(四)上级指导合作医院下转条件

1. 急性期治疗后病情稳定,须继续康复治疗的病例。

2. 诊断明确,不须特殊治疗的病例。

3. 须长期治疗的慢性病病例。

4. 老年护理病例。

5. 一般常见病、多发病康复期病例。

(五)双向转诊程序

1. 基层医疗机构按转诊原则将患者转至上级指导合作医院急诊科或相关科室。

2. 转诊患者持双向转诊单到上级指导合作医院就诊。

3. 转诊患者病情稳定后,上级医院将患者转回基层医疗机构继续治疗。

(六)管理监督

1. 加大宣传力度,教育引导医务人员认清双向转诊目的、意义,明确自身责任义务,增强自觉性、主动性和积极性。

2. 医院医疗管理部门主管,各部门相互配合,加强沟通协调,做好双向转诊各环节衔接配合,确保转出方、转入方及被转者三方满意。

3. 医院组织定期检查与随机抽查,强化双向转诊工作监督管理,实行双向转诊信息定期报送,及时总结经验,发现、解决问题,检查考核情况通报各部门和科室,按要求及时报送上级卫生健康行政部门。

三、医院参与家庭医生签约服务工作制度

(一)为认真贯彻执行上级卫生健康行政部门部署要求,充分发挥医院职能作用和技术

优势,进一步规范和加强医院参与家庭医生签约服务工作,提高社区居民签约服务依从性和基本医疗卫生服务水平,满足多样化、个性化需求,逐步形成家庭健康管理的良性互动,推动分级诊疗制度落实,有效降低卫生总费用,结合医院实际,制定本制度。

(二)在上级卫生健康行政部门指导下,医院与乡镇、街道密切沟通协调,签订《医院参与家庭医生签约服务工作协议》,签约周期通常为 1 年,期满后可续签。

(三)医院组织相关部门和科室、专家,指导挂钩社区加强家庭医生全科服务团队建设管理,制定服务标准与技术规范,制定相关制度措施,提高家庭全科医生、社区护士、公卫医师整体技术水平。

(四)医院赋予家庭医生一定比例的专家号、住院床位等资源,为签约居民优先提供预约诊疗和双向转诊服务,精准对接下转患者,提高转诊保障能力,实施全程监控管理和一体化服务。

(五)按照分片包户原则,指导相关社区为居民建立健全规范化健康档案,推动实现动态管理与区域联网,定期组织健康状况评估,针对健康危险因素制订预防干预措施和方案。

(六)采取担任挂钩社区医疗技术专家顾问的形式,根据各挂钩社区服务家庭数量和健康管理需求,每月相对固定时间和人员,派出专家和技术骨干深入社区巡诊,为病情稳定、依从性较好的签约慢性病患者酌情增加单次配药量并延长配药周期,开展中医药"治未病"服务,为失能半失能高龄老人、残疾人、终末期患者等确有需求的人群提供上门医疗卫生服务。

(七)医院通过远程会诊、远程心电诊断、远程影像诊断等服务,促进与挂钩乡镇卫生院、社区卫生服务中心间检查检验结果实时查阅、互认共享。强化信息整合,实现签约居民健康数据共建共享。

(八)医院采取科室共建、全专科联合门诊、远程培训、结对帮带、教学查房、免费进修等方式,有针对性地为挂钩社区培养技术骨干和急缺专业人员,重点加强常见病、多发病规范诊断、治疗能力,提升对主要慢性病的健康管理水平。

(九)积极参与推进"互联网+"签约服务,运用互联网、手机 APP、微信公众号等自媒体平台,利用碎片化时间为挂钩社区签约居民提供健康咨询、预约就诊、慢病随访、报告查询等服务,定期推送个性化健康教育信息。

(十)畅通公众监督渠道,定期收集掌握挂钩社区和居民对医院参与家庭医生签约服务工作的评价反映,及时组织整改提高,持续改进服务质量。

(十一)建立完善激励考核机制。围绕签约数量、有效履约、工作开展、服务效果等指标,将医院相关科室和人员参与家庭医生签约服务工作纳入绩效管理,通过提供优质签约服务合理提高收入水平。医疗管理等部门加大检查督导力度,定期组织考核评价。对考核结果不合格、群众意见突出的人员,予以相应惩处。

第二节　城市医疗集团

本节内容是以三级综合性非公立医院作为城市医疗集团牵头医院为例,建立开展城市医疗集团或城市医疗联合体建设的制度范本。也可作为非公立医院与当地公立医院联合开展城市医疗集团或城市医疗联合体建设制度的参考范本。

一、城市医疗集团管理制度

（一）依据国家有关分级诊疗、城市医疗联合体建设政策文件精神,在当地卫生健康行政部门指导下,以本医院(三级医院)为牵头医院,在本市卫健委统一网格化布局区域内以业务、技术、管理、资产等为纽带,联合若干二级医院、社区卫生服务中心及社区医院、康复医院、护理院等,构建"1+X"城市医疗联合体,纵向整合医疗资源,努力实现由"以治病为中心"向"以健康为中心"转变的发展方式,着力提升医疗联合体医疗技术水平与医疗健康服务能力,促进基本医疗卫生服务均等化。

（二）医院积极参与建立完善不同级别、不同类别医疗机构间目标明确、权责清晰、公平有效的分工协作机制,形成服务、责任、利益、管理共同体。

（三）本着友好协商原则,结合实际牵头或参与制订城市医疗集团建设与发展规划。具备紧密型合作条件的地区推行城市医疗集团内人、财、物统一管理模式,促使该医联体成为目标一致的共同体。不具备条件的,可在城市医疗集团内以对口帮扶、技术支持为纽带形成松散型合作,引导优质医疗资源下沉,提升基层医疗服务能力。

（四）参加城市医疗集团的非公立医院,主动接受由当地政府牵头成立的医院管理委员会及办公室的领导。

（五）城市医疗集团管理团队由集团院长、副院长(若干名)、总会计师等组成。医疗集团总院长由当地医院管理委员会主任提名,按相关程序通过后,由管委会主任聘任,任期五年。集团院长一般由牵头医院院长担任。集团副院长、总会计师由集团院长提名,按相关程序通过后,由集团院长聘任。

（六）医疗集团院长办公会为该医疗集团行政、业务议事决策机构。成员单位主要负责人与集团签订年度目标管理责任书,对本单位各岗位人员任用有提名权和聘用权,同时报城市医疗集团备案。

（七）错位配置集团内各级各类医疗卫生机构功能,推进统一的运营管理、基本医疗服务和公共卫生服务标准,各有侧重、资源共享、优势互补、分工协作,实现分级诊疗目标。

（八）采取设立延伸门诊、建立联合病房、推广适宜技术、加强科研教学合作、专业技术培训、业务查房、疑难病例讨论和会诊、远程诊疗、进修培训等多种形式,在集团内全面开展业务指导、培训和学科合作,提升基层医疗卫生机构服务能力。

（九）加强医疗集团医疗质量管理和控制,规范临床检查、诊断、治疗、使用药物和耗材等行为,提高精细运营质量效益。

（十）运用"互联网＋医疗健康",建立统一网络就医平台,实现预约挂号、自助支付、检查检验结果查询、体检报告收取、个人健康档案查询、健康管理等网络交互联通,提供健康、营养、心理咨询、运动指导等网络服务。以集团为中心,畅通与区域内外其他医疗机构之间的技术协作、双向转诊渠道。

（十一）规范分级诊疗、远程医疗信息系统,促进患者就诊信息互认共享和转诊预约。创新信息化应用模式,实施医疗、医保、医药数据联动,逐步实现信息资源集成与共享。

（十二）构建处方流转、药品共享与统一配送机制。规范药品配备和使用管理,保障用药品种与基本医疗保险药物目录、双向转诊服务衔接。建立药品耗材采购中心,药品、耗材参与国家统一带量采购试点、统一物流配送,满足慢性病患者在基层医疗机构用药需求。

（十三）加强财务核算与监督。成员单位执行统一财务制度,实行独立核算。财务管理接受政府相关职能部门监管。实行总会计师制度,负责对成员单位财务管理及审计工作。成员单位设收费组长和报账会计,采取集中报账制度。

（十四）完善成员单位岗位设置、薪酬体系,推进全员聘用和岗位管理。建立以评、聘分开为核心的职称聘任体系。按照"两个允许"要求,建立以服务工作量、服务质量、满意度和服务成本为核心的分配激励机制。推进注册医师多点执业,根据实际确定奖励性与基础性绩效工资比例。

（十五）强化绩效考核评估,突出功能定位、职责履行、成本控制、运行绩效、财务管理、预算管理、患者满意度等指标,与管理团队奖惩任免、财政补助、医保偿付等挂钩。

（十六）严格执行医保政策规定,落实医保费用"总额管理、结余奖励"规定。

二、城市医疗集团慢病管理团队工作制度

（一）为推动分级诊疗落实,探索依托城市医疗联合体建立慢病管理团队模式,提升社区慢病管理水平,增强居民对社区卫生服务的依从度与受益度,引导慢病患者回归社区,制定本制度。

（二）各社区卫生服务中心组建 1 个 "3+n" 慢病管理团队,由 3 个子团队组成。各子团队由 1 名牵头医院专科医师、2~3 名社区全科医生、若干名健康管理师组成。子团队设团队长,分别由牵头医院相关专科医师担任。实行团队长负责制,由卫生健康行政部门、团队长（代表医疗集团）和全科医生共同签订三方协议。

（三）慢病管理团队以高血压、糖尿病、冠心病、脑卒中等基层社区常见慢性病规范化管理为重点,以提高全科医生服务能力、提升社区卫生服务中心慢病管理整体水平为目的,以团队签约、预约为基础,落实全科责任制服务。

（四）团队成员遴选标准

1. 子团队团队长　相关科室副主任医师或高年资主治医师,热爱社区卫生服务工作,具有一定教学经验。

2. 全科医生　全科主治医师或高年资住院医师,全科基础较为扎实,结合个人意愿与优势,可在全科基础上培养提升专科特长。

3. 健康管理师　经过健康管理相关培训的社区卫生机构护士、防疫人员及其他卫生技术人员,具有较好的沟通交流能力。

（五）团队成员职责分工

1. 子团队团队长

（1）宣传和引导社区慢病患者回到社区卫生服务中心就诊。

（2）向患者发放慢病管理团队宣传材料。

（3）每周固定时间到社区出诊,与全科医生共同开展医疗与慢病管理工作。

（4）组织相关疑难病例会诊和病例讨论。

（5）保持通讯畅通,随时接听和解答全科医生的问题。

（6）带领团队成员共同开展社区医疗卫生科研创新。

2. 全科医生

（1）主动引导患者建立健康档案,对慢病患者实行连续性管理。

（2）主动与转诊慢病患者签约。

（3）受理和解答慢病患者咨询,遇有困难及时向团队长请教。

（4）参加相关疑难病例会诊和病例讨论,做好记录。

（5）加强学习,积极参与社区医疗卫生科研创新。

3. 健康管理师

（1）主动对已管理的社区慢病患者进行随访。

（2）接听预约电话或受理微信预约信息,协助患者进行就诊、转诊预约。

（3）建立更新慢病患者健康档案。

（4）协助做好慢病患者经常性管理服务工作。

（5）加强学习,积极参与社区医疗卫生科研创新。

（六）各子团队应覆盖1 000~2 000户居民,为签约居民提供常见病及多发病诊疗、护理、康复等服务,团队成员共同管理已明确诊断的社区常见慢病患者。

（七）广泛印制发放宣传材料,组织团队与社区居民见面宣讲与互动,告知管理范围、诊疗标准与流程,在牵头医院、社区卫生服务中心、社区居委会显要位置,公示慢病管理团队长出诊信息、团队成员信息和有关服务事项。

（八）定期统计慢病管理人员名单,明确子团队本专业基线水平,建立团队长与全科医生"师带徒"关系,加强以健康档案为基础的连续性管理,通过药物治疗与非药物干预相结合进行疾病诊疗,定期组织以疾病筛查为抓手的二级预防,开展以危险因素干预为核心的健康教育与咨询。

（九）效果评价标准

1. 团队工作模式常态化运行。慢病患者与全科医生建立稳定的服务关系,团队长、全科医生、健康管理师职责分工明确、沟通顺畅,区分周期和阶段认真履职尽责。

2. 全科医生专业水平明显提升。团队组建运行一年后,由专家对各子团队全科医生进行相应专业水平评价,确保重点专业水平达到培养目标。

3. 团队签约与慢病管理效果。各子团队签约服务达标,慢病患者服务管理人数达标,慢病规范化管理率达标。

（十）加强区域信息化建设,实现团队长与全科医生、健康管理师信息共享,为慢病管理提供信息技术支持。

（十一）医联体内慢病用药同品规,确保治疗用药方案的一致性。

（十二）社区卫生服务中心不能开展的化验、CT、磁共振等项目,可由全科医生开具检查单,在社区卫生服务中心完成抽血、交费、预约、报告单发放后,患者到转诊预约的医院进行相应检查。

（十三）团队长到社区卫生服务中心开展医疗、教学、科研等工作,社区按照相关规定和标准支付工作报酬。慢病患者回归社区,按照每例适当标准给予团队奖励,并由团队长分配。每年年底由卫生健康行政部门、牵头医院对团队考核并达标后,按照适当标准给予团队奖励,并由团队长分配,工作出色成员在职称晋升等方面予以优先。

三、城市医疗集团责任主任管理制度

（一）为有效加强对城市医疗集团责任主任的管理,充分发挥职能作用,推动各项工作开展与落实,根据有关规定,结合实际,制定本制度。

（二）责任主任指由医疗集团管理委员会从牵头医院中选派到下级成员单位担任相应

领导职务的人员。可以担任下级成员单位的院长、副院长、职能部门、科室主任等职。

（三）责任主任配备应从工作需要出发，其任免、调整、考核、奖惩等由医疗集团管理委员会研究，报卫生健康行政部门审批，经公示未发现影响任用问题的办理任职手续，原则上任期不少于一年。

（四）责任主任任职期间，由派出单位与任职单位共同实施管理。

（五）责任主任具有一定的行政领导职权，由任职单位决定协助主管或分管负责某一方面的工作。

（六）责任主任主要职责

1. 负责上级医院与任职单位之间的沟通联系，做好分级诊疗、双向转诊、业务指导、人员培训等协调工作。

2. 协助所在基层医疗卫生机构加强医疗质量、合理用药、院感防控、护理、康复等管理，完善制度措施，强化基础理论与专业技能学习，持续提高服务能力。

3. 定期收集掌握任职单位对医疗集团工作的意见，及时向管理委员会汇报工作，针对发现的问题提出改进措施与建议。

（七）任职单位对责任主任年度工作科学量化，年终由卫生健康行政部门和医疗集团实施考核。对考核优秀的予以表彰奖励，未达到考核要求的限期改正。

四、城市医疗集团专科业务指导与技术支持管理制度

（一）为推动医疗集团牵头医院与成员单位建立专科业务指导与技术支持长效机制，发挥牵头医院技术优势，带动成员单位专科技术整体提升，制定本制度。

（二）立足成员单位专科现状和发展需求，选择牵头医院相关骨干优势科室建立形成一对一式的对口帮带协作关系。

（三）对口科室安排相对固定的专家定期到成员单位进行查房，为转诊患者治疗与康复提供技术指导及必要的跟踪服务。

（四）对口科室经与成员单位沟通协商，根据需要可安排高年资以上医师定期到成员单位出诊。

（五）牵头医院对口科室人员安排和工作开展情况，由牵头医院医疗管理部门登记备案并组织检查监督。

（六）成员单位接诊疑难复杂病例或患者病情变化时，可随时提出会诊请求，由对口科室及时采取远程会诊或指派专家到场等方式组织会诊。

（七）对口科室与成员单位在业务上加强交流，协助制定和落实诊疗常规与技术操作规程，通过教学查房、专业讲座等方式强化针对性培训。

（八）牵头医院其他医技科室根据成员单位弱项进行补差培训，提高检验检查质量、结果判断等水平。

（九）根据成员单位接诊患者特点和技术能力现状，制订医务人员轮训和骨干精训计划，由牵头医院免费分批接收并实施。

（十）保持成员单位 HIS 系统独立性的同时，各成员单位与牵头医院建立 PACS、LIS 网络信息共享系统。

（十一）各成员单位可将疑难影像相关信息通过网络上传至牵头医院放射科。放射科分为腹部、四肢两个专业组，有针对性地由副高级以上医师进行阅片并出具参考报告。

（十二）遇有跨专业组等疑难病例，由牵头医院科室主任上报医疗管理部门，医疗管理部门协调组织全科会诊或多学科联合会诊。

五、城市医疗集团专科全科团队服务工作制度

（一）为充分发挥城市医疗集团功能，更好地整合优质医疗资源，推动分级诊疗有效落实，结合区域内牵头医院和基层医疗机构实际，制定本制度。

（二）专科全科团队由三级医院专科医师、社区卫生服务中心和乡镇卫生院全科医生、护士共同组成，牵头医院可组成数个团队。

（三）对社区和乡镇卫生机构无法处理的疾病，应先由相应专业团队中的全科医生进行诊疗。

（四）如团队中的全科医生仍无法处理，应联系团队中的专科医师，并转诊至上级医院专科医师处进行诊治。

（五）诊治后转回社区或乡镇卫生机构，由团队中的全科医生和护士进行后续服务与健康管理。

（六）团队中的专科医师定期到社区、乡镇医疗卫生机构出诊。

（七）专科全科团队服务工作开展情况纳入绩效管理考核，定期组织检查、考核与评估。

六、城市医疗集团专科全科团队居民签约服务制度

（一）本着自愿平等、相互尊重的原则，社区居民自愿接受城市医疗联合体专科全科团队（以下简称"团队"）提供的医疗服务，按照团队要求进行诊疗，团队为社区居民提供相应服务。

（二）团队为居民建立完善个人健康档案，在服务过程中及时更新，实行全生命周期动态管理。

（三）团队按照国家基本医疗和公共卫生服务规范的内容与标准，开展相关医疗健康服务。

（四）团队全科医生和社区护士在工作期间，通过电话、网络、微信、短信等方式为居民提供健康咨询服务。

（五）团队社区护士定期组织健康教育活动，为居民提供健康宣教服务。

（六）全科医生实行首诊负责制。

（七）居民应如实将本人身体健康状况及变化情况告知团队。

（八）居民除急诊就医外，须先到社区卫生服务中心由全科医生进行评估和诊疗；如须转诊，由全科医生根据病情选择合适的转诊途径。

（九）居民应保持通讯畅通，积极配合团队的服务。

七、城市医疗集团考核社区（乡镇）医疗卫生机构工作制度

（一）为加快推进城市医疗集团建设运行，强化牵头医院对基层医疗卫生机构的辐射带动作用，持续提高社区卫生服务中心、乡镇卫生院服务能力水平，促进各级诊疗机构有序衔接，确保医疗质量和医疗安全，结合实际，制定本制度。

（二）考核以基本医疗服务为重点，坚持公平公正、综合评价、合理量化，实行定期考核与不定期督查相结合，建立完善对社区（乡镇）医疗卫生机构及工作人员的考核机制与体系。

（三）考核内容

1. 医疗质量　医疗文书合格率、检验质量、医疗安全、门诊工作等。

2. 合理用药　抗生素使用、抗生素处方比例、静脉点滴处方比例、药物不良事件上报等。

3. 社区护理　护士行为规范、护理人员技术操作、查对制度、护理文件书写、门诊护理、护理制度等。

4. 院感防控　组织管理、清洁及无菌物品管理、一次性无菌医疗物品和消毒器械管理、手卫生规范、医疗废物管理、医院感染监测、传染病管理等。

5. 康复工作　康复常态化工作、康复服务能力等。

6. 医疗集团工作　双向转诊、远程会诊等。

（四）考核由城市医疗集团管理委员会委托专家督导组，采取实地查看、查阅资料、现场考核、患者随访等方式，于每月15日、每年10月下旬组织对区域内基层医疗卫生机构进行集中考核，每季度组织一次"三基三严"考核。

（五）基层医疗卫生机构在医疗集团管理委员会监督指导下，定期对所属人员进行考核，考核结果上报备案。

（六）考核实行百分制，与基层医疗卫生机构工作人员绩效薪酬挂钩。

（七）对于考核不合格的基层医疗卫生机构，限期组织整改，政府补助经费结余奖励给考核合格的基层医疗卫生机构。

（八）严肃考核纪律，确保考核实效。

第三节　县域医疗服务共同体

一、县域医疗服务共同体管理制度

（一）根据国家和卫生健康行政部门关于县域医疗服务共同体（以下简称"县域医共体"）建设的政策法规和文件精神，为重构县域医疗卫生服务新体系，建立分级诊疗新模式，打造健康管理新方案，培育服务、责任、利益、管理共同体，推动优质医疗资源共享与下沉，持续提升县（市、区）级医院内涵建设质量和基层医疗卫生机构常见病、多发病诊疗水平，推动县域医疗卫生事业协调均衡发展，促进基本医疗和公共卫生服务公平可及，提升群众健康水平和服务满意度，结合实际，制定本制度。

（二）本县域医共体以某县域二级以上医院为牵头医院，其他若干个一级、二级医院及乡镇卫生院、社区卫生服务中心、村（街）卫生室为成员单位。社会办医疗机构根据自身意愿加入。

（三）县域医共体实行两级管理。县级管理层面成立管理委员会，办公室设在县级卫生健康行政部门，具体负责县域医共体运营管理、绩效考核、政策配套等工作。县域医共体管理层面成立理事会，由牵头医院院长任理事长、各成员单位主要负责人等共同组成，落实县域医共体各项政策，制定章程和相关制度，规定成员单位责任、权利和义务，推进人事、财产、业务、后勤等一体化建设与具体管理工作。

（四）牵头医院诊疗本县域常见病、多发病，重点承担医院能够处置的急危重症患者救治和疑难复杂疾病诊疗以及向上转诊服务，统筹管理医共体内疾病预防控制工作，基层医疗卫生机构提供常见病、多发病诊疗服务,重点为诊断明确、病情稳定的慢性病、康复期、老年病、晚期肿瘤患者提供接续性医疗卫生服务,按要求落实基本公共卫生服务和重大公共卫生服务。社会办医疗机构根据自身功能定位,积极担负和完成相关职能任务。

(五)以常见病、多发病和慢性病诊治、康复为重点,拓展乡镇卫生院、社区卫生服务中心功能,持续提升医疗服务能力。在保证质量安全、完善配套设施的前提下,牵头医院可将部分二级手术等检查治疗项目下沉延伸至基层医疗卫生机构,将部分科主任或技术骨干选派到基层医疗卫生机构担任主要负责人,或组成技术团队与基层医疗卫生机构开设联合病房、共建特色专科,运用新媒体创新在线指导帮带机制,促进优质医疗资源共享和下沉。推进康复医疗、老年护理、安宁疗护等服务体系建设。

(六)加强县域医共体内部和相互间床位、号源、设备优化配置与统筹共用,建立检验、影像、心电、病理、消毒供应、后勤服务等资源共享中心,提高卫生资源利用效率。推进药品耗材统一采购、配送、支付,实现慢性病用药高度匹配。

(七)依托牵头医院制定统一的质量评价体系,强化基层规范化培训,推动实现医疗质量同质化。建立合理的分工协作机制,明确各自功能定位,落实基层首诊。对上下级医疗机构协作诊疗的病种,结合实际制订连续诊疗路径,打通双向转诊渠道,建立下转激励机制。

(八)面向乡镇和社区统筹调配力量,推进家庭医生签约服务,组建以家庭医生为核心、专科医师提供技术支持的签约服务团队,逐年提高慢性病、常见病在基层就诊比例。推行"双处方"制度,向就诊患者开具医疗处方和健康处方。探索将疾病防控、妇幼保健、健康教育与促进等公共卫生服务资源下沉到县域医共体。

(九)推行卫生信息一体化。建设县域共享型卫生信息化平台,推动信息系统互联互通,便捷开展预约诊疗、双向转诊、健康管理、远程医疗、家庭医生签约等服务,实现院前预防、院中诊疗、院间转诊、院后康复的全程连续闭环的医疗健康服务。建立远程医疗合作机制,开展远程视频会诊、远程病理及医学影像诊断、远程专家门诊等服务。依托信息化平台,开展智慧医疗服务。

(十)强化基本药物功能定位,提高基本药物的可及性、可负担性,促进合理用药。实行药品耗材统一管理,规范推进统一用药目录、统一采购配送、统一支付货款工作,药品目录优先选择国家基本药物。加强各级医疗卫生机构用药衔接,制订长处方、延伸处方实施方案,明确处方病种和药品目录,结合实际适时调整完善。推进药学服务下沉,牵头医院临床药师通过现场指导、远程指导等方式,积极为签约服务慢性病患者提供用药指导。发挥药事组织的管理作用、医师执行基本药物制度的主导作用、药师规范基本药物使用的把关作用,推进同质管理。

(十一)加强人员交流互动。牵头医院设置一定比例流动送医岗位,用于派驻到各成员单位开展帮扶工作。成员单位设置一定比例流动送培岗位,用于派送到牵头医院进修和轮训。

(十二)推行经济管理一体化。固定资产实行统一管理、分别建账、共同使用。实行全面预算管理和成本核算管理,各成员单位财务实行统一管理、独立核算,自觉接受审计监督。

(十三)推行总额预算下的多元复合式医保支付方式,改进总额控制办法,建立"结余留用、合理超支分担"的激励和风险分担机制,提高县域医共体自我管理积极性、创造性。牵头医院和各成员单位共同做好预防保健和健康管理,提高医保基金使用绩效。

(十四)推进支付方式改革。按照上级统一部署,针对不同医疗服务特点,逐步推进医保按 DRGs、按点数法、按病种、按人头、按床日等支付方式分类改革,促进县域医共体主动控制医疗服务成本,减轻群众就医负担。对同级同类项目,实行社会办医疗机构与公立医疗机构相同的支付政策。

(十五)完善与县域医共体相适应的绩效工资政策,健全与岗位职责、工作业绩、实际贡献紧密联系、适应医疗卫生行业特点的薪酬分配激励机制。医务人员收入由县域医共体自主分配,以岗位为基础、绩效为核心,多劳多得、优绩优酬,并与药品、耗材和检查检验收入脱钩。鼓励对县域医共体负责人和成员单位负责人实施年薪制。

二、县域医疗服务共同体章程

(一)总则

探索构建县域医疗服务共同体(以下简称"县域医共体"),县医院为牵头医院,与参加的其他公立和非公立医院、乡镇卫生院、社会卫生服务中心、村(街)卫生室双向选择,构建县、乡、村三级联动的县域医疗服务体系,针对县域内疾病谱和重点疾病诊疗需求,整合县域医疗卫生服务资源,建立分工协作机制,整体提升县域医疗资源配置与使用效率,推动实现基层首诊、双向转诊、分级诊疗,促进医疗服务能力同步提高,持续提高患者对医疗服务的获得感、幸福感、安全感。

(二)组织机构

1. 县域医共体采取理事会治理结构,实行理事会领导下的牵头医院院长负责制。制定理事会章程,并报县级医院管理委员会、卫生健康行政部门备案。

2. 县域医共体内各成员单位所有制性质、人事管理、人员隶属、资产归属、投入渠道等保持不变,实行以医疗卫生业务一体化为纽带的经营发展模式。

3. 社会办医疗机构按照自愿原则加入县域医共体,在医疗质量、学科建设、人才培养、资源配置、绩效考核等业务经营方面由县域医共体统一实施,并享有与其他成员单位同等的待遇。符合条件的医院可以作为牵头医院。

4. 理事会每届任期 5 年,设理事长 1 名,副理事长、秘书长、理事若干名,经理事会研究通过后产生。

5. 理事会办公室是县域医共体常设机构,设在牵头医院医疗管理部门,在理事会领导下负责县域医共体日常管理工作,协调各成员单位合作项目的开展。

(三)分工及职责

1. 建立医共体内不同层次、不同类别的医疗机构分工协作机制;制定在各医疗机构之间实现分级医疗、双向转诊、差异化服务、大型医疗设备共享和检查结果互认等的具体制度和措施。

2. 规范各种业务管理标准,建立统一、规范的医疗服务流程,实现业务管理资源共享,建立各种检验、功能检查项目申请和检查报告的通用制度。

3. 牵头医院、其他公立和非公立医院、乡镇卫生院、社会卫生服务中心、村(街)卫生室分工协作,结合实际明确各自职责,经理事会研究审批后贯彻执行。

4. 牵头医院采取专科共建、临床带教、业务指导、教学查房、科研和项目协作等多种方式,促进优质医疗资源共享和下沉基层,重点帮扶提升基层医疗卫生机构医疗服务能力与管理水平。

（四）权利

1. 负责在县域卫生规划原则指导下,对县域医共体发展规划、年度计划提出建设性意见。

2. 讨论各成员单位发展规划,并报县医院管理委员会、卫生健康行政部门备案。

3. 组织、协调医共体内部的协作关系、帮扶项目、合作办法、利益分配。

4. 对医共体内部医疗机构行政、财务管理和医疗、护理、质控、科研、康复质量等方面存在的问题进行分析并提出建议。

5. 对医共体成员单位人事任免提出推荐建议,并报上级有关部门考核决定任用。

6. 探讨县、乡、村三级医疗卫生服务网络的组织形式,探讨实行以经营、管理、医疗、卫生服务、康复为枢纽的三级网络合作形式。

7. 调整县域医共体内医疗服务模式、专业结构、业务发展方向,形成优势和合力。

8. 研讨县域医共体内部的医疗体制改革和科学发展建设问题。

9. 修订县域医共体章程。

（五）义务

县域医共体成员单位应严格履行以下义务:

1. 遵守县域医共体章程,执行理事会决定,服从理事会纪律,完成医共体安排的各项任务。

2. 接受县域医共体理事会领导、指导、监督和检查,支持县域医共体工作,维护县域医共体利益。

3. 对县域医共体工作提出意见或建议,及时向医院管理委员会、卫生健康行政部门报告和反映医共体运转情况。

4. 理事会会议应充分发扬民主,到会理事占理事会成员 2/3 以上,表决时同意票超过到会半数以上,决议方为有效。

5. 各成员单位为独立法人单位,各自承担独立的民事责任。原行政隶属关系、所有制性质、财务核算形式、收费标准、资金所属关系、人事归属不变,各自承担的政府指令性任务不变。

6. 各成员单位之间本着互惠互利原则,相互帮助开展门诊、会诊、查房等工作,在医疗、护理、药剂、医技、公共卫生服务、康复等多领域开展合作。

7. 牵头医院负总责,其他医院配合,为基层医疗卫生机构提供管理培训、临床进修、技术指导、业务咨询、医疗扶贫、卫生下乡、学术交流、技术协作、双向转诊以及新技术、新项目开展等工作。提供院内先进医疗诊断、治疗设备的低价或无偿使用。

8. 建立县域医共体信息联网制。以卫生专网建设为契机,以电子病历系统、居民健康档案系统、检验检查系统、医院和村卫生室管理系统、远程诊断系统等现代信息技术为基础,对传统医疗服务模式进行改造创新,全面优化整合县域医疗卫生资源,建立县域协同医疗共享信息平台。

9. 建立健康管理服务模式。基层医疗卫生机构建立的居民健康档案实行动态管理,提供健康状况信息,加强健康状况评估预测;牵头医院和其他医院指导设计健康管理方案并进行评价。居民在县级医院就诊时的检查、报告、用药和住院信息,均可在基层医疗卫生机构调阅。推进县级医院临床路径管理与慢性病规范管理的有效衔接。逐步建立涵盖院前、院中、院后各环节的一体化健康管理计划。

10. 积极推广实施居民签约服务,制订优惠措施,逐步改变居民就医模式,由居民分散就医调整为选择在县域医共体定点就医,鼓励基层医务人员主动宣传并同居民实现签约。制定并落实县域医共体内医疗机构新农合、城镇居民医保患者结报的优惠政策措施,以杠杆效应促进患者在县域医共体医疗机构间双向流动,有效提高县域居民县内就诊率。

（六）监督管理与问责

1. 县域医共体成员单位均为监管对象,接受县医院管理委员会、卫生健康行政部门的管理监督与问责。

2. 各成员单位要成立相应管理组织,制定并明确县、乡、村医疗机构各岗位职责,责任到人。

3. 成员单位在经营服务过程中违反国家法律法规、规章以及县域医共体章程的,依法依规对法人或个人处理。

（七）成员增加与终止

1. 医疗卫生机构自愿要求加入县域医共体的,经理事会讨论批准后予以吸纳,并报县医院管理委员会、卫生健康行政部门备案。成员单位退出县域医共体,须提交书面申请,经理事会讨论决定,在正式批准退出前不得单方终止联合。

2. 本县域医共体因国家卫生政策调整,或多数成员单位对本县域医共体持有异议,经理事会讨论决定后,本县域医共体自行终止。

（八）附则

1. 本章程由理事会会议讨论通过后生效。

2. 本章程未尽事宜,由理事会会长与各副理事会会长协商解决。

3. 根据实际情况发展,对本章程所作修改,须经理事会会议审议通过。

三、县域医疗服务共同体成员单位职责

（一）牵头医院职责

1. 负责与其他医院和基层医疗卫生机构协商确定分工协作,组织成员单位共同制订双向转诊、重点专科对口扶持、人员带教与培训、检查检验绿色通道、临床会诊等工作细则。

2. 承担一般疑难复杂疾病和常见病、多发病诊疗,开展各专科具有较高技术含量的医疗技术和常规诊疗技术。

3. 承担对县域医共体内下一级医疗机构的业务指导。

4. 接收下级医院和基层医疗卫生机构上转患者,并及时处置。

5. 负责组织县域医共体日常工作例会、工作信息和数据收集汇总。

6. 提升医疗服务技术水平,控制向外转诊率,对县域医共体内无法诊治的患者出具转诊单,向县外三级以上或专科医院转诊。

（二）其他县级医院职责

协助牵头医院履行相应职责。

（三）乡镇卫生院、社区卫生服务中心职责

1. 承担常见病、多发病诊疗和慢性病管理,开展部分常规诊疗技术和康复、护理等治疗。

2. 接收上级医院根据需要下转的手术后、慢病康复患者的后续治疗。

3. 进一步完善乡镇卫生院、社区卫生服务中心服务和管理一体化。

4. 控制县外及县域医共体外住院率,控制患者外流。

5. 定期统计上报双向转诊数据信息。

（四）村卫生室（村医）、社区诊所职责

1. 强化村医、社区全科医生与辖区内服务居民签约服务管理,引导群众有序就医、履约转诊。

2. 建立推行辖区内居民签约人数、签约转诊、履约情况、服务质量等指标,进行绩效考核。

3. 按季度统计居民到县域医共体外医疗机构的住院率。

四、县域医疗服务共同体财务集中管理制度

（一）总体要求

1. 实行县域医共体财务集中管理,旨在发挥医共体规模效应,提高资源运营效益,防范财务风险。

2. 县域医共体内部财务工作和财务人员由牵头医院统一管理,财产物资纳入牵头医院管理。

3. 牵头医院建立财务管理中心,承担县域医共体内部牵头医院和各成员单位的经济管理工作。主要包括财务管理、会计核算、成本管理、预算管理、价格管理、资产管理、医保结算、绩效考核、会计监督和内部控制等。

4. 鼓励条件成熟的县域医共体建立财务共享中心,进一步提升财务管理效率。

（二）管理机构

1. 牵头医院为三级医院的县域医共体单独设置总会计师。

2. 未达到三级的牵头医院,设置由财务专业人员担任的院领导岗位,分管财务管理中心,协助总院长加强县域医共体经济管理工作。

3. 财务管理中心对成员单位财务实行统一管理、集中核算、统筹运营。中心工作人员由牵头医院在县域医共体内财务人员中选拔确定。

4. 成员单位根据实际需要设立独立的财务部门或只设报账员岗位,设独立财务部门的部门负责人由牵头医院委派。成员单位财务部门负责人、财务报账员接受牵头医院财务管理中心主任领导。

（三）财务管理中心职责任务

1. 财务管理

（1）在县域医共体总体战略目标下制订财务规划,设定财务目标和财务管理指标,开展财务分析,依据医共体运营情况,衡量并调整财务运营目标和指标。

（2）制定县域医共体统一财务管理、资金审批制度,组织各项财务管理活动,处理各项财务管理关系。

（3）对成员单位基本建设、资产购置、筹资融资、财务运营以及结余分配资金进行统一管理,制订有效的历史债务化解方案。

（4）对成员单位财政投入资金统一管理,结合资金性质和用途统筹管理使用。

2. 会计核算

（1）为成员单位提供会计核算服务,集中为成员单位办理收付款结算业务。

（2）统一县域医共体资金审批权限和流程。

（3）为成员单位与县域内开放共享的影像、心电、病理诊断和医学检验等中心办理结算业务。

（4）为成员单位药品、耗材、器械、设备等物资统一采购,提供集中统一支付业务。

（5）为成员单位设置独立账号,编制会计凭证,实施独立核算。

（6）为各成员单位编制独立财务报告,为牵头医院编制合并财务报告。

3. 成本管理

（1）统一县域医共体成本管理制度,帮助成员单位开展成本核算工作。

（2）完善医院总成本、科室成本、均次成本、医疗服务项目成本及病种成本核算工作。

（3）建立成本管理机制,基于成本优先原则,统筹调动和使用各成员单位资源,提高医疗资源使用效益,降低运营成本。

（4）建立县域医共体内部相互提供服务、调动资源的成本交互分配结算机制,促进内部资源合理流动。

（5）建立药品和卫生材料管理目标,实施目标成本管控,降低群众就诊费用,减轻群众就医负担。

4. 预算管理

（1）依据县域医共体总体战略目标,统一编制成员单位和集团年度财务预算。

（2）完善预算执行监管与考核机制,资金审批与预算项目、额度相结合。

（3）分析预算执行情况,对预算执行偏差及时上报分管院领导,督促成员单位及时采取整改措施,对因不可控因素导致的偏差提出调整建议。

5. 价格管理

（1）负责医共体医疗服务项目价格、药品价格、卫生材料价格的管理,建立健全内部价格监督管理机制。

（2）规范医院收费管理,防止和杜绝少收、漏收行为,保护患者合法权益,维护医院正当利益。

（3）制订县域医共体成员单位间相互提供服务项目的内部结算价格,保障服务供给双方利益。

（4）医疗服务项目价格调整申报,包括医疗新技术新项目、特需医疗服务项目、自制药剂项目及医疗服务价格改革项目。

（5）加强县域医共体医疗费用控制,建立药品、耗材、检查检验控制机制。

6. 资产管理

（1）统一管理县域医共体成员单位资产,盘活存量,优化资产配置,组织财产清查,逐步建立物联网,实现对资产状况全面实时控制。

（2）统一成员单位基本建设、设备购置、对外投资、融资借款、抵押质押管理,完善事前评估、事中控制、事后评价的绩效评价机制。

（3）统一成员单位药品、材料及其他消耗物资的采购管理,实行统一招标,统一采购、统一支付、集中管理。

（4）合理制订采购批次和采购数量。负责统一成员单位的债权管理,分清责任人,督促债权及时回收,明确坏账责任。

（5）统一成员单位货币资金管理,各单位自有资金所有权不变,合理调配、使用资金,为调剂资金双方结算利息。

（6）统一成员单位的资产报废处置管理。

7. 医保结算

（1）负责县域医共体医保预算总额测算，参与医保机构年度医保预算总额谈判。

（2）负责县域医共体内各成员单位间医保预算额度的分配，实施医保资金使用进度的监测和预警管理。

（3）定期对成员单位的医保费用使用情况进行分析，及时反馈。

（4）与医保基金结算，建立县域医共体内部医保款月度分配和拨付制度。

（5）完善医保基金使用绩效管理，对医保基金使用效率进行核算和评价，为下一年度医保基金分配提供决策依据。

8. 绩效考核

（1）制订统一的县域医共体绩效监测指标体系，建立与医共体组织方式、运行模式相匹配的考核办法。

（2）建立统一的医疗服务绩效考核体系，体现多劳多得、优绩优酬。

（3）建立统一的医保基金使用绩效考核体系，对医保结余基金和超支基金进行分配。

（4）负责家庭医生签约服务的绩效考核，提高家庭医生签约服务效率。

（5）建立统一的双向转诊绩效考核制度，促进分级诊疗制度落实。

（6）建立统一的运营绩效考核体系，促进各成员单位加强管理，提高运营效益。

9. 会计监督

（1）对成员单位各项经济活动行使财务监督，对违反国家财经法规和县域医共体财务规章制度的行为和会计事项，有权拒绝办理或者按照职责权限予以纠正。

（2）对成员单位不同的经济业务活动进行定期或不定期检查，加强事前、事中或事后监督。

（3）对各成员单位经济合同、经济计划及其他重要运营活动进行监督。

10. 内部控制

（1）统一建立内部控制制度，加强各成员单位内部控制管理，防范内控风险。

（2）执行内部授权管理相关制度，对经济业务的办理流程、授权额度、审批权限进行审核控制。

（3）对成员单位财务运行风险进行评估并提出改进意见。

（4）组织对牵头医院及成员单位主要负责人或负有重要运营管理职责、拥有较大资金使用审批权的院领导离任审计。

（四）保障措施

1. 加强组织领导 财务管理中心是实现县域医共体经济资源集中管理、统一调配的重要部门。医共体牵头医院和各成员单位要统一思想，提高认识，支持财务管理中心发挥职能作用，实现县域医共体经济健康发展。

2. 提高信息化水平 采取网络版财务核算软件、建立信息共享机制、实施大数据分析等技术和手段，提高财务管理工作质量效率，为县域医共体发展提供财务支持。

3. 强化督查考核 从财务数据准确性、财务报告及时性、资金管理效益性、预算管理符合度、固定资产使用率等多个方面，对财务管理中心实施考核评估，强化指导、督导和检查，保障财务管理中心作用的发挥。

第四节 跨区域专科联盟

一、跨区域专科联盟管理制度

（一）为规范跨区域专科联盟（以下简称"专科联盟"）运行管理，促进优势专科诊疗技术与资源共享，打造同质化、高水平专科诊疗服务，推动优质医疗资源下沉，根据有关政策法规，结合各成员单位具体实际，制定本制度。

（二）本专科联盟以某三级医院某专科为核心医院，其他相应专科医院、综合医院某相应专科以及基层医疗机构为成员单位，组建跨区域某专科联盟。

（三）专科联盟以专科技术力量为支撑、以专科协作为纽带，落实对专科、技术、项目的帮扶要求，形成辐射带动和补位发展模式，形成多层级跨区域专科联盟，提升专科整体医疗水平和重大疾病救治能力。

（四）社会办医疗机构根据专科特色和学科优势，联合公立医疗机构发起或参与专科联盟，带动提升跨区域专科服务水平。

（五）专科联盟成立理事会。理事长由核心医院领导担任，各成员单位专科负责人为副理事长或理事，办公室设在核心医院某专科及医疗管理部门。理事会制定完善专科联盟章程及管理制度，定期组织调研宣讲，建立成员单位加入和退出机制。联盟内部建立灵活的医疗资源，特别是医务人员流动机制，提高运行效率，保障流转安全。

（六）区分准备、实施、评估等三个阶段，制订方案计划，明确职能分工，细化落实节点，有重点、分步骤地推进专科联盟建设。

（七）周密组织和协调专科联盟内会诊、双向转诊等工作，相关专科应预留 30% 的专家号源给合作医疗机构。

（八）执行合作医院疑难危重症患者接诊流程与考核标准，核心医院应给予优先挂号、优先检查、优先治疗，原则上安排 48 小时内相应专家号源。

（九）在不同地域和不同级别的医疗卫生机构间搭建广泛深入交流的合作平台，推动先进医疗信息和诊疗技术在平台内流动，实现学科建设协作化发展、医疗资源高效化利用、医疗质量同质化提高、医院管理科学化提升。

（十）加强信息系统建设，建立联通二级、三级医院和基层医疗机构的电子健康档案，实现信息系统互联互通和诊疗数据共享。

（十一）在保持行政隶属关系和财政投入渠道不变的前提下，科学统筹人员调配、薪酬分配、资源共享等，推动专科联盟成为服务、责任、利益、管理共同体。

（十二）通过远程会诊、专家出诊、现场教学、培训进修、科研合作等方式，为成员单位和基层全科医师提供精准技术指导，提高疾病识别与初诊能力。

（十三）各成员单位主动接受上级卫生健康行政部门和理事会共同组织的检查、指导与评估，重点对组织建设、工作进展、实施过程、综合效果进行督导考核，协调解决专科联盟建设发展中的具体问题。

（十四）核心医院及各成员单位把专科联盟建设及相关部门、科室、人员履职情况纳入绩效考核，严格落实责任制。考核评价结果与评优评先、绩效工资、学习进修、职称晋升等挂钩。

（十五）专科联盟成员单位新增或退出，应在变更后10个工作日内报上级卫生健康行政部门备案。

二、跨区域专科联盟章程

（一）总则

1. 专科联盟名称　某市某专科联盟（以下简称"专科联盟"）。

2. 专科联盟性质　由相关医院临床（或医技）科室在自愿基础上加入，不受地区、部门和所有制限制，是一个松散、开放、共享性质的医疗联合体，不具有法人资格。

3. 专科联盟宗旨　依据法律法规和现行政策，发挥专科联盟纵向贯通、横向衔接作用，通过资源共享、技术帮扶、互助协作等方式，持续提高本专业技术水平，为覆盖区域内群众提供优质医疗卫生服务。

4. 发起（召集）单位　某市某综合医院（或某专科）。

（二）工作任务

1. 全面推行分级诊疗　专科疾病确定诊疗方案后，就近在专科联盟各医疗机构治疗。当地诊疗条件不足、诊断不明确或治疗效果不佳的疑难危重症患者，在尊重患者意愿基础上，按照就近就便原则，安排转诊至上一级医疗机构进行诊疗，病情确诊或平稳后转至就近医疗机构后续治疗及康复。

2. 落实专科双向转诊　制订实施专科转诊范围和办法，指定承办部门和工作人员，规范开展上下级医院之间的患者双向转诊。

3. 搭建资源共享平台　专科联盟内各医疗机构之间发挥互补优势，结合各自特点与优势建立检验、影像、心电、病理等优质资源共享平台，实行床位、号源、设备优化配置与统筹共用，进一步方便患者转诊。

4. 建立疾病质量控制体系　发起单位组织专科联盟内各医疗机构制定专科专病质控标准与医疗质量考核标准，全面开展专家质控工作，推进系统疾病结构化病历和标准化名词工作，全面规范专科系统疾病诊疗技术。

5. 开展专科技术帮扶　发起单位根据专科联盟各成员单位提高专科技术的需要，组织专家和技术骨干通过定期出诊、查房、会诊、手术等方式，及时提供专科技术上的指导和支持，持续提升专科疾病诊疗同质化水平。

6. 加强专科人才培养　成员单位制订专业人才培养计划，参与和派遣各级各类学习进修，学习掌握相关诊疗规范。发起单位立足联盟各成员单位专科人才培养的需要，采取"师带徒"等方式进行一对一式的精准化培养，每年分期分批免费接收其他医院和基层医疗卫生机构专科人员进修培训，培养高质量、同质化专科人才。

7. 组织价值病例分享　组织专科医师加入业务交流平台，收集各成员单位的价值案例，定期通过现场病例讨论、网上案例呈现、学习交流活动等方式进行分享交流，提高整体诊治能力和技术水平。

8. 开展专科学术活动　定期或不定期举办专科联盟学术会议、学术论坛，分享专科最新诊疗技术进展及诊疗规范，参与多中心合作专科疾病临床研究项目。

9. 开展专科管理交流　组织联盟各成员单位围绕专科建设、质量管理、专科经营、科研教学等方面，定期开展专科管理经验的交流。

10. 信息系统共建共享　在保证各自信息系统独立、稳定、安全基础上，发展和完善远程医疗系统和电子病历系统,利用信息化平台开展多种业务合作,不断深化基于"互联网+"的专病诊疗与康复服务。

（三）成员

1. 所有自愿加入的联盟单位专科自动成为本联盟成员。

2. 加入本联盟的成员,应具备下列条件:

（1）拥护联盟的章程。

（2）有加入联盟的意愿。

（3）愿为医疗专科能力建设作出贡献,推动联盟持续健康发展。

3. 自愿加入者主动向发起者提出申请,经联盟发起单位同意,即可成为联盟正式成员。

4. 成员权利与义务

（1）参与本专科联盟各项活动。

（2）对本专科联盟工作提出意见、建议并进行监督。

（3）有自愿加入本专科联盟及退出权。

（4）维护本专科联盟合法权益。

（5）遵守本专科联盟章程,努力完成专科联盟赋予和交办的各项工作。

（6）指定专科联盟业务承办部门、联系人及联络方式,密切协调配合。

（7）向联盟反映情况,提供信息和资料。

5. 本联盟会员如有严重违反本章程行为或自愿退出者,经联盟理事会讨论后予以除名或退出。

（四）组织机构

1. 联盟最高权力机构是联盟理事会,其职责如下:

（1）决定联盟工作方针和任务。

（2）审查批准联盟工作报告。

（3）制定修改联盟章程。

（4）选举理事。

（5）通过相关决议。

2. 理事会每半年召开一次办公会议,研究、讨论并决定联盟各项工作。

3. 理事会设理事长1名,副理事长若干名,任期3年。理事长由发起单位1名领导或专科负责人担任,副理事长由理事长提名,理事为各成员单位专科主任,理事会讨论通过后,正式颁发聘书。

4. 理事会设秘书长1人,由理事长所在专科相关人员担任。负责落实理事会各项决议,承办处理联盟日常工作。

（五）经费

联盟经费来源包括:

1. 联盟发起单位资助。

2. 举办会议及学术活动收费。

3. 社会有关部门赞助。

（六）附则

1. 本章程经联盟理事会讨论后通过,并正式生效,期限为四年。

2. 本章程解释权属于本理事会。

三、跨区域专科联盟疑难危重症转诊工作制度

（一）为有效解决某跨区域专科联盟（以下简称"专科联盟"）内部某系统疑难危重症患者的转诊需求，发挥牵头医院在某专科方面的诊治特色与学科技术优势，为患者提供便捷、优质、连续、高效、安全的医疗服务，推动建立专科疾病分级诊疗模式，制定本流程。

（二）**转诊医院**

充分考虑患者病情、经济状况、医院诊疗条件等综合因素，专科联盟牵头医院、协作单位、成员单位之间建立转诊机制。

（三）**功能定位与转诊条件**

1. 牵头医院 专科疑难危重症患者，根据主管医师和患者需求，在条件允许情况下，可转诊至牵头医院就诊。

2. 协作单位 区域专科疾病诊疗中心和远程医疗中心，收治专科疑难危重症患者，共同参与多学科联合会诊，接收成员单位转诊患者。

3. 成员单位 承担所在地区专科常见病、多发病、疑难危重症诊疗，根据患者病情需要可申请会诊及转诊，接收成员单位转诊患者。

（四）**申请方式**

专科联盟各诊疗机构指定转诊承办部门及联系人，通过电话、邮件、微信等方式提前提交转诊申请，并提供规范格式的病历摘要。

（五）**转诊流程**

1. 上转流程 远程中心或会诊中心经专家会诊确认该患者符合上转指征，与患方沟通同意转诊后，即提交转诊申请及病历摘要，接受转诊医院（牵头）专科评估该患者病情，联系床位调配中心预约住院床位，转诊双方主管医师交接病历资料及病情介绍，患者按预约日期办理转诊入院手续。

2. 下转流程 牵头医院主管医师判断符合下转指征，经与患方沟通同意转诊后，即提交转诊申请及病历摘要，与下转相关成员单位沟通确认入院床位，转诊专科填写转诊单（医保转诊单），患者办理相关转诊手续，下转成员单位专科病房。

（六）**转诊费用**

1. 不单独向患者收取任何转诊费及预留床位费。

2. 患者转诊途中的效能费用由患者负担。

3. 按患者所在地医保政策办理转诊及医保报销手续。

（七）专科联盟各诊疗机构应对患者高度负责，严格按转诊条件和流程进行操作，为疑难危重症患者解决诊疗治疗问题，确保医疗质量和医疗安全，持续改善医疗服务。

四、跨区域专科联盟疑难危重症会诊工作制度

（一）**患者会诊条件**

1. 患者在门诊就诊 3 次以上未能明确诊断。

2. 患者住院诊治效果不明显。

3. 患者或家属自愿要求会诊。

4. 专科联盟成员单位提出会诊申请。

（二）会诊时间地点

每周相对固定时间,地点安排在专科联盟牵头医院远程医疗会诊中心,每次预约患者控制在 5 位以内,特殊情况除外。

（三）预约方式

专科联盟牵头医院会诊中心指定联系人,提前通过电话、邮件、微信等方式进行预约,患方或专科联盟成员单位提供规范格式的病历摘要。

（四）会诊流程

1. 工作人员向患方介绍会诊流程及收费规定。

2. 工作人员根据患方或专科联盟成员单位提供的病历资料,初步判断患者病情和检查结果。如须完善相关检查,由工作人员协助患者在门诊完成。如须住院检查,由工作人员及专科联盟成员单位协助办理转诊。

3. 确定会诊时间并通知患方。

4. 根据患者病情特点与需求,结合专家专业特长,每次邀请 3~5 名专家参与会诊。对病情复杂、涉及多系统或多学科的疾病,邀请相关领域专家参与会诊。

5. 按照预约时间为患者会诊。专家共同查看患者,询问病史,经过充分讨论与合议后,提出专家会诊对患者的诊断、检查和治疗建议。

6. 工作人员根据专家意见撰写会诊报告,经专家签字确认后交付患者。

（五）会诊费用

1. 按人次向患者收取会诊费。

2. 会诊费用于支付专家费及会诊中心运行维护。

五、跨区域专科联盟疑难危重症远程会诊工作制度

（一）申请会诊

基层医疗机构医师(邀请方)登陆远程协同平台,下载并与患者签署《远程会诊知情同意书》,填写《远程会诊申请单》,并完善病历资料。

（二）分诊预约

专科联盟牵头医院远程医疗中心(受邀方)工作人员预审病历。

1. 如发现病历资料或检查不全时,退回申请者补充完善。

2. 预审通过后,将病历分转给相关专家,预约视频会诊时间,通知邀请方医师做好准备。

（三）专家会诊

1. 专家按照约定与邀请方医师交互式远程视频会诊。

2. 如病情需要,可邀请患者或了解病情的家属参与部分会诊。

（四）撰写报告

1. 撰写《远程会诊报告》,提出诊断与治疗建议。

2. 如病情疑难危重,以双方协商,与患方充分沟通,提出转诊建议,并写入《远程会诊报告》中。

（五）后期质控

工作人员检查病历等资料完善程度,确认专家签字面扫描上传后,发送回基层医院,并通知基层医师接收报告。

（六）随访

1. 根据会诊专家意见决定是否随访。

2. 对需要随访的病例,由基层申请医师通知和预约患者随访。

第五节　远程医疗协作网

一、远程医疗协作网管理制度

（一）总则

1. 依据国家卫健委《医疗机构管理条例实施细则》《远程医疗服务管理规范》《关于进一步做好分级诊疗制度建设有关重点工作的通知》等政策法规,为进一步加强和改进远程医疗协作网管理,持续提升医疗质量,确保医疗安全,结合医院实际,制定本制度。

2. 远程医疗　指医疗机构之间利用计算机技术和通信技术等手段,实现跨地域医疗会诊及双向转诊协同等。

（二）机构设置与职能

1. 远程医疗协同网络挂靠机构设置在医疗管理部门,专人负责平台运行管理,横向协调信息、财务收费等部门。

2. 远程医学管理中心负责远程会诊相关工作。主要职能:

（1）组织协调各级远程医疗会诊,为疑难危重患者提供远程会诊服务。

（2）制定远程医疗会诊流程和考核标准。

（3）远程医疗会诊专家资格认定。

（4）远程医疗会诊专家推荐,建立并及时公布、更新远程医疗会诊专家库。

（5）收集和管理远程医疗会诊资料。

（6）定期收集、整理、分析远程医疗会诊相关信息,并提出工作意见、建议,供卫生健康行政部门参考。

（7）负责审核加入远程医疗会诊网络单位的资质,并报卫生健康行政部门备案。

3. 远程医疗会诊由申请远程医疗会诊机构（以下简称邀请方机构）和提供远程医疗会诊机构（以下简称提供会诊机构）共同实施。

4. 拟加入远程医疗会诊的网络单位应具备以下基本条件

（1）在我国依法注册执业的各类医疗机构,包括医院、社区或乡镇卫生院、社区卫生服务中心。

（2）具有开展远程医疗会诊工作的场所、基本设施,拥有至少1名经过培训合格的专（兼）职网络技术管理人员。

（3）建立远程医疗会诊的管理制度。

（4）卫生健康行政部门规定的其他条件。

提供会诊的机构须为二级及以上各类医院且具备远程医疗会诊网络单位的基本条件。

5. 拟加入远程医疗会诊的网络单位应向远程医疗协同网络平台主办单位提出申请,签署合作协议后方可开展远程医疗会诊,必要时须根据各地要求报所在地卫生健康行政部门备案。申请时应提交以下材料:

（1）《医疗机构执业许可证》副本及复印件。

（2）《远程医疗会诊机构申请书》一式三份。

（3）网络设施建设等硬件设施情况,参照原国家卫生部相关规定。

（4）远程医疗会诊网络技术人员与管理人员名单及专业技术职务证明。

（5）远程医疗会诊管理制度。

（三）执业规则

1. 远程医疗会诊工作的医师分为远程医疗会诊医师（简称受邀方医师）和申请远程医疗会诊医师（简称邀请方医师）,各级远程会诊中心应建立本中心的会诊医师专家库。受邀方医师应具备以下条件:

（1）取得执业医师资格并注册。

（2）具有副主任医师及以上专业技术职务。

（3）会诊、咨询内容与本人执业范围、专业技术相一致。

2. 受邀方医师与邀请方医师属于医学会诊关系,邀请方医师与患者属于法律意义上的医患关系。远程医疗会诊作为临床诊疗活动的会诊行为,对患者诊断、治疗的医学处置权属于邀请方机构,若出现医疗纠纷由邀请方医师所在医疗机构负责协调解决,受邀方和技术平台供应方配合解决。

3. 开展远程医疗会诊的医疗机构和人员应依法保护患者隐私和个人资料,维护患者和会诊医师合法权益。

（四）程序与要求

1. 远程会诊分普通会诊和急会诊。

2. 会诊前工作

（1）邀请方机构拟申请远程医疗会诊时,应向患者说明会诊程序、费用等情况,征得患者同意。患者不具备完全民事行为能力时,应征得其近亲属或监护人同意,并签订远程会诊知情同意书,报本单位医疗管理部门批准。

（2）邀请方按要求填写远程会诊申请单,通过相应远程医疗会诊网络平台传送至会诊机构。主要包括拟会诊患者病历摘要、拟邀请远程会诊医师姓名或会诊医师专业及技术职务要求、会诊理由、时间、费用等;用电话或电子邮件等方式紧急提出会诊申请的,会诊结束后应及时补办书面会诊手续。

（3）提供会诊的受邀方根据会诊目的及要求,审核会诊资料,安排会诊专家,确定会诊时间。

（4）除急会诊外,会诊专家应在会诊前查阅患者病历资料,符合会诊要求的确定会诊时间,并及时通知邀请方,否则可要求申请单位补齐资料后再定会诊时间。

（5）普通会诊应在 24 小时内确定会诊专家,48 小时内安排会诊;急会诊应在 1 小时内响应,4 小时内安排会诊。

3. 会诊

（1）会诊双方应在会诊时间前 10 分钟到达会诊现场。会诊前 5 分钟由申请单位接通会诊线路,实施会诊。

（2）会诊完毕,会诊专家填写会诊意见并签全名,通过远程会诊网络平台传输至对方。

（3）单次会诊时间一般限制在 30 分钟内。

4. 会诊后工作

（1）会诊双方应按病案管理要求,对有关资料进行收集、整理、登记和存档,会诊意见归入病案保存。

（2）远程医疗会诊结果记入患者病程记录,由经治医师负责向患方通报远程医疗会诊结果。

（3）远程医疗会诊结束后一周内,邀请方机构应将会诊费用汇至提供会诊机构的财务收费部门。

（4）定期向医疗管理部门报告工作。

（5）做好病例随访工作。

（五）管理监督

1. 远程会诊实行分级诊疗制度。地市级医院、基层网络单位的患者因病情需要,须请跨地域远程医疗会诊中心会诊时,须同步知会本地远程医疗管理部门。

2. 对患者诊治实行首诊负责制。远程医疗会诊意见与《医疗护理技术操作常规》规定的会诊方式具有同等效力,即仅具有参考意义,不承担主体法律责任;但经医疗事故鉴定后确有责任者,须承担相应附带责任。

3. 各远程医疗会诊机构应按病案管理要求,做好远程会诊图文音影资料收集、整理和保管工作,建立会诊病例数据库,按统计年度向卫生健康行政部门报告工作。

4. 加强安全保密,严格执行国家和卫生健康行政部门有关规定,与境外医疗机构开展远程医疗会诊或对重要患者、特殊病种进行远程医疗会诊,应按规定办理报批手续,并采取相应安全保密措施。

5. 向合作医疗机构提供远程医疗会诊等服务,按政策和协议约定收取相关费用。特需会诊及新开展业务根据实际情况,由双方议定。合作期间国家或当地收费标准调整,费用收取标准随之调整。远程医疗会诊费用由邀请方单位统一收取,定期与提供会诊单位进行结算,不直接支付给会诊医师本人。提供会诊机构会诊取得的收入,纳入单位财务部门统一核算、统一管理,并提供由财政部门监制的收费票据。

6. 远程医疗会诊所收取的费用,主要用于本单位医师会诊服务费和远程医疗平台建设发展。

7. 对积极为患者服务,在远程医疗会诊工作中做出显著成绩的部门、科室和个人,给予相应精神和物质奖励。

8. 在远程会诊中心网络运行管理与应用工作中,有下列情形之一的部门、科室和个人,依照规定予以处理。

（1）对患者推诿或拒诊,造成不良影响和后果。

（2）违反规定,违规收取患者费用。

（3）不服从统一管理,接到会诊通知后拒不到位。

（4）违反保密规定,造成失泄密。

（5）人为造成网络阻断、信息传递延误、失泄密、病毒感染或传播不良信息造成严重后果,对直接责任人和分管领导给予处分,如构成犯罪依法追究刑事责任。

（6）其他违反本制度,造成不良影响和后果的情形。

二、远程医疗协作网建设发展规划

（一）持续推进远程医疗服务发展,完善省-地市-县-乡-村五级远程医疗服务网络,贯彻落实《进一步改善医疗服务行动计划（2018—2020年）》有关要求,改进医疗服务模式,优化服务流程,推动远程医疗服务全覆盖。

（二）依托远程医疗协作网牵头医院,统筹建设会诊、影像诊断、病理诊断、心电诊断、培训等若干专门系统,并完成系统集成统一管理;开展远程医疗、远程培训、教学查房、教学病例讨论等共建共享型医疗技术协作。

（三）对成员单位相关专业进行质控和业务指导,实时对成员单位疑难危重患者进行远程医疗和技术指导,提升基层医疗服务能力,提高优质医疗资源可及性。

（四）研究确定远程医疗单病种协同机制,重点畅通慢性病、恢复期患者下转渠道,方便患者就近就医。

（五）严格执行同级医疗机构检查检验互认相关规定,统一标准、流程,在保障医疗质量的前提下,建立完善远程医疗协作网内的检查检验互联互通机制,减少重复检查,减轻患者就医负担。

（六）共同强化医疗安全,建立完善医疗风险防范机制、医疗质量与安全持续改进机制、科室医疗安全上报与反馈改进机制,定期检查,及时消除隐患、堵塞漏洞,严格落实医疗安全责任制。

（七）分阶段建设若干名医工作室,安排专家定期深入基层进行手术指导、出诊、查房、会诊及授课等,持续提升基层诊疗水平。

（八）结合当地群众医疗服务需求,围绕常见病、多发病因地制宜开展医疗服务,引进并推广适宜技术项目。

（九）通过远程医疗服务价格政策实施、医保支付方式改革和医疗机构内部分配倾斜等方式,实现利益共享和可持续发展。

（彭明强　罗　军　陈　民　卢清君　王海涛　汪言安）

▶▶▶ 第三篇

运营保障

第二十二章　行　政　管　理

　　行政管理是一切社会组织、团体对有关事务的治理、管理和执行的社会活动。科学高效、规范有序的行政管理工作,对于非公立医院提升整体运行效率、服务医务人员和患者、保障医院持续健康发展,具有极为重要的作用。特别是在当前医药卫生体制改革持续深化、现代医院管理制度逐步健全的时代背景下,迫切需要用全新的视角加强和改进非公立医院行政管理,不断提高行政管理的科学性、稳定性和可靠性,充分发挥管理优势,为医院建设发展服务。本章立足构建非公立医院决策与监督的闭合回路,坚持继承与创新相结合,对行政管理的相关制度进行了系统梳理,相信对于非公立医院行政管理工作大有裨益。

第一节　院办实务

一、院长办公室工作职责

　　(一)牵头组织制定并适时修订医院各项规章制度。

　　(二)组织院长办公会、院周会等重要行政会议,负责会议记录和整理会议纪要,督导各部门和科室贯彻落实会议精神和决策意见。

　　(三)拟制医院计划、总结、方案等综合性材料,定期编报医院要讯和信息通报。

　　(四)负责协调、筹备和落实医院重要活动,对重要事项进行组织、督查和督办。

　　(五)负责文件收发登记、流转传阅、公文发布、督办、立卷归档,指导公文处理,做好文电资料保密工作。

　　(六)组织安排医院总值班,检查监督值班制度落实,遇有情况有效处置。

　　(七)负责对内对外协调联络,接待来信、来访人员,对有关事项进行协调督办。

　　(八)按规定管理使用医院印章、院领导名章,对各专业委员会、部门和科室印章进行审核并组织刻制。

　　(九)协调国际交流与合作,办理公派出国手续,接待外宾来院学术交流、参观等事项。

　　(十)记录医院大事记,协调完成年鉴汇总编纂等工作。

　　(十一)了解掌握医院重点工作开展情况和院领导催办事项执行情况,并及时汇报反馈。

　　(十二)完成院长交办的其他工作任务。

二、请示报告制度

　　(一)医院医疗、教学、科研、院务保障、行政管理、市场运营等工作中的重要事项,均应及时向医院领导请示报告。重大事项按照上级文件规定和医院审批决策事项清单,在院领导授权同意下向当地卫生健康委、中医药管理局、医保局等行政部门请示报告。

（二）职能部门向医院领导请示报告的事项

1. 医院重大建设项目。

2. 接收危重患者、重大事故伤患、突发事件患者紧急抢救情况。

3. 传染病疫情等突发公共卫生事件处置情况。

4. 特殊患者诊疗情况。

5. 严重医疗纠纷。

6. 工作人员意外伤亡事件。

7. 上级领导检查指导情况。

8. 重要来信来访接待情况。

9. 医院领导外出参加会议、活动和因私请假。

10. 其他需要请示报告的事项。

（三）科室向医院领导和机关管理职能部门,以及节假日和休息日向总值班室请示报告的事项:

1. 接收危重患者、重大事故伤患、突发事件患者紧急抢救情况。

2. 甲类传染病或按甲类管理的乙类传染病患者收治情况。

3. 特殊患者诊疗情况。

4. 医疗差错事故。

5. 工作人员意外伤亡事件。

6. 开展新业务、新项目和重大手术。

7. 患者擅自离院可能发生意外,存在自杀、伤人等严重迹象。

8. 贵重仪器和设备器材丢失、损坏。

9. 毒、麻、限、剧药品丢失,批量药品过期、变质。

10. 收费出现严重错漏。

11. 接待来信、来访反映严重问题。

12. 发生医疗纠纷。

13. 其他需要请示报告的事项。

三、行政总值班制度

（一）行政总值班由院长办公室牵头负责,定期制订排班计划,下发相关部门执行。

（二）参加行政值班部门和人员由院长办公会研究确定。

（三）行政总值班履行以下职责:

1. 代表院领导对重要行政工作进行紧急处理,视情调动相关人员、车辆和物资。

2. 监督检查各科室值班情况和安全保卫工作。

3. 配合院长办公室及相关部门、科室接待重要来宾。

4. 各部门和科室上报的重要事项及时向院领导请示报告。

5. 及时组织、协调和处置突发公共卫生事件、严重医疗纠纷、安全管理事件等紧急敏感事项,按规定进行应急处置和上报。

6. 及时处理上级卫生健康行政部门交办的各种事项。

7. 完成医院领导赋予的其他职能。

（四）值班人员按时交接班,严格遵守值班纪律,维护值班秩序,落实保密规定,认真填写值班记录。严禁擅自调班与脱岗离岗,不得泄露医院领导住址、电话等个人信息,不得拆阅机密文件和他人信函。无关人员不得进入值班室。

(五)保持值班室内外环境清洁卫生,做好安全防范工作。

(六)对值班期间认真履职尽责、控制和处置突发事件有力的部门和人员,医院予以表彰奖励;对因值班疏忽甚至失职引发严重问题、造成恶劣影响、给医院带来重大损失的部门和人员,医院严肃追责,给予行政处理和经济处罚。

四、医院早交班制度

(一)医院早交班通常在每周一~周五上午 8 点召开,医院领导、各部门负责人、行政总值班人员参加。

(二)**主要内容**

1. 行政总值班报告当日值班总体情况、重要事项处置情况、需要关注的问题以及交班事项。

2. 各部门简要报告当日医疗、管理、保障等重点工作数质量和请示报告事项。

3. 分管院领导简要讲评和布置工作,协调解决相关问题。

4. 院长简要总结部署工作,对重点工作进行提示和安排。

(三)每周一医院早交班,对上周医院总体运行、行政值班、医疗服务、运营保障等工作进行通报讲评,对下一周重点工作作出部署安排。

(四)对早交班明确需要落实的事项,院长办公室负责跟踪和反馈。

五、医院制度拟制规定

(一)为提高医院各项制度起草制定的科学化、制度化、规范化管理水平,强化归口管理、按级负责,根据有关法律法规和医院章程,制定本规定。

(二)医院从拟制程序、分类编号、格式规范、报批审核、综合评价、归档管理等方面,对医院各项制度拟制进行规范和细化。

(三)各部门分工拟制医院制度,应严格执行法律法规、行业标准规范、上级文件精神和医院章程,立足医院特点实际、长远规划和发展需要,明确工作任务、职能分工、方法步骤和措施要求,文字表述简洁清晰、严谨准确。

(四)以医院名义发布的重要制度,经院长办公室复核、院长办公会通过、院长或分管院领导批准后方可实施。以职能部门名义发布的制度,由相关职能部门负责人审批后方可实施。按有关规定组织编号及存档。

(五)院长办公室每年组织一次医院制度集中修订审核,遇有上级法规制度调整及时组织修订完善。

(六)对有悖法律法规和医院章程、影响制约医院建设发展的制度,相关部门及时提出废止建议,逐级提交院长办公会研究,报院长或分管院领导批准后废止。

第二节 接 待 制 度

一、公务接待制度

(一)医院各项公务接待实行对等、对口接待,由院长办公室具体协调安排。

（二）医院公务接待范围主要包括当地党政机关、卫生健康委、中医药管理局、医保局等政府行政部门及相关管理监督部门、相关行业协会等检查指导、其他医疗卫生机构等参观交流、举办学术活动、专家会诊授课、处置突发事件等。因私或非公务活动不予接待。

（三）各部门、科室提交公务接待申请，注明事由、来宾姓名、单位及职务、人数等信息，经分管院领导批准后通知院长办公室安排。医院大型活动、会议来宾等规模大、层次高的公务接待，由院长办公室制订接待计划，报医院院长批准后实施。处理突发事件或紧急接待任务，可边安排接待边请示报告，事后补办手续。

（四）公务接待标准严格执行国家和理事会（董事会）及医院有关规定，不张贴横幅、不摆放鲜花，严格控制经费开支和陪同人员，杜绝奢侈浪费，不得超标准、超预算、超审批事项接待。

（五）公务接待通常安排在医院工作人员餐厅就餐，院外住宿、就餐和接送站由院长办公室联系安排。

（六）公务接待活动结束后，财务、审计等部门组织票据审核。不合理开支不予报销，发现违规问题及时组织整改，对相关人员进行批评教育、行政处理和经济处罚，针对倾向性问题修订完善相关制度措施。

二、信访工作制度

（一）为加强信访工作管理，提高信访服务水平，维护信访人合法权益，全面改善和促进医院各项工作，根据《信访条例》和有关法规制度，结合医院实际，制定本制度。

（二）医院信访工作坚持客观公正、慎重办事，实行分级负责、归口管理，立足及时、就地解决问题，努力做到无集体上访、越级上访事件发生。

（三）信访处理工作时限要求

1. 一般信访　通常在 7 个工作日内给予答复。

2. 重要信访　通常在 15 个工作日内完成调查、取证，给予答复。如不能按期办结，须说明原因，期限不得超过 30 个工作日。

3. 特殊信访　如不能按期办结，可适当推迟答复，通常不得超过 60 个工作日，但须向上级相关部门说明原因。

4. 信访人姓名（名称）、住址不清，通讯不畅的除外。

（四）医院指定一名院领导分管信访工作。设立院领导信访接待日，医院领导定期接待来访群众，做到随机、预约接访和下访相结合，坚持谁主管谁负责，指导、检查、督促、协调分管部门解决信访问题。

（五）医院院长办公室、党委办公室和纪检、工会、医疗管理、护理、财务、人力资源等部门按职能分工和权限，分别负责相应信访接待、问题排查及处理工作，部门负责人均为信访问题处理的直接责任人。对于超出权限的问题，书面请示医院领导或商请有关部门协助处理。

（六）医院相关职能部门指定专人负责群众来信、来访、电话投诉，设立专用信访登记本，准确登记来信、来访、电话投诉时间、信访人姓名、单位或住址、联系电话，反映主要问题和要求，并注明办结时间、处理结果以及效果等，承办人和部门负责人签字确认。各科室做好信访接待和登记工作。

（七）及时完成重要信访件登记、调查取证、资料整理、分类归档、上报等程序，在要求期限内报告办理结果。如信访结案困难,及时上报上级有关部门,不得漏报、瞒报。

(八)对上级批交信访件和信访积案实行职能分工负责制,到期办结率100%,息诉息访率不低于80%。

(九)信访相关材料、记录、文件等及时整理归档,做好信访保密工作,严防因信访件失密引发打击报复等不良事件。

(十)医院定期总结讲评信访工作,对成绩突出的部门、科室和个人给予表彰奖励,对履职尽责不力、造成工作被动,甚至引发严重问题的给予批评和处理。

三、外事工作制度

(一)为加强医院涉外事务管理,确保外事工作正常开展,根据有关法律法规,结合医院实际,制定本制度。

(二)医院外事工作实行分级负责、归口管理、协调配合,为医院对外学术交流、技术合作、人才培养和促进医院建设服务。指定一名院领导分管,院长办公室或相关外事管理部门负责日常工作,接受当地卫生健康行政部门的指导。

(三)严格外事活动审批权限。重大外事活动经院长办公会审核,或经卫生健康行政部门批准后方可实施。常规外事活动逐级上报分管院领导审批,根据需要向当地卫生健康行政部门报备。

(四)与国外、境外机构和人员开展合作交流,严格按国家和卫生健康等部门规定执行。来院从事医疗执业活动的外籍医务人员,由院长办公室与医疗管理部门协助其办理相关执业手续。严格保守秘密,不得随意公开不能公开的技术资料和商业机密。

(五)食宿接待、赠送礼品要坚持勤俭办外事,落实相关规定,经院领导审批后实施。

(六)外事人员要不断提高业务水平,严守外事纪律规定,加强请示报告,不得利用职权和工作关系牟取私利。

第三节 公务文案

一、公文处理制度

(一)医院公文分发、登记、传递、督办、印制、用印及立卷、归档由院长办公室负责。

(二)公文签收、传阅、处理

1. 行政公文由院长办公室收取或下载,统一拆启(下载)、分类、登记、编号、分办、传阅。发文单位未用文号的一般信函、通知等,可不另行编号,移交有关部门或科室签收登记。

2. 公文登记、编号后,由院长办公室负责人签署拟办意见,送院领导传阅、批示或交有关部门办理。原则上当日分送,不得积压。

3. 收件人收到公文后签署姓名,退回公文时当面注销。

4. 一般公文阅文时间不超过2天,急件不超过1天。阅毕签字并及时退回院长办公室。

5. 承办部门抓紧办理公文。涉及其他部门事项,主办部门主动与有关部门协商,有关部门积极配合。公文办理完毕后,承办部门将结果填写在公文处理笺上,退回院长办公室。

6. 已送领导传阅批示或交有关部门办理的公文,院长办公室及时检查催办,防止漏办或延误时间。

7. 阅办公文特别是重要和机密文件,严格遵守保密制度和办文规定,不得扩散、引用、摘抄、翻印,不得将文件随意搁放、带往公共场所或带回家中。

8. 文件丢失立即报告院长办公室。对丢失文件造成严重后果的,按有关规定处理。

(三)发文拟稿、会签、审核、签发与字号

1. 拟稿应格式规范,内容明确,观点突出,条理清晰,层次分明,语言精炼,书写工整,标点准确,篇幅力求简短,不乱用简称,不写不规范的字。

2. 起草文稿,统一使用公文纸和发文稿纸,按发文稿纸上要求填写清楚有关项目。

3. 草拟文稿中涉及其他部门的问题,拟稿部门主动将文稿送有关部门会签,取得一致意见后行文。

4. 拟稿人将文稿送院领导签发前,将文稿交本部门负责人审核,院长办公室复核是否符合本制度。审、复核文稿,均应签署姓名、日期。

5. 各部门起草的公文,由分管院领导审批、签发;重要公文由院长审批、签发,在发文稿纸上签署意见、姓名和时间。

6. 草拟和签批发公文一律使用钢笔,不得使用铅笔和圆珠笔。

7. 已签发公文交院长办公室统一登记、编号后,方能打印。

(四)发文缮印、校对、用印、送发

1. 缮印公文由院长办公室统一签批,以领导签发的定稿为依据,不得随意改动。无论份数多少,一律不得使用复写纸。

2. 文稿打印后,打字员通知拟稿部门校对。

3. 打印校对文稿,打字员、校对人在发文稿纸上签名。

4. 公文印发后,由拟稿部门负责装订,装订完毕,拟稿部门可存留一份正本,其余连同定稿交院长办公室归档。

5. 公文送发之前,拟稿部门先写信封,交院长办公室统一盖章,封发。

(五)公文立卷、归档、销毁与查阅

1. 公文办完后,院长办公室将公文定稿、正本及有关材料分类整理移交档案室,由档案室按内容特征、相互联系、保存价值分别装订立卷。双方逐一检查,做好移交登记和签字。

2. 卷宗立好后由档案室保存,任何人不得保存应存档的公文。

3. 没有存档价值的公文,经过鉴别和分管院领导批准,可登记后销毁。销毁涉密公文,必须有人监督。

4. 查阅利用已归档的公文,应经院长办公室负责人或分管院领导同意。未经许可,不得摘抄,不得将公文带出档案室。

二、文件收发流转制度

(一)医院各种文件以及与公务活动有关的资料由院长办公室统一管理。

(二)各部门、科室收发文件当日,使用专用登记本进行登记。文件启封后进行核对,如有问题及时与发文机关联系。

(三)文件登记后,及时送院长办公室呈医院领导阅示,交有关部门、科室处理,办理完结后送还归档。对限期办理的文件,院长办公室监督催办。各级各类人员阅后在签阅单上签署姓名和时间。

（四）传文迅速准确,急办文件立即登记、阅办,不得拖延积压。

（五）各部门、科室按照规范格式要求拟制文件,负责人审核签字,报分管院领导阅签后送院长办公室发文。对内、对外发文由院长办公室统一汇签、编号、印发。

（六）严格执行保密规定。不得私自传抄、复制文件,不得将文件带离办公场所,不得泄露文件内容,不得与无关人员谈论文件内容。涉密文件按规定范围流转,不得随意扩大范围。"秘密"级以上文件通常在办公室内传阅,绝密文电在指定场所阅览。

（七）加强文件保管,严格防盗、防火、防潮等措施落实,防止和避免文件丢失、被盗或损坏,遇有情况及时报告。

三、档案管理制度

（一）医院档案工作实行集中归口管理,院长办公室负责统一组织协调,医院档案室负责重要综合性档案资料归档与管理,各部门、科室按照职能权限负责相关档案资料归档与管理。

（二）各部门、科室拟制的工作计划总结、医疗质量管理、教学科研组织、人才培养方案等材料,抄送院长办公室,由医院档案室归档管理。

（三）档案室对各部门、科室档案立卷、归档进行业务指导和检查监督,针对发现的问题及时组织整改。各部门、科室指定专兼职档案管理人员,按规定做好档案资料收集、立卷、归档、登记和保管工作,定期向档案室移交。

（四）文书档案由院长办公室负责立卷,于次年上半年归档;科技档案由档案室协助医疗管理部门立卷,定期归档;人事档案由人力资源管理部门负责,根据人员调整变化随时立卷和归档;会计档案由财务部门负责,于次年6月底前立卷,保管使用1年后向档案室移交。

（五）档案室定期梳理分析档案信息,整理形成电子数据,加强档案综合开发与利用,及时提供给相关部门和科室,持续改善档案服务工作,促进医院建设发展。

（六）查阅档案履行审批手续。部门和科室查阅档案,本人填写申请单,部门或科室负责人签字同意后,报院长办公室负责人或分管院领导批准后方可查阅相关档案。外单位查阅档案,持单位介绍信,提高一级审批权限。机密（含）级以上文件通常不予查阅,如须查阅应严格按规定履行报批手续。

（七）档案通常不予外借。确须外借时,经医院院长批准后方可外借,严格履行借阅手续,控制知情范围,必要时签订保密承诺书,明确外借时限,详细登记卷号、件数、张数等信息,交回时认真核对,如有差错丢失立即报告,查清原因。

（八）档案人员定期检查库存档案,发现破损、褪变等问题及时报告,并采取抢救、修补、复制等技术处理措施。

（九）档案室定期组织档案鉴定,对超过保管期限、无保存价值的档案提出销毁申请,填写销毁清单,报分管院领导批准后进行集中销毁,并安排2人以上监销。

（十）健全档案室库房、办公室、阅卷室等专用场所,规范库房内档案存放、管理,密级架统一编号,案卷上架排列合理、科学、整齐。完善防火、防盗、防虫、防鼠、防尘、防光、防潮等设施。无关人员严禁入内。保持库室内外清洁卫生,严禁室内吸烟。

四、印章管理制度

（一）医院对内对外发文、填报报表、开具介绍信、签订合同文件等重要业务使用医院公章。由院长办公室按照国家和上级有关印章管理规定,对印章的种类、字体、图形、尺寸、材质等进行设计,报医院院长批准后,凭有效证明文件到公安机关办理印章刻制手续。由院长办公室负责日常管理,经院长签批后方可使用。

(二)医院各部门、科室根据工作需要,向院长办公室提交刻制印章申请,提供印章字体、图形、尺寸、材质等式样,报院长批准后,院长办公室办理印章刻制手续。各部门、科室负责日常管理,经分管院领导或本部门、科室负责人签批后方可使用。

(三)医院各类印章刻制领取后,院长办公室登记印章名称、颁发机关、枚数、收到日期、启用日期、领取人、保管人、批准人、图样等信息,采用蓝色印油留取印模式样方可启用。

(四)医院各类印章指定专人保管,定期清洗维护,并在院长办公室备案。

(五)印章使用时,填写登记用印事由、数量、申请人、批准人、用印日期等信息。印章保管人员对盖印的文书内容、手续、格式严格检查,发现问题及时妥善解决。严格按规范要求使用印章,保证位置恰当,字迹图形清晰,盖印齐年盖月,如有特殊规定时按规定盖印。严禁在空白信笺、介绍信、合同上用印。

(六)医院印章存放于院长办公室保险柜内;其他印章存放于各部门、科室办公室,入柜加锁或设置密码。如有遗失或损坏立即报告,采取保护现场等应急措施,配合保卫等相关专职管理部门迅速查办,必要时向当地公安机关报案。

(七)由于机构变动、式样改变、印章损坏或其他原因造成印章停用,由院长办公室统一收回原有印章,及时将停用印章送至制发机关封存或销毁,并建立印章上交、清退、存档、销毁登记档案。

(八)印章保管人员调整变动时严格履行印章移交手续,签署移交证明,注明移交人、接交人、监交人、移交时间、图样等信息。

(九)因印章管理使用不当造成印章丢失、盗用、仿制等现象,对当事人和相关责任人分别进行批评教育、行政处分、经济处罚直至追究法律责任。

五、介绍信管理使用制度

(一)介绍信是医院对外联系的凭证,由院长办公室负责保管与开具。

(二)医院相关部门、科室和人员到政府行政部门、医疗卫生机构或无隶属关系单位办理公务,工作人员因个人事务须医院提供相关证明,以及其他需要开具介绍信的事务,由相关部门、科室和人员提交申请,逐级上报分管院领导批准后开具介绍信。

(三)介绍信由院长办公室加盖医院印章后方可生效。

(四)介绍信要素齐全,内容与存根或申请事项一致,并加盖骑缝章。严禁开出空白介绍信。

(李　娜　陈　航　周菊林)

第二十三章　人力资源管理

现代医院的核心竞争力就其实质而言，归根到底是人力资源的竞争。非公立医院建设质量层次的影响因素，包括经营理念、技术、人才、质量、资金、创新、管理等诸多方面。其中，人力资源作为一种支撑战略，是保证医疗质量和医疗安全、实现医疗服务价值与目的的必要先决条件，同时也是建立健全现代医院管理制度的十三项重点任务之一，具有基础性、全局性、长远性的重要地位作用。

人力资源管理包括人事管理与资源管理两个层面。人事管理旨在推动人力资源规范化管理，确保医院发展得到有效的管理支持；资源管理是通过人力资源规划与发展，使人力资源需求得以满足。面对新形势、新常态，非公立医院应树立人力资源是"第一资源"的理念，持续加强和改进人力资源管理，从医院实际和患者需求出发合理规划和配置医务人员，建立医疗质量与服务效率兼顾的人力资源管理机制，增强前瞻性、针对性和可操作性，把人力资源建设成为医院的核心竞争能力和持续发展的动力源泉，确保医护人员的价值观念、行为方式与医院发展需要相适应，内在潜能和活力得到充分发挥释放，在实现自身成长的同时融入和推动医院发展，不断为增进人民群众健康作出新贡献。

本章从促进医院发展、提升人才能力的角度，从人力资源规划、员工招聘配置、人力资源培训开发、人事业务管理等四个方面，对非公立医院人力资源管理制度进行了梳理完善，推动人力资源管理持续增强创新活力和专业服务能力，提高社会效益与经济效益。涉及绩效管理制度内容，请参见"绩效与薪酬管理"章。

第一节　人力资源规划

一、人力资源规划管理制度

（一）总则

1. 为科学合理预测人力资源需求与供给，规范医院人力资源规划管理，做好编制及调整工作，增强可行性与一致性，结合医院实际，制定本制度。

2. 医院人力资源部门负责人力资源规划总体编制和管理，收集确认相关数据信息，开发人力资源规划工具和方法，对各部门、科室提供具体指导。

3. 各部门、科室负责提供真实详尽的人力资源历史数据与预测数据，及时申报提出需求建议。

4. 医院理事会（董事会）和院长办公会负责对人力资源规划工作进行总体决策、监督和指导。

（二）人力资源规划编制与审核

1. 人力资源部门向职能部门收集各类规划数据、人员需求数据、人员素质要求数据等，从中提炼与人力资源规划相关数据信息并整理汇总,为编撰人力资源规划提供数据支持。

2. 合理选择程序和方法,完成人力资源需求预测和供给预测。

3. 将医院人力资源需求预测数与同期可供给数进行对比分析,根据各类人员净需求数制定人员配置政策。

4. 根据医院总体发展战略规划和年度工作计划,制订人力资源规划目标与规划方案,明确人力资源配备、晋升、补充、使用调整、职业发展、员工关系、培训开发、绩效薪酬福利、劳动安全等事项。

5. 人力资源规划方案提交院长办公会研究,经理事会(董事会)审批后执行。

(三)人力资源规划评估

1. 重点围绕人力资源费用、供给与需求预测、培训,由人力资源部门组织有关专家进行评估,视情邀请第三方机构进行评估。

2. 评估对各类人力资源数据进行收集和分类,以原定目标为标准进行逐项审核评估,对人力资源规划编制、执行等情况作出分析评价,提出持续改进的意见建议。

(四)人力资源规划调整

1. 遇有医院总体战略和年度计划调整、人力资源规划执行中出现较大问题时,须对人力资源规划作出必要调整。

2. 人力资源部门结合规划执行情况,充分征求医院领导和各部门、科室意见,拟制人力资源规划调整方案,报分管院领导、主要负责人审核,提交院长办公会研究,经理事会(董事会)审批后执行。

二、组织结构设计与定岗定编制度

(一)为加强和改进人力资源规范化管理,确保实现医院长远发展战略,推动高效有序运行,制定本制度。

(二)医院组织结构设计与定岗定编,遵循和坚持"着眼长远、推动发展,宏观调控、按需设置,压减层级、提高效能,责权明晰、公平公正"的原则。

(三)人力资源部门负责拟制组织结构设计与定岗定编方案,提交院长办公会研究,经理事会(董事会)审批后执行。

(四)各部门、科室须严格执行医院组织结构设计与定岗定编方案,按照岗位编制员额合理安排人员,认真履职尽责。

(五)医院组织结构设计方案包括组织结构模式、部门和科室数量、隶属关系等,以图文结合方式表述。应依据医院章程,着眼医院基本定位、当前需求与长远发展,岗位、部门与科室设计充分考虑业务和职能需要,压缩管理层级和事务性岗位,提高管理质量效率,努力满足患者需要。

(六)遇有医院战略调整、主体业务变更、外部环境变化,以及现有组织结构难以适应医院未来发展等情形时,应及时对组织结构作出调整。

(七)岗位编制设计方案包括岗位设计、定员及扩展变动情况等。应根据医院组织结构,充分考虑患者需求、医疗服务市场现状、行业标杆医院内部设置等因素,与用人部门、科室做好协调沟通,加强职数总体控制。科室设置与员额视专业发展需要适时进行必要增减、合并和调整。

三、人力资源计划管理制度

（一）为进一步规范医院人力资源计划管理，提高工作计划性、针对性与实效性，确保人力资源管理目标有效落实，为医院高质量发展提供重要支撑，结合医院实际，制定本制度。

（二）人力资源部门负责医院人力资源计划的制订与实施，各部门、科室协助配合人力资源部门开展相关各项工作，及时提交各类需求与信息资料。

（三）人力资源部门于每年11月下旬印发调查问卷，对人力资源现状进行调查和汇总分析，掌握倾向性问题和各部门、科室需求，拟制医院下年度人力资源工作计划，对职位编制、岗位职责、人员配置、招聘、培训等作出初步安排，提交院长办公会研究审批后，于当年年底前上报医院主要负责人审签实施。

（四）人力资源计划下发后，各部门、科室应认真贯彻执行，及时将修正和评估意见向人力资源部门作出反馈。

（五）人力资源部门跟进检查督导各部门、科室人力资源年度计划执行情况，区分阶段和进度作出综合评估分析，适时进行必要调整、充实和完善，推动人力资源计划全方位落实。

四、员工配置计划管理制度

（一）为科学合理配置医院各级各类人员，确保数量、类别、资质、知识、技能等满足患者需求和岗位要求，推动和促进医院可持续发展，制定本制度。

（二）**配置计划主要内容**

1. 所需员工数量、类别。

2. 对专业、学历、学位、资质、经历、专长等方面的要求。

3. 配置计划申请依据。

（三）**年度人员配置计划**

1. 各部门、科室根据人力现状、业务量、业务配置标准等，制订下一年度人力需求计划，于每年三季度提交人力资源部门。

2. 人力资源部门汇总需求，组织工会、医疗管理、护理等相关部门和专家研究，拟制下一年度人员配置计划，报请院长办公会审议通过，并实施招聘等工作。

（四）**临时人员增配计划**

部门、科室发生计划外人员缺编时，及时向人力资源部门提交人员增配计划。人力资源部门征求相关部门和专家意见，呈报分管院领导审批后予以增配。

（五）**制订和实施员工配置计划，应充分考虑以下因素**

1. 国家相关法律法规及行业标准。

2. 医院章程。

3. 医院发展规划。

4. 服务对象数量、类型、服务需求复杂性、服务技术难度。

5. 可提供服务项目。

6. 医疗技术发展与需求。

7. 科室负荷、工作时间、人力需求。

8. 科室近年业务量与人员配置、变动情况。

（六）人力资源部门根据医院发展和运行情况，对人员配置计划、实际人员数量进行动态持续监控,结合具体情况对人员进行工作分配与再分配,合理安排岗位。遇有人员紧缺、离职等情况,及时进行人员调配补充,确保医疗服务工作正常有序运行。

五、职位分析管理制度

(一)为规范医院职位分析工作内容与程序,提升质量效率,推动医院持续发展,制定本制度。

(二)人力资源部门负责职位分析组织与实施,各部门、科室密切协同配合,医院主要负责人审批后执行。

(三)当医院发展战略、组织结构出现重大调整,增减若干职位,岗位职责发生较大变动,以及医院领导确定梳理调整职位体系时,人力资源部门启动职位分析工作。

(四)人力资源部门负责提前拟制职位分析方案,明确待分析职位、工作程序及所需条件。

(五)围绕职位基本信息、职位工作内容及绩效信息、职位任职资格与条件、职位与外部单位联系、完成本职工作所需专业技能,以及工作强度、环境、复杂程度等项目,采取问卷、面谈、现场观察等方法组织职位调查,及时对收集资料整理归档。

(六)根据调查结果,采取直接参与、关键事件、文献资料等方法,组织职位工作内容与任职资格分析。

(七)运用职位分析结果进行岗位评价,拟制工作说明书,由任职人员及其直接上级确认,经院长批准后用于指导工作。工作说明书同时用于人员招聘、绩效考核与培训等工作。

第二节 员工招聘配置

一、招聘管理制度

(一)根据医院人力资源总体规划与岗位配置需求,为规范人员招聘管理,确保医院人力资源数量、质量、规模、结构符合实际需要,推动医院高质量发展,结合医院实际,制定本制度。

(二)医院各级各类人员招聘,坚持公开、公平、公正原则,实行谁用工谁负责。

(三)人力资源部门负责拟制人员招聘年度计划,经分管院领导审核后提交院长办公会研究确定。计划通过后分解到各季度或各月,明确岗位职责与任职资格,组织实施招聘工作。

(四)用人部门、科室负责提出招聘需求,提供招聘岗位工作内容与任职资格标准要求,拟制笔试及面试题目,参与考核评估应聘人员专业知识、技术与综合能力。

(五)人力资源部门对用人部门、科室招聘需求进行审核,充分考虑岗位编制、业务调整、业务发展等因素,对招聘计划作出调整或补充。

(六)招聘计划应包括以下内容

1. 招聘总量及各部门、科室、岗位招聘数量。

2. 拟招聘人员学历、学位、资质、履历及基本能力素质要求,对个别岗位的特殊要求。

3. 确定招聘策略,含安排进程、选择地点、招聘团队成员、选择渠道、招聘来源、甄选方式等。

4. 拟制招聘预算,含差旅费、劳务费、广告费、人才举荐奖励及其他管理费用等。

（七）对有下列情形之一的人员不得招聘录用

1. 剥夺政治权利、受到刑事处罚尚未撤销。

2. 有吸食毒品或其他严重不良嗜好。

3. 品行不端,不良信用记录尚未解除。

4. 贪污、拖欠公款,有记录在案。

5. 专业技术人员无相关执业证、资格证。

6. 患有精神病、法定传染病或其他严重疾病。

7. 体格检查不合格。

8. 年龄未满 18 周岁。

9. 其他经本院认定不适合的情形。

（八）招聘团队由分管院领导、人力资源部门、医疗护理等相关专职管理部门、用人部门和科室负责人等组成。

（九）各部门、科室出现岗位空缺时,优先通过内部员工调整填补。员工可直接向人力资源部门报名,经初筛后安排笔试、面试。

（十）内部调整不能满足需求时,采取网络、院校、社会、猎头等多种方式实施招聘,及时有效对外发布招聘信息。可视情选择合适的外部招聘服务供应商,签署招聘代理服务协议。

（十一）人员甄选按照简历筛选、专业理论考试、业务技能考核、初次面试、二次面试依次展开,从个性特征、知识结构、专业技术、综合素质、品质行为、求职动机等方面,对应聘人员进行测试与评价。

（十二）医院招聘团队结合应聘人员综合表现填写"面试评价表",提出录用意见,人力资源部门对拟录用人员按程序逐级呈报审批。试用期满考核合格后,办理相关聘用事宜。重要岗位人员在录用前组织背景调查。

（十三）每次招聘结束后,人力资源部门围绕招聘计划完成情况、应聘与录用情况、招聘时效、录用人员到岗情况、招聘预算经费情况等内容,及时进行评估总结并呈报医院领导审批,持续改进招聘工作。

（十四）招聘相关材料立卷归档。

二、内部竞聘管理制度

（一）为进一步优化医院人力资源配置,建立公开、平等、竞争、择优的用人机制,促进优秀人才脱颖而出,充分调动各级各类人员工作积极性,激发员工潜能,结合医院实际,制定本制度。

（二）医院内部竞聘坚持公开、公平、公正原则,做到德才兼备、竞争择优、人岗匹配、以岗取人。

（三）医院成立内部竞聘领导小组,负责内部竞聘总体筹划、组织实施、考核评价、结果公布等事项。医院主要负责人为组长,分管院领导为副组长,工会、院长办公室、人力资源及相关部门、专家和科室代表为成员。办公室设在人力资源部门。

（四）内部竞聘基本流程

1. 人力资源部门发布通知公告,明确竞争岗位、职位说明书、竞聘条件和资格、报名时间及方式、选拔方法、领导小组成员名单、监督方式等。

2. 符合条件人员自愿填写报名表,连同相关资料、个人述职等一并提交。

3. 领导小组组织资格审查,重点审核是否符合岗位要求和竞聘条件,提供材料是否真实可信等。

4. 组织一定范围的民主测评,认可度低于 50% 排除在外。

5. 组织笔试、面试,测评专业知识、技术能力、综合素质,考察价值取向、责任意识、团队精神,各岗位确定 2~3 名候选人。

6. 视情组织候选人竞聘演讲,考察工作思路、目标措施和可行性、创新性方案,以及是否有可评估的预期结果。

7. 领导小组对候选人竞聘情况组织综合评价,研究确定最终人选,上报医院审核通过。

(五)内部竞聘最终人选公示时间 7~10 天,接受评价监督。如没有异议,人力资源部门拟制岗位任职通知,报医院主要负责人签发,办理岗位调动和工作交接手续。

(六)每次内部竞聘结束后,人力资源部门进行总结评估,对相关资料统一立卷、归档保存。

三、资质审核管理制度

(一)为加强医务人员执业资质原始材料审核验证,确保真实性与有效性,确保任职资格与岗位要求相符,确保医疗质量与医疗安全,结合医院实际,制定本制度。

(二)人力资源部门负责对员工基本信息、资格证书进行查验,如实记录查证过程与结果,及时记入员工档案。

(三)医疗管理、护理部门分别对医务、护理人员依法执业资格进行审核和监管,配合当地卫生健康行政部门实施检查监督。

(四)所有员工须确保所提供各类资质内容完全属实,并同意接受审核验证。

(五)验证范围主要包括员工学历证书、执业注册证、专业技术资格证、上岗资格证、特殊岗位培训证、岗位资质相关工作经历等。

(六)新员工招聘时进行首次验证,在职员工取得新的岗位相关资质或经历时进行更新验证。在职员工资质每 3 年复核一次。

(七)验证采取电话、传真、信函、网络、电子邮件等方式实施。

1. 学历验证 国内学历通过中国高等教育学生信息网(http://chsi.com.cn/)查证;国(境)外学历通过中国留学生网(http://www.cscse.edu.cn/)查证;或直接向证书颁发原始学校验证。

2. 执业注册证 通过国家卫健委网站查证。

3. 培训证书 向培训发证机构、教学管理部门或人力资源部门查证。

4. 职称证书 非本院办理的职称证书,可查询晋升或聘任材料,或向原单位人力资源部门查证。

5. 其他证书 向原始发证单位或机构查证。

(八)如核查信息为网站截图,应打印签字并注明查询网址,在相关证书复印件上盖"与原件相符"印章并签字。

(九)如须进行第三方机构验证,医院须查证第三方机构是否按政策法规要求实施验证流程。

(十)如颁证时间久远、国外资质证书等验证较为困难,应在 60 日内至少进行 2 次验证尝试,记录验证过程与结果;如证件丢失,尝试向发证单位或机构申请补办后查证。

（十一）以下情形免除验证

1. 通过 JCI 认证医院员工的资质证书。

2. 政府相关部门颁发员工资质证书并下发文件予以证明。

3. 医院统一申报办理，经政府相关部门批准颁发给员工的证书，如医院统一申办的医师执业注册证、护士执业注册证、专业技术资格证等。

4. 医院自行组织培训并颁发的各类培训合格证书。

（十二）对在职员工所持国家规定非终身有效证件，人力资源部门每季度核查证件到期情况，及时通知员工所在部门、科室及本人，督促重新注册、年审或更换相关证件。

四、人才引进制度

（一）为大力实施科技兴院、人才强院战略，加大人力资源整合力度，创新人才引进与聘用、管理机制，努力营造良好政策与制度环境，充分调动各层次人才队伍的积极性、创造性，推动医院高质量可持续发展，根据有关政策法规文件精神，结合医院实际，制定本制度。

（二）医院引进人才实行聘任制管理，以岗位需求为前提，重点服务于临床科室。

（三）医院引进人才主要包括

1. 具有研究生学历、硕士（含）以上学位人员。

2. 具有高级专业技术职务人员。

3. 地市级以上拔尖人才和省级及以上有突出贡献的专家、学科带头人。

4. 获国家自然科学奖、发明奖、科技进步奖的主要研究人员。

5. 在国外学习、进修和深造一年以上，并获得国外学位证书的留学回国人员。

6. 具有高级专业技术职称、正规高等院校全日制本科学历，虽未取得显著业绩，但有较大发展潜力的优秀青年人才。

（四）具备以下条件之一者可优先重点引进

1. 列入国家级人才培养计划　国家卫生健康委员会、人力资源和社会保障部"有突出贡献的中青年专家"，教育部"长江学者"，人力资源和社会保障部"百千万"人才工程第一、第二层次，国家自然科学基金委员会杰出人才基金获得者。

2. 担任中华医学会等临床、预防、中医、中西医结合相关一级学会各专业委员会委员，省医学会等专业学术机构下属相关专业委员会副主任委员以上学术职务；担任生命科学与医学相关领域 SCI 杂志编委、国内核心期刊副主编以上学术职务。

3. 获得地市级以上荣誉称号。

4. 在疑难杂症诊断治疗、常见多发疾病预防控制、重大突发公共卫生事件处置中作出突出贡献，享有一定的知名度，得到社会和同行公认。

5. 曾作为负责人或第二完成人获省部级科技进步奖二等奖及以上奖项，作为第三完成人及以上参与者获国家科技成果二等奖及以上奖项。

6. 省级学术技术带头人，市级以上医学重点学科带头人。

（五）各临床科室根据学科建设发展需要，制订人才引进年度计划，于每年三季度上报人力资源部门。

（六）人力资源部门根据人力资源整体规划和各科室计划，统筹制订人才引进年度计划，提交院长办公会研究审批，做好招聘信息发布、应聘人员资料收集等工作。

（七）人力资源部门牵头组织医疗管理、教学、科研、护理等相关部门和专家，全面考察拟引进人才的学术水平和综合素质,提出考核意见,逐级上报分管院领导和医院主要负责人,提交院长办公会研究审批。

(八)经医院研究通过的引进人才与医院签订协议,人力资源部门按人员调入规定程序办理相关手续。

(九)医院有关部门各司其责,积极落实引进人才来院必要的工作和生活条件,创造良好的工作、学习和生活环境。

(十)引进人才调入医院工作后,医院负责重新建立人事档案。社会保险经人力资源和社会保障部门确认后,医院参照同类人员交纳标准予以补缴;给予一定数额专项科研启动经费,优先申报晋升专业技术职务任职资格;可享受购房或租房专项补助,一次性报销搬家费,在子女入托入学、家属安置就业等方面给予优先优待。

(十一)医院每年从患者评价、医疗、科研、新业务新技术、团队成长、医德医风等方面,对引进人才进行一次综合考核评估,考核结果用于对引进人才聘后评估。

(十二)人力资源、科研教学等相关部门及时录入和完善引进人才信息,实行跟踪管理。

五、人员录用管理制度

(一)应聘人员面试通过后,医院人力资源部门围绕个人学历、工作经历、技术资质、犯罪记录、信用情况等组织背景调查。

(二)背景调查通过后,人力资源部门与应聘人员双方就薪酬待遇协商并达成一致。人力资源部门报经分管院领导同意,向被录用人员发放录用通知书,列明报到时间、地点、须提供材料、体检安排等事项。

(三)被录用人员报到时携带以下材料

1. 学历及培训证书。

2. 执业资格证书。

3. 个人居民身份证等相关证件、照片。

4. 社会保险、住房公积金缴纳证明。

5. 个人体检证明材料。

6. 上一家从业单位离职证明。

(四)被录用人员在规定时间内到人力资源部门报到,双方签订劳动合同。

(五)人力资源部门协调后勤保障部门,视情为被录用人员安排宿舍,发放宿舍钥匙、饭卡等物品。

(六)人力资源部门为被录用人员建档登记,连同应聘、面试、录用等相关材料一并归档立卷。

六、卫生技术人员任职资格审核监管制度

(一)在医院内执业的各级各类卫生技术人员均应具备相应岗位任职资格,执业注册地点已在本医院。

(二)高级职称评审资格审核。由本人进行申报,人力资源部门审核,分管院领导审批后,将材料提交当地负责高级职称评审的有关部门按照规定履行评审程序。

(三)岗位聘任资格审核。接到当地有关部门通知后,人力资源部门梳理相应岗位空编情况,征求医疗管理、护理等部门及相关科室对相关人员履职情况的意见,提交医院有关会

议讨论确定。

（四）卫生技术人员个人档案审核，由个人提交任职资格证书原件，人力资源部门审核，登记任职资格信息。

（五）经各级各部门审核的相关资料和印发的任职资格复印件，及时存入个人技术档案。

（六）任职资格监管作为常规工作，应定期督查。由人力资源部门牵头，医疗管理、护理等部门配合，对岗位任职资格进行监管检查，确保医院无未经注册开展执业或跨专业、超范围执业等行为。

七、卫生高级专业技术职务评聘管理制度

（一）为进一步完善医院专业技术职务聘任工作，规范评聘流程及相关管理环节，根据国家和当地卫生健康行政部门相关政策法规要求和文件精神，结合医院实际，制定本制度。

（二）医院卫生高级专业技术职务评聘，坚持因岗评定、公开公正、诚实守信、职称和薪酬有机结合的原则。

（三）医院成立高级专业技术职务评聘工作领导机构，由医院主要负责人、分管领导、相关职能部门及科室负责人、相关专家等人员组成，负责对卫生高级专业技术资格申报人员进行资格审查、推荐，组织高级专业技术职务岗位设置、考核等工作。人力资源部门承办相关具体事宜。

（四）卫生高级专业技术职务岗位向业务一线、技术骨干、有突出成绩的专业技术人员倾斜。临床一线高级职务指标数，医疗、护理、医技、医院管理及其他专业分别控制在60%、15%、20%、5%以内。申报数按已聘用卫生高级指标限额推荐。首次达到申报资格条件者比例不超过同类申报人员总数的20%。

（五）人力资源部门在每年高级技术职务资格申报前，经医院领导和当地卫生健康行政部门核准同意后，公布本年度各专业技术系列可推荐指标数。

（六）申报者须在规定时限内向人力资源部门递交有关晋升卫生高级专业技术资格相关材料。人力资源部门负责资格审查、资料甄别，在适当范围内组织人员对医德医风、业务水平、工作业绩等进行民主测评，充分听取专家和专业技术人员意见。民主测评未达到良好以上者，本年度不再推荐申报。

（七）医院高级专业技术职务评聘工作领导机构对申报者进行综合评议。对市级以上科研立项或获奖、省级以上继续教育立项、市级以上技能比赛获奖、专业论文刊登在中华系列杂志文章、高层次人才等择优推荐，以无记名投票形式、按得票多少表决通过，经公示无异议后上报。

（八）上年度参加卫生高级专业技术资格业务理论考试未合格人员，本年度不再推荐申报副高级专业技术资格。

（九）对要求照顾且脱离临床一线或组织安排不再从事相关医疗、护理工作的人员，原则上不再推荐申报评审卫生高级专业技术资格。担任职能科室及以上管理职务者或从事本专业管理者除外。

（十）在医德医风、业务能力、技术水平考核得分相同的条件下，原则上推荐任职时间长、年龄较大的专业技术人员。

（十一）申报卫生高级专业技术资格的评审费，医院予以报销一次，重复申报者费用

自理。

（十二）严格控制非卫生高级专业技术职务职数。非卫生技术人员申报，参照本制度规定办理。

八、特聘专家管理制度

（一）特聘专家应具备以下条件

1. 地市级以上学科带头人、有突出贡献的优秀专家、享受政府特殊津贴，主持省级以上科研课题，以及医院需要的学科带头人。

2. 具有高级专业技术职称。

3. 身体健康，能够胜任日常工作。

4. 医德医风良好，近 5 年内未发生过医疗事故、重大医疗差错和重大医疗服务投诉，无严重违规违纪行为。

5. 如未在本院注册，具备多点执业资格。

6. 本人自愿。

（二）特聘专家主要工作职责

1. 接受医院委托提供咨询服务，为医院学科建设发展出谋献策。

2. 接受医院委托，协助相关学科论证实施学科发展规划与建设方案。

3. 协助医院和相关学科建立与国内外科研机构、医学院校、知名专家联系及学术交流，扩大医院学术影响力。

4. 协助医院做好人才引进和招聘，推荐优秀人才充实医院学科团队。

5. 协助医院为本专业学科培养带教技术骨干与学科带头人。

（三）人力资源部门根据人才资源总体规划和科室需求，拟制特聘专家年度计划，协调医疗、护理、科研、教学等部门和专家研究后，提交院长办公会审议通过，确定年度特聘专家。

（四）医院与专家协商，每年签订一次专家特聘协议，或由专家与医院协商确定合作期限，明确周期、方式、职能、待遇等事项。

（五）特聘专家应严格遵守医院各项规章制度，服从医院及科室工作安排，承担并指导完成学科建设任务，指导和培养下级医师做好各项医疗、教学、科研、预防工作，尽职尽责为患者服务。

（六）特聘专家因各种原因不能履职尽责、胜任正常工作，根据特聘协议，经双方友好协商，与医院终止聘用，办理离职手续。

九、人员调配管理制度

（一）人员调入

1. 用人部门或科室拟自本医疗集团所属院外单位调入人员，均须向医院人力资源部门提出用人申请报告、人员调入建议及人员名单。

2. 院外单位拟调入人员向医院人力资源部门提交其本人身份证、毕业证、学位证、专业证书（如执业证书、资格证书、技术工等级证书等）及学习、工作履历等。所有证件均提供原件审核（或另有规定），复印件备案。

3. 人力资源部门根据有关条件要求，协调相关部门、科室及专家组织初审，向调出单位协商借阅档案。

4. 如符合医院招聘计划及基本条件,组织笔试、面试合格后,提交院长办公会研究讨论,呈报分管院领导、医院主要负责人审批,办理调入手续。

5. 调入人员应按规定时限报到,逾期未报到不予接收。特殊情况须提前告知医院人力资源部门,协商同意方可延期报到。

（二）人员借用

1. 部门或科室因工作需要借用本医疗集团所属单位院外人员,由人力资源部门负责履行申报程序,进行资格审查。如获审批同意、符合条件的借用人员,人力资源部门通知借用部门或科室试用,协调办理相关手续。

2. 试用期通常为15天。借用部门或科室在结束前提出综合评估意见,报人力资源及相关专职管理部门。

3. 人力资源部门协调相关专职管理部门及专家对拟借用人员进行考核,提出是否借用意见,经分管院领导审核后提交院长办公会研究审批。

4. 对确定借用人员,人力资源部门与其所在单位签订协议。借用时间通常为一年,借用期满根据工作需要,经考核合格,同时经与其所在单位协商同意,可续签协议延长借用期限。

（三）人员调出

1. 本人拟往本医疗集团所属其他单位工作,须提出书面申请,经所在部门或科室负责人同意,交人力资源部门,逐级上报分管院领导、医院主要负责人审批。

2. 拟接收调入单位向医院发函调档,人力资源部门协助办理调出手续。

3. 调出人员办理正式调出手续前,应继续履行原岗位工作职责,否则视情予以必要经济处罚。

（四）院内调动

1. 员工在部门或科室内部调配,由其负责人自行决定。确属必要情况,须向医院人力资源部门备案。

2. 员工因工作需要或其他原因跨部门、科室调整岗位,由部门、科室或本人提出书面申请,部门或科室负责人签署意见,交人力资源部门协调办理。

3. 人力资源部门根据医院人力资源规划和配置需要,协调相关部门、科室及专家进行讨论,提出院内调动方案。

4. 院长办公会研究审议后,呈报医院主要负责人审批,确定内部人员调整名单。

5. 人力资源部门协调相关部门和科室,在规定时限内组织调动人员交接班,完善资料并及时归档。

十、人力资源应急调配制度

（一）为应对突发公共卫生事件等特殊状态,实现医院人力资源在各种应急状态下的合理调配,确保以医疗救治为中心的各项工作平稳有序运行,结合医院实际,制定本制度。

（二）医疗管理部门、护理部、门诊部和后勤保障部门,分别负责医疗、护理、门诊及后勤保障人员应急调配。

（三）人力资源部门负责对全院人力应急调配进行备案,并做好其他人员应急调配协调工作。

（四）各部门、科室负责所属内部人力应急调配与上报。

（五）因员工请假、辞职、公派外出等原因,造成某岗位日常工作人力资源暂缺,部门或科室负责人根据工作性质、岗位职责及资质要求,对同类人员工作进行调配。

（六）如部门或科室内部无法调配解决,上报应急调配主管部门协调,并报人力资源部门备案,必要时逐级上报分管院领导直至院长,由医院协调解决。

（七）医院承接当地政府和卫生健康等行政部门赋予的临时性任务或大项活动、突发重大事件等造成人力资源紧缺,由人力资源部门统一对相关部门和科室进行人力应急调配。

（八）各部门、科室及全院人员应服从大局,认真执行应急状态下人力调配方案。

十一、员工离职辞退管理制度

（一）总则

1. 根据《劳动法》等法律法规,为规范医院员工离职及辞退管理工作,确保各项工作连续性与稳定性,维护医院及员工合法权益,结合医院实际,制定本制度。

2. 本制度适用于除兼职、临时聘用员工外,与医院建立劳动关系的所有员工。

3. 本制度中“离职”包括合同离职、员工辞职、自动离职、医院辞退、解聘、医院开除等多种情形;“辞退”指医院单方与员工解除劳动合同的情形。

4. 人力资源部门负责员工离职辞退管理工作。

5. 医院各层级、部门、科室及责任人均无权解除或终止员工劳动合同,仅有向人力资源部门申请解除或终止员工劳动合同的建议权。

6. 离职人员所在部门或科室协助人力资源部门完成各项交接手续。

（二）员工提出辞职,应提前30日书面通知医院。如未提前通知并给医院带来经济损失,员工应承担赔偿责任。

（三）员工不能胜任本职工作,经培训或调整岗位仍不能胜任工作的,医院书面通知本人解除劳动关系。

（四）员工合同期满,如双方均无续签意向,双方解除劳动关系。

（五）员工无故连续旷工3日或累计旷工3日的,按自动离职处理。

（六）员工满足离职确认条件,但个人原因导致逾期未办理离职手续的,按自动离职处理。

（七）员工不论以何种方式离职,均应填写离职申请表,报送所在部门或科室负责人。

（八）离职员工应将本人负责或经办的各项工作、保管的各类设施设备物品及工作性资料等移交至指定交接人员,移交人、接收人、监交人签字确认,人力资源部门审核、备案。

（九）行政管理部门负责离职员工工作证、门禁卡、办公用品、档案资料等返还工作。

（十）财务部门负责为离职人员核算与支付相关款项。

（十一）人力资源部门负责核算离职员工当月考勤、工资、年假补偿、经济补偿,与员工进行结算,办理档案关系和社保关系转移。

（十二）员工办理完所有离职手续后,人力资源部门出具“解除劳动合同证明”,正式解除劳动关系。

（十三）人力资源部门安排合适人员,在员工离职前进行离职面谈,征求意见建议,促进双方理解沟通。

（十四）离职员工损坏医院文件、资料、财物的,应承担相应赔偿责任。造成文件资料缺失无法弥补的,所在部门、科室负责人确认其应承担的赔偿额度。

十二、员工满意度管理制度

（一）为持续提升员工获得感和满意度，改善医院内部管理、员工关系及各项工作，为医院建设发展营造良好内部环境和人力支撑，根据医院实际，制定本制度。

（二）员工满意度指员工对医院实际感受值与期望值相比较的程度，即员工满意度 = 实际感受 / 期望值。

（三）人力资源部门负责对员工满意度相关信息资料进行调查、收集与整理，提出改进意见，拟制分析报告。

（四）员工满意度调查

1. 调查遵循诚实性、时效性、区别性、保密性原则，通常在每年 6 月和 12 月各组织一次，调查对象为医院全体工作人员。

2. 调查内容主要包括医院使命、战略目标、文化与价值观、工作环境、能力建设、薪酬福利、发展与培训、员工关系、工作沟通、日常生活等。

3. 调查采取工作面谈、院长信箱、工会主席信箱、网上留言、员工意见箱、问卷调查等方法组织实施。

4. 人力资源部门提前发出员工满意度调查通知，与各部门、科室和员工广泛深入沟通，最大限度调动员工参与的积极性、主动性。

（五）员工满意度分析与持续提升

1. 员工满意度调查结束后，人力资源部门及时对所有调查信息进行归类统计，征求分管院领导和相关专职管理部门、专家意见，围绕调查背景、时间、对象、方法、原始信息统计、归类分析、改进措施建议等内容，拟制员工满意度调查分析报告。

2. 调查分析报告逐级呈报医院主要负责人审批，采取官方网站、微信、电子邮件、书面文件、公告栏张贴、会议等方式，结合院务公开对员工满意度调查结果及相关信息予以发布。

3. 组织指导相关部门、科室对有关合理化建议进行深入研究论证并组织实施，跟踪抓好整改措施落实。重要建议一经采纳应对相关人员予以适当精神和物质奖励。

4. 医院结合员工满意度调查，持续调整完善工作激励制度措施，积极营造公平向上的竞争环境，构建开放包容、创新发展、关爱员工的医院文化氛围。

第三节　人力资源培训开发

一、培训管理制度

（一）为加强人力资源培训工作，推动员工专业知识、业务技能和综合能力持续更新与提升，制定本制度。

（二）医院结合整体发展战略与员工职业发展规划，建立完善员工培训长效机制，常态化组织规范化培训和继续教育，着力增强针对性、系统性与实效性，为医务人员成长成才提供平台，拓展更大空间。

（三）人力资源部门与教学管理职能部门共同负责员工培训体系设计、需求分析、计划拟制、预算编制、项目开发、组织实施、效果评估。

（四）各部门、科室要把员工培训摆上重要位置，认真履行培训责任，周密组织员工在岗培训,配合协助人力资源部门高标准完成各类培训。

（五）人力资源部门从医院发展战略、员工绩效分析、工作岗位分析等层面,组织员工培训需求调查并拟制报告。

（六）区分新员工入职培训、管理人员培训、业务技术人员培训,制订具体培训计划,严格考勤登记和请销假管理。

（七）每次培训结束后,人力资源部门会同医疗管理、教学科研、护理等相关部门对参训人员组织考核。考核不合格人员由医院调整岗位或安排再次培训,如仍达不到培训目标,医院有权与其解除劳动关系。

（八）人力资源部门组织参训人员从培训课程设置、师资水平、组织实施等方面,对培训效果进行评估,拟制并提交培训评估报告。

（九）人力资源部门为所有参训人员登记建档,为员工职称考核聘用和薪酬调整、考核评价提供重要参考依据。

（十）培训各类资料由人力资源部门留存归档。

二、岗前培训制度

（一）为促使职工上岗前了解医院概况,学习规章制度、业务工作与行为规范,尽快融入医院整体氛围,适应医院文化与环境,为胜任本职工作奠定坚实基础,结合医院实际,制定本制度。

（二）新入人员指分配、调入或来医院培训的正式人员、聘用人员、规培生、研究生、进修生、实习生、轮转生等。

（三）医院将岗前培训与考核纳入新入人员考核评价体系。新入人员接受医院岗位培训,经考核合格后方可上岗。

（四）新入人员岗前培训,由人力资源部门依据医院管理规定,综合考虑新入人员培训需求和入职部门、科室意见制订岗前培训课程。

（五）医院人力资源部门制订岗前培训计划,统一组织安排,各职能部门、科室负责相关规章制度、规范具体宣教工作和技能培训。

（六）岗前培训区分医院培训、部门或科室培训两个层面组织实施。岗前培训采取集中组织、座谈交流、小组讨论、现场观摩、实践操作等方式,通常每期 8~12 天。

（七）岗前培训主要内容

1. 医院岗前培训主要内容

（1）医院发展历史沿革、战略定位、业务范围、荣誉成就、发展趋势。

（2）医院组织机构、中层以上领导、各部门及科室职能任务。

（3）医院文化、职业道德、医德医风。

（4）业务工作、行政管理、人力资源管理、财务管理、院务保障、安全管理等相关规章制度和行为规范。

（5）依法行医培训及案例分析,医疗纠纷与事故预防;医院感染预防控制与职业安全防护;医患沟通、医护沟通及技巧。

（6）职业生涯规划与管理。

（7）法律、法规与消防安全。

（8）其他相关内容。

2. 部门或科室岗前培训主要内容

（1）部门或科室组织结构、职能任务、制度措施。

（2）主要领导及其他情况介绍与团队建设。

（3）员工拟从事岗位职责、主要任务与业务操作流程。

（4）患者诊疗等相关业务情况及对业务技能的基本要求。

（5）岗位所需专业技能培训与指导。

（6）其他相关内容。

（八）员工培训由医院人力资源部门统一负责管理，与医疗管理、护理等相关职能部门协同，各科室及有关专家密切协调配合，完成相应培训课程设置与授课任务。

（九）严肃培训纪律。参训员工不得随意请假，不得旷课或迟到、早退。特殊情况须逐级上报分管院领导审批并报人力资源或相关管理部门备案，否则按旷工论处，情节严重者终止参训资格直至不予接收安置岗位。

（十）每次岗前培训结束前，医院人力资源部门会同医疗管理、护理、教学等相关专职管理部门和拟安置部门、科室，采取笔试、操作两种方式组织考核。考核合格者方可录用上岗，不合格者再次参加培训或不予接收安置岗位。

（十一）新入人员填写《岗前培训记录表》，培训和考核情况存入个人档案。

三、培训外包管理制度

（一）为规范培训外包管理，确保达到预期目的和效果，制定本制度。

（二）人力资源及相关专职管理部门负责拟制培训外包方案，明确项目、事由、参加人员及费用支出等事项，经分管院领导审批后组织实施。

（三）通过电话、网络等方式，向相关培训服务机构索要培训资料，了解掌握机构资质、课程设置、收费等情况。

（四）实地考察培训服务机构相关情况。主要包括：

1. 机构声誉。

2. 课程来源、版权与自主知识产权。

3. 课题开发能力。

4. 专职培训人员资质、经历及经验。

（五）根据收集掌握的信息，对培训服务机构进行初筛，组织专家重点围绕课程开发能力、师资水平、培训整体规划与设计组织能力等进行综合评估，提出候选培训服务机构名单，报分管院领导审批，签订培训外包合同。

（六）配合培训服务机构开展培训需求调查分析。应着眼医院战略发展，贴近员工现实需求，充分考虑医院资源条件、医护人员知识结构，把握前瞻性、针对性与创新性。拟制外包培训计划方案，报分管院领导审批后实施。

（七）培训服务机构细化开发培训课程，进行培训设计。人力资源部门协助做好外包培训管理工作，督促相关人员认真参训，与培训服务机构密切沟通，针对问题不足及时组织整改完善。

（八）人力资源部门围绕外包培训计划完成情况、授课水准、参训人员满意度等组织效果评估，开展全面总结分析，持续跟踪培训效果。

四、外派培训管理制度

（一）为规范医院外派培训管理，提高质量效益，制定本制度。

（二）人力资源部门负责外派培训组织实施，主要形式包括组织参加院外相关学习班、研讨班、报告会、高校专业进修，以及赴国外参观、受训、考察等。

（三）部门、科室负责人提交员工外派培训申请，连同培训相关信息上报。人力资源部门与医疗、护理管理部门协同，对申请人员资历、背景等情况进行调查确认，报分管院领导审批后方可生效，向财务部门申请培训专项经费。

（四）外派受训人员参训期间，由部门、科室负责人临时指定他人代理其职务，履行相应职责。

（五）外派受训人员应严格遵守相关培训服务机构制度规定，认真完成培训课程及考核，注重言行举止，树立良好形象。

（六）外派受训人员回院后，须及时向所在部门或科室、医院人力资源部门上交培训总结报告，医院视情在一定范围安排培训体会交流，凭培训合格证书报销培训、食宿、交通等费用。

五、人力资源开发管理制度

（一）为规范医院人力资源开发管理工作，不断提高素质、优化结构，全面提升人力资源核心竞争力，制定本制度。

（二）人力资源部门负责人力资源开发规划与管理各项工作，各部门、科室密切协调配合。

（三）与医疗、护理等管理职能部门共同合作，制订短期（1年以内）、中期（1~3年）、长期（3~5年）人力资源开发规划，充分考虑医院中长期整体发展规划、人力资源需求及当前保有量等因素。

（四）人力资源部门提出各个时期人力资源开发目标，收集医院内、外部相关信息，拟制人力资源开发规划，报分管院领导、主要负责人批准后实施。

（五）人力资源开发体系应包括医院各级各类人员职业生涯规划体系、素质测评体系、培训体系、工作岗位调整轮换体系、学科带头人培养引进计划等。

（六）每年年初各部门、科室上报学习培养计划，人力资源部门汇总确定人力资源开发主要方向、目标任务和方法路径，拟制方案计划，报分管院领导批准后实施。

（七）加强人力资源开发各项活动跟踪，及时检查反馈活动效果，组织阶段性评估、专业评估与年度评估分析，及时提交评估报告。

（八）建立员工人力资源开发档案，相关资料留存归档。

六、职业生涯规划管理制度

（一）根据医院人力资源规划与建设发展需要，为持续提高医院人力资源配置质量效率，帮助员工对个人职业生涯进行设计、规划、执行、评估、反馈和修正，促进医院与员工共同发展，制定本制度。

（二）职业生涯规划管理坚持系统性、长期性、动态性原则，适用于医院全体工作人员。

（三）人力资源部门是员工职业生涯规划管理的职能部门。重点负责以下工作：

1. 制定职业生涯规划管理制度措施、方案计划并组织实施。

2. 为员工提供教育、培训、岗位调整等必要的发展机会。

3. 相关档案资料建立、审查、备案等工作。

4. 提供各类咨询帮助。

（四）员工作为个人职业生涯自我管理实施主体，应认真履行以下职责：

1. 清晰表达个人职业生涯计划和发展愿望。

2. 制订职业生涯目标和发展规划。

3. 充分利用各种职业发展机会。

4. 有效管理并不断修正个人职业生涯。

（五）各部门、科室负责人应积极协助配合人力资源部门落实相关员工职业生涯规划，帮助员工制订职业生涯目标和发展规划，加强具体指导与管理。

（六）设立区分管理、专业技术、行政后勤等专业技术职务系列，医院设立多种发展通道，确保不同职级、岗位员工均有可持续发展的职业生涯路径，得到公平、公正的晋升机会。

（七）实行职业发展辅导制度，各部门、科室负责人为所属员工职业发展辅导人。

（八）员工入职或岗位调整2个月内，部门、科室负责人与员工初步沟通职业发展规划，员工进行自我评估，确立职业发展意向，人力资源部门组织员工素质测评，评估知识、技能、资质、职业兴趣等内容。

（九）人力资源部门结合员工自身情况和医院人力资源规划，帮助指导员工设计个人职业生涯规划方案，定期审查员工个人考核及晋升情况、医院相关学习培训落实情况，评估员工知识、技能与综合素质，评估员工优点与差距，提出下阶段发展建议，各部门、科室跟进实施。

（十）人力资源部门建立员工职业发展档案资料，为员工职业生涯规划调整完善提供客观依据。

七、员工测评管理制度

（一）为做好人员素质评定、反馈、预测工作，建立健全人员测评体系，满足人力资源招聘、配置、考核、晋升、培训等需要，全面客观实施人员评价，确保做出科学决策，制定本制度。

（二）医院人员测评工作，应采用科学方法收集被测评人员表征信息，做出量值判断与价值判断，对素质特征进行合理推断。

（三）人力资源部门负责人员测评工作，主要履行以下职责：

1. 建立完善人员测评制度措施。

2. 筹划设计医院各级各类人员测评标准体系。

3. 构建人员胜任素质模型。

4. 拟制人员测评具体方案并组织实施。

5. 组织开发测评方法、技术与工具。

6. 拟制和运用人员测评结果报告。

7. 整理保管测评数据资料。

（四）将职位说明书作为设计人员测评体系的基本依据，收集整理人员工作职责、业绩标准、专业知识、业务技能、综合素质、个性特征等基础信息，围绕不同测评目的构建人员测评指标体系，逐一检验测评指标的价值与可行性。

（五）根据不同测评目的、对象、时期、角度等因素,合理确定各项测评指标权数与计量方法。

（六）组织院内专家对测评体系进行研究论证,视情邀请第三方机构或院外专家参与。

（七）对人员测评体系组织小范围试运行,修订调整后正式运行。

（八）测评方法选择注意事项

1. 充分考虑实施操作方式、时间限制、场地要求等。

2. 确保测评方法与目的、内容相对应。

3. 兼顾测评方法经济性、有效性。

（九）测评结束后,按照标准格式拟制测评报告,尽量反映真实状况,并将结果向被测评人员反馈,促进工作态度与能力改进,达成测评最终目的。

（十）人力资源部门对测评结果严格保密,相关材料立卷归档。

第四节　人事业务管理

一、职务代理制度

（一）总则

1. 为确保医院各项工作持续顺利开展,维护正常医疗秩序,确保医疗质量与医疗安全,保持各部门和科室工作有序运转,结合医院实际,制定本制度。

2. 职务代理人,指因员工出差、请假或其他原因短时间离开工作岗位,代为行使职权或执行工作任务的人员。

（二）各部门、科室明确所属各岗位职务代理人,并报人力资源部门备案。医疗管理、护理等职能管理部门对主管业务范围内员工的职务代理人名单进行审核,提出具体意见。人力资源部门负责定期汇总全院各岗位职务代理人名单,上报分管院领导和医院主要负责人审批并建档登记。

（三）各级各类职务代理人设置应综合考虑岗位、能力、资质、职务、授权等因素,与被代理岗位要求相匹配,以确保医疗质量和医疗安全为前提。同一部门、科室正副主管可互为职务代理人。如无科室副主管,科室主管可指派高年资科室骨干临时代理主管职责。

（四）凡被代理人因出差、请假等原因不在岗时,如医院未指定临时代理人,则职务代理人的代理权自然生效。首先由第一职务代理人行使代理权,当第一职务代理人同时不在时,则由第二职务代理人代理其岗位职务。当被代理人回到岗位后,职务代理人的代理权自然取消。

（五）职务代理人代理的行政和业务权限通常不得超过被代理人,未获授权事项须及时请示被代理人后办理。

（六）为明确责任,职务代理人行使代理权时签名加"代"字。

（七）被代理人与代理人应于代理期间前后,在上一级领导或人力资源部门的监督下交接代理事项和权责,重要事项实行书面交接并签字。

二、人力资源信息管理制度

（一）为全面管控医院人力资源信息收集、管理与使用,提升信息利用经济性和有效性,防止和避免信息外泄,制定本制度。

（二）人力资源部门负责人力资源信息收集、汇总、分析、应用管理等工作。

（三）人力资源信息收集主要内容

1. 基本情况　姓名、性别、籍贯、出生年月、入职（来院）时间等。

2. 工作经历　主要工作经历、各项工作起止时间、所在单位等。

3. 学习培训　毕业院校、学历、学位、专业、培训及成绩等。

4. 能力资质　资格证书、执业证书、专业技术等级证明等。

5. 工作与考核　目前所在部门或科室、岗位、历次考核项目与成绩等。

6. 人力资源变动　人力资源需求、员工离院数据、岗位晋升与调整数据等。

7. 人力资源成本　薪酬绩效工资总数、社保、各项补贴、津贴等。

（四）人力资源信息收集应遵循准确、及时、客观原则,通过内部和外部两种渠道获取。

（五）人力资源部门指定专人负责信息日常维护,及时做好各类信息录入、更新、备份及安全管理等工作。

（六）人力资源部门定期对人力资源信息进行汇总、分析并拟制专题报告,定期或不定期提交人力资源统计报告,按照规定范围和程序传阅,不得随意扩大或更改传阅范围,防止信息泄密。

三、人力资源信息系统管理制度

（一）为加强医院人力资源信息系统管理,规范操作流程,确保系统平稳运行,制定本制度。

（二）信息中心或相关专职管理部门负责人力资源信息系统安装、调试、维护等工作。人力资源部门负责系统录入、更新及操作指导、监督等。

（三）新增人员基本信息由人力资源部门依据本人填报的《应聘登记表》,按照规定格式整理审核后导入系统。

（四）员工绩效、培训、薪酬等信息增加时,人力资源部门及时予以更新。

（五）员工部门、科室及工作岗位发生变动时,人力资源部门在系统内部调配。

（六）人力资源部门每年定期采集员工信息,及时对系统缺失信息作出补充改正,并做好信息备份工作。

（七）系统权限由人力资源部门负责人根据业务需要统一分配,不得超范围设置权限,级别和业务发生变化时权限应立即取消。

（八）对使用信息系统的工作人员分配一个专属用户名,并赋予相应管理权限,用户名不得外借。

（九）人力资源信息系统实行专人负责、专人更新。围绕数据准确性、及时性、完整性及信息反馈情况等,定期对信息系统管理维护情况进行考核监督。

（十）强化信息保密。人力资源信息为医院保密信息,任何部门、科室和个人不得向外透漏。人力资源部门严格控制信息系统及相关数据报表,不得对外公开。

四、人事档案管理制度

（一）为规范医院人事档案管理,充分发挥档案在人力资源建设中的推动促进作用和服务保障功能,结合医院实际,制定本制度。

（二）医院各级各类人员档案通常由人力资源部门统一保管,配备专兼职人事档案管理人员。

（三）个人社会档案托管在当地人才交流服务中心或人力资源中心的员工,如提出归档申请,由医院人力资源部门统一向申请人档案所在人才交流服务中心或人力资源中心移交员工内部档案信息。移交社会档案的材料须加盖公章,并在医院员工内部档案中留存备查。

（四）员工可将档案转入医院,由医院统一寄存在人才交流服务中心或人力资源中心。如有特殊情况不能将档案调入,暂缓办理,并同时携带原单位出示的离职证明。

（五）员工内部档案主要收集内容

1. 入职信息登记表、有效身份证明复印件、户口簿首页和本人页复印件。

2. 各级学历和学位证书复印件、各级专业资格证和执业证复印件。

3. 原工作单位离职证明、存档证明等。

4. 员工转正申请表和考核表、员工调动审批表、职务任免文件、医院内部调令等。

5. 社会保险和公积金缴纳、补缴、转移缴纳证明、工伤事故处理记录等。

6.《劳动合同》、解除劳动合同证明书及其他相关离职手续文件等。

7. 个人党、团、工会等相关材料。

8. 各类奖励、处罚记录材料。

（六）归档材料应分类准确、编排有序、目录清楚、装订整齐,严防材料丢失或混装,确保完整、真实、精练、实用。每年按登记册或卡片至少组织一次全面检查。档案清理时不得随意销毁材料,须处理材料逐份登记,经分管院领导审查批准后方可处理。

（七）严格执行保密纪律和相关规定,不准向无关人员谈论或泄露任何有关员工档案的内容。

（八）人事档案通常不予外借。特殊情况必须借阅时填写审批表,注明借阅理由和还档时间,经分管院领导签字同意后,到人力资源部门办理借阅手续。不得借阅本人及直系亲属档案。借出档案指定专人保管,不得转借,不得拆散或抽换材料,不得擅自将材料装入档案,不得批划涂改,不得摘抄、复制和拍照。借阅档案时间最长不超过一个月,若须延长应办理续借手续。

（九）落实档案安全管理措施。建立专用人事档案室,存放于专用铁制密码档案柜内,实行双人双锁联管,门、窗安装加固防盗设施,配备消防器材,保持清洁、通风,连续 24 小时监控。经常检查防盗、防火、防晒、防潮、防蛀等措施落实情况,发现问题及时整改。无关人员未经许可严禁入内。

（十）员工因调动、离职、辞退等原因离开医院的,人力资源部门负责将其档案资料转至相关单位或机构人力资源部门。

（十一）员工档案存档期限与销毁

1. 正常离职且手续齐备的员工内部档案,原则上按工作人员保存 5 年、中高层管理人员保存 10 年后酌情销毁。

2. 非正常离职或离职手续不齐全的员工内部档案,原则上永久留存,未经医院领导批准不得销毁。

3. 员工档案销毁由人力资源部门负责,按照国家相关规定在办理档案销毁审批手续后安排专人到专业销毁场所进行销毁。未经鉴定和未经批准,任何人不得擅自销毁员工档案。对故意损坏或擅自销毁者,视情节追究责任并给予惩处。

五、考勤管理制度

（一）为进一步严格考勤管理，建立正规有序的工作秩序，提高工作效率和质量，结合医院实际，制定本制度。

（二）全院各级各类人员须严格按规定时间上下班，不得迟到、早退。

（三）考勤采取门禁打卡、"叮叮"等系统软件打卡、指纹考勤机、签字登记等方式实施。

（四）各部门、科室负责所属人员日常考勤管理，逐日登记汇总，如实填写月度考勤登记表并上报人力资源部门，落实相关待遇。

（五）员工以下情形视为违反劳动纪律

1. 上班时间和交班时间已到而未到岗，即为迟到。

2. 未到下班时间或交班时间而离开岗位，即为早退。

3. 工作时间未经上一级领导批准擅自离开岗位，即为脱岗。

4. 未请假或请假未获批准而擅自离岗，休病假事先不告知所在部门、科室负责人或2日内不交诊断证明（确为急诊除外），请假期满未按时返回岗位，擅自出走（突患或复发精神类疾病除外），无故不参加医院和所在部门、科室会议，迟到、早退或脱岗超过规定时间并未经准假而不到岗，即为旷工。

5. 年累计旷工30日以上或连续旷工15日以上，即为自动离职。

（六）医院行政总值班、院长办公室和人力资源部门不定期对人员考勤在位情况进行检查监督，定期下发通报。发现员工迟到、早退、串岗、溜岗、脱岗、旷工等行为，及时予以批评教育和行政、经济处罚。

（七）对经常违反劳动纪律，严重影响正常工作的员工，用人部门、科室可按有关程序提出解聘意见，人力资源部门上报分管院领导审批后实施。

六、请假、休假管理制度

（一）医院全体工作人员应严格执行请假和休假规定要求。需要休假人员须事先请假并获批准后再离岗休假。

（二）事假通常情况下从严控制，因事确需本人亲自处理可请事假。员工请事假前填报纸质或电子申请，3日以内由所在部门、科室负责人批准；3日以上7日以内由部门、科室签署意见后报人力资源部门批准；7日以上半月以内由部门、科室签署意见后报人力资源部门，由分管院领导批准；半月以上由部门、科室签署意见后报人力资源部门，由医院主要负责人批准。员工请事假均应及时报人力资源部门办理相关事宜并备案。

（三）员工因病需要休息，病假证明均由预防保健或相关科室审批，出具病假通知单。本院已开设临床科目的，疾病证明一律由本院专业科室出具，院外或跨科开设的假条无效。员工病假在15日以上，须出具病情已愈或已稳定的相关医疗证明，经预防保健或相关科室审核确认并通知员工所在部门或科室后方可返回岗位上班。员工请病假均应及时报人力资源部门备案。

（四）临床医疗、医技、行政、后勤等人员值班后，每班可调休半天。在不影响正常工作的情况下，由部门或科室掌握和安排。因工作需要积累的值班假，一般应在当月内完成补休；因工作需要经部门或科室负责人批准可适当推迟，但最迟须在一个季度内完成补休。

（五）员工按规定享受的探亲假、婚假、产假、丧假、放射假、年休假等，由部门或科室负责人统一安排并签字批准,报人力资源部门办理相关事宜并备案。

(六)员工在医院连续工作1年以上,享受带薪年休假。年休假期间享受与正常工作期间相同的工资收入。部门或科室根据工作需要,并考虑员工本人意愿,统筹安排所属人员年休假,期间医院一般不临时补充人员。

(七)因公出差、外出参加学术活动等,须持有有关文件由部门或科室负责人签署意见,主管部门审核签字,报分管院领导批准,人力资源部门备案。

(八)中层领导请假、休假,由人力资源部门报分管院领导批准并备案。医院副职领导请假、休假,由人力资源部门报医院主要负责人批准并备案。医院主要负责人请假、休假,由人力资源部门报理事长(董事长)或上级单位批准并备案。

(九)如因特殊情况不能办理正常批假手续,须通过微信、短信、电话等方式向上一级领导请示报告,上班后2日内补办请假手续并说明事由,逾期不办按旷工处理。

(十)请假、休假前做好工作交接,确保工作连续性。

(十一)如休假期满不能按时返回工作岗位,应及时续假,不续假或续假未经批准而超假者按旷工处理。

(十二)请假、休假后返回工作岗位,应及时到所在部门、科室及有关部门销假,归岗上班时间以销假时间为准。

(十三)各种假期(除年休假外)均包括公休假和法定节假日。

(十四)医院工会依法维护员工休假权利。员工如因休假与医院发生争议,依照国家有关法律和行政法规处理。

七、出差管理制度

(一)为进一步规范医院员工出差管理工作,强化成本管理意识,合理控制差旅费开支,结合医院实际,制定本制度。

(二)员工出差由人力资源部门统一承办并备案,通常由本人至少提前2日填报出差审批单。

(三)一般工作人员出差,由科室或部门负责人审批。中层领导出差,报分管院领导审批。医院副职领导出差,报医院主要负责人审批。医院主要负责人出差,报理事长(董事长)或上级单位审批。到国(境)外出差,一律报理事长(董事长)或上级单位或上级相关部门核准审批。

(四)如因公务紧急,处理救治急重症患者、突发公共卫生事件等紧急情况,未能履行出差审批手续,出差前可通过电话方式请示报告,返回后补办相关手续。

(五)出差人员交通工具以火车、汽车为主,特殊和紧急情况经医院主要负责人批准可乘坐飞机。如飞机票价格低于其他出行方式价格,经与财务报销部门履行核准程序给予报销。

(六)出差费用实行限额标准内实报实销。远途出差如利用夜间(午后9时以后、午前6时以前)车次,住宿费减半支给。如因工作需要超出标准,须在出差审批单及相关票据凭证上列明原因。

八、人事证明管理制度

(一)人力资源部门负责人事证明管理工作,最大限度简化流程,减少审批环节,为员工提供便利。

（二）员工学历、学位、资质、职称、职务、在职、离职、收入、实习、工作年限等与人力资源相关的证明材料，由人力资源部门组织核实，确定无误后出具，必要时提前报告分管院领导批准。

（三）院长办公室、党委办公室、医疗管理、护理、财务等相关部门密切配合，核实无误后加盖公章或出具相关辅助证明材料。

（四）开具各项人事证明材料由当事人、经办人签字登记，妥善交接保管，重要证明材料复印存档。

九、劳动安全卫生管理制度

（一）为切实加强医院劳动安全和劳动卫生管理，为员工提供符合劳动安全卫生要求的工作环境与条件，确保工作期间的身体健康与人身安全，根据有关法律法规，结合医院实际，制定本制度。

（二）院长办公会定期分析评估劳动安全卫生工作，加强检查指导，推动工作落实。

（三）医院年度预算设立专项经费，用于改善员工工作环境与劳动条件，最大限度防止和避免伤亡事故及职业病发生。

（四）人力资源部门负责拟制劳动安全卫生管理制度并组织实施，各部门、科室密切支持配合，抓好贯彻执行。

（五）医院每年定期组织员工劳动安全卫生教育与技术培训，考核合格方可上岗。由人力资源部门牵头，医疗管理、护理、感染预防控制等相关部门配合。

（六）医院实行额定工作制，加班、值班、夜班应在不损害员工健康的前提下进行。

（七）任何部门或科室严禁招用未满18周岁的未成年人。

（八）严格执行保护女员工有关规定。禁止安排怀孕、哺乳期女员工从事有毒、有害作业和繁重体力劳动。

（九）员工招聘时必须进行入职前健康检查，并定期组织内部员工进行健康体检，确保员工身体健康无传染病、职业病，确保健康、安全生产。

（十）严格按国家规定发给员工防护用品、用具，建立健全使用、发放等制度。各部门、科室不得以现金代替物品。医院配备的劳动安全卫生抢救药品、器材应定期检查和更换，防止失效。

（十一）员工应严格遵守劳动安全卫生法规、规章、制度和操作规程。员工有权拒绝违章指挥，对漠视员工安全、健康的部门或科室及其负责人，有权进行批评、检举、控告。

（十二）工会对医院执行有关劳动安全和劳动卫生规定、标准实行监督检查，依法依规维护员工合法权益。

（十三）工作环境和劳动场所的劳动安全卫生防护措施和有毒、有害物质浓度（强度），应确保符合国家有关劳动安全卫生技术标准。

（十四）所有仪器、设备、设施正式投入使用前，须由主管部门和科室进行严格检查、验收，确保安全使用。

（十五）制订完善突发事件应急预案，定期排查并及时消除安全隐患。

（十六）如发生员工伤亡事故，应立即组织抢救，不得隐瞒、虚报或故意延迟上报，同时迅速查明原因、分清责任，提出整改措施和处理意见，并及时向相关部门报告和通报情况。

十、人力资源外包管理制度

（一）人力资源部门根据医院人力资源整体规划和阶段性工作计划,提交人力资源外包申请及方案,列明项目、事由、费用预算等,经分管院领导或院长审批后执行。

（二）医院人力资源外包主要范围及项目

1. 招聘录用　对高层次人才或急需人员招聘、背景调查及临时性岗位劳务派遣等。

2. 薪酬福利　薪酬绩效工资发放、个人所得税扣代缴及申报、社会保险、住房公积金等。

3. 培训管理　安全培训、团队建设培训、专业技能培训等。

4. 人力资源信息系统　系统建立、开发、升级、维护等。

（三）人力资源外包服务机构考察确定

1. 重点关注外包服务机构规模、资质、经营情况,人员素质、管理水平,业内信誉,主要业绩与实践。

2. 经初步筛选后组织综合评估、最终确定,经分管院领导或院长审批后签订人力资源外包合同。

（四）人力资源外包项目启动实施后,医院人力资源部门全程跟踪,发现问题及时沟通协调解决,结束时向医院领导呈报专题报告,搞好总结完善。

（王海涛　夏　宾　丁　剑）

第二十四章 绩效与薪酬管理

　　绩效是员工按照岗位职责所达到的阶段结果以及相应行为表现。绩效管理是通过对医院战略目标分解,进行业绩评价和反馈的管理活动,是战略管理的延伸。将业绩评价的过程运用于日常管理活动中,将评价结果与员工激励挂钩,并持续提升工作业绩,既是医院人力资源管理的核心内容之一,也是推动医院战略目标实现的科学管理方法。

　　国家卫生健康委等6部委在《关于开展建立健全现代医院管理制度试点的通知》中要求:"科学制定医院内部绩效分配办法,探索实行年薪制、协议工资制、项目工资制等多种分配方式。医疗服务收入扣除成本并按规定提取各项基金后主要用于人员奖励。提高医院人员支出占业务支出的比重,提高职工人均工资性收入。"非公立医院应通过建立以岗位能力为导向、以工作业绩为重点、注重知识水平和医德医风,并与医院发展阶段和定位相适应的绩效管理体系。在符合医疗行业特点、体现知识价值、体现以患者为中心的服务理念的前提下,引入竞争激励机制,建立完善符合非公立医院实际情况的配套薪酬福利政策措施。这既是非公立医院顺应深化医改大势的政策要求,也是内部分配科学化、制度化、规范化的客观需要。绩效管理制度是充分调动医务人员积极因素,切实彰显其主体地位作用,同时搭建起员工与医院双向交流、共同成长的平台,也是促进非公立医院高质量发展的有力杠杆,实现人力资源合理流动与优化配置的必要手段。

　　本章把握绩效与薪酬管理特性,着眼建立方法科学、操作简便、结果有效、员工满意的现代医院绩效管理制度,从绩效考核、薪酬管理、福利保险等三个方面进行了相关制度的梳理、提炼与规范,可作为非公立医院结合自身实际健全完善绩效管理制度的重要参考,以及组织相关学习培训的辅助资料。

第一节　绩　效　考　核

一、绩效考核管理制度

　　（一）为落实全面深化医改要求,以适应和满足群众医疗服务需求为根本出发点,合理设定绩效考核指标,强化对不同岗位和职级员工分类考核与制度约束,健全完善绩效考核常态化机制与指标体系,加强标准化、专业化和精细化管理,持续提高医疗服务质量运行和效率,结合医院实际,制定本制度。

　　（二）绩效考核遵循和坚持服务全局、科学务实、客观公正、创新发展原则。

　　（三）医疗质量考核

　　1. 通过医疗质量控制、合理用药、检查检验同质化等指标,考核各部门、科室医疗质量和医疗安全。

　　2. 通过代表性的单病种质量控制指标,考核重点病种、关键技术的医疗质量和医疗安全。

3. 通过预约诊疗、门急诊服务、患者等待时间等指标,考核持续改善医疗服务各项措施落实情况与实际效果。

4. 将临床病历、诊治方案等作为考核评价依据。

（四）运营效率考核

1. 通过人力资源配比和人员负荷指标,考核医疗资源利用效率。

2. 通过经济管理指标,考核经济运行管理质量效益情况。

3. 通过考核收支结构指标,反映医疗收入结构合理性,实现收支平衡、略有结余,有效体现医务人员技术劳务价值。

4. 通过考核门诊和住院患者次均费用变化,衡量医院主动控制费用不合理增长情况。

5. 通过考核关键资产的运行效率,产能利用率指标,考核资源配置的合理性。

（五）持续发展考核

1. 通过人才结构指标,考核医务人员稳定性和人才结构的合理性。

2. 通过科研成果临床转化指标,考核科室和医务人员创新成果转化应用能力。

3. 通过新业务、新技术应用指标,考核科室业务发展与持续运行情况。

4. 通过公共信用综合评价等级指标,考核部门和科室信用建设。

5. 通过考核医务人员临床能力的成长性,评价内部培训体系的有效性。

（六）满意度评价考核

1. 通过门诊患者、住院患者满意度评价,衡量患者接受诊疗获得感。

2. 通过医务人员满意度评价,衡量医务人员工作积极性。

（七）加强绩效考核结果利用,充分发挥绩效考核的激励、导向作用,逐步将考核评价结果作为人事任免、评优评先等重要依据,并与员工绩效工资、进修、晋升等挂钩,合理拉开绩效工资差距,有效调动积极因素。

（八）绩效考核区分院、科两级,区分年度、季度和月度进行考核,推行量化分级。医院领导按照分工,带领相关职能部门和专家组织实施。人力资源部门定期对考核人员组织培训与指导,说明考核内容与项目,明确标准、方法和要求。参与考核人员应严守纪律,确保公平公正,全面准确获取和掌握信息,按时上交绩效考核记录与评定结果,及时提出加强和改进绩效考核的意见建议,报人力资源部门汇总。

（九）人力资源部门在每次绩效考核后,总结上报专题情况报告,及时向各部门、科室反馈,采取适当形式予以公示。考核结果优秀的予以奖励,针对问题会同有关部门、科室研究提出整改措施并跟踪督导。

（十）逐级开展绩效面谈,推动员工与医院对绩效考核结果达成一致,共同探讨绩效目标未完成原因,制订绩效改进计划。

（十一）创新多元考核评价方式,逐步建立以同行评价为基础的业内考核评价,改革完善医疗技术、质量、安全、服务评估认证与绩效考核制度,积极引入市场评价与社会评价,开展相关第三方考核评价。

（十二）绩效考核内容及结果记录在案,留存登记统计信息资料,作为考核结果反馈和考核申诉处理的依据。

二、绩效考核实施方案

（一）为深入推进医院分配制度改革,建立以工作岗位性质、技术含量和风险程度、服务数量、质量等要素为主要依据,以服务效率、服务质量、患者满意度为主要内容的综合绩效考核体系,充分调动全院各级各类人员积极性、创造性与主动性,最大限度盘活和释放人力资源潜能与活力,结合医院实际,制订绩效考核实施方案。

(二)绩效考核区分院、科两级,坚持按劳分配、绩效优先、兼顾公平,重技术、重实绩、重责任、重贡献,向临床一线和技术风险高的科室倾斜,向关键岗位和优秀人才倾斜。

(三)考核单元包括临床(科室、诊疗组)、护理、医技科室、门急诊科室、行政后勤科室等(含药剂科、供应室、门诊部及咨询台)五个系列。

(四)考核指标

1. 工作量 临床科室、医技科室诊疗人次或手术台次、实际占用床日(病床使用率)、大型设备利用率等;行政后勤科室履行岗位职责、完成相关工作任务、内部管理情况等。

2. 服务质量 各项服务质量指标达标率、报表数据及时性、准确率等。

3. 服务效率 医疗文件书写,检查报告单出具,择期手术,传染病和院内感染报告,出院病历归档,报表数据和考核结果出具,各项工作任务落实到位和完成,职能部门为基层科室服务等工作及时性与有效性。

4. 服务行为 遵守法律法规和医院规章制度,执行物价政策,廉洁行医,落实患者服务与患者安全,开展持续改善医疗服务行动计划,院级以上投诉,服务对象满意度等。

5. 成本效益 各考核单元实际收支结余(营利性医院为利润)、成本控制(可控支出)情况。

6. 二次考核 医院根据不同时段工作重点进行调整和确定。

(五)考核办法

1. 双百分考核目标参数法 对工作量、服务效率、成本效益三项指标实行总分百分考核,工作量和服务效率占50分,成本效益占50分;同时对服务质量和服务行为以及绩效工资二次考核规定的内容实行总分百分考核。后百分考核总得分率作为前百分考核得分的折扣系数。各考核单元实际考核得分,为前百分考核实际得分乘以后百分考核总得分率。

对工作量的考核,实行完成规定基本工作量的得满分,未完成基本工作量的按比例倒扣分,低于基本工作量的70%不得分,超额完成的按比例加分;对成本效益的考核,实行完成规定基本收支结余的得满分,未完成规定基本收支结余的倒扣分,超额完成的加分,低于规定基本工作量70%时的收支结余为负分。

2. 院、科两级考核

(1)对临床科室的考核由医院负责:

1)工作量考核指标:核定门急诊人次、出院患者人次或/和手术台次、病床使用率、病床周转次数等,考核实际工作量增减情况。

2)服务质量考核指标:门诊病历和处方书写合格率100%、出院病历甲级率100%、出入院诊断符合率≥95%、手术前后诊断符合率≥90%、危重患者抢救成功率≥84%、差错事故发生率0、无菌手术切口感染率≤0.5%、院内感染率≤8%、传染病漏报率0和漏报率≤20%等,核心制度执行率100%,考核实际达标率。

3)服务效率考核指标:各种医疗文件书写及时率100%、择期手术3日手术率≥85%、出院病历归档及时率100%、成分输血率≥90%、严格执行"三合理规范"、药占比达到规定要求、各项便民惠民措施及时落实到位等。

4)服务行为考核指标:严格遵守法律法规和医院规章制度,尤其是医疗核心制度和服务规范,严格执行医保、物价政策,无收受"红包""回扣"、乱收费、骗保等不正之风和医疗乱象,院级以上投诉0,服务对象满意度≥90%等。

5)成本效益考核指标:核定各科室或诊疗组基本收支结余,考核实际收支结余和可控成本增减情况。

6)二次考核内容指标:根据医院对不同时段工作重点调整确定的内容。

(2)对医技科室的考核由医院负责:

1)工作量考核指标:核定各科室基本检查人次或检查项目数等,考核实际服务量增减情况。

2)服务质量考核指标:摄片甲级率≥40%、X线检查阳性率≥50%、检查报告单诊断合格率100%、报告数据准确率100%、室间质控项目达标率95%、差错事故发生率0、传染病漏报率0、核心制度执行率100%等,考核实际达标率。

3)服务效率考核指标:检查报告单出具及时规范、各项便民惠民措施及时落实到位等。

4)服务行为考核指标:严格遵守法律法规和医院规章制度、服务规范,严格执行医保、物价政策,无收受"红包""回扣"、乱收费、骗保等不正之风和医疗乱象,院级以上投诉0,服务对象满意度≥90%等。

5)成本效益考核指标:核定各考核单元基本收支结余,考核实际收支结余和可控成本的增减情况。

6)二次考核内容指标:根据医院对不同时段工作重点调整确定的内容。

(3)对门诊科室的考核由医院负责:

1)工作量考核指标:核定门诊各考核单元基本诊疗人次,考核实际服务量增减情况。

2)服务质量考核指标:医疗文件书写合格率100%、处方点评合格率>95%、复诊患者预约率≥50%、差错事故发生率0、传染病漏报率0、核心制度执行率100%,考核实际达标率。

3)服务效率考核指标:应诊准时率100%、各项便民惠民措施及时落实到位等。

4)服务行为考核指标:严格遵守法律法规和医院规章制度、服务规范,严格执行医保、物价政策,无收受"红包""回扣""向外院转介患者"、乱收费、骗保等不正之风和医疗乱象,院级以上投诉0,服务对象满意度≥95%等。

5)成本效益考核指标:核定各考核单元基本收支结余,考核实际收支结余和可控成本增减情况。

6)二次考核内容指标:根据医院对不同时段工作重点调整确定的内容。

(4)对护理组的考核由医院负责:

1)工作量考核指标:核定各护理考核单元人均患者实际占用床日数和出科人次等。将工作量与各科室的护理难度和风险系数挂钩,医院另行制订护理单元风险等级划分及系数计算办法,或者与同期出院患者 DRG 的 CMI 挂钩,并考核实际服务量增减情况。

2)服务质量考核指标:护理文件书写合格率≥90%、差错事故发生率0,病区管理、消毒隔离合格分95分,常规器械消毒灭菌合格率100%、医疗垃圾分类与毁形率100%、整体护理合格分90分、基础护理合格率100%、危重患者护理合格率≥90%、级别护理合格率≥85%、急救物品与器材完好率100%、压疮发生率0(特殊情况除外)、核心制度执行率100%等,考核实际达标率。

3)服务效率考核指标:护理文件书写及时率100%、健康教育到位率100%、各项便民惠民措施及时落实到位等。

4）服务行为考核指标：严格遵守法律法规和医院规章制度，尤其是医疗核心制度和服务规范，严格执行物价政策，无收受"红包""回扣"、乱收费等不正之风，院级以上投诉0，服务对象满意度≥90%等。

5）成本效益考核指标：参照各护理单元所在核算单元（诊疗组或科室）的成本效益指标进行考核。

6）二次考核内容指标：根据医院对不同时段工作重点调整确定的内容。

（5）对行政后勤管理科室的考核：

1）管理有效考核指标：明确各岗位工作职责和工作任务等，考核实际履职和任务完成情况。

2）服务质量考核指标：差错事故发生率0、各项报表数据准确率100%等，考核实际履职和任务完成情况。

3）服务效率考核指标：充分发挥职能作用、各项报表及时出具、服务工作及时到位、各项工作任务及时完成、各项便民惠民措施督导落实到位等，考核实际履职和任务完成情况。

4）服务行为考核指标：严格遵守法律法规和医院规章制度、服务规范，严格执行物价政策，无收受"红包""回扣"、乱收费等不正之风，院级以上投诉0，服务对象满意度≥90%等。

5）成本效益考核指标：核定各考核单元可控成本支出及预算执行情况，考核实际支出增减。

6）二次考核内容指标：根据医院对不同时段工作重点调整确定的内容。

（6）司机班、后勤服务部门的考核：

1）工作量考核指标：司机班按出车次数（市区、市外、工作日和非工日及夜班）和出车里程考核。制订后勤服务部门服务项目工分，按工作量累积工分考核。

2）服务质量考核指标：车辆整洁率、燃油充足率（市区内载客途中不加油）、后勤服务准时完成率＞95%，后勤服务同一项目返工率＜5%。服务对象满意率＞95%。

3）服务效率考核指标：准时出车率、后勤服务即时响应率＞95%。

4）服务行为考核指标：严格遵守法律法规和医院规章制度，尤其是安全驾驶和施工的法规和制度，严格按工作手册执行，及时书写工作记录文档，按要求流转完工单等。

5）成本效益考核指标：司机班按车辆官方的工信部油耗做预算管理，分市区工况和市郊工况里程分别计算，维保按定点维保机构里程报价预算。工勤部门按可控成本变动率计算。

各部门、科室根据医院考核方案的原则，结合实际制订考核到组或个人的具体考核细则，经人力资源部门审核汇总，报院长办公会研究通过后执行。

（六）绩效工资计算

1. 各系列绩效工资额＝全院绩效工资总额提取后的余额×[系列工作人员数×系列分配系数/∑（各系列工作人员数×系列分配系数）]×系列调节系数。

2. 各考核单元绩效工资＝（本系列绩效工资额/本系列各考核单元考核总分）×考核单元实际考核分。

3. 系列调节系数根据各系列各考核内容的考核得分情况确定。对考核单元人均考核分在100分以上的按高于100%的1/2调高系数，考核单元人均考核分在100分以下的按低于100%的1/2调低系数。

4. 各考核单元根据其制订的考核细则考核后分配到个人。

（七）绩效考核领导小组及办公室（略）

（八）绩效考核流程及有关要求

1. 各部门、科于次月 2 日前将当月考勤表报送人力资源部门审核统计，人力资源部门将出勤情况及休假待遇意见于次月 5 日前送财务部门执行。

2. 物资、卫生耗材等供应部门于次月 10 日前将当月各核算单元耗材支出统计表送财务部门。

3. 院级考核由带队负责人审核签字后，于次月 25 日前将当月考核材料及结果报送人力资源部门汇总并存档。

4. 人力资源部门于第三月 5 日前将各考核单元当月绩效工资考核分配表报送院长审批后，交财务部门发放。

5. 各部门、科室考核单元在考核分配表审批后 5 日内填报好所属员工个人绩效工资应发数，上报人力资源部门审核，由财务部门根据人力资源部门通知扣除相应绩效工资及个人所得税后直接记入个人账户。

6. 绩效考核结果纳入院务公开，在医院内部予以公示。公示期内如有异议，可向人力资源部门反映和申诉，相关部门及时复核并向本人答复反馈，逾期视为默认考核结果不予受理。

三、员工年度考核管理制度

（一）为全面深化绩效管理，加强和改进年度考核工作，激励全体员工认真履职尽责，不断提高专业技术水平和综合素质，持续改善医疗服务，确保医疗安全和医疗质量，为做好员工调职晋级、岗位调整、薪资福利、培养使用等工作提供参考依据，结合医院实际，制定本制度。

（二）年度考核遵循客观公正、民主公开、注重实绩原则，围绕德、能、勤、绩、廉五个方面组织，以岗位职责及年度任务完成情况为基本依据，考核结果设定为优秀、称职、基本称职、不称职四个等次。考核各类人员基本标准由人力资源部门广泛征求意见后提出，院长办公会研究确定后下发实施。

（三）考核程序

1. 员工撰写个人年度述职报告，如实反映和汇报政治思想表现、学术业务能力、主要工作数质量、医德医风、遵纪守法等情况，呈报部门或科室负责人。

2. 部门或科室负责人在听取群众意见基础上，根据平时考核记载和本人述职情况，实行定性与定量考核相结合，对员工写出客观公正的综合评语，定出考核结果等次。

3. 人力资源部门统一汇总，上报医院审批。

4. 医院中高层管理人员、部门或科室负责人年度考核，参照员工考核程序，由上一级领导带领院长办公室、党委办公室相关人员组织实施，并确定等次。

（四）员工停薪留职半年及以上，或因私出国出境半年及以上，不参加本年度考核。病假、事假累计半年及半年以上，只参加考核，不确定等次。新聘用员工参加考核，不足半年不确定等次。

（五）强化手术分级管理、药品耗材占比等指标在年度考核中的权重，引导医务人员加大分级诊疗力度，合理配置医疗资源，严格控制医疗费用不合理上涨。

（六）考核结果运用

1. 年终评选先进及奖励升级等行政性奖励，在年度考核优秀员工中产生。基本称职、不称职员工,不予发给一次性年终奖励。

2. 晋升专业技术职务、一般行政职务,以年度考核称职以上作为基本条件之一,优秀员工优先推荐晋升。年度考核不称职员工,晋升专业技术职务、一般行政职务任职相应推迟一年;连续两年考核不称职,取消晋升专业技术职务或一般行政职务申报资格,或按有关政策规定予以辞退。

3. 年度考核不称职员工,不适应现岗位的,应调整岗位使用。不称职员工不能参加外出进修学习或专业培训;所在部门、科室应强化教育引导,限期改正。考核基本称职员工应加强批评教育,可调整工作岗位或离岗培训。

4. 年度考核为称职员工,可晋升一档薪级工资。年度考核不称职员工,不能晋升薪级工资。年度考核基本称职员工不影响晋升薪级工资,一年内不得晋升职务、职级。

5. 员工对年度考核过程及结果如有异议,可在接到考核结果通知15个工作日内向人力资源部门申请复核,人力资源部门协调相关部门、科室组织复核,必要时邀请第三方机构或院外专家参与,并于15个工作日内提出复核意见,经医院主要负责人批准后以书面形式通知本人。如复核结果仍被确定为不称职等次的人员对复核意见不服,可向当地劳动仲裁部门或上级人力资源部门申诉。

四、中高层管理人员绩效考核制度

(一)总则

1. 为充分发挥绩效考核的激励促进作用,客观公正评估医院中高层管理人员工作能力与业绩,引导和推动中高层管理人员持续改善工作绩效、提升自身素质,确保医院整体工作质量和运行效率不断提高,结合医院实际,制定本制度。

2. 本制度适用于医院所有中高层管理人员。

3. 医院成立中高层管理人员绩效考核组织机构,由医院主要负责人直接牵头负责,人力资源部门及各相关职能部门、有关专家参加。必要时,医院上级理事会(董事会)可直接对医院中高层管理人员组织年度绩效考核,也可委托第三方机构对医院中高层管理人员组织绩效考核。

(二)考核内容

1. 考核内容包括工作业绩、工作能力、工作态度等三个方面,其所占权重分别为55%、35%和10%。

2. 工作业绩考核重点针对医院中高层管理人员一个考核周期内的工作效率及结果实施考核。

3. 工作能力考核主要综合医院中高层管理人员在一个考核周期内的工作效果。

4. 工作态度考核重点针对医院中高层管理人员对工作岗位的认知度及为此付出努力的程度进行考核。

5. 考核人员针对医院中高层管理人员在考核周期内的表现及自述报告作出等级评定。

(三)考核方式

1. 采取上级考核、同级互评、自我评价、民主测评等四种方式组织实施。

2. 最终考核总分 = 上级考核分数 ×45%+ 同级互评分数 ×30%+ 自我评价分数 ×5%+ 民主测评分数 ×20%。

（四）考核结果与运用

1. 考核结果分为优秀（超过90分）、良好（80~89分）、合格（60~79分）、不合格（低于59分）等四个等级。

2. 考核结果与医院中高层管理人员调整任用、表彰奖励、绩效工资发放等挂钩。

3. 对考核不合格人员，本人须作出深刻检讨反思，制订具体整改措施，由理事会（董事会）或医院领导与本人谈话，视情进行必要岗位调整。

第二节 薪 酬 管 理

一、战略薪酬设计制度

（一）为充分体现医院员工智力与劳动价值，建立健全规范、公平、竞争的战略薪酬体系，吸引和集聚优秀人才，保留稳定技术骨干，开发员工潜力，培养员工忠诚度，提高工作积极性与创造力，为医院战略目标实现提供重要人力资源支撑，结合医院实际，制定本制度。

（二）医院战略薪酬设计围绕工作岗位、人才类型、能力水平等因素统筹考虑，充分把握患者服务与患者安全的多样性、复杂性，把握医疗工作的高智力、高风险，把握医学行业的特殊性、艰巨性，注重向临床一线倾斜。

（三）区分院士、国家和省级权威专家、科室负责人、市级知名专家、非医学保障性人才等层级，有针对性地设计和实行协议薪酬、额外福利、股权激励、人才政策支持等战略薪酬措施。

（四）采取综合型薪酬与领先型薪酬相结合。对通用人才和技术保障人才，岗位工资适当高于市场薪酬水平，绩效奖金在薪酬中占比较高，加大绩效考核力度，实行优劳优得。对核心人才实行高岗位工资，控制和降低绩效考核比例。

（五）人力资源部门每年年初拟制战略薪酬设计方案，覆盖各级各类人员，提交院长办公会研究审核，在全院范围公示7个工作日没有异议后，报医院主要负责人审批执行，必要时提交职工代表大会审议通过。

二、薪酬管理制度

（一）总则

1. 为建立健全医院薪酬分配体系，规范员工工资确定与调整，发挥薪酬激励保障功能，根据国家有关法律和行政法规，结合医院实际，制定本制度。

2. 医院理事会（董事会）负责审定整体薪酬分配方案，确定中高层管理人员薪酬标准与形式。

3. 人力资源部门负责拟制医院薪酬管理制度与调整方案，定期核发员工薪酬，编制员工工资表等。

4. 财务部门负责对人力资源部门提交的员工工资表进行审核，逐一发放员工工资。

5. 本制度所称"薪资"为税前薪资。

（二）薪酬结构

1. 医院员工薪酬由六部分构成，即基本工资、岗位工资、绩效工资、工龄工资、学历工资、津贴。

2. **基本工资** 医院为保障员工基本生活需要而支付的工资,数值上等于当地最低工资。

3. **岗位工资** 医院根据员工岗位性质、学历要求、专业知识、技能、对医院的贡献而支付的工资。

4. 员工个人绩效工资 = 部门或科室奖金总额 / 部门或科室绩效总点数 × 个人绩效点数。

个人绩效点数 = 个人岗位薪酬点数 × 绩效调整系数。

绩效得分为 95 分以上,绩效调整系数为 1.5;绩效得分为 80~94 分,绩效调整系数为 1.2;绩效得分为 70~79 分,绩效调整系数为 1;绩效得分为 60~69 分,绩效调整系数为 0.8;绩效得分为 59 分以下,绩效调整系数为 0.5。

5. **工龄工资** 工作年限 10 年以上,工龄工资为 500 元 / 月;工作年限 5 年以上 10 年以下,工龄工资为 300 元 / 月;工作年限 3 年以上 5 年以下,工龄工资为 100 元 / 月;工作年限 1 年以上 3 年以下,工龄工资为 50 元 / 月;工作年限不足 1 年,工龄工资为 0。

6. **学历工资** 区分博士、硕士、本科、大专、大专以下,每月学历工资分别为 500 元、300 元、100 元、50 元、0。

7. **津贴** 主要包括放射等特殊岗位津贴、工作餐补贴、交通补贴、租住房补贴、通信补贴、出差补贴、高温补贴等。

(三)岗位定薪

1. 新员工试用期为 1~3 个月,试用期薪资级别为该岗位正式薪资级别下调 1~2 级。

2. 对于优秀学科带头人和稀缺人才可给予破格定级,须报医院主要负责人审批。

3. 医院根据员工现实表现、部门或科室综合评价,按照薪酬体系等级确定现有人员薪资等级。

(四)薪酬调整

1. 员工因岗位变动引起的调薪,新的薪酬标准自次月 1 日起生效。岗位晋升或职责增加,薪酬等级上调,反之则下调。

2. 员工因绩效考核引起的调薪,新的薪酬标准自次月 1 日起生效。绩效考核成绩优异,薪酬等级上调,反之则下调。

3. 员工如有下列情况之一,无权参与薪资普调

(1)病假、事假累计超过 1 个月。

(2)旷工 1 日及以上。

(3)因严重违规违纪受到处罚。

(4)调薪实施当月离职。

(五)薪酬计算、审批与发放

1. 人力资源部门于每月 5 日前完成上月员工工资计算,编制员工工资表,报送财务部门审核,提交医院主要负责人审批后发放。

2. 每月 10 日为医院发薪日,遇有节假日提前发放。

3. 如因统计或计算错误造成员工薪资不符,在下月薪资发放时予以调整。

4. 年终奖于每年春节前一周发放。

5. 员工如对薪资产生异议可提出书面申请,行使薪资请求权,但自发生之月起 3 个月内未提交申请视为无异议。

三、新员工薪酬管理制度

（一）为规范员工试用期薪酬管理，依据有关法律法规，结合医院实际，制定本制度。

（二）通过招聘进入医院的试用期员工，以及与医院达成就业意向、毕业前进入医院实习的院校学生，适用本制度。

（三）根据各岗位对专业知识、实践技能、学历履历以及综合素质的要求，医院人力资源部门、用人部门或科室与新员工共同协商确定用工岗位。

（四）新员工入职试用期，医院根据任职资格和医院工资标准确定试用期工资。试用期工资主要采用固定岗位工资。

（五）试用人员可申请某一岗位级别，参加由人力资源部门组织的理论与操作考核，相关部门或科室提供必要支持。考核合格并逐级上报医院主要负责人审批后正式进入试用期，办理相关手续，领取核定工资，享受相应待遇。

（六）员工在试用期不享受学历补贴。

（七）对医院急需的特殊人才和高层次人才，试用期工资可特殊安排，由人力资源部门提交院长办公会研究审批，报医院主要负责人审签后实施。

（八）员工试用期满，考核合格，符合转正条件，应按时办理转正手续，重新确定岗位和薪酬待遇。

四、绩效奖金管理制度

（一）为规范员工绩效奖金发放工作，充分尊重和体现劳动价值，调动和激发员工积极性、主动性，提高服务质量效率，促进医院持续健康发展，结合医院实际，制定本制度。

（二）医院绩效奖金主要包括月度绩效奖、管理岗位绩效奖、超劳务绩效奖、年度绩效奖、其他绩效奖等五类。

（三）月度绩效奖采取院、科两级分配方式发放。第一级分配由医院根据上月收支情况、月度绩效考核结果分配到科室；第二级分配由科室根据岗位系数、工作质量、工作量化指标和考勤情况细分到员工。

（四）管理岗位绩效奖由医院每月对各部门、科室负责人和中层管理人员进行考核，根据考核结果进行发放。

（五）超劳务绩效奖由医院根据业务量大幅增加、医务人员超负荷工作的现实情况，在绩效工资总量内临时研究确定。

（六）年度绩效奖由医院根据员工岗位、工作数质量和贡献率，结合年终考核结果进行发放。

（七）其他绩效奖由医院根据员工夜班、医疗质控、授课等情况按月发放。

（八）绩效奖金由人力资源部门牵头核定，各部门、科室如实提供相关数质量统计信息，财务部门具体审核发放。

（九）对院外注册多点执业医师，通过人力资源部门、用人部门或科室与本人协商，实行每月额定发放、计时或计次发放等多种方式的绩效奖金。

（十）新聘用人员试用期内不享受绩效奖金。

（十一）医院人力资源、财务等部门对各部门和科室人员绩效统计及二次分配情况加强检查监督，发现虚报、冒假等问题严肃查处。

（十二）人力资源、财务部门定期分析对比绩效奖金支出与医院经营收益变化情况,对绩效奖金激励作用进行综合评估,及时提出调整完善绩效奖金分配方案建议,逐级上报医院主要负责人审批后实施。

五、提薪管理制度

（一）为充分发挥薪酬激励作用,规范员工提薪工作,持续提升工作积极性、主动性和创造性,结合医院实际,制定本制度。

（二）人力资源部门负责员工提薪调查、审定及管理工作。各部门、科室负责人为所属人员提出提薪申请,配合人力资源部门进行相关调查。财务部门根据提薪申请审批结果办理提薪手续。

（三）提薪调查期间每月缺勤平均超过 5 日,或调薪当月正式办理离职手续,医院不予提薪。

（四）医院提取提薪预算额的 3% 作为提薪额外预算。医院根据经营收益状况停止提薪或变更其中的某一部分。

（五）年终考核调薪考核期限自 1 月 1 日至 12 月 31 日,对象为任职 6 个月以上员工。各部门、科室负责人客观评价员工工作能力与现实表现,填写《员工考核评价表》《员工调薪申请表》,提交人力资源部门,报分管院领导、医院主要负责人审批。

（六）医院于每年 3 月对员工总体薪酬水平作出调整,调整幅度和比例根据经营收益状况确定。

（七）员工岗位或职务变动后,从次月起享受调整后的工资福利待遇。

第三节　福利保险

一、员工福利保险管理制度

（一）总则

1. 为规范医院员工福利保险管理,充分体现医院对全体员工的尊重与关爱,增强员工归属感与积极性,提升医院凝聚力、向心力,根据国家有关法律法规,结合医院实际,制定本制度。

2. 人力资源部门负责承办员工福利保险工作,履行以下职责:

（1）拟制福利保险相关管理制度和福利计划,定期更新完善。

（2）社会保险和住房公积金申报、缴纳、转移等工作。

（3）福利物品购买及发放。

（4）员工活动组织安排。

（5）商业保险赔付。

（6）员工福利咨询服务。

（二）法定保险

1. 医院依法缴纳社会保险费。社会保险个人缴费部分,由医院履行代扣代缴部分。

2. 社会保险主要包括基本养老保险、基本医疗保险、工伤保险、失业保险、生育保险。

3. 员工个人缴费基数为本人上年度月平均工资收入。

4. 社保缴费基数上限按照当地上一年度职工月平均工资的 300% 确定。

5. 社保缴费基数下限中,基本养老保险、失业保险按照当地上一年度职工月平均工资的 40% 确定,基本医疗保险、工伤保险、生育保险按照当地上一年度职工月平均工资的 60% 确定。

6. 各项社会保险缴费比例

（1）养老保险:单位缴费比例为 20%,个人缴费比例为 8%。

（2）医疗保险:单位缴费比例为 10%,个人缴费比例为 2%+3 元。

（3）工伤保险:单位缴费比例为 1%。

（4）失业保险:单位缴费比例为 1%,个人缴费比例为 0.2%。

（5）生育保险:单位缴费比例为 0.8%。

7. 员工个人缴纳各项社会保险金额 = 缴费基数 × 缴费比例。

8. 医院依法缴纳住房公积金,医院和员工个人缴纳比例均为 12%。住房公积金个人缴费部分由医院履行代扣代缴义务。

9. 员工个人缴纳的基本养老保险费、基本医疗保险费、失业保险费、住房公积金,在计算个人所得税时从员工应征税所得额中扣除。

（三）补充性福利

1. 医院在为员工提供法定保险基础上,根据经营状况和员工意愿提供商业保险。现阶段主要提供团体人身保险、团体综合医疗保险、重大疾病保险赔付,为出差员工购买航空意外险或交通工具意外险。

2. 医院为员工提供工作餐、交通、通信补助,根据工作岗位不同实行随工资限额发放。

3. 医院在我国法定节日为员工发放过节福利,形式为现金或等额实物。

4. 医院为员工生日、结婚、生育、伤病等提供慰问礼品或礼金。

5. 医院为员工学历升级、执业资格认证培训、继续教育、专业培训进修等提供适当补助。

6. 医院每年为员工组织一次免费健康体检。

7. 医院每年组织两次员工旅游等集体活动。

二、带薪年休假管理制度

（一）为保障员工休假权益,调动工作积极性,确保医院各项工作有效运转,根据有关规定,结合医院实际,制定本制度。

（二）在医院连续工作满 × 年以上的员工,均可享受带薪年休假。

（三）带薪年休假坚持服从工作需要、尊重员工意愿原则,各部门、科室应合理安排工作,提高质量效率,科学合理制订计划,分期分批统筹安排所属人员年休假。

（四）带薪年休假天数按照员工到医院参加工作的实际年限计算,从年限满 1 年、满 10 年、满 20 年的下月起享受相应年休假天数:

1. 累计工作已满 1 年不满 10 年,年休假 5 个工作日。

2. 累计工作已满 10 年不满 20 年,年休假 10 个工作日。

3. 累计工作已满 20 年,年休假 15 个工作日。

（五）国家规定的探亲假、婚丧假、产假等法定休假日、休息日不计入年休假假期。

（六）员工如有下列情形之一,不享受当年带薪年休假。

1. 请事假本年度内累计 20 天以上。

2. 累计工作满 1 年不满 10 年,请病假累计 2 个月以上。

3. 累计工作满 10 年不满 20 年,请病假累计 3 个月以上。

4. 累计工作满 20 年以上,请病假累计 4 个月以上。

(七)已享受当年的带薪年休假,年内又出现上述第六条规定的某种情形,不享受下一年度年休假,并按其他相关规定进行处理。

(八)享受带薪年休假的员工原则上不予请事假。如确因有事须请事假,须将请假天数与应享受带薪年休假天数冲抵,冲抵后超出天数仍按事假处理。

(九)休假年度为每年 1 月 1 日至 12 月 31 日,年休假在 1 个年度内可集中安排,也可分段安排,原则上不跨年度。

(十)如确因工作需要不能安排员工休年休假,经员工本人同意,可不安排员工休年休假。对员工应休未休的年休假天数,应按照该员工日工资收入的 300% 支付年休假工资报酬。

(十一)各部门、科室每年 1 月底前将人员带薪年休假计划上报人力资源部门,经审核备案后实施。对未获批准的自行休假或无故超假视为旷工。如因个人原因不休年休假视为自动放弃。

(十二)调入医院人员办理工资关系转移手续时应出具原单位休假证明。

(十三)员工在带薪年休假期间享受与正常工作期间相同的工资待遇,含奖励性绩效工资。

(十四)医院工会依法维护员工年休假权利。员工与单位因年休假发生的争议,依照国家有关法律、行政法规的规定处理。

三、年金管理制度

(一)总则

1. 为建立与现代医院管理制度相适应的多层次养老保险体系,更好地保障和改善医院员工退休后生活,调动员工履职尽责积极性、主动性,构建人力资源管理长效机制,根据国家和有关政策规定,结合医院实际,制定本制度。

2. 本制度所称"年金管理制度",指医院根据自身财力和经济状况,与员工在依法缴纳基本养老保险基础上,自愿为员工建立补充性养老金制度。

3. 医院年金管理,遵循利于发展、适时调整,效率优先、兼顾公平,自愿参与、民主协商,确保安全、适度收益的原则。

(二)实施范围

1. 医院员工同时满足以下条件,可申请参加医院年金。

(1)与医院签订劳动合同且连续工作一年以上。

(2)在岗专职员工且已参加基本养老保险。

(3)本人自愿参加医院年金。

2. 员工参加医院年金享有以下权利

(1)查询本人年金账户信息。

(2)个人账户中归属本人的资金及其投资收益的收益权。

(3)在符合相关规定条件下,有权申请领取、转移和处分归属于本人的个人账户上的资金。

3. 员工参加医院年金履行以下义务

（1）在规定时间内按时缴费。

（2）提供所需信息材料及变更情况。

4. 遇有以下情形，员工应退出医院年金计划

（1）不符合国家规定的领取年金条件。

（2）与医院解除或终止劳动关系。

（3）未履行缴费义务。

（4）不具备参加年金资格条件。

（5）本人提交退出年金书面申请并经医院确认。

（三）年金缴费

1. 医院年金由医院与员工共同缴费，采用个人账户方式管理。

2. 医院当年年金按上年度参加医院年金员工工资总额的 5% 为员工缴费。

3. 员工个人缴费不低于医院为其缴费部分的 1/4，个人缴费由医院从个人工资中代扣代缴。

4. 如遇医院或个人缴费比例调整，在国家规定范围内由医院与员工协商确定。

（四）年金账户管理

1. 员工个人账户由员工个人全部缴费、医院缴费中应计入个人账户部分、存款利息、基金净投资收益构成。

2. 员工个人缴费及其投资收益归本人所有。医院缴费及其投资收益，根据员工在医院工作年限按相应比例归属个人所有。

3. 员工离职时，其个人账户中的权益可转移至其所加入其他医疗机构等单位年金计划账户中进行管理。

4. 员工如完全提取个人账户余额，其医院年金个人账户予以注销。

5. 员工因调离、退休等原因不再在医院工作，可申请领取医院年金。

（五）年金基金管理

1. 医院设立年金基金管理机构，由分管院领导、人力资源部门及职工代表组成，行使医院年金委托人权利，监督医院年金方案执行。

2. 选择具有资格的商业银行或专业托管机构作为托管人，负责托管医院年金基金。定期提供医院年金基金管理报告，汇报医院年金运作情况。

3. 受托人与账户管理人、投资管理人、托管人签订书面合同，明确各自权利、义务。

四、弹性福利管理制度

（一）为满足员工对福利的个性化、多样化需求，提高员工获得感与满意度，发挥医院福利政策激励作用，结合医院实际，制定本制度。

（二）医院在年度弹性福利总金额限制的前提下，员工可根据个人弹性福利点数和具体需求，从医院设计提供的福利项目中自主选择购买本人所需福利项目和数量，组合形成专属弹性福利套餐。

（三）医院弹性福利，主要包括节假日礼金、租住房补贴、工作餐补助、教育补贴、健康体检补贴、国内外旅游等。

（四）人力资源部门采取发放问卷、个别访谈等方式，收集员工福利需求信息，提出弹性

福利项目,经分管院领导批准后,上报院长办公会研究确定。

(五)员工弹性福利点数由薪资点数、职级点数、工龄点数、荣誉点数构成,四者相加乘以绩效考核系数即为个人弹性福利总点数。

(六)个人点数购买力由当年度弹性福利预算总额除以所有员工总点数进行折算。

(七)医院弹性福利项目、价格及所需点数每年年初进行一次调整。

(八)员工每年年初上报所需购买弹性福利项目及数量,人力资源部门集中汇总和采购。

(九)员工个人弹性福利点数不可转让、折现发放或跨年度使用,离职时自动失效。

(十)员工因晋升、调薪引起的弹性福利点数变化,自下年度起生效。

(王志刚 张仁华 王海涛)

第二十五章　财　务　管　理

　　财务资产管理制度是建立现代医院管理制度的重要内容,非公立医院财务会计制度与公立医院相比有着比较显著的差别。2019年1月1日公立医院开始施行《政府会计准则制度》,不再执行《医院会计制度》(财会〔2010〕27号)。非公立非营利性医院财务会计制度适用于财政部《民间非营利组织会计制度》的规范要求;营利性医院财务会计制度适用于《企业会计准则》。无论非公立医疗机构的经济性质属于非营利性还是营利性,财务资产管理制度始终是推动医院精细化管理的重要手段。在建设现代医院管理制度的进程中,通过深化财务管理改革、拓展财务管理领域、优化财务管理技术,将财务管理融入医院经营管理各个方面,使财务管理职能从记账核算型向经营管理型、决策支持型财务管理转变,从而有效降低成本费用水平,不断提升医院社会效益与经济效益。

　　由于我国尚未颁布非公立的非营利性与营利性医院财务会计制度,两类不同经济性质医院虽然执行不同规范的会计准则,对于经济活动的会计处理存有差异,但财务管理的基本规则是相通的。本章为避免过多的重复叙述,对非公立医院财务管理制度未按医院经济性质分别罗列。非营利性医院会计制度编撰以《民间非营利组织会计制度》为基础,由于该制度未明确医疗行业细化的制度,目前非公立非营利性医院实际采用的会计制度主要基于《医院会计制度》。因此,编撰中主要汲取了国家财政部、原卫生部《医院财务制度》《医院会计制度》适合医院特点的内容。同样,《企业会计准则》也尚未规范适用于非公立营利性医院的医疗行业会计制度。为此,作者同样对于非公立营利性医院财务会计制度借鉴采用了适合医院特点的内容。医院在运用本章制度模板时可以根据本医院特点与需要参考制定。这样做,是为非公立医院提供具有一定可操作性、可资借鉴的财务会计制度模板,以期在共同实践中继续探讨与完善。

第一节　财务会计制度

　　本节财务会计制度的编纂,主要基于非公立的非营利性医院与营利性医院虽然执行不同规范的会计准则规则,医院财务管理制度对于经济活动的会计处理虽有差异,但财务管理基本的规则是相通的。限于本书篇幅,为避免过多的重复叙述,非公立医院财务管理制度未按医院性质加以区分;而对医院会计制度作了区分。医院在运用本节制度模板时可以根据本医院特点与需要参考制定。

一、非公立医院财务管理制度

　　(一)非公立医院财务管理制度,以《中华人民共和国会计法》等相关法律法规为依据,非营利性医院适用于《民间非营利组织会计制度》,营利性医院适用于《企业会计准则》。

　　(二)财务管理体制实行"统一领导、集中管理"的财务管理体制。医院的财务活动根据医院理事会（非营利性医院）或董事会（营利性医院）批准的年度预算等决策。非营利性医院实行总会计师制度。营利性医院实行财务总监制度。

医院财务管理接受当地政府财务、审计等相关职能部门的指导和监督。

（三）医院院长为医院财务管理总负责人，对医院经济运营管理负总责；总会计师（财务总监）作为医院财务主管负责人，直接对院长负责，协助院长开展经济运营管理工作。医院所属财务独立核算的医疗分支机构分管院长为该医疗分支机构财务总负责人，对本单位的财务负总责。医疗分支机构的财务主管人员由医院任命，接受医院财务部门的管理。各医疗分支机构应当根据国家有关法律、法规等规定，建立健全内部财务管理办法，做好财务管理的基础工作，定期上报会计报表及财务分析，服从医院的管理、监督和检查。

（四）财务管理范围包含预算管理、收入管理、支出管理、资产及负债管理、对外投资及筹资（如有）、货币资金等，财务分析和监督检查，参与经济预测决策等运营管理。

1. 预算管理 根据当地医疗健康服务的社会需求，按照医院理事会（董事会）下达的事业计划指标、任务，本着"收支统管，统筹兼顾，积极稳妥，依法理财"的原则，编制预算。

在编制预算时，收入预算要以上年度实际收入情况，结合预算年度各医疗分支机构发展规划和年度计划，医疗收费标准和药品价格变动等因素为编制依据。收入预算编制，包括医疗收入、科教项目收入、财政补助收入和其他收入的预算。

支出预算编制，包括医疗业务成本、科教项目支出、管理费用、其他支出。支出预算以医院各部门、科室等机构发展、工作任务、人员编制、有关支出定额和标准、物价因素等为预算年度基本编制依据。

2. 收入管理

（1）本制度涉及的收入，包括医疗收入、科教项目收入、财政补助收入和其他收入。

（2）收入管理规定：

1）认真执行国家的物价政策，建立健全各项收费管理制度，不得违反规定通过非正常渠道组织收入。

2）医院收入纳入财务管理部门统一核算和统一管理。医疗业务收费主要由门诊和住院收费处办理，其他业务收费由财务管理部门出纳办理。任何部门和个人都不得向患者或外单位直接收取任何费用，严禁设立账外账和小金库。

3）医院各项业务收费必须按照有关规定使用国务院或省（自治区、直辖市）财政部门统一监制的收费票据或税务机关监制的正式发票，并切实加强管理，严禁使用虚假票据。

4）门诊及住院收费员应将每日收到的现金和支票于当天缴存银行，同时将收费日报表及附件送交财务管理部门。财务管理部门核对无误后及时准确入账。

5）收入原则上当日发生当日入账，及时结算。财务管理部门按月对门诊和住院收费月报表与当月日报表总和核对，严禁隐瞒、截留、挤占和挪用，现金收入不得坐支。

6）各项退费必须提供交费凭据及相关证明，核对原始凭证和原始记录，严格审批权限，完备审批手续，做好相关凭证的保存和归档工作。

3. 支出管理

（1）本制度涉及的支出，包括医疗支出、财政项目补助支出、科教项目支出、管理费用和其他支出。

（2）支出管理规定：

1）一切财务支出活动必须严格遵守国家相关法律法规和财务规章制度。

2）坚持"统一管理、分级审批、预算控制、统一支付"的原则。根据支出的金额和性质，划分审批权限，建立由部门负责人、部门主管领导、总会计师（财务总监）、院长、董事会审批的支出审批制度。

3）医院各项支出按类别归口管理，归口管理部门按照权限报审签批。

4）一切支出均由财务管理部门统一审核和支付。

5）实行重大支出集体决策和联签制度。

6）按照权利与责任对等原则，按照审批权限和要求履行审批职责，出现失职应承担相应的责任。

4. 固定资产管理

（1）固定资产主要包括房屋及建筑物、专业设备、一般设备、其他固定资产。

（2）固定资产管理：

1）固定资产采购部门和管理部门管理边界划分：①固定资产的采购部门负责固定资产的招标、合同签署、购买、安装和验收；②固定资产的管理部门负责固定资产的维修、保养、计量、转移、盘点、报损；③一般情况下，固定资产的采购部门是该项固定资产管理部门。特殊情况下，经批准采购部门和管理部门可以为不同部门。

2）固定资产购置计划按投资额度规定如下：医院规定审批金额以下的固定资产投入，由使用部门、科室提出采购申请，经设备采购部门及财务管理部门审核，由设备采购部门主管院领导审批，提交总会计师（财务总监）及院长进行审批。医院规定审批金额以上的固定资产投入，履行前述审批流程后须经理事长（董事长）审批。

3）固定资产项目调研及论证：医院规定审批金额以上的投资项目由设备采购部门牵头，使用部门配合，提供项目可行性分析报告，其他科室须对涉及本业务范围的可行性分析内容予以协助支持。总会计师（财务总监）、财务管理部门提供经济分析，参与调研论证。

4）固定资产验收和登记：固定资产到货并安装调试完毕后，资产采购部门填写《固定资产验收单》，由资产采购部门主管院领导签字确认后将验收单交给财务管理部门，完成固定资产的验收。

5）固定资产修理及其他后续支出：资产使用部门应确保固定资产合理使用和维护，以及保养、计量等其他后续支出。大项开支必须在财务预算范围内执行。

6）固定资产转移：资产使用部门要确保固定资产的编号、配置、放置地点等与固定资产卡片、财务系统及 HIS 系统中的记录相符。如须变动应由原资产使用部门填写《固定资产转移申请单》并报送资产管理部门，资产管理部门安排转移。

7）固定资产盘点：资产使用部门、资产管理部门及财务管理部门三方应每年对固定资产实物进行清点。确保实物与财务系统、HIS 系统（或其他固定资产管理信息系统）中的固定资产清单、固定资产账目相符。核对无误后由三方签字确认。资产管理部门应每季度单独对所管理的固定资产进行清点。

8）固定资产的投资经济效益分析：重点开展固定资产的成本效益分析。资产管理部门全面掌握固定资产的成本构成数据，了解服务人数及服务价格，通过技术、经济、业务等指标全面分析固定资产的投资收益与回报，在固定资产正式运行满一年时，形成固定资产投入产出效益分析报告，为管理层决策提供完善的固定资产管理与投资数据支撑分析体系。

9）固定资产清理：经技术鉴定后确认固定资产无法修复应报废的，资产管理部门填写《报损申请单》并报送财务部或相关专职管理部门，进入固定资产清理程序。

10）固定资产管理责任：固定资产丢失和人为损坏的，资产使用部门和责任人应承担相应责任，按情节严重程度做出赔偿。

5. 库存物资管理　库存物资要按照计划采购、定额定量供应的办法进行管理。建立库存物资购买、验收、入出库、保管、领用等管理制度，合理确定储备定额，既要满足业务工作的需要，又要防止积压、占用大量的资金，影响资金的使用效益，降低物资的库存和消耗，提高物资的使用效益。

6. 无形资产管理

（1）无形资产：包括专利权、著作权、版权、土地使用权、非专利技术、商誉、医院购入的不构成相关硬件不可缺少组成部分的应用软件及其他财产权利等。

（2）无形资产管理职责：无形资产实行"统一领导、归口管理、分级负责、责任到人"的管理体制。医院医疗管理部门、财务管理部门、使用部门等建立健全无形资产管理岗位责任制度。

（3）无形资产的清查和报告制度：

1）无形资产清查制度，不定期地进行全面或局部清查，每年年度终了进行一次全面的清查盘点。对盘盈、盘亏的无形资产按规定作出处理。

2）定期检查无形资产的账面值。如发现以下情况，对无形资产的可收回金额进行估计并登记无形资产的备查账簿，上报有关情况：该项无形资产已经更新换代，使其为医院创造利益的能力受到重大不利影响；该项无形资产的价值已经确信大幅下跌，今后不可能恢复；该项无形资产的账面值已超过可收回金额的情形；该项无形资产不再受法律保护，且不能给医院带来利益。

3）建立逐级定期报告制度，及时掌握无形资产的使用和运营情况。经充分论证，确认该项无形资产预计不能为医院带来服务潜力或经济利益的，应按规定的程序核销其账面余额。

（4）无形资产的处置：

1）按照公开、公正、合理、有序的原则，规范无形资产产权的转让、开发利用、出售、投资、报废等处置行为，杜绝无形资产的流失和违规现象。

2）由归口管理部门组织专家进行无形资产处置的论证和技术鉴定，并按照固定资产管理规定进行评估确认，处置价格不得低于评估值。

3）对于重大无形资产的处置，应当采取集体合议审批制度，并建立集体审批记录机制。

4）无形资产的处置收益纳入财务管理部门统一管理，按照有关规定进行分配。任何单位和个人不得截留、挪用。

7. 开办费管理

（1）开办费的内容：开办费包括医院筹建期间发生的人员工资、办公费、培训费、差旅费、印刷费、注册登记费以及不计入固定资产和无形资产购建成本的汇兑损益和利息支出等费用。

（2）开办费用管理：根据开办费类别，按限额制或实际发生额凭票据报销。医院注册登记费、工资福利费用等费用按实际发生额凭票据报销，借款及差旅费报销参照医院相关限额管理规定执行，业务招待费按相关规定执行。

8. 应收账款管理

（1）应收账款的确认：以提供劳务或销售实现为标志，即相关票据或发票一经开出，即形成应收账款。

（2）应收账款的发生：医院在提供信用于客户前，应详细了解该客户的资信情况，履行对客户提供商业信用的审批程序，确认批准信用额度。

（3）财务管理部门负责登记客户往来台账，及时核对、催收应收款项。与提供客户服务的部门协同，采取相应的措施收回欠款，防止拖欠，减少呆账。

（4）所有应收账项均按账龄基准记存。负责应收账款的财务人员经常核查所有应收账项，每月编制账龄账目分析，报财务管理部门审核。此分析报告作为设立坏账准备及坏账确认的基准。

（5）对于不能收回的应收款项，要分析原因，及时处理。对超出三年以上确实无法收回的应收账款，履行审批程序确认为坏账，方可作坏账处理。所有无法收回的应收账款根据实际金额计入坏账损失。

（6）应收款项管理遵循"谁经办，谁负责，及时清理"的原则。

（7）对于具有医保资格的非公立医院，应收账款的构成还包含应收医保款，应收账款的管理应结合医保的相关管理。

9. 预付账款管理

（1）预付账款，必须根据合同办理，由经办人申请，各部门主管审核确认，经财务管理部门审核，上报总会计师（财务总监）、院长批准。

（2）预付账款应按对方单位或个人设明细账进行明细分类核算。定期检查预付账款，监督合同的履行。

（3）财务负责人定期检查预付账款的使用情况。每年年终应全面清查，并与对方核对清楚后书面签章确认。

（4）对无正当理由不及时办理销账手续，长期占用医院资金的，财务部门可停止办理该部门任何新的预付款申请。对于逾期未核销预付款的合同商，必要时可以采取法律程序处理。

（5）对确实无法收回或核销的款项，应及时采取措施处理，不得长期挂账。因工作人员失误造成的，要追究相关责任；因合同商造成预付款无法收回或核销，并已尽追索义务的，按照审批程序以坏账予以核销。

10. 负债管理

（1）负债管理原则：主要把握合理安排负债规模，确保资金使用效益，掌控偿债能力，避免债务风险等原则。

（2）医院负债管理的决策机制：建立借债集体决策机制。医院充分考虑资产构成、还款能力等因素，严格控制借债规模。原则上不得借入非流动负债，确须借入或融资租赁的项目，须报理事会（董事会）批准。

1）预收医疗款管理：①医院建立患者预交金管理制度，预交金额度应根据患者病情和治疗的需要合理确定。②完善内部管理和财务会计内部控制。应按照门诊患者、住院患者等分类对预收医疗款项进行管理。

2）应付账款管理：①财务管理部门及时合理地清理和支付应付账款，建立健全供应商的信用记录，完善医院的市场资信。②医院购买药品、耗材、设备及其他物资时，尽量选取货到付款的方式，以缓解医院资金付款压力，降低资金风险。对固定资产及工程支出预留足够的质量保证金。③财务部或相关专职管理部门负责应付账款的管理，并定期组织采购部门与供应商对账。④因债权人特殊原因确实无法偿还的负债，按规定计入其他收入。负债转为其他收入应具备以下条件:因债权人的特殊原因;债权人确实无法偿还;具备相关证明材料。

11. 对外投资和筹资　医院对外投资要做好预期风险和投资收益论证,把握投资能力,确保资金收回。对外投资必须按照规定的程序,报经医院院长办公会、理事会(董事会)等决策层批准。对外投资、筹资决策权力统一集中在医院,医疗分支机构不允许自行对外投资。

12. 货币资金管理(见本章第三节"七、现金管理制度""八、银行存款、支票管理制度")。

13. 财务分析与监督检查　医院财务分析主要包括预算执行情况、业务收支及资金运用情况。医院财务管理部门统一负责,组织对医院内的经济活动资料进行收集和分析。

二、非公立非营利性医院会计制度

(一)非公立的非营利性医院会计制度,以《中华人民共和国会计法》《民间非营利组织会计制度》等相关法律法规为依据,结合非公立医院特点,制定本制度。

(二)医院会计核算以持续、正常的业务活动为前提,划分会计期间,分期结算账目和编制财务会计报告;以人民币为记账本位币,发生的外币业务应当折算为人民币。医院会计记账采用借贷记账法。

(三)以权责发生制为基础。凡是当期已经实现的收入和已经发生或应当负担的费用,不论款项是否收付,都应当作为当期的收入和费用;凡是不属于当期的收入和费用,即使款项已在当期收付,也不应当作为当期的收入和费用。

(四)会计核算原则

1. 客观性原则　医院会计核算以实际发生的经济业务为依据,如实反映其财务状况收支结余和现金流量。按照经济业务的经济实质进行会计核算,而不应当仅仅按照它们的法律形式作为会计核算的依据。

2. 及时性原则　医院提供的会计信息能够真实、完整地反映其财务状况、收支结余和现金流量,以满足会计信息使用者理解和利用。要按照规定的会计处理方法,前后各期保持一致,相互可比,做到及时进行,不得提前或延后。

3. 配比性原则　收入与其成本、费用相互配比,同一会计期间内的各项收入和与其相关的成本、费用,在该会计期间内确认。

4. 历史成本原则　医院各项财产在取得时按照实际成本计量。其后,各项财产发生减值,按照本制度规定计提相应的减值准备。除法律、行政法规和国家统一的会计制度另有规定者外,医院一律不得自行调整其账面价值。

5. 清晰性原则　合理划分收益性支出与资本性支出。凡支出的效益仅与本年度相关的,应当作为收益性支出;凡支出的效益与几个会计年度相关的,应当作为资本性支出。

6. 谨慎性原则　不得多计资产或收益,也不得少计负债或费用。

7. 重要性原则　对资产、负债、结余等有较大影响,进而影响财务会计报告使用者据以作出合理判断的重要会计事项,必须按照规定的会计方法和程序进行处理,并在财务会计报告中予以充分的披露。对于次要的会计事项,在不影响会计信息真实性和不致于误导会计信息使用者作出正确判断的前提下,可适当简化处理。

8. 根据有关会计法律、行政法规和本制度的规定,在不违反本制度的前提下,结合本单位的具体情况,制订适合本单位的会计核算办法。

（五）会计核算要素及会计科目

会计要素是根据医院的服务或事项的经济特征所确定的会计对象的分类，是从会计角度对核算对象的具体分类，合理确定会计要素才可在此基础上设置非营利医院会计科目和会计报表。非营利医院的会计要素包括资产、负债、净资产、收入和成本费用五个要素，会计科目是对会计要素的具体核算内容进行分类的科目。

1. 资产　是指过去的交易或事项形成并由医院拥有或控制的资源，该资源预期会给医院带来经济利益或服务潜力。资产包括流动资产、受赠资产、固定资产、无形资产和其他资产。

（1）流动资产：主要包括现金、银行存款、短期投资、应收及预付款项、存货、待摊费用等。

1）现金和银行存款：按照业务发生顺序逐日逐笔登记。银行存款按银行和其他金融机构的名称和存款种类进行明细核算。有外币现金和存款的医院，还应当分别按人民币和外币进行明细核算。

2）短期投资：短期投资在取得时按照初始投资成本计量。以现金购入的短期投资，按实际支付的全部价款，包括税金、手续费等相关费用作为短期投资初始投资成本。实际支付的价款中包含的已到付息期但尚未领取的债券利息和已宣告发放但尚未领取的现金股利，作为应收款项单独核算，不构成短期投资初始投资成本。

短期投资的利息和现金股利于实际收到时，冲减投资的账面价值，但已记入应收款项的除外。

在期末对短期投资按成本与市价孰低计量，对于市价低于成本的差额，应当计提短期投资跌价准备，并单独核算，在资产负债表中作为短期投资的备抵项目单独反映。

处置短期投资时，应当将短期投资的账面价值与实际取得价款等的差额，确认为当期投资损益。

短期委托贷款应视同短期投资进行核算。

期末时，非营利医院的委托贷款应按资产减值的要求，计提相应的减值准备。

3）应收及预付款项：按照实际发生额记账，并按照往来户名等设置明细账，进行明细核算。

期末对应收款项计提坏账准备，并单独核算，在资产负债表中作为应收款项的备抵项目单独反映。

4）存货：主要包括医院为提供医疗服务而储备的药品、卫生材料、低值易耗品及其他卫生材料的实际成本。

各种存货按照取得时的实际成本入账。购入的存货，按买价加运输费、装卸费、保险费、包装费等费用，运输途中的合理损耗和按规定应计入成本的税金以及其他费用，作为实际成本。从受赠资产转入的存货，应按受赠资产的账面价值作为实际成本。

各种存货发出时，可以根据实际情况选择先进先出法、加权平均法等方法，确定其实际成本。

各种存货定期进行清查盘点。对于发生的盘盈、盘亏以及过时、变质、毁损等报废的，应于期末前查明原因，并根据管理程序，经院长办公会批准后，在期末结账前处理完毕。

5）待摊费用：应按其受益期限在1年内分期平均摊销，计入有关费用。

如果某项待摊费用已经不能使医院受益，将其摊余价值一次全部转入当期有关费用，不得再留待以后期间摊销。

（2）受赠资产：划清捐赠和捐赠以外的其他业务活动的界限，并区别以下情况进行会计处理。受赠资产为现金或其他资产，区分资产形态确定入账价值。

1）如果医院接受资产提供者资产的条件是为其提供一项服务，尽管这项服务的结果可能是无形的、不确定的或难以计量的，该项接受的资产也不能作为捐赠处理。这类业务不属于捐赠，应作为一项交换交易，确认相关收入和费用。

2）如果医院接受资产提供者资产的条件是必须将该资产转交给其指定的单位或个人，这类业务也不属于捐赠，应作为一项代收代付业务，将该项接受的资产确认为负债。

3）如果资产提供者允许非营利医院在章程规定范围内自主确定所接受资产的受益项目，这类业务属于捐赠，该项接受的资产应作为捐赠收入处理，并分别不受限制捐赠、暂时受限制捐赠和永久受限制捐赠进行明细核算。

处置现金以外的其他受赠资产应当按照以下规定进行会计核算：

1）将现金以外的其他受赠资产转为自用的，应分别以下情况处理：

对于不符合固定资产确认条件的实物资产，应转入存货，并按该受赠资产的账面价值作为存货的实际成本。

对于符合固定资产确认条件的实物资产，应转入固定资产，并按该受赠资产的账面价值作为固定资产的入账价值。

对于受赠的无形资产，应转入无形资产，并按该受赠资产的账面价值作为无形资产的入账价值。

2）将现金以外的其他受赠资产直接用于对外捐赠的，应将该受赠资产的账面价值转入资助项目成本。

3）将现金以外的其他受赠资产对外出售的，出售收入应作为其他收入处理；同时将所售受赠资产的账面价值转入其他支出。

以接受捐赠为主的非营利医院，对于接受捐赠的现金以外的其他资产，应在期末时按可变现净值与成本孰低计量，对于可变现净值低于成本的差额，应当计提受赠资产减值准备，并单独核算，在资产负债表中作为受赠资产的备抵项目单独反映。

（3）固定资产：一般分为房屋和建筑物、一般设备、专用设备、交通工具、陈列品、图书、其他固定资产。根据固定资产定义，结合医院实际，制订各类固定资产的明细目录。

1）取得固定资产时，按取得时的成本入账。①购置的不需要经过安装过程即可使用的固定资产，按实际支付的买价、包装费、运输费、交纳的有关税金等作为入账价值。②自行建造的固定资产，按建造该项资产达到预定可使用状态前所发生的全部支出，作为入账价值。③融资租入的固定资产，按租赁开始日租赁协议确定的价值，作为固定资产的入账价值。租入固定资产时发生的相关费用，应当计入固定资产价值。④在原有固定资产基础上进行改建、扩建的，按原固定资产的账面价值，加上改建、扩建而使该项资产达到预定可使用状况前发生的支出，减去改建、扩建过程中发生的变价收入，作为入账价值。⑤从受赠资产转入的固定资产，按受赠资产的账面价值作为入账价值。⑥盘盈的固定资产，按以下规定确定其入账价值：同类或类似固定资产存在活跃市场的，按同类或类似固定资产的市场价格，减去按该项资产的新旧程度估计的价值损耗后的余额作为入账价值。同类或类似固定资产不存在活跃市场的，按该项固定资产的预计未来现金流量现值作为入账价值。

2）在建工程包括施工前期准备、正在施工中的建筑工程、安装工程、技术改造工程、大修理工程等。医院应当按照工程项目的性质分项核算。在建工程应当按照实际发生的支出确定其工程成本,并单独核算。

3)医院所建造的固定资产已达到预定可使用状态,但尚未办理竣工决算的,自达到预定可使用状态之日起,按照工程预算、造价或者工程实际成本等,按估计的价值转入固定资产,并按本制度关于计提固定资产折旧的规定,计提固定资产的折旧。待办理了竣工决算手续后再作调整。

4)非营利医院固定资产折旧方法可以采用年限平均法、工作量法、年数总和法、双倍余额递减法等。非营利医院应当根据科技发展、环境及其他因素,选择合理的固定资产折旧方法。

折旧方法一经确定,不得随意变更。如须变更,应当在会计报表附注中予以披露。

5)下列固定资产不计提折旧:已提足折旧继续使用的固定资产。所谓提足折旧,是指已经提足该项固定资产应提的折旧总额。应提的折旧总额为固定资产原价减去预计净残值。

按规定单独估价作为固定资产入账的土地。

除上述不计提折旧的固定资产外,其他固定资产一律按规定计提折旧。

(4)无形资产和其他资产:无形资产包括专利权、非专利技术、著作权、土地使用权等。

1)无形资产在取得时,应按实际成本入账。

购入的无形资产,按实际支付的价款作为实际成本。

从受赠资产转入的无形资产,应按受赠资产的账面价值作为实际成本。

自行开发并按法律程序申请取得的无形资产,按依法取得时发生的注册费、聘请律师费等费用,作为无形资产的实际成本。

在研究与开发过程中发生的材料费用、直接参与开发人员的工资及福利费、开发过程中发生的租金、借款费用等,直接计入当期费用。

已经计入各期费用的研究与开发费用,在该项无形资产获得成功并依法申请取得权利时,不得再将原已计入费用的研究与开发费用资本化。

2)无形资产应当自取得当月起在预计使用年限内分期平均摊销,计入当期费用。

3)出售无形资产,应将所得价款与该项无形资产的账面价值之间的差额,计入当期其他收入或支出。

2. 负债　是指过去的交易或事项形成的现时义务,履行该义务可能导致医院经济利益流失,主要包括流动负债和长期负债。

(1)流动负债:

1)短期借款按实际借入金额入账,并应按借款本金和确定的利率按期计提利息,计入当期其他支出。

2)应付及预收款项按照实际发生额入账,并按往来户名设置明细账,进行明细核算。医院接受的指定受益人的捐赠,应作为应付款项,单独核算。

3)预提费用:包括预提的租金、保险费、借款利息等。按实际发生额入账。

(2)长期负债:

1)长期借款按实际借入金额入账,并按借款本金和确定的利率按期计提利息,计入当期其他支出。

2)长期应付款按实际发生额入账。

3）专项应付款按实际发生额入账,并于专项设施完工后予以转销。

4）其他长期负债应当按实际发生额入账。

3. 收入 是指医院提供医疗服务或其他业务活动过程中,合法取得的非偿还性资金。收入包括医疗收入、其他业务收入、政府资助收入、投资收益和其他收入。

（1）医疗收入:是指非营利医院开展医疗服务活动取得的收入。主要是医疗收入,即医院在开展医疗业务活动中所取得的收入,包括挂号收入、床位收入、诊察收入、检查收入、治疗收入、手术收入、化验收入、护理收入和其他收入。药品收入,即医院在开展医疗业务活动中取得的中、西药品收入。

医院医疗收入应在实际发生时确认。

（2）其他业务收入:是指非营利医院开展章程范围内的其他业务活动取得的收入。包括培训收入、救护车收入、废品变价收入、不受用途限制的捐赠和对外投资收益、利息收入等。

其他业务收入应于实际发生时确认。在同一年度内开始并完成的劳务,应当在完成劳务时确认收入。如果劳务的开始和完成分属不同的会计年度,应当在资产负债表日按完工百分比法确认收入。

（3）政府资助收入:是指医院取得的政府无偿给予的各类补助,即医院从当地政府主管部门或主办单位取得的财政性事业经费（包括定额和定项补助）。政府资助应于实际收到款项时确认,并按实际收到的金额入账。政府拨入的专项拨款,作为负债核算,不作为收入处理。

（4）上级补助收入:即医院从主管部门或主办单位取得的非财政性补助收入。

（5）投资收益:是指医院因对外投资取得的收益,包括委托贷款收益和委托投资收益。投资收益应于实际发生时入账。

（6）其他收入:是指非营利医院因处置财产物资取得的净收益和银行存款取得的利息收入。其他收入应于实际发生时,按实际发生额入账。

4. 成本和费用 费用是医院为开展章程范围内的业务活动所发生的经济利益的流出;成本是医院为提供劳务和产品而发生的各种耗费。不包括为第三方或客户垫付的款项。

医院发生的应由当期承担的费用包括基本业务支出、其他业务支出、其他支出和管理费用。

（1）医院基本业务支出:是医院开展章程范围内的主要业务活动发生的可直接归属于基本业务的有关支出。

（2）医院其他业务支出:是医院开展章程范围内的其他业务活动发生的可直接归属于其他业务的有关支出。

（3）其他支出:是因处置财产物资发生的净损失和银行借款发生的利息支出。其他支出应于实际发生时,按实际发生额入账。

（4）管理费用:是医院管理部门发生的各项费用。

包括人员支出、日常公用支出、对个人和家庭的补助支出、固定资产折旧和大修理费支出等。

1）人员支出:是支付给在职职工和临时聘用人员的各类劳动报酬（包括基本工资、各项津贴、奖金等）,为上述人员缴纳的各项社会保障费,按工资的一定比例提取的职工福利费、职工教育经费、职工工会经费等。

医院人员工资根据医院实际情况制订的工资标准执行。

医院缴纳的社会保障费按国家和当地政府规定的标准执行。

2）日常公用支出：包括办公费、专用材料支出、印刷费、劳务费、水电费、邮寄费、电话通讯费、取暖费、物业管理费、交通费、差旅费、维修费、租赁费、会议费、招待费等。

3）对个人和家庭的补助支出：是医院对个人和家庭的无偿性补助支出。包括医疗费、提租补贴、住房公积金、购房补贴、助学金等。

4）固定资产折旧和大修理支出：是医院固定资产发生的折旧和大修理支出。

5）其他：包括应收款项和受赠资产减值准备、发生的财产损失等。

非营利医院应从严掌握费用开支，并按本制度和有关税法的规定，结合本单位的具体情况制订适用于本单位的费用开支标准，报经董事会或理事会或类似机构批准，并报税务机关备案。

医院必须分清本期成本、费用和下期成本、费用的界限，不得任意预提和摊销费用。

5. 净资产　是医院所有资产减去负债后所剩下的净额。医院中净资产主要包括基金和收支结余两部分。

（1）结余：是医院在一定期间各项收入与支出相抵后的余额。每年年末，按照医院规定的分配比例进行分配，一部分转入限定用途的基金，一部分转入未限定用途的基金。收支结余项目为中间过渡科目，转化为基金后就不存在了。

（2）以接受捐赠业务为主，非营利医院的结余应按捐出人限制存在与否，分为不受限制收支结余、暂时受限制收支结余和永久受限制收支结余。

1）不受限制收支结余：是指除暂时受限制和永久受限制收支结余以外的其他收支结余，根据不受限制收入减去有关成本费用计算。不受限制收支结余应于期末转入不受限制净资产。

2）暂时受限制收支结余：是指暂时受到捐出人限制的收入形成的结余。暂时受限制收支结余应于期末转入暂时受限制净资产。

3）永久受限制收支结余：是指永久受到捐出人限制的收入形成的结余。永久受限制收支结余应于期末转入永久受限制净资产。

（3）其他收支结余可以不划分为不受限制收支结余、暂时受限制收支结余和永久受限制收支结余。

收支结余应于期末，按扣除永久受限制捐赠收入后的金额转入业务发展基金，按永久受限制捐赠收入金额转入留本基金。

（六）财务会计报告

财务会计报告是反映非营利医院某一时期财务状况和收支情况的书面文件。非营利医院的财务会计报告分为年度、季度和月度财务会计报告。月度、季度财务会计报告是指月度和季度终了提供的财务会计报告；年度财务会计报告是指年度终了对外提供的财务会计报告。

本制度将季度和月度财务会计报告统称为中期财务会计报告。

非营利医院的财务会计报告由会计报表、会计报表附注和收支情况说明书组成（不要求编制和提供收支情况说明书的非营利医院除外）。

非营利医院对外提供的财务会计报告的内容、会计报表的种类和格式、会计报表附注的主要内容等，由本制度规定；医院内部管理需要的会计报表由医院自行规定。

季度、月度中期财务会计报告通常仅指会计报表,国家统一的会计制度另有规定的除外。

1. 医院向外提供的会计报表包括

(1)资产负债表。

(2)收入支出表。

(3)现金流量表。

(4)支出明细表。

(5)其他有关附表。

2. 会计报表附注至少应当包括下列内容

(1)会计报表编制基准不符合会计核算基本前提的说明。

(2)重要会计政策和会计估计的说明。

(3)重要会计政策和会计估计变更的说明。

(4)或有事项的说明。

(5)接受、使用捐赠、资助的有关情况。

(6)重要资产转让及其出售的说明。

(7)医院合并、分立的说明。

(8)会计报表中重要项目的明细资料。

(9)有助于理解和分析会计报表需要说明的其他事项。

3. 收支情况说明书至少应当对下列情况作出说明

(1)医院业务活动基本情况。

(2)结余和分配情况。

(3)对医院财务状况、收支情况有重大影响的其他事项。

4. 月度财务会计报告应当于月度终了后10天内(节假日顺延,下同)对外提供;季度财务会计报告应当于季度终了后15天内对外提供;年度财务会计报告应当于年度终了后4个月内对外提供。

会计报表的填列,以人民币"元"为金额单位,"元"以下填至"分"。

5. 非营利医院对外提供的会计报表应当依次编定页数,加具封面,装订成册,加盖公章。

封面上应当注明:医院名称、医院统一代码、医院形式、地址、报表所属年度或者月份、报出日期,并由医院负责人和主管会计工作的负责人、会计机构负责人(会计主管人员)签名并盖章;设置总会计师的医院,应当由总会计师签名并盖章。

三、营利性医院会计制度

(一)营利性医院会计制度,以《中华人民共和国会计法》《企业会计准则》等相关法律法规为依据,结合医院特点,制定本制度。

(二)医院会计确认、计量和报告以持续经营为前提。医院划分会计期间,分期结算账目和编制财务会计报告。会计期间分为年度和中期。年度会计期间采用公历年度,即每年自1月1日起至12月31日止。

(三)医院会计以货币计量。会计确认、计量和报告以权责发生制为基础。医院采用复式记账法记账。医院按照交易或者事项的经济特征确定会计要素。会计要素包括资产、负债、所有者权益、收入、费用和利润。

（四）会计要素

1. 资产 医院过去的交易或者事项形成的、拥有或者控制的、预期会给医院带来经济利益的资源。符合资产定义的资源，在同时满足以下条件时，确认为资产：与该资源有关的经济利益很可能流入医院；该资源的成本或者价值能够可靠计量。

2. 负债 医院过去的交易或者事项形成的、预期会导致经济利益流出医院的现时义务。符合负债定义的义务，在同时满足以下条件时，确认为负债。

（1）与该义务有关的经济利益很可能流出医院。

（2）未来流出的经济利益的金额能够可靠地计量。

3. 所有者权益 医院资产扣除负债后由所有者享有的剩余权益。其来源包括所有者投入的资本、直接计入所有者权益的利得和损失、留存收益等。

（1）直接计入所有者权益的利得和损失，是不计入当期损益、会导致所有者权益发生增减变动的、与所有者投入资本或者向所有者分配利润无关的利得或者损失。

（2）利得是由医院非日常活动所形成的、会导致所有者权益增加的、与所有者投入资本无关的经济利益的流入。损失是由医院非日常活动所发生的、会导致所有者权益减少的、与向所有者分配利润无关的经济利益的流出。

（3）所有者权益金额取决于资产和负债的计量。

（4）所有者权益管理内容：

1）董事会制订医院增加或减少注册资本的方案；拟订公司重大收购、回购本公司股票或合并、分立、解散方案；制订医院利润分配方案和弥补亏损方案。

2）股东大会对医院增加或减少注册资本做出决议；对医院合并、分立、解散和清算做出决议；审议批准医院的利润分配方案和弥补亏损方案。

3）财务管理部门严格按股东大会关于增减资本、利润分配等的决议进行账务处理。

4）医院根据经营和发展需要，依照法律法规，经股东大会分别做出决议，可以采用下列方式增加资本：向现有股东配售股份；以公积金转增股本；新投资者投资增加股本。

5）医院交纳所得税后的利润，按下列顺序分配：弥补上一年度的亏损；提取法定公积金百分之十；提取法定公益金百分之五；提取任意公积金；支付股东股利。

6）医院法定公积金累计为公司注册资本的百分之五十以上的，可以不再提取。提取法定公积金、公益金后，是否提取任意公积金由股东大会决定。医院不在弥补公司亏损和提取法定公积金、公益金之前向股东分配利润。

4. 收入 医院在日常活动中形成的、会导致所有者权益增加的、与所有者投入资本无关的经济利益的总流入。收入只有在经济利益很可能流入从而导致医院资产增加或者负债减少，且经济利益的流入额能够可靠计量时才能予以确认。

5. 费用 医院在日常活动中发生的、会导致所有者权益减少的、与向所有者分配利润无关的经济利益的总流出。费用只有在经济利益很可能流出从而导致医院资产减少或者负债增加，且经济利益的流出额能够可靠计量时才能予以确认。

6. 利润 医院在一定会计期间的经营成果，包括收入减去费用后的净额、直接计入当期利润的利得和损失等。

直接计入当期利润的利得和损失，是计入当期损益、会导致所有者权益发生增减变动的、与所有者投入资本或者向所有者分配利润无关的利得或者损失。利润金额取决于收入和费用、直接计入当期利润的利得和损失金额的计量。

（五）财务会计报告

1. 财务会计报告是医院对外提供的反映医院某一特定日期的财务状况和某一会计期间的经营成果、现金流量等会计信息的文件。

2. 财务会计报告包括会计报表及其附注和其他应当在财务会计报告中披露的相关信息和资料。会计报表至少应当包括资产负债表、利润表、现金流量表等报表。

（六）重要会计政策和会计估计

1. 现金及现金等价物　现金及现金等价物包括库存现金、可以随时用于支付的存款以及持有的期限短、流动性强、易于转换为已知金额的现金、价值变动风险很小的投资。

2. 坏账准备

（1）在资产负债表日对应收款项账面价值进行检查,对因不符合医保规定,医疗保险机构拒绝支付的医疗款;债务人发生严重的财务困难;债务人违反合同条款（如偿付利息或本金发生违约或逾期等）;债务人很可能倒闭或进行其他财务重组;以及其他表明应收款项发生减值的客观依据,计提减值准备。

（2）如有客观证据表明该应收款项价值已恢复,且客观上与确认该损失后发生的事项有关,原确认的减值损失予以转回,计入当期损益。但是,该转回后的账面价值不超过假定不计提减值准备情况下该应收款项在转回日的摊余成本。

3. 存货　在取得时按实际成本计价,存货成本包括采购成本、加工成本和其他成本。

（1）存货领用和发出时应当根据实际情况采用先进先出法、加权平均法或个别计价法计价,计价方法一经确定,不得随意变更。

（2）周转材料（包装物、低值易耗品）应采用一次摊销法,在领用和发出时一次计入成本或费用,价值较高的可采用五五摊销法。

（3）在资产负债表日,存货按照成本与可变现净值孰低计量,当其可变现净值低于成本时,提取存货跌价准备。

（4）计提存货跌价准备后,如果以前减计存货价值的影响因素已经消失,导致存货的可变现净值高于其账面价值的,在原已计提的存货跌价准备金额内予以转回,转回的金额计入当期损益。

4. 长期股权投资　是对被投资单位具有控制、共同控制或重大影响的长期股权投资。对被投资单位不具有控制、共同控制或重大影响的长期股权投资,作为可供出售金融资产或以公允价值计量且其变动计入当期损益的金融资产核算。

对被投资单位具有实际控制的长期股权投资按成本法核算,对被投资单位具有共同控制或重大影响的长期股权投资按权益法核算。

5. 固定资产　为提供劳务、生产商品、出租或经营管理而持有的,使用寿命超过一个会计年度的有形资产。对于使用寿命超过一个会计年度,价值虽未达到标准,但属于批量采购的有形资产也可认定为固定资产。

（1）固定资产仅在与其有关的经济利益很可能流入医院,且其成本能够可靠地计量时才予以确认。

（2）固定资产按成本并考虑预计弃置费用因素的影响进行初始计量。

（3）根据固定资产的性质和使用情况,合理确定固定资产的使用寿命和预计净残值,一经确定,不得随意变更。

（4）根据与固定资产有关的经济利益的预期实现方式,合理选择固定资产折旧方法。

（5）与固定资产有关的后续支出,如果与该固定资产有关的经济利益很可能流入且其成本能可靠地计量,则计入固定资产成本,并终止确认被替换部分的账面价值。除此以外的其他后续支出,在发生时计入当期损益。

（6）当固定资产处于处置状态或预期通过使用或处置不能产生经济利益时,终止确认该固定资产。固定资产出售、转让、报废或毁损的处置收入扣除其账面价值和相关税费后的差额计入当期损益。

6. 在建工程　按实际工程支出确定成本,包括在建期间发生的各项工程支出、工程达到预定可使用状态前的资本化的借款费用以及其他相关费用等。在建工程在达到预定可使用状态后结转为固定资产。

7. 无形资产　医院拥有或者控制的没有实物形态的可辨认非货币性资产。

（1）无形资产按成本进行初始计量。与无形资产有关的支出,如果相关的经济利益很可能流入医院且其成本能可靠地计量,则计入无形资产成本,除此以外的其他项目的支出,在发生时计入当期损益。

（2）使用寿命有限的无形资产应自无形资产可供使用时起进行合理摊销,一般应采用直线法摊销。除特殊情况外,使用寿命有限的无形资产预计无残值。

8. 长期待摊费用　为已经发生但应由报告期和以后各期负担的分摊期限在一年以上的各项费用。长期待摊费用应在预计受益期间按直线法摊销。

9. 资产减值

（1）对于固定资产、在建工程、使用寿命有限的无形资产、以成本模式计量的投资性房地产及对子公司、合营企业、联营企业的长期股权投资等非流动非金融资产,于资产负债表日判断是否存在减值迹象。如存在减值迹象的,则估计其可收回金额,进行减值测试。

（2）商誉、使用寿命不确定的无形资产和尚未达到可使用状态的无形资产,无论是否存在减值迹象,每年均进行减值测试。

10. 预计负债

（1）当与或有事项相关的义务该是医院承担的现时义务,履行该义务很可能导致经济利益流出,且能够可靠地计量金额,确认为预计负债。

（2）在资产负债表日,考虑与或有事项有关的风险、不确定性和货币时间价值等因素,按照履行相关现时义务所须支出的最佳估计数对预计负债进行计量。

（3）因医疗纠纷不能通过协商解决,因而在法院起诉、应诉,请求法院通过审判程序解决纠纷的活动。如果在资产负债表日尚未裁决的,应根据律师出具的律师评估意见函确认预计负债并对预计负债进行计量。

11. 收入确认原则是在医院履行了合同中的履约义务,与医院订立合同的另一方取得相关商品或服务控制权时确认收入。

12. 所得税

（1）当期应交所得税:资产负债表日,对于当期和以前期间形成的当期所得税负债（或资产）,以按照税法规定计算的预期应交纳（或返还）的所得税金额计量。计算当期所得税费用所依据的应纳税所得额是根据有关税法规定对本年度税前会计利润作相应调整后计算得出。

（2）递延所得税资产及递延所得税负债:某些资产、负债项目的账面价值与其计税基础之间的差额,以及未作为资产和负债确认但按照税法规定可以确定其计税基础的项目的账面价值与计税基础之间的差额产生的暂时性差异,应确认递延所得税资产及递延所得税负债。

（七）医院特殊会计科目的使用

1. 应收账款

（1）本科目核算医院因提供医疗服务、非医疗服务等经营活动应收取的款项,应按照债务人类别设置应收医保机构医疗款、应收患者医疗款、应收外单位医疗款等明细科目进行核算。

（2）应收医保机构医疗款科目核算医院因提供医疗服务而应向医疗保险机构收取的医疗款,可按照医疗保险机构名称进行辅助核算。

（3）应收患者医疗款科目核算医院因提供医疗服务而应向患者收取的医疗款,包括门诊患者和住院患者,可根据情况按照科室、患者姓名或住院号进行辅助核算。

（4）应收外单位医疗款科目核算医院因提供医疗服务而应向相关单位收取的医疗款,可按照单位名称进行辅助核算。

2. 库存物品

（1）本科目核算医院为开展医疗服务及其辅助活动而存储的药品、卫生材料、周转材料和其他材料的实际成本。本科目应按照库存物品类别设置药品、高值卫生材料、常规卫生材料等明细科目进行核算。

（2）药品科目下应按照库房类别设置药库和药房两个二级明细科目,并按照西药、中药、中草药等药品类别进行明细核算。

3. 预收账款

（1）本科目核算医院按照合同规定预收的款项,应按照预收款类别设置应预收医疗款、预收其他合同款等明细科目进行核算。

（2）预收医疗款科目核算医院从住院患者、门诊患者等预收的款项,可根据情况按照科室、患者姓名或住院号进行辅助核算。

4. 主营业务收入

（1）本科目核算医院开展医疗服务及其辅助活动取得的收入,应设置门诊收入和住院收入两个明细科目进行核算。

（2）门诊收入核算医院为门诊患者提供医疗服务所取得的收入,应按照收入类别设置医事服务费、药品收入、材料收入、检查收入、化验收入、诊察收入、其他门诊收入等二级明细科目并按照科室进行明细核算。

（3）住院收入核算医院为住院患者提供医疗服务所取得的收入,应按照收入类别设置床位收入、药品收入、材料收入、检查收入、化验收入、诊察收入、治疗收入、护理收入、手术收入、其他住院收入等二级明细科目,并按照科室进行明细核算。

5. 主营业务成本

（1）本科目核算医院开展医疗服务及其辅助活动发生的成本,应按照成本类别设置药品费、高值卫生材料费、常规卫生材料费、职工薪酬、折旧费、无形资产摊销、其他费用等明细科目进行核算。

（2）本科目应按照科室进行明细核算,核算临床科室、医技科室、医疗辅助类科室发生的可直接归集的成本,或采用一定方法计算后分摊到上述科室的成本。

第二节 核心财务制度

一、总会计师制度

为健全总会计师制度,保障总会计师依据《总会计师条例》等法规规范的职权,充分发挥总会计师在医院运营管理和经济决策活动中推进财务管理科学化、规范化、精细化等方面的主导与核心作用,制定本制度。医院财务总监可以参考本制度执行。

(一)总会计师职责

总会计师作为医院行政领导成员,协助院长管理医院经济和运营管理工作,对院长负责并承担相应的领导和管理责任,依据国家法律法规组织领导医院的经济管理和会计核算工作,参与医院重大财务、经济事项的决策并对执行情况进行监督。

1. 组织医院贯彻执行国家有关法律法规和财经纪律,负责财务管理和监督,保护医院财产安全。

2. 医院运营管理、资本运营、业务规划、基本建设等重大事项的监督和决策支撑作用。

3. 承办院长交办的其他工作。

(二)总会计师权限

1. 组织医院财务管理、经济管理、价格管理、医疗保险、基本建设、资产管理、审计、信息中心等相关职能部门,开展经济管理、财务会计和成本管理等方面的日常工作。

2. 医院预算决算、财务收支计划、成本管理计划、投融资计划、物资采购计划、财务专题报告和财务会计报告等履行相关审批程序后,经总会计师签署上报和 / 或下发执行。

3. 医院重大或特定经济活动的财务收支、规定额度的大额资金使用以及经济合同、经济协议等,履行相关审批程序后,由总会计师与医院院长联名签署批准执行。

4. 对医院财务机构的设置和会计人员的配备、会计专业技术职务的设置和聘任提出方案,对财会机构负责人的任免、考核提出意见;组织会计人员的业务培训和考核;支持会计人员依法行使职权。

5. 参与制订医院中长期发展规划、年度运营计划等,提出筹资融资、运营保障、效益分析等财务决策意见。对医院重大决策、财经法规、内部控制、经济事项等执行情况进行监督管理。

6. 协调联系当地卫健委、医保、财政、税务、物价、审计等相关政府职能部门以及相关社会组织,保持良好沟通,贯彻执行有关部门对医院财经政策和制度。

7. 履行总会计师对违反法律法规、财经制度、预计可能发生财务风险、财物浪费以及涉嫌非法集资等不合法行为的监督职能。如总会计师对不法行为制止或纠正无效时,可向医院院长反映,并提请院长办公会议研究。对严重违法事件,总会计师有权按照《中华人民共和国会计法》《总会计师条例》有关规定,移送有权处理的部门处理。

(三)总会计师选任

1. 总会计师具有大学本科以上文化程度,并具备以下条件

(1)思想道德与政治素质:坚持以马克思主义为指导,坚定新时代中国特色社会主义理想信念,政治素质优良,自觉增强政治意识、核心意识、大局意识、看齐意识,坚持原则、开拓创新、勇于担当、公道正派、廉洁奉公、诚实守信、团结协作。

（2）工作年限与专业能力：熟悉财经法规，精通财务、会计、审计、金融、税法、保险等专业知识，并具备下列条件之一：具备财经类高级专业技术职务资格，或者具有注册会计师资格并从事财务会计工作5年以上；取得会计师任职资格后，主管一个单位或者单位内一个重要方面财务会计工作时间不少于3年；从事财务、会计、审计、资产等管理工作不少于15年，担任财务或经济管理部门主要领导职务3年以上。

（3）综合管理能力：具备全面系统的医疗卫生行业业务知识，熟悉医疗卫生行业政策与发展趋势。有较强的组织领导、财务决策、创新能力和财务管理能力。

（4）身体健康，能够胜任本职工作。

2. 总会计师选拔、任用，由理事会任命和聘任。可以实行理事会总会计师委派制。

3. 免职或者解聘程序与任命或者聘任程序相同。

（四）总会计师的奖惩

1. 总会计师的工作成绩显著，有下列情形之一的，理事会应该给予奖励：

（1）在加强财务会计管理、应用现代化财务管理与会计方法和经济技术方法，提高医院财务管理能力水平和经济效益方面取得显著成绩的。

（2）在组织经济管理、成本控制、提高资金使用效益等方面取得显著成绩的。

（3）在维护国家财经纪律、抵制违法行为、保护医院财产、防止或者避免医院财产遭受重大损失方面有突出贡献的。

（4）在医院理财廉政建设方面事迹突出的。

（5）有其他突出成绩的。

2. 总会计师未能勤勉尽责，工作中有下列情形之一的，应当区别情节轻重，依照国家有关规定给予处分或处罚：

（1）违反法律、法规、方针、政策和财经制度，造成医院财务管理严重混乱的。

（2）对截留应当上交医院收入，滥发奖金、津贴补贴，挥霍浪费医院资财等损害医院利益的行为，以及发现财经违法事件而未采取有效措施，不抵制、不制止、不报告，导致医院遭受损失的。

（3）在其主管的工作范围内发生严重财务决策失误，或者由于玩忽职守，致使医院利益遭受损失的。

（4）以权谋私，弄虚作假，徇私舞弊，致使医院利益遭受损失，或者造成恶劣影响的。

（5）有其他渎职行为和严重错误的。

二、全面预算管理制度

（一）为实现医院经营目标和战略规划，以预算为标准，对预算期内所有经营活动、投资活动和筹资活动进行统筹安排，有效控制预算执行以及分析、考评和奖惩预算执行结果，制定本制度。

（二）全面预算管理是对医院的决策目标及其资源配置以预算方式量化，并使之得以实现。是对整个医院的所有经营活动实施全面的预算管理，其内容涵盖业务预算、资本预算和财务预算各方面。

（三）全面预算管理的任务

1. 根据医院战略规划及年度经营计划，以财务预算的方式，对医院整体经营活动进行一系列量化安排。

2. 全面合理配置医院资源,确保各项经济活动都能按照医院总目标统一协调进行,统筹兼顾,抉择实现目标的最优方案,最大限度提高医疗资源利用率。

3. 细化医院战略发展目标以及年度经营计划,逐级分解预算目标,落实到最基本的经济核算单元,即预算责任中心,实行年度预算目标责任制,保证医院整体目标的实现。

4. 协调医院部门、科室之间信息沟通,建立各部门、科室及相关经济核算单元自我激励和自我约束机制,降低经营风险和财务风险,提高全院整体工作效率。

5. 明确各级预算目标任务,作为绩效考核指标,确保绩效考核结果更加客观公正,有效激发全体员工积极性、创造性,实现医院年度经营任务和发展规划目标。

(四)预算组织机构

1. 全面预算管理机构包括预算决策机构、预算工作机构和预算执行机构。

2. 医院预算决策机构是医院理事会(或董事会),主要职能是全面组织和实施预算管理工作,包括制订预算办法、预算编制方针,审核预算并下达、审批预算调整,听取预算汇报,实行预算奖惩等。

3. 医院预算工作机构为医院经济管理委员会和财务管理部门。医院经济管理委员会,负责协调医院有关财务管理部门及相关职能管理部门,报批医院年度预算方案、预算调整方案、预算考核办法。医院财务管理部门负责全面预算管理的具体实际工作。

4. 经济管理委员会由医院院长、总会计师(或财务总监)以及财务管理、医疗管理等部门负责人构成。

5. 经济管理委员会设预算管理领导小组。医院总会计师(或财务总监)担任预算管理领导小组组长,财务管理部门负责人担任副组长,各管理职能部门负责本部门职责范围预算的负责人为成员。

6. 预算执行机构主要由各部门、科室基层机构组成,是预算管理最基本的执行机构,负责各级预算的执行和管理。医院实行预算管理责任制,依照各个预算责任中心的性质、职能,划分为不同类型的预算责任中心。主要包括:临床服务类、医疗技术类、医疗辅助类、行政后勤类和医院独立核算的二级法人单位责任中心。

(五)预算编制

1. 预算编制遵循以下原则

(1)上下结合:预算编制要充分反映医院发展战略目标的要求,需要医院各层级机构广泛参与,以保证医院编制总预算能反映医院各层级的经营发展目标。在预算编制过程中,由上一级部门对下一级预算责任中心设定下达预算指标与任务要求。

(2)层层分解:预算编制以预算目标为核心,通过将预算指标层层分解,落实到各层级部门、科室(预算责任中心)、各岗位,直至每个责任人,使预算的编制、执行达到责权利统一。

(3)合理稳健:各预算责任中心编制的预算要与经营管理情况相符,充分估计社会经济形势、行业发展、市场变化等影响因素,以及医院各项预算目标在实现过程中可能发生的变动因素,保证预算科学合理,切实可行,真正发挥预算指导和控制作用。

2. 各预算责任中心按照"上下结合、分级编制、逐级合并、综合平衡"的编制流程进行。

3. 预算编制内容

(1)业务预算:主要包括收入预算、成本预算和管理费用预算。其中,收入预算包括业务量、单价预算等。成本预算包括药品耗材等直接材料成本预算、直接人工成本预算、费用预算、折旧预算等。

（2）资本预算：包括医院预算期内长期资产（固定资产等）新建、购买或改造等项目投资或其他投资决策编制的预算，是医院不经常发生的业务。

（3）财务预算：是在上述预算报表基础上，结合医院财务政策，以具体金额反映与医院经营成果、财务状况、现金收支有关的各项经济目标。非营利性医院最终形成预计资产负债表、预计收入支出表、预计现金流量表、预计支出明细表。营利性医院最终形成预计资产负债表、预计利润表、预计现金流量表和预计所有者权益（股东权益）变动表。

（4）预算情况说明书：包括对前一预算年度工作总结、本预算年度预算责任中心基本情况概述、预算编制范围、编制基础、编制假设、主要项目间的勾稽关系；主要经营指标、财务指标说明；重大投资、融资项目及其对预算产生的影响；对财务状况、经营成果和现金流量有重大影响的其他事项说明；本年度预算工作的组织情况、预算执行的保障和监督措施以及其他需要说明的情况。

（六）预算执行与控制

1. 各预算责任中心要高度重视预算在医疗经营活动中的指导和控制作用，贯彻执行医院规定的预算内、外事项的审批程序和审批制度。预算事项执行情况纳入各预算责任中心的预算绩效考核。

2. 预算责任中心根据授权限额，对预算内事项按照授权审批制度进行审批。各授权审核人严格根据预算所确定的资金用途和金额对各项支出进行严格审核。凡所申请事项内容与预算内事项不相符合的，审核人员有权驳回，要求其执行预算外事项申请程序。审核确认后，经办人应严格按照批准的内容、金额执行。

3. 对于重大投融资决策事项，严格根据医院相关制度的条款执行。

4. 预算责任中心应严格控制预算外事项的发生。预算外事项是指经批准预算方案中未涉及或虽涉及但超出原定业务量或价值量而确须执行的事项。为维持预算严肃性，必须严格履行预算外事项审批制度后方可执行。

5. 预算责任中心申请预算外事项由预算管理领导小组审核，审核同意后上报经济管理委员会进行审批。

（七）预算调整

1. 为保证预算严肃性，经批准的预算方案原则上不予调整。预算执行过程中出现导致预算编制基本假设发生重大变化的，下列情形之一可予调整：医院发生分立、合并等重大资产重组行为；发展战略发生重大调整；经营范围发生重大变化；国家经济政策、行业发展等发生重大调整；自然灾害等不可抗力因素。

2. 预算责任中心要求调整预算时，应当在预算决策机构审批前，向预算管理机构提交预算调整报告。预算调整报告内容包括：主要财务指标调整情况；调整原因；预计执行情况及保障措施。

3. 预算调整程序　由相关预算责任中心提交预算调整报告，阐明预算调整原因，以及对医院预算影响程度，并制订预算调整方案，报预算管理领导小组审核；预算管理领导小组审核、汇总各预算责任中心的预算调整方案，进行初步沟通协调后编制医院预算调整方案，上报经济管理委员会；经济管理委员会对预算调整方案进行质询、批准后，报医院理事会（董事会）审批。

4. 相关预算责任中心根据医院批准的预算调整方案对本单位预算进行调整并遵照执行。

（八）预算分析和考核

1. 预算分析制度　定期组织召开预算分析会议,财务管理部门及其他部门对预算执行情况进行分析,以便全面掌握预算的执行情况,研究、落实解决预算执行中存在问题的政策措施,纠正预算的执行偏差。

2. 医院经济管理委员会根据不同情况采用比率分析、比较分析、因素分析、平衡分析等方法,从定量与定性两个层面充分反映预算执行部门的现状、发展趋势及其存在的潜力,并形成预算分析报告。

3. 预算考核纳入医院整体绩效考核评价体系的一部分,以各预算责任中心作为考核对象,与医院整体绩效考核评价统一安排。

4. 预算考核内容包括预算目标完成情况和预算管理实施情况。预算管理实施情况,包括预算编制的及时性和规范性,预算内外事项和预算调整程序的规范性,预算分析的及时性和深度,预算事项执行的真实性等。

三、成本管理制度

（一）为全面、真实、准确反映医院成本信息,强化全员成本意识,通过成本核算和分析,采取成本控制措施,降低医疗成本,提高医院绩效,增强医院在医疗市场中的竞争力,制定本制度。

（二）成本管理组织体系

1. 医院建立以院长为第一责任人、总会计师（财务总监）为主要责任人,管理职能部门各司其责,全院各部门、科室为成本责任中心,实现人人参与、事事参与、时时参与的成本管理组织管理体系。

2. 医院成本管理领导小组　由院长担任组长,总会计师（财务总监）为副组长,全面负责成本管理工作的组织领导,统筹协调,贯彻落实成本管理制度。

财务管理、医疗管理、人力资源管理、后勤管理、信息管理、药剂科、设备科等职能管理部门（科室）主管财务（经济管理）负责人为领导小组成员。

3. 财务管理部门　牵头负责日常工作,设立 1~2 名成本会计专职负责成本管理工作,组织全院成本核算,分析全院成本责任中心的基础数据,保证成本信息的可靠性、真实性;汇总编报成本报表,定期撰写成本分析报告,为领导小组准备通报讲评报告。

4. 医疗管理职能部门负责协同临床、医技、药剂等科室医疗业务工作,按照当地医保支付方式改革、成本管理等制度规范,制订临床路径标准成本方案等成本控制措施,以及配合人力资源管理部门制订成本绩效管理等方法。

5. 成本责任中心　按照医院组织编制、分工明确、责任清晰、独立核算的原则,全院各部门、科室设置为成本责任中心。该中心是成本管理责任的基础单位,是预算管理中心,承担全面预算管理的基础责任单位;是核算绩效管理的基础单位。每个责任中心负责人是本责任中心成本管理第一责任人,并设立 1 名兼职成本管理员,负责本责任中心成本费用归口管理,组织成本控制与信息反馈等责任成本工作。

分为以下四类:

（1）临床服务类责任中心,核算医疗服务成本。

（2）医疗技术类责任中心,核算医疗服务成本。

（3）医疗辅助类责任中心,核算运营保障成本。

（4）行政后勤类责任中心，核算运营管理成本。

医院独立核算的二级法人单位不列入医院成本责任中心。由二级法人单位按照成本责任中心制度规范设置其内部责任中心。

（三）医院成本核算原则

成本核算是医院将其业务经营活动中所发生耗费的资金总和按照核算对象进行归集和分摊，计算总成本和单位成本的过程。成本核算遵循合法性、可靠性、相关性、重要性、一贯性、可比性、分期核算、权责发生制、按实际成本计价、收支配比等原则。

（四）医疗成本核算管理办法

1. 医疗成本核算管理是对医疗活动全过程中的成本进行归集、分配、核算，全面反映医院成本消耗水平。医院成本核算执行完全成本法，实行权责发生制，统一成本核算与财务会计核算结果。

2. 医院成本分类

（1）按成本核算科目的分类：

1）医疗业务成本：因临床、医技和医疗辅助科室医疗服务活动而耗费资金总和。未含行政后勤部门耗费、财政项目补助支出和科教项目支出形成的固定资产折旧和无形资产摊销。即：

医疗业务成本 = 人员经费 + 卫生材料费 + 药品费 + 固定资产折旧费 + 无形资产摊销费 + 提取医疗风险基金 + 其他费用。

2）医疗成本：因临床、医技、医疗辅助科室及行政后勤部门医疗服务活动耗费资金总和。未含财政项目补助支出和科教项目支出形成的固定资产折旧和无形资产摊销。即：

医疗成本 = 医疗业务成本 + 管理费用

3）医疗总成本：因临床、医技、医疗辅助科室、行政后勤部门医疗服务活动以及财政项目补助支出形成的固定资产、无形资产耗费资金总和。即：

医疗总成本 = 医疗成本 + 财政项目支出形成的固定资产折旧和无形资产摊销

4）医院总成本：是医院在医疗经营过程中耗费资金的总和。反映医院总体成本状况，评价和考核医院的经营水平，用于对外和向理事会（董事会）报告的财务成本。即：

医院总成本 = 医疗总成本 + 科教项目支出形成的固定资产折旧和无形资产摊销

（2）按成本核算对象分类：

1）科室成本：各类科室责任成本中心在医疗运营过程中耗费资金总和。是对科室经营管理进行预测决策、预算考核、绩效评价等重要依据。即：

科室成本 = 科室直接成本 + 科室间接成本

2）诊次成本与床日成本：以患者门急诊人次、住院床位日为核算单元耗费资金总和。即：

全院平均诊次成本 = ∑临床科室门诊成本 / 全院门急诊总人次

某临床科室诊次成本 = 某临床科室门诊总成本 / 该科室门急诊总人次

全院平均实际占用床日成本 = ∑临床科室住院成本 / 全院住院患者实际占用总床日数

某临床科室实际占用床日成本 = 某临床科室住院总成本 / 该科室住院患者实际占用总床日数

3）医疗服务项目成本：以临床、医技科室提供的医疗服务项目为核算单元耗费的资金总和。未含单独收费的卫生材料和药品成本。医疗服务项目以当地卫健委、发改委有关文件规定的医疗服务项目为依据。医疗服务项目成本用于考核医疗服务项目的盈亏,作为补偿和定价的依据。

医疗服务项目成本核算采用成本比例系数法。成本分配系数采用收入分配系数,即以各医疗服务项目收入占科室总收入的比例作为分摊科室成本到各个项目的分摊系数。即:

临床、医技科室某医疗服务项目成本 = 该医疗服务项目收入 /(科室医疗总收入 – 单独收费卫生材料和药品收入)×(二级分摊后科室成本 – 单独收费卫生材料和药品成本)

某医疗服务项目单位成本 = 该医疗服务项目总成本 / 该医疗服务项目总工作量

4)病种成本:以治疗某病种为核算单元耗费的资金总和。用于该病种治疗过程耗费资金的评估,为病种结算支付方式提供依据。

病种成本是对出院患者在院期间因治疗某单病种耗费的所有医疗服务项目成本、药品成本及单独收费材料成本叠加而成的单病种成本。即:

单病种成本 = ∑ 医疗服务项目成本 + ∑ 单收费材料成本 + ∑ 药品成本。

以上项目工作量可从卫生健康主管部门确定的病种临床路径所包含的项目计算取得,各项目单位成本以项目成本核算结果为准。

3. 医院成本核算流程

(1)财务管理部门对各成本责任中心通过直接计入或计算计入的方式进行业务支出耗费归集,形成科室直接成本。

(2)按照分项逐级分步结转的三级分摊方法,依次对行政后勤部门耗费、医疗辅助科室耗费、医技科室耗费进行结转,形成临床科室的间接成本,最终形成临床科室成本。

(3)对财政项目补助支出形成的固定资产折旧、无形资产摊销及科教项目支出形成的固定资产折旧和无形资产摊销进行归集和分摊,分别形成医疗总成本和医院总成本。以此为基础,进一步归集和分摊,计算不同口径的医疗服务项目成本、门急诊诊次、住院床日、病种成本等。

4. 科室成本归集　通过医院成本核算体系,按照规范的统计要求和程序,将成本费用直接或分配归属到耗用科室,形成科室直接成本。在成本核算中,费用类科目应按照各成本责任中心进行核算,归集各中心发生的能够直接计入该中心或采用一定方法计算后计入该中心的直接成本,按科室性质直接形成医疗业务成本和管理费用。不能作为成本中心直接成本的部分纳入管理费用统一核算。

(1)人员经费:根据会计分期和权责发生制原则,按成本明细项目采集到担任相应角色的人员,按核算单元对全院人员进行定位,将员工发生的各项人员经费直接计入该成本责任中心的成本。

(2)药品费:按门诊用药、住院用药等分类核算,根据实际消耗药品,采用个别计价、先进先出或加权平均等其中一种方法并保持不变,归集处方科室的药品成本。

(3)卫生材料费:按单品种卫生材料采购成本和二级库房实际用量归集各科室的卫生材料成本。未列入二级库房卫生材料管理范围的材料,按实际消耗的材料费用直接计入成本;列入二级库房卫生材料管理范围、领用未消耗的材料,不计入成本。

(4)固定资产折旧:按照规定的固定资产分类标准和折旧年限建立固定资产管理制度,将固定资产折旧核算到成本核算单元,不考虑预计净残值。

(5)无形资产摊销:医院无形资产自取得当月起,在预计使用年限内采用年限平均法分期平均摊销,按受益科室摊销无形资产费用。

（6）提取医疗风险基金：以临床、医技科室当期开单医疗收入的 1‰～3‰ 计提。

（7）其他费用：

1）房屋、设备维修费：常规维修费用按科室（房屋、设备实际占用科室）实际发生数记录，直接计入该科室成本；设备维保费用按维保期间分期计入（符合大型修缮标准的固定资产维修支出增加固定资产原值，计提折旧）。

2）水、电、气费：按照实际发生数直接计量相应的成本责任中心核算成本；无法直接计量的，以人员、面积或床位比例为参数向全院其余成本中心进行分配。

3）办公费、印刷费：办公性质费用按实际发生直接计入或按领用记录计量计入。

4）其他：按成本中心实际消耗量直接或采用一定方法计算后计入费用。例如，按照占用面积计算得出各成本中心物业管理费、取暖费等费用。对于服务于全院的费用消耗不具备工作量统计条件，统一按人员比例计算计入成本中心成本。

（8）待冲基金——待冲财政基金：核算医疗总成本、医院总成本，将当期"待冲基金——待冲财政基金"科目借方发生额按受益中心归集成本。如使用财政拨款购置固定资产计提的折旧额和无形资产摊销额。（营利性医院无此项）

（9）待冲基金——待冲科教项目基金：医院总成本核算时将当期"待冲基金——待冲科教项目基金"科目借方发生额按受益成本中心归集成本。如使用科研教学项目拨款购置固定资产计提的折旧额和无形资产摊销额。（营利性医院无此项）

5. 科室成本分摊　各成本中心发生的间接成本本着相关性、成本效益关系及重要性等原则，根据资源耗费动因分项目追溯或分配主相关的成本核算对象，按照分项分步结转方式进行分摊，最终将所有成本分摊到临床科室。同一成本核算对象的间接成本分配方法一旦确定，各期间应保持一致，不得随意变动。

一级分摊：行政后勤部门费用分摊，将行政后勤部门成本按人员比例向临床、医技和医疗辅助科室分摊，并分项结转。

二级分摊：医疗辅助科室成本分摊，将医辅科室成本（含直接成本和第一级分摊部分）向临床、医技科室分摊，并分项结转。分摊系数采用门急诊人次、实际占用总床日等收入比重、工作量比重和内部服务量等。

三级分摊：医技科室成本分摊，将医技科室成本（含直接成本和第一、二级分摊部分）向临床科室分摊，分摊系数采用收入比重。医疗收入数据采集按权责发生制原则，分别按门急诊与住院、临床科室开单与医技科室执行单元采集医疗服务收入数据。

全部分摊后，满足如下平衡关系：

医疗成本 = 临床科室直接成本 + 医技科室直接成本 + 医辅科室直接成本 + 行政后勤科室直接成本 = Σ临床科室医疗成本

行政后勤科室直接成本 = 管理费用

管理费用，是医院行政后勤管理部门为组织管理医疗、科研、教学业务活动而发生的各项费用，包括人员经费、公用经费、医院统一负担的离退休人员经费、坏账损失、银行借款利息支出、汇兑损益、印花税等。

6. 医疗服务项目成本核算办法　是将临床、医技和医疗辅助类科室医疗成本向其提供的医疗服务项目进行归集和分摊，分摊参数可采用各项目收入比、工作量等。

7. 病种成本核算办法　是将为治疗某一病种所耗费的医疗项目成本、药品成本及单独收费材料成本进行叠加。

8. 诊次和床日成本核算方法 是以诊次、床日为核算对象,将科室成本进一步分摊到门急诊人次、住院床日中,计算出诊次成本、床日成本。

9. 为了正确反映医院正常业务活动的成本和管理水平,在进行医院成本核算时,凡属下列业务所发生的支出,一般不应计入成本范围。

(1)不属于医院成本核算范围的其他核算主体及其经济活动所发生的支出。

(2)为购置和建造固定资产、购入无形资产和其他资产的资本性支出。

(3)对外投资的支出。

(4)有经费来源的科研、教学等项目支出。

(5)国家规定的不得列入成本的其他支出。

(五)成本控制

1. 医院在保证医疗服务质量的前提下,采取各种管理方法和措施,按照预定的成本定额、成本计划和成本费用开支标准,对成本形成过程中的耗费进行控制。

2. 医院应建立健全成本定额管理制度、费用审核制度等,采取有效措施纠正、限制不必要的成本费用支出差异,控制成本费用支出。

3. 建立健全支出管理制度和岗位责任制。明确相关部门和岗位的职责、权限,确保支出的申请与审批、审批与执行、执行与审核、审核与付款结算等不相容职务相互分离,合理设置岗位,加强制约和监督。

4. 医院成本管理领导小组每季度对全院讲评一次,重点分析讲评成本绩效、成本控制、成本管理与全面预算管理等,理论方法与实际措施相结合。

(六)成本分析

1. 成本分析是利用成本核算资料及其他有关资料,研究成本的形成和变动情况,寻求降低成本途径的一种成本管理活动。

2. 财务管理部门负责根据成本核算结果,对照目标成本或标准成本,采取趋势分析、结构分析、量本利分析等方法及时分析实际成本变动情况及原因,以把握成本变动规律,提高成本效率。每季度向医院成本管理领导小组上报成本分析报告,纳入医院半年和年度工作总结重要内容。

3. 为了正确评价医院成本管理工作,衡量成本计划和成本预算的完成情况,医院开展成本考核工作,把成本考核纳入到医院绩效考核体系中,以调动全院职工成本管理的积极性。

四、财务监督管理制度

(一)根据国家有关法律法规、政策和财务规章制度,对医院的财务活动及相关经济活动所进行的监察和督促,制定本制度。

(二)财务监督目标

1. 督导医院财务行为,规范财务制度,保证财务资料真实、完整。

2. 及时消除发生财务风险隐患,防止并及时发现、纠正财务管理错误和舞弊行为,保证医院财产安全。

3. 确保医院遵循国家有关法律法规,贯彻执行财务管理制度。

(三)财务监督职责

1. 医院财务管理部门在总会计师(财务总监)领导下履行财务监督职责,负责建立健全内部财务监督管理制度,完善适合医院特点的技术经济岗位责任制。

2. 医院财务监督贯彻于医院运营管理全过程,实行事前监督、事中监督、事后监督相结合,日常监督与专项检查相结合。

3. 实行财务会计内部控制监督检查制度。由内部审计机构或者指定负责审计专职人员具体负责财务会计内部财务控制制度执行情况的监督检查,确保有效执行财务会计内部控制制度。

4. 聘请中介机构及相关专业人员督导评价本院财务会计内部控制制度的建立与实施效果,并书面提出财务会计内部控制的评估与重大缺陷报告。对发现的问题和薄弱环节,要采取有效措施,改进和完善内部控制制度。

5. 医疗机构自觉接受当地政府行政主管部门的监督和检查。

(四)财务监督内容和方法

1. 财务监督的内容

(1)预算管理监督:

1)医院财务是否编制财务预算,一切财务活动是否都纳入预算管理。

2)财务预算编制是否科学合理。

3)检查预算执行情况,收入和支出是否按照编制预算执行。

4)对预算执行中的问题,是否做出科学、客观地分析并采取了改进措施。

(2)收入管理监督:

1)各项收入取得是否符合国家法律法规,是否由财务管理部门统一核算、统一管理。

2)门诊和住院处收款员、出纳是否按规定的程序和要求工作,有无违规办理现象。

3)票据管理员是否按规定管理票据,是否存在票据遗失等现象。

(3)支出管理监督:

1)各项支出是否符合国家相关法律法规,是否严格按照医院财务制度规定确认、核算支出。

2)检查资金支付授权审批手续是否健全,是否按程序执行,是否存在越权审批行为。

3)检查资金支出是否取得合法合理的原始凭证。

4)不定期检查库存现金、银行对账单、银行存款余额调节表,核对是否账实相符。

5)银行预留印鉴是否按要求分人保管。

(4)资产管理监督:

1)药品、卫生材料等库存商品采购是否符合国家相关规定,验收入库和出库手续是否齐全,出库单是否填写详尽。

2)物资管理部门是否定期对库存商品进行盘点,账实是否相符。

3)固定资产购置、修理、盘点、报废、转让等环节是否执行国家法律法规和医院相关规定。

4)报废固定资产和固定资产零部件是否存在越权处置或处置不当情况。

5)固定资产管理部门是否定期对固定资产进行盘点,账实是否相符。

(5)负债管理的监督:

1)债权审批手续是否健全,是否存在越权审批,是否定期进行清账及账龄分析。

2)应收医疗款中患者欠费是否有相关人员审批。

2. 财务监督方法 主要包括不相容职位相互分离、授权批准、会计系统控制、预算控制、财产保全控制、风险控制、内部报告控制、电子信息技术控制等。

第三节 日常财务管理

一、财务部门工作制度

（一）在院长和总会计师（或负责财务副院长、财务总监）领导下，负责全院预算、决算财务工作，严格维护财经纪律，贯彻执行《会计法》和相关法律法规，以及医院财务管理制度。

（二）领导财务会计工作，组织内部经济核算，健全内部财务管理制度，加强医院经济管理，定期进行经济活动分析并会同有关部门做好经济核算的管理工作。

（三）监督审查医院各项预算的执行情况，财务规章制度的落实情况，向管理决策部门提供经济决策的依据。

（四）合理组织收入，执行医疗收费标准，防止漏收、少收、多收，严格控制支出，对医院的经济活动加强核算和监督。

（五）凡本院对外开支的一切会计事项，均应取得合法的原始凭证（发票、账单、收据等）。原始凭证由经手人和主管负责人签字后，方能报销，一切空白条不能作为正式凭据。出差等借支须经主管部门负责人批准，任务完成后及时办理结账报销手续。

（六）会计人员要及时清理债权和债务、防止拖欠，严格控制呆账。

（七）遵守现金管理要求，每日发生的现金业务实行日清日结。库存现金不得超过银行规定的限额，银行款项及时核对。

（八）与有关部门和科室配合，定期对房屋、设备、家具、药品、器械等资产进行经常的监督，按期核对账目、清查库存，防止浪费和积压。

（九）原始凭证、账薄、工资清册、月报、季报、年报、决算报表等会计资料，以及会计人员交接，均按财务管理制度规定办理。

二、收费室工作制度

（一）对患者态度和蔼可亲，服务周到，使用礼貌用语，不得与患者争吵。工作尽职尽责，熟练掌握各项检查、治疗的收费标准，准确划价，如发现少收、漏收按丢款处理。

（二）窗口收款要唱收唱付，现金付款当面点清，收款付据，单据遗失不补。

（三）收款人员遵守财经纪律，及时上交当班工作日款，不得外借，不准挪用。

（四）爱护公用设施，按规范要求操作，非本室工作人员不得使用财务设施。

（五）退费手续完备。退费患者必须持医院开的收据和交款单，并有科室主任签字认同，收款室负责人签注意见方可退费。

（六）收款室属财务重地，严禁外人入内，值班人员负有安全保卫责任。非工作人员不得顶替上班值班，上班时不准会见私客。

（七）严格执行请、销假制度，按时上下班。实行24小时值班制度，值班人员必须坚守工作岗位，不得擅自离岗，做好室内卫生，保持清洁。

（八）工作人员在上班（值班）时，要衣帽整洁，不准吸烟、穿拖鞋。

（九）妥善保管好各种单据、现金和印章。

（十）每天要对所收款项进行日清日结，除必要备用金外所收现金必须当日存入银行。

（十一）专人负责每天审核收费员的收费单据、收入日报表和患者退费手续。加强对收费系统安全性和稳定性的管理。

三、经费审批制度

（一）为规范会计行为，明确职责权限，适应医院预算管理和成本核算的需要，加强财务管理职能，使医院各项经费管理有章可循，制定本制度。

（二）医院一切财务收支活动必须严格遵守国家法律法规和财务规章制度。

（三）报销的原始单据必须真实、合法、有效，必须是由税务部门监制的正式发票或财政部门监制的、适用的正式收据；字迹清楚，数字准确，不得涂改、挖补；有出票单位的公章；对不符合规范的原始单据不予报销。自制的原始凭证，必须由经办人详细说明经济业务事项的内容。

（四）医院经费开支权限应当体现统一管理、分级负责、集中控制的原则，严格执行医院财务管理制度，坚持财务开支授权审批、层层负责的原则。

（五）所有凭证必须有经手人签字或盖章。采购设备或实物材料的凭证必须由验收人记录，取得实物验收入库单后，方可报账。非实物性支出，如劳务费、招待费、用工费等，应有证明人证明。

（六）经费开支实行归类管理。各科室发生的费用，必须由科室负责人签注意见，分管领导逐级签字。属科室负责人经手的单据，可指定本科室其他人员在科室意见栏给予说明。

（七）出差或采购物品借款，应使用医院统一借据。还款后，由出纳提供收据，不准撤回原借据。所有的借款必须在经济活动结束后1个月内报销，否则，没有特殊原因不预借款。

（八）院内所有财务支出项目都必须履行审核审批手续。在完成相关的程序后，所有支出凭证，应由财务管理部门进行审核，签注意见后报法定代表人或法定代表人指定的委托人实行"一支笔"审批。超出现金支付范围的事项应予转账支付，如因特殊原因使用现金时，必须报法人代表直接审批。

（九）经费开支履行申报手续。所有支出，事先必须经过规范程序审批同意。各项招待费用必须实行先报告，后开支。

（十）后勤办公用品由总务部门或相关管理部门统一采购，各科室专业用品由相关科室与采购管理或相关管理部门共同采购。院内所有物品采购实行事先报告制，相关科室填制"物品采购申请单"报医院分管领导批准，作为物品报销依据。

（十一）各项资产维修保养，应事先填制"固定资产保养申请单"，报医院分管领导批准后实施，申请单作为维修费用报销依据。

（十二）对固定资产采购、购建，以及重大维修项目资金，在履行财务报批程序后，预付、结付资金，应严格按照合同规定，及时与施工单位或供货方办理财务结算。

（十三）经费报销凭证应在当月结账前送交财务管理部门，以便及时进行会计核算。

（十四）院长办公会集体讨论审批的经济类事项。医院年度预算，预算内开支金额在限额以上的经费支出，追加和调整预算项目，对外投资、合作、捐赠、技术转让等事宜，及其他重大经济事项。

（十五）坚持权责对等原则，实行责任追究制度和重大经济事项领导负责制。

（十六）如有滥用职权、玩忽职守给医院带来经济损失的，应当由直接经办人和第一审批人承担主要责任，并依据国家和医院相关规定给予经济处罚和行政处分等。

四、财务支出管理制度

（一）医院各项支出要在院长的统一领导下，由财务管理部门计划掌握使用。

（二）实行"统一安排，归口使用"的原则，各职能部门事先提出业务计划，财务管理部门根据医院财力，统一编制预算；财务管理部门根据批准的预算，实行归口分级管理。

（三）各职能科室在预算内的开支，要事先提出按季分月用款计划，交财务管理部门审核后执行。超预算或计划外开支，要由有关科室提出书面报告，交财务管理部门审核，调整预算项目报院长批准执行。

（四）各项目支出，必须按照审批权限，办好审批手续及具有合法的原始凭证，方得到支付。

（五）实行成本核算，采取定额管理制度，量入为出等办法。

（六）专项资金支出，做到有计划安排，专款专用，定期向主管部门报送专项资金使用情况；项目完成后报送专项资金支出决算和使用效果的书面报告，接受主管部门的检查验收。

（七）严格执行国家有关财务规章制度规定的开支范围及开支标准；国家有关财务制度没有统一规定的，由医院规定，报院长办公会及医院理事会（董事会）备案。

五、财务报销制度

（一）医院允许报销的各项支出应严格执行有关财务规章制度规定的开支范围及开支标准，对于违反规定的支出项目，财务管理部门有权拒绝资金支付。

（二）医院员工报账必须持有真实、合法、准确的原始单据，且所持原始单据必须具备凭证的名称、填制日期、填制人、经济业务内容、数量、单价、金额等内容。否则，不予报销。发票的书写要求字迹清楚，数字准确，大小写相符并要有本院的经办人、验收人及审批人签字。

（三）财务人员必须履行会计职责，实行财务监督。坚持原则，廉洁奉公，实事求是，对不真实、不合法的原始凭证不予受理，对记载不准确、不完整的原始凭证予以退回。

（四）购买物品、支付劳务，必须办理审批手续，如不经审批，擅自购买者，不予报销。

医院所有经费的支出，原则上实行一支笔审批，在总会计师授权下，实行归口管理。依照医院财务制度，对审批人、审批内容、审批权限等做出具体规定。

（五）报销程序。持合法票据，经手人、验收人、审批人（按审批权限）签字，审核报销。

六、出纳工作制度

（一）出纳员要严格按国家关于现金管理和银行结算制度的要求，根据审核无误的原始凭证办理收支业务。

（二）办理收支业务的同时，在原始凭证上相应加盖"现金收讫""现金付讫""转账付讫""附件"的印章。

（三）严格执行现金限额管理制度，不得挪用公款，不得坐支，不得超过库存限额。

（四）每日现金收入，除按规定报销外，应全部送存银行。

（五）建立抽查库存现金制度，按日结清日记账，并编制"库存日报表"注明原始凭证张数。

（六）按顺序号签发现金支票和转账支票。业务完成后，支票存根应同支票上的资金用途、日期、金额相符，错票和退票应加盖作废章，并妥善保存，不准签发空头支票和远期支票。

（七）及时同开户银行对账,并编制银行余额调节表,如发现未达账项长期不到,应及时写出书面情况,报财务管理部,同开户银行协调解决,以免形成呆账。

（八）做好有价证券的管理、使用工作。

（九）会计电算化按相关的行业规范要求落实。

七、现金管理制度

（一）现金管理原则

1. 库存现金核定以国家《现金管理暂行规定》等有关财务管理制度的金额作为库存,原则上不得坐收、坐支。现金的送存须采取安全有效的措施。

2. 禁止白条抵库存现金。

3. 出纳实行日清月结,并填制《财务日报表》报送相关人员。

4. 财务管理部门对各收银点实行不定期的抽查盘点。

（1）收到假币由当事者自理。

（2）长款查明原因后进行相应处理,无法送达本人的入账。

（3）短款金额当事人自理。

5. 医院内部严格禁止小金库。

（二）现金使用范围

1. 职工工资、奖金及各种津贴补贴。

2. 个人劳务报酬。

3. 各种劳保、福利费用以及国家规定的对个人的其他支出。

4. 出差人员必须随身携带的差旅费。

5. 原则上结算起点为2 000元以下的零星支出。

6. 备用金。

7. 经批准的需要现金支出的其他支出。

（三）现金借款

1. 借现金必须填写《借款单》,经办人对《借款单》上各项内容要正确填写,由相关部门领导签字后,经总会计师（财务总监）审核签字后,财务出纳处支取现金。

2. 借款金额超过10 000元,应提前两天向财务出纳预约,如遇特殊情况不能按时领取的,应及时通知财务出纳。

3. 医院对各收银点、采购人员配置一定数额的备用金,每年底结清。

八、银行存款、支票管理制度

（一）银行存款管理原则

1. 严格执行银行结算制度和结算纪律,不得出租和出借银行账号,不得签发空头支票和远期支票,不得套用银行信用,不得收取挂失支票、空头支票和远期支票,一切外来转账款项都要经银行账户后方可办理相应业务。

2. 银行存款日清月结,账款相符,并填制《财务日报表》报送相关人员。每月终了,由岗位责任人将银行存款日记账与银行对账单进行核对,编制银行存款余额调整表,对未达账项应及时查明原因,并按有关规定进行相应处理,以确保账账相符,账款相符。

3. 在医院资金短缺时,重大支出必须另行报告,避免发生银行透支。

4. 医院银行户口建立本着集中、实用、安全为原则,财务办理银行户口开户或销户须报请总会计师(财务总监)和院长批准方可执行。

(二)银行存款的使用范围

1. 银行存款必须在预算允许的范围内使用。

2. 结算金额在 1 000 元以上的开支。

3. 大额资金的使用,必须提前三天向财务出纳预约,以便安排资金。

(三)支票管理规定

1. 支票使用范围　使用金额在人民币 1 000 元以上的、可进行支票结算的项目和单位中使用。

2. 支票保管

(1)支票实行专人保管,并配置保险柜。

(2)银行印鉴中名章及财务专用章由两人分别保管。

3. 支票的领用

(1)在合理预算范围内的支出项目,超限额的大项支出必须提前三个工作日告知,安排资金使用。

(2)建立《支票登记簿》,使用支票应按支票顺序号使用。

(3)领用时须填写《支票登记簿》,领用人并在票根上签字。

(4)支票不得提前加盖印鉴和填写密码。

4. 外来支票的收取管理

(1)收到的支票,必须按规定的要求及时送存银行。

(2)收支票时要审查支票的单位名称、有效期、限额、用途、大小写、金额和印章是否符合规定。合格的收下并注明交费人的电话以便备查。

5. 支票的填写要求　支票填写必须做到:内容齐全,包括对方单位名称、日期、用途、大小写、金额、支票密码等,不得缺项。

6. 支票报账　严格遵循"前账不清,后账不立"的原则,七个工作日内报账。

7. 处罚规定

(1)严格杜绝开具空头支票,如有违反者严格按照医院规定处理,造成经济损失时,由当事人自理。

(2)支票持有者理应妥善保管支票,发生丢失者应及时报告相关人员进行银行挂失,造成经济损失时,由当事人自理。

九、财务印章管理制度

(一)财务印章领取和保管

1. 财务各类印章由各级和各岗位专人依照职权领取并保管。

2. 财务印章必须由各保管人妥善保管,不得随意转交他人。

3. 银行预留印鉴必须分人保管。

4. 相关人员在岗位轮换、离职或临时工作交接时,财务印章作为交接工作内容之一。

5. 医院变更名称或印章损坏需要更换的,应提前作好准备,确保及时更换银行预留印鉴并通知各相关单位。

6. 财务印章保管人必须妥善保管印章,如有遗失、被盗或误用,必须及时向医院财务管理部门报告,并迅速采取应急补救措施。医院根据受损程度对责任人采取相应的处罚。

7. 损坏、停用的财务印章及时交予有关部门封存或销毁。

(二)财务印章的使用

1. 财务印章使用必须基于真实、合法、手续完备的经营活动。

2. 总会计师(财务总监)对所有财务印章的使用拥有决定权,涉及重大事项使用财务印章的,须经医院院长批准。

3. 银行预留印鉴除办理日常银行票据结算业务外,发票专用章除税票的盖章外,其他用途均应审批、登记。其他财务印章的使用均应审批、登记。

4. 财务印章保管人应对文件内容和财务印章使用单上载明的签署情况予以核对,经核对无误后方可盖章。

5. 严禁财务印章携带外出使用。如属特殊情况,经办人应提出书面申请,申请经财务管理部门主管领导及总会计师(财务总监)签字后,财务管理部门方可办理财务印章外带手续。经办人应妥善保管财务印章并及时归还。

十、账务处理程序制度

(一)严格执行国家《会计法》及相关医院会计制度规范,按规定的会计科目予以设置和使用,明细科目设置除制度规定外,在不违反统一会计核算要求的前提下,根据需要予以设置。

(二)会计凭证按《会计基础工作规范》第三章第二节的要求填制和审核,记账凭证、付款凭证和转账凭证三类,会计核算除采用权责发生制的原则外,均按照医院会计制度的要求进行。

(三)医院设现金日记账和银行存款日记账,三栏式总分类账和多栏式明细分类账,数量金额式明细账及辅助账。在一个会计期内,必须通过如下程序:

1. 编审凭证　经济业务发生后,会计首先取得编制原始凭证,并审核其合法性、合规性等。

2. 分录　对每笔经济业务列示,其应借记和应贷记的账户及其余额,并填入记账凭证。

3. 记账　根据记账凭证所确定的会计分录,在分类账户中按账户进行登记。

4. 试算　将分类账中借方总额与贷方总额、期末余额、汇总列表,以验证分录及记账工作是否有误。

5. 调整　根据经济业务的最新情况,定期修正各账户的记录,使各账户能正确反映各实际情况。

6. 结账　会计期间终了、结清收入、费用账户,以确定损益,并列为资产、负债、所有者权益账户余额,以结转下期连续记录。

7. 编表　会计期间结束,将期内所有业务及其结果,汇总编列成财务报表及有关附表,以反映医院的财务状况、经营成果等,必要时作恰当的注释、说明。

十一、稽核工作制度

(一)金额稽核。住院处、收款室票据当天使用与当天进账单、现金送款单等核对。

(二)每月住院处、收款室药品收入与处方消耗核对。

(三)转账支票、现金支票与银行对账单核对;与支票登记簿核对。

（四）银行对账员与各保管支票、使用支票实行"一条龙"总核对。

（五）各库存物资、药品与药品账、库存物资账核对；与保管员卡片核对，与会计室账核对。

（六）票据实行购入、使用、总库、二级库与已核销票据核对。

（七）固定资产实行购入、领用、未用、报废的方法稽核。账、卡、实物一致。

（八）日记账、凭证、明细账、总账、报表核对。

（九）财务管理部门设稽核岗位，由财务管理部门负责人指派专人负责稽核工作。

（十）稽核人员对财务管理部门制订的年度财务收支计划进行审核，对医院合理组织收入和分配使用资金，以及发现问题提出修改意见和建议。

（十一）复核财务管理部门下达的各项财务收支指标计算是否正确，是否根据年度收支计划下达。

（十二）审核各种原始凭证，应保证内容真实、手续完备、项目齐全、数字正确，符合《会计法》规定。

（十三）根据会计制度审核记账凭证，各种账目和月、季、年财务报表必须达到账证、账账、账表数字相符、内容完整、数字真实，符合会计制度的要求。

（十四）对各种财产物资账目进行清查实物，检查定额。应保持账实相符、资金核实、减少资金占用。

（十五）审核各项应收、应付款账目，督促及时清理债权债务，做到资金的合理占用。

十二、财务票据管理制度

（一）本制度涉及的财务票据仅指住院发票、门诊发票、住院押金收据等有价非银行票据。

（二）财务票据领取和保管

1. 各类财务票据领用与收回由财务管理部门办理，实行专人管理，对财务票据的领、用、存情况进行登记，并定期与库存核对。

2. 财务票据领取和填开人经总会计师（财务总监）授权，领取时要逐本登记发放日期和起止号码，领取人签字。收回时要求无缺号、无涂改，票据金额与回收金额一致。

3. 空白票据严禁加盖财务印章。

4. 财务票据严禁转让给外单位使用。

5. 作废票据及票据存根联妥善保管。

6. 在岗位轮换、离职或临时工作交接时财务票据作为交接工作内容之一。

7. 财务票据保管人必须妥善保管财务票据，如有遗失、被盗或误用，必须及时向医院报告，并迅速采取应急补救措施。医院应根据损害程度对责任人采取相应的处罚。

（三）财务票据的使用

1. 财务票据的使用要符合相关法律法规的要求。

2. 财务票据的填开应基于真实、合法、手续完备的经营活动，严禁开具无业务内容的票据。

3. 财务票据应按票据号码顺序填开，项目填写齐全，内容真实，字迹清楚，金额正确。

4. 开具错误的财务票据应将全部联次收回，并加盖"作废"章予以注销。

十三、财务档案管理制度

（一）财务管理部门按照归档的要求对医院财务档案进行收集、整理、组卷工作。各种财务档案应及时传递，不得积压，登记完毕后，应按分类和编号顺序保管，编制财务档案保管清册。将财务档案移交给档案管理部门时，应当编制会计档案移交清册。

（二）对各种记账凭证，连同所附原始凭证或原始凭证汇总表，按编号顺序定期装订成册，并加具封面，注明单位名称、年度、月份和起讫日期、凭证种类、起讫号码，由装订人在装订线封签处签章。

（三）医院规定专门部门或人员管理财务档案。相关人员在岗位轮换、离职或临时工作交接时财务档案作为交接工作内容。医院也可以委托具备档案管理条件的机构代为管理财务档案。

（四）从外单位取得的原始凭证如有遗失，应取得原签发单位的复印件并加盖发票专用章或财务专用章，由财务管理部门负责人批准后，才能代作原始凭证。

（五）本院人员因工作需要借阅有关财务档案时，须填写借阅登记表，经借阅人所在部门主管领导及总会计师（财务总监）签字批准后方可借阅。借阅人要负责借阅档案的保密与安全，并及时归还。

（六）财务档案不得外借，外单位如因特殊需要使用财务档案时，经医院财务管理部门或院领导批准，可以复制。向外单位提供的财务档案复印件，应在专设的账簿上登记，并由提供人和收取人员共同签章。

（七）财务档案保管期限按照《会计档案管理办法》有关规定执行。财务档案期满需要销毁时，应由财务管理部门及档案管理部门共同鉴定，经过严格审查提出存销意见，编制销毁清册和报告，报医院主管领导审批后方可执行。

（八）财务部管理部门及档案管理部门利用计算机、网络通信等信息技术手段管理财务档案，应定期对财务软件中的数据及其他电子财务档案进行备份并妥善保管。

十四、关键财务管理岗位定期轮换与交接制度

（一）为提高财务人员业务素质、培养关键岗位人才、杜绝舞弊，财务人员实行定期岗位轮换制度。

1. 财务人员岗位轮换应以不影响财务管理部门正常工作开展为前提。如因特殊情况财务人员延长或缩短轮岗时间的，须经总会计师（财务总监）批准。

2. 财务人员轮岗必须坚持个人服从组织的原则，符合拟任职务所要求的任职条件。

3. 财务人员轮岗离职前，应办理财务交接手续，必要时进行离岗审计。

4. 为保证轮岗工作顺利进行，由财务部负责人按照规范要求制订每年度财务人员轮岗计划，上报总会计师（财务总监）审批后执行。

5. 财务人员要无条件服从轮岗决定，在规定期限内到新岗位报到。对于确有特殊情况轮岗有一定困难的必须提交有正当理由的书面报告，对拒不到岗的人员给予批评教育，必要时协同人力资源管理部门给予处理。

（二）财务人员交接

1. 财务人员因岗位轮换、离职或临时工作交接时，必须与接替人员办理交接手续。必要时进行离岗审计。

2.财务人员在办理交接手续前,必须做好以下工作:

(1)已经受理尚未完成的经济业务,单证类的应填制会计凭证,尚未登记入账的账目,应登记完毕,其他工作应书面说明。

(2)须移交的财务档案、财务印章、财务票据和办公用品等应编写移交清册。

(3)总会计师(财务总监)、财务部管理部门负责人办理工作交接时还须将自己负责的工作、重大财务收支和财务人员情况等向接替人员详细说明,确保不因移交影响财务工作正常运行。

(4)出纳办理工作交接时要清点库存现金和银行票据,核实银行存款余额是否与银行对账单一致,如不一致须编制银行余额调节表。告知接替人员保险柜及网银盾密码。

(三)财务人员交接时,提交一式三份的移交清册,交接现场必须有监交人、移交人、接交人三人同时在场,清点完毕签字备案。

第四节 医院经济管理

一、经济活动决策制度

(一)为推进医院重大经济决策项目、重大经济事项,实施科学、民主、廉洁的经济管理,建立重大经济事项集体审批制,最大限度避免决策失误,确保经济活动决策有序进行,制定本制度。

(二)经济活动决策机制和程序制定原则

1.遵循法律法规原则。医院所有经济活动决策必须按照法律法规和医院规章制度、程序办事。

2.遵循民主集中制原则。医院所有经济活动决策按照《医院章程》,以及医院专业委员会专家论证咨询、医院管理决策层集体讨论决定等民主决策程序。

3.遵循成本效益原则。医院以规范合理的服务价格提供比较优质的医疗服务,减轻患者负担,着力解决群众看病贵问题。

4.遵循社会效益优先原则。医院履行以"人民健康为中心"的职责使命,以社会效益优先为前提提高医院运行效率和经济效益。

5.遵循廉洁高效原则。医院积极推动文明行医、廉洁行医,构建和谐医患关系。

(三)经济活动决策机构

1.经济管理委员会领导小组

组长:院长。

副组长:总会计师(财务总监)或分管院领导。

成员:财务管理部门、医疗管理部门、护理部、院长办公室、人力资源部、总务或相关专职管理部门、设备科或相关专职管理部门、药剂科科室负责人等。

2.设备管理直接责任人 设备科或相关专职管理部门负责人。

3.药品管理直接责任人 药剂科科室负责人。

(四)重大经济决策内容

1.经济目标制订、货币资金授权审批制度、年度财务预决算、财务管理制度、财务报销规定。

2. 采购业务、基础建设、物资管理制度、物资招标规定、药品招标规定、设备招标规定、基本建设项目可行性论证制度。

3. 薪酬绩效工资制度审定、职工福利政策制定、绩效工资分配制度、职工福利发放办法或规定。

4. 大额举债、医院大额负债管理规定。

5. 国家政策、法规规定应纳入重大经济事项管理的事项。

6. 根据医院发展需要纳入重大经济事项管理的其他事项。

（五）经济活动决策程序

1. 一般经济活动决策程序　由临床、医技、科研、教学等科室经过内部讨论论证呈报医院审批的技术项目方案，经相关管理职能部门履行相关报批程序，按医院相应规范程序确认批准，组织落实。

2. 重大经济事项实行集体审批制度　重大经济事项是指 10 万元以上设备购置、更新改造、基建项目、对外投资项目等。建立重大经济事项领导负责制，实行责任追究制，重大项目集体讨论后按规定程序报批，分清管理层级，责任到人。（具体现金额度可由医院根据自身情况制订）

重大经济事项的具体程序。临床、医技、科研、教学等科室负责人提出方案由该科室组织讨论论证后，按医院管理层级，经相关管理职能部门履行相关审批程序，根据相应医院决策程序执行。

（六）建立监督机制，确保医院经济活动决策机制有效运行

医院经济活动决策接受医院职工代表大会、内部审计、医院办公会、理事会（董事会）、监事会、医院上级管理部门（集团公司等）及法律法规规定的政府职能部门监督。

（七）责任追究制度

1. 重大经济事项实行领导负责制，责任到人，负责到底，责任追查。

2. 对未按规定程序办理经济活动决策，造成一般经济损失的，按医院相关规定处理，同时全额追究赔偿责任。发现情节恶劣的故意违规行为，追究全额赔偿责任，给予处罚；造成重大经济损失的，追究全额赔偿责任，给予重度处罚；涉及违法犯罪的，移交司法机关。

二、医院筹资管理制度

（一）为推动医院建设发展，维护医院运营管理，规范医院筹资管理，制定本制度。

（二）本制度所指的筹资，包括债务性融资，即融资结束后增加了医院负债的筹资，包括银行或非银行金融机构借款、发行企业债券、融资租赁等；权益性融资，即融资结束后增加了医院权益资本的筹资，包括增发及配股等。

（三）筹资的原则

1. 遵守国家法律法规原则。

2. 统一筹措，分级使用原则。

3. 综合衡量，降低成本原则。

4. 适度负债，防范风险和危险性原则。

（四）筹资组织和职责

1. 所有筹资业务由医院实行统一管理，医院理事会（董事会）负责筹资活动的最终审批权。

2. 医院理事会（董事会）授权财务管理职能部门负责组织实施筹资管理工作,融资管理部门主要职责包括:

（1）制订和完善医院筹资管理办法。

（2）提出或审查医院重点项目的融资方案。

（3）提出筹资事项具体方案并负责落实。

（4）负责编制医院年度筹资预算。

（5）做好筹资记录,负责对医院所有筹集资金的使用,进行管理与监督。

（6）筹资风险的评价。

（7）理事会（董事会）赋予的其他职责。

（五）筹资流程和审批

1. 由业务需求部门向医院财务管理部门提交资金需求申请书。资金需求申请书内容:

（1）资金需求金额、期限。

（2）资金用途,包括项目资金需求、补充日常营运资金、专项资金等。

（3）相应请款依据,包括项目相关审批决议、日常运营资金短缺情况测算说明、专项事项说明等。

（4）其他需要说明的事项。

2. 医院融资管理部门对业务需求部门的资金需求进行审核,并提交医院总会计师（财务总监）、院长、理事长（董事长）审批。

3. 医院融资管理部门根据医院的资金需求情况,综合编制医院筹资申请报告,经医院总会计师（财务总监）、院长、董事长审核。如须医院理事会（董事会）审批的,还须召开理事会（董事会）批准。筹资申请报告内容:

（1）筹资方式。

（2）拟提供筹资的金融机构或证券机构名称。

（3）拟筹资的金额、期限。

（4）筹资获得资金的用途。

（5）还款来源和还款计划。

（6）筹资担保事项说明。

（7）关于医院资产负债状况的说明。

（8）其他相关内容。

4. 医院融资管理部门按审批后的筹资方案与金融或证券机构联系、商谈,达成筹资意向,签订筹资合同或协议,办理筹资手续,直至取得资金。

5. 医院各部门所需要资金均由医院融资管理部门根据医院实际资金需求情况统一调配使用。

6. 医院融资管理部门负责对医院的筹资活动进行跟踪检查,帮助解决各种实际问题,协调各方面的关系。

7. 医院融资管理部门负责债务偿还和股利支付环节的管理,依据医院经营状况、现金流量等因素对偿还本息和支付股利等做出适当安排,并上报理事会（董事会）审批。

（六）筹资风险管理

1. 筹资风险评价原则

（1）以投资和资金的需要决定筹资的时机、规模和组合。

（2）充分考虑医院偿还能力，全面地衡量收益情况和偿还能力，量力而行。

（3）负债率和还债率要控制在一定范围内。

（4）筹资要考虑税款减免及社会条件的制约。

2. 医院融资管理部门采用加权平均资本成本最小的筹资组合方法评价资金成本，确定合理的资本结构。

3. 通过借款方式筹资的，合同中应明确借款规模、利率、期限、担保、还款安排、相关的权利义务和违约责任等内容。

4. 通过发行债券方式筹资的，经董事会审议通过，并获得主管部门备案、核准或批准后，医院融资管理部门与中介机构协商发行时机，经医院财务总监、院长、董事长批准后予以发行。

5. 通过权益性筹资方式筹资的，应当依照《中华人民共和国证券法》等有关法律法规和证券监管部门的规定，优化组织架构，进行业务整合，并选择具备相应资质的中介机构协助做好相关工作，确保符合筹资条件和要求。

6. 变更筹资合同或协议，必须重新履行合同审批程序。

7. 以抵押、质押方式筹资，由医院融资管理部门负责对抵押资产进行登记。当业务终结后，由医院融资管理部门及相关部门，对抵押或质押资产进行清理、结算、收缴，及时注销有关担保内容。所有对外担保均须获得理事会（董事会）审批。

8. 各资金需求部门应当严格按照申请用途使用资金，严禁擅自改变资金用途。由于市场环境变化等确须改变资金用途的，应当重新履行相应的审批程序。

9. 医院融资管理部门对医院筹集资金使用进行监督与管理过程中发现的问题，应要求加强管理，发现重大问题应写出书面报告，向有关领导汇报，以便及时采取措施。

10. 相关筹资资料原件应当由医院相关档案管理部门归档，依法永久或长期保存。医院融资管理部门负责档案资料的催索、收集、整理和报送归档。

11. 依据本制度规定具有审核权限的人员，未按照制度规定权限及程序擅自越权审批或签署筹资合同或怠于行使职责，给医院造成实际损失的，医院应当追究相关责任人员的法律责任。上述人员违反本制度，但未给医院造成实际损失的，医院仍可依据相关规定对相关责任人员进行处罚。

三、对外投资管理制度

（一）为规范医院在未来可预见时期内获得收益或是资金增值，在一定时期内向一定领域投放足够数额的资金或实物的货币等价物的投资行为，制定本制度。

（二）投资包括对外和对内投资。对外投资包括建设项目投资、股权投资、债权投资、证券投资、产权交易、公司重组、合资、合作联营。对内投资包括基本建设、设备购置、重大技改项目和更新、新产品开发、新医疗技术开发、科学技术研究等。

（三）本制度的投资管理指对时限较长、金额较大、对医院经营与发展有重大影响的特定项目的分析、评估与决策过程，也称"资本预算"。

（四）投资决策是对投资的必要性、投资目标、投资规模、投资方向、投资结构、筹资方式、投资成本与收益等投资活动中重大问题进行分析、判断和选择。

（五）投资项目审批原则

1. 以战略为导向 以战略规划确定投资方向，投资项目确定要以医院发展战略规划为导向,为实现战略目标服务。

2. 严格防范风险 把防范风险放在突出重要位置,充分考虑投资项目的市场风险、财务风险、政策风险等,审慎决策,并提出规避措施。

3. 注重经济效益 在严格防范和控制风险前提下,投资项目全投资内部收益率原则上必须高于当期五年期银行贷款利率两个百分点。

4. 严格控制非控股项目投资 原则上不得进行小股权投资,除特殊项目外,对外投资须保持绝对控股或相对控股地位,要提高对投资项目的实际控制力。

5. 遵循投资决策程序 投资项目决策必须按程序进行,依靠专业评估和集体决策来提高投资质量和决策水平。

6. 以下企业原则上不得进行投资

(1)连续两年经营亏损且缺乏具体扭亏措施的企业。

(2)已纳入集团结构调整、重组合并、产权制度改革范围内的企业。

(六)管理机构

1. 医院理事会、董事会或类似权力机构是投资项目的最终决策机构,任何其他机构和个人未经授权,不得最终批准以上投资项目。

2. 医院理事会、董事会或类似权力机构设立的经济管理委员会,或专设投资管理委员会,为医院投资决策服务。投资审批管理的主要职责:

(1)负责医院投资项目审议工作。

(2)负责医院申报的限额以上投资项目申报材料审议工作。

(3)负责组织可行性研究报告外部评估。

3. 医院投资发展部或类似管理部门是投资管理的职能部门,在院长的领导下工作。主要职责是:

(1)负责投资项目申报材料组织编制。

(2)负责报送投资项目申报材料的接收和备案工作。

(3)会同财务管理部门和法务审计部门对可行性研究报告进行内部评估。

(4)负责组织办理投资项目审批手续。

(5)负责医院投资项目的审批管理。

(七)投资决策程序

1. 确定需要做出决策的目标。

2. 针对决策项目提出若干备选方案。

(1)根据投资项目的重要程度、规模与选择成本提供足够多的备选方案。

(2)备选方案均须围绕投资项目的主要内容、范围进行全面设计,并要突出基本指标。

(3)要保证各备选方案之间所使用的指标口径具有可比性。

3. 尽可能多地搜集影响每个备选方案的各种资料。

(1)国家政治、经济、社会环境资料。

(2)投资项目所涉及相关法律、法规、产业政策规定资料。

(3)投资项目所属行业及市场情况资料。

(4)医院中长期发展战略与年度投资计划。

(5)医院实施有关投资项目的必要条件。

(6)有关预期成本和预期收入数据要尽可能做到全面、可靠。

4. 根据各种资料,运用科学的理论和方法,对备选方案进行分析比较。分析步骤:

(1)确定每一个投资方案的项目计算期。

(2)确定每一个投资方案的现金流量。

(3)确定最低期望收益率。

(4)用合理的方法比较各方案的投资价值。

(5)进行必要的补充分析,包括盈亏平衡分析、敏感性分析和风险分析等。

(6)选择和确定最佳投资方案。

5. 确定最优方案,写出可行性报告,履行审批程序。可行性报告内容:

(1)项目名称。

(2)项目具体内容。

(3)项目可行性分析。

(4)项目资金来源及安排。

(5)项目预期收益分析。

(6)项目发展前景。

6. 由投资决策人做出决策,接受或拒绝投资或重新调研。

7. 执行投资项目,筹集资金,控制实施。

(1)根据投资方案制订投资计划,将决策过程中各项决策内容明晰化、条理化和系统化,形成能够实际指导实施行为的规范性文件,并严格按照执行。

(2)筹集投资项目所需资金,根据投资项目及医院内外部环境进行融资决策,即明确融资规模、融资方式、融资成本、融资时机等。

(3)严格按照投资计划执行投资项目,并对实施过程进行成本及风险控制。

8. 投资项目再评价,在执行过程中,如果情况发生重大变化,应具体分析,做出新的评价,以避免损失。

(八)审批程序

1. 项目建议书审批 医疗管理或相关管理部门将项目建议书报医院有关领导,提交经济管理委员会或投资委员会或类似权力机构审核,并根据投资委员会的要求履行报批程序,经批准后进行可行性研究。

2. 可行性研究报告审批 项目建议书经审批后,由投资项目发起的相关职能部门组织可行性研究并编制可行性研究报告;会同医院财务管理部门或相关专职管理部门和法务审计部门对可行性研究报告进行内部评估;投资委员会委托咨询评估机构对可行性研究报告进行外部评估。可行性研究报告经评估论证后由经济管理委员会审核,提出审批意见,履行报批程序,交由院长办公会及理事会(董事会)审批决策。

(九)审批申报材料

1. 项目建议书审批须提交的材料,包括项目建议书、医院内部审核意见及其他相关材料。

2. 可行性研究报告审批需要提交的材料,包括可行性研究报告、医院内部审核意见及其他相关材料。

3. 项目建议书、可行性研究报告按国家规定编制,可以根据项目具体情况有所选择和侧重。

(十)投资项目在报审批前,投资医院应按照本医院相应规定,完成投资项目涉及的财务、法律尽职调查及其他准备工作。

（十一）经批准的投资项目，开始投资前或投资过程中如因客观因素须对项目内容进行调整的，如投资额变动幅度超过 10%（或变动后超出审批限额），或建设内容、融资方案、技术方案发生重大变化，或投资环境、预期收益发生重大变化，投资企业应及时将有关情况逐级上报，重新履行上述决策程序。

（十二）违反本办法的投资审批决策规定，出现下列情况时，将追究其法定代表人和直接责任人的责任。

1. 违反上述程序自行决策投资项目。

2. 组织实施的投资项目与批准的投资项目不符。

（乔明浩　柴冬丽　张仁华　张晓玉）

第二十六章 内 部 审 计

医院内部审计,是医院内部审计机构和审计人员对医院实施独立客观的监督、评价和咨询活动,通过运用系统规范的方法,对业务活动、内部控制、风险管理的适当性和有效性进行审查和评价。对非公立医院而言,内部审计是强化管理控制、防范化解风险的客观需要,是促进医院完善治理、提升服务管理能力的重要环节,也是现代医院管理制度的组成部分。要坚持全面覆盖、客观公正、防微杜渐、推动改革,强化对经济运行和财务活动的审计监督,确保经济活动合法合规,提高资金资产使用效益。

本章着眼引导和推动非公立医院建立健全内部审计组织和制度,以全新视角和更高标准做好内部审计工作,从内部审计管理、内部审计实务、内部控制三个方面,对内部审计基本制度和常用制度进行了规范。非公立医院要持续加强和改进内部审计监管,进一步完善治理、强化管理、防范风险、增加价值,提高经济运行的质量和绩效,促进医院健康发展。

第一节 内部审计管理

一、内部审计工作制度

(一)总则

1. 为加强医院内部审计工作,完善内部监督制约机制,根据有关法律法规和医院章程,制定本制度。

2. 内部审计,指由内部审计人员对医院及所属单位实施独立、客观的监督评价和咨询活动。

3. 内部审计遵循"只查不究"原则,对医院审计结果出具审计报告,提出审计意见建议,相关部门负责整改落实,内部审计或相关专职管理部门负责后续审查。

(二)内部审计机构和人员

1. 医院设立内部审计或相关专职管理部门,在院长或理事长(董事长)的直接领导下依照国家法律法规以及医院内部规章制度开展审计工作。主要履行以下职责:

(1)拟定内部审计规章制度。

(2)审计财务计划、财务预算的执行和决算。

(3)审计财务收支及有关经济活动。

(4)审计基本建设投资、修缮工程项目。

(5)审计医疗、科研、教学和各类援助等专项经费管理使用。

(6)开展固定资产购置和使用、药品、卫生材料、设备采购、对外投资、经济合同执行等专项审计调查工作。

(7)审计经济管理和效益情况、有关内部管理制度落实。

（8）对职责范围内的审计对象，依据医院工作和轮审周期安排年度审计计划，有重点、有步骤地进行审计监督。

（9）对各项审计项目向院长或理事长（董事长）提交审计报告，重大事项及时报告。

（10）委托具有相应资质的社会中介机构进行审计，检查监督审计业务质量。

（11）加强与外部审计沟通合作。

（12）上级赋予的其他职责。

2. 配备专职审计人员，具有审计、会计、经济管理、工程技术等资质，专业和年龄结构合理。具备以下条件：

（1）熟悉审计法律、法规和医院章程、规划、预算、业务流程。

（2）掌握审计、内部控制、医院管理等相关专业知识。

（3）具有调查研究、综合分析、职业判断、文字表达等能力和经验。

（4）具有较强的人际交往和沟通能力。

（5）负责人具备中级以上相关专业技术职称或5年以上审计会计工作经历。

3. 医院年收入及资产总额均达到3 000万元以上；所属及分支机构较多；经济活动复杂；管理工作需要，根据国家编制管理相关规定，医院设置独立的内部审计机构，专职审计人员不少于2人。不设立独立内部审计机构的医院，应当指定内设机构安排专职人员履行内部审计职责。

4. 医院实行内部审计人员继续教育与培训，保持相对稳定。

5. 内部审计人员遵守职业道德规范，依法审计、忠于职守、客观公正、廉洁自律，保持客观性、独立性和职业谨慎，避免对自己提供咨询事项实施监督和评价，保守商业秘密和相关信息，不得玩忽职守、滥用职权、徇私舞弊。

6. 医院各部门、科室积极支持配合内部审计工作，保护内部审计人员依法履职。

（三）内部审计权限

1. 根据工作需要，有权接触所有与审计工作相关的记录、人员及其他与执行审计相关的具体部门，包括：

（1）要求有关部门按时报送计划、预算、报表和有关文件资料等。

（2）审核会计报表、账簿、凭证、资金及其财产，查阅有关文件和资料，检查、获取有关信息系统及其电子数据和资料。

（3）检查有关单位或部门各类资料、文件和电子信息数据，现场查验、观察有关操作流程和工作环境。

（4）对正在进行的严重违反财经法规、医院规章制度或严重失职可能造成重大经济损失的行为，有权做出制止决定并及时报告，对已造成重大经济损失和影响的行为提出处理建议。

（5）对阻挠、破坏内部审计工作以及拒绝提供有关资料的部门和人员，经医院批准后采取必要的临时措施，并提出追究有关人员责任的建议。

（6）出具审计意见书，提出改进管理、提高效益的建议，检查采纳审计意见和执行审计决定的情况。

2. 有权参加医院各内部机构、职能部门及医院其他组成部分重大的经营管理等方面的会议，了解医院相关业务拓展计划、经营活动进展情况等。

3. 发现正在进行的重大违法、违规以及其他严重影响医院利益的行为，有权作出临时制止决定；对可能转移、隐匿、篡改、毁弃会计凭证、会计账簿、会计报表以及与经济活动有关的资料,经院长或理事长(董事长)批准后有权予以暂时封存。

4. 提出纠正、处理违法违规行为的意见以及改进经营管理、提高经济效益的建议,经医院批准后组织检查整改。

5. 对医院有关部门及所属单位严格遵守财经法规、经济效益显著、贡献突出的集体和个人,向医院提出表彰奖励的建议。

6. 审计人员在工作中不得越权,也不对所审工作本身承担责任。对于相关的审计发现通常只有建议权,没有处理、处置的权力。

(四)内部审计主要程序

1. 根据医院实际拟定审计项目计划,报医院批准后实施。

2. 实施审计前,编制审计工作方案,组成审计组,提前3日书面通知被审计单位。被审计单位积极配合,提供必要的工作条件。

3. 对审计事项取得审计证据,编制审计工作底稿,被审计单位相关人员签字确认。

4. 审计事项实施审计后编制审计报告,征求被审计对象意见。被审计对象收到审计报告之日起10个工作日内,提出书面反馈意见。

5. 审计或相关专职管理部门负责人对审计报告进行审核后,报院长或理事长(董事长)审批,下达被审计单位,被审计单位应当执行。

6. 督促被审计单位在规定期限内落实审计意见,书面报告执行结果。

7. 对必要项目实施后续审计。

8. 根据各类审计事项特点制订相应审计工作程序并执行。

9. 审计事项结束后,按照有关规定建立和管理审计档案。

(五)奖惩

1. 医院对认真履职和制止浪费、促进增收节支成绩显著的审计人员给予表彰奖励;对滥用职权、谋取私利、弄虚作假、徇私舞弊、玩忽职守、泄露秘密并造成重大损失的,根据情节轻重予以经济或行政处罚。

2. 接受审计部门、人员有下列行为之一的,审计或相关专职管理部门根据情节轻重,提出通报批评、经济处罚等意见,经医院批准后实施:

(1)拒绝或拖延提供与审计事项有关的文件、会议资料和证明材料。

(2)阻挠审计人员行使职权,抗拒、破坏监督检查。

(3)转移、隐匿、篡改、销毁有关文件和会计资料。

(4)转移、隐匿违法所得财产。

(5)弄虚作假,隐瞒事实真相。

(6)拒不执行或有意拖延执行审计决定。

(7)打击报复、陷害审计人员和检举人。

3. 审计或相关专职管理部门对模范遵守和维护财经法纪成绩显著的部门、人员,提出表彰奖励建议;对违法违纪、造成损失浪费的行为,提出纠正、处理意见;对严重违法违规、造成严重损失浪费的,提出移交纪检、监察或司法部门处理建议。

二、内部审计工作程序规范

(一)总则

1. 为规范医院内部审计工作程序,提高审计实效,发挥审计功能,制定本规范。

2. 内部审计工作程序,是指医院审计或相关专职管理部门对被审计对象开展审计工作的次序、步骤和方法,包括准备、计划、实施、报告四个阶段。

(二)准备阶段

1. 明确内部审计事项的审计范围、审计目的。

2. 审计前向被审计对象发出审计通知书,明确审计的范围、内容、目的、人员组成等,通知被审计单位或部门作好准备,并明确与审计的对接人员。经院长或理事长(董事长)批准的专项审计可以不下审计通知书。

(三)计划阶段

1. 根据医院规模、审计业务复杂程度、审计目的和范围以及评估风险和重要性水平,审计项目负责人编制内部审计工作计划,经审计或相关专职管理部门负责人复核,报医院批准后实施。

2. 项目负责人根据项目审计计划制订审计方案。包括以下基本内容:

(1)方案编制依据。

(2)具体审计目的。

(3)被审计单位或部门、科室名称和基本情况。

(4)具体审计方法和程序。

(5)审计项目预计时间。

(6)项目负责人及其他人员分工。

(7)其他有关内容。

3. 项目审计计划和审计方案在审计实施前编制完成,报院长或理事长(董事长)批准后实施。计划执行过程中如有必要,按规定程序对计划进行修改和补充。

(四)实施阶段

1. 内部审计人员根据审计目标和审计计划,运用审计方法对被审计事项进行审查,获取审计证据,得出审计结论,编写审计底稿。

2. 内部审计人员针对不同项目,合理选择检查、观察、询问、函证、重新执行、分析等具体审计程序。

3. 审计项目负责人复核审计工作底稿。

(五)报告阶段

1. 内部审计人员对被审计单位或部门、科室审计事项经过审查后进行评价,提出问题和处理意见及建议、做出结论,形成内部审计报告。

2. 内部审计报告通常由项目负责人撰写,内容包括审计依据、被审计单位或部门概况、审计简单情况、审计发现、审计建议等。

3. 审计或相关专职管理部门将审计报告初稿(征求意见稿)书面征求被审计单位或部门、科室负责人的意见。被审计单位或部门、科室负责任人及其所在单位接到审计报告之日起3日内提出书面意见,过期未提出意见视为无异议。

4. 经过审计或相关专职管理部门对审计报告实施质量复核,报院长或理事长(董事长)审查批准,签发审计意见书,送达被审计单位或部门、科室执行。

三、内部审计底稿编制管理制度

(一)为规范医院内部审计工作底稿编制、复核、使用及管理工作,提高审计工作效率和质量,制定本制度。

（二）审计工作底稿,指内部审计人员在审计过程中形成的与审计事项有关的审计工作记录和获取的审计证据。

（三）审计人员要确保审计工作底稿真实、完整和清晰地反映审计全过程,记录与审计结论或审计查出问题有关的所有事项,以及专业判断及依据。

（四）审计人员根据审计事项编制审计工作底稿,做到一项一稿、一事一稿,格式规范、标识一致,内容完整、观点明确、重点突出、记录清晰。不同审计工作底稿的索引号不得重复。

（五）审计人员保证有充分和适当的审计证据支持审计工作底稿中的审计结论,并注明所引审计证据标识,作出必要说明。若存在同一审计证据在不同审计工作底稿之间相互引用时,交叉注明审计工作底稿索引号。

（六）编制审计工作底稿时,附有的审计证据主要包括:

1. 与被审计单位或部门、科室财务收支有关的会计凭证、会计账簿、会计报表等。

2. 与审计事项有关的法律文书、合同、协议、会议记录、往来函证、自查表、相关人员提供的说明以及审计人员自行编制的计算表、分析表和问询记录等。

3. 其他与审计事项有关的审计证据。

（七）审计工作底稿中载明的事项、时间、地点、当事人、数据、计量、计算方法和因果关系应准确无误、前后一致,如有矛盾应予以鉴别和说明。

（八）审计人员对审计工作底稿的真实性、完整性负责,保证与审计事项有关的所有重大事项均已公允反映。被审计单位或部门、科室存在以下行为之一的除外:

1. 拒绝或拖延提供与审计事项有关的文件、会计资料和证明材料。

2. 转移、隐匿、篡改、销毁有关文件或会计资料。

3. 转移、隐匿违法所得。

4. 弄虚作假,隐瞒事情真相。

5. 阻挠审计人员行使职权,抗拒和破坏监督检查。

6. 致使内部审计工作无法继续进行的其他事项。

审计人员发现上述行为,及时向审计或相关专职部门负责人汇报,并将汇报、反馈及后续进展情况在审计工作底稿中反映。

（九）审计结束后,审计或相关专职管理部门与被审计单位或部门、科室进行审计意见交换,并在审计工作底稿中反映。

（十）审计工作底稿履行复核程序。主要包括:

1. 具体审计事项描述是否翔实、可靠。

2. 所获取的审计证据是否充分、适当,手续是否完备。

3. 审计判断是否有理有据。

4. 审计评价和建议是否恰当。

经复核审定的审计工作底稿不得增删或修改。确须改动时另行编制并书面说明。

（十一）审计工作底稿归医院所有,由审计或相关专职管理部门负责保管。如其他单位、部门或个人查阅,经审计或相关专职管理部门负责人和院长或理事长（董事长）批准后办理。

四、内部审计报告编审管理制度

（一）为规范医院内部审计报告编审行为,提高内部审计工作质量,制定本规度。

（二）内部审计报告,指审计或相关专职管理部门的审计组或审计项目负责人对审计事项实施审计后,就审计实施情况和审计结果撰写的书面报告。主要包括:

1. 审计的范围、内容、方式、起讫时间。

2. 被审计单位基本情况、财务收支状况等。

3. 被审计单位对提供会计资料真实性和完整性的承诺情况。

4. 实施审计步骤、采取方法及其他有关情况的说明。

5. 被审计单位财务收支真实、合法、效益情况及评价意见。

6. 审计查出的被审计单位违规行为事实以及定性、处理的法律法规规定。

7. 对被审计单位提出改进管理、提高效益的意见和建议。

（三）内部审计人员不得将审计过程中查出的被审计单位违反国家规定和医院规章制度的行为隐瞒不报。

（四）内部审计报告按规定征求被审计单位意见。被审计单位自收到审计报告之日起3日内提出书面意见,如未提出视为无异议。被审计单位如有异议,内部审计人员进一步研究、核实,视情修改审计报告,同时保留征求意见稿。

（五）审计或相关专职管理部门负责人对审计报告及审计工作底稿进行审核,提出书面审核意见,报院长或理事长（董事长）审查批准。

（六）审计或相关专职管理部门根据审批后的审计报告签发审计意见书,送达被审计单位或部门、科室,被审计单位或部门、科室必须执行。

第二节 内部审计实务

一、预算执行和决算审计制度

（一）预算审计主要内容

1. 预算制度审计　全面预算管理制度是否建立健全,是否具有可操作性,各级预算部门是否严格执行各项预算管理制度等。

2. 预算编制审计　各项预算前期相关手续及流程是否已按规章制度办理齐全,是否合法有效以及符合相关制度规定等。

3. 预算执行审计　全面预算的各项制度、规定及各项预算是否得到了全面执行,各项预算收支是否与预算一致,造成差异的原因是否合理等。

4. 预算调整审计　预算调整理由是否合理必要,预算调整是否按相关流程办理,有无越权、越级审批情况,预算调整金额、频率是否合理等。

5. 预算考核审计　全面预算考核结果是否真实可靠,各预算执行部门是否存在异议,预算考核结果是否与奖惩方案挂钩等。

（二）预算执行审计流程

1. 查阅经过审批的预算、预算执行报告和相关资料,形成初步审计思路。

2. 确认预算执行情况。根据不同情况采用适当的审计方法,逐步确认预算执行报告金额和审批程序的真实性、合规性和有效性。

（三）各个阶段的审计监控完成后,审计或相关专职管理部门撰写审计报告,作为完善全面预算管理的重要依据。

（四）决算审计主要内容

1. 审查财务决算报表是否完整，并进行复核性检查。

2. 核对报表项目数据填列与对应的账户余额或发生额是否一致，检查表、账是否相符。按照报表所列项目，逐一与会计账簿进行核对。

3. 对报表项目的真实性进行检查验证，用预算执行审计成果对收入、支出类项目进行分析性复核，检查各项净资产的形成过程并分别进行验算。

4. 对会计核算情况进行检查，是否符合《会计法》《民间非营利组织会计制度》（非营利性医院）《企业会计准则》（营利性医院）等相关规定。

二、医疗设备与物资采购审计制度

（一）医院审计或相关专职管理部门按照一定程序和方法，对医疗设备与物资采购各部门和环节的经营活动、内部控制进行独立监督和评价。

（二）获取采购业务流程图，观察询问采购业务流程，围绕资质认证、供应商管理、预算及计划管理、采购方式、招标管理、合同管理、质量管理，对制度流程健全性作出评价。

（三）抽取一定数量的采购业务，按照业务环节进行符合性测试，重点关注采购立项、供应商选择和价格确定等风险点，对制度执行有效性作出评价。

（四）审查立项申请手续、项目论证和技术评估、医疗技术促进与准入、资源来源与支付能力、成本效益分析等，对采购可靠性作出评价。

（五）采购招标审计，重点审查招（投）标文件是否完整合规，是否包括所有实质性要求；投标人是否具备投标资格，是否含有限制或排斥潜在投标人的内容；招标参数是否带有歧视或倾向性元素；是否当场检查投标文件密封情况；是否按程序公开唱标；评标委员会产生及组成是否符合要求，是否严格按文件确定标准和方法评标；评标过程是否公正、保密；开标、评标、定标程序是否符合规定等。

（六）合同签订审计，重点审查采购合同是否合法、合规，根据招标文件和中标的投标文件签订；合同条款是否完善，标的是否与中标物资相符；意思表达是否清楚，文字表述是否严密，售后服务条款是否具体正确；保修期内、外各项费用是否细化；合同价款是否明确合理，价款支付条件是否规范，质量保证金是否明确等。

（七）验收审计，重点审查设备品牌、名称、产地、规格型号、技术参数、配件等是否符合合同要求；随机赠送物品、设备附件、辅助设备、软件、专用工具、零配件以及高值包装物等是否按发票、装箱单、合同明细清单清点验收；验收记录单是否包括设备名称、规格型号、合同金额、供应商、采购日期、设备编号，以及主要附件编号、售后服务、设备配件清点、文字资料齐全情况、使用科室意见等；验收人员是否按合同进行数量、质量、供货时间等验收，发现问题是否及时报告并处理；供货单位发票是否与合同内容、合同价格相符，收款单位是否与合同签订单位一致。

（八）付款审计，按以下流程实施

1. 审阅与医疗设备和物资相关上级管理部门问价要求、医院内部管理制度、财务部门资金结算制度等文书材料，查看付款环节制度规定是否健全。

2. 分析医疗设备与物资采购付款环节报销经办、审批、记账、付款人员及会计主管等相关执行主体是否权责明确，划分合理。

3. 追踪付款环节价格计算及变更、票据、凭证审核、应付账款登记、退货、折扣以及折让，预付款及进度款审核、审批、执行、账务处理、核对及追踪核查等步骤，是否适当合规、控制有效。

4. 检查付款环节记账凭证、付款支付凭据、应付账款明细表、银行存款日记账、支票汇总记录、银行余额调节表等过程资料,是否相互对应、真实合规、整体合理。

三、经济合同审计制度

(一)为加强医院经济合同的审计监督,确保合同签订、履行、变更、终止真实合法,避免经济纠纷,预防运营风险,维护医院合法权益,促进医院健康发展,依据有关法律法规,结合医院实际,制定本制度。

(二)审计或相关专职管理部门严格依据法律法规,运用规范的审计程序和方法,对医院及所属单位签订合同、履行合同过程和结果进行审计监督、检查、评价和咨询。

(三)依据合同当事人法人资质材料、合同管理内部控制材料、专项合同书、专项合同支撑材料等主要资料,严格组织合同管理审计。

(四)严格审查合同管理,主要包括:

1. 医院是否设置合同管理机构及专兼职合同管理人员,是否具备合同管理资格。

2. 医院是否建立适当的合同管理制度。

3. 合同管理机构是否建立重大设计变更、不可抗力、政策变动等风险管理体系。

(五)严格开展专项合同通用审计,主要包括:

1. 合同当事人法人资质,合同内容是否合法合规,是否具有从事合同项下行为的行政许可和资质。

2. 合同双方是否具有资金、技术及管理等履行合同的能力;是否约定了履约保证金或履约保函。

3. 合同内容是否与招标文件要求相符,条款是否全面、合理,法律手续是否完备,是否明确规定甲乙双方权利义务。

4. 合同是否存在损害国家、集体或第三者利益等导致合同无效的风险,经济内容是否显失公平。

5. 合同是否有过错方承担缔约过失责任、按优先解释顺序执行合同的规定。

(六)严格合同变更审计,主要包括:

1. 合同变更原因,以及是否存在合同变更内部控制并按要求进行合同变更。

2. 合同变更程序执行的有效性及索赔处理的真实性、合理性。

3. 合同变更对成本、工期及其他合同条款影响的处理是否合理。

4. 合同变更后的文件处理工作,有无影响合同继续生效的漏洞。

(七)严格合同履行及终止审计,主要包括:

1. 是否全面、真实地履行合同。

2. 合同履行中的差异及产生差异的原因。

3. 有无违约行为及其处理结果是否符合有关规定。

4. 终止合同的报收和验收情况。

5. 最终合同费用及其支付情况。

6. 索赔与反索赔的合规性、合理性。

(八)严格检查合同资料归档保管,确保合同签订、履行分析、跟踪监督以及合同变更、索赔等一系列资料完整。

四、基本建设项目审计制度

（一）为规范医院基本建设项目内部审计的内容、程序与方法，确保审计独立监督和评价，促进建设项目实现质量、速度和效益指标，制定本制度。

（二）医院内部审计机构加强对外协调，合理使用外部审计资源与成果，提高基本建设项目审计效果。外聘机构选拔工作由内部审计机构按规定牵头负责。内部审计机构实施基本建设审计所需经费及委托中介审计费用，列入建设项目成本予以保障。

（三）医院基本建设项目内部审计充分考虑成本效益，结合医院内部审计资源和实际，视情组织全过程审计或部分环节专项审计。

（四）医院基本建设项目内部审计，重点审查和评价：

1. 立项投资　可行性研究前期工作，可行性研究报告真实性、完整性和科学性，可行性研究报告投资估算和资金筹措，可行性研究报告财务评价和决策程序。

2. 设计（勘察）管理　委托设计（勘察）管理，初步设计管理，施工图设计管理，设计变更管理，设计资料管理。

3. 招投标　招投标前准备工作，招投标文件及标底文件，开标、评标、定标。

4. 合同管理　合同管理制度，专项合同通用内容，勘察设计合同，施工合同，委托监理合同，合同变更、履行与终止。

5. 设备和材料采购　采购计划，招标及合同，验收、入库、保管及维护，各项采购费用及会计核算，领用，盘盈盘亏。

6. 工程管理　工程进度、质量、投资控制。

7. 工程造价　设计概算，施工图预算，工程量清单计价，合同价格，工程结算。

8. 竣工验收　验收，试运行，合同履行结果。

9. 财务管理　建设资金筹措，资金支付及账务处理，竣工结算。

（五）内部审计期间，审计或相关专职管理部门人员列席与建设项目有关的会议，有权要求被审计部门限期提供工程建设资料、财务会计资料、工作总结、会议纪要、经济合同等全部相关文件资料。对提供虚假资料的有关责任人，审计或相关专职管理部门及时建议院长或理事长（董事长）严肃追究责任。

（六）内部审计机构在收到报审材料后30日完成内部审计，并出具审计意见。委托社会中介机构工程决算审计，根据工程规模大小在1~6个月内出具审计报告，特殊情况适当顺延。

五、筹资与投资审计制度

（一）筹资审计管理

1. 医院加强对资金需求计划、融资规模、融资方式、借款审批、还款与支付利息等过程审计监督和评价，确保向银行或非银行金融机构借款安全、合规、可控。

2. 检查资金需求申请书内容是否完整合理，主要包括：

（1）资金需求金额、期限。

（2）资金用途，包括项目资金需求、补充日常运营资金、专项资金等。

（3）相应请款依据，包括项目相关审批决议、日常运营资金短缺情况测算说明、专项事项说明等。

3. 检查医院资金需求书是否按权限审批。

4. 检查医院筹资方案是否经过审批、完整准确,主要包括以下内容:

(1)筹资方式。

(2)拟提供融资的金融机构或证券机构名称。

(3)拟融资金额、期限。

(4)融资获得资金的用途。

(5)还款来源和计划。

(6)融资担保事项说明。

(7)关于医院资产负债状况的说明。

5. 检查借款合同中是否明确借款规模、利率、期限、担保、还款安排、相关权利义务和违约责任等内容。如变更融资合同或协议,是否重新履行合同审批程序。

6. 检查借款的会计处理是否正确,会计凭证、借款合同是否一致,记账凭证入账金额是否与原始凭证一致。

7. 检查是否按规定进行债务偿还,还款与财务费用入账是否及时,财务费用的入账金额是否准确。

(二)投资审计管理

1. 医院加强对投资计划、立项、审批、实施、入账、投后跟踪等过程审计监督和评价,确保投资活动安全、合规、可控。

2. 对投资计划进行审计,检查投资申请是否及时准确上报,投资计划是否经过审批,避免不合理投资直接影响医院资金安排和经营目标实现。

3. 检查商业计划书、可研报告编制是否科学合理,是否开展法律、人力、财务等方面的尽职调查,并形成调查报告供医院投资审批决策。

4. 审查重大投资项目,是否按规定权限和程序进行决策审批,投资方案是否可行,是否符合国家产业政策及法律法规,是否具有相应资金能力,投入资金能否按时收回,预期收益能否实现,投资和并购风险是否可控等。

5. 投资实施审计,最终谈判结果、可行性分析、经济测算是否经过院长办公会审批,是否履行投资协议签订流程。

6. 审查投资款支付,是否按照投资协议或并购合同规定的付款时间或进度节点,进行投资审批与付款。

7. 对违约情况能否及时掌控,解决方案是否经批准后与对方进行交涉。

8. 医院是否建立投资项目变更的相关控制并得到审批,合同变更是否经过充分论证、手续是否完备。

9. 投后管理审计,主要包括以下内容:

(1)合同执行过程是否留痕,投资合同或协议、出资证明、合同变更、往来文件、项目进度跟踪、重大事项、合同执行日记等档案资料是否完整。

(2)风险预警指标体系是否健全,各有关部门是否定期对投资风险管理工作进行自查和检验,及时发现缺陷并改进。

(3)是否针对各类风险或每一项重大风险制订分线管理解决方案,应对整改计划是否经部门领导和分管院领导、总会计师(财务总监)、院长审批。

(4)是否制订投资减值程序,按程序判定资产减值存在性及减值金额。

第三节 内部控制

一、医院内部控制制度

（一）建立健全预算编制、审批、执行、调整、分析、考核等管理制度。医院要按照批准的年度预算组织收入、安排支出，严格控制无预算支出。年度预算一经批复，一般不予调整。因政策变化、突发事件等客观原因影响预算执行的，按规定程序报批。定期分析预算执行情况，及时研究预算执行中的问题，采取改进措施，确保年度预算完成。建立预算执行绩效考评制度。

（二）建立健全收入、价格、医疗预收款、票据、退费管理制度及岗位责任制，不相容岗位职责分离。制订收入、价格、票据、退费管理等环节业务流程及控制要求，重点控制门诊收入、住院结算收入。加强流程控制，防范收入流失，确保收入全过程得到有效控制。建立退费管理制度。各项退费提供交费凭据及相关证明，核对原始凭证和原始记录，严格审批权限，完备审批手续，做好相关凭证保存归档工作。

（三）建立健全支出管理制度和岗位责任制。明确相关部门和岗位的职责、权限，确保支出的申请与审批、审批与执行、执行与审核、审核与付款结算等不相容职务相互分离，合理设置岗位，加强制约监督。

（四）建立健全货币资金控制制度。医院不得由一人办理货币资金业务的全过程。出纳不得兼任稽核、票据管理、会计档案保管和收入、支出、债权、债务账目的登记工作。建立严格的货币资金业务授权批准制度。明确被授权人的审批权限、审批程序、责任和相关控制措施，审批人员按照规定在授权范围内进行审批，不得超越权限。实行现金库存限额管理，超过限额的部分当日送存银行并及时入账，不得坐支。加强银行存款对账控制，由出纳和编制收付款凭证以外的财会人员每月核对一次银行账户，并编制银行存款余额调节表。加强银行预留印签的管理，财务专用章和法人章分开保管。建立货币资金盘点核查制度，定期或不定期对库存现金、门诊和住院备用金，保证货币资金账账、账款相符。

（五）建立健全药品及库存物资控制制度，明确岗位职责、权限，确保请购与审批、询价与确定供应商、合同订立与审核、采购与验收、采购验收与会计记录、付款审批与付款执行等不相容职务相互分离，合理设置岗位，加强制约和监督。加强药品及库存物资采购业务的预算管理、采购管理、出入库管理。健全药品及库存物资缺损、报废、失效的控制和责任追究制度。

（六）建立健全固定资产控制制度。制定固定资产取得、验收、使用、保管、处置等环节的业务流程，建立固定资产购建论证制度。大型医用设备配置按照准入规定履行报批手续。建立固定资产清查盘点制度，明确清查盘点的范围、组织程序和期限，年度终了前，须进行一次全面清查盘点，保证账、卡、物相符。

（七）建立健全工程项目控制制度，明确岗位职责，建立工程项目相关业务授权批准制度。制订工程项目业务流程，对工程项目的立项、可行性研究、项目决策程序等做出明确规定，确保项目决策科学、合理。建立工程项目概预算控制制度、工程项目质量控制、工程价款支付控制制度、竣工决算控制制度。

（八）建立健全对外投资控制制度。所有对外投资项目必须事先立项，组织由财务、审计等职能部门和有关专家或由有资质的中介机构进行风险性、收益性论证评估,经领导集体决策,按规定程序逐级上报批准。严格对外投资授权审批权限控制,不得超越权限审批。建立对外投资责任追究制度。对出现重大决策失误、未履行集体审批程序和不按规定执行的部门及人员,应当追究相应的责任。

（九）建立健全债权和债务控制制度。建立健全应收款项、预付款项和备用金的催收、清理制度,严格审批,及时清理。建立健全患者预交住院金、应收在院患者医药费、医疗欠费管理控制制度。加强债务控制,严格控制借债规模,大额债务发生必须经领导集体决策审批人必须在职责权限范围内审批。

（十）建立健全财务电子信息化控制制度。应用专门的授权模块,明确相关部门和岗位的职责、权限,确保软件开发与系统操作、系统操作与维护、档案保管等不相容职务相互分离,合理设置岗位,加强制约和监督。建立用户操作管理、上机守则、操作规程及上机记录制度。加强对操作员的控制,实行操作授权,严禁未经授权操作数据库。加强数据、程序及网络安全控制,避免数据丢失、损坏、泄露、非法侵入,确保信息在内部网络和外部网络传输的安全。

（十一）建立财务会计内部控制监督检查制度。由内部审计机构或者聘请中介机构具体负责财务会计内部财务控制制度执行情况的监督检查,对财务会计内部控制中的重大缺陷提出书面报告,对发现的问题和薄弱环节,要采取有效措施,改进和完善内部控制制度,确保财务会计内部控制制度的有效执行。建立财务会计内部控制制度的问责制度和责任追究制度,医院违反财务会计内部控制制度规定,造成严重后果的,追究单位负责人的行政责任;对违反财经法规的,按照《财政违法行为处罚处分条例》给予处理、处罚;构成犯罪的,依法追究刑事责任。

二、内部控制审计实施办法

（一）内部控制制度审计

1. 被审计单位的诚信原则。

2. 被审计单位工作人员能力、各层管理人员知识与技能、重要岗位人员权责匹配程度以及人力资源政策及实务。

3. 工作人员业绩考核与激励机制的有效性、员工聘用程序及培训制度的有效性。

4. 被审计单位组织结构、职责划分的合理性,管理权限的集中程度、管理行为守则的健全性和有效性。

5. 被审计单位工作人员对医院文化内容的理解和认同程度。

（二）会计系统审查

1. 筹资控制　筹资活动控制是否有效,控制体系是否能保障降低筹资成本和筹资风险。

2. 货币资金控制　不相容职务是否相分离,对货币资金的收、管、支过程中的关键控制点是否做出了较为严格的规范、授权制度及其有效性,会计控制方法的有效性。

3. 实物资产控制　实物取得、保管、领用、发出、盘点处理等关键控制点是否有效控制,会计记录与实物保管是否相互分离和制约,非实物保管人员无权领发货物等控制方法是否健全有效,是否存在因控制失效发生实物资产被盗、毁损和流失。

4. 对外投资控制　是否履行医院制度规定的权限及程序,对外投资的决策制约机制和程序是否健全有效,是否严格控制了投资风险。

5. 工程项目控制 项目招投标、承发包等关键环节是否按规定程序、权限做到有效控制,对必要的项目是否推行会计委派制,项目投资控制的有效性程度。

6. 采购与付款控制 采购过程中因不正当行为导致单位资金流失或采购物资质次价高等问题控制的有效性,对采购决策权有无制约机制,实施采购各环节的相互制约和监督机制是否得到保障。

7. 成本费用控制 成本费用控制系统是否健全,运营成本控制、考核、奖惩制度的健全性和有效性程度。

8. 是否在资金预算、项目建设等方面存在严重的管理失控现象。

9. 价格与收款控制 定价原则、收款方式等支付政策、制约机制以及减少应收账款、坏账损失控制制度的健全性和有效性。

10. 担保控制 是否履行医院制度规定的权限及程序,对外担保业务、减少担保损失控制制约机制的健全性和有效性。

11. 会计信息系统设计是否规范、合理、安全,是否存在会计信息系统流程失控而致资金大量流失或被挪用等现象。

（三）内部控制程序审查

1. 控制程序设计是否符合相互牵制、协调配合、岗位匹配、成本效益、整体结构的设计原则,是否依据内部控制法规符合医院管理实际。

2. 内部控制制度是否遵循适时性原则,是否随外部环境变化、业务职能调整和管理要求的提高不断修订和完善。

3. 管理信息系统控制流程是否合理有效,信息处理是否及时和适当,信息系统是否安全可靠,是否存在失控现象。

（四）内部控制制度审查与评价

1. 能否保证医院资产安全完整,保证经济信息真实、合法、完整、准确。

2. 是否遵循合法性、可行性、效益性原则,依据医院规划和目标而定。

3. 是否合理设计工作岗位,建立岗位责任制,明确职责权限。

4. 是否体现医院运营管理控制关键点的有效控制和标准化、程序化。

5. 是否明确对已完成各种记录进行事后检查核对,反馈真实性、准确性和有效性。

（五）内部控制审计步骤方法

1. 询问相关人员,了解并记录被审计单位的内部控制情况。

2. 查阅文件,收集和查阅被审计单位的各项内控制度、经济活动有关资料、机构设置、生产经营基本状况等文件资料。

3. 列出调查项目提纲,编制调查表,询问有关人员,形成书面记录,或将调查表发给被审计单位填写后审查核实。

4. 观察业务活动和内部控制运行情况。

5. 用图解形式反映和描述内部控制。

（六）出具内部控制审计报告,包括审查和评价内部控制目的、范围、依据、主要实施程序;对被审计单位内部控制的评价。

（七）出具审计意见书,包括对被审计单位改善内部控制的建议及审计结论。审计结论分为:内部控制有效、基本有效、有缺陷、有重大缺陷、完全失效。

三、反商业贿赂管理制度

（一）为推进诚信医院建设，强化内控机制，加强对重点敏感岗位人员监督管理，坚决防止商业贿赂行为，维护医院正常秩序，制定本制度。

（二）医院定期组织全体工作人员专题学习反商业贿赂政策、法律法规和文件要求，在医院经营活动和各项工作中严格贯彻执行。

（三）医院与供货商、厂家签订《反商业贿赂协议书》，对商业贿赂行为依据协议内容追究对方法律责任。

（四）医疗设备、药品耗材、器材物资等采购及相关人员依法依规规范采购行为，坚持公平竞争，不得有行贿、索贿和受贿，不得与供货商、厂家相互串通，不得开展恶意竞争，不得逃避药监部门监督检查。合法的商业扣率以明折明扣形式结算，不得有账外返款、收受回扣及其他侵占医院利益行为。

（五）医院管理层、各部门和科室负责人、采购及相关人员签订《廉洁自律承诺书》，推行廉洁保证制度，建立采购及相关人员反商业贿赂档案。医院持续加强反商业贿赂动态监管，对违法违规问题根据情节轻重，作出经济处罚、调离岗位、降职降薪、解除劳动关系等处理。发生涉法问题报告当地公安机关处理。

（宫艳楠　张仁华　张晓玉）

第二十七章　医疗保险与物价管理

医疗保险和物价管理是直接关系医院经济运行、患者就医体验、依法依规经营的根本性全局性问题,对于非公立医院而言尤为重要。进入全民医保时代,人人享有医疗保险,同时商业健康医疗保险亦趋向完善成熟,医疗保险已成为医疗服务的最大购买方。在新时代中国特色社会主义背景下,随着"健康中国"战略深入推进,异地就医等政策法规相继推出,人民群众对于卫生健康的多样化、个性化需求不断增加,非公立医院应立足大势,高度重视医疗保险与物价管理,充分认清健全的物价管理能使医院处于正确的经营发展轨道,结合科学合理的医疗保险管理,为医院经济运行提供强劲有力的支撑,两者相辅相成,相互协同。

本章根据国家相关政策和法律法规,吸收借鉴公立医院医疗保险和物价管理相关制度,充分考虑非公立医院特点实际,有针对性地进行编写,以便非公立医院参照执行。主要包括医保管理、医保就医、异地结算与商保结算、疾病诊断相关分组(DRGs)管理、物价管理以及收费管理等相关制度。执行过程中,非公立医院须结合自身功能定位、战略规划和发展需求,组织具体拟制和持续完善,提升管理效率和质量。

第一节　医保管理

一、医疗保险部门工作制度

(一)医疗保险部门在分管院领导领导下组织实施基本医疗保险、公费医疗以及商业健康保险等相关工作。

(二)学习贯彻国家及本地区医疗保险、公费医疗相关法律法规、政策文件、制度规定以及有关医疗保险理论知识,制定医院医疗保险工作计划和管理制度,组织实施日常工作,加强工作研究,及时总结提高。上半年及年终进行工作总结。

(三)每半年召开一次医疗保险工作会议,遇重大医保政策出台应随时召开,传达上级医保政策规定,安排贯彻落实措施,协调解决实际问题,总结经验,奖优罚劣,推动全院医疗保险工作顺畅运行。

(四)经常深入科室,开展医保方针政策、制度规定与基本知识的宣传、培训,检查监督临床科室合理检查、合理治疗、合理收费等医保规定的执行情况。做好院内医保协调工作。

(五)与当地医疗保障行政部门等医疗保险经办机构保持密切联系,经常沟通请示,及时得到信息反馈与指导,了解掌握最新政策和动态信息。

(六)组织完成住院医保患者费用结算申报、异地医保费用结算、本院职工医疗费用报销等工作。

(七)根据药品、耗材和医疗器械设备等价格变化,对新技术、新业务拟订和调整收费标准,并向上级主管部门审批、备案。

（八）热情接待因医疗保险来访单位、患者及家属，解释耐心细致，妥善处理有关医保投诉等问题。

（九）组织实施商业健康保险的开发和运行管理，开通商业健康保险网上结算系统，保障商业健康保险顺畅运营。

二、医疗保险费用审核制度

（一）加强医保日常费用管理，住院患者医疗费用实行日审，门诊专项费用实行月查，住院病历联合医疗管理部门和病案室实行季检，对检查、用药和收费情况及时总结分析，发现异常立即整改，有效控制医保患者费用。

（二）门急诊费用审核。借助医保信息系统，定期统计分析日常医保结算数据，开展回顾性分析总结，重点关注就诊次数异常、费用异常、低龄大病等情况。发现误漏、骗保等问题及时响应，对院内人员立即采取纠错、约谈、处罚等措施，对院外人员立即采取与本人纠错、向上级医保行政部门报告等措施。

（三）住院费用审核

1. 住院审核人员应严格按照本地医保和物价政策，进行所有在本院出院实时结算的医保住院费用审核，为医院及医保基金做好内控工作。

2. 医保患者出院后一般应在第一个工作日完成医保审核，最长不超过 3 个工作日，特殊情况须请示医院医保部门负责人。

3. 做好审核中常见问题归类和记录，及时反馈医疗管理部门、相关职能管理部门和临床科室，采取改进措施。对反复出现重复犯错的个人，予以必要惩治和公开。

三、医疗保险印章管理制度

（一）医保印章实行归口管理，由医疗保险部门统一管理。多院区医院使用同类型印章，可采取印章上增设编号以示区别，明确责任。医疗保险部门负责人是印章保管第一责任人，对因印章保管不善造成医院损失的承担责任。

（二）医保印章刻制由所需部门提出申请，医疗保险部门负责人签署意见后，提交院长办公室办理。所有印章在院长办公室、医疗保险部门印模备案。

（三）医疗保险部门妥善保管印章，不得随意放置。

（四）对不按规定私自加盖医疗保险部门印章者，根据情节轻重和给医院造成损害程度给予批评教育或行政、经济处罚，直至追究法律责任。

四、医保信息系统管理制度

（一）医院医疗保险管理信息系统的医疗保险业务及其管理程序，与医疗保险部门、临床科室医生工作站、护士工作站及医技科室等相关职能部门联网，对医保参保人员各类数据进行实时统计。特殊诊疗（材料）计费后产生不同标记，方便医保管理人员审核。医保自费项目实现自动自费记账并有标记提示。药品限量、药物处方限制等实行自动管控，杜绝大处方产生。

（二）医疗保险管理信息系统日常管理

1. 设专人负责设备保养维护。

2. 及时排查和解决计算机系统故障。

3. 按规定对医保药品、诊疗项目、服务设施三项目录库及时维护、对照及更新,调整更新情况及时反馈至相关部门和科室。

4. 健全完善计算机系统应急预案,协同有关部门和科室开展应急演练。

(三)医保管理系统程序优化管理流程

1. 根据医保政策变化和医院需要,单独或联合其他有关部门提出程序优化需求。

2. 将优化程序需求报告提交医院信息中心审批,配合信息中心和信息系统开发商,及时跟进解决进度。

3. 根据涉及优化程序使用范围,及时通过院周会、门急诊、临床、医技科室专题会讲解培训、办公网发布等形式,对有关人员进行宣传培训,推动优化程序落实。

五、医保奖惩制度

(一)奖励

1. 利用绩效考核、专项工作、年度总结等时机,对医保工作优秀科室、病区等单位给予表扬和物质奖励。

2. 对自觉遵守本地及本院医保相关规定,处方、病历检查连续 3 个月无错误的医务人员,给予奖金等相应奖励。

(二)处罚

1. 对本地市或区县医保中心审核拒付的费用,由直接责任人、科室负责人、医保联络员按比例共同承担。

2. 对院内检查病历查出违反医保用药、治疗及检查规定等问题,每份病历给予相应处罚。

3. 因输机操作失误造成的漏收、错收费,损失费用由医院、直接责任人、护士长或相关管理人员按比例共同承担。

4. 非适应证用药登记、诊断证明应在开出患者出院医嘱当日送交医疗保险部门,因送交不及时造成医保费用结算后再更正的,对直接责任人给予相应处罚。

5. 因收费项目调整、取消、药品调价数据库维护不及时,造成错收、漏收费现象,按发生费用一定比例对直接责任人给予相应处罚。

6. 对门诊处方检查中超量、诊断与用药不符等问题,每张处方给予相应处罚。

第二节 医保就医

一、门急诊医保就医管理制度

(一)医师在接诊患者时,应主动询问或关注系统中就诊患者的身份类型(职工医保、公费医疗、居民医保、新农合、商业健康保险、自费等)。对医保患者应认真查验社会保障卡(简称"社保卡")或其他医疗保险证明。对持社保卡就诊的参保人员,按医疗保险有关规定使用医疗保险专用处方。对未持社保卡就医的参保人员,不能使用医疗保险专用处方。

(二)医师在诊疗过程中应严格执行首诊负责制,严格执行医保规定,因病施治、合理检查、合理用药、合理治疗、合理收费,为参保人员提供优质服务。

(三)医师在诊疗过程中,不得违反医疗常规及基本医疗保险有关规定,拒收、推诿或选择性收治参保人员。

（四）医师在诊疗过程中，不得违反卫生、价格、基本医疗保险等有关规定，分解服务次数，增加参保人员不合理的多次就诊。

（五）门诊使用白色医疗保险专用处方，实行双处方、双划价，底方由患者个人保存。

（六）门诊开药量按医疗保险相关规定执行。其中，急性病不超过三日量；慢性病不超过七日量；行动不便可开具两周药量；参保人员患高血压、糖尿病、冠心病、慢性肝炎、肝硬化、结核病、精神病、癌症、脑血管病、前列腺肥大等慢性病，且病情稳定须长期服用的同一类药物，不得超过一个月药量。

（七）"特殊病"患者在办理"特殊病"审批后，可视同住院按记账处理，享受住院报销政策，一个周期内仅须缴纳一个住院起付线费用。

（八）急诊患者统一使用急诊专用处方。

二、医疗保险专用处方管理规定

（一）基本医疗保险患者就医时，医师应使用医保专用处方并一式两份。处方前记项目填写齐全，正文部分诊断及药品名称用中文书写，处方后记医师签全名。

（二）专用处方正文对药品用法、用量书写清楚、明确、齐全，有标准剂量和总数量，不得写"瓶"或"盒"。

（三）处方药量严格按照《门急诊医保就医管理制度》规定执行。

（四）每张处方药品种类西药不超过 5 种，中成药不超过 3 种，中草药一般不超过 7 付，如患者行动不便最多不超过 2 周量。

（五）医保处方不得出现自费药品，自费药品使用普通处方。

（六）处方用药严格按本地《基本医疗保险和工伤保险药品目录》执行。

1. 使用目录内标有"需个人部分负担"的药品，先告知患者或家属，并签署部分自费协议书。

2. 使用目录内标有〔适〕字的药品，严格掌握适应证范围。凡药品同时注有两种（含）以上适应证（或病种）限制的药品，符合其中之一即可使用，超出规定范围的按自费处理。

3. 限定门诊使用的药品，病房如须使用按自费处理。

4. 医师严格按照药品说明书规定的适应证范围、用法、用量使用，如超出自费处理。

5. 使用目录内有限本院级别以外药品按自费处理。

三、医疗保险处方检查规定

（一）根据患者不同医疗身份，门诊医师开具不同处方，检查各类处方应用是否符合规定。基本医疗保险、公费医疗使用白色医疗保险专用处方，普通处方为白色，儿科处方为淡绿色，急诊处方为淡黄色，麻醉药处方为淡红色。

（二）处方眉栏项目及诊断有无漏项。

（三）用药与诊断是否相符，有无非适应证用药。

（四）有无重复用药、重复处方。

（五）医保、公费处方是否有自费药品。

（六）是否执行医保开药量规定。

（七）门诊处方是否逐一划价，是否提供药品明细单。

（八）处方是否按规定存放、保存。

（九）医师开写中药处方均应遵守本院处方制度。西医师开写中药处方应获得中药处方授权。

四、实名制就医及代开药制度

（一）参保人员病情稳定需要长期服用同类药品，但因患有精神类疾病或行动不便、长期卧床等原因，不能到院就医时，可由参保人员家属持患者有效身份证明（身份证和社保卡）、确诊医院的门诊病历（或出院诊断证明），到定点医疗机构代开药。

（二）门诊挂号时，挂号室工作人员应查看参保人员（社保卡和身份证）信息，采取实名制就医。如遇门诊代开药挂号时，挂号室工作人员查看参保人员信息，与所提供参保人员门诊病历、诊断证明等信息是否一致，核对无误后可挂号。诊治医师接诊患者时再次查验参保人员信息。

（三）门诊医师查验委托人社保卡、身份证及被委托人身份证（或军官证等其他身份证明）后，可根据门诊病历记载治疗方案的药物处方开药，并在《门诊急诊病历手册》上记录代配药品种、用药量。

（四）门诊工作人员应对代开药情况进行登记，以备核查。

五、门诊特殊病医保管理制度

（一）肾透析、恶性肿瘤门诊放化疗、肾移植后服用抗排斥药等特殊病患者，专科医师开具《疾病诊断证明》、本地《医疗保险特殊病种申报审批单》，由患者到单位审批盖章，再到参保所在地的区、县医疗保险中心办理审批备案手续后，将社保卡交本院住院处登记，查验足额缴费后，其相关医疗费用作记账处理。

（二）特殊病接诊医师应严格执行医保规定，认真书写病历，合理用药，规范处方。处方与病历一致，诊断与用药相符。

（三）门诊肾透析患者的透析费、因病情需要所进行的检查、治疗及使用的相关药品，符合基本医疗保险统筹基金支付范围的项目，输入医疗保险专用程序中记账。

（四）透析室将做肾透析治疗的患者医嘱符合医保统筹基金支付的项目输入计算机，由医保部门将其申报费用录入医保专用结算程序后，打印结算清单交住院处。住院处与患者结账，按相关规定收取患者自费金额。肾透析患者每月与住院处结算1次。

（五）肾透析其他费用，如非特病支付范围的肾透析合并用药，符合适应证的基本医疗保险用药目录内药品用医疗保险专用处方，其费用视同普通门诊，非适应证用药按自费处理，用自费处方。

（六）对恶性肿瘤门诊放化疗患者，接诊医师执行"放化疗用药支付范围"，统筹基金支付范围内、外药品分别开方。统筹基金支付范围内处方，如辅助性治疗的中药费及符合由统筹基金支付范围的检查、治疗单加盖"门诊特病"专用章以示区别。

（七）肾移植后抗排斥治疗的患者，在门诊因病情需要，所进行的检查、治疗及使用的相关药品纳入基本医疗保险统筹基金支付范围。其余符合基本医疗保险支付范围的视同普通门诊。

六、急诊医保留观管理制度

（一）急诊医师询问患者医保报销方式。如患者经急诊处置无须留观，按门诊比例报销,患者至急诊收费处直接交费;如患者急诊留观,按住院比例报销,医师开具留观证,患者至住院处办理急诊留观手续。

（二）办理留观手续后视同住院患者,按照住院患者医保相关政策执行,出院结算时按住院比例报销。

（三）急诊抢救患者未留观,当日收入院或当日死亡者发生的急诊费用,须提供急诊抢救证明,并加盖急诊证明专用章。

（四）医保患者因酗酒、吸毒、打架斗殴、工伤、美容及交通事故（肇事方）等就诊时,发生费用一律按自费处理。

七、医保入院管理制度

（一）基本医疗保险参保患者持社保卡或其他医疗保险证明（新农合转诊证明、公费医疗转诊证明等）办理入院手续。

（二）住院处应确认患者的参保身份,查验患者的身份证、社保卡等,并在"医疗保险专用结算程序"中登记患者个人信息及历史记录,核实患者社保卡状态正常后办理住院。社保卡状态不正常的情况,告知患者须按自费处理。

（三）住院处按规定留存患者的医保卡,同时收取患者个人自费部分押金。

八、医疗保险特殊药品应用制度

（一）为严格执行本地《医保用药报销范围》有关规定,规范药品目录中注有"费用须个人部分负担""限定适应证""限级别"等特殊要求药品使用,制定本制度。

（二）《基本医疗保险药品目录》规定"费用须个人部分负担"的药品,使用前应与患者或其家属告知并签署自费协议书后,方可使用。

（三）《基本医疗保险药品目录》"限定适应证"药品,只能在规定适应证（或病种）范围内使用。超出限定适应证（或病种）范围使用,按自费处理,须与患者或家属签署自费协议书。

（四）注有"限级别"药品,仅限于正、副主任医师开处方,病程记录中应有相应记录。

（五）注有两种以上限制要求的药品,应分别按限制要求办理。

九、医保患者转诊转院转科管理制度

（一）医疗保险参保患者及享受公费医疗患者因病情需要而转院时,由经治医师填写本地"医疗保险转诊单",并在"中途转院"项划"/",到医院医疗保险部门盖章后转院。

（二）患者办理出院手续后方可转院。

（三）转院时应嘱患者携带病情摘要及本地医疗保险转诊单。

（四）由外院转入的医疗保险参保患者入院时,须将社保卡及本地"医疗保险转诊单"交住院处保存,无须查询其缴费状态。

（五）由外院转入的公费医疗患者,转诊单由接诊医师填写后由患者交医院医疗保险部门盖章,交留存上联。

（六）本院患者须转本院其他科室治疗时,由有关科室医师会诊同意后,方能转科。患者转出同时对本病区发生的费用进行核对,应确保无误并通知住院处。

十、医保出院管理制度

（一）医保患者出院前一天由经治医师开出"出院医嘱"，通知患者作出院准备。病区护士对 HIS 病历系统中记录该患者"住院医嘱"进行核对并发送至出院处，于患者出院当日将书面医嘱送交出院处再次核对。

（二）病区护士将记录患者住院期间应用不符合用药适应证的医疗保险目录内药物，即属于医疗保险目录范围内药物自费的"非适应证用药记录单"发送医疗保险部门，同时发送"住院诊断证明"一份。

（三）出院处对医嘱核对、核算无误后通知医疗保险部门。医保办根据院内结算系统中患者"住院费用明细单"将信息导/输入"医疗保险专用结算程序"。

（四）医疗保险部门根据患者社保卡核对患者身份及相关信息，按"住院费用明细单"及"非适应证医保内药物用药记录单"进行医保专用系统导入，并核对数据类别和准确性。

（五）审核"医疗保险专用结算程序"数据无误后，打印"医疗保险住院费用结算清单"，加盖医疗保险部门章。住院处在结算参保人员住院医疗费用和门诊特殊病医疗费用后，将结算数据及时准确上报上级医保行政部门。

（六）将"医疗保险住院费用结算单"传送至住院处。

（七）结算工作在 3 个工作日内完成。住院处通知患者结账，社保卡返还参保者。

（八）住院处在结算跨年度的三种特殊病或住院医疗费用时，将年前和本年度医疗费用分开结算。

（九）参保人员出院后，自住院处通知其结算医疗费用之日起两周后仍未和医院结算医疗费用的，应及时通知医疗保险部门，由医保办将其社保卡号及公民身份号码告知参保缴费的区、县社会保险基金经办机构。

（十）列入社保卡黑名单参保人员，不得享受医疗保险待遇。医保黑名单由医疗保险信息系统每日发布，由信息中心每日自动下载更新医保结算系统。住院处在患者办理住院手续时，依此判断参保者是否享受医疗保险待遇。在黑名单下载失败时，住院处须通过上级社会保险基金经办机构查询电话进行查询、核实。

（十一）对违反社保卡使用管理规定，造成医疗保险费用结算错误，其损失由责任人承担（医保中心须追回的费用），并按医院有关规定进行相应处罚。

（十二）对异地医保没有开通网上结算的参保者，结算所有费用。打印清单，开具发票，由患者回参保地医保行政部门报销。公费医疗患者回本单位报销。

（十三）持有商业健康保险的患者，出院后持发票到相关保险公司理赔。开通商业健康保险网上结算者，按相关协议办理。

第三节　异地结算与商业医保

一、新农合跨省就医住院直接结算制度

（一）申报与信息支持

1. 医院医保部门通过本地卫生健康行政部门向国家卫健委申报，办理为城乡居民基本医疗保险（新型农村合作医疗，简称新农合）患者提供跨省住院医疗服务及联网结报的定点

医疗机构。

2. 医院信息中心负责改造医院信息系统、开发接口，网络配置、系统功能等达到《国家新型农村合作医疗跨省就医联网结报数据交换技术方案》要求；将国家平台数据交换字典置入医院信息系统中，进行匹配；配合所属地区省级新农合结算中心（或国家卫健委异地就医结算管理中心）部署前置机上接口程序，确保本院 HIS 系统、省级新农合信息平台与国家新农合平台保持持续连接运行。

3. 参合患者须到当地新农合管理部门审批，办理转诊手续。

（二）入院登记

1. 参合患者跨省就医时，各科室按照业务流程及时提供诊疗服务。

2. 转诊患者经过门诊接诊，由门诊医师根据病情为符合入院指征的患者开具入院证明。

3. 患者接到入院通知后，持入院证明到指定窗口办理入院登记，主动告知转诊身份，出示跨省就医转诊单、身份证、农合卡（证）等材料。如患者携带材料不全，应告知患者带齐全部资料后，方可享受跨省联网结报待遇。

4. 住院登记时，工作人员须询问患者转诊情况，核实转诊单、身份证、农合卡（证）与入院证明是否一致并留存转诊单。必要时，可通过国家新农合信息平台（简称国家平台）调用参合信息库进行核实，以防冒名顶替。

5. 如患者身份属实，在 HIS 系统里将其标志为"跨省就医新农合患者"身份，并调用国家平台转诊信息，将其转诊状态转变为住院状态。如患者身份存疑，住院处应在患者出院结算前与参合地新农合经办机构取得联系，在确认患者身份后，及时将其转诊状态转变为住院状态。

6. 患者办完入院手续后，医院不得擅自更改患者姓名、性别、出生日期及参合信息。如确有更改必要，由患者与参合地联系，并取得参合地书面同意后方可更改，否则本次住院不享受跨省就医联网结报待遇。

7. 参合患者入院时，根据患者病情适当收取参合患者住院预交金；相关科室向参合患者告知联网结报相关政策、参合患者和医院权利义务等。

（三）住院管理

1. 临床科室按照医院业务流程向跨省就医新农合患者提供诊疗服务。

2. 医务人员在诊疗过程中，严格执行《处方管理办法》《抗菌药物临床应用指导原则（2015年版）》以及医疗服务价格相关规定。

3. 严格遵守新农合等政策以及跨省就医联网结报相关协议，规范诊疗服务行为，合理检查、合理治疗、合理用药，杜绝医药费用不合理支出。

（四）出院结报

1. 经治医师下达出院医嘱，病区护士将患者医嘱单和病历送达结算处办理出院结报手续。

2. 医保结算部门对参合患者住院资料进行审核，审核主要内容：

（1）参合患者身份审核，是否属借证或冒名顶替。

（2）检查农合卡（证）、身份证、转诊单是否齐全规范。

（3）用药、检查、收费、诊疗是否合理，出院带药是否规范。

（4）医疗费用审核标准参照就医地新农合（或医保）药品目录、医保诊疗项目、服务设施目录和医保及物价收费政策规定。

（5）其他跨省就医联网结报协议规定事项。

3. 审核完毕后，及时办理参合患者住院费用结报手续。

（1）根据与患者参合所在地区新农合管理部门签订的跨省就医联网结报协议要求和跨省就医结报政策，调用跨省就医结报结算程序，分解结算患者自付金额以及新农合基金补偿金额。

（2）患者须支付自付金额，新农合基金补偿金额由医院垫付。

4. 办理结报时留存联网结报相关资料，并向患者提供相应资料。

（1）医院留存材料：参合患者转诊单、出院结算发票、《医院城乡居民基本医疗保险（新农合）跨省就医结报住院费用结算单》。

（2）医院按照患者所在单位规定，给患者提供出院可携带的材料以及跨省就医结报住院费用结算单；如患者需要，可为其提供出院结算发票复印件。

5. 由于网络等客观原因不能为转诊患者完成联网结报时，须告知其延后办理结报手续；或出具书面文件《跨省就医转诊患者出院未享受即时结报服务说明》，说明未办理联网结报原因，使其回到参合地报销时，能够享受联网结报等同的补偿待遇。

6. 参合患者因参加商业健康保险或享受民政医疗救助，要求定点医疗机构提供出院结算发票复印件，出院处应积极配合。

7. 未按规定办理转诊手续的患者，医院不予提供跨省就医结报服务。

8. 出院结算时，将可享受联网结报服务的转诊患者本次住院所有有效数据，一次性导出并打包上传国家统一规定的平台，作为费用计算依据。

9. 转诊患者出院后5个工作日内，将《住院病案首页》信息上传至国家平台。非转诊患者按照《关于做好新型农村合作医疗跨省就医费用核查和结报工作的指导意见》上传住院病案首页信息，以供参合地进行费用核查。

（五）监督管理

1. 医院指定一名院领导分管跨省就医联网结报业务管理与服务工作，医保、医疗、财务、信息等部门分工负责。

2. 加强内部管理，优化就医结报流程。做好新农合政策宣传，在门诊、住院窗口、病区等位置设立宣传公示栏，宣传普及新农合跨省就医联网结报政策、就诊和报销程序、补偿所需材料等。及时受理投诉意见和建议，为参合患者提供优质服务。

3. 医保部门与国家卫健委异地就医结算管理中心、属地及参合地省级新农合结算中心加强定期联络，确保垫付报销过程中遇有政策问题得到及时明确处理。医保部门定期组织相关人员学习培训，掌握跨省就医联网结报政策和操作规范。

4. 医院接受协议所属省级新农合结算中心监督，医保部门协同医疗管理、财务部门配合省级新农合结算中心审核相关结算业务。

5. 科室或个人违反法律法规给新农合基金造成严重损失和不良后果的，按有关规定处理。

二、异地医保住院直接结算制度

（一）总则

1. 根据国家相关政策法规，为保障异地医保住院费用直接结算工作顺畅运行，制定本制度。

2. 异地医保患者住院直接结算业务,指异地城镇职工基本医疗保险、异地城乡居民基本医疗保险患者持社保卡到异地医院住院治疗,出院时住院费用直接结算。

（二）参保患者异地就医须在本人参保地国家异地就医结算平台办理转诊备案。异地就医患者办理住院登记时,以实名制就医,主动告知医院工作人员为异地直接结算人员,并主动出示本人社保卡。

（三）异地就医住院费用报销

1. 参保患者异地就医执行就医地医保目录。

（1）执行就医地医疗保险规定的支付范围及有关规定。

（2）执行就医地"基本医疗保险药品目录""医疗服务设施和诊疗项目目录"。

2. 参保患者异地就医执行其参保地报销规定。

（1）医疗保险基金起付标准（起付线）。

（2）医疗保险支付比例（报销比例）。

（3）医疗保险最高支付限额（封顶线）。

（四）医院异地医保跨省住院费用结算

1. 医院实施异地跨省住院直接结算流程。

（1）入院登记:读卡确认患者身份,实名就医。

（2）住院就医:按照《服务协议》提供医疗服务和管理。

（3）出院结算:符合医保规定的医疗费用直接结算,费用上传后按照返回分解信息结算,全额结算的提供相关纸介,信息上传。

2. 患者支付费用　患者仅支付个人负担中个人账户外部分,即现金支付部分。

3. 医院先行垫付费用　属于患者参保地医疗保险基金支付的费用。个人负担费用的个人账户支付部分。

4. 费用结算　住院医疗费用经国家、省异地就医结算系统传输至参保地。参保地按照当地政策规定,计算参保人员个人以及各项医保基金应支付金额,并将结果回传至就医地定点医疗机构。

（五）异地跨省住院费用直接结算就医流程

1. 登记备案　患者于参保地在国家平台选定异地定点医院,办理跨省异地就医登记备案。

2. 持卡登记　住院登记时主动告知工作人员为异地直接结算人员,并出示社保卡或新农合转诊单。

3. 执行就医地目录　自费项目须签署《自费项目协议书》。

4. 执行参保地报销政策。

5. 出院划卡结算　患者仅支付个人负担部分。

6. 因故须全额结算　出院结账若遇系统故障,全额缴费回当地报销;相关医疗费用回参保地按当地医疗保险政策报销。

三、商业健康保险管理制度

（一）为进一步推动和深化医院与商业健康保险医疗服务合作,建立推行医疗健康保险患者在医院的多样化服务模式和支付方式,发挥商业健康保险补充作用,完善患者支付报销相关环节体验,提升群众就医获得感和满意度,为医院经济运行注入活力,制定本制度。

（二）医院成立商业健康保险（简称商保）管理工作项目组,明确一名院领导牵头负责,医疗保险管理部门负责市场调研、合作洽谈、就医管理、费用结算等工作组织实施。成员单位包括:

1. 医疗管理部门　负责医政管理、住院患者医疗服务管理、医疗质量管理。

2. 门诊部　负责门诊区域医疗服务管理,疏通优化诊前、诊中、诊后流程,提供挂号、诊疗、检查、化验、回访以及健康管理等相关服务。

3. 医患关系管理部门　受理和化解医疗纠纷、争议,协调解决患者医疗投诉,推动解决医疗管理相关问题,促进医疗服务持续改进。

4. 信息管理部门　疏通院内信息系统与商业医疗健康保险信息系统接口,评估信息需求,提出合理建议,实现互联互通,推动提质增效。

5. 财务管理部门　为商保患者提供高效便捷的结算方式,做好与商保公司间财务往来结算工作,探索商保患者就医前后延伸服务。

（三）就医流程管理

登记环节做好商保患者信息登记,商保身份在医院任意就医系统可见,临床和医技科室关注商保患者就医需求,提供优质医疗服务。

（四）服务管理

关注主流保险公司参保患者在本院就诊次数、科室、疾病及就医目的等信息,主动提供相应理赔材料补打印、复印、出院费用快速结算、就医材料邮寄等延伸服务,提升商保患者就医体验。

（五）商保合作管理

1. 合作模式

（1）直付服务:患者在就医期间所发生的合理医疗费用,由保险机构根据合约支付给医院。医院与商保公司签约后,其被保险人到医院就诊不使用社保卡,就诊后无须缴纳费用,医院收集被保险人的就诊记录、理赔单和发票等材料,与商保公司进行费用结算,同时收取商保公司一定的服务管理费。

（2）快速理赔结算服务:参保人就医结算后,无须向商保公司进行费用申报,医院通过信息系统直接将患者就医信息传送至商保公司,商保公司短时间内完成审核和理赔。该服务须征得患者允许并保证个人信息保密的前提下开展。

（3）特色医疗专项合作:针对医院特色科室或特色诊疗技术,与商保公司洽谈,合作设计特色保险产品,定向吸引客户,提供针对性、个性化医疗服务。

（4）住院免除押金服务:一般由商保公司或第三方机构提供担保,在与医院签约前提下,通过公司进行住院押金授权的患者,可在办理住院手续时不缴纳押金。

2. 公司遴选　选择市场占有率较高、声誉较好的若干家商保公司,以竞聘模式进行筛选,医院相关部门进行审核初筛,过滤暂不宜合作的公司,提交院长办公会审议。

3. 信息系统建设　及时组织信息系统升级改造,强化数据支撑和安全把控,满足医疗、物价、病案等信息需求,为商保合作提供高效便捷的信息保障。

4. 合约/协议管理　医院法务、医疗保险等部门深入研究论证框架与细节,经院长办公会审议通过后方可签约。

（1）责任与义务:明确医院应提供的医疗服务内容并在合同中体现,列清商保公司应提供的保障内容和服务补偿。

（2）合作周期：明确合作周期与到期后续约事项。

（六）运营与绩效管理

1. 数据管理　关注商保合作前后服务人次、费用、质量、效率和效益等指标变化，数据细化至每位医师和患者。通过数据查找管理运营问题，跟踪分析患者挂号渠道、病种结构和职业结构、参保公司构成，定位优质客户、优质病种和客户需求，及时调整服务策略和合作模式，持续改进服务管理、优化合作模式。

2. 绩效考核　针对商保合作科室制定量化指标，建立健全绩效管理考核体系，引导和促进相关科室提供高质高效医疗服务。

第四节　疾病诊断相关分组管理

疾病诊断相关分组（diagnosis related groups，DRGs）是疾病分类分组的一种方式。20世纪90年代引入我国，北京市疾病诊断相关分类为付款基础的定额预付款制（DRGs-PPSs）项目组完成了首个适用于我国公立医院的BJ-DRGs版本。经过十几年的快速发展，国内已有四十多个DRGs版本，在各省市广泛应用，大多数用于住院患者的医疗保险管理、医疗质量评价、医护负荷评价、医疗成本消耗和病案编码质量等。国家医疗保障局印发了《关于印发疾病诊断相关分组（DRGs）付费国家试点技术规范和分组方案的通知》等文件，积极推动建立具有中国特色的DRGs付费体系。DRGs作为现代医院服务管理工具和医保付费改革方式，非公立医院应积极响应，主动纳入，医保定点医院更是必备要求，应建立相应机制和制度。

一、疾病诊断相关分组试点实施方案

根据国家卫生健康委和国家、省市医疗保险管理局有关医保支付方式改革、疾病诊断相关分组（DRGs）付费试点工作文件精神和要求，为做好医院实行DRGs工具引入工作，提高医保支付和绩效管理水平，结合医院实际，制订本实施方案。

（一）任务目标

1. 在医院住院医疗管理中推行DRGs，形成与医保支付方式改革政策配套的管理模式，适应基本医疗保险总额预付、定额支付、综合支付制度。

2. 建立以DRGs为评标要素的住院指标评价体系，实现与其他同类型医院之间的服务能力、医疗效率、学科均衡性测评，为医院战略发展和学科建设提供决策支撑。

3. 建立基于DRGs医院绩效评价体系。采取CMI（病例综合指数）、费用消耗指数、时间消耗指数和中低风险死亡率等评价指标，对医院不同专业科室进行一致性评价。

4. 与RBRVS、APGs、CCHI等管理工具有机结合起来，为科室提供更丰富的医疗质量与安全、成本与效率、学科与人才、绩效与评价的评价体系。

（二）支撑条件

1. 临床科室使用标准的疾病诊断名称，使用省、市统一的《临床疾病诊断规范术语集》，手术及操作等主要治疗方式表达使用《中国医疗服务操作项目分类与编码》。

2. 临床科室规范地填报病案首页，使用省、市统一的病案首页及填写要求，医疗、质量管理部门和病案室建立病案首页质量控制标准。

3. 病案室严格疾病分类编码，使用基于ICD-10国标版（GB/T14396-2016），分类操作码ICD-9-CM3，符合省、市DRGs的临床版本编码规则。

4. 各科室做好收费类别和药品分类标准的维护，及时升级更新字典库。

5. 信息管理部门建立基于 DRGs 医院分组论证平台，适应省、市医保管理局的分组器方案和结构。最好同时适应于 CN-DRGs 分组器，引入适合省、市医保管理条件的 DRGs 信息系统，改造接口，可进行病案分组，集病案管理、绩效分析和年度费用测算等。

6. 全员 DRGs 知识培训，分为医院管理层、非手术科室、手术（含有创操作）科室、辅诊科室的医务人员培训。

（三）组织管理

医院设立疾病诊断相关分组（DRGs）付费试点领导小组，对院长办公会负责。按照省、市医保管理局的工作要求，制订推进方案、细化分工、组织招标等；每周向院长办公会汇报工作进度，协调各部门和职能科室联动，督导相关部门和科室落实方案和制度，责任到人，提高工作效率，制度规范落到实处。

领导小组下设办公室，负责统筹组织协调 DRGs 推进工作中的相关政策措施落实与基础工作的协调配合，组织落实领导小组决策，承办公文、组织会议、组织协调、接收与下达、上报信息的收集与汇报、推进问题的收集和相关文件的整理归类存档等工作各项事宜，保障 DRGs 推进工作在医院顺利开展。

DRGs 试点领导小组下设 6 个工作组：

1. 运行保障和数据质控工作组　负责与省、市医保管理局对接病案首页数据库，并与其 DRGs 平台对接的有关技术工作，落实医保管理局对数据质量的要求，对医院病案首页的填报质量进行督导检查。由质量管理、统计、病案、信息等部门的医疗数据采集与信息管理人员组成。

2. 字典维护工作组　主要负责对病案首页项目进行标准化，按照国家统一的药品、耗材、疾病诊断和医疗服务项目编码标准，维护主要数据填写标准和选择原则，对调整内容进行更新和维护。由手术科室、非手术科室、医疗管理、病案、信息等科室具有临床医师、病案管理、信息化专业人员组成。

3. 疾病诊断与手术操作编码工作组　主要负责编制和维护疾病分类与手术操作分类（ICD-10 与 ICD-9-cm-3），培训临床科室使用临床版本的编码。工作组由手术科室的高年资中级职称以上医师和从事病案编码 10 年以上病案编码员负责。为保证病案首页填报质量，工作组明确病案首页信息结构质控分工：由病案室负责住院患者基本信息，经治医师负责住院过程信息，经治医师和编码员负责诊疗和手术信息，医保办公室负责费用信息。

4. 收费分类管理工作组　负责对照省、市级医院收费项目与医院收费分类项目的标准，按照病案首页的费用类别，维护价表，向省、市医保管理局反馈收费分类项目对照情况。由医保办公室与财务部门负责。

5. 经济核算管理工作组　负责研究基于 DRGs 工具下的费用结构、绩效管理与收费策略，研究省、市医保管理局基于 DRGs 总额预付政策，制定相应策略。由医保办公室与财务部门负责。

6. 绩效评价工作组　负责利用 DRGs 工具开展医疗服务绩效评价和质量监测，编制季度工作简报，半年工作分析，评价年度学科建设。由分管院领导组织医疗管理、绩效管理、质量管理、统计、人力资源管理等部门完成。

（四）任务分工

1. 医疗管理部门　按照 DRGs 对医疗质量评价方法，规范诊断名称、手术及操作名称，结合电子病历开展临床路径,界定基于 DRGs 的临床路径管理病种范围,跟踪省、市级平台 DRGs 分组情况,适度调整医院内部的疾病分组逻辑,运用 CMI、中低死亡、低风险死亡等指标进行医疗质量监督。

2. 医疗保险办公室 根据省、市医保管理局的要求,负责组织实施医院的 DRGs 付费(按人头或按床日)试点工作。在总额预算的前提下,根据医院的级别,落实个人负担和基金支付比例,执行床位费、手术费、重大疾病补偿标准,明确界定退出 DRGs 的极端值病例,包括转院、死亡等转归情形。

3. 绩效管理部门 根据定价和落实情况,按月分析成本核算情况,对照实际资源消耗水平与 CMI 值、基础费率相关性,以及 DRGs 组间的相对比价关系,向院领导、管理职能部门以及临床科室提出控制成本、提升绩效的策略。并建立以病例数、CMI 值、费率、死亡人数、死亡率、例均费用、平均住院日、次均药品耗材费用为主要评价要素的绩效考评机制。也可以以 DRGs 病种、CMI 值、平均住院日等指标进行省市区域内的横向比较,标杆引导。

4. 质量管理部门 主要负责建立基于 DRGs 的质量考评体系,采用标杆管理,制订科室的数量、质量、效率等指标,临床路径、标准化对重点病种和手术进行临床工作效率评价,建立主诊医师组医疗质量评价指标。还可以与 QIT(质量改善小组)、EBM(实证医学)质量管理工具结合起来。

5. 病案室 根据《住院病案首页数据填写质量规范(暂行)》(国卫办医发〔2016〕24号),负责病案首页填报质量控制,尤其是患者年龄、疾病诊断、合并症、并发症、治疗方式、病情严重程度、转归等用于 DRGs 病例分组的核心数据,项目填写完整,能够准确地反映患者住院期间诊疗信息。

根据省、市医保管理局要求,编制和维护疾病分类与手术操作分类(ICD-10 与 ICD-9)国标版或临床版,以及并发症和合并症(CC-MCC),组织临床科室医师正确填报编码,组织编码员按照规范准确编写疾病分类代码,做到医院内部标化、与省市同级医院同质化。医院应积极主动纳入国家 HQMS 医院质量监测系统,对接病案首页数据,参加医疗服务监管信息网络直报工作,力争数据对接工作进度评级中达到 A 级,具备纳入优质医院推荐资格,为通过省市级卫生健康委核定三级医院评审打下基础。

6. 信息中心 负责引入 DRGs 住院病案管理系统,同时引进病案信息结构及指标质控系统配套。购入独立服务器,保存数据的数据库。改造医院信息系统(HIS)、电子病历系统、病案系统、医保系统接口,确保服务器与数据库连接畅通,并支持 Oracle(数据库管理系统)、SQL Server(关系数据库管理系统)在内的常用关系型数据库。

7. 人力资源部 基于 DRGs 建立人力配置评价,包括手术室卫生专业人员人力配置评价等,从而有效控制人力成本。

8. 护理部 负责建立基于 DRGs 护理单元负荷、护理等级评价机制,测算专业科室护理人员配置方案,如以每床日 DRGs 权重数确定是否需要调配护理人员,或者调整护理人员能级与薪酬分配方案。

(五)方法步骤

1. 准备阶段(×年×月×日~×年×月×日,共 3 个月) 运行保障和数据质控工作组完成 DRGs 住院医疗服务绩效管理平台的安装及数据对接工作,疾病诊断与手术操作编码工作组按照国家统一的药品、耗材、疾病诊断和医疗服务项目编码标准,组织临床科室完成统一疾病诊断和手术操作编码的工作。采用标准规范的诊断、手术和疾病分类代码,制定ICD10临床版编码细目规则,诊疗库与收费项目库对应。信息组完成DRGs住院病案管理系统的采购招标,DRGs服务器具备防火墙等安全设备,具备VPN安全设备,以及病案采集系统、集成病案信息、采用集采病案条件。绩效评价工作组完成医疗服务绩效评价系统数据集成,形成完整绩效考评体系。

2. 测试阶段(×年×月×日~×年×月×日,共2周)　将各类字典库导入DRGs住院病案管理系统,完成信息系统测试。先后导入3个月、半年、一年的出院患者病案首页历史数据进行测试,如入组率低于90%,则使用ICD亚目编码进行测试,确保入组率达到95%以上。对于未入组的病例逐个分析原因,进行调整,补充完善规则,尽量提高入组率。对医疗服务绩效评价系统数据集成方案进行测试,并对照新旧方案结果。

3. 培训阶段(×年×月×日~×年×月×日,共2周)　运行保障和数据质控工作组和字典维护组开展规范住院病案首页填报等一系列推进DRGs相关工作的业务培训。对相关职能部门负责人、临床科室主任、临床医师、编码员等重点人员进行DRGs基础知识、BJ-DRGs系统的研究与应用、CN-DRGs分组方案。对临床科室医务人员进行主要诊断选择、编码知识等病案首页填写培训。

4. 试运行阶段(×年×月×日~×年×月×日,共1个月)　试运行DRGs住院病案管理系统,对接HIS系统和电子病历系统,与临床路径管理系统融合。试运行中,评估系统运行风险,纠错字典库,通过试运行,使医务人员充分掌握操作流程,对编码准确性进行测试,对诊断名称选取不当、编码不准的问题进行分析和讲评,对诊疗项目收费归类情况进行对比核准。试运行结束后,对1个月数据进行综合评估,对影响准确性的因素进行分析,针对问题进行调整。

5. 正式试点运行阶段(×年×月×日起)　正式运行DRGs住院病案管理系统与住院医疗服务绩效评价系统,运用DRGs进行医院内部管理。开展基于DRGs的医院运营分析、基于DRGs的科室标准化评价、运用DRGs评价结果指导学科建设,运用DRGs思维建立数据管理工具。每个月对病案首页填报情况进行督查和讲评,应用DRGs开展住院医疗服务绩效评价,根据重点进行单项分析。主动对接省、市医保机构系统,以便与省、市兄弟医院进行院、科两级对比分析。

（六）要求

1. 加强协同,落实各部门、科室负责人责任制。各部门、科室必须按照全院统一步骤,明确职责,分工负责,严格要求,主动作为,有序推进。如遇各类突发问题,必须立即解决,不得推诿责任,搁置矛盾问题。

2. 建立例会制度,持续推动工作。DRG付费试点工作启动后,领导小组每周固定时间、地点召开例会,第二个月后可以根据工作进度每2周召开一次例会。领导小组成员每次例会因故不能参会须向组长请假,办公室做好每次会议记录,组长签字后归档保存。例会内容要及时报告院长。院长办公会要根据领导小组建议及时研究确定DRGs付费工作相关事宜。

3. 做好思想动员,广泛宣传教育。组织全院动员教育,使大家充分了解医保支付方式改革政策精神和意义目的,调动全院人员参与DRG付费试点工作的积极性,成为全体员工的自觉行动。同时对就医患者进行广泛宣传,获得来院就诊患者理解支持,达到"正向引导,改革改善同步"的积极效果。

4. 统筹安排,按岗培训。领导小组制订员工培训计划,培训DRG付费基本理念、概念与基础知识,及医院实施方案与要求。使每个员工充分理解 DRGs 支付方式改革的理论方法,熟悉掌握自身职责范围内的操作规范,真正使 DRGs 付费试点工作落实到各个工作岗位。

5. 突出重点,突破难点。以临床科室全面开展 DRGs 付费试点为重点,强化临床路径管理、DRGs 质量管理。临床医师和病案人员依据《医疗机构病历管理规定》《病历书写基本规范》《电子病历基本规范(试行)》要求,反复强化准确性和规范性培训,确保病案首页规范准确。相关部门与科室组织开展以成本控制为难点的协同合作,确保 DRGs 付费试点取得预期成效。

6. 调整绩效管理,创新激励机制。领导小组的实施方案要对 DRGs 付费试点工作制订该项工作推进落实的奖惩方案。在院周会公布讲评各部门、科室的工作进度,表扬先进,鞭策后进。结合 DRGs 付费工作全面梳理医院绩效管理方案,创新建立以 DRGs 支付制度改革为主导、控制医疗服务成本为核心的激励机制和绩效管理制度。

二、疾病诊断相关分组支付管理制度

(一)为贯彻落实《关于进一步深化基本医疗保险支付方式改革的指导意见》,努力适应医疗保险 DRGs 付费制度改革,推动医院精细化管理,结合医院实际,制定本制度。

DRGs 支付,是指按疾病诊断相关分组预付费制(DRGs prospective payment systems, DRGs-PPSs),对各 DRGs 诊断组制定支付标准,预付医疗费用的管理机制。由省、市医保管理局制定 DRGs 付费制度。

(二)落实医保统一定价

对来院就医的城镇职工和城乡居民医保患者,严格执行省、市基本医疗保险药品目录,诊疗及服务设施范围的有关规定,按照医疗服务收费标准和医疗保险统一定价支付原则办理,落实医院等级报销比例。

(三)建立适用于 DRGs-PPSs 成本核算办法

各科室根据各病种临床路径核算费用,通过将 DRGs 组的成本控制在合理区间,以 DRGs 组收入预算病种支出,控制成本支出率。按照财务管理部门确定各科室的支出与收入的比例关系,根据季节特点,控制消耗性成本,控制损耗率。重点对费用排名前 10 名的 DRGs 病组进行成本分析,药品和耗材零差率不计入成本,重点核算血液成本、人力成本、辅助检查、手术和操作、护理及治疗、其他固定和变动成本等。

(四)住院患者按 DRGs 项目计收费

自即日起,住院患者的费用,包含医师服务费、床位费、护理费、治疗费、检查费、化验费、手术费、麻醉费、药费、材料费等,不得收取其他费用,不得简化治疗过程,不得分解住院次数,严禁挂靠项目收费、分解项目收费。控制自费项目,如果发生合理医疗范围的自费项目和药材,必须签署自费协议书。

对出现 DRGs 病组收费标准和成本倒挂的现象,由医保办公室及时报告省市医保管理局沟通协调。

(五)加强支付管理监控分析

1. 医保办、统计室和财务部门按季度做好数据收集、整理、统计和分析,制订分析模型,发现问题,提出问题,分析问题,制订解决问题的关键措施,及时汇报院领导,确定整改实施方案。

2. 盈亏异常(盈亏比率超过 50% 的)案例做到逐一分析,查找原因与记录,对于临床问题及时反馈科室和医疗管理部门。对于管理方面的问题,应及时提交领导小组讨论疏通问题,对于 DRGs 分组、费率、权重值等政策标准问题,在数据充分支持的基础上,进行医院费用测算,并及时上报省市医保管理局。

医院费用 = 医院总权重 × 费率

3. 各科室要严格把控 DRGs 退出病历标准和追踪记录工作,尤其关注主要诊断与主要手术不符案例、不能纳入 MDC 的案例。尽量减少退出病历,记录每份退出病历的退出原因,总结分析,追踪原因,及时解决。

(六)跟进按病组分值付费制度

根据省、市医保管理局关于总额预付费条件下的病组分值付费方式,除运用临床版 ICD-10 和手术操作 ICD9-cm-3,从病案首页采集病种和费用数据,医院定期测算本院和全市医院次均费用的比值。也可以测算各临床科室及本地同科室次均费用的比值、实行 DRGs 付费病例组的总点数(各病组总点数 × 例数 ± 绩效点数),从而测算医保支付费用。

省、市医保管理局支付费用 = 医院总点数 × 医院等级系统 × 次均费用比值 − 自付总额 − 绩效扣罚

三、疾病诊断相关分组医疗质量管理制度

根据国家卫生健康委、国家省市医保管理局有关疾病诊断相关分组(DRGs)付费试点工作文件精神和要求,为充分运用医疗质量管理工具,丰富医院医疗质量测量手段,自文件下发之日起,使用 DRGs 在医疗保险预付费制度的分类编码标准运用 DRGs 评价维度,从以下方面评价医疗质量:

(一)医疗服务能力

主要从 DRGs 组数、病例组合指数(case mix index, CMI)、总权重(weight)等指标评价专科或主诊组的医疗服务能力。

1. 住院病例覆盖的 DRGs 组数　通过省市医保管理局反馈数据对各专科收住病例的 DRGs 组数,评价专科收治患者的病种是否齐全。

2. 病例组合指数(CMI)　通过反馈数据中各专科的病例组合指数(CMI)体现收治患者复杂程度,指数越高难度越大,鼓励各专科或主诊组多收治疑难复杂病例,以提高医疗技术水平。

3. 总权重　通过计算各专科或主诊组的病例数、DRGs 组数、病例组合指数值(CMI)、费用消耗指数、时间消耗指数、低风险病例住院死亡率等指标值综合衡量各专科 DRGs 总权重(weight)。

与其他绩效评价手段结合评价:通过门诊病历分型管理系统(ambulatory patient groups, APGs),通过以资源为基础的相对价值比率(resource-based relative value scale, RBRVS)评价手术及有创技术操作难度,衡量专科或主诊组的医疗服务能力。

(二)医疗服务效率

通过省市医保管理局反馈的患者住院费用、平均住院日等指标,对比同级医院和同类科室或主诊组的费用消耗指数和时间消耗指数,对比同类疾病的治疗费用和同类疾病的治疗时间,进行综合分析和质量控制。

1. 费用消耗指数　评价同类疾病医疗费用高低的指标。是医院学科某个 DRGs 例均费用与全省、市所有医院该学科该 DRGs 例均费用的比值。

2. 时间消耗指数　评价同类疾病住院时间长短指标。是医院学科某个 DRGs 平均住院日与全市所有医院该学科该 DRGs 平均住院日用的比值。

以上两个指数与临床路径（clinical pathway, CP）配套运用，其中时间消耗指数与平均住院日同时使用，各科室根据两个指数，调整完善某常见疾病的标准化医嘱套餐和治疗程序，同时制定住院日标准（benchmark），规范诊疗行为，减少临床路径变异，降低或控制成本，提高医疗质量。

各科室、主诊组要在临床路径基础上，按照医疗服务流程近似的原则，研究制订可兼顾多个病组和手术操作的 DRGs 病组临床路径。

（三）医疗安全

以住院死亡率为基本数据，根据 DRGs 分组对应疾病诊断 CMI 测算不同疾病危重程度的死亡率。

1. 中低风险组病例死亡率　医疗质量评价负向指标，是指住院死亡率在平均水平与负一倍标准差之间。各科室应对每一例中低风险组病例死亡患者，进行详细讨论，总结经验，吸取教训。

2. 低风险组病例死亡率　医疗质量评价重要负向指标，是根据省、市住院死亡率在低于负一倍标准差来计算。各科室对此类病例应予以高度重视，召开科内死亡病例讨论会，并将讨论情况提交医疗质量管理委员会，综合分析死亡原因。死亡原因属于医疗技术方面的问题，由医疗质量管理委员会医疗技术临床应用管理小组制订措施；属于手术或麻醉方面的问题，由医疗质量管理委员会手术安全运行管理小组进行手术或麻醉能力动态评估和授权。其他原因，由各相关专业管理委员会研究制订措施。

（四）病案首页质量

病案首页是 DRGs 分组的核心基础，加强病案质量管理关系到医院经济运行。因此，各科室务必严格按照《病案首页填写规范》认真填写，避免发生"错忘漏"。主管医师应与编码员主动沟通，确保诊断合理，编码相符。病案室每月对病案首页填报情况进行质量讲评，对问题科室和个人提出经济处罚和公示处理的意见。对于填报及时、质量较高的科室或个人提出经济奖励和展示学习的意见。病案室应关注入出院诊断符合率变化情况，异常情况及时分析原因，及时报告。

（五）入组率管理

病案室、医保办应密切关注省、市关于 DRGs 绩效报告，结合 DRGs 数据和全院数据，关注 DRGs 入组率情况变化，尤其关注出组病历，分析出组原因，提高入组率。

（六）临床路径管理

按照医院《临床路径管理实施办法》执行，重点关注入径率、完成率以及覆盖率。监测2周再入院率，追踪分析科室是否存在不规范的降低医疗消耗，较少正常的医疗提供，从而影响医疗质量。及时发现并纠正未达标准提前出院、推诿患者和分解重复住院现象。

（七）严格监控医疗安全

各科室应把医疗质量与安全放在首位，不得因为 DRGs 病种给付费用数额、亏损和盈余等因素违反医疗质量核心制度，严防不规范的医疗行为对医疗安全构成威胁。

四、临床路径管理实施办法

根据原国家卫生部《临床路径管理指导原则（试行）》通知，为更好开展 DRGs 支付方式试点改革,充分发挥临床路径管理优势,缩短平均住院日、控制医疗成本、高效利用医疗资源,加强临床治疗规范性,提高诊疗效率和质量,有效控制医疗风险,制定本制度。

(一)组织管理

1. 医院设立临床路径管理委员会,负责全面督导临床路径指导评价小组(简称指导评价小组),指导评价小组由医疗管理部门负责人任组长,相关科室主任为成员。实施临床路径的临床科室成立临床路径实施小组(简称实施小组)。实施小组由相关科室主任任组长,成员为科室医护人员。实施小组设个案管理员,由具有副高级以上职称医师担任。

2. 指导评价小组职责

(1)对临床路径的开发、实施进行技术指导。

(2)制定临床路径评价指标和评价程序。

(3)对临床路径实施过程和效果进行评价分析。

(4)根据评价结果提出临床路径管理的改进措施。

3. 实施小组职责

(1)负责临床路径相关资料的收集、记录和整理。

(2)负责提出科室临床路径病种选择建议,会同药学、临床检验、影像及财务等部门制订临床路径文本。

(3)结合临床路径实施情况,提出临床路径文本修订建议。

(4)参与临床路径实施过程和效果评价分析,对科室医疗资源进行合理调整。

4. 个案管理员职责

(1)负责实施小组与指导评价小组的日常联络。

(2)牵头临床路径文本起草。

(3)指导每日临床路径诊疗项目实施,指导经治医师分析、处理患者变异,加强与患者沟通。

(4)定期汇总分析医护人员对临床路径修订建议,并向实施小组报告。

(二)临床路径开发制定

1. 临床路径病种选择应参考 DRGs 分组

(1)常见病、多发病。

(2)治疗方案相对明确,技术相对成熟,诊疗费用相对稳定,手术或处置差异小、疾病诊疗过程中变异相对较少。

(3)占总医疗费用比例高。

(4)无效住院时间短,平均住院日差异无显著性意义。

(5)参照 DRGs 分组,选取 DRGs 疾病组的临床流程步骤相似,入院前筛选、术前评估、入院流程、手术范围、抗生素、用药、耗材、出院、随访等医嘱、检验检查、麻醉方式等都基本一致,资源消耗差别可接受,CMI 差异不大的病种。有的临床路径可以横跨 DRGs 分组,涵盖多个疾病诊断。有的 DRGs 分组病种多,涵盖病种临床流程差异较大,需要分成多个临床路径。

(6)优先考虑卫生健康行政部门已制定临床路径推荐参考文本的病种。

病情复杂、变化大且治疗处置措施较多的病种不适宜实施临床路径。

2. 临床路径诊疗项目包括医嘱类项目和非医嘱类项目。

(1)医嘱类项目遵循循证医学原则,参考卫生健康行政部门发布、相关专业学会、协会、临床标准组织制定的疾病诊疗常规和技术操作规范,包括饮食、护理、检验、检查、处置、用药、手术等。

(2)非医嘱类项目包括健康教育指导、心理支持等项目。

3. 临床科室确定完成临床路径标准流程需要的总时间和主要诊疗阶段时间范围。循证医学运用应基于实证依据和专家、专业团体共识。专家讨论评估实证依据质量和运用于关键环节控制。

4. 临床路径文本一般应包括医师版临床路径表、患者版临床路径告知单。

(1)医师版临床路径表是以时间为横轴、诊疗项目为纵轴的表单,将临床路径确定的诊疗项目依时间顺序以表格清单形式罗列出来。

(2)患者版临床路径告知单是用于告知患者其需要接受诊疗服务过程的表单。

(三)临床路径实施流程

1. 经治医师完成患者的检诊工作,会同科室个案管理员对住院患者进行临床路径的准入评估。

2. 符合准入标准的,按照临床路径确定的诊疗流程实施诊疗,根据医师版临床路径表开具诊疗项目,向患者介绍住院期间为其提供诊疗服务的计划,并将评估结果和实施方案通知相关护理组。

3. 相关护理组在为患者作入院介绍时,详细介绍其住院期间的诊疗服务计划(含术前注意事项)以及需要给予配合的内容。

4. 经治医师会同个案管理员根据当日诊疗项目完成情况及病情变化,对当日变异情况进行分析、处理并做好记录。

5. 医师版临床路径表中的诊疗项目完成后,执行(负责)人签名。

(四)进入临床路径患者条件

诊断明确,没有严重合并症,能够按临床路径设计流程和预计时间完成诊疗项目。

临床路径的出院患者占比不低于出院患者的50%。

(五)患者出现以下情形之一,退出临床路径

1. 实施临床路径过程中,患者出现了严重并发症,须改变原治疗方案。

2. 实施临床路径过程中,患者要求出院、转院或改变治疗方式。

3. 发现患者因诊断有误而进入临床路径。

4. 其他严重影响临床路径实施的情形。

(六)科室设立紧急情况警告值管理制度

警告值指患者在临床路径实施过程中出现严重异常情况,处于危险边缘的情况,应迅速给予患者有效干预措施和治疗。

(七)临床路径变异,指患者在接受诊疗服务过程中,出现偏离临床路径程序或根据临床路径接受诊疗过程中出现偏差的现象。变异处理遵循以下步骤:

1. 记录　医护人员将变异情况记入医师版临床路径表,记录真实、准确、简明。

2. 分析　经治医师与个案管理员交换意见,共同分析变异原因并制订处理措施。

3. 报告　经治医师及时向实施小组报告变异原因和处理措施,与科室相关人员交换意见,并提出解决或修正变异的方法。

4. 讨论　对于较普通变异,科内讨论找出变异原因,提出处理意见,也可通过讨论、查阅相关文献资料探索解决或修正变异。对于复杂特殊变异,组织专家重点讨论。

（八）临床路径评价与改进

1. 实施小组每月常规统计病种评价相关指标数据，上报指导评价小组。指导评价小组每季度对临床路径实施过程和效果进行评价，分析提出质量改进建议。临床路径实施小组制订质量改进方案，上报指导评价小组。

2. 临床路径实施过程评价包括相关制度制定、临床路径文本制订、临床路径实施记录、临床路径表填写、患者退出临床路径记录等。

3. 手术患者临床路径实施效果评价内容　预防性抗菌药物应用类型、预防性抗菌药物应用天数、非计划重返手术室次数、手术后并发症、住院天数、手术前住院天数、住院费用、非计划再手术、药品费用、医疗耗材费用、患者转归、健康教育、患者满意度等。

4. 非手术患者的临床路径实施效果评价内容　病情严重程度、主要药物选择、并发症发生情况、住院天数、两周再入院率、住院费用、药品费用、医疗耗材费用、患者转归、健康教育、患者满意度等。

5. 修订临床路径时应注意应用循证医学的理论和方法，融入医学、护理、药学等，结合地区现有医疗技术水平条件，修订多专业、多学科相整合的路径文书。

第五节　物价管理

一、物价管理部门工作制度

（一）维护执行本地统一医疗收费标准、药品招标价格及零售价和其他收费标准。

（二）监督检查医院日常物价管理及医疗收费，深入门诊及病房检查指导医疗服务收费。

（三）依法管理医院明码标价工作，根据本地卫生健康、发展改革行政部门文件及通知，及时调整医院明码标价栏目的收费标准。

（四）根据临床科室工作需要，及时向上逐级申报医院新仪器、新设备和新的医疗服务项目收费标准。

1. 科室提出申请，并提供相关材料，由医疗管理等业务主管部门批准后，送交医院物价管理部门。

2. 物价管理部门接到申请后，经审核确认为新项目且材料齐全，于 3 个工作日内填写本地《医疗机构新医疗项目收费标准报批表》，上报本地卫生健康、发展改革行政部门，并协调督促审批。如为患者自费项目，可根据当地卫生健康、发展改革行政部门物价管理规定自主定价并在医院公示。

3. 及时向申报科室反馈上级物价部门审批结果。

（五）严格执行上级物价部门下发的关于医院各项收费标准文件，及时调整医院信息系统内相关医疗收费标准。

（六）依照医疗服务价格管理规定，做好价格政策宣传与解释，指导临床医技科室正确执行医疗服务价格政策。并检查各科室执行情况，对不规范的收费行为予以纠正。指导医院收费处、住院处收费计价人员掌握、熟悉各项医疗服务项目及收费标准。

（七）负责接待、处理患者医疗收费投诉。

（八）监测常用药品、医疗用品市场价格变动情况。

（九）物价管理部门人员每年接受相关专业化培训。

二、物价工作管理制度

（一）物价工作管理，包括医疗服务价格执行、管理和对新增医疗项目收费价格的申报。各科室必须严格执行医院规定的收费标准，各科室不得以任何理由设立项目、擅自分解、增设收费项目和提高收费标准。

（二）医院各有关部门、科室必须认真执行本地价格部门和卫生健康、医疗保险行政部门制定的有关价格政策、法规和价格标准，做到合法收费。

（三）根据《关于非公立医疗机构医疗服务实行市场调节价有关问题的通知》（发改价格〔2014〕503 号）"非公立医疗机构医疗服务价格实行市场调节"的规定，临床、医技科室对于能够实行市场调节价的医疗服务项目，经过可行性研究，向物价管理部门提交报告。物价管理部门本着公平、合法、诚实、信用的原则进一步研究论证，提出合理的价格方案，报经院长办公会审批后执行。

（四）根据《消费者权益保护法》，建立患者监督价格制度，对医疗服务项目内容及价格明码标价，执行医药费用明细清单制度；实行市场调节价格的服务项目收费应保持一定时期内价格水平相对稳定；通过多种方式向患者公示医疗服务和药品价格，公布监督投诉电话，自觉接受社会监督。

（五）加强各科室收费管理，实行"三统一""两公开""一固定"，即：统一划价，统一收费，统一使用合法的收费票据；公开住院患者收费明细表，公开手术室消耗物品及使用特殊器械收费明细表；收费人员要相对固定。

（六）加强大型医疗医用设备收费管理。各科室合作使用医用设备时，事先向医院财务、物价管理部门报送论证报告和收费预测标准及进货价格等资料，未经预审不予申报审批收费标准；同时确认将要开展的医疗技术是否有新设的医疗服务项目，若为新项目，科室应到相关部门申报新技术项目立项。

（七）财务、物价管理部门建立完善"各类一次性医用品和器材"采购、使用和收费管理规范与程序。非医院购进的医用品和器材，临床科室原则上不得收费。

（八）财务、物价管理部门有权对各科医疗服务收费监督检查，对擅自制订和提高医疗服务收费标准、分解服务的内容重复收费、降低服务质量变相涨价、巧立名目乱收费以及不按规定明码标价等行为及时加以制止，向院领导及相关职能部门报告，并提出处理意见。

（九）各部门、科室物价管理工作纳入绩效考核。对严格执行物价政策、服务质量好的部门、科室和个人，物价管理部门向人力资源管理部门提出奖励意见。

三、医药价格管理培训制度

（一）物价管理部门专职物价员应认真学习医药卫生体制改革文件精神，熟练掌握有关医药改革、物价政策法规和相关知识，提高自身能力素质。

（二）物价管理部门组织兼职物价员学习医改、物价政策法规，进行医疗服务收费专业培训，保证医院医疗收费工作有序、准确、高效。

（三）及时组织各科室传达学习医改政策精神、支付方式改革规定、收费标准与操作方法。

（四）定期通报当地卫生健康、医疗保险、物价等行政部门对医院检查、医保结算和医院自查情况，促使全体员工跟进了解物价管理动态和问题，保持清醒头脑，持续抓好贯彻落实。

（五）针对各级检查查摆出的问题，适时组织兼职物价员实用操作技能培训。

（六）物价管理培训质量纳入绩效考核，设置收费误差率、患者物价收费投诉率等评价指标，考核各部门、科室和兼职物价员。

四、申报新增医疗服务价格制度

（一）根据本地发展改革行政部门相关规定，为规范医院新开展医疗服务项目价格申报工作，制定本制度。

（二）新增医疗服务项目价格申报，由科室提出书面申报意见，医疗管理部门负责办理，经分管院领导批准，重大项目经院长办公会审批，向当地有关政府部门履行申报或备案程序。

（三）申请新增医疗服务项目，须提供以下资料：

1. 本地卫生健康行政部门批准开展的项目准入文件。

2. 医院医疗管理部门签署意见的立项报告。包括新增医疗服务项目名称、服务内容、计价单位、收费标准、项目技术要求、操作规程等。提供书面材料及电子版。

3. 涉及仪器、器械、试剂和一次性医用耗材的项目，提供厂家或公司"三证"、产品说明、其他医院进货票据、国内产品提供出厂价格、进口产品提供海关报价单及中文使用说明书。

4. 一次性医用耗材提供产品样品。

（四）每季度最后一个月前两周，申请科室将材料准备齐全，报物价管理部门。

（五）物价管理部门对科室申报的新开展医疗服务项目进行成本核算，填报本地《医疗机构新增医疗服务价格项目申报（备案）表》，或《医疗机构一次性医用耗材收费立项申报（备案）表》，或《医疗机构新增手术价格项目申报（备案）表》，经分管院领导或院长办公会批准，将立项报告及相关资料一同上报本地卫生健康行政部门等医疗服务价格主管部门审定或备案。

（六）申报医疗服务项目未经批准不得擅自收费。

五、医药价格文件档案管理制度

（一）物价管理部门收集整理国家、省区市及本地发展改革、卫生健康等行政部门有关医药价格文件，以及医院物价管理文件档案，搞好分类归档，确保齐全完整。

（二）医药价格存档文件不得随意外借。特殊情况经医院物价管理部门负责人同意，管理人员向相关部门提供复印件，经办人员签字确认。

（三）对借阅的医药价格复印存档文件不得转借他人。

（四）各部门、科室妥善保管医药价格文件和资料，指定专人负责。

第六节 收费管理

一、医疗收费管理制度

（一）医院所有医疗服务项目收费均由物价管理部门根据本地《统一医疗服务收费标准》《医药价格信息》及发展改革、卫生健康、医疗保险等行政部门相关文件进行计算机录入，配合信息中心维护医药耗材物价管理系统数据库。

（二）医院 HIS 系统只允许识别已录入的医疗服务项目和收费标准。

（三）物价管理部门根据当地医疗收费价格主管部门政策文件以及医院调整确定的价格信息,及时调整医疗服务项目收费价格。

（四）兼职物价员对本科室医疗收费实行自查,医院专职物价员组织抽查,防止和杜绝分解收费、超标准收费、自立项目收费等。

（五）增加医疗服务收费透明度,落实明码标价,提供医疗收费项目及药品明细、住院费用清单,实行患者物价查询。

（六）根据国家价格政策法规和本地医疗服务收费情况,组织兼职物价员学习相关政策法规,开展医疗服务收费培训指导。

（七）所有重新调整的医疗服务项目价格,物价管理部门均须上报和审批,以医院文件形式下发。

二、医疗收费明码标价管理制度

（一）医院门诊大厅设立查询医疗收费标准、药品耗材价格的触摸屏。

（二）医院门诊大厅公布院物价管理监督投诉电话及专职物价员名单。

（三）物价管理部门负责医疗收费项目及价格维护;药品耗材价格由医院采购管理部门物价员维护,物价管理部门监督检查。

（四）对门诊及住院患者提供医疗收费明细清单。

（五）住院患者可随时向护士站了解其住院费用。出院结账后提供住院明细结算清单。

（六）明码标价收费标准准确无误,根据相关服务项目及收费标准变化及时更新。

（七）虚心听取患者和社会监督员意见,持续改进医疗收费管理工作。

三、医疗服务收费价格自查制度

（一）统一执行本地以及医院审批的医疗服务收费标准,严格按章办事。

（二）物价管理部门对全院收费科室实行监督检查,各科室负责人和兼职物价员应积极配合。

（三）物价管理部门每月抽查出院病历 5~10 份、输机医嘱 3~5 份、门诊收费单 10 份,并做好记录。

（四）各科室兼职物价员每月至少抽查本病区 3 份、外病区 2 份住院患者输机医嘱,出院患者医嘱按当地卫生健康、物价行政部门要求核对,并报医院物价管理部门。

（五）住院处设医嘱复核小组,负责所有出院患者医嘱复核,每月汇总上报医院物价管理部门。

（六）物价管理部门每月对医疗服务收费自查情况进行分析总结,针对问题提出整改意见,跟进督导相关科室及时改进。

四、患者费用查询制度

（一）为落实医疗机构医疗服务价格公示、门诊及住院费用结算清单等政策规定,加大物价透明度,自觉接受社会监督,医院为就医患者提供费用查询服务。

（二）在医院门诊、急诊大厅、出院结算处及门诊主要检查、治疗科室、病区等场所,放置由当地物价检查机构统一监制的医疗服务药品价格公示册,公示主要医疗收费服务项目和药品价格,服务内容与相应科室对应。在急诊、门诊、检验等重要医疗场所将主要医疗服务及药品价格上墙公示。在门诊大厅屏幕显示屏上显示部分医疗服务价格及药品价格,每天不间断滚动,并经常维护,确保电脑正常运行。

(三)根据本地有关部门下达的调整价格文件规定及时更换公示内容。

(四)每日由病区向住院患者提供医药费用汇总清单。住院患者对住院费用有疑问,可随时向护士站查询了解,病区护士站应及时向患者或家属解释清楚。住院患者出院结账时附给住院明细清单。

(五)门诊患者提供配药明细清单及收费明细清单。门诊服务台设收费公示册,对存有疑问的门诊患者作出说明解释。投诉箱涉及医疗收费的投诉,相关科室和部门应在3个工作日内给予答复。

(六)门诊、住院患者对医疗费用有异议,可由门诊服务台转给医疗保险部门或直接到医疗保险部门查询,实事求是受理费用投诉,耐心解答,及时整改,并做好查询及投诉记录。

五、住院病历费用复核制度

(一)患者出院后,物价管理部门按照本地《统一医疗服务收费标准》及相关要求,做好住院病历费用复核工作。

(二)复核应包括出院患者所有医嘱的全部费用

1. 住院天数和实际收费(床位费、诊疗费、护理费、取暖费等)。

2. 用药量和实际收费。

3. 医嘱的化验、检查、输血和化验单、检查单、输血单是否相符。

4. 医嘱的治疗和实际收费,一次性物品收费等。

(三)发现问题及时与相关科室沟通,纠正差错,做好记录。

(四)及时打印患者出院结算清单,保证准确无误,减少患者等候时间。

(五)每月将医嘱复核差错记录汇总后,交物价、医疗、护理管理部门各一份。院周会定期通报讲评病历复核情况。

(六)物价管理部门每月分析住院处汇总收费存在的问题,责任到科室和人员,纳入绩效考核。

六、医疗收费咨询投诉制度

(一)物价管理部门专职物价员负责接待医疗服务价格咨询、投诉的患者及家属。

(二)接待人员应认真听取患方对医院医疗服务价格提出的问题,耐心解答,不得敷衍。能够立即答复的,不得故意拖延。如由于客观原因不能立即答复,应解释清楚,留下患方联系方式,在最短时间内给予答复。

(三)对于患方对医疗服务价格的投诉,接待人员应实事求是,公平公正,不得偏袒。经查实多收患者的金额如数退还道歉,漏收金额由直接责任人赔付。

(四)做好患者投诉及处理记录,反馈相关科室,跟进督导问题有效解决,必要时向分管院领导报告。

七、门诊患者退费规定

(一)门诊患者因故退费,须持门诊收据、科室凭证、检查治疗申请单或门诊处方,经医师或药师、收费处负责人、财务部门负责人、领款人在退款发票上签字(章),并注明退款原因。当日退费由原收费窗口办理,其余时间退费在财务部指定收费窗口办理。

(二)收费员对手续完备且姓名、项目、金额相符的退费,交系统操作员通过信息系统办理退费(冲账)。对不符合退款手续者,收费员耐心说明。

(三)收费员、操作员划价收费时,打印患者姓名,唱明姓名、项目、金额,防止打印出收据后因患者款数不足而作废。对未收到款的收据作废,并将其检查治疗申请单或门诊处方留作附件证明,由操作员、收费处负责人签字,注明原因。

(四)收费员将当日退款单证及作废收据核对后单独装订,随收费明细账上报,做到日清日结。

(五)收费室汇总会计、财务部门稽核会计逐笔复核,对违反制度、私留患者收据、不符合退款手续、舞弊行为视作贪污,及时报告。情节严重者调离收费岗位,立即辞退。

(六)有关检查治疗科室密切配合协作,对收费情况进行监督。保管好科室凭证,盖"××项已检查、治疗、发药"戳记,指定专人保管,汇总交财务部门。

八、住院患者退费规定

(一)住院期间患者退费应在出院前办理退费手续。已办理出院结算手续的患者原则上不再办理各类退费手续,特殊情况由院领导批准后办理。

(二)住院临床科室退费

1. 住院临床科室退费由护士长负责,范围为本科室病历记录的治疗费等费用。

2. 退费须经主任、护士长批准,做好审批登记,签字备查。

3. 保存退费凭证。

(三)医技科室退费

1. 具有退费权限的医技科室负责办理本科室记录的患者退费,并保管好凭证。

2. 住院临床科室如退医技科室费用,应先打印退费申请单,由本科室主任、护士长签字同意后,交相关医技科室办理。

3. 退费申请单经医技科室主任签字后,由医技科室根据规定办理退费手续。

4. 医技科室保管退费申请单,存档备查。

(四)出入院处退费

1. 治疗费 退费申请单须科主任、护士长签字。

2. 药费 退费申请单须药房负责人签名,住院临床科室主任、护士长签名。

3. 检查单、化验单 持原申请单和记账凭证,检查、化验科室主任签字。

4. 血费 持供血凭据及记账凭证,输血科主任签字。

5. 所有退费手续及凭证应及时整理,存档备查。

(唐佳骥 雷 震 王保国 曹连元)

第二十八章　信息化基础管理

医院信息化基础管理是医院制度建设的基本要素,也是全面推进现代医院管理制度创新发展的重要组成部分。随着医院信息化建设快速发展,各类信息系统上线应用不断增多,基本覆盖了医院工作的全流程和医疗服务的方方面面,信息化已成为新时代医院建设的鲜明特征和强有力支撑。

在信息化建设的主要内容、技术流程以及方法手段上,非公立医院与公立医院基本相同,普遍具有经费投入大、项目周期长、系统应用与网络安全管理难等特点。着力强化非公立医院信息化工作基础性管理,打牢信息化建设发展基础,更好地保障各类信息系统高效运行,直接关系到非公立医院服务能力、质量与水平的持续提升。本章重点围绕医院信息化建设、应用与管理,从信息化基础性工作和日常管理着手,区分软件应用管理、硬件建设管理、网络系统管理、信息安全管理等四个方面进行了规范和细化,有些条目内容是结合新的形势与需求进行的全新探索实践,旨在为非公立医院信息管理人员、工程技术人员以及医务人员提供相关信息化制度学习和日常应用管理的基本参考与借鉴。

第一节　软件应用管理

一、信息系统建设管理制度

(一)总则

医院信息化建设项目主要包括:医院各类信息系统建设,网络、安全、数据库、基础设施建设,以及运行维护和其他医院信息化建设项目。

医院信息化建设遵循统筹规划、顶层设计、归口管理、持续发展原则,实现管理一体化、业务一体化、技术一体化。

(二)规划计划制订实施

1. 信息化管理委员会组织指导信息中心或相关专职部门,根据国家信息化发展有关方针政策、法律法规和行业规章、技术规范,依据医院实际需求和整体规划,编制医院信息化建设规划。

2. 按照医院信息化建设规划要求,相关部门和科室制订本单位信息化建设年度需求和目标任务,信息化管理委员会汇总制订医院信息化建设年度项目计划。

3. 医院各部门、科室严格执行医院信息化建设规划和年度项目计划。年度项目计划调整须履行审核程序,由信息中心或相关专职部门提出变更申请,信息化管理委员会研究审批,重大项目须经院长办公会讨论决定。

(三)项目管理

1. 加强医院信息化项目有效管理,对项目各阶段进行规划,各环节严格质控管理。

2. 项目启动前制定项目管理章程,明确项目目标、项目内容、时间节点、成本要求、项目验收标准等内容。

3. 细化项目实施规划内容,明确整体规划、进度规划、质量规划、范围规划、人员安排等事项。

4. 建立共同项目目标,加强项目团队管理和相互沟通,完善项目例会制度,确保项目按时保质完成。

5. 明确项目计划各项任务起始时间、结束时间、责任人,设置相应里程碑并组织评审。

6. 项目进度、内容、质量、成本、风险等指标监控贯穿始终,以项目计划为基准,跟踪分析项目绩效,采取预防纠偏措施,保障项目正常推进。

7. 严格项目管理奖惩,提升项目建设质量与效率。

（四）项目申报审批

1. 业务需求部门牵头提出应用系统项目需求,信息中心或相关专职部门根据需求编制技术文档和初步预算。

2. 财务管理部门负责审核项目,重大项目上报医院信息化管理委员会,根据专家论证意见编制年度项目开支计划。

3. 信息中心或相关专职部门根据年度项目计划,按照业务需求编制项目经费预算,报财务管理部门审批。

（五）项目实施管理

1. 项目建设部门建立健全责任制,明确项目负责人和具体分工,严格执行采购、工程监理、合同管理等制度规定。

2. 按照年度项目计划和经费预算,信息中心及相关部门编制建设项目实施方案,共同抓好项目实施。

3. 严格按照项目实施方案执行,履行合同要求。

4. 信息中心按照"标准统一、平台共建、信息共享"原则,统一组织管理与实现应用系统开发、测试工作。

（六）验收与绩效评价

1. 项目牵头部门联合信息中心与使用部门组织项目验收。

2. 项目验收按照相关法律法规和医院规定方法程序实施。

3. 信息中心会同医院相关部门,根据资金绩效评价管理有关规定,采用科学方法对医院信息化建设项目预期目标实现、建设过程、项目投资效益、作用及影响等情况进行综合评估和评价。

4. 项目评价工作遵循公正、客观、科学原则,确保分析合理、评价公正。

（七）项目运维管理

1. 信息中心或相关专职部门负责医院信息化建设项目建成后的运行与维护管理,制定运行维护规范及各项管理制度,建立信息系统应急预案,确保应用系统和网络安全稳定运行。

2. 信息中心或相关专职部门按照风险评估相关规定,检验网络和信息系统对安全环境变化适应性及安全措施有效性,保障医院信息化建设安全目标实现。

（八）资金与资产管理

1. 信息化建设项目实行年度计划管理,建设经费列入医院当年预算。

2. 建设项目经费专款专用,不得挤占挪用。

3. 建设项目经费严格履行审批程序,强化监督制约和项目资金安全管理。

4. 项目建设形成的固定资产纳入医院固定资产统一管理,及时办理登记手续。

5. 项目完成后形成的全部工作成果及相关知识产权,包括但不限于专利申请权、专利权、非专利技术的使用权和转让权、著作权或出版权以及其他成果权,除有特殊约定外,均归医院所有。

(九)监督检查

1. 医院信息化建设项目监督检查工作严格执行国家和上级卫生健康行政部门规定要求。

2. 医院信息化建设项目建立监督检查机制,开展定期和不定期检查,强化项目监管,确保项目建设质量。

二、核心业务系统管理规定

(一)总则

核心业务系统指在医院整体运行中起着重要支撑的系统,是医院整体业务核心和基础,如 HIS、EMR 等。系统安全稳定运行直接影响医院工作正常运行,包括基础运行环境、系统管理、操作系统、数据库管理、网络安全、应用安全管理等。

(二)运行环境管理

保持机房清洁卫生,做好防尘、防火、防水、防静电等安全工作,保障系统运行环境稳定可靠。

(三)系统管理

1. 服务器须安装正版操作系统。

2. 系统安装遵循最少化安装原则,只安装必需组件。

3. 系统安装后检查系统默认账户,及时修改默认密码,删除非必需默认账户。

4. 账户权限授予依据最小化原则,仅授予账户所需最小权限。

5. 设置超时锁定功能。

6. 管理员对主要系统设置、修改做好登记备案工作。

7. 根据业务需求和系统安全分析,严格控制系统访问控制策略。

8. 定期进行漏洞扫描,及时修补系统安全漏洞。

9. 对 HIS 服务器部署杀毒软件,定期更新病毒库。

10. 系统账号、口令、权限等直接由系统管理员负责维护,系统管理员不得擅自将账号信息等告知不相关人员。

11. 操作系统口令管理必须有密码复杂度要求,口令定期更换。

12. 存在高风险漏洞安装系统最新补丁程序,做好系统备份和恢复工作。

13. 严禁厂家通过技术手段对已投入运行系统进行遥控和远程维护。已投入运行的系统数据,未经批准严禁向厂家或第三方提供。

14. 定期对主机进行恶意代码检测,保存检测记录。

15. 分析运行日志和审计数据,及时发现异常行为。

16. 对系统进行维护,详细记录操作日志,包括重要日常操作、运行维护记录、参数设置和修改等。

（四）数据库管理

1. 安装正版数据库管理系统。

2. 根据业务需求和系统安全分析确定系统访问控制策略。

3. 定期进行数据库漏洞扫描,发现安全漏洞及时修补。

4. 不同用户分配不同权限,密码具备复杂度要求,数据访问可溯源。

5. 数据库用户密码定期修改。

6. 及时删除数据库中多余、过期用户。

7. 用户名称、权限更改,填写数据库用户更改申请,及时更新数据库档案。

8. 数据库变更操作执行"先经主任审批、再实施"要求,在业务非高峰时期变更,严格二人操作原则。

9. 高危漏洞安装系统的最新补丁程序。

10. 对数据库运行情况实时监控,及时进行性能优化处理。

11. 定期分析运行日志和审计数据,及时发现和处理异常行为。

12. 对系统进行维护,详细记录操作日志,包括重要日常操作、运行维护记录、参数设置和修改等。

13. 落实系统运维要求,做好数据库备份和恢复工作。

14. 及时处理和上报数据库系统安全事件。

（五）网络管理

1. 网络设备初始配置,可由系统集成商或网络管理员根据配置/策略要求和"最小服务配置"原则完成,初始配置方案报信息中心或相关专职部门负责人审核批准后,方可进行网络设备参数配置。

2. 网络安全日常管理由网络管理员执行,内容包括网络设备日常巡检、配置维护、网络故障排除等。

3. 网络管理员定期例行检查,分析各类日志、查看设备状态,检查主要网络设备运行状况、网络流量、用户行为,检查信息系统内防病毒网关和邮件防病毒网关恶意代码库升级情况等。

4. 定期修改网络设备口令,密码符合复杂度要求,并定期更换。

5. 网络管理员做好主要网络设备配置信息备份工作,确保系统发生故障时能及时恢复。

6. 网络设备所有管理方式均启用账号/口令登录方式。

7. 网络设备账号、口令、权限等直接由网络管理员负责维护,网络管理员不得擅自将账号信息等告知不相关人员。

8. 做好主要网络设备设置、修改登记备案工作。

9. 严禁设备厂家通过技术手段对已投入运行网络设备进行遥控和远程维护。已投入运行的网络数据,未经批准严禁向设备厂家或第三方提供。

10. 妥善保存各种运行维护、网络设备等图纸资料,任何非相关人员查看须经信息中心或相关专职部门负责人审批,否则一律不得提供。

11. 对网络边界部署访问控制设备,及时启用访问控制功能。

12. 确保 HIS 系统运行网络环境相对独立,在与 HIS 系统发生交互的网络边界处加强相关访问安全措施防护。

13. 定期备份和保存重要区域、重要网络设备日志文件。

14. 恪守通信纪律,增强保密意识,保守通信机密,不得向无关人员泄露信息网络结构、容量配置等技术资料。

(六)应用管理

1. 系统具备输入数据的逻辑校验功能,确保输入数据正确性和适用性。

2. 系统具有专门登录控制模块,对登录用户进行身份标识和鉴别。

3. 系统访问权限由系统负责人提出,信息中心或相关专职部门负责人审核签字后方可执行。

4. 系统授权用户保管好个人用户,不得将个人用户转借给他人使用。

5. 及时记录新安装应用系统配置信息。修改相关信息时,及时修改相关配置信息。

6. 使用权限控制功能对用户应用模块访问控制,加强用户访问资源管理维护。

7. 用户会话结束后,确保程序自动清除访问痕迹,并清除访问的 cookie。

8. 数据传输在保障传输安全前提下进行。跨网络边界数据传输加密处理。

9. 系统卸载后,对所有系统目录文件进行自动完全卸载或清除。

10. 妥善保存系统设计及配置相关资料,任何非相关人员查阅须经信息中心或相关专职部门负责人审批,否则一律不得提供。

11. 系统运行具备健全完善的应急体系。系统出现故障时,必须保障基本医疗业务顺利进行。

三、信息系统软件应用培训制度

(一)医院各部门和科室要把医院信息系统软件应用培训摆在重要位置,对新分配、调入和进修、实习人员专门组织培训。

(二)各工作站操作人员须接受计算机基础和各应用子系统培训,考试合格方可上岗。

(三)授课人员认真备课,熟练掌握授课内容,科学运用方式方法,建立课件、报备制度规范。

(四)信息中心或相关专职部门经常深入科室,及时发现软件应用中存在的倾向性问题,区分阶段有针对性地组织集中培训。

(五)医院每年组织 1~2 次计算机考核,促进计算机操作知识与技能普及提高。

四、人员权限管理规范

(一)人员权限管理涉及网络访问、数据库访问、操作系统及应用系统访问等权限范围。

(二)加入网络用户须填写入网申请,经所在部门或科室负责人签字后,报信息中心或相关专职部门负责人审批方可入网,分配相应网络访问权限。

(三)数据库授权以"最小访问"原则为基准,根据不同角色进行不同授权,确保数据库访问可控制、可追溯。

(四)操作系统授权兼顾"权限最小颗粒度"原则,分为系统管理用户和其他运维用户。域环境中的系统用户可采取策略集中管控模式。

(五)应用系统访问用户,根据应用角色进行系统及系统模块化授权管理。

(六)对数据库访问用户及数据库审计用户进行分别管理。

(七)应用授权用户不得以任何形式将个人账户转借他人,因账户泄露引发的一切后果由个人承担。

（八）人员及岗位发生变化,及时收回、调整相应应用权限。

五、单点登录管理规范

（一）单点登录旨在提升应用效率,简化多应用系统登录带来的风险或影响,通常根据不同用户属性设定不同用户权限,根据权限分配不同角色和功能模块。

（二）单点登录权限分配,要保证对授权使用人员在科室变更时具备实时调整用户权限功能,实施用户权限全生命周期管理。

（三）严格密码保护管理,用户登录设定有效密码,符合复杂度要求。

（四）根据不同用户权限设定不同密码,管理员设定密码必须区别于普通账户。

（五）加强密码安全等级保护,定期更换单点登录系统管理员密码。

（六）用户离开时必须断开单点登录连接,因误用账户操作引发的一切后果由用户本人承担。

第二节　硬件建设管理

一、信息中心值班制度

为保障信息中心机房安全,维护计算机网络应用系统正常运行,特制定信息中心或相关专职部门值班制度。

（一）值班人员负责信息中心安全巡查,处理正常时间外科室报修业务,遇紧急情况及时与信息中心或相关专职部门负责人沟通,尽快协调解决医院信息业务问题。

（二）值班人员坚守值班员岗位,电话始终处于可用状态,及时接听电话,保证值班电话仅用于值班相关事宜。如须去科室处理问题暂时离开值班岗位,须携带值班电话能转接的手机。

（三）值班人员尽职尽责,全面了解掌握信息中心机房各种设备工作原理、技术标准、应急处理办法,确保遇有情况有效应对。

（四）值班人员巡查信息中心所有设备,按要求实时记录信息中心机房有关参数和空调、UPS、服务器、交换机等所有设备运行情况。记录及巡查内容如下:

1. 遇到中心机房温、湿度大,UPS输入或输出电压异常、设备报警及其他异常情况,及时向信息中心或相关专职部门负责人及机房管理员报告,做出应急处理。

2. 检查办公室内电脑及其他电气设备运行情况。

（五）发生停电时,立刻向信息中心或相关专职部门负责人和医院总值班室报告。

（六）值班人员负责计算机网络系统故障处理,接到故障电话后,按要求记录故障报修电话内容,及时予以响应。视情及时到现场予以解决,如遇一时难以解决并可能影响医疗工作的情况,及时向信息中心或相关专职部门负责人报告协调解决。故障处理解决结果记入值班日志。

（七）值班人员负责监视信息中心安全环境,遇有紧急情况及时向信息中心或相关专职部门负责人和医院总值班室报告。

二、机房管理制度

（一）配备机房管理员，对机房出入、服务器等设备进行管理。

（二）信息中心工作人员进入机房受电子门禁控制，实行一人一卡，严禁带无关人员进入，电子门禁详细记录出入情况。

1. 严格机房出入登记，外部人员进入机房先提出书面申请，经信息中心或相关专职部门负责人或分管院领导批准后，履行登记手续方可进入。外来人员进入机房内相关活动，信息中心人员全程陪同。

2. 进入机房人员随身携带物品放置到指定位置，禁止随意乱放，进入设备间人员穿戴鞋套。

3. 任何人员不得携带任何易燃、易爆、腐蚀性、强电磁、辐射性、流体物质等对设备正常运行构成威胁物品，以及其他与机房工作无关物品进入机房。

4. 进入机房工作人员离开工作区域前，锁定工作服务器，清理带入的所有个人物品和资料。

（三）设备、介质和物品移入、移出机房须经机房管理员批准并登记。

（四）机房内严禁吸烟、吃食物、喧哗、嬉戏或剧烈运动，保持机房安静。门窗保持关闭，防止粉尘污染；机房管理员每年对机房内服务器进行一次彻底除尘。

（五）机房内严禁使用软盘、U 盘等移动存储介质。

（六）机房管理员分管以下工作

1. 保管机房钥匙，禁止将钥匙外借，遇有钥匙遗失等情况及时上报。

2. 每日检查网络设备、服务器、空调、消防等设备运行状态，及时了解设备运行状态，填写机房巡查日志；定期检查、整理设备物理连接线路，定期维护空调、消防、UPS 等设备，填写设备维护记录。

3. 检查机房防水、防潮系统，设置合理温度、湿度。

4. 安排有专业资质人员定期检查和维护 UPS、空调、消防、通风等设备设施，并填写维护记录。

5. 严格按规程操作机房内服务器、网络设备、UPS 电源、空调等重要设备。

（七）对机房设备设施配置进行重大更改前，制订完整解决方案和可行性论证报告，由具备资格技术人员进行更改和调整，并做好详细操作记录。解决方案充分考虑由更改、升级、配置可能带来的负面后果，并制订应急预案。

（八）发现机房盗窃、破门、火警、水浸等严重事件，接收到监控系统发送的手机预警短信后，机房管理员立即到达现场进行处理，遇有严重情况及时上报信息中心或相关专职部门负责人和分管院领导，依据应急处理指示妥善处理相关事件。

三、信息设备管理规定

（一）管理范围

医院所有部门的计算机及周边设备、网络设备及各用户端安装的所有硬件。计算机设备指各部门所属人员日常办公使用，以及应用医院信息系统使用的计算机设备，包括计算机、服务器、网络设备、共享打印机等终端设备。

（二）计算机设备使用

1. 医院所有计算机相关硬件与软件由信息中心或相关专职部门集中管控。

2. 机房内设备责任人为机房管理员,个人使用设备责任人为个人,其他公共设备责任人为设备管理员。

3. 设备管理员负责组织设备安装和发放,笔记本、终端计算机等重要设备领取须得到信息中心或相关专职部门负责人批准,设备领用人在第一时间确认设备状态是否正常并登记。

4. 设备安置要求

(1)设备放置环境符合设备生产商对环境的要求。

(2)设备保管地点满足防火、防水、防潮、防雷击等要求,电子设备远离高磁场环境,满足防静电、防磁等安全要求。

(3)涉密设备根据信息资产分类要求加贴信息资产标识。

5. 设备日常使用分别由机房管理员、网络管理员、系统管理员按照相关管理制度执行。

6. 终端计算机、工作站、便携机、系统和网络等设备操作,由相关责任人按照操作规程实施。

7. 分配到个人或部门使用的设备,部门负责人对相应设备安全和完整负有责任。部门人员拥有本部门计算机使用权,并承担保管和日常维护责任。各科室指定专人负责计算机管理。

8. 个人通常只能使用本部门分配的计算机,不得将其交由他人特别是非本部门人员操作。未经当事人同意,不得擅自在他人计算机上进行任何操作。

9. 未经医院信息中心或相关专职部门同意,所有计算机设备不得擅自改变位置,不得拆换任何零配件或外设。

10. 个人不得擅自将私有或外来设备接入本单位网络中,不得安装来历不明的信息系统、应用工具、游戏软件等,后果由当事人负责。不论该行为是否已对设备、网络、数据造成影响,一经发现严肃处理。

11. 因工作岗位增加或须更新设备,向上级部门提交申请,待批准后按更新计划执行。人员调离时,上交个人使用管理的计算机及相关设备。

12. 如须将部门内计算机设备搬离办公地点使用,或借给其他部门、外单位使用,预先报上级部门批准并做好登记,在不影响正常办公前提下方可实施,必要时删除相关数据,严禁外借给任何非公人员使用。

13. 正常工作期间,如计算机系统出现经常死机、异常响声、异味、显示器工作区异常抖动等原因不明故障,操作人员及时关机,与本部门计算机管理负责人或信息中心联系,非专业管理人员不得擅自拆开计算机调换设备配件。

14. 及时备份、杀毒,定期清理、删除硬盘无用文件,保持计算机足够空间。

15. 严禁直接关闭计算机电源开关进行关机。

16. 所有外部设备与其他设备连接电缆严禁在带电情况下插、拔。

17. 保持计算机设备清洁卫生,定期保洁。

18. 对分配给个人使用计算机,要保管好用户口令及密码,做到随用随开机。人员离开或不使用时,及时关机断电。

19. 自觉遵守《计算机信息系统安全保护条例》和相关法律法规,严格计算机操作规程,爱护计算机和网络设备,及时反映和举报违反网络行为规范现象。

20. 不得利用网络窃取他人研究成果或受法律保护的资源。

（三）网络计算机设备使用

1. 各个工作站使用者牢记上网口令及密码，根据需要及时更改。不得擅自转让用户账号，或将口令随意告诉他人。不得冒用他人账号、口令上网。

2. 网络管理员设定各工作站资源共享规则，一经设定任何人不得更改。严禁修改、删除服务器及其他工作站共享资源。

3. 严禁私自拆卸和损坏任何设备；严禁将U盘、移动硬盘等信息载体接入网络；严禁私自安装软件；严禁删除网络上非个人文件夹下文件及数据。

4. 严禁任何人、任何时间在工作站计算机终端机玩游戏。

5. 工作站出现故障时，及时向网络管理员反映情况，由网络管理员负责处理，不得私自拆装电脑进行修理。

6. 各工作站负责人负责该工作站日常管理，禁止非本工作站授权人员使用计算机。定时进行计算机卫生清理，保证正常运行；开机时先开显示器，后开主机；关机时先关主机，后关显示器；下班时及时关掉接线板电源开关。

7. 网络系统中的计算机不得随意更改网络设置、系统设置。确须更改时，必须征得网络管理人员同意，在网络管理人员指导下操作。

8. 不得恶意访问和攻击网络服务器及他人计算机；未经允许不得阅读他人文件、文档、电子邮件；不得滥用网络资源，不得制造和传播计算机病毒；禁止破坏网络数据、网络资源，或在网络上进行恶作剧的各种行为。

9. 任何人员不得在网络上发表不负责的言论。严禁无授权访问工作站、数据库或使用黑客软件攻击其他站点。如无意中进入不该进入的文件夹进行了未经授权的访问，应立即退出，及时向网络管理员反映情况，由网络管理员负责处理。

10. 各工作站所有使用的操作平台、应用软件，根据不同用途和使用情况，由网络管理员统一安装管理。

11. 信息中心或相关专职部门定期检查各工作站运行情况。对各部门计算机进行检查，发现违规行为提出警告、限期改正；情节严重或屡教不改者，信息中心停止相关部门和人员计算机使用权，直至问题得到纠正。

（四）网络设备管理

1. 网络机房及各分支部门的路由器、交换机、安全设备等相关设备，由信息中心或相关专职部门统一管理。

2. 各部门、科室加强相关网络设备保护与管理，未经信息中心或相关专职部门同意，不得擅自改变位置，不得对网络设备进行任何操作。发现网络设备工作异常，及时向信息中心或相关专职部门管理人员反映情况，尽快排除。

3. 所有网络设备配置独立电源，严禁将其他用电设备电源接入到网络设备独立电源上。

4. 未经信息中心或相关专职部门允许，不得在网络环境中接入任何其他网络设备。

四、信息产品采购制度

（一）医院软件系统、硬件等信息产品采购由医院采购管理部门统一办理，严格执行政府采购政策规定，兼顾产品质量和成本，利用政府采购招标或医院自身优势，在保证质量前提下争取价格优惠。

（二）信息产品采购充分掌握软件和硬件稳定性、先进性，以及价格、技术、性能指标、厂家信誉、售后服务信息等资料，择优购置。

（三）政府采购目录或不在其范围的信息产品，依据政府采购目录要求，或是按照医院采购管理办法决定采购方式。

（四）台式计算机、便携式计算机、打印机、服务器、网络存储设备、信息安全设备等硬件产品采购由使用科室申请，根据工作需要统一汇总到信息中心或相关专职部门，提交分管院领导审批后，由相应采购管理部门执行。

（五）信息项目总价超过一定额度，依据各医院的额度要求，采取院外公开采购招标流程执行。

（六）医院信息化项目采购，由相关部门、科室提出需求，统一汇总到信息中心或相关专职部门。金额较大项目组织充分论证，提交分管院领导审批后执行。

（七）信息化项目安装与实施，对硬件项目依据招标参数要求核对收货，签订合同；软件项目要求公司进场部署实施、培训、调试安装，试运行至全面上线，由使用部门、科室连同信息中心或相关专职部门确认系统运行稳定后组织验收。

（八）验收付款流程严格按合同执行。

五、计算机硬件维护管理制度

为规范医院计算机硬件日常维护、维修工作，确保计算机系统正常运作，维护医院工作秩序，支撑和保障医院业务惯性运行，制定本制度。

（一）维护范围

1. 设备定期维护涉及服务器、存储、交换机、集线器、路由器、防火墙、UPS电源、终端等公用网络实体，由机房管理员、网络管理员和系统管理员按照相关管理制度实施。

2. 设备出现异常征兆或故障进行临时维修。服务器软件故障由系统管理员负责，网络设备配置故障由网络管理员负责，其他设备故障由设备管理员统一负责协调。

3. 设备管理员对设备普通硬件故障进行维修，建立满足正常运行最低要求的易损件备件库。

（二）操作规程

1. 计算机设备开机顺序为先开打印机、显示器等外设，再开主机，关机顺序相反，不得强行开关机。

2. 计算机连接的打印机、刻录机、光驱等外部设备禁止在带电情况下插拔。

3. 计算机外部设备不使用时，关掉外部设备电源。外部设备电源禁止长期打开不使用；显示器设置成节能模式，做到人走"机"关、下班关机。

4. 计算机设备电源与其他用电设备分开，禁止与大功率用电设备混用，做到专机专电。

5. 严禁使用U盘、移动硬盘等一切存贮设备与内部网络计算机进行数据拷贝、传输等违规行为。发生泄密或引起大范围病毒暴发等恶性事件，及时报告院长和值班院领导，依规处理相关科室和人员。

6. 做好防雨工作，谨防漏水漏电。

7. 盛水容器尽量远离计算机设备，防止水流入主机和键盘等设备内部引起短路，造成元件损坏。

8. 个人不得私自拆卸计算机，更换配件。发现主机封条被开启，固定资产标签有损坏，信息中心或相关专职部门有权拒绝维护、维修,直到查明原因为止。

9. 医院内部网络计算机统一由信息中心或相关专职部门安装、调试,加载智能网络管理软件。私人及外部计算机不得以任何理由连接到内部工作网络。

10. 计算机出现故障后,科室通过电话、网络及时通报信息中心或相关专职部门维护人员。维修人员通知维修区域负责人员赶赴现场进行维修。

（三）硬件报修流程

1. 接到报修电话后,采用电话指导、管理软件远程协助、科室沟通、调派人员前往现场等方式予以处理,特殊情况上报信息中心或相关专职部门负责人。

2. 须到科室维修时,通知维修负责人员进行现场维修。

3. 设备维修时采取数据保护措施,重要敏感数据备份或转存后方可维修。

4. 故障设备或系统在维修保修期内,设备管理员联系相关厂商或集成商到医院维修,信息系统处理设备维修过程在相关责任人监督下进行,详细记录维修对象、故障原因、排除方法、主要维修过程等。

5. 如须送出维修,先行清除设备敏感信息。不能清除敏感信息的设备,根据信息密级由信息中心或相关专职部门负责人确认同意后,采用放弃维修或与维修单位签署保密协议、选择可信维修单位等方式维修,填写相关设备维修记录。

6. 对于超出维修保修期设备,设备管理员经信息中心或相关专职部门负责人同意后进行维修,填写设备维修记录。

（四）硬件申购流程

1. 用户因硬件损坏须采购更换或购买新硬件时,应用科室按照满足系统要求的硬件或机型填写采购申请单,报信息中心或相关专职部门审批。

2. 医院计算机标准系统和配件选型,统一由信息中心或相关专职部门根据医院应用系统要求,按优质、稳定和最优性价比原则选择。科室不得随意购买使用,防止和避免硬件冲突、系统不稳定等问题。

3. 除工作原因外,信息中心不批准任何涉及影音游戏的硬件申购。

（五）硬件报废处理

1. 资产管理员进行年度资产清查时,检查计算机设备使用期限。设备如超过使用期限,由设备管理员与资产管理人员共同评估设备可用性,每年对使用情况全面评估。

2. 计算机设备经信息工程师确认整机及配件已无升级或维修价值,方可报废。

3. 公用计算机因系统完全老化、硬件无法维修,或达到医院规定报废年限,应用科室填写整机报废申请,设备管理部门据此作为固定资产处理凭据。

4. 报废设备经信息技术人员数据转存和破坏后,方可交资产管理人员处理。

5. 报废整机系统中可继续利用的硬盘、内存、电源等配件,由信息中心或相关专职部门收集入库作为备件处理,补充应用于日常维护。

6. 三包期、保修期内硬件不做任何报废及申购硬件处理,交付给供应商进行替换或维修,期间信息中心或相关专职部门负责人尽可能提供相应配件备用。

7. 计算机报废硬件统一交由资产管理人员报废处理,严禁私自收藏或处理。

六、计算机设备验收制度

（一）购进计算机设备必须履行验收手续。

（二）先由供应商对提供的计算机设备进行安装并通电运行。

（三）设备通电运行期间，信息中心或设备管理部门派专人按技术指标验机。

（四）依据采购配置清单及设备可用性验机完毕，填写验收报告。

（五）办理接收手续过程中，设备全部技术资料及光盘交由信息中心或相关专职部门统一保管。

（六）建立采购设备资料档案，登记主要技术参数、指标，供统计分析利用。

（七）采购设备实行资产编号，录入医院资产库。

七、计算机设备借用制度

（一）借用计算机设备时填写借用表单，借用部门负责人签名。

（二）信息工程师填写借出设备名称、固定资产编号等相关信息并签名。

（三）计算机设备借出表单由信息中心或相关专职部门负责人签字审批。

（四）加强外借管理，借用人在承诺日期内归还。

（五）借用人妥善保管借用设备，因借用人保管不善造成借用设备遗失或损坏，按设备使用年限折价赔偿。

第三节 网络系统管理

一、网络管理规定

（一）总则

1. 为加强医院医疗信息网络化建设，规范人员使用行为、信息数据安全、网络接入及数据备份与操作管理，保证医疗信息网络正常运行，制定本规定。

2. 本规定适用于医院医疗信息网络各类工作人员。

（二）信息中心人员网络管理职责

1. 负责医院医疗信息网络正常运行，以及新系统启用计划安排。

2. 负责医疗信息网络计算机安装、调试、保养和维修。

3. 做好医疗信息网络设备保管、资料管理及设备维修记录。

4. 负责医院人员计算机知识、网络安全及应用系统培训和指导。

5. 其他事宜参照信息中心相关管理制度执行。

（三）信息中心网络管理制度

1. 任何人员严禁扫描或猜测网络设备管理口令。

2. 便携式和移动式设备不得擅自接入内部重要安全区域网络，如必须接入需经信息中心或相关专职部门负责人审批，填写登记表，接入结束后及时通知网络管理员和系统管理员。

3. 网络设备账号、口令、权限等直接由网络管理员负责维护，网络管理员不得擅自将账号信息等告知不相关人员。

4. 网络管理员负责主要网络设备设置与修改，做好登记备案。

5. 严禁设备厂家通过技术手段对已投入运行网络设备进行遥控和远程操作。已投入运行的网络数据未经批准，严禁向设备厂家或第三方提供。

6. 妥善保存各种涉及运行维护和网络设备情况的图纸资料,任何非相关人员查阅必须由信息中心或相关专职部门负责人审批,否则一律不得提供。

7. 严格遵守通信纪律,增强保密意识,保守通信机密,不得向无关人员泄露信息网络结构、容量配置等技术资料。

8. 严格信息中心值班,保证网络系统24小时正常运转,做好交接班,具体值班管理参照《信息中心值班制度》执行。

(四)操作人员共同职责与制度

1. 操作人员共同职责

(1)在科室负责人领导和信息中心技术人员指导下操作使用终端。

(2)采集所在科室医疗信息,按医院要求及时准确完成本科医疗数据处理。

(3)根据信息中心培训操作规程启动系统程序。

(4)负责终端计算机及外围设备使用、保管、维护,以及安全保密工作。

2. 操作人员共同制度

(1)各终端操作人员经培训后持证上岗。

(2)熟悉设备操作过程,使用前阅读有关资料,掌握使用要领。设备运行期间,操作人员不得擅自离开。

(3)各终端均为本系统专用设备,仅限于医疗信息处理,不得在终端机上启用其他软件。

(4)各终端处于正常备用状态,电压不正常时不得开机,设备工作不正常时妥善处理,向科室负责人、信息中心或相关专职部门报告故障情况。

(5)建立科室终端设备使用交接班等制度,做到各负其责。

二、医院工作站管理制度

医院工作站是医院信息系统应用终端一种使用形式,是医院信息数据输入、输出关键环节,也是医院质量管理和信息利用的重要基础。为进一步规范和加强医院工作站管理,制定本制度。

(一)不得擅自在工作站终端机上启用其他软件。

(二)工作站配置的计算机、打印机等设备指定专人使用、保管和维护,转交他人保管时严格履行交接手续。

(三)操作人员维护工作站计算机正常运行,保证数据信息及时录入和提取。

(四)操作人员经过培训合格方能上岗。

(五)操作人员熟练掌握用户入网口令,注意保密。

(六)操作人员上机时不得与无关人员闲谈,避免或减少操作错误。

(七)设备运行期间,操作人员不得擅自离开。

(八)发现运行故障及时向科室负责人、信息中心或相关专职部门报告,并记录。

(九)工作完毕切断电源。

(十)工作站运行环境干净整洁,远离水源,工作站旁不得堆放易燃、易爆等危险物品。

三、计算机入网制度

(一)经批准连接互联网的计算机,指定专人负责管理使用。

（二）经批准接入互联网的终端执行专机上网、独立环境、专人管理、专用移动存储等要求，并与内部涉密网络严格实行物理隔绝。

（三）严禁任何单位和个人私自将医院局域网与互联网连接。

（四）任何单位和个人未经批准严禁将计算机连接医院局域网，使用计算机信息网络资源。

（五）未经批准严禁私自删除、修改或增加计算机信息网络功能。

（六）如须连接医院局域网，本人填写入网申请表，经所在科室负责人签字后，报信息中心或相关专职部门负责人审批执行。

四、信息网络应急预案

为迅速有效应对信息网络系统重大故障，提高医院抵御信息系统风险能力，缓解和降低信息安全突发事件影响冲击，保证医疗业务工作连续稳定运转，制定本预案。

（一）报告程序

信息网络应急情况包括服务器和网络设备故障，大规模计算机病毒感染、意外停电等导致大范围窗口业务中断的事件，应立即上报分管院领导、信息中心或相关专职部门负责人。

1. 大范围关键业务系统运行中断，立即通报信息中心或相关专职部门处理。5分钟内仍未恢复正常，上报信息中心或相关专职部门负责人，并作好启用应急系统准备。

2. 信息中心或相关专职部门接到报告后，立即对影响关键业务的突发事件进行处理。5分钟之内仍未恢复系统运行，立即上报分管院领导，并通知其他相关部门。

3. 10分钟内仍未恢复系统运行，分管院领导下令启用应急系统。

4. 启用应急系统后，分管院领导负责全院组织协调，医疗管理部门及相关业务部门负责维护各项业务工作正常运行，信息中心或相关专职部门负责提供技术支持，门诊部负责维护门诊秩序，财务部门负责收费系统应用，其他各个专职部门负责自身职责范围的应急工作。

5. 故障排除后，相关部门恢复使用正式系统，收费部门视情尽快安排应急数据上传，核对当日结算数据。

6. 信息中心或相关专职部门分析信息网络突发事件发生原因，向分管院领导报告故障后果、解决建议和改进措施，并通报其他相关部门。

（二）预案启动

1. 电力故障信息系统应急预案

（1）信息中心机房发生停电，立即上报信息中心或相关专职部门负责人，报告分管院领导。

（2）检查机房 UPS 状态，立即通知 UPS 服务供应商。

（3）关闭非必需服务器设备。

（4）保障核心交换机、核心存储控制器、HIS 服务器、医保服务器、电子病历服务器、检验服务器、PACS 服务器、手术麻醉服务器等核心设备。

（5）每30分钟联系一次电力保障部门人员，确定供电恢复时间。

（6）停电期间，信息技术人员、UPS 服务人员每30分钟对 UPS 进行一次主动检查，确认 UPS 备用电源支持时间。

2. 网络故障信息系统应急预案

（1）故障区域是急诊或门诊，网络中断预计或已经超过10分钟，立即向分管院领导报告,做好应急预案启动准备。

（2）网络维护人员勘察机房光纤通路指示灯和现场,判定故障为单点故障或区域性故障,如发生区域性故障立即向信息中心或相关专职部门报告故障情况及影响范围。

（3）检查通向故障区域光纤链路,检查故障区域交换机。重启交换机,若不能恢复,立即更换备机。

（4）遇网络风暴或其他原因导致全网瘫痪,将所有下级光纤拔掉,依次逐个回插,尽快找出故障点。

3. HIS 系统应急预案 本预案在门急诊信息系统出现问题时,报告分管院领导同意后启动。

（1）分管院领导下令,信息中心或相关专职部门通知财务部门负责人,前台业务人员正式启动应急预案。

（2）财务部门收费窗口工作人员双击桌面单机应急收费系统图标启动应急收费系统,输入应急收费系统启动口令。

（3）财务部门提供门诊挂号手工处理方案。门诊挂号系统在高峰期出现重大故障时,启用门诊挂号手工处理方案。

（4）住院科室用药由经治医师、值班医师手写医嘱,护士按网络故障医嘱处理要求执行。

（5）药房采取手工操作方式发药,做好科室登记。

（6）如当日有患者出院,住院收费部门告知患者 HIS 系统突发情况并留下患者联系方式,待系统恢复后通知患者来院结算。

（7）通知保卫部门维持秩序,总值班室、医疗管理部门、门诊部、临床科室等共同做好患者沟通安抚工作。

（三）预防措施

1. 提高 HIS 系统服务器可用性,采取双机模式。

2. 核心交换和汇聚网络设备均应具备冗余链路。

3. 数据库具备连续备份机制,保障数据库可尽快恢复及数据可靠。

4. 机房设备供电系统具备双路供电,经由两路独立 UPS 稳压输出,如有条件配备柴油发电机。

5. 医院统一协调信息、保卫、门诊、财务、药剂、医疗、护理、院办、党办等相关部门和科室密切配合协作,搞好应急响应与处理。

6. 医院每年组织一次全员信息网络应急预案培训,骨干每半年培训一次。

7. 医院定期组织信息网络应急演练,强化统一指挥调度,提高各部门和科室应急处理能力。

第四节　信息安全防护

一、信息中心文档资料管理制度

（一）为高标准做好信息中心文档资料收集、立卷、保管、借阅、统计等工作,确保文档资料完整,提高查找利用质量效益,制定本制度。

（二）成立文档资料管理小组，设置专员加强文档资料分类管理。

（三）信息中心或相关专职部门工作文件，以及具有查考利用价值的各类资料、原始记录、出版物、各种图表、照片、上级文件等，均齐全完整收集、整理、立卷、保管。

（四）文档资料管理人员严守保密纪律规定。

（五）文档资料入柜上架，科学排列，严禁暴露和捆扎堆放。室内保持整洁卫生，做好防潮、防高温、防水、防光、防尘、防虫、防鼠、防盗工作。

（六）定期检查核对文档资料，确保文件档案资料完整安全。发现问题及时处理和报告，做好相关记录。

（七）人员离开时锁好档案柜，关好门窗，切断电源。

（八）严禁在文档资料存放场所堆放易燃、易爆等物品。

（九）文档资料存放场所配备灭火器，灭火器按要求摆放，严禁随意搬动。

（十）文档资料通常不得外借，因工作需要确须借出需要经信息中心或相关专职部门负责人审批。

（十一）机密文档资料专柜存放、双人双锁联管，借阅须报分管院领导批准。

（十二）保持借阅文档资料完好，严禁涂改，在指定时间归还，发生损坏、丢失追究责任。

（十三）办理文档资料接收、查阅和借阅，严格履行登记手续。

（十四）文档资料管理人员变更，交接双方填写文档移交表，严格交接手续。

二、计算机病毒防范制度

（一）为切实加强网络管理，有效预防控制计算机病毒传播，保护计算机信息系统安全，依据《计算机信息系统安全保护条例》等有关法规和行业规定，结合医院实际，制定本制度。

（二）信息中心或相关专职部门定期举行计算机病毒防控培训，及时通报最新流行病毒，有针对性地做好预防工作。

（三）各部门、科室强化计算机病毒防范意识，定期进行病毒检测，发现病毒立即处理，通知信息中心或专职人员。

（四）任何人不得在网上制造、传播计算机病毒，不得故意输入计算机病毒及其有害数据。

（五）新购或送出维修计算机安装网络系统软件前，对硬盘全面实施病毒检测，保证系统安装处于无病毒环境中。

（六）严禁在网络系统内计算机擅自安装软件和接入外接设备。

（七）接入医院网络计算机必须安装信息中心或相关专职部门指定杀毒软件，定期对硬盘进行病毒检测和清除。

（八）操作人员发现本部门、科室计算机感染病毒，立即中断运行，及时清除病毒，如无法清除及时向信息中心或相关专职部门报告。

（九）信息中心或相关专职部门及时通知各部门、科室计算机管理人员对杀毒软件进行升级和更新，提供杀毒软件升级包和补丁包。

（十）信息中心负责网络服务器防毒工作，定期升级病毒库，及时备份和异地存放网络数据，确保系统发生故障能够快速恢复。

（十一）网络系统外计算机对U盘、移动硬盘、光盘等信息载体使用前进行病毒检测。经远程通信传送的程序或数据，经过病毒检测确认无病毒后方可使用。发现计算机病毒无法清除时,立即采取隔离、控制措施。确认病毒类型、查明传入途径、被感染设备并彻底清除病毒后,方可重新投入使用。

（十二）网络系统外计算机及时备份重要数据并异地存放,防止遭病毒破坏而遗失。如各种杀毒办法无效,重新对计算机格式化,安装正规无毒系统软件。

（十三）系统管理员对各部门、科室计算机病毒防范情况进行检查,发现违规情况提出警告限期改正。如情节严重、屡教不改,信息中心或相关专职部门停止有关人员计算机应用,直至问题整改。如制造或传播病毒造成严重后果,依法依规追责。

三、信息安全保密制度

（一）涉及信息系统应用的各种账户、密码及网络访问权限,严禁以任何形式转借或告知他人。如造成信息泄露,当事人自行承担后果,依法依规严肃追责。

（二）未经批准严禁将医院信息系统数据库资料,以任何形式有偿或无偿提供给非授权组织（含其他科室、院外机构或公司、厂商等）和个人。严肃处理违规行为,如造成严重后果,依法依规严肃追责。

（三）未经信息中心或相关专职部门负责人授权,严禁私自备份医院信息系统数据库,不得将存有信息系统数据的介质带出医院。存储过敏感数据的存储介质经特殊处理后方能改作他用。及时销毁带有敏感数据的打印材料。

（四）医院信息化建设合作方不得使用或在自身组织内流通医院保密信息,不得将保密信息透露给任何第三方,如因疏忽造成保密信息泄露追究责任。

（五）信息系统管理应用人员工作岗位调整变动,严格信息资料及介质交接。

四、信息数据管理制度

（一）已实现数字化存储、纸质文档以及其他存储形式的各类数据,包括行政信息、财务信息、管理信息以及患者信息等,所有权归属医院,与信息数据发生地、录入者无关。任何部门、科室或个人不得视为己有。

（二）负责信息系统信息录入的部门、科室和人员,有责任有义务确保数据及时、准确、完整。

（三）各信息系统提供用户口令验证功能,如因用户名、口令被借用或失密造成信息数据损失,相关人员承担责任。信息系统管理应用人员工作岗位调整变动,做好移交工作。

（四）未经分管院领导批准,不得以任何形式将医院信息系统数据库中的信息数据,有偿或无偿提供给院外机构或公司。如有违反,严肃追究违规部门、科室负责人和当事人的责任。

（五）因工作须共享相关信息时,任何部门、科室和个人不得拒绝其他部门对自身录入和管理信息数据的共享。共享由分管院领导授权,信息中心或相关专职部门负责实施和解释。

（六）未经医院授权,任何部门、科室和个人不得擅自修改已生成的信息数据。如有违反严肃处理。如造成严重后果,追究其经济和法律责任。

五、数据备份工作制度

（一）数据管理员负责数据备份管理。

（二）制订数据备份方案,每日至少增量备份,每周全部备份。

（三）数据备份方案主要内容

1. 备份方式　复制、双系统同步、转储、压缩复制等。

2. 备份频度　依据业务系统数据重要程度,采取不同备份频度,核心业务数据基于日志实时备份,部分业务系统数据每日增量备份。

3. 备份介质类型　光盘、硬盘、磁带等。

4. 保存期　充分考虑介质可用性及数据可恢复性,对备份数据介质长期保存,直至数据失去存在价值。

5. 存放位置　业务系统数据条件允许时具备数据容灾措施,离线数据备份介质采取异地存放方式。

6. 介质替换频率　在保障介质备份有效性及空间可用性前提下,通常介质应用占比达75%左右时更换介质。

7. 备份文件命名规则　备份文件标识应当唯一。

（四）严格按照数据备份方案要求逐条逐项操作。

（五）根据数据增长量定期整理数据。

（六）定期检查数据备份文件有效性,发现异常立即处理。

（七）数据备份磁带异地存放,安全保管。

（八）未按规定执行引发重大事故,严肃问责追责。

六、信息安全防护培训制度

（一）制订年度信息安全防护培训计划。根据不同岗位工作需要,开展相关信息安全知识与技能培训,并纳入继续医学教育规范管理。

（二）培训内容包括信息安全管理知识理念、安全风险防范、常用信息设备安全防护手段、信息安全日常注意事项等内容。

（三）组织工作人员学习掌握信息安全法律法规、安全常识、管理制度、岗位操作规程、安全防范与问题处置措施,强化信息安全意识与能力,全过程全要素规范信息安全行为。

（四）组织工作人员学习医院信息化建设前沿知识、信息系统应用和维护技能、项目管理规范、优质服务方法及其他相关内容,持续提升信息化知识层次、岗位技能、安全防护和综合服务管理水平。

（五）定期通报信息安全状况,沟通交流信息安全问题,推动信息安全防护工作顺利开展。

（计　虹　樊小玲）

第二十九章 互联网与物联网应用

随着云计算、大数据、物联网以及基因检测、人工智能、虚拟实现等新兴技术应用发展，互联网＋医疗健康正在不断改变医院服务模式和管理手段，加快深化医改措施落地，引领医疗卫生服务领域全面创新，助推全民健康信息化向纵深发展。当前，互联网医院、移动医疗、智能服务等新的服务技术与模式广泛应用，改善患者体验和获得感，拓展延伸了医院服务内容。同时，"互联网＋"等新兴技术应用面临巨大挑战，特别在基础设施建设、行业应用标准、技术建设规范、法规制度建立完善等方面亟待加强。对此，国家下发了一系列管理规范和制度，加强治理，固强补弱，推动互联网＋医疗健康可持续发展。本章依据国家相关政策法规，归纳先期部分物联网技术应用管理及互联网医院建设情况，重点从移动医疗管理、医疗物联网技术管理、互联网医院规范、互联网医院管理等四个方面，为非公立医院总体设计、技术建设、应用标准、制度管理发挥指导借鉴作用。

第一节 移 动 医 疗

一、院内移动医疗管理制度

（一）院内移动应用形式与范围

院内移动医疗应用指利用院内无线网等通信方式，使用移动终端设备，实现院内医疗业务和管理业务流程在移动端使用。

1. 应用形式　常见应用形式为基于移动终端，包括：笔记本电脑、移动查房车、移动护理车、PDA 等设备应用。

2. 应用范围　包括医生端移动查房、护士移动护理、药师端移动药师系统、麻醉师移动术前访视等。

（二）院内移动应用技术规范

1. 根据医院功能区域及业务需求，对医院内部移动业务无线网络整体设计规划，结合实际对点位安排部署，遵循结构化布线系统设计、规范等标准，进行结构化布线系统设计。

2. 医院移动无线网络满足病区和医生办公区等区域信号覆盖范围和强度，保证信号质量。无线 AP 间实现漫游切换，通过整体性设计消除盲区及信号微弱区。

3. 医院无线网络为院内移动应用设置单独子网，使院内移动应用与外网严格物理隔离。移动应用设备接入无线网络进行设备 MAC 地址绑定管理。未经信息中心或相关专职部门批准，设备不得私自接入院内业务无线网络环境。

4. 医院根据自身情况，通过身份验证、访问控制、恶意程序检测等技术手段，阻止通过内部无线网络对医院内网攻击行为。

5. 制定院内各移动应用与医院信息平台间主数据标准、接口标准和安全标准，各院内移动应用按照统一标准设计和实施,医院信息中心或相关专职部门对院内各移动应用业务统一管理。

6. 根据医院业务需要,实现院内移动应用与医院 HIS、LIS、PACS 等系统资源共享和任务协同,以及数据和消息互联互通。

7. 院内移动应用身份注册识别和访问控制机制设计有效准确,完善授权管理和日志管理功能,根据角色对用户授权,并对授权情况审计。

（1）身份注册识别机制:具备对用户基于真实身份信息认证机制并设计有效身份验证机制;如采取账号密码认证机制,须对密码强度有一定要求,通常密码至少 6 位以上,且字母数字混合。

（2）访问控制机制:根据身份验证机制对用户进行可信识别,具备登录失败处理功能,限制非法登录次数。

（3）授权管理机制:选用基于角色设计模型,可定义系统用户角色并设置不同角色访问权限。授权遵循按需授权策略,按照用户身份和需求指派为不同角色,对用户授予所需最小范围权限。

8. 院内移动应用更新和发布,遵循医院应用系统更新发布管理规章制度。

9. 设置完善备份与容错机制,确保系统遭到破坏时及时启用备份机制,保证系统正常运行。

（三）院内移动应用设备管理规定

1. 院内移动应用设备是为使用院内移动应用系统给各部门、科室配备专用笔记本,以及 PDA、移动查房车、移动护士站等,带有操作系统、处理器、存储设备、可安装应用系统软件,可通过无线网络通信接入医院内部网络的计算机设备。

2. 医院信息中心或相关专职部门负责院内移动应用设备日常技术服务保障,以及在移动应用设备上运行软件使用与监管过程中的技术保障工作。

3. 使用部门对院内移动应用设备专人管理,保管使用建立领用及返还登记,日常设备充电维护责任到人,定期进行设备完整性检查。保管责任人未在岗期间可委托他人代为管理。

4. 院内移动应用设备严格实行内外网安全隔离,安装内网应用系统的院内移动应用设备禁止连入医院外部网络。

5. 院内移动应用设备安装杀毒软件等安全系统,经信息中心或相关专职部门确认符合安全要求后方可接入医院网络,并实行统一安全管理。

6. 院内移动应用设备管理员权限,由信息中心或相关专职部门掌握与管理,移动应用设备应用软件安装、卸载、更新等操作,严格执行信息中心或相关专职部门要求,使用范围仅限于移动查房、移动护理等院内移动业务系统应用,严禁私装其他软件,以及应用其他用途和使用其他功能。

7. 院内移动应用系统操作严格审计记录,适时对系统行为进行安全审计。

二、患者服务移动应用管理制度

（一）患者服务移动应用载体与范围

1. 以移动互联网终端为载体,通过微信、APP 等方式与医院内部信息系统连接,将院内服务向院外延伸,患者通过手机或其他移动智能终端随时随地获取就诊一站式医疗服务与信息,畅通患者与医院沟通新渠道。

2. 加强患者服务移动应用建设,丰富拓展挂号、缴费、预约、报道、查看报告、健康知识教育等应用范围,改善患者就医体验,提高患者就诊效率,搞好健康信息推送与普及。

（二）患者服务移动应用技术规范

1. 患者服务移动应用管理执行国家工信部《移动智能终端应用软件预置和分发管理暂行规定》有关要求。

2. 医院根据发展战略和实际需求,对患者服务移动应用平台整体设计规划。

3. 制定对外移动应用服务平台主数据标准、安全标准,以及平台与院内业务系统接口标准,各患者服务移动应用按照统一标准设计实施,信息中心或相关专职部门对院内各患者移动应用业务统一管理。

4. 提高数据可用性和实时性,保证系统为患者提供实时准确的服务信息及数据。

5. 根据业务需要,通过患者服务移动应用标准化消息接口,与平台实现与医院 HIS、LIS、PACS 等系统资源共享和任务协同,以及数据和消息互联互通。

6. 完善患者服务移动应用身份注册、授权管理机制和日志管理功能,根据角色对用户授权,并对授权情况进行审计。

（1）身份注册识别机制:具备对注册用户进行基于身份证或移动电话号码等真实身份信息认证机制,并设计有效身份验证机制。如采取账号密码认证机制,对密码强度有一定要求,通常密码 6 位以上,字母、数字混合。涉及核心业务或隐私数据访问的操作,采用二次认证机制。

（2）访问控制机制:根据身份验证机制对用户可信识别,具备登录失败处理功能,限制非法登录次数。

（3）授权管理机制:选用基于角色设计模型,定义系统用户角色,设置不同角色访问权限。遵循按需授权策略,按照用户身份和需求指派为不同角色,对用户授予所需最小范围权限。

（4）日志管理和审计机制:系统对身份注册、授权、用户登录等操作和事件进行日志记录,提供独立审计界面对身份和角色授权管理等进行查询,具备对异常情况报警提醒功能。

7. 患者服务移动应用平台具备服务监控与容灾能力,事件响应机制和巡检机制完善,保证系统对外服务稳定高效。

（1）应用监控管理:系统对移动应用平台和系统运行状态实时监控,对系统运行各种状态信息进行汇总、分析、预测,及时报警各种故障和性能异常,提高故障发现和处理效率。

（2）事件响应机制:对移动应用平台系统建立事件响应机制,制订系统应急预案,建立应急事件组织和工作体系,设定应急事件处理程序和保障措施。紧急事件发生时,快速进行响应和执行信息系统故障诊断、排查和恢复操作,或启动相应应急预案,使系统故障影响降至最低。

（3）应用巡检机制:定期检查移动应用平台系统日志、性能情况、系统运行情况并记录,对异常情况进行备案,及时上报处理。

（三）患者服务移动应用安全规范

1. 组织网络安全方案设计规划,实现患者服务移动应用院内外数据联通。内外网之间设立 DMZ 区域,部署防火墙等技术和设备隔离医院内外网环境,保障医院内网服务器安全。

2. 医院根据自身情况,通过访问控制、防入侵检测等技术手段,阻止试图通过外部网络对内网攻击行为。

3. 院内外数据通讯采用 VPN 等加密传输方式,保证数据在传输过程中不被篡改、不被窃取,保证通信链路安全。

4. 患者服务移动应用 APP 服务端,强化 Web 应用防火墙等应用防护措施,过滤 SQL 注入、XSS 等常见应用层攻击。

5. 患者服务移动应用系统在上线、更新等重要节点须进行安全性测试、渗透测试,确保系统符合基本安全标准。

(1)安全性测试:测试移动应用软件中是否可能导致数据泄露或导致系统被劫持等漏洞的过程,包括组件安全检测、代码安全检测、内存安全检测、通信安全检测、资源访问安全检测、敏感信息安全检测、认证授权安全检测等环节。

(2)渗透测试:出于保护系统目的,通过模拟攻击者对移动应用程序进行攻击,识别移动设备应用系统可能存在的威胁和漏洞。通过渗透测试工具进行信息收集、端口扫描、权限提升、注入攻击、后门检查、应用测试等操作识别漏洞,并提供详细报告。

6. 患者服务移动应用系统采取有效机制安全保存数据,确认数据没有被未授权组织修改,确认数据被发送给可信赖一方。

7. 防止将敏感用户信息存入浏览器历史、终端存储 SD 卡等不安全位置,避免在不安全环境下用户个人信息泄露。

8. 如采用云服务技术,云端存储患者数据信息均应经过数据加密,不建议云端存储患者隐私信息。

9. 设计手机绑定、实名认证等有效准确的身份注册识别机制和访问控制机制,限制移动端访问个人医疗信息。

10. 患者服务移动应用云端和服务器操作,具备相对完整审计记录,对系统行为进行安全审计。

第二节　医疗物联网

一、医疗物联网技术架构规范

(一)物联网指通过各种信息传感设备,实时采集任何需要监控、连接、互动的物体或过程等各种需要的信息,与互联网结合形成的一个巨大网络。目的是实现物与物、物与人、所有的物品与网络连接,方便识别、管理和控制。

(二)医疗物联网技术指通过传感器、RFID、蓝牙、无线通信等物联网技术,将其综合应用于整个医疗业务运行环境中进行信息交换和通讯,实现智能化识别、定位、追踪、监控和管理等功能。

(三)医疗物联网至少包括以下 3 层

1. 应用层　医疗物联网应用、服务或控制中心涵盖各种医疗物联网业务,目前典型业务包括环境监控、资产定位、人员定位、安防管控、设备状态监控、物流仓储、智能导航等方面。

2. 网络层　用于实现医疗环境中各类业务系统中感知层物联网设备采集信息与应用层间的传输,包括无线网、有线网、互联网、各类专线等。

3. **感知层** 用于实现对终端各类数据信息采集,是支撑医疗物联网最基础设施,包括各类传感器、智能终端、音视频采集、RFID 标签等物联网感知终端。

(四)医院物联网技术架构应用规范要求

1. 医疗物联网技术根据医院需求进行整体规划设计,建设医院内部统一的物联网技术平台。

2. 医院物联网平台支持跨应用系统、跨物联网产品信息交互,实现异构组件和异构子系统间互操作。

3. 医院物联网平台接口遵循统一标准,实现各模块接入标准化管理。

4. 物联网设备加入、离开医院物联网平台时,向系统平台提供自描述信息,包括设备类型、可用服务、当前状态等。

5. 物联网系统具备可管理性和自配置性,可进行设备管理、网络管理、系统管理、接口维护和报警等,支持系统监控和配置更改;基于预定义规则进行自动化配置,包括网络连接和即插即用等。

6. 物联网系统在医院应用时,根据不同应用场景和应用需求,提供不同程度精确性解决方案。

7. 物联网系统平台根据需要,授予用户对医院物联网各系统不同访问权限。

8. 物联网系统平台不同应用数据互联互通。

9. 物联网终端工作时长、能耗、覆盖率、响应时间等,满足系统对不同场景设计和要求。

10. 复杂应用场景结合使用大数据分析工具,提供更深层次数据服务。

11. 系统提供运行、用户登录、报警事件及处理、系统及设备运行状态等日志。

12. 系统具备监控功能。

二、医疗物联网技术应用安全规范

(一)物联网技术涉及感知层设备、网络传输、云平台、移动应用、大数据分析处理等技术,物联网终端数量较大、数据交互频繁、暴露于开放的网络环境可能性大,存在信息泄露、恶意攻击等安全风险。为规范医疗物联网系统建设,提升医疗物联网安全水平,医院物联网系统建设应严格遵循安全要求。

(二)医疗物联网技术终端安全要求

1. 医疗物联网终端设备选择安全芯片,不得使用已披露存在问题芯片。

2. 物联网终端系统应用不得含有或捆绑病毒、木马等恶意代码或功能,不得存在窃取用户隐私、远程控制用户终端等恶意行为。

3. 终端设备数据存储确保安全,不得存储敏感信息。

(三)医疗物联网技术网络安全要求

1. VLAN 提供逻辑隔离,防止非授权远程接入,应用数据和通信信令在无线路径传输时加密保护。

2. 配备防火墙、入侵检测系统等网络安全设备,设置合适安全策略,防止通过网络对系统恶意攻击和破坏行为。

3. 部署防火墙等安全设备,对物联网平台数据流量进行过滤。

(四)医疗物联网技术业务安全要求

1. 具有对访问和使用物联网系统用户身份鉴别机制,加强身份和访问认证管理,采取网络访问控制或物联网节点设备认证等多因素身份验证。

2. 设置备份和容错机制,确保系统遭到破坏时正常运行。

3. 具备对敏感数据加密存储和传输方案,禁止敏感信息明文传输,保证数据安全。

4. 对发送数据进行完整性保护,对接收数据进行完整性校验。

（1）传输时支持信息完整性校验,实现管理数据、鉴别信息、隐私数据、重要业务数据等重要数据传输完整性保护,如校验码、消息摘要、数字签名等。

（2）具有通信延时和中断处理功能,配合终端进行完整性保证。

（3）检测到完整性遭到破坏时,采取措施恢复或重新获取数据。

5. 建立安全防范机制,防范冒名访问、黑客攻击等行为,对非法入侵物联网系统和设备及时警告。

三、"电子标签"技术在医疗互联网应用要求

（一）"电子标签"技术特点与设备规范要求

RFID 也称"电子标签",是一种非接触式自动识别技术,通过射频信号自动识别目标对象并获取相关数据,识别工作无须人工干预。RFID 具有条形码通常所不具备的可存储数据、支持数据更新、数据读写速度快、支持多目标识别、支持运动识别、体积小、易封装、寿命长、抗恶劣环境等特点。RFID 技术已在医疗物联网中取得广泛应用。RFID 相关设备主要包括RFID 标签、RFID 读写器。

（二）"电子标签"分类规范

1. 根据有无电源,分为无源和有源两种。

（1）无源标签:标签内不含电池,只能被动为 RFID 读写器获取。具有体积小、重量轻、成本低、寿命长、免维护特点,对 RFID 读写器功率有更高要求。

（2）有源标签:标签由内置电池提供能量,感应距离远,与 RFID 读写器间距离可达几十米到上百米。同时体积大、成本高,使用时间受电池寿命限制。

2. 根据频率高低,分为低频、高频、超高频三类。

（1）低频标签:工作频率 125~134.2kHz。一般为无源标签,读写距离较小,通常< 1m。具有节省能量、穿透能力强、受外界干扰小特点;同时传送数据速度较慢、标签存贮数据量较少、数据传输速率低,适合低速、近距离识别应用。

（2）高频标签:工作频率 13.56MHz,一般为无源标签。读写距离一般< 1m,感应距离相对低频标签较远,读取速度比低频率快。

（3）超高频标签:工作频率 860~960MHz,传送数据速度快,耗能较大,读取性能好,穿透力较弱。

（三）"电子标签"在医疗物联网典型应用

1. 人员定位　通过物联网标签等技术,对医院婴儿、须特殊关注者等重点人员定位,以及实现婴儿防盗等应用。通常采用 RFID 定位手环等设备。

2. 医院重要设备和资产定位　通过在设备和资产上增加 RFID 标签,快速获知设备位置信息,实现设备高效智能化管理,有效解决院内资产丢失追查困难、盘点费力、医疗设备分配不均衡、流动性差等问题。可根据设备价值、定位精度、标签大小等需求,按需选择不同技术和类型 RFID 标签。

3. 供应链追踪　通过使用 RFID 追踪医院供应链,实现订单入库、出库、盘点等方面

管理。

4. 医疗废弃物管理 医疗废弃物装置电子标签,实现对医疗废弃物排放过程动态监管,对运送路径、垃圾数量等信息实时监测和报警。

5. 被服管理 将员工制服、患者被服等加装 RFID,实行被服注册、清点、领用、回收、查询、追踪、自动分拣等全流程智能管理。

第三节 互联网医院规范

一、互联网医院基本规定

(一)互联网医院命名

以互联网医院依托的实体医院为命名的核心主体,即作为实体医疗机构第二名称的互联网医院,以及依托实体医疗机构独立设置的互联网医院。

(二)互联网医院服务范围

支持医疗机构利用互联网技术提供安全适宜的医疗服务,在线开展部分常见病、慢性病复诊。

1. 医师掌握患者病历资料后,在线开具部分常见病、慢性病处方。

2. 医疗机构通过互联网医院平台,更好地为民众提供健康管理服务,提高分级诊疗和医联体业务支撑能力。

(三)互联网医院基本架构

加强技术规范建设,构建运营管理、用户终端、标准服务(接口)等三大平台或模块,为保证互联网医院业务流程正常运转。

(四)互联网医院技术规划原则

1. 安全性

(1)确保基础网络层、系统架构层及应用层信息安全,重点考虑患者隐私保护,患者信息及隐私保护符合国家相关法律法规。

(2)系统设计及规划达到《信息安全等级保护管理办法》三级标准以上。

(3)数据管理层,对系统数据保护以及数据存档有明确策略。按照医疗文书规定,保存相应文档资料。

2. 高可靠性

(1)按照 7×24 小时不间断运行标准设计系统。

(2)采用成熟技术框架进行系统建设和开发,避免因采用超前技术建设系统,导致系统不稳定或在系统出现故障后无法得到及时有效支持。

3. 可管理性

(1)系统便于管理,有完善网络层、系统层及应用层管理监控平台,保证系统运行状态明晰,行为可控。

(2)具有完善日志及审计能力,确保操作可追溯。

(3)具有完善应用管理机制,具备管理配置、权限管理、业务管理等功能,系统形成各种运行报告及管理报表。

4. 可扩展性

(1)系统具备不中断业务服务情况下平滑升级、扩展服务能力,保证系统持续支持业务发展和用户增长。

（2）系统层技术框架支撑快速封装服务，以及对外发布能力。

5. 高性能 参照互联网应用特点和系统架构，充分考虑流量及并发因素，确保系统响应达到使用要求。

6. 易用性及用户体验

（1）基于互联网技术平台，提供用户应用具有互联网特性，在易用性及用户体验方面有充分考虑设计。

（2）以用户为中心，以人为本，确保界面美观舒适、操作简洁、响应灵敏、信息提示及时有效，用户使用产品过程中获得良好感受。

7. 模块化及服务封装

（1）具有与其他互联网医院、保险、支付、健康相关业态等第三方互通互联和互相调用能力。

（2）充分考虑模块化设计，以及封装成为可供其他平台调用的标准服务。

二、互联网医院基本建设规范

（一）运营管理平台规范

1. 运营管理平台主要承担基础业务及主数据设置管理，以及互联网业务运营管理。

2. 基础业务及主数据设置管理，主要完成互联网医院相应机构设置、人员注册、角色与权限管理、各种主数据设置及管理等基本操作。

3. 互联网业务运营管理，包括业务运行监控、服务状态监控、服务产品定义及发布等，具备查看业务数据和产生相关报表的功能与能力。

4. 运营管理平台具有分析用户行为、统计互联网运营关键指标数据功能与能力。

（二）用户终端规范

1. 用户终端是用户访问互联网医院的访问点，通常分为机构端、医生端及患者（客户）端等。

（1）机构端：提供给机构用户，使其在互联网医院提供服务或获得服务，查看核对自身信息或查询自身业务行为等，是机构与其他互联网医院参与方交互的工具。

（2）医生端：提供给在互联网医院上进行医疗咨询与服务的医生，方便其提供各种互联网医疗咨询及服务，是医生与其他互联网医院参与方交互的工具。

（3）患者（客户）端：提供给在互联网医院寻求医疗健康服务的患者（客户），便捷获得所需医疗健康服务，是患者（客户）与其他互联网医院参与方交互的工具。

2. 用户终端通常可以使用电脑、PAD、智能手机等各种网络终端设备，应用形式包括电脑浏览器、移动 APP、WAP、微信服务号、微信小程序、支付宝服务窗、支付宝生活号等。

（三）标准服务接口平台规范

1. 互联网医院具有与其他平台进行数据安全交换及标准服务互相调用能力，实现便利信息流动及跨平台互联网运营。

2. 互联网医院与医院信息系统安全对接，实现医疗服务线上线下一体化连续流程，以及医疗数据连续完整，保证形成完整的健康档案。

3. 互联网医院的标准服务接口平台

（1）支付平台接口服务：集成多种支付渠道，满足用户按需选择，包括银行网银、支付宝、微信支付、医保认证与脱卡支付、商业保险公司支付等手段,方便完成线上或线下服务付费。支付平台接口同时具有交易记录、账务稽核能力。支付平台接口提供多样化服务内容,力求减少接入、维护支付结算服务面临的成本支出,提高机构支付结算系统运行效率。外部接入管理采取外部应用系统统一接入、管理方式,提供统一支付网关应用调用。

（2）数据交换接口服务:互联网医院提供数据交换接口服务及规范的数据交换标准,为机构间数据流转和跨机构连续医疗健康服务管理提供支撑。互联网医院可注册多个医疗机构,机构间数据调用数据交换标准,通过数据交换平台进行调度、跟踪。数据接口平台能够进行数据交换消息异常处理,保证各机构系统间实现数据交换和数据共享。

（3）保险机构接口服务:为患者提供线上线下理赔及保险直赔服务的支撑手段。通常对接医保、商业保险机构及保险代理机构等,完成医疗机构与保险机构交换保险理赔数据,如就医相关诊断、处方、检查、检验等数据及保险理赔结果等。保险机构接口服务根据医疗机构与保险机构业务协议,从医疗机构业务系统中组织保险理赔所需必要数据,通过标准接口提供给保险机构,将保险理赔状态及理赔结果数据回收。

（4）监管平台接口服务:互联网医院平台与国家有关监管部门互相连接的接口。按照有关部门监管要求和标准,提供平台运营相关数据,确保监管部门及时、有效、准确获取互联网医院相关监管信息。

三、互联网医院技术架构规范

（一）互联网医院整体结构规范

1. 充分兼容医院内部业务系统和互联网环境,完成与院内业务系统对接、医院内部环境数据存储、网络安全防护、互联网数据缓存、客户端等内容。

2. 充分考虑数据安全与网络安全,适应互联网业务高并发、频访问特性。拓展丰富客户端形式,包括电脑端、APP、微信公众号、微信小程序、支付宝生活号等开放型基础移动端框架,以及通信平台、支付平台等第三方服务平台,公有或私有部署的云服务端等。

3. 网络安全重点部署院内业务网络与移动网络隔离区和安全措施,形成非安全系统与安全系统间有效隔离及缓冲。

4. 具有隐私内容数据以及包含用户账户、密码等数据,传输过程中设置加密措施。

5. 涉及隐私数据进行院内安全存储,互联网访问过程中产生的对象型数据可放置在符合安全要求的云存储环境下,以免影响访问速度,以及院内数据存储产生压力。

6. 互联网医院技术架构通常分为4个层次,即:网络层、数据层、应用层、服务终端。

（二）互联网医院网络层

1. 按照国家《计算机信息系统安全保护等级划分准则》,医院内部网络建设建立防火墙、内网网关、隔离区等防护机制,在符合安全防护要求前提下,与医保网络、区域卫生平台、移动网络等进行互联,实现与互联网、院内数据交换以及安全过滤和安全保护。医院内部实现上网行为管理功能,对医护人员上网行为进行管理审计,满足移动办公时内网资源访问需求。

2. 依据《互联网医院管理办法（试行）》,互联网移动系统服务器平台具备以下条件:

（1）用于互联网医院运行服务器不少于2套,划分数据库服务器与应用系统服务器。存放服务器机房具备双路供电或紧急发电设施。存储医疗数据服务器不得在境外存放。

（2）拥有至少2套开展互联网医院业务的音视频通讯系统,含必要软件系统和硬件设备。

（3）具备高速率、高可靠网络接入，业务使用网络带宽不低于10Mbps，且至少由两家宽带网络供应商提供服务。鼓励有条件的互联网医院接入互联网专线、虚拟专用网（VPN），保障医疗相关数据传输与服务质量。

（4）建立数据访问控制信息系统，确保系统稳定和服务全程留痕，与实体医疗机构HIS、PACS/RIS、LIS系统实现数据交换与共享。

（5）具备远程会诊、远程门诊、远程病理诊断、远程医学影像诊断、远程心电诊断等功能。

（6）信息系统实施第三级信息安全等级保护。

（三）互联网医院服务层

1. 做好院内系统对接服务，为互联网医院提供统一的院内系统数据对接服务与业务管理服务，包括HIS、LIS、PACS、EMR等。

（1）医院建设院级集成平台，最大限度将各系统接入平台，通过平台与互联网医院安全对接。

（2）互联网医院线上业务无缝对接院内线下业务，线上系统实时更新所需院内业务系统产生的临床数据，以接口形式安全交互。

（3）保障移动客户端有效支持线上各项服务，支持挂号、就诊导引、缴费等线下各类医疗服务业务。

2. 做好平台接口服务，为客户端和医院业务系统之间提供相应接口服务。

（1）提供可靠安全的接口服务，确保实现客户端服务与医院内部系统间数据实时交换更新。

（2）平台接口服务对接第三方平台移动互联服务。对接支付平台实现移动支付和移动客户端退款，对接云端消息推送服务实现消息实时送达服务。

（3）平台接口服务设定访问权限，客户端业务接口授权认证，第三方支付访问签名加密且验证请求来源。

3. 提供消息推送服务，即时推送通知内容到客户端，实现各类消息内容从系统或客户端到客户端实时送达，满足患者就诊流程通知、智能引导、医患沟通消息实时到达需求。消息发送由平台接口服务器和管理后台调用。

4. 提供应用API服务。通过API方式对应用终端提供服务，包括运营管理类API、服务管理类API、对外服务类API等。

（四）互联网医院数据层

1. 数据层定义数据存储，分为院内数据存储部分和移动互联网缓存数据部分。院内数据存储内容限定仅院内业务系统和平台接口服务可访问，存储客户端和管理后台所有与临床业务相关操作记录和数据，数据库支持院内联机事务处理过程（on-line transaction processing，简称OLTP）业务。

2. 互联网数据缓存部分的存储系统，根据医院实际和业务特点选择数据库类型，保证高性能、易部署、易使用，支持互联网业务。

（五）互联网医院应用终端

应用终端为各类用户提供与互联网医院系统交互的能力，包括系统管理、设置，以及在互联网医院进行各种业务活动。

1. 管理后台系统是医院内部对互联网医疗业务整体管理终端，具有数据管理、权限管理、运行监控及运营分析等基本管理能力。管理后台系统对互联网医院基础数据进行维护管理,包括各种主数据、业务类数据等。管理后台系统管理各种用户角色,根据角色设定相应功能权限及数据访问权限。管理后台系统具有管理互联网医疗业务、进行业务运行数据监控、分析互联网医院业务数据能力。

2. 客户端具有移动 PC 端、APP、微信服务号、支付宝生活号等多种形式,面向患者、医生、医院管理人员提供业务交互能力。互联网医院客户端通过服务层和数据层进行交互或获取服务。

(1)对医生端和患者端具有交互能力,通过即时消息或在线视频等方式实现,传送文字、图片、影像等格式文件,具有消息推送功能,实现即时提醒功能。

(2)为患者端提供便捷的应用服务,如在线咨询、问诊、挂号、预约、导航、评价、健康知识获取、各种信息查询及缴费支付功能等,须接入支付宝、微信、银联等第三方支付平台。

(3)医生端相关业务功能通过管理后台系统进行管理或配置。

四、互联网医院运行管理规范

(一)互联网医院系统运行在不低于信息安全三级标准的环境中。

(二)具有相应技术管理手段和操作规程,对系统运行状况、系统性能以及应用状态实时监控,出现问题及时报警。

(三)设立问题响应机制,配备专职运维人员监控运行管理系统,出现问题或收到报警时详细记录,及时处理,处理问题可系统自动完成或人工干预完成。

(四)设立专兼职客服人员,协助医生完成在线医疗服务,受理一般性非医疗咨询,受理投诉以及其他非医疗服务类项目。

(五)设立运营人员,分析总结互联网医院各种业务行为,并提出改进意见。

(六)互联网医院上发生的医疗行为,纳入实体医院统一的医疗质量管理体系,按照线下实体医疗同等标准加强业务管理。

第四节 互联网医院管理

2017 年 5 月,国家卫计委办公厅印发《关于征求互联网诊疗管理办法(试行)(征求意见稿)》《关于推进互联网医疗服务发展的意见(征求意见稿)的函》,为我国互联网医疗深化发展提供了重要政策保障。2018 年 7 月 17 日,国家卫健委、中医药管理局印发《互联网诊疗管理办法(试行)》《互联网医院管理办法(试行)》。《办法》将"互联网 + 医疗服务"分为三类,对互联网医院的性质、与实体医疗机构的关系、诊疗活动准入与监管、法律责任等重要问题进行了明确。

一、互联网医院申报制度

(一)执行准入

1. 依据《互联网医院管理办法(试行)》,实体医疗机构自行或与第三方机构合作搭建信息平台,使用在本机构和其他医疗机构注册医师开展互联网诊疗活动,申请将互联网医院作为第二名称。

2. 实体医疗机构仅使用在本机构注册医师开展互联网诊疗活动,可申请将互联网医作为第二名称。

3. 设备设施、环境条件、组织、人员管理制度符合《互联网医院管理办法(试行)》等相关规定要求。

(二)项目限制

1. 互联网医院根据开展业务确定诊疗科目,不得超出依托实体医疗机构诊疗科目范围。

2. 互联网医院开设临床科室,对应实体医疗机构临床科室至少有 1 名正高级、1 名副高级职称执业医师注册在本机构,医师可多点执业。

(三)申请材料

申请设置互联网医院,向依托实体医疗机构执业登记机关提出设置申请,并提交以下材料:

1. 设置申请书。

2. 设置可行性研究报告,可根据情况适当简化报告内容。

3. 依托实体医疗机构地址。

4. 如与第三方机构合作建设互联网医院,提供共同签署的合作协议书。

二、互联网医院监管制度

(一)用户行为监管

1. 互联网服务医师登录互联网医院系统或进行任何操作,系统具备身份鉴别和操作痕迹记录能力。

2. 可采用手机验证、CA 证书、人脸识别、生物识别等适合可靠的技术手段,确保登录用户身份真实有效。

3. 系统具备关键业务行为操作痕迹记录能力,按规定在一定时限内可靠保存记录。

(二)在线医疗服务监管

针对在线分诊、预约服务、转诊服务、在线协调检查检验、在线会诊、电子处方等一系列在线医疗服务,互联网医院服务平台实行全流程监管,在必要流程节点设置质控点,对医疗行为进行质控管理。

(三)在线医疗行为管理

1. 互联网服务平台开具处方,严格遵守处方书写规范和处方管理办法,对处方开具进行记录、评价及分析。

2. 记录复诊判断依据。

3. 诊断符合规定中允许在线提供医疗服务部分常见病和慢性病范围。

(四)医疗安全(不良)事件和安全隐患管理

1. 发生医疗安全(不良)事件后,及时上报医院的互联网医院管理部门。

2. 及时抽取医疗安全(不良)事件,提前介入医疗安全隐患管理。

3. 对医疗安全(不良)事件和安全隐患实行闭环管理,记录处理过程及结果。

(五)与互联网医院监管平台对接

1. 按照规定与政府互联网医院监管平台对接。

2. 对接规范须符合当地政府监管平台要求。

三、互联网线上诊疗服务规范

互联网线上诊疗是医疗机构利用在本机构注册医师,通过互联网等信息技术开展部分常见病、慢性病复诊和"互联网+"家庭医生签约服务。

（一）远程医疗领域

由医疗机构之间使用本机构注册医务人员,利用互联网等信息技术开展远程会诊和远程诊断,为患者完成病历分析、病情诊断,进一步确定治疗方案的治疗方式。通过计算机技术,以遥感、遥测、遥控技术为依托,配置各种数字化医疗仪器和相应通信接口,为患者进行远距离诊断和治疗、咨询,是一项全新的线上医疗服务。

（二）互联网诊疗活动领域

由医疗机构使用本机构注册医务人员,利用互联网技术直接为患者提供部分常见病、慢性病复诊和家庭医生签约服务,患者随时随地享受线上问诊服务。家庭医生签约服务中,医生可为患者提供个性化预防、保健、治疗、康复、健康教育服务和指导,使患者得到全面、连续、有效、及时、个性化的医疗保健服务和照顾服务。

（三）互联网医院领域

包括作为实体医疗机构第二名称的互联网医院,以及依托实体医疗机构独立设置的互联网医院。获得互联网医院资质的医疗机构,可提供在线问诊、开具电子处方、药品配送等服务。

以上应用领域互联网线上诊疗服务,遵守以下规范:

1. 互联网线上诊疗服务医师有3年独立临床经验。互联网医院和互联网诊疗活动医生依法取得相应执业资质,具有3年以上独立临床工作经验。

2. 在互联网医院提供医疗服务的医师、护士可在国家医师、护士电子注册系统中查询,互联网医院对医务人员电子实名认证。

3. 不得对首诊患者开展互联网诊疗。互联网医院设置相应临床科室,并与所依托实体医疗机构临床科室保持一致。

4. 互联网医院在线开展部分常见病、慢性病复诊时,医师掌握患者病历资料,确定患者在实体医疗机构常见病、慢性病明确诊断,针对相同诊断进行复诊。

5. 患者出现病情变化须医务人员亲自诊查时,互联网医院及医务人员立即终止互联网诊疗活动,引导患者到实体医疗机构就诊。

6. 医师掌握患者病历资料后,可为部分常见病、慢性病患者在线开具处方。实行医师电子签名,且经药师电子签名审核。医疗机构、药品经营企业可委托符合条件的第三方机构进行药品配送。

7. 医疗机构开展互联网诊疗活动时,不得开具麻醉药品、精神药品等特殊管理药品的处方。互联网医院为6岁以下低龄儿童开具用药处方时,确认患儿有监护人和相关专业医师陪伴。

8. 医疗机构加强互联网诊疗活动管理,建立完善相关管理制度、服务流程,保证互联网诊疗活动全程留痕、可追溯,并向监管部门开放数据接口。

9. 互联网医院纳入医疗质量控制体系,相关服务纳入卫生健康行政部门对实体医院绩效考核和医疗机构评审,开展线上线下一体化监管,确保医疗质量和医疗安全。

10. 取得《医疗机构执业许可证》的互联网医院,是法律责任主体。互联网医院合作各方按照合作协议书承担相应法律责任。

11. 互联网医院患者实行实名注册。医疗机构告知患者通过互联网医院在线医疗服务可能发生的风险,包括医疗风险以及互联网行为方面的风险。

12. 医疗业务过程中如有相关内容须告知患者,须明确及时告知,参照实体医疗机构相关规定执行。

13. 互联网医院在线医疗服务过程中产生的正式医疗文书,如处方、病例、会诊意见等,按照实体医疗机构相同的管理方法保存。

14. 互联网诊疗过程中相关书写标准及规范,参照实体医疗机构相关规定执行。

（朱　雯　李　黎　樊小玲　计　虹）

第三十章 法务管理

医院法务管理即法律事务管理,是依据相关法律法规,对医院开办、运行、终止的整个周期内行为作出的定义和规范,涉及系统庞杂的法律制度体系。随着医院发展与改革的持续深化,加强法务规范管理,确保医院合法合规经营、依法维护权益、公平有序竞争,是非公立医院全面建立现代医院管理制度进程中面临的一项重要任务。

近年来,由于医院内外环境的深刻变化和利益关系的调整,非公立医院遇到的法律问题日益增多,引起广泛关注。有些非公立医院由于法律意识淡漠、维权能力薄弱、法务管理弱化,引发了较为严重的涉法问题,不但干扰医院正常运营秩序,而且对医院公信度造成不良影响,教训极为深刻。与此同时,一些发展理念和管理水平先进的非公立医院着重加大了法务管理的力度,法治为要,夯实基础,规范经营,有效维护了自身合法权益,提供了切实可行的管理经验与有益做法。

本章从非公立医院运营管理法律保障的现实需要出发,以常见法律问题为切入点,从医疗文书法务管理、合同管理、法律纠纷处理、诉讼与仲裁案件管理、法务组织管理等五个方面,对法务管理相关制度进行了提炼和规范。旨在引导非公立医院持续提高法律素养,完善制度措施,把法务管理各项工作做细做实,为医院建设发展营造良好的法治环境。

第一节 医疗文书法务管理

一、病历法务管理制度

(一)为提高医院病历管理法治化水平,根据原国家卫计委、中医药管理局《医疗机构病历管理规定(2013年版)》等相关法律法规,结合医院实际,制定本制度。

(二)病历资料包括医务人员在医疗活动过程中形成的文字、符号、图表、影像、切片等资料的总和,主要是门(急)诊病历和住院病历。

(三)病历应严格按照卫生健康行政部门颁布的病历书写规范书写,在规定的时间内及时完成、归档。不在医院建档的门(急)诊病历由患者保管。在医院建档的门(急)诊病历和住院病历,由医院负责保管。

(四)病历完成后作为档案资料保存,严禁任何人涂改、伪造、隐匿、销毁、抢夺、窃取病历,在规定时间内(医院保管的门诊病历保存期不得少于十五年;住院病历的保存期不得少于三十年)妥善保管,不得毁损、丢失。

(五)借阅归档病历,仅限本院医务人员及管理人员基于临床、科研、质量控制、纠纷处理等目的。借阅人应保管好病历,不得修改、毁损、遗失所借病历,且不得泄露患者隐私。借出及归还均要在借阅登记本上签署借阅人姓名及相应日期。

(六)复印归档病历,仅限患者本人或其代理人、死亡患者近亲属或其代理人,凭患者及近亲属身份证明、关系证明、授权委托书等材料,提交病历复印申请单(载明要求复印的病历范围);保险机构复印病历,应提供保险合同复印件,承办人员有效身份证明,患者本人或其代理人同意的法定证明材料;患者死亡的,应提供保险合同复印件,承办人员有效身份证明,死亡患者近亲属或其代理人同意的法定证明材料;公安、司法机关因办理案件,需要查阅、复印或复制病历资料的,医院应在公安、司法机关出具采集证据的法定证明及执行公务人员的有效身份证明后予以协助。

复印或复制病历应在申请人在场的情况下进行。复印或复制的病历资料经申请人核对无误后,医院应加盖证明印记。

(七)发生医疗纠纷时,患方要求封存病历的,法务人员应在患者或其代理人在场的情况下封存全部病历资料,并在封存件外面注明封存内容、时间,医患双方代表签字;封存的病历可以是复印件。封存前,应制作复印件自行留存,患方需要复印件的,可收取工本费后予以提供;封存的病历由医院法务人员保管。

二、知情同意书法务管理制度

(一)为保护患者享有的自身病情、诊疗方法及其风险、费用等方面的知情权,同时确保医务人员是在尽到告知义务的基础上得到相应授权,制定本制度。

(二)知情同意书体现的是患者的知情权、选择权及医院相对应的告知义务和得到为患者进行检查治疗的授权。

(三)对于手术、特殊检查、特殊治疗,应履行书面告知义务,并取得患者本人、直系亲属或患者的委托代理人在知情同意书上亲笔签名。委托代理人的,应由患者及其代理人共同签署《授权委托书》,并附代理人身份证复印件与知情同意书、《授权委托书》一同留存医院病历资料中。如紧急手术或急救前无法取得患者本人或其亲属同意时,应在病历中写明治疗、手术的方法和必要性,由主管医师和科室负责人签字,报分管院领导批准后即可实施。

(四)知情同意书由各科室自行起草,可采用行业通用模板。知情同意书内容应全面、准确,包括:

1. 患者一般信息 姓名、性别、年龄、科室、病历号(ID号)等。

2. 疾病专科信息 诊断、拟行检查或治疗(手术)名称、替代方案、检查治疗(手术)相关风险、估计费用等。

3. 权利、义务信息 患者有权询问疾病相关信息,医师有义务详尽解答,直至患者自认为已经充分了解为止;患者签字即意味着其充分知情并授权医师为其检查、治疗(手术),该授权在检查、治疗(手术)开始前可随时撤销。

4. 签字、日期信息 由患者本人签名,若患者为未成年人、昏迷或植物人、精神疾病患者等,则由其法定监护人签字;不宜向患者说明的,应向患者的近亲属说明并取得其书面同意。签字前应核对签字人的身份信息以及与患者的关系。医师签名及日期。

(五)每种知情同意书模板须经各专业科室和法务人员共同讨论、修改后定稿通过;定稿后打印件或印刷件如有特别事项须手写添加,医患双方均应在手写内容附近签字确认。

(六)履行知情同意书签字手续的应为本院具有医师执业资格的医务人员。

(七)所有死亡患者(尤其是死因不明或对死因有争议的),均应向死者家属告知尸检相关事宜,并在尸体解剖告知书上签字注明同意或拒绝尸检;拒绝尸检也拒绝签字的,应在病历中明确记载,最好采用录音、录像形式记录患方尸检意见。

（八）拒绝或放弃医学检查、治疗的,医师应书面告知其有关检查、治疗的目的、意义及拒绝、放弃的可能后果,并签署《拒绝或放弃医学检查、治疗告知书》。

（九）对于自费或费用较高的检查、治疗项目或使用自备药品,均应签署相关《知情同意书》。

（十）因各种原因需要拍摄、使用患者照片的,应事先征得患者同意并签署《知情同意书》。

三、医学证明文件法务管理制度

（一）依据《中华人民共和国执业医师法》等法律法规,为充分体现诊断证明书等医学证明文件的科学性、严肃性,规范相应文件的出具流程,制定本制度。

（二）医师应在注册的执业范围内,进行医学诊查、疾病调查、医学处置、出具相应的医学证明文件。

（三）凡具有处方权的本院医师,均有资格为患者开具医学证明文件。实习医师开具医学证明文件,须经具有处方权的本院医师审阅签字方为有效。

（四）医师开具医学证明文件,必须谨慎认真。未经亲自诊查,不得出具医学证明文件。不能仅凭患者主诉而没有科学检查依据,或因人情关系等原因而滥开医学证明文件,严禁开具虚假医学证明文件。

（五）医学证明文件必须由开具者亲笔签名并加盖医院相应公章,日期应为就诊当日,当日盖章有效,非当日开具不予盖章。对于事后要求补开的医学证明文件,必须以客观事实为依据,核实后报医疗管理部门或相关专职管理部门负责人或分管院领导批准,由接诊医师开具,落款日期为补开当日,并注明"补开";医学证明文件均应留存复印件。

（六）每张假条的最长休息期限应有所限定。建议:急诊三天,门诊一周,慢性病、行动不便等病情需要的情况(如骨折、脑梗死等)最长期限一个月。

（七）下列情况需要接到有关部门介绍信,报分管院领导审查批准后,指定专人办理,方能盖章生效。

1. 涉及司法办案需要的,应有公安、检察、法院等司法部门出具单位介绍信及办案人员工作证。

2. 因办理保险索赔、病退休、建议疗养、更换工作、外地治疗等事项,应持相关单位、部门的介绍信及办案人员工作证。

（八）医学证明文件一般交由患者本人,涉及第(七)1条的,可交由司法办案人员带回。

（九）医院不做劳动能力、伤残程度、职业病等鉴定,不得开具相应证明文件。可建议去人力资源和社会保障部门或职业病防治机构进行鉴定、诊断。

第二节 合同管理

一、劳动合同订立制度

（一）医院劳动合同除通常的劳动合同外,还包括劳务合同(如退休返聘人员)、劳务派遣合同(辅助工勤岗位)等。

（二）医院劳动合同可采用国家或行业标准或示范文本，并由法务人员根据实际情况作适当调整，制成不同模板，供人力资源部门结合具体需求进行选择。

（三）加强招聘环节法律风险防控。招聘内容应明确具体，不得过度承诺。招聘条件涉及内容可包括薪资、职位、劳动条件、工作内容、岗位职责等，以及应聘者的任职条件，如年龄、性别、学历、职业资质、工作经验、健康状况、婚育状况等，注意如实描述，不得违反诚实信用原则，不得约定血型、星座、属相等与工种无关的歧视性条款。

二、劳动合同审核制度

（一）对符合录用条件的应聘者要认真审核其身份信息、职业资质和履历、身体健康状况、心理健康状况及其他招聘条件要求的客观资料，必要时进行背景调查，人力资源部门应对相关资料真实性承担责任。

（二）各需求部门和科室可对拟招聘人员进行面试、审核，并出具是否同意聘用的意见书。

（三）**法务人员审核并出具审核意见书**

1. 选择的合同模板是否适当。

2. 合同必填的内容是否填全、准确。

3. 有无违法或无效约定。

4. 补充约定是否明确无误。

5. 规章制度、岗位说明等是否作为合同附件。

（四）上述材料报人力资源部门负责人和分管院领导审批、签字。

三、劳动合同签订制度

（一）人力资源部门负责合同签订，向符合录用条件的应聘人员发放录用通知书。录用通知书的内容必须与即将签订的劳动合同保持一致，载明不予录用的条件（如不能提供真实有效的证书、体检结果等个人资料）、有效期等。

（二）入职后一个月内应签订书面劳动合同，员工如拒签劳动合同应果断予以辞退。不得单独签订试用期合同。

（三）**无固定期限劳动合同的签订**

1. 员工在医院连续工作满十年的。

2. 连续订立二次固定期限劳动合同，员工没有法定（劳动合同法第三十九条和第四十条第一项、第二项规定）解除劳动关系的情形，续订劳动合同的。

3. 自用工之日起满一年未与员工订立书面劳动合同的，视为已订立无固定期限劳动合同。

四、劳动合同履行制度

（一）试用期员工是否符合录用条件，是确定劳动合同是否继续履行的重要条件。录用条件必须明确具体，各项要求尽量量化。医院应将录用条件向员工告知方能生效。告知方式可选择以下一种或多种方式：招聘广告、录用通知书、劳动合同、岗位说明书、规章制度、薪资确认表、绩效考核表等明示，并要求员工签字确认后留存。

（二）不得随意延长试用期或多次约定试用期。

（三）延迟发放工资应与员工协商并书面确认。

（四）最低工资不包括加班工资、特殊工作环境条件下的津贴等，属于员工的实发工资，医院不得再行扣除社会保险、个人所得税等任何费用。

（五）女职工三期（怀孕期、产期、哺乳期）不得降低其工资、予以辞退、与其解除劳动或聘用合同。怀孕 7 个月以上的女职工，不得延长劳动时间或安排夜班工作；在工作时间内进行产前检查，所需时间计入工作时间。

（六）明确细化病假请假与销假的程序。员工患病或非因公负伤治疗期间，在规定的医疗期内应支付病假工资（不能低于当地最低工资标准的 80%；如当地有不同地方性规定的，依照当地规定执行）。员工请假销假、医院同意及支付病假工资报酬，均应由员工以书面形式加以确认。

（七）年假请假与销假的程序。依照员工申请为主，医院统一安排为辅，未休或未休完年假应据实按员工日工资收入的 3 倍支付未休年假工资报酬。员工申请、医院同意及支付未休年假工资报酬，均应由员工以书面形式加以确认。

（八）严格考勤管理。对于迟到、早退、旷工以及扣发相应工资的，应要求员工对考勤记录或扣发工资进行书面确认。

（九）工时制的报备和约定。除标准工时制外，综合工时制及不定时工作制要求医院必须向劳动和社会保障部门报批或备案，报批一般须提交申请报告、内部公示的实施方案及规章制度、工时管理以及申请适用特殊工时制的员工名册及其签名等，不同地域略有差异（不在制度内）；不定时工作制应注意适用对象，如高层管理人员、外勤人员、部分值班人员和其他无法按标准工作时间衡量的员工。医院应与员工在劳动合同或岗位说明中书面约定实行的特殊工时制。

五、劳动合同变更解除制度

（一）试用期解除

如试用期内发现员工不符合录用条件，应及时保留相关记录，并书面通知员工，及时解除劳动关系。

（二）履行中变更

1. 医院主体变更　新的医院不接受原单位员工的，须解除与该员工的劳动关系，并支付其相应经济补偿金；如接受原单位员工的，可与员工就需要变更的事项如劳动合同主体、岗位、薪资、期限以及需要增加或改变的条款，签订劳动合同变更书。

2. 员工不能胜任岗位工作的变更　必须基于合法有效的绩效考核制度（考核内容详尽、考核标准具体量化、考核岗位明确、考核结果公示并得到员工签字确认或以其他方式送达该员工），证明员工的确不能胜任岗位工作的，可调岗；调岗后仍不能胜任工作的或员工拒绝调岗构成旷工的，医院有权与其解除劳动关系。

3. 因劳动合同订立时所依据的客观情况（是指发生不可抗力或出现致使劳动合同全部或部分条款无法履行的其他情况，如医院迁移、医院分立合并导致部门发生变动、医院资产转移等，但医院濒临破产进行法定整顿期间或经营状况发生严重困难除外）发生重大变化，致使原劳动合同无法履行而变更的，须经双方协商一致。

4. 医院和员工协商一致可变更劳动合同约定的内容，但须签订书面变更协议。

（三）履行中解除

1. 医院与员工协商一致，可解除劳动合同。注意双方必须签订书面协议。

2. 员工提前三十日（试用期内提前三日）以书面形式通知医院,可解除劳动合同。

3. 医院未按照劳动合同约定提供劳动保护或劳动条件的、未及时足额支付劳动报酬的、未依法为员工缴纳社会保险费的、医院的规章制度违反法律法规的规定、损害员工权益等,员工可解除劳动合同。

4. 员工严重违反医院规章制度,严重失职,营私舞弊,给医院造成重大损害的;员工同时与其他医院建立劳动关系,对完成本单位的工作任务造成严重影响,或经医院提出,拒不改正的、被依法追究刑事责任的,医院可解除劳动合同。

5. 医院提前三十日以书面形式通知员工本人或额外支付员工一个月工资后,可解除劳动合同的情形:员工患病或非因工负伤,在规定医疗期满后不能从事原工作,也不能从事由医院另行安排工作的;员工不能胜任工作,经过培训或调整工作岗位,仍不能胜任工作的;劳动合同订立时所依据的客观情况发生重大变化,致使劳动合同无法履行,经医院与员工协商,未能就变更劳动合同内容达成协议的。

6. 医院依据4、5条单方解除劳动合同的,应事先将理由通知工会。医院违反法律、行政法规规定或劳动合同约定的,工会有权要求医院纠正。医院应研究工会的意见,并将处理结果书面通知工会。未事先通知工会的,将被视为违法解除,但在员工起诉前（包括劳动仲裁期间）可补正、完善通知程序。

7. 医院不得单方解除劳动合同的情形　从事接触职业病危害作业的员工未进行离岗前职业健康检查,或疑似职业病患者在诊断或医学观察期间的;在本医院患职业病或因工负伤并被确认丧失或部分丧失劳动能力的;患病或非因工负伤,在规定的医疗期内的;女职工在孕期、产期、哺乳期的;在本医院连续工作满十五年,且距法定退休年龄不足五年的。

（四）劳动合同终止

1. 劳动合同期满的。

2. 员工开始依法享受基本养老保险待遇的。

3. 员工死亡,或被人民法院宣告死亡或宣告失踪的。

4. 医院被依法宣告破产的。

5. 医院被吊销营业执照、责令关闭、撤销或医院决定提前解散的。

六、经济合同拟定制度

（一）医院与外单位发生经济合同,应签订经济合同,主要包括技术合同、买卖合同、租赁合同、借款合同、建设工程合同、承揽合同、委托合同等,也可是协议、合约、契约、订单、确认书等形式。

（二）经济合同的拟定,由医院具体负责经济管理业务相关部门承办,即合同承办部门。

（三）合同承办部门在履行医院相关决策程序批准后,组织合同需求方部门提出需求申请和可行性评估报告,财务、审计、法务等部门与合同相对方进行商务洽谈,达成初步一致意见。商务洽谈开始前,合同相对方须提供相关资质证件以供审验,不能提供完整资料且无正当理由的,医院可拒绝进行谈判。

（四）谈判结束后,合同承办部门负责对合同商务条款部分、技术参数、配置等内容进行把关,并根据谈判结果拟定合同文本初稿。拟定合同文本应尽量争取由己方承担或以己方承担为主,文字语言简练、准确、严谨,内容条款齐全,权利义务清晰。

（五）优先使用国家或行业标准或示范文本。

（六）使用国家或行业标准或示范文本的，应按要求填写，并根据实际情况补充、完善文本没有涉及的内容。

七、经济合同审核制度

（一）合同承办部门首先应对合同相对方的主体资格、资信状况、履约能力、经营情况、市场供需、产品／服务质量及价格行情等进行审核，并对其真实性承担责任，保留相关书面材料以备后续审核。

（二）合同承办部门将合同草案及合同意见书、相关书面材料提交业务管理部门负责人审核。业务部门审核通过的，应出具审核意见书，包括承办人、部门负责人和分管院领导的意见。

（三）合同文本初稿由合同承办部门审核后，分别交合同需求方部门和财务、审计、法务等相关部门审核。各部门审核时间原则上不超过3个工作日，审核通过的，应出具审核意见书。

（四）法务部门审核

合同承办部门将合同草案、使用部门和财务、审计等相关部门审核意见书交由法务部门审查。法务部门提出审核意见书，供使用部门参考、实施。

1. 审核通用条款内容

（1）合同种类：即审核合同种类、性质是否表述准确，合同名称应与合同正文内容相一致。

（2）编号：对合同进行编号，实行归档处理，方便该合同在其他合同、文书中的引用等。

（3）主体：审核合同双方或多方及可能涉及的第三人是否具备完全的民事行为能力，是否具备法律法规规定的特定专业资质或专门许可（特殊行业），并核查合同各个主体的年检情况、经营范围、经营方式等相关情况，并提供相关资料复印件作为合同附件。

（4）合同解除、终止条款：除《合同法》中规定的法定解除、终止条件外，还应事先合理预测可能导致合同解除、终止的事由，并加以约定。

（5）保密及知识产权条款：包括保密范围、期限、知识产权权属、侵权责任等。

（6）不可抗力、免责条款：审核不可抗力、免责条款是否范围适当、公平。政策、法律变化及行政因素对合同履行的影响应考虑进去，并在合同中加以约定。

（7）争议解决方式、费用及争议管辖地：

1）纠纷解决方式是否约定明确，尤其是关于诉讼或仲裁管辖是否有效。

2）一般约定败诉方承担对方为实现债权而支出的合理费用，如律师费、担保费、资产评估费、调查取证等费用，须明确列出。

3）一般约定交易强势方所在地人民法院为争议管辖机构，或不约定。

（8）通知与送达：

1）审核合同纠纷协调联络方式、机制是否明确、可行。

2）可在合同中约定各方对接人员、联系方式以及合同标的物接收、验收专业人员、联系方式。

（9）合同、文书间的效力位阶：最好约定"本合同与任何在合同签订之前产生的相关广告、公告、信函、会议纪要或招投标、意向书等其他文件与本合同发生冲突的，以本合同为准"。

（10）合同日期、有效期：包括签订日期、生效日期。签订日期说明该合同从何年何月何日签订,生效日期是指该合同从何年何月何日起生效。

（11）文字：审核文本用语是否确切,单位是否标准,数字是否精确,是否有错别字,表达是否有歧义,合同排版是否美观、简洁。第一次使用某个术语时须下定义,外语须要标注中文。

（12）清洁文本：建议在合同中写明："本合同正文为清洁打印文本,如双方对此合同有任何修改及补充均应另行签订补充协议。合同正文中任何非打印的文字或图形,除非经双方确认同意,不产生约束力。"当合同中有清洁文本条款时,合同中的所有条款文字与数字(签署人签字、时间签署与盖章除外)均应事先打印完成,不得在合同签字过程中出现合同正文里有手写文字或空白未填写的情况。

（13）合同附件：从合同(担保类合同、补充协议等);合同各方批准、声明文件:如各方提供的股东会、董事会决议、声明函等;相关政府部门的登记、备案或批准文件;货物清单、价格明细等。注意附件内容是否明确,是否与合同正文冲突,如有冲突是否有解释顺序等。

（14）签字、盖章：

1）签字时或之前,审核对方签约代表授权书、被授权人身份信息,包括授权人签名、授权书范围、期限等有效性(审核公章)。确认签字人为被授权人,核对身份证件。

2）尽量让对方法定代表人签字,并使用公章。

（15）签约时间：合同落款处应有签订的具体时间,避免出现一方未填写签约时间以致合同成立时间产生分歧的情况。

（16）签约地点：与合同纠纷的管辖约定相关。

2. 审核专用条款内容

（1）合同目的：

1）依合同目的理解合同内容。

2）依合同目的请求对方履行义务。

3）依合同目的行使抗辩权或解除权等。

4）依合同目的行使诉权。

（2）意思表示是否真实、准确：

1）合同标的处分是否受到对方章程或合伙协议等规定或约定的内部决策机构同意的限制。

2）合同约定的交易是否属于关联交易情形,属于关联交易的,是否受到关联交易的限制。

3）合同签订事先是否取得应有的行政许可、登记或备案。

（3）合同标的：

1）审核合同标的是否合法。

2）数量和质量、验收标准或要求。

3）如果标的是服务,需要审核服务人员是否具备相应的职业资格以及与单位的劳动合同关系。

（4）合同缔结方式：审核合同是否须以招标、拍卖、挂牌等特殊的方式缔结。

（5）标的交付：

1）包装方式和包装要求。

2）运输：明确标的物所在地、提货地、送货地等是否明确；明确运输方式、运费承担。

（6）合同价款支付：审核货币类型、单价、总价、价格构成（是否包括但不限于运输费、保管费、装卸费、保险费、报关费等）、支付方式、支付步骤、账户等是否明确，特别要明确保险、税费、代缴代扣费用的负担。

（7）双方权利义务：

1）审核权利是否较为均衡、合理、无遗漏，需要特别留意主要权利是否被对方排除，有关弃权或豁免条款是否合法、合理等。

2）注意合同权利义务对等，防止形成霸王条款或霸王合同。如出现权利义务不对等，法院将依当事人申请认定该条款、合同无效。

3）审核义务和责任是否均衡、合理、无遗漏，需要特别留意义务是否为对方能力所达。

4）明确双方交易程序以及双方履行义务顺序。注意安装、调试、初验、试运行、终验、培训条款（培训费用、培训内容）、保修条款是否齐备、明确。

（8）特别条款：

1）审核合同中的除外条款、例外情形是否合法、公平。

2）审核合同的权利义务转让、承继等相关问题。

3）履约必要措施或担保条款：合同中可视交易双方地位、标的大小等情况，约定履约保证金、担保物权，以保证合同的顺利履行。

如果需要对方提供保证的，在与相关客户签署保证合同时务必表述由保证人为债务的履行提供保证的明确意思，避免使用由对方"负责解决""负责协调"等含义模糊的表述。

如果需要对方提供抵押担保的，在签署抵押合同时立即与相关方到有关登记机关办理登记手续。

（9）违约条款：

1）违约条款的设置，包括构成违约的条件、不构成违约的除外条件、承担违约责任的方式等。

2）审核违约责任时，需要注意：可能发生的法律风险、非法律风险[包含经营风险、市场风险、金融风险（含汇率风险）、政策风险、政治风险、自然灾害风险]是否预测全面；违约责任是否一一对应可能发生的风险情形；违约责任形式是否具有可操作性、易实施；违约责任是否足以挽回医院经济等损失；双方违约责任是否对等，尤其要避免加重医院的违约责任。

3）违约责任的承担形式要明确：违约责任有五种基本形式，即继续履行、采取补救措施、赔偿损失、支付违约金、适用定金罚则。

4）合同中，可对责任进行限制，例如对违约或损害赔偿总额的限制等。

（10）合同效力：

1）合同效力所附带的期限和条件是否适当。

2）合同中引用的法律法规或技术规范是否部分或全文失效。

3）审核合同是否约定当合同全部或合同部分内容的法律效力存在问题时，其他条款是否失效或保持有效。

4）是否涉嫌存在企业间借贷、垄断、不正当竞争或变相商业贿赂等，是否会因违反银行、证券、信托等的特殊监管政策而无效。

5）结合上述内容，审核合同整体上能否保证其有效性。

（11）涉外合同：结合《民法通则》《民事诉讼法》《涉外民事关系法律适用法》等相关法

律法规及司法解释进行审核。

1）外国人资格审查：对方当事人若是外国企业、组织的，对其主体资格的审查应该慎重。审查内容包括：该企业或组织是否合法存在；企业是有限公司还是无限公司，是否具备法人资格；准确的法定名称、地址、法定代表人（负责人）姓名、国籍以及注册地。

2）税收问题：在我国境内没有设立机构的外国企业，从我国境内取得股权转让收益、股息、利息、租金、特许权使用费等项所得，应缴纳外国企业预提所得税。此类税款由外国企业负担，由医院向境外汇出款项时代扣代缴。应将代扣代缴写入合同，防止引起冲突。

3）合同解释：对于涉外合同或存在多个补充协议的合同，应设置合同解释条款：设定当合同条款相冲突时以何种语言的文本为准；设定不同文本的效力顺序。

4）法律适用：对于涉外、涉港澳台地区的合同，可约定为："本合同适用中国的法律，即中华人民共和国的法律、法律解释、行政法规、部门规章、司法解释、地方性法规、自治条例和单行条例、地方规章以及其他具有法律效力的规范性法律文件（但不含港澳台地区立法机构制订或认可的法律法规）。"

（五）各部门审核意见由合同承办部门进行汇总，修改完善相关条款，修改稿经与对方接洽，最终形成双方认可一致的合同文本，各审核参与部门在《医院经济合同会签单》上签字确认。

（六）合同承办部门应将合同主要内容、各部门审核意见、对方意见向医院主要负责人和分管院领导汇报，并根据其意见与合同相对方进行协商、谈判，实时报告和反馈谈判结果，修正合同方案，以期最大限度满足自身需求和利益。

八、经济合同签订制度

（一）医院经济合同主要内容由双方当事人通过谈判等形式确定。重大项目启动临时谈判论证小组，由承办部门或科室及财务、审计、法务等部门人员参加，工会指派人员监督。临时谈判论证由承办部门或科室发起并记录、归档。

（二）医院经济合同一般应包括：当事人名称、住所、法定代表人或主要负责人姓名；标的；数量；质量；价款和报酬；履行期限、地点和方式；违约责任；解决争议的方法等。

（三）医院经济合同应采取书面形式。利用电子邮件或数据电文等订立合同的，也要以书面形式加以确认。

（四）签订合同前，医院相关业务部门必须指定具体负责承办人。未经授权、超越代理权限或超过代理期限，承办人不得签订合同。

（五）对外签订经济合同，应由医院法定代表人或法定代表人书面授权的代理人签署。授权可基于其本身职务的职权，通常适用于一般性的常规合同；如为重大合同，则须单独授权，由医院法人出具授权委托书。未经授权，严禁医院任何部门、科室或人员直接或假借医院名义对外签订经济合同。

（六）授权委托书由法务人员负责办理，必须载明具体委托事项、权限和期限，禁止使用"全权代理"一类文字。

（七）在签订经济合同前，应充分了解对方资质、履约能力、信誉状况，查看工商营业执照副本、年检章原件，并保留盖有该法人公章的工商营业执照副本复印件。在合同项目需要的情况下，向对方索要相关资质等资料。必须对合同的可行性、合法性、对方履约能力、我方能否承诺对方要约等进行审核后，方可签订合同。

（八）法定代表人或法定代表人书面授权的代理人应当在经济合同文本上签名（盖章）。严禁在合同空白文本上签字盖章。如合同文本未打印签订合同时间的，应同时签注合同签订的时间。

（九）合同正式文本交由医院院长办公室盖章。合同文本超过两页的，必须在骑缝处加盖专用章。

（十）医院所有签订的正式经济合同，由院长办公室负责加盖医院公章，并连续编号登记。原件一份留存院长办公室或法务部门备案，副本一份交财务部门作为办理付款的依据，复印件若干份分别交纪检、审计、法务和承办部门或科室留存。

（十一）备案和办理付款的合同须提供以下材料

1. 分管院领导书面同意文件或经院长办公会议讨论通过的书面批复文件。

2. 双方签字确定的合同文本。

3. 经相关部门会审签名的表格。

4. 涉及对外公开招标项目，还须提供代理机构发出的中标通知书、招标文件。

（十二）合同保管人、实施人对合同的签订和履行负有保密责任，未经医院批准，不得以任何形式故意或过失泄露给第三方。

九、经济合同履行制度

（一）经济合同依法订立后，即具有法律效力，合同履行部门应严格按照合同条款全面履行相应义务，积极行使合同的权利。

（二）合同承办部门、财务部门应按照业务进展情况和收付款情况对经济合同进行管理，发现问题及时处理，并向相关业务部门负责人汇报，向法务人员通报。

（三）合同承办部门在合同履行中遇有履约困难或违约等情况时，均应立即向分管院领导及医院主要负责人报告，及时与医院法务人员联系。合同承办部门应在法定、约定或合理期限内以书面形式向对方提出异议，或在收到对方异议时在法定、约定或合理期限内以书面形式向对方提出回复。上述文件在发出前，均应经过法务人员审核，并归档存查。

（四）合同款项支付应由合同承办部门和财务、审计、法务等部门分别在《合同款项支付申请审批表》上按顺序审核会签，交分管院领导和医院主要负责人审批后，财务部门进行支付。

（五）财务部门依据合同履行收付款工作，包括但不限于以下情形，可拒绝付款：

1. 应当订立书面合同而未订立书面合同的。

2. 收款单位与合同签订单位名称不一致的。

3. 付款内容、方式与合同约定不一致的。

4. 《合同款项支付申请审批表》没有相关部门、医院主要负责人或其授权代理人签字的。

（六）如遇不可抗力等影响合同履行因素时，合同承办部门应及时向部门负责人和法务人员通报，采取措施尽量减少损失并收集相关证据，同时书面通知对方。

（七）合同履行过程中如变更合同承办部门，则应办理交接手续，进行必要交接。

（八）审计部门对经济合同管理、履行情况进行不定期检查监督。

十、经济合同变更解除制度

（一）经济合同履行过程中，需要变更或解除的，首先通过协商与对方达成一致后再行变更或解除。法律有特别规定或合同有特别约定的,从其规定或约定。

(二)变更、解除合同的审批权限和程序,与订立合同的审批权限和程序相同。

(三)变更、解除合同的通知或收到对方变更、解除合同通知后的回复,均应由法务人员审核后在法定、约定或合理的期限内,以书面形式发出,并留存归档。

(四)经济合同须变更或解除的,合同承办部门应及时通知财务、审计、法务等部门,报告分管院领导和医院主要负责人。

(五)变更、解除合同的协议在达成一致之前,应采取适当措施继续履行、暂停履行乃至补救等,以减少损失。

(六)变更合同应与原合同一并存放。

十一、商务法律文书管理制度

(一)出具和接受律师函、担保函、承诺书、声明等各种具有法律效力、有可能承担法律责任的文书时,由法务人员审核后,方可出具和接受。

(二)合同谈判的各个阶段,应保存会议纪要等书面材料。

(三)合同签订和履行过程中,双方的电传、信函应书面留存,专人保管,票据往来应保留交接手续。

(四)合同变更应采取书面形式,并经双方签字认可。

(五)法律文件归档管理

1. 文件分类　区分业务部门和时间进行分类,并按照合同履行状态区分履行中、履行终结等。应依据档案管理方法,对合同及其他法律文件进行编号管理。

2. 文件备份　对合同及其他法律文件,原则上由业务管理部门和法务部门各保留一份原件。如只有一份原件,则由业务管理部门保管,法务部门留存一份复印件。

3. 文件归档借阅　合同及其他法律文件一旦正式形成,应及时分类归档、登记。如须借阅,原则上只提供复印件。特殊情况需要借阅原件的,借阅人应事先经过分管院领导签字批准,借阅及归还时均应签字确认。

第三节　法律纠纷处理

一、医疗纠纷与投诉管理制度

(一)为贯彻落实《基本医疗卫生与健康促进法》《医疗机构管理条例》《医疗纠纷预防和处理条例》《医疗机构投诉管理办法》等法律法规,加强医疗纠纷投诉管理,保障医疗安全,维护医患双方合法权益,规范投诉处理程序,确保医疗秩序正常运行,制定本制度。

(二)建立健全医院领导、医疗纠纷处理职能管理部门、科室三级医疗纠纷与投诉管理组织体系。医院院长是医疗纠纷与投诉管理工作第一责任人,由一名分管医疗工作副院长分工负责,对全院医疗风险进行识别与评估,实施防控;法务部门或相关管理职能部门设立医患关系办公室,负责日常工作;机关职能部门以及科室指定1名负责人负责本部门、本科室的医患关系工作。

(三)建立健全医疗纠纷与投诉管理日常预防与应急处置协同机制。贯彻预防为主方针,推进医疗质量与安全管理持续改进,创建医患关系和谐的就医环境。各部门、科室建立处置医疗纠纷与投诉预案,对可能发生的医疗纠纷立即采取措施,及时化解纠纷。发生医疗纠纷时,首先由发生纠纷科室按照预定方案妥善处理,逐级报告,努力解除纠纷与投诉。如医疗纠纷呈现扩大趋向,或突发紧急情况,立即启动医院三级联动响应机制,及时控制事态发展,最大限度避免不良影响与恶性事件发生。

(四)医院发生重大或突发恶性医疗纠纷事件时,视情立即启动医疗纠纷处理预案或应急预案。成立临时应急处置领导小组,分管院领导为组长,成员包括医疗管理、安全保卫、法务等相关部门,以及涉事科室主任。

1. 重大医疗纠纷包括

(1)涉及人数较多,可能引发群体性事件。

(2)影响社会稳定,可能牵涉医院管理部门较多时间与精力。

(3)严重干扰医院正常诊疗秩序。

(4)可能导致人身伤害(含自杀)或激化为刑事案件。

(5)可能引发舆论高度关注的热点事件。

2. 应急处置程序

(1)及时上报分管院领导,必要时上报卫生健康行政部门及公安机关。

(2)分管院领导召集应急处置领导小组会议,了解情况,核实事实,讨论对策,确定方案。尤其要做好告知、取证、安保等措施,必要时报警,防止发生人身伤害(含自杀)或严重干扰医院正常诊疗秩序的行为。

(3)与患方及时沟通,了解诉求,协商谈判。

(4)依据谈判情况随时调整各种应急处置预案。

(5)必要时组织新闻发布会,及时、准确、全面通报有关情况,加强舆情监测与有效处置。

(6)做好应诉等相关法律事务准备工作。

(五)全院开展有关医疗纠纷预防与处理、投诉管理的经常性教育和培训工作。教育全体员工切实树立"以患者为中心"理念,掌握有关依法行医的法律法规以及医患沟通及投诉处理的知识与技巧,提高自身职业道德素质,提高医疗风险防范意识,形成全院全心全意服务患者、积极防范医疗风险的良好氛围。

(六)与当地有关保险公司合作,建立完善医疗纠纷处理第三方赔付和医疗风险社会化分担机制。组织医师参加医疗责任保险,合理推荐患者参加医疗意外保险。

(七)医患关系办公室与其他管理职能部门,协同组织熟悉医学、法律知识的社会工作者、志愿者等社会第三方组织或个人,来院参加患者医疗纠纷投诉接待与处理工作。

二、医疗纠纷投诉接待制度

(一)医疗纠纷投诉接待处理实行首诉负责制。

首诉负责制,即由患者或患方首次对相关科室或部门提起投诉,应由受诉方先行接待,耐心了解患方诉求,予以适当解释,妥善安排处理。在投诉接待处理时医务人员不得以科室或个人名义与患方签署有关协议。

(二)全院建立医疗纠纷投诉接待协同机制。医患关系办公室是医院处理医疗纠纷与投诉专职管理部门,负责协同各部门和科室处置医疗纠纷事宜。根据医院机构设置情况进行分工:

1. 涉及临床诊疗问题,由医疗管理部门或相关专职管理部门负责接待、处理。

2. 涉及护理问题,由护理部负责接待、处理。

3. 涉及收费问题,由医疗管理部门或相关专职管理部门负责接待、处理。

4. 涉及水、电、空调、暖气、卫生等问题,由后勤保障或相关专职管理部门负责接待、处理。

5. 涉及医德医风问题,由医德医风办公室或相关专职管理部门负责接待、处理。

6. 涉及财物被盗、患者之间纠纷等问题,由安全保卫或相关专职管理部门负责接待、处理。

7. 如遇情况复杂或患方诉求过高等情况,相关部门与科室无法继续处置时,则与医患关系办公室共同承办患者投诉管理,并向分管院领导汇报。

(三)医患关系办公室处置患方投诉接待,应安排专案专人接待,专项负责,详细记录患方投诉或争议事项和诉求,进一步核实了解情况,与患方进行耐心细致的沟通交流。单次接待投诉人员不宜超过 5 人,超过 5 人应推选代表。

(四)医患关系办公室接待时不作实质性答复或随意出具书面材料,可告知向当事科室了解情况并向上级汇报后择期答复,并告知医院联系电话及联系人。

(五)及时全程记录纠纷接待处理的相关内容,建立投诉档案。档案内容包括:

1. 患者及其患方基本信息。

2. 投诉事项及相关证明材料。

3. 调查、处理及反馈情况。

4. 其他与投诉事项有关的材料。

(六)属于下列情形之一的投诉,法务部门不予处理,但应向患方说明情况,告知相关处理规定:

1. 患方已就投诉事项向人民法院起诉或向第三方申请调解。

2. 患方已就投诉事项向卫生健康主管部门或信访部门反映并作出处理。

3. 没有明确投诉对象和具体事实。

4. 投诉内容已涉及治安案件、刑事案件。

5. 其他不属于医患关系职权范围的投诉。

三、医疗纠纷核实答复制度

(一)就患方投诉或争议事项,法务部门、医患关系办公室或相关专职管理部门向有关科室及当事人核实,有关科室及当事人应出具书面情况说明。

(二)如情况复杂,可组织科室乃至全院相关学科专家讨论。必要时邀请院外相关专家和律师参与讨论,形成统一意见并请示医院主要负责人或分管院领导同意后,由医患关系办公室安排专人答复患方。

(三)能够当场核查处理的,应及时查明情况;确有差错的,应立即纠正,并当场向患者告知或出具处理意见。

(四)涉及医疗质量安全、可能危及患者健康的,应立即采取积极措施,避免或减轻对患者身体健康的损害,防止损害扩大。

(五)情况较复杂,须调查核实的,一般应于接到投诉之日起 5 个工作日内向患方反馈相关处理情况或处理意见。

（六）涉及多个科室,须组织协调相关部门共同研究的,应于接到投诉之日起10个工作日内向患方反馈处理情况或处理意见。

（七）对投诉已处理完毕,患方对医院处理意见有争议并能够提供新情况和证据材料的,按照投诉流程重新予以处理。

四、医疗纠纷告知制度

（一）患方不接受医院答复或双方争议较大时,应及时告知患方下列有关事项。

1. 解决医疗纠纷的合法途径,包括双方自愿协商、申请人民调解、申请行政调解、向人民法院提起诉讼、法律法规规定的其他途径。

2. 有关病历资料、现场实物封存和启封的规定。

3. 有关病历资料查阅、复制的规定。

4. 患者死亡的,告知其近亲属有关尸检的规定。

（二）病历资料告知

1. 发生医疗纠纷需要封存、启封病历资料的,应当在医患双方在场的情况下进行。封存的病历资料由医院保管。病历尚未完成需要封存的,对已完成病历先行封存;病历按照规定完成后,再对后续完成部分进行封存。医院对封存的病历开列封存清单,由医患双方签字或者盖章,各执一份。

2. 病历资料封存后医疗纠纷已经解决,或者患者在病历资料封存满3年未再提出解决医疗纠纷要求的,医院可自行启封。

3. 归档病历资料的复制和封存工作一律在工作日办理。如患方要求在非工作日复制病历资料,可先封存全套已完成的病历资料,待工作日时再到病案管理部门共同启封后复制。

（三）疑似不良反应告知

疑似输液、输血、注射、用药等引起不良后果的,医患双方应当共同对现场实物进行封存、启封,封存的现场实物由医院保管。需要检验的,应当由双方共同委托具有检验资格的检验机构进行检验;双方无法共同委托的,由当地卫生健康行政部门指定。

疑似输血引起不良后果,需要对血液进行封存保留的,医院应当通知提供该血液的血站派员到场。

现场实物封存后医疗纠纷已经解决,或者患者在现场实物封存满3年未再提出解决医疗纠纷要求的,医院可自行启封。

（四）尸检事项告知

1. 患者死亡后,医患双方对死因有异议的,应当在患者死亡后48小时内进行尸检;具备尸体冻存条件的,可延长至7日。

2. 尸检应当经死者近亲属同意并签字,拒绝签字的,视为死者近亲属不同意进行尸检。不同意或者拖延尸检,超过规定时间,影响对死因判定的,由不同意或者拖延的一方承担责任。

3. 尸检应当由按照国家有关规定取得相应资格的机构和专业技术人员进行。

4. 医患双方可委派代表观察尸检过程。

（五）医疗纠纷告知应以书面形式并取得医患双方签字留存,必要时法务部门应派员到场,告知场所可安装录音、录像设施。

五、医疗纠纷调解制度

（一）内部调解

医疗纠纷发生后,经医院调查核实,医院确有过失的,且患方诉求相对合理,医患双方协商达成书面调解协议,必要时可进行司法确认或由法院出具调解书。调解不成功的,告知其他调解程序及诉讼程序。

（二）行政调解

医患双方分歧较大,且同意由卫生健康行政部门主持调解的,则双方按照行政调解程序要求,提交书面申请及病历资料、陈述和答辩意见,由卫生健康行政部门主持听证及调解。达成一致的,医患双方签订行政调解书,必要时可进行司法确认或由法院出具调解书。调解不成功的,告知患方向有管辖权的法院提起诉讼。

（三）人民调解

根据医院所在地的具体情况,医患双方可选择向医疗纠纷人民调解委员会、多元调解发展促进会等提出申请,按照相关调解程序要求,提交书面申请及病历资料、陈述和答辩意见。调解达成一致的,医患双方签订调解书,必要时可进行司法确认或由法院出具调解书。调解不成功的,告知患方向有管辖权的法院提起诉讼。

六、劳动争议评估与协商调解制度

（一）劳动争议发生后,人力资源管理等相关部门及时了解争议具体问题与诉求。

（二）人力资源、法务等部门根据劳动合同和相关法律规定进行讨论,评估员工诉求合理性,以及医院有无员工诉求之外的其他法律问题。

（三）经医院相关管理部门讨论、评估,认定员工诉求相对合理的,应研究确定妥善的解决方案,与当事人友好协商,达成书面调解协议。

（四）如调解不成功,医院法务部门向分管院领导或医院主要负责人汇报,决定应对意见,出具法律意见书。根据法律意见书,告知当事人向当地有关部门申请劳动仲裁。必要时可进行司法确认或由法院出具调解书。

七、特殊劳动争议纠纷处理制度

（一）社会保险管理争议

1. 员工不同意缴纳社会保险或低于实际收入按最低基数缴纳社保,即便有书面约定,仍然无法免除医院依法足额缴纳社保的义务。

2. 员工工作地与医院办公地不在同一地的,缴纳社会保险优先适用员工工作地(即劳动合同履行地)的法律规定,除非双方有书面协议约定适用医院办公地的法律规定。

3. 社会保险争议由社会保险稽查部门负责处理,劳动争议仲裁委员会不受理。

（二）工伤管理争议

1. 医院未依法缴纳工伤保险,员工发生工伤事故的,医院自行承担员工工伤保险待遇。

2. 可认定为工伤的情形

（1）在工作时间和工作场所内,因工作原因受到事故伤害的。

（2）工作时间前后在工作场所内,从事与工作有关的预备性或收尾性工作受到事故伤害的。

（3）在工作时间和工作场所内,因履行工作职责受到暴力等意外伤害的。

（4）患职业病的。

（5）因工外出期间,由于工作原因受到伤害或发生事故下落不明的。

（6）在上下班途中,受到非本人主要责任的交通事故或城市轨道交通、客运轮渡、火车事故伤害的。

（7）在工作时间和工作岗位,突发疾病死亡或48小时内经抢救无效死亡的。

（8）在抢险救灾等维护国家利益、公共利益活动中受到伤害的。

（9）职工原在军队服役,因战、因公负伤致残,已取得革命伤残军人证,到医院后旧伤复发的。

3. 不能认定工伤的情形

（1）故意犯罪的。

（2）醉酒或吸毒的。

（3）自残或自杀的。

4. 工伤认定申请　员工发生事故伤害或按照职业病防治法规定被诊断、鉴定为职业病,医院应自事故伤害发生之日或被诊断、鉴定为职业病之日起30日内,向统筹地区社会保险行政部门提出工伤认定申请。遇有特殊情况,经报社会保险行政部门同意,申请时限可适当延长。未在规定的时限内提交工伤认定申请,在此期间发生符合《工伤保险条例》规定的工伤待遇等有关费用,将由医院负担。

5. 提出工伤认定申请应提交下列材料

（1）工伤认定申请表。

（2）与医院存在劳动关系（包括事实劳动关系）的证明材料。

（3）医疗诊断证明或职业病诊断证明书（或职业病诊断鉴定书）。

工伤认定申请表应包括事故发生时间、地点、原因以及职工伤害程度等基本情况。

（三）"涉外"就业人员争议

1. 不能随意聘用外籍人员。聘用外籍人员须遵守《外国人在中国就业管理规定》,非法聘用者要承担行政处罚风险。

2. 聘用流程规范

（1）到医院所在地劳动保障局申请办理《外国人就业许可证》。

（2）医院向拟聘用外籍人员发出《通知签证函》《外国人就业许可证》。

（3）外籍人员持《通知签证函》《外国人就业许可证》、本国有效护照等证件,到本国驻外使馆办理就业签证。

（4）外籍人员持就业签证、《邀请确认函》《外国人就业许可证》,填写《外国人就业登记表》,到医院所在地的人力资源和社会保障行政部门办理《就业证》;未办理《就业证》的,属于非法用工,双方不能依据劳动关系处理相关争议,只能通过雇佣关系来确定双方权利义务。

（5）办理《居留许可证》,有效期依据与医院签订的劳动合同或就业证期限确定。

3. 外国医师来华短期行医　在外国取得合法行医权的外籍医师,应邀、应聘或申请来华从事不超过一年期限的临床诊断、治疗业务的活动时,应遵守《外国医师来华短期行医暂行管理办法》,由医院向当地设区的市级以上卫生健康行政部门申请注册,取得《外国医师短期行医许可证》。

4. 外籍人员不能随意变更雇佣医院,必须与就业证上注明的医院一致。

5. 涉外用工只能签订固定期限劳动合同,最长5年(与就业证最长期限一致)。期满须续订的,应在劳动合同届满前30日内办理就业证延期手续。

(四)"劳务关系"就业人员争议

1. 医院与特殊人群(如未毕业大学生实习、退休人员返聘、兼职雇佣以及未领取就业证的外籍人员)建立的雇佣关系,不属于劳动争议受理的范畴,不存在未签订劳动合同双倍工资以及解除劳动关系经济补偿金的问题。

2. 劳务关系应签订劳务协议,在协议中明确约定双方权利义务。

3. 劳务关系争议不是劳动仲裁受理范围,双方协商调解不成可直接向法院起诉。

八、合同纠纷预警通报制度

(一)合同履行期间甚至履行完毕后,对于可能发生的纠纷,合同承办部门应密切关注,任何人发现合同履行问题,均应立即通知合同承办部门。

(二)合同承办部门应在法定、约定或合理期限内,以书面形式向对方提出异议,或在收到对方异议时在法定、约定或合理期限内以书面形式向对方提出回复。

(三)一旦对方无合理理由拒不解决问题或医院可能构成实际违约,以及发生不可抗力等影响合同履行因素时,合同承办部门应及时向相关部门负责人和法务人员通报,采取措施尽量减少损失并收集相关证据,为可能引发的纠纷做好准备。

九、合同纠纷处理制度

(一)合同履行过程中发生纠纷后,合同承办部门应立即将有关情况通报法务部门,由法务部门牵头组织相关部门进行会商讨论,全面分析案情,收集证据,制订应对策略。

(二)合同纠纷应区分对方不履行、己方不履行、双方均有责任等三种情况,由负责本案的法务人员提出处理意见。

(三)合同纠纷处理的讨论过程及具体法律意见应及时向分管院领导或医院主要负责人报告,按医院领导指示要求贯彻执行。

(四)如合同纠纷存在协商谈判可能,法务部门会商讨论研究制订相应策略和方案,与对方约定协商时间、地点、参加人员等。

(五)当面协商谈判达成一致的,双方签订调解书,必要时可进行司法确认或由法院出具调解书;协商不成功的,可向有管辖权的法院提起诉讼。

(六)属于对方不履行合同或不正确履行合同的,在对方违约行为发生后,法务人员于2日内提出法律意见书,由合同承办部门起草致对方信函,经医院领导批准盖章后及时通知对方,并取得对方确认件。

(七)属于己方未能正确履行合同的,应积极与对方联系,做好解释协调工作,提出解决问题的建议和方案,同时积极收集相关证据,做好应诉准备。

(八)如双方均有责任,应注意收集证据材料,做好起诉或应诉准备。

第四节 诉讼与仲裁案件管理

一、庭前委托手续准备制度

（一）立案或接到起诉状后，医院须准备以下常规手续。

医院法人证书复印件、法定代表人身份证明及身份证复印件、授权委托书、医院代理人身份证复印件及劳动合同复印件。医疗损害责任纠纷案件还须提交医院执业许可证复印件，开庭时代理人携带本人身份证原件。

（二）授权委托书必须记明委托事项和权限。诉讼代理人代为承认、放弃、变更诉讼请求，进行和解，提起反诉或上诉，必须有医院法人的特别授权。

（三）医院出具的手续应加盖医院公章。

（四）准备适量的记录纸。

（五）准备专用的档案资料夹或档案袋，以便收纳所有案件材料。

二、庭前证据材料准备制度

（一）根据起诉的事实和理由，查找相应的证据材料。

（二）按顺序列出证据目录，说明证据名称、证据种类、证明目的。

（三）根据原被告人数及法院或仲裁委员会，制作相应份数的证据复印件或复制品，录音资料要制作文字版。每套证据封面附一份证据目录，注明提交者姓名和提交日期。

（四）如有证人出庭作证，应制作证人出庭申请书并通知证人出庭时间、地点；如申请法院或仲裁委员会调取有关证据，应制作调取证据申请书；如须保全证据或财产，应制作相应的保全申请书。

（五）开庭时携带证据原件。

三、庭前起诉状或答辩意见准备制度

（一）医院作为原告的，须根据医院诉求和相关证据材料、法律规定准备起诉状，立案时按被告人数及法院，提交相应份数的起诉状和证据材料。

（二）医院作为被告（或被申请人）的，须根据原告（或申请人）的诉求和相关证据材料、法律规定准备答辩状，开庭时按被告人数及法院，提交相应份数的答辩状和证据材料。如案情简单清楚，也可开庭时口头答辩。

（三）医疗损害责任纠纷案件需要进行司法鉴定的，司法鉴定听证会前，医院应组织相关部门、科室及法务部门进行病历讨论，就医院的诊疗行为是否符合规范、患者有何种损害后果、该损害后果产生的原因进行分析并寻找相应病历依据，必要时提供有关诊疗规范、指南或专家共识，形成书面答辩意见。

（四）参加司法鉴定听证会的人员应包括相关科室的经治医师、主任或副主任医师、法务或外聘律师，但应避免选派与患方已存在尖锐矛盾的人员。

四、法律文书接受、送达、归档制度

（一）接受法律文书应指定专人负责并签名和日期，诉讼、仲裁相关法律文书则应由医院代理人签收,同时应及时通知、送达给有关部门及外聘律师(复印件)。

(二)法律文书(原件或复制件)按时间顺序分别存放在相应的档案夹或档案袋内。

(三)借阅、使用法律文书首先提供复印件,必须提供原件的,借阅、使用人应在出借和归还时履行签字手续。

五、生效判决/裁决履行或申请强制执行制度

(一)收到判决书/裁决书后,首先确定其是否已经生效及生效时间。劳动争议仲裁中部分裁决事项为一裁终局制(仅约束医院),自作出之日起发生法律效力。

1. 追索劳动报酬、工伤医疗费、经济补偿或赔偿金,不超过当地月最低工资标准十二个月金额(包括各项请求总和不超过当地月最低工资标准十二个月金额以及每项请求均不超过当地月最低工资标准十二个月金额两种情况)的争议。

2. 因执行国家的劳动标准在工作时间、休息休假、社会保险等方面发生的争议。

(二)"终局裁决"可依据裁决书中载明有"自收到本裁决书之日起30日内向中级人民法院申请撤销仲裁裁决"来确定。申请撤销裁决必须满足如下条件:

1. 适用法律、法规确有错误的。

2. 劳动争议仲裁委员会无管辖权的。

3. 违反法定程序的。

4. 裁决所根据的证据是伪造的。

5. 对方当事人隐瞒了足以影响公正裁决的证据的。

6. 仲裁员在仲裁该案时有索贿受贿、徇私舞弊、枉法裁决行为的。

(三)判决/裁决生效后,如系医院承担履行义务,应及时向分管院领导和医院主要负责人汇报,按规定办理财务手续,履行判决义务,以免产生高额逾期利息;如判决对方承担履行义务,应在规定时间内催告对方履行判决事宜,逾期应及时申请法院强制执行。

第五节　法务组织管理

一、普法工作制度

(一)为深入贯彻习近平新时代中国特色社会主义思想,规范和加强医院普法教育培训工作,提高全体员工法治素养,提高遵法、学法、守法、用法的意识和能力,建设医院法治文化,推进依法行政、依法治院,制定本制度。

(二)医院法务部门或相关专职管理部门负责全院普法宣传教育培训活动策划实施,组织法治宣传培训考核,对全院普法工作及依法管理、依法行医落实情况进行督查和信息反馈。

(三)医院每年制订全院人员普法教育培训计划,每季度举办1次法治课堂,每次课后组织考核,并建立健全法治学习档案。把法律知识培训纳入新进招聘人员岗前培训计划,考核合格方可录用。

(四)医院普法教育培训主要内容

1. 学习宣传宪法、国家基本法律制度和卫生法律法规,学习宣传党和国家关于民主法制建设的理论、方针和政策。

2. 学习贯彻上级卫生健康行政部门关于开展法制宣传教育的规划要求,学习宣传与医

疗卫生相关的法律法规,规范医疗服务行为、风险防范与处理、治理商业贿赂等为重点的法制宣传教育。

3. 及时收集下发新颁医疗行政管理规范、专业技术管理规范、病历书写规范等与医院运营相关的法律法规,并有针对性地组织集中学习教育。

4. 学习宣传消防、交通等公共安全领域以及国家安全、保密、档案管理方面的法律法规,提高安全意识和预防能力。

5. 学习宣传诉讼、行政复议、仲裁、调解、信访等方面的法律法规,掌握正确引导患者及家属依法表达诉求、维护权利的沟通方式,创建和谐的医患关系。

6. 学习宣传互联网领域的法律法规,依法规范互联网医疗和自身网络行为,自觉维护网络空间良好秩序。

7. 学习医院各项规章制度,落实党务和院务公开、重大事项事前法律咨询、加强监督审计等规范要求,促进医院法治建设。

(五)推进多层次全面依法治理

1. 实行医院中层以上管理人员集体学法,每季度不少于 1 次,重点了解掌握医疗卫生、合同管理、纠纷处理、保密、安全等相关法律法规,每年安排院领导或邀请专家进行法治讲座不少于 2 次。

2. 组织卫生专业技术人员深入学习与本职相关的卫生法律法规以及卫生部门规章。重点包括:《基本医疗卫生与健康促进法》《执业医师法》《护士管理办法》《传染病防治法》《献血法》《血液制品管理条例》《职业病防治法》《药品管理法》《医疗机构管理条例》《医疗纠纷处理条例》《艾滋病防治条例》等。进一步增强法律意识,提高法律素养,依法开展执业活动。

3. 组织管理人员深入学习各项法律和行政法规、政策规范,宣传贯彻劳动法、工会法、妇女儿童保护法、消防法等法律知识,保障员工的合法权益。

4. 各科室侧重加强相关专业法规知识的学习宣传与贯彻落实。

5. 采取律师授课、脱产进修、外派培训等方式,强化专兼职法务人员法律法规知识学习,不断提高专业技能和实际工作水平。

(六) 发挥网络、微信平台、板报、橱窗、宣传栏等宣传阵地作用,办好普法宣传栏目。按照当地党政部门部署安排,结合医院实际,每年围绕一个主题,采取多种形式集中开展"全国法制宣传日""普法宣传周"活动。利用下乡义诊、扶贫慰问、社区服务、举办讲座等时机,面向群众宣传相关法律知识。

(七) 各部门、科室实行普法责任制,围绕医院中心工作建立普法工作责任清单,纳入院务公开内容。加强宪法法律学习宣传,推进普法与医疗服务有机融合,顺畅内部关系,依法规范管理,改善和融洽医患关系。

(八) 医院设立普法工作专项经费,纳入医院财务预算,用于普法宣传教育、人员培训、举办活动等,支持和保障普法工作正常开展。加强对经费的管理、审计、监督,并建立工作台账。

(九) 法务部门制定普法工作考核指标,定期对各部门、科室进行检查、督促和年度考核,并将考核结果与绩效管理、评先评优挂钩。

二、法律意见书制度

(一)总则

1. 为加强医院重大经营决策和重大经济活动的法律审核论证,推进医院法律风险防范机制建设,维护医院合法权益,根据有关法律法规,结合医院实际,制定本制度。

2. 本制度所称"法律意见书",是指医院法务部门或外聘法律服务机构在从事参与医院重大经营决策、医院法律事务过程中,就有关问题以书面形式向医院领导、决策机构或上级单位提供法律依据、作出法律解释、进行法律审查、分析法律风险、提出法律建议或解决方案的法律文书。

3. 医院应建立科学规范的法务管理制度和工作流程,明确法务部门和法律顾问处理医院法律事务的权限、程序及工作内容,确保其依法履行职责。

(二)法律审核论证

1. 医院应将下列事项纳入法律审核论证的范围,提出法律意见:

(1)重大生产经营决策。

(2)订立重要合同。

(3)制订(定)、修改医院章程及其他规章制度。

(4)医院合并、分立、破产、解散及改制、重组、上市、增加或者减少注册资本等重大事项。

(5)投融资、担保、产权转让、招投标、重大资产处置等重大经济活动。

(6)处理重大法律纠纷。

(7)其他应当进行法律论证的事项。

2. 医院法务负责人应当组织法务部门或外聘法律服务机构,对前项所列事项进行法律论证,提出法律意见,必要时应由上述机构派员参加重大项目的谈判、签约及相关法律文书的拟定。

3. 医院法务负责人参加或列席理事会(董事会)、院长办公会及各类经营决策会议时,应对重大经营决策独立发表法律意见或建议,并在会议记录中载明。

4. 医院重要合同、协议,未经法律审核或未通过法律审核,不得签订。医院章程或其他规章制度未经法律审核或未通过法律审核,不得提交相关会议审议或发布实施。

(三)法律意见书基本要求

1. 法律意见书应一事一议,格式规范,依据充分,分析透彻,表述准确,结论明确。一般格式如下:

(1)标题。

(2)主送对象。

(3)正文。

(4)附件。

(5)落款。

2. 法律意见书的封面、版式、字体等书面样式应统一、规范。

3. 法律意见书正文一般应包括以下内容:

(1)问题事由:包括所要审核论证的事项、缘由及所掌握的信息资料。

(2)事实依据:包括相关事实状况、证据材料及尽职调查的情况。

(3)法律依据:包括应适用的法律、法规、规章及相关的规范性文件。

(4)法律论证:包括对相关问题运用法律规范所进行的分析、阐述和论证。

(5)结论性意见或建议:包括审查结果、对现有状况及可能状况的判断、存在的风险、同意或否决意见、处理建议、注意事项等。

（6）需要说明的附带事项。

4. 法律意见书的附件一般应包括相关证据资料、法律文书或规范性文件等为法律审核论证提供相应事实和法律依据的必要书面材料。

5. 法律意见书由承办该审核事务的医院法务人员拟制，法务部门负责人复核并加盖部门公章。按照相关规定必须由外聘法律服务机构出具法律意见书的，应由外聘律师制作，并以外聘法律服务机构名义出具。医院法务部门可对外聘法律服务机构出具的法律意见书提出不同意见，供医院领导决策和内部相关部门参考。

6. 医院法务部门或外聘法律服务机构起草法律意见书，根据授权可以查阅本院相关资料、了解情况，有关部门及人员给予积极配合。

7. 医院法务部门应关注法律意见书实施情况，总结经验教训，并负责按照档案管理相关规定对法律意见书立卷归档，以备查阅。

（四）监督管理

1. 医院领导和各部门、科室应认真执行法律意见书制度，因不建立或不规范执行法律意见书制度，导致产生重大法律风险、引发严重涉法问题、造成重大社会影响的，依法追究当事人、主要责任人和分管领导的责任。

2. 医院法务负责人、法律顾问应恪尽职守，认真履行职责，做好法律审核论证。

3. 因法律意见书存在明显瑕疵、遗漏重要事实、适用法律错误等，导致决策出现错误、引发重大法律风险、引发严重涉法问题、造成重大社会影响的，依法追究相关承办人、法务部门负责人、法律顾问和分管院领导的责任。

4. 外聘法律服务机构提供的法律意见书出现前项情形的，按照医院与外聘法律服务机构签订的合同约定执行，并由医院向有关部门反映，追究相关责任。

三、法务工作汇总统计制度

（一）医院法务部门应区分年度，按合同、纠纷处理、仲裁和诉讼案件、法律法规培训等大类，对法务工作进行汇总和统计。

（二）制作统计报表，包含合同名称、对方当事人、对方诉求、涉案科室、主审法官、案件进展阶段或结果、培训内容、时间、地点等。对年度重要法务事项应设立专卷存档。

（三）法务统计报表经分管院领导审核批准后，分别抄送医院领导、各业务部门和临床科室。

（四）除涉及保密的事项，医院法务工作总体情况纳入院务公开，采取适当方式予以院内公示和社会公开。

四、法务部门工作规范

（一）法务人员应恪守法律法规，勤勉尽责，保障医院运营及对外合作的内容合法合规。

（二）对医院运营过程中出现的法律问题，及时提出整改意见，避免可能出现的法律风险。

（三）及时、高效办理相关法律事务，不得无故拖延。

（四）保守履行职务过程中获悉的医院商业秘密和患者个人隐私，不得随意泄露。

（五）不得超越委托权限处理法律事务或利用委托代理身份从事与本职工作无关的活动。重大事项必须及时请示、报告医院分管院领导和医院主要负责人。

（六）不得故意曲解法律法规和政策规定,不得内外勾结损害医院利益。

（七）分管院领导加强法务工作检查指导,对严重不负责任或消极怠工,导致医院利益遭受重大损失的法务人员,医院有权对其进行相应处罚乃至解除劳动关系。

五、外聘法律服务机构选聘制度

（一）医院确定需要外聘法律服务机构的,由法务主管人员负责,并报医院法定代表人或分管院领导批准。

（二）外聘法律服务机构应坚持能力优先、效益优先,选择社会信誉良好、报价公平的法律服务机构,并同时具备以下基本条件:

1. 依法设立并取得执业许可证的律师事务所。

2. 成立并运行5年以上。

3. 拥有合伙人3名以上,及一定数量的执业律师,且具有较为丰富医院法律事务工作经验。

4. 具有综合性的法律服务能力。

5. 管理规范,社会信誉良好,无不良记录。

（三）法律服务机构指派的律师,或律师团队的主办律师,应同时具备以下条件:

1. 取得律师执业证书并具有5年以上执业经验。

2. 有较强的专业技能,熟悉医院法律事务。

3. 职业操守良好,无不良执业记录。

4. 具有良好的语言表达、协调沟通能力。

（四）应聘法律服务机构应提交合作方案,内容包括但不限于:

1. 法律服务机构基本情况。

2. 执业许可证、税务登记证、其他相关证书等。

3. 医院法律服务主办律师及团队的基本情况。

4. 收费标准及服务承诺。

5. 获奖情况或荣誉证书等。

（五）法务部门应审核相关准入条件,可征求业务部门及临床科室意见,形成书面报告,提出合作建议名单,报请分管院领导及医院主要负责人批准后通报全院。

（六）聘请法律服务机构应签订合同,可以是常年法律顾问合同,也可以是个案代理合同或专项法律服务合同。

六、外聘法律服务机构考评制度

（一）针对已聘请的法律服务机构,医院法务人员应根据双方签订合同,认真监督、协调配合外聘法律服务机构指派律师的工作。

（二）实时了解掌握外聘法律服务机构指派律师的工作,收集各业务部门和临床科室的反馈意见,及时向有关部门或分管院领导、医院主要负责人汇报,做好汇总,及时向外聘法律服务机构反馈合作情况与建议。

（三）按年度分析考评外聘法律服务机构的工作绩效,考评方式可以法律服务机构合同履行、工作量统计、医院各部门及临床科室满意度评价等为依据。

七、外聘法律服务机构变更制度

（一）鉴于法律服务的长期性和专业性，通常不宜中途随意更换法律服务机构，必要时根据所办理法律事务的特点，首先要求更换所指派的律师。

（二）出项下列情况之一的，应停止与所聘法律服务机构的合作。

1. 法律服务机构年审不合格或执业许可证被取消。

2. 提供虚假资料，或采取欺诈、贿赂、串通等方式承揽业务。

3. 未履行合同约定或承诺，严重违反诚实信用原则。

4. 不能胜任法律服务工作，给医院造成较大损失。

5. 利用代理人便利条件，谋取不正当利益的，或有其他法律、法规、规章及行业禁止行为。

6. 工作效率低下，服务质量较差。

7. 泄露医院商业秘密或患者个人隐私，损害医院利益和声誉。

8. 其他应停止合作的合理理由。

（三）合同到期，医院对外聘法律服务机构考评不合格的，可报请分管院领导，建议更换所聘法律服务机构。

（四）对于须更换外聘法律服务机构的，法务人员应组织调查核实情况，形成书面报告，提出停止合作的具体理由和处理意见，报请分管院领导和医院主要负责人批准，并依据外聘法律服务机构选聘制度重新选聘法律服务机构。

（赵 波 张 阳 王海涛）

第三十一章 后勤管理

医院后勤管理是围绕医院的中心任务,组织、协调、监督后勤部门及所属人员有序地开展工作,为保障医疗、教学、科研、预防、保健等工作正常进行而组织的各种活动,对医院建设发展和有序运营起到强有力的支撑作用。现代化医院建设进程的加快推进,使后勤管理的服务性、连续性、社会性、技术性、安全性等特征进一步显现,综合效益得到深度挖掘提升。当前非公立医院深入探索后勤保障系统运行机制改革,积极运用市场机制,对安全保卫、物业管理、设备维修、电梯、洗衣房、浴室等实行社会化保障,将精细化管理引入医院后勤保障系统,致力于为广大患者和医务人员提供整洁、优美、安全、舒适的就医和工作环境,有效提高了后勤服务管理的质量效率,降低了后勤管理成本,提高了后勤服务质量。随着医药卫生体制改革深化,我国正在开展国家集中采购药品试点和医耗联动综合改革等重大改革,不仅对医药卫生流通领域带来深刻影响,也将对非公立医院运营管理乃至后勤管理、采购供应带来前所未有的重大变革。这是现代医院后勤管理制度亟待进一步探索的新课题、新任务。

本章从物资采购供应、基本工程建设、安全保卫、环保绿化美化、供应服务保障等五个方面,对非公立医院后勤管理制度进行了梳理,既有立足当前的规范和提炼,也有着眼长远的思考与谋划。希望有助于推动建立非公立医院现代化后勤管理体制和运行模式,把医院实际与社会需求有机结合,建立完善制度化、规范化、合理化程度较高的非公立医院后勤管理制度。

第一节 物资采购供应

一、物资集中采购管理制度

(一)本制度适用于医院集中采购管理模式。采购范围主要包括药品、医疗设备、医用高低值耗材及卫生材料、信息化设备器材、科研训练器材、文化宣保器材、后勤设备、劳保用品、维修材料、营具被装、机电产品、办公用品等。

(二)医院物资集中采购管理工作根据国家和当地政府部门的法规政策,遵循"统一计划、集中采购、集中支付、优质高效"原则。按照部门或科室提出采购需求、物资采购中心组织采购、财务部门集中支付、内部审计部门实行监督的方式组织实施。

(三)医院建立和推行物资采购领导小组、物资采购办公室、物资采购中心三级管理体制。

1. 物资采购领导小组职责

(1)统一领导、筹划医院物资采购工作,制订配套政策措施。

(2)明确采购范围,审核批准物资采购计划。

(3)授权签订物资采购合同。

(4)协调解决采购机构建设、人员调整和设施设备配备等重点问题。

（5）处理采购活动中的重大事项。

2. 物资采购管理办公室职责

（1）收集、汇总物资集中采购需求，审定物资采购方式，报批及下达物资采购计划。

（2）指导监督物资采购，审查物资招标（谈判、询价）文件和采购合同草案。

（3）指导物资采购中心业务建设管理，组织物资采购业务培训。

（4）负责物资采购信息系统和产品资源库、供应商库、评审专家库监督管理，指导物资采购中心进行供应商资格年检。

（5）汇总上报物资采购综合统计表和其他物资采购信息。

（6）受理供应商对采购工作投诉。

（7）协调处理物资采购工作有关问题。

（8）上级赋予的其他职责。

3. 物资采购中心职责

（1）负责物资采购市场调查，收集、整理和发布物资采购信息。

（2）审查物资供应商资格，聘请物资采购评审专家，承办物资供应商、评审专家入库资格初审和报批，办理物资供应商资格年检。

（3）制订物资采购组织实施方案，拟制物资采购文件和合同草案。

（4）组织实施物资采购，审核物资采购价格，订立和管理物资采购合同。

（5）协同有关部门组织实施物资质量检验。

（6）协调做好入库物资的接收、储存和配送。

（7）协调提供采购资金结算所需要的有关凭证和文书。

（8）收集、整理、归档物资采购管理档案。

（9）上级赋予的其他职责。

（四）医院物资集中采购实行目录管理。对面向市场采购，达到一定限额标准的采购项目，纳入物资集中采购分类目录。物资采购中心会同有关物资管理部门拟制，报医院物资采购工作领导小组审定颁发。采购分类目录实行动态管理，适时调整。

（五）医院物资采购采取公开招标、邀请招标、竞争性谈判、询价采购和单一来源采购等方式。

（六）医院物资集中采购，按照编制采购预算、下达采购计划、组织实施采购、进行质量验收、集中支付资金的程序组织实施。

（七）任何单位和个人不得阻挠和限制符合条件的供应商参加医院物资采购活动，不得采用其他方式非法干涉医院物资采购活动，不得将应当招标的项目化整为零规避招标采购。除单一来源采购外，不得指定供应商和物资的品牌以及含有倾向性的其他内容。

二、物资采购计划管理制度

（一）采购计划分类

1. 专项物资集中采购计划。指有明确单项预算经费的采购计划，一般指医疗仪器设备、信息化设备器材及软件、办公设施、科研训练器材、文体宣保器材、营具、被装、机电产品等相关物资采购计划。

2. 常规消耗性物资集中采购计划。一般指药品、高低值医用耗材、诊断试剂、医用表格、包装材料、劳保用品、办公用品、计算机耗品、维修材料等相关日常消耗性物资采购计划。

（二）采购计划编报程序

1. 专项物资集中采购计划编报程序

（1）使用科室依据实际使用需求,向职能科室或相关专职管理部门提出物资需求申请。

（2）职能科室或相关专职管理部门汇总后,组织专家或专业委员会论证,确认物资质量标准和技术要求,细化物资需求项目经费预算,报机关相关专职管理部门和医院审定。

（3）经审定的需求计划预算报表下达财务部门和物资采购管理办公室。

（4）采购管理办公室组织调研论证,拟制集中采购计划表,明确名称、规格、型号、数量、金额、质量技术标准和供货时间、采购方式等,下达物资采购中心执行。

2. 常规消耗性物资计划编报程序

（1）物资管理科室（库房）根据《医院常规物资供应目录》,结合库存量和申请科室请领频率、数量及年度预算,定期编制采购计划表,明确名称、规格、型号、数量、金额等。

（2）采购计划表经物资管理科室（库房）负责人签字,报物资采购中心实施采购。

（3）新增药品与耗材需求申请按照新增药品与耗材申请程序进行。

三、物资采购组织实施办法

（一）公开招标

1. 组织市场调研 了解掌握采购物资市场准入条件、质量技术标准和市场价格等情况。

2. 制订采购方案 明确采购方式及组织形式、供应商和评审专家选取办法、评标方法、评审细则等内容,报物资采购办公室审查。

3. 拟制招标文件 物资采购中心根据招标项目特点和需求拟制招标文件,报物资采购管理办公室、相关职能科室审查。各部门自收到招标文件之日起 7 个工作日内按照职责分工组织审查,均无异议时物资采购中心方可实施采购活动。

4. 发布招标公告 物资采购中心按照规定格式和要求,在投标文件截止时间 20 日前发布招标公告。

5. 发售招标文件 招标文件发出时间至投标人提交投标文件截止时间不少于 20 日。

6. 受理投标文件 物资采购中心指定专人签收保存符合密封要求的投标文件,做好相应登记工作,由财务部门统一收取投标保证金。

7. 组建评标委员会 物资采购中心从医院物资采购评审专家库中随机抽取评审专家;对技术复杂、专业性强的采购项目,经批准可指定评审专家。

8. 现场开标评审 评审人员按程序及招标文件要求,组织监督人员现场监督。

9. 出具评审报告 评标委员会对所有符合条件的供应商投标项目进行评审,提出成交候选供应商排序,出具评审报告。

10. 呈报评审报告 经物资采购管理办公室报批后,物资采购中心将中标结果通知投标人。

11. 拟制采购合同 物资采购中心与供应商编制采购合同,报物资采购管理办公室、财务部门、法务部门及相关职能科室审核。

12. 签订采购合同 物资采购中心将审定的采购合同报批并签发法人委托授权书,组织签订采购合同。合同一式 4 份,物资采购中心、职能科室各执 1 份,供货方执 2 份。

13. 组织物资验收 职能科室或专职管理部门根据采购合同组织物资验收,验收报告抄送物资采购中心存档。

（二）邀请招标

物资采购中心从医院物资供应商库中随机抽取符合条件的3家以上供应商,邀请其参加投标。其他步骤和流程,按照公开招标相关程序和要求执行。

（三）竞争性谈判

1. 组织市场调研。了解掌握采购物资市场准入条件、质量技术标准和市场价格等情况。

2. 拟制谈判文件,明确谈判程序、谈判内容、合同主要条款、评定成交标准等事项。

3. 根据采购项目需要,从医院物资供应商库中选取至少3家供应商参加谈判,提供谈判文件;自谈判文件发出之日起至谈判开始之日止的时间,不得少于10日。

4. 成立由物资采购中心代表和有关专家组成的3人以上单数的谈判小组,对技术复杂的采购项目,谈判小组由5人以上单数组成;其中专家人数不少于成员总数2/3。

5. 谈判小组所有成员集中与单一供应商分别谈判,谈判任何一方不得透露与谈判有关的其他供应商技术资料、价格和其他信息。

6. 谈判小组不得擅自对谈判文件作实质性变动。确须实质性变动时,经物资采购中心审查,报物资采购办公室和相关职能科室同意后,通知所有参加谈判供应商。

7. 竞争性谈判通常采取两轮谈判、三次报价形式进行,谈判结束后,谈判小组要求所有参加谈判的供应商在规定时间内进行最后报价。

8. 谈判小组根据谈判情况和采购项目评定成交标准对参加谈判供应商进行综合评审,按照符合采购需求、质量和服务相等且报价最低原则,提出成交候选供应商,并向物资采购中心出具评审报告。

9. 物资采购中心根据谈判小组评审报告的成交候选供应商排序确定成交供应商,报物资采购办公室审批后,由物资采购中心将结果通知所有参加谈判的供应商。

10. 后续相关流程,按照公开招标相关程序和要求执行。

（四）询价采购

1. 组织市场调研。了解掌握采购物资市场准入条件、质量技术标准和市场价格等情况。

2. 拟制询价文件,明确物资名称、规格、型号、数量、质量技术标准,交货时间、交货方式、结算方法、报价时限、价格构成、评定成交标准等事项。

3. 从医院物资供应商库中选取至少3家供应商,发出询价文件;自询价文件发出之日起至报价截止之日止的时间,不得少于7日。

4. 成立由物资采购中心代表和有关专家组成的3人以上单数的询价评审小组,其中专家人数不少于成员总数2/3。

5. 被询价供应商一次报出不得更改的价格。

6. 询价评审小组对所有供应商报价情况进行评审,根据符合采购需求、质量和服务相等且报价最低原则提出成交候选供应商,并向物资采购中心出具评审报告。

7. 物资采购中心根据询价评审小组提出的成交候选供应商排序确定成交供应商,报物资采购办公室审批后,由物资采购中心将结果通知所有被询价供应商。

8. 后续相关流程,按照公开招标相关程序和要求执行。

（五）单一来源采购

1. 成立由物资采购中心代表、需求科室代表、需求管理科室代表和有关专家组成的

3 人以上单数的谈判小组。

2. 供应商提供与采购项目相关技术资料和产品价格构成要素,必要时提供样品并封存。

3. 谈判小组对供应商提供的技术资料进行审查,在保证质量前提下分析产品价格构成要素,审核价格构成合理性。

4. 谈判小组分析汇总审查情况,与供应商协商谈判,形成谈判纪要。

5. 物资采购中心按照谈判纪要形成评审报告,报物资采购办公室审批后,由物资采购中心将结果通知供应商。

6. 后续相关流程,按照公开招标相关程序和要求执行。

(六)应急采购

1. 应急物资采购按照简化程序、密切协同、快速高效原则组织实施,确保质量合格、价格合理、数量足额、供应及时。

2. 物资采购中心根据采购资源信息,预先与重点供应商签订应急物资采购协议,明确当事人名称和住所、标的、数量范围、质量和技术标准、定价原则、结算方式、履约方式、有效期限等内容。

3. 应急物资采购由职能科室填写应急物资采购计划表,报物资采购办公室,根据采购性质、数量、特点、时限要求等确定采购形式,审核报批后下达物资采购中心组织实施。

4. 应急物资采购合同采用书面形式订立。特殊情况先组织供货,后补签书面合同。

5. 物资采购中心负责协调需求科室,做好应急采购物资质量检验和验收工作。

6. 应急物资采购经费结算,按照医院财务有关规定执行。

四、常规物资采购供应制度

(一)常规物资指药品、高低值医用耗材、诊断试剂、医用表格、包装材料、办公用品、劳保用品、计算机耗品、维修材料等日常工作中需要经常性消耗的物资。

(二)医院编制并定期修订《医院常规物资供应目录》,实行定点采购。

(三)临床药品常规采购流程

1. 药品库房以保证供应、防止积压为原则,根据使用科室及二级库请领数量、频率,结合库存量,对照《医院基本用药供应目录》周期性编制采购计划,明确药品生产厂家、产品名称、规格型号、数量等内容。

2. 采购计划经药剂科负责人签字后,上报物资采购中心。

3. 物资采购中心审核采购计划所列药品是否在《医院基本用药供应目录》内,确认无误后按计划表实施采购,通知相关厂商配送并办理入库手续。

4. 新药引进申请调整到《基本用药供应目录》,纳入常规采购流程。

(四)医用耗材常规采购流程

1. 器材库房以保证供应、防止积压为原则,根据使用科室及二级库请领数量、频率,结合库存量,对照《医院医用耗材供应目录》周期性编制采购计划,明确医用耗材生产厂家、产品名称、规格型号、数量等内容。

2. 采购计划经库房管理科室或相关专职管理部门负责人签字后,上报物资采购中心。

3. 物资采购中心审核采购计划所列耗材是否在《医院医用耗材供应目录》内,确认无误后按计划表实施采购,通知相关企业厂商并办理入库手续。

4. 采用零库存管理的高值耗材,使用科室向器材库房和物资采购中心提出预申请配货,产品使用后根据产品条码和审核凭证补办出入库手续。

5. 新增耗材引进申请调整到《医院医用耗材供应目录》,纳入常规采购流程。

(五)保障性耗材常规采购流程

1. 各类保障性耗材库房以保证供应、防止积压为原则,根据使用科室及二级库请领数量、频率,结合库存量,对照《医院保障性耗材供应目录》周期性编制采购计划,明确保障性耗材生产厂家、产品名称、规格型号、数量等内容。

2. 采购计划经库房管理科室或相关专职管理部门负责人签字后,上报物资采购中心。

3. 物资采购中心审核采购计划所列耗材是否在《医院保障性耗材供应目录》内,确认无误后按计划表实施采购,通知相关厂商配送并办理入库手续。

4. 新增保障性耗材引进申请由物资采购中心组织招标,中标后及时调整到《医院保障性耗材供应目录》,纳入常规采购流程。

(六)使用科室及二级库提出请领申请,数量和频率以满足工作需要,减少积压和浪费、损耗为准,避免与发放供应时间交叉重叠。

五、物品出入库管理制度

(一)物品入库

1. 清点拟入库物品数量,检查规格、质量,并在接收单上签字。

2. 物品进库根据入库凭证现场交接和检查,做好入库登记,确保账、卡、物相符。

3. 物品入库后按照不同材质、规格、功能和要求实施分类储存。

4. 易燃、易爆、易感染、易腐蚀物品隔离或单独存放,定期检查。

5. 精密、易碎及贵重物品轻拿轻放,妥善保存,严禁挤压、碰撞、倒置。

(二)入库验收

1. 物品到货入库前,仓库保管员、采购员依据合同或其他验收资料对入库物资进行数质量验收。零库存物资由仓库保管员、采购员、请领科室人员依据合同或其他验收资料进行数质量验收后,直接做出库处理,将物资出库至请领科室或相应二级库。

2. 物品入库数量验收时,对入库物品进行验质、点数、核对品名、规格、型号,过磅或检尺换算。计件计重物资验收按合同条款和有关规定进行数量验收;计件物资验收时,应全部清点,对批量大、定量包装物资可拆箱抽验,抽验比例不低于20%。

3. 物品入库质量验收时,查看物资表面有无水渍、发霉、生锈、损伤等异状及尺寸偏差。进口物资、设备检查商检报告。仪器、设备验收报告应有使用单位负责人签字。

4. 一般物资入库验收3日内完成。进口物资验收在索赔期内完成。

5. 入库物资各种凭证填写清晰、完整、准确,凭证传递及时,交接手续清楚。验收中发现短少、溢余、损失、质量不符或凭证不符等情况及时查明原因,由采购人员负责处理。发现问题等待处理的物资单独存放,妥善保管,防止混杂、丢失或损坏。

(三)物品出库

1. 保管人员做好物品出库记录,领用人签字。

2. 实行"先进先出、推陈出新",保管条件较差、包装简易、容易变质的物品先安排出库。

3. 物品发放坚持厉行节约,杜绝浪费,做到专物专用。

4. 相关部门领取专用物品时,须有分管领导、使用部门负责人签字确认。

5. 领用人不得进入库房,防止出现差错。

六、供应商库管理办法

（一）为确保医院及时采购性价比优异物资，根据医院物资采购工作实际，对获得准入资格的供应商，统一纳入医院物资供应商库管理。

（二）入库程序

1. 信息采集　通过市场调研、供应商推荐、临床推荐等渠道，对符合医院采购基本条件的潜在供应商资料信息进行收集、分类、存档。

2. 申请入库　由供应商自愿申请，填写《医院供应商库入库申请表》，或登录物资采购中心核准的相关供应商信息采集系统进行申请。

3. 资格评审　定期对申请入库的供应商信息进行资格评审，从中择优选择，确认公司资质和经营产品符合法律法规监管要求，具有良好商业信誉和履行合同能力。

4. 报批入库　对经评审合格的供应商基本资料进行整理，经审核后定期报物资采购领导小组审批备案。

5. 供应商未经以上程序，不得纳入医院供应商库。如入库供应商在物资采购活动中有不良行为，按照医院有关规定进行处理。

6. 由于供应商库中无法满足产品需求等原因，确须从未入库供应商处采购物资时，应在确保资质合格前提下，补办入库或报批手续。

（三）入库条件

1. 具有法人资格和独立承担民事责任能力。

2. 遵守国家和行业有关法律法规及保密要求。

3. 能够为医院提供采购所需物资。

4. 具有依法缴纳税收和社会保障资金良好记录，以及良好商业信誉。

5. 具有健全的财务会计制度和良好的财务状况。

6. 具有一定规模生产能力、固定经营场所，以及合理的专业技术人员结构等履行采购合同的能力和良好记录。

7. 提供的物资符合国家、行业或者企业技术、安全和环境保护标准。

8. 具有完善的质量保证体系和良好的售后服务能力。

9. 生产多种产品的集团企业，应当由具有企业法人资格的下属公司申请加入医院物资供应商库。

10. 法律、法规规定的其他条件。

七、物资采购廉政监督制度

（一）物资采购廉政监督，遵循实事求是、客观公正，全程参与、依法监督，预防为主、违纪必纠的原则。

（二）职责

1. 纪律检查或相关专职管理部门

（1）监督检查物资采购政策法规贯彻执行情况。

（2）视情况参与大宗物资采纳需求计划论证，对供应商和评审专家抽（选）取、开标（谈判）和评审活动等物资采购过程中的重要环节进行现场监督。

（3）受理物资采购活动中的检举和控告，调查核实违规违纪问题和案件。

（4）上级赋予的其他职责。

2. 财务部门

（1）监督检查采购目录、采购预算、资金支付执行情况。

（2）监督检查招标文件、合同草案中的有关经费条款。

（3）对物资采购实施全程财务监督。

（4）上级赋予的其他职责。

3. 物资采购管理部门

（1）监督检查采购文件、评审报告和合同草案情况。

（2）组织协调其他监督部门对供应商和评审专家抽（选）取、开标（谈判）和评审活动等物资采购过程中的重要环节进行现场监督。

（3）监督检查物资采购合同的签订、履行和物资质量检验情况。

（4）受理物资采购活动中供应商的投诉，直接或者协助相关部门进行调查处理。

（5）上级赋予的其他职责。

4. 审计部门

（1）监督采购预算，采购计划、采购方式、采购程序、采购合同和重大采购项目。

（2）监督物资采购机构审价工作。

（3）监督采购项目经费结算和决算。

（4）上级赋予的其他职责。

（三）监督内容

1. 需求单位或物资管理职能科室

（1）编制物资采购预算和物资集中采购需求计划是否符合规定程序、时限和要求，有无虚报采购项目和少报、漏报以及与批准的采购预算不一致、非须采购的行为，有无未经批准将集中采购的物资列入应急采购等改变采购方式的行为，有无擅自增加或者变更计划的行为，有无无正当理由拒不执行物资集中采购计划的行为。

（2）审核物资采购文件、评审结果和采购合同草案是否及时，有无提出需求计划以外且影响公平公正条款的行为，有无指定供应商或者物资品牌的行为。

（3）应当集中采购的项目是否由物资采购中心实施采购，有无将物资采购项目化整为零或者以其他方式规避招标采购的行为。

（4）有无违规插手干预供应商和评审专家抽（选）取、评审标准制定、采购评审、合同签订或者其他采购商务活动的行为。

（5）确定中标（成交）供应商是否符合规定要求，有无无正当理由不按照评标委员会、谈判小组或询价小组确定的中标（成交）候选人顺序确定中标（成交）供应商的行为，有无在推荐的中标（成交）候选人以外确定中标（成交）供应商的行为。

（6）有无无故拖延或者拒绝与供应商签订合同的行为，有无背离采购文件规定的实质性内容与供应商签订合同的行为，有无向供应商提出合同条款以外不正当要求的行为，有无无正当理由擅自变更、终止或者拒不执行采购合同的行为。

（7）检查验收是否依照合同约定质量技术标准和方式进行，有无无故拖延或拒绝接收供应商提供的合格物资的行为，有无擅自更改物资品牌、型号和随意降低质量技术标准的行为，有无接收手续不全、质量不合格物资的行为，有无无故拖延办理支付货款或结算手续的行为。

（8）其他需要监督的行为。

2. 财务部门

（1）是否按财务管理规定审核物资招标文件和合同草案中的经费条款，有无对应当纳入集中采购目录范围而编报零星支付的预算予以审批的行为。

（2）确定物资采购预算的支付方式是否符合有关规定，有无将应当集中采购的项目列为零星支付的行为；有无为手续不完备、不按采购合同约定或者为应当集中采购而自行采购等违规采购的项目支付资金的行为。

（3）向供应商支付资金时，有无无故拖延或者拒绝支付的行为，有无现金支付的行为。

（4）其他需要监督的行为。

3. 物资采购管理部门

（1）汇总、编制、报批物资集中采购计划和确定采购方式是否符合规定要求，有无无正当理由批准变更采购方式的行为，有无不按规定审核采购文件、评审报告及合同草案的行为。

（2）审查供应商入库和评审专家入库是否符合规定程序和要求，有无将不具备条件的供应商和评审专家选入供应商库和评审专家库的行为，有无无故拒绝具备条件的供应商和评审专家进入供应商库和评审专家库的行为。

（3）是否按照规定处理供应商的投诉，有无隐瞒或者庇护违规违纪问题的行为。

（4）其他需要监督的行为。

4. 物资采购中心

（1）发布物资采购信息是否及时、准确，有无无正当理由不发布物资采购信息的行为。

（2）是否严格按照下达的采购计划组织采购，有无私自变更采购方式和采购内容的行为，有无将一个采购项目中同一品种、规格的物资进行分包的行为。

（3）编制采购文件是否符合有关规定，有无设置限制、歧视、排斥合格供应商条款的行为，有无制订倾向性评审办法的行为，有无以不合理要求限制或排斥符合条件的潜在供应商的行为，有无对符合条件的供应商实行差别或者歧视待遇的行为，有无偏袒或者与供应商相互串通、向潜在供应商泄露采购秘密的行为。

（4）是否按照规定抽（选）取供应商和审查供应商资格，有无允许不符合条件的供应商参加物资采购活动的行为。因特殊情况确须从库外选取供应商的，是否经过有关部门批准。

（5）抽（选）取评审专家是否符合规定要求，抽取评审专家时是否在有关部门监督下进行，抽（选）取的数量是否符合规定人数，有无应当回避而未回避或者专家人数未达到法定比例的行为。因特殊情况确须从库外选取评审专家的，是否经过有关部门批准。

（6）评审活动是否规范，中标（成交）候选供应商是否按照评委评审结果确定，有无无正当理由改变评委确定的中标（成交）候选供应商顺序推荐中标（成交）候选供应商行为，有无在所有供应商被评委否决后自行推荐中标（成交）候选供应商行为。

（7）签订采购合同是否符合有关规定，有无无正当理由拖延或拒绝与供应商签订合同的行为，有无签订的采购合同对采购文件进行实质性修改的行为，有无在签订合同时向供应商提出不正当要求的行为，有无在采购合同外和供应商订立背离合同实质性内容协议的行为。

（8）向中标（成交）供应商发出中标（成交）通知是否及时，有无无故拖延时间发出中标（成交）通知或签订合同的行为。

（9）物资质量检验是否依照合同约定标准和方式进行，有无无故拖延或拒绝接收供应商按照合同提供的合格产品行为,有无擅自更改物资品牌、型号或者降低质量技术标准行为。

（10）有无伪造、变造、隐匿或者销毁应当保存的采购资料的行为,有无庇护和纵容采购人员违规违纪问题的行为。

（11）其他需要监督的行为。

5. 物资采购人员

（1）回避制度是否落实,有无介绍、指导与自身有利害关系的供应商参与物资采购活动的行为。

（2）有无私自接触参与采购活动供应商的行为,有无与供应商串通、抬高供货价格的行为。

（3）有无向与采购活动有利害关系的人员泄露已获取采购文件潜在供应商的名称、数量以及可能影响公平竞争的其他采购信息的行为。

（4）有无利用采购之机从事有偿中介、经商以及收受供应商及其他利害关系人的财物或者获取其他不正当利益的行为。

（5）有无参与或者协助供应商采取不正当手段排挤其他供应商的行为。

（6）其他需要监督的行为。

6. 物资采购评审人员

（1）评审是否按照采购文件确定评审方法和要求进行,有无擅自改变评审方法行为,有无发表可能影响公平公正的倾向性意见,有无歧视、排挤合格供应商行为。

（2）评审人员是否按照规定独立评审,有无透露未公开宣读的报价、价格折扣和备选方案等实质内容的行为,有无透露对供应商提交文件的评审和比较、中标（成交）候选人的推荐以及其他评审情况的行为;有无相互串通为某个供应商中标（成交）提供便利、接受贿赂或者获取其他不正当利益的行为。

（3）评审过程中是否自觉接受监督部门的现场监督,有无无故不参加评审活动或者擅离职守的行为。

（4）其他需要监督的行为。

（四）监督方式

1. 会议监督　通过参加物资采购方面的会议,对采购计划、采购方式、确定供应商、经费使用等行为进行监督,防止决策失误、违规操作或者出现漏洞发生问题。

2. 程序监督　通过组织协调,监督部门依据各自监督职责,按采购计划的编制与审批、确定采购方式与实施采购、合同的签订与履行、物资质量检验和资金支付阶段进行全面监督,及时发现和解决存在的突出问题。

3. 现场监督　通过对物资采购过程中的重要环节进行监督,规范和制约物资采购机构与人员的业务管理活动,防止发生违反制度规定、操作程序和工作纪律等问题。

4. 审计监督　通过审计调查、专项审计、派驻审计等形式,对采购预算执行情况、采购价格构成、采购资金结算等情况进行审计,发现和纠正问题,提出意见建议。

5. 办案监督　通过受理群众信访举报和供应商投诉、参与采购廉政监督等途径,及时发现和严肃查处物资采购活动中的违法违纪问题。

（五）奖励与处罚

1. 对在物资采购工作及廉政监督工作中做出显著成绩的单位和个人,以及对检举、控告物资采购中违纪违法行为的有功人员,依照医院的有关规定,给予奖励。

2. 对物资采购相关部门和人员违法违纪问题,依照国家法律法规和医院规定责令改正、通报批评,当事人和直接责任人给予行政处理和经济处罚;构成犯罪的,依法追究刑事责任。

八、物资采购质疑与投诉处理制度

(一)供应商在采购活动中对有关事项存有疑问,并向物资采购中心提出口头或书面询问的,物资采购中心应在7个工作日内给予口头或书面答复,内容不得涉及商业秘密。

(二)采购合同签订前,下列事项使供应商权益受到损害,供应商提出质疑的,物资采购中心予以受理。

1. 采购文件存在歧视性、限制性条款的。

2. 采购文件补充、澄清或者修改后未按照规定及时公告的。

3. 采购人员或者相关人员与供应商有利害关系,应当回避而未回避的。

4. 采购当事人之间有串通行为的。

5. 提供虚假资料骗取中标(成交)的。

6. 向物资采购中心或者相关人员行贿或者提供其他不正当利益的。

7. 采购文件、采购过程和中标(成交)结果使供应商权益受到损害的其他事项。

(三)物资采购中心对超出职责权限的询问、质疑事项,应请示医院物资采购管理部门的意见后予以答复。

(四)对物资采购中心未在规定期限内作出质疑答复或对质疑答复不满意的,供应商在答复期满后15个工作日内提起的投诉,医院物资采购管理部门应当受理。

(五)医院物资采购管理部门受理的供应商投诉应符合下列条件:

1. 供应商是投诉采购项目的当事人。

2. 提起投诉前已按照规定程序提出质疑。

3. 投诉书内容符合本制度的规定。

4. 未超过投诉有效期。

5. 投诉事项未经医院物资采购管理部门处理。

(六)受理非法定代表人的投诉,医院物资采购管理部门应验证投诉供应商法定代表人签字的委托授权书,载明委托代理人的具体权限、有关代理事项和授权期限。

(七)物资采购投诉书应包括下列内容

1. 投诉人和被投诉人的姓名或名称、住所、联系方式。

2. 投诉采购项目名称和编号。

3. 具体投诉事项、事实依据及有关证据。

4. 质疑和答复情况及相关证明材料。

5. 提起投诉日期。

(八)医院物资采购管理部门收到投诉书后,应在5个工作日内进行审查,对不符合投诉条件的区分情况进行处理:

1. 如投诉书内容不符合规定,告知投诉人修改后重新投诉,修改后重新投诉时间不得超过投诉有效期。

2. 如投诉对象不属于本部门管辖,转送有管辖权的部门,并通知投诉人。

3. 如投诉不符合规定条件,告知投诉人不予受理,并说明理由。

(九)医院物资采购管理部门自受理投诉之日起 3 个工作日内,向物资采购中心有关当事人发送投诉书副本。物资采购中心和当事人自收到投诉书副本之日起 5 个工作日内,向医院物资采购管理部门做出书面说明,并提交相关证据、依据和其他有关材料。

(十)处理投诉事项一般采取书面审查方法。必要时可进行调查取证,组织投诉人和被投诉人当面质证。投诉人、被投诉人以及与投诉事项有关的单位及人员应积极配合,如实反映情况,提供相关证据和材料。

(十一)医院物资采购管理部门对被投诉采购事项进行调查后,认定投诉缺乏事实和法律依据的,驳回投诉;认定投诉属实的,分别做出下列处理:

1. 采购活动尚未结束的,责令物资采购中心和有关当事人按照有关规定改正后,继续或重新组织采购。

2. 采购活动结束,尚未签订采购合同的,责令物资采购中心和有关当事人按照有关规定改正,或宣布中标(成交)无效,重新组织采购。

3. 采购合同已经签订且尚未履行的,责令合同当事人撤销采购合同,并按照有关规定从合格的中标(成交)候选供应商中重新确定中标(成交)供应商,或者重新组织采购。

4. 采购合同部分履行,继续履行将损害国家、医院利益或者有关当事人权益的,责令合同当事人变更或终止采购合同,给当事人造成损失的,由责任人承担赔偿责任。

5. 采购合同全部履行,给当事人造成损失的,由责任人承担赔偿责任。

(十二)对拒绝调查取证的投诉人,视同自动撤回投诉;对不提交相关证据、依据和其他有关材料的被投诉人,视同放弃说明权利,认可投诉。

(十三)医院物资采购管理部门自受理投诉之日起 30 个工作日内,对投诉做出处理决定,向投诉人、被投诉人和有关当事人出具物资采购投诉处理决定。

(十四)因特殊情况,医院物资采购管理部门不能在规定期限内做出投诉处理决定的,经医院物资采购领导小组组长批准,可适当延长投诉处理期限,但最多不超过 15 个工作日,并将延长时间及理由告知相关当事人。

(十五)投诉人捏造事实、提供虚拟或伪造证明材料进行投诉的,属于虚假、恶意投诉,医院物资采购管理部门应驳回投诉,将其列入不良供应商名单,3 年内不得参加医院物资采购活动,并酌情扣罚其投标保证金。

第二节　基本工程建设

一、基本工程建设项目管理制度

(一)管理职责

1. 总务科或相关专职管理部门　负责工程立项准备、委托勘察设计、招投标参与、委托监理、施工管理、结算报审及支付、工程保修、档案整理及移交等。

2. 使用部门或科室　参与工程立项准备、设计及竣工验收等。

3. 临床科室和医工、信息、保卫等部门　根据工程需要,参与业务协调、设备保障、网络保障、消防安全等。

4. 财务部门　负责工程立项准备、招投标组织、资金保障及财务监督。

5. 审计或相关专职管理部门 负责工程立项准备、实施全过程造价控制及审计监督。

6. 纪检或相关专职管理部门 负责对工程招标活动全过程实施监督检查。

（二）预算计划

相关部门或科室根据需求向后勤保障部门申报基本工程建设项目，后勤保障部门负责安排有关设计单位进行论证，结合医院整体规划编制基本工程建设项目预算计划，经总务科或相关专职管理部门研究通过后报医院审核，列入年度预算。

（三）项目立项

依据预算计划，总务科或相关专职管理部门、使用部门或科室、审计、设计及相关部门共同确定设计方案，经医院研究通过后立项。

（四）招标评选

1. 预算额度在当地采购规定以上工程项目。按照当地采购相关规定执行。

2. 预算额度在当地采购规定以内零星维修、装修改造等工程项目。由比选产生的零星工程施工队伍进行施工。

3. 零星工程施工单位比选。通常每2年比选1次，比选单位不少于3家。

（五）施工管理

1. 公开招标工程依据招标文件和中标结果，与中标单位签订施工合同，中标价作为合同金额。

2. 零星维修、装修改造工程依据零星维修改造预算和综合评选结果，与中标单位签订施工合同，预算金额作为合同金额。

3. 全面作好人员、手续、场地、图纸等各项施工准备。

4. 总务科或相关专职管理部门与施工单位签订安全协议，落实施工现场安全生产责任制，确保安全与文明施工。

5. 工程管理小组、监理部门督促施工单位严格按照国家标准、规范及施工图纸进行施工，建立质量保证体系，严格材料进场验收和施工方自检、互检、交接检工作，不合格工序必须返工，在保证质量前提下做好工程进度控制。

6. 设计阶段加强协调，严格控制设计变更和洽商。设计变更立足确保结构安全、改善使用功能、合理控制造价和方便施工、安全施工，保证施工质量和工期。

7. 依据施工合同和医院财务规定，按照工程进度支付工程款。

8. 总务科或相关专职管理部门牵头组织竣工验收，设计单位、施工单位和医院使用部门或科室、工程监理、财务、审计、纪检等部门参加，依据施工合同、图纸、招标文件、变更洽商等内容逐项验收，出具由建设单位、设计单位、施工单位、工程监理部门四方签字盖章的竣工验收记录，施工单位收集整理竣工资料。验收合格后，总务科或相关专职管理部门与使用部门、科室交接，组织相关人员培训。

9. 工程结算审计报告经后勤保障部门、施工单位、审计部门、工程造价咨询机构签字盖章后有效，结算支付按照施工合同和医院财务规定执行。

10. 施工合同中明确保修范围、保修期限、保修责任等，工程竣工验收合格后，工程管理小组、工程监理部门督促施工单位做好工程保修工作。

11. 施工单位将竣工图纸、技术资料、会议纪要、验收记录等工程档案文件收集成册，移交医院档案室存放。

（六）专项工程管理

医院成立建设项目专项工程领导小组,加强当地规定施工额度以上建设项目专项工程管理,确保工程质量、进度和投资效益。分管院领导任组长,总务科或相关专职管理部门、使用部门或科室以及后勤保障、纪检、财务、审计、医学工程、信息、保卫等部门、第三方工程造价咨询机构参加。

（七）档案资料管理

与项目建设进程同步,项目申请立项后对相关文件材料进行积累、整理、审查;项目竣工验收时,完成文件材料归档和验收工作,确保档案资料完整安全。

二、基本工程建设项目廉洁风险防控制度

（一） 为切实加强医院基本工程建设项目廉政建设,明晰廉洁风险,抓好风险防控,结合医院实际,制定本制度。

（二）廉洁信息公示

1. 公示对象 使用投资方投资和医院自有资金建设的新建、改扩建、翻建和基础运行保障等工程项目。

2. 公示责任人 医院总务科或相关专职管理部门为第一责任人,负责采集、发布和提供项目信息,确保项目信息公开、规范、透明。

3. 公示形式 采取施工现场张贴廉政公示书、医院网站公告栏公示、制作廉政宣传教育标语等形式进行公示。

4. 公示内容

（1）项目基本情况:项目名称、法人代表、分管院领导、项目负责人,施工单位、施工单位负责人,监理单位、监理单位负责人,项目地址、建设规模、建设期限、投诉举报电话等。

（2）廉洁保障措施:项目登记备案、廉洁风险提示、廉洁承诺、《廉洁合同》签订、人员教育培训、其他有关保障措施等。

5. 公示期限 通常为项目开工之日至项目竣工验收。

6. 责任追究 加大公示力度,强化责任落实和检查监督。发现隐瞒实情、敷衍塞责等情况,依纪依法严肃追究责任。

（三）登记备案

总务科或相关专职管理部门在工程项目开工前5个工作日内,主动如实填写《工程建设项目情况登记备案表》上报医院纪检监察、审计等部门备案。

（四）教育培训

总务科或相关专职管理部门在项目实施阶段开展廉洁教育培训,相关部门和人员参加。重点组织学习工程建设法律法规、实施程序、廉洁自律规定等。

（五）廉洁承诺

医院法人代表、工程项目主管领导,工程项目主责部门负责人和有关工作人员,于工程项目开工之日10天前作出廉洁承诺。内容包括:遵守建设程序、廉洁、一岗双责、接受监督等。一式三份,纪检、工程项目主责部门和承诺人各留存一份。

（六）廉洁合同

1. 医院与施工单位签订工程建设合同时,同时签订廉洁合同,一式三份,医院、施工单位、医院纪检部门三方各执一份,内容全文公示,纪检部门全程监督。

2. 纪检监察部门出具履行廉洁合同书面意见,作为工程竣工验收结算前置条件。

3. 廉洁合同签订和执行情况作为相关部门绩效考核的一项重要内容,实行"一票否决"。医院法人代表、项目分管领导作为廉洁合同第一责任人和主要责任人,带头执行廉洁合同各项规定,确保廉洁合同落到实处。

三、基本工程建设项目施工单位管理规定

(一)安全施工管理

1. 贯彻执行国家安全生产法律法规,制定安全管理制度。建立和健全施工现场安全领导机构,负责生产安全、消防安全、治安保卫工作。项目经理全面负责施工单位现场安全责任制的组织实施。

2. 现场施工遵守国家和地方关于劳动安全、劳务用工法律法规,保证用工合法。为施工人员进行人身保险,配备合格的劳动防护用品、安全用具。

3. 施工活动编制安全施工措施,组织安全技术培训,无措施或未培训严禁布置施工。施工期间设立专职安全管理人员。

4. 开工前组织安全教育,特种作业人员持证上岗,施工中须使用电、水源及动火事先与医院联系,不得私拉乱接,向医院保卫部门申请动火证。

5. 严格按要求配置灭火瓶,施工现场严禁吸烟,落实各项防火措施。

(二)质量管理

1. 按国家和当地相关标准、规范组织施工,执行合同内容,如有合理化建议,可及时按照质量管理体系逐级反映,经医院认可后方可实施。

2. 认真填写施工资料,禁止后补、随意涂改等违规行为,与医院往来文件资料建立登记,防止丢失。

3. 进行沟槽及其他隐蔽工序施工前,提前3天通知医院,按指定要求施工。

(三)文明施工管理

1. 举止文明,严禁随地吐痰、乱扔废弃物、随地大小便等行为。

2. 施工现场整洁有序。每日打扫施工现场及沿途道路卫生,建筑垃圾当日彻底清运。

3. 工地外围墙、围挡整齐统一,标牌明确,采取渣土覆盖等防尘措施。

(四)日常管理

1. 出入院门,服从保安管理。

2. 组织施工人员政审,身份证、暂住证等证件齐全。

3. 加强施工人员业余时间管理,杜绝偷盗、赌博、酗酒、斗殴等事件发生。

4. 院内禁止留宿,统一上下班。

四、基本工程建设项目施工安全生产管理制度

(一)贯彻"安全第一、预防为主、综合治理"方针,消灭员工因工重大伤亡事故,消灭因违章作业造成的重大安全事故,杜绝因电力、重大火灾及爆炸造成的伤亡事故,杜绝外部劳务重大伤亡事故。

(二)相关部门或科室为安全生产直接负责人,履行"一岗双责"责任制。

(三)施工安全生产

1. 施工单位安全生产实行二级管理,成立由施工单位经理任组长,总工程师、副经理任

副组长,各科室负责人和相关人员任组员的安全生产领导小组。

2. 后勤保障或相关专职管理部门与施工单位签订安全生产责任书,定期组织安全检查,监理单位组织监理巡检、抽检和专项检查,检查结果作为考评依据。

3. 施工单位组织人员安全生产教育培训,到医院保卫部门办理进场施工手续,动火施工提前到医院保卫部门办理动火审批手续,临水、临电作业前经医院或外包物业公司确认后方可进行。

4. 施工人员办理施工出入证,衣冠整齐,举止文明。严禁携带易燃、易爆危险品进入施工现场。保护好医院物品和消防喷淋头。严禁吸烟和使用明火。施工垃圾日产日清,保证公共区域卫生清洁。

(四)安全生产检查

医院和监理单位定期组织安全生产检查,重点是施工单位各级负责人安全生产责任、施工现场标准化管理、安全生产规章制度、施工人员劳动纪律、施工现场安全隐患等。对重大事故隐患或有即发性事故危险的隐患,责令施工单位立即停工,限期整改,整改复查合格后方可继续施工。

(五)安全生产应急处置

医院施工突发事件发生后,现场人员进行先期处置,迅速向负责相关应急处置工作部门报告。该负责应急处置部门必须第一时间赶赴现场,判定事件程度及是否需要社会救助,确定是否启动应急预案,进行相应处置,并立即向领导小组报告。领导小组根据事件态势和程度,事发1小时内向上级或当地主管部门报告,联系社会救助。涉及人员伤病,及时送急诊治疗。积极稳妥做好善后处置工作。对事件起因、性质、影响、责任、经验教训、恢复重建等进行调查评估,及时向医院领导报告。

第三节 安 全 保 卫

一、治安保卫管理制度

(一)为创建"平安医院",保障医疗服务执业的公共场所秩序,医院治安保卫工作区分责任、按级负责、严明奖惩,建立健全治安保卫责任制,与各项工作同计划、同布置、同检查、同总结。

(二)治安管理责任

1. 在治安管理体系中,医院法定代表人为第一责任人,分管院领导为主要责任人,部门和科室负责人负责本部门和科室治安管理,保卫部门为治安管理职能部门,安全员协助开展安全管理工作。

2. 保卫部门职责

(1)贯彻执行国家有关治安保卫工作的法律、法规。

(2)拟制年度治安管理工作计划、治安管理制度、处置突发治安事件应急预案,并抓好落实。

(3)组织法制教育和防盗、防抢、防火、防爆、防破坏、防诈骗等宣传培训,增强工作人员法制观念和安全防范意识与能力。

(4)开展治安巡查、检查,及时处理影响医院的治安问题,配合公安机关打击违法犯罪活动,维护医院治安秩序。

（5）协助调查处理治安案件，协助处理影响医院医疗秩序的医患纠纷。

（6）加强对毒麻药品、化学试剂、放射物质的监管，严防治安灾害事故。

（7）加强保安员、巡逻班、收发室、门卫管理，协助做好流动人口工作。

（三）治安管理

1. 公共场所管理

（1）利用多种形式，对患者进行安全教育。

（2）门诊保安人员加强门诊挂号、收费警卫。

（3）严格探视管理，提醒患者家属注意防火、防盗、防诈骗，发现隐患和可疑情况及时报告，维护医疗秩序。

（4）集体宿舍建立治安管理措施，严格出入登记。

（5）加强停车场管理巡视，防止丢车、交通阻塞、碰撞等问题发生。

（6）加强全院巡逻布控，严防入室盗窃案件发生。

2. 现金、票证管理

（1）财务、收费部门按规定配置防抢、防盗设施。

（2）取送数额较大现金使用安全包，安排专车、两人护送，配备适当数量保安人员。

（3）加强相关工作人员防盗、防抢、防丢失、防诈骗安全教育。

3. 公用物资管理

（1）各类库房指定专人负责管理，配齐安全设施，健全安全制度。

（2）各部门和科室办公、生活电器指定专人管理。

（3）精密仪器、大型医疗设备、贵重药品列入重点管理，落实责任制。

4. 重点要害部位管理

（1）加强放射科、放疗科、检验科、氧气供应室、危险品仓库、设备及药品库房、配电室、压力容器及电梯、办公室、财务室、收费室、网络中心、食堂等重点要害部位安全管理以及有毒有害危险化学品、其他易燃易爆场所安全防范和治安管理。

（2）各重点要害部位建立健全保卫制度及岗位责任制，明确安全责任人，及时签订治安消防责任书，健全并检查各要害部位防火、防盗等设施及灭火器材，定期组织设备检修和安全风险评估，完善处置预案并定期演练。

（3）重点要害部位出现安全隐患，及时上报保卫部门和分管院领导，采取有效措施排除。对重点要害部位责任事故，追究当事人和相关责任人的责任。

5. 加强临时工、进修学习人员等外来人员管理，按照"谁主管谁负责、谁用人谁管理"的原则严格审查，保证人员可靠。

6. 门卫管理

（1）对进入医院外来人员、车辆认真登记核实，夜间检查进出人员和车辆。

（2）携带大件物品或托运公共物品出院，与保卫部门联系，接受门卫检查。

（3）门卫、传达室值班人员坚守岗位，履职尽责，维护治安秩序。

（四）奖励惩处

1. 医院对在治安保卫工作中成绩突出，全年安全稳定无事故，及时消除重大隐患，勇于同违法犯罪行为作斗争的部门、科室和个人给予表彰奖励。

2. 医院对治安保卫工作中工作不到位，责任不落实，违反治安管理制度规定，给医院带来损害和影响，甚至引发严重治安事件的部门、科室和个人，按规定给予行政处理和经济处罚，构成违法的移送公安机关处理。

二、保安队工作制度

（一）为加强保安队规范化建设，细化职责任务和工作内容，创造安全的就医和工作环境，确保治安安全，打造"平安医院"，制定本制度。

（二）保安队依法维护医院治安秩序，保护各类建筑、设施免遭破坏，保护公共财产不受侵犯。隶属医院保卫部门，受医院保卫部门和保安公司双重管理。

（三）保安队队长职责

1. 根据医院和保安公司要求，制订保安勤务方案，安排并落实各项保安工作。

2. 严格执行医院和保安公司各项规章制度，加强保安人员管理。定期组织业务培训、法纪教育，加强保安骨干培养，关心保安人员生活，严防保安人员违法违纪问题发生。

3. 定期组织治安检查，针对治安隐患和问题及时向有关部门提出整改建议。

4. 负责保安设备器材管理维护，确保设施处于良好状态。

5. 医院发生治安事件后，组织带领保安队采取有效措施，及时制止各种违法犯罪行为，并立即向医院保卫部门报告。

（四）保安队队员职责

1. 负责医院门卫，会客登记，验证放行，劝阻、清理闲散人员，对部分重点部位钥匙进行登记、发放和管理。

2. 负责值班巡逻，严防盗窃、破坏事件发生。对值勤区域内的不法侵害和灾害事故，及时上报保卫部门，遇紧急事态必要时向当地公安机关报警。采取措施，控制事态扩大，保护现场，保证医院正常运转。

3. 协助开展灭火消防、反恐防暴，遇有突发情况及时采取有效行动。

4. 支持和配合医院保卫部门、当地公安机关依法开展治安保卫工作。

5. 严格执行医院和保安公司各项规章制度。

6. 完成上级交办的其他任务。

（五）巡逻执勤

1. 根据医院实际情况制订巡逻方案，确定巡逻区域、路线、重点和频次。

2. 采取穿行、往返、循环巡逻相结合方式，每班 2 人，实行 24 小时巡逻，消除安全隐患，询问可疑人员，制止不法侵害行为。

3. 劝说未按规定探视的患者家属、亲友离院，劝告患者返回病房，不听劝告者及时与科室联系。

4. 巡逻时携带防卫器械，注意自身安全，发现可疑情况认真观察，严密监视，立即报告医院保卫部门或总值班室，采取措施防止事态扩大。

（六）门卫管理

1. 对进出医院大门、门急诊综合楼、病房楼等人员进行目检，发现可疑人员及时盘问。小商、小贩和闲杂人员不得进入医院。协助做好来访人员接待工作。

2. 对特定出入人员和车辆携带、装运物品进行查验，防止医院财物流失。

3. 注意发现可疑情况，及时报告医院保卫部门或总值班室。

4. 携带对讲机，建立门卫勤务登记。

（七）重点部位钥匙管理

1. 严格办理钥匙交领手续，双方签字登记，注明时间和钥匙号码。

2. 保卫部门留存重点部位备用钥匙,遇有突发情况保安人员及时请示报告,经医院领导或保卫部门负责人批准后方可动用。

(八)保安人员工作时间按规定着装,精神饱满,动作规范,举止文明。认真履行岗位职责,不准脱岗、空岗、睡岗,不准迟到、早退。遇有重要情况妥善处置并及时上报,不准迟报、漏报、瞒报、误报。认真填写值班记录,做好交接班工作。爱护治安设备器材。维护环境卫生,不准随便吐痰、乱扔废弃物。

三、医疗区域安全管理制度

(一)门诊、住院等医疗区域内患者及陪伴、探视人员等,应积极配合医院工作人员,自觉做好防盗、防火、防诈骗等安全防范工作。

(二)门诊、住院患者和陪护亲属、探视人员等应避免携带大额现金和贵重物品、重要文件等进入医院,妥善保管随身携带的钱物,防止丢失、被盗。

(三)对非经管医务人员或不明身份人员问诊、查体、发放口服药物等行为,门诊、住院患者和陪护亲属有权拒绝,同时及时报告医院工作人员、保安或保卫部门。

(四)门诊、住院患者和陪护亲属禁止在病区等医疗区域内使用酒精炉、煤油炉、电炉、食品加热器及其他燃具,若不听劝阻,医院工作人员有权暂时收缴保存,待患者出院或离院时交还本人。违规使用燃具引发不良后果者承担一切责任。

(五)患者及陪伴、探视人员,不准携带易燃易爆、化学危险物品及其他违禁物品进入医院,对违规携带除当即没收外,报告医院保卫部门和当地公安机关处理。

(六)医院内严禁吸烟,不得高声喧哗、聚众闹事、喝酒、赌博等。医院工作人员有权对违规行为制止,对不听劝阻、情节严重者报告保卫部门或当地公安机关处理。

(七)医院工作人员加强对电源、气源、氧气、火种等管理,发现安全隐患立即采取措施,并及时报告医院保卫、后勤保障等部门处理。

四、警医联防联控工作制度

(一)为及时有效处置医院突发重大医患纠纷及治安事件,保护患者和医务人员合法权益,维护医院正常工作秩序,保证医院内部及周边社会治安安全,维护社会稳定,结合医院实际,制定本制度。

(二)属地派出所和医院共同成立重大医患纠纷处置工作领导小组,组长由派出所分管副所长和医院行政副院长担任,成员由相关人员组成,负责日常警医联动具体工作,重点完成各项工作目标任务。

(三)重大医患纠纷类型

1. 聚众占据医院公共场所,严重干扰医院正常工作秩序。

2. 发生打、砸、抢等违法行为。

3. 侮辱、威胁、恐吓、围攻、殴打医务人员或非法限制医务人员人身自由。

4. 在医院内挂横幅、设灵堂、张贴大字报、堵塞交通。

5. 拒不按规定停放、处置尸体,或以尸体、患者等相要挟,经劝说无效。

6. 其他严重扰乱医院正常医疗和工作秩序的行为。

(四)重大医患纠纷处置原则

1. 教育疏导　与医患双方沟通,引导双方平和处理,防止事态扩大。

2. 依法处置 严格执行相关法律法规,积极妥善处理,防止事件复杂化。

3. 属地管理 发挥属地派出所作用,做好稳控工作,及时平息事态。

4. 依靠当地党政部门 积极沟通协调,妥善化解纠纷,维护社会稳定。

5. 协调配合 各司其职,密切合作,互通信息,共同参与,及时妥善处置。

6. 公平、公正、及时 维护医患双方合法权益。

(五)医院与属地派出所在重大医患纠纷等事件处置中加强协调配合,提高应急反应和处置能力,及时、有效、依法处理重大医患纠纷事件,防止事态扩大,保障医院正常诊疗秩序。

(六)医院将警医联动工作实施情况纳入年度安全目标管理,与各部门、科室年度目标考核挂钩,发现问题及时报告警医联动工作领导小组。警医双方每年向上级部门报告工作情况,共同衔接和沟通各项工作,构建合作、高效的警医联动机制,确保医患双方合法权益,维护医院正常医疗秩序,构建和谐医患关系。

五、消防安全管理制度

(一)医院消防安全管理实行院长领导下的逐级责任制,坚持"谁主管,谁负责",各部门、科室负责人对本单位消防安全负直接管理责任。保卫部门具体承担防火安全的监督、指导、宣传、教育等职能。

(二)各部门、科室贯彻"预防为主、防消结合"方针,建立健全防火安全制度,明确岗位消防职责,做到明确责任、完善制度、定期检查、及时整改。

(三)加强用火用电管理。各部门、科室安装使用的电器设备符合安全规范要求。严禁使用电炉,严禁乱拉乱接电源,严禁违章使用其他电器和燃气设备。库房、供氧中心、机房、油漆房和其他存放易燃易爆物品的部位严禁烟火,严格贮存、领取、使用和管理。

(四)强化火险隐患检查整改。医院和各部门、科室经常检查消防工作,重点检查各部位灭火器是否完好,消火栓门是否上锁,其他消防设施和消防安全标志是否完好有效,消防疏散通道有无堵塞占用,防盗设施是否完好,及时消除安全隐患。夜间无人值班的科室,下班前切断电源、气源、熄灭明火,检查完毕后方能离开。担负值班任务的工作人员坚守工作岗位,加强巡视,不得擅离职守,发现异常及时采取措施,不得因疏忽造成安全事故。

(五)深入开展消防安全教育培训。每年集中组织消防安全知识培训和灭火器材使用培训,定期对义务消防队员进行消防安全知识和灭火器材使用培训,对重点科室、部位的工作人员分期分批进行消防安全培训,选送防火重点部位业务骨干参加上级消防培训,采取多种形式对就诊人员进行消防安全知识宣传。

(六)任何部门、科室和个人不准占用、堵塞消防通道,不得遮挡、覆盖消防安全疏散标志。禁止在医院范围内燃放烟花爆竹。

(七)强化消防器材管理维护。消防器材在明显易取的指定位置存放,保持干净清洁,不得覆盖物品,不得随意释放。室内消火栓箱内、周围严禁存放物品。室外消火栓严禁埋、压、圈、占。消防器材实行分片管理,各部门、科室人员熟悉本单位消防器材,保持良好功能,发生损坏、丢失予以追查、处理,并及时和有关部门联系;因工作关系需要移动灭火器材时,经保卫部门许可后方可移动。

(八)医院对重点防火部门设立防火禁火标志、警告标志。标志保护由所在部门、科室负责,不得擅自拆除。

（九）火警和火灾扑救

1. 部门、科室和个人发现火情,迅速向医院保卫部门、总值班室和当地消防部门报警,同时积极组织力量扑救,不得延误。医院其他工作人员得到火情警报后,除值班人员外,携带灭火器材及时到达现场参加扑救,抢运物资及受伤人员。如遇情况紧急,立即拨打火警电话119,并安排人员到路口为消防车带路。

2. 火灾的扑救工作,由在场医院领导统一组织和指挥;当地消防部门到达后,由当地消防部门统一组织和指挥。

3. 医院发生火灾或其他意外事故时,后勤保障部门和外包物业公司要保证供水、供电,保证消防水泵、压风排烟机等正常运转,组织重要设备保护疏散。

（十）奖励与惩处

1. 医院消防安全管理工作,与部门、科室负责人目标责任相结合,同工作人员绩效考核挂钩。对认真执行消防安全管理制度并在防火安全工作中成绩突出的部门、科室和个人,医院给予表彰奖励。

2. 对违反医院消防管理制度,拒绝执行整改措施,损坏消防设施,或因违反本制度造成火险、火灾的部门、科室或个人,将视具体情节给予行政处理和经济处罚,情节严重者移交公安机关进行处理。

六、安全监控中心管理制度

（一）医院持续加强安全监控中心建设,提高应急指挥响应和安全管理能力。

（二）安全监控中心建立各种应急处置预案,实行24小时值班,对医院安全管理重点部位实时监控,遇有可疑情况、发现重大安全隐患或事件、事故及时做出反应,迅速向医院保卫部门、总值班室报告,视情报告医院领导,不得延误。

（三）值班人员坚守岗位,认真履职,严格值班记录和交接班。做好日常监控工作,不得擅自改变视频监控系统安全运行,图像信息资料画面质量清晰,视频记录保存时间按照实时存储方式计算存储时间,存储天数不少于30天。保存期限内不得擅自删除、更改、破坏图像信息资料原始信息记录。

（四）值班人员认真学习安全控制设备、摄像可视系统专业知识,熟练掌握监控系统。爱护监控设备,严格按照规定操作步骤进行操作,密切注意监控设备运行状况,保证监控设备安全有序,不得无故中断监控或删除监控资料。每月对监控仪器设备进行清洁除尘,发生故障及时通知后勤保障部门维修。严禁利用室内设备从事与工作无关的活动。

（五）发生报警时,安全监控中心及时查明原因,正确处理各类报警情况,并做好记录,重大情况及时报告有关部门。

（六）发生火灾时,安全监控中心迅速拨打"119",同时立即向分管院领导、医院总值班室报告,密切监控火势发展情况并随时报告。通过可视监控系统发现可疑情况时,及时通知相关人员到场处理。

（七）严守保密规定,无关人员严禁入内,不得泄露、复制或向其他单位、个人提供监控信息,不得随意谈论监控内容。因公安机关和其他特殊情况调看资料和图像,值班人员应立即请示医院分管院领导和辖区派出所,经批准后方可实施。

（八）室内严禁烟火,不得将易燃、易爆及有毒物品带入,保持卫生清洁,物品摆放有序。

（九）具有下列行为之一的,由医院保卫部门责令改正,情节严重者,按医院相关奖惩制度给予处理;涉嫌违法犯罪的,交由公安机关处理。

1. 未按规定使用安全监控系统。

2. 未按规定保存记录视频信息。

3. 擅自改变视频监控系统设备、设施位置和用途。

4. 擅自删改、破坏视频资料原始数据记录。

5. 擅自复制、提供、传播和泄露涉密视频图像信息。

6. 不配合医院保卫部门或地方公安机关依法查询录像资料。

7. 未经许可,私自允许他人查看视频录像资料。

8. 值班期间违规饮酒、睡觉、脱岗或擅离职守。

9. 其他违反监控值班、图像资料保密等规定的行为。

第四节 环保绿化美化

一、节能减排工作管理制度

(一)总则

1. 为加强医院节能工作,减少污染气体排放,建设资源节约、环境友好型医院,结合医院实际,制定本制度。

2. 各部门、科室要严格遵守国家有关节能减排法律、法规,建立健全本单位能源管理责任和日常管理制度,把节能工作纳入管理范畴,加强科学管理,采用节能新技术、新工艺,有效降低能耗和成本,合理应用能源。各部门、科室负责人是本单位节能减排工作的第一责任人。

3. 医院后勤保障或相关专职管理部门设立节能减排办公室,加强能源计量管理,健全能耗分析和能源统计制度,做好能源消耗、利用状况原始数据记录和统计分析,监测和检查各部门、科室能源利用情况。

4. 从事医疗活动的用能部门、科室有关人员应参加节能培训。主管节能工作的负责人、节能管理人员、耗能较大设备的操作人员必须接受节能培训,经考核合格后方能上岗。

(二)节能减排技术

1. 医院节能减排办公室或相关管理职能部门定期传达国家开发、推广、应用先进节能减排技术方向、重点和产品名录,积极组织实施节能减排示范工程,提出节能减排推广项目,引导用能部门、科室采用先进的节能减排工艺、技术、设备和材料。

2. 加强院内电网、热网建设改造,优化资源配置,最大限度降低线损、配电、漏气、漏水损失,以及蒸汽消耗和无功损耗,不断提高能源利用率。

3. 提高锅炉、变压器、压缩机、风机、泵类等用能设备的用能效率,适时组织更新改造。

4. 有计划地开发利用可再生能源。组织餐厅、营养科、锅炉房、供应室等重要用能部门,提高对蒸汽、冷凝水、清洗水等可回收能源、可再生能源的开发利用。在医院基本建设和技术改造中安排节能资金,用于支持能源合理利用以及新能源、可再生能源的开发。

5. 在医院新建、改建、扩建工程项目设计中,鼓励采用高于现行建筑节能标准的建筑材料、用能系统及其相应的施工工艺和技术。

(三)节能减排管理

1. 固定资产投资工程项目设计和建设,严格执行国家合理用能和节能减排设计标准。

项目可行性研究报告中,应包括合理用能专题论证,在施工图设计中包含建筑节能减排内容。对医院已采用建筑节能减排措施的建筑物进行装修时,采取必要保护措施,防止损坏原有节能减排设施。

2. 各部门、科室应对本单位用能系统完善节能措施,加强节能保护,避免浪费、破坏。

3. 任何部门、科室或个人不得擅自使用和购买国家明令淘汰的用能产品,一经发现,严肃追究部门、科室负责人的管理责任。

4. 节电措施

(1)电脑、打印机、复印机、传真机等办公设备不用时关闭电源开关,长时间不用和下班后切断电源。办公室饮水机下班后关闭电源。办公楼、会议室等动力负荷使用单独开关控制。

(2)充分利用办公场所的自然光,按需求开启照明灯,做到人走灯灭,杜绝"长明灯""白昼灯"。楼梯、走廊、卫生间等公共场所的照明采用感应照明并且降低瓦数,以最大限度降低能耗。

(3)采用高效低耗绿色照明节能技术,改造医院照明系统,淘汰落后低效的电器设备,降低用电消耗。

(4)合理使用空调及电气设备。上班时间使用空调,空调温度设定夏季不应低于 26℃,冬季不应高于 20℃,开空调时不开门窗;工作时间提倡每天晚开 1 小时、早关 1 小时,并实行下班拉闸;会议室空调设定为即时开启。电气设备在不使用情况下,一律关闭。

(5)完善用电分项计量,制定用电标准,加强监控与调配,及时纠正异常耗电。

5. 节水措施

(1)加强用水设备日常维护管理,防止和避免跑冒滴漏。

(2)用水时不要将水龙头开启至最大,使用完毕立即关闭、关紧水龙头,下班时自觉检查用水开关。

(3)禁止用桶装矿泉水洗手、浇灌花木、泼洒地板、洗茶具等。

(4)检查监督患方用水情况,提倡节约用水,发现问题立即纠正。

(5)定期检查维修隐蔽水管、水箱、水龙头及其他供水设施。

(6)加强生活用水管理,逐步实现生活用水循环利用。通过生产工艺技术改造,提高生产废水回收利用率。

6. 办公用品管理

(1)各部门、科室严格按照标准和需求,选择配备能耗小、环保、质优、价廉的办公设备。

(2)文件、材料的起草、修改和传阅尽量在电子媒介上进行,减少纸质文件印发。严格控制文件发放数量和使用传真频率,尽量采用双面打印。

(3)选用、购置可换笔芯的原子笔或钢笔作为书写工具。

(4)尽量减少电话通话时间,禁止私人电话与办公电话捆绑,禁止在办公场所用办公电话聊天,禁止在办公场所上网聊天。

7. 公务用车油耗管理

(1)加强公务用车管理,严格派遣登记,提高车辆使用效率,减低能耗。

(2)公务活动尽量合并用车,距离较近时不使用车辆。

(3)车辆实行统一定点维修、定点保险和定期保养,科学核定单车油耗定额,努力降低油耗,减少车辆维修费用。

（4）科学、规范驾驶,减少车辆部件非正常耗损。

（5）禁止公车私用和租借公车。

8. 定期检查煤气、天然气设备,使气体能够得到充分燃烧或使用。

9. 定期检查院内蒸汽管网,发现漏气现象及时维修,以免浪费。

10. 严格污水处理流程处理,确保污水排放达标。严格按照《医疗废物管理条例》及《医疗废物管理办法》对医疗废物进行管理。

11. 加强锅炉房热工设备及输送管道保温和维护保养,定期清除锅炉中的水垢,消灭渗漏现象,保证设备完好,充分利用锅炉烟道余热,提高给水温度。提高司炉人员操作水平,确保锅炉低耗正常运行,加强锅炉用气管理,制定定额考核制度,加强锅炉废气排放与监管,确保排放达标。

（四）奖励与惩处

医院节能减排办公室定期对各部门、科室节能减排工作进行检查通报,对成绩突出的单位和个人给予物质和精神奖励。对未完成节能减排目标任务的部门和科室,给予行政处理和经济处罚。

二、能源资源消费统计制度

（一）为进一步加强医院能源资源消费统计工作,提高统计数据的准确性和及时性,指导各项节能减排工作落实,制定本制度。

（二）医院加强能源科学管理,挖掘节能潜力,深入开展节能减排活动,对能源生产和消耗情况进行预测。

（三）节能减排办公室或相关管理部门为能源资源消费统计职能部门,负责综合能源统计工作和贯彻执行统计制度,编制填写月、季、年统计报表和各项经济技术指标完成情况报表。信息科或相关专职管理部门负责上报相关数据。

（四）各部门、科室配备专兼职能源资源消费统计人员,结合计量管理建立健全原始记录和统计台账,如实填报各项数据,避免错报、漏报,严禁虚报、伪造数据,严禁自行对外提供统计数据,保证统计资料的准确性、科学性、及时性和唯一性。

（五）加强能源资源消费数据统计分析,根据统计结果提出解决问题的建议,为医院制定政策、指导工作提供依据。

三、主要能源消耗定额管理制度

（一）总则

1. 为充分发挥节能减排在医院运行管理中的积极作用,巩固节能减排效果,明确定额管理范围和要求,降低消耗,节约能源,提高经济效益,制定本制度。

2. 能源消耗定额是指在一定条件下,为完成单位工作量,合理消耗能源的数量标准。

3. 医院的主要能源消耗定额分电力消耗定额、水消耗定额、燃气消耗定额、液化气消耗定额、燃油消耗定额等。

（二）能源消耗定额制订

1. 各部门、科室能源消耗定额由后勤保障或相关专职管理部门组织,会同各部门、科室共同制订,经院领导审查批准后执行。

2. 能源消耗定额应逐项逐级审查,审查内容主要包括:

（1）制订能源消耗定额工作报告的说明。

（2）是否符合国家有关节能减排法律、法规、标准和能耗定额、限额。

（3）能源消耗定额项目。

（4）重点能耗变化情况和原因。

（5）制订过程中的计算依据，并验算是否正确。

（6）是否积极采用节能新技术。

（7）是否已采纳医务人员的合理化建议。

（8）实现能源消耗定额的措施。

3. 能源消耗定额审批标准

（1）定额必须先进、合理、齐全、准确。

（2）定额必须达到医院历史最好水平或等于上一年度实际消耗水平。

（3）建立健全并切实执行定额管理制度及岗位责任制。

（4）实行按定额供能和按实际消耗严格考核。

（5）计量表具准确、齐备。

（三）能源消耗定额执行

1. 各部门、科室应严格贯彻执行经批准下达的能源消耗定额，能源计划分配、组织供应和成本核算等按定额实施。

2. 后勤保障或相关专职管理部门按照核定的能源消耗定额核实供应，各部门、科室建立能源消耗定额管理档案。

3. 后勤保障或相关专职管理部门与各部门、科室密切配合，建立健全定额供能、消耗定额分级管理和奖惩制度，实现最小的能源消耗。

4. 加强能源消耗原始记录和统计分析，健全能源进院、转换、分配和最终消耗记录，记载各种能源在不同阶段、环节的使用和消耗情况。

5. 后勤保障或相关专职管理部门定期检查了解消耗定额在实际生产过程中的执行情况及效果，针对问题制订改进措施，确保能耗定额切实可行。

（四）能源消耗定额修订

1. 能源消耗定额一经审查批准生效后，必须贯彻执行，一般单项定额每年修改一次。

2. 能源消耗定额遇到下述情况时，可作必要的临时修改。

（1）在能源消耗定额执行过程中，发现定额脱离实际或计算错误时。

（2）业务结构、用能设备和生产工艺有重大改变时。

（3）业务量规模提高或操作改进时。

（4）能源品种、规格、质量等发生重大变动时。

（五）能源消耗定额考核

1. 医院主要能源消耗定额按年度考核，对主要耗能设备和工序的实际用量进行计算、统计和核算，并与经济责任考核相结合。

2. 医院根据当年能源消费实际和节能减排潜力，合理制订下年度节能工作计划。

四、病媒生物防治管理制度

（一）为了预防、控制和消除病媒生物的发生与流行，保障患者和医务人员身体健康，创造清洁卫生的休养和工作环境，制定本制度。

（二）本制度适用于医院病媒生物的防控及相应保障措施、病媒生物监测与报告、疫情处理及卫生工作监督管理。

（三）办公区域至少每季度、各类食堂至少每月进行害虫消杀。当害虫较多时聘请专业消杀公司进行消杀。

（四）公共区域进行喷淋式消杀,工作区域撒干粉式药物、胶饵时提前进行公示和告知,明确注意事项。

（五）对各类食堂、病房等重点区域消杀时避免与食物接触。

（六）定期对设备间、配电室、调料库等区域粘鼠板进行更换。

（七）消杀防治不得影响患者日常诊疗和科室正常工作。

五、保洁管理制度

（一）为有效实施医院保洁管理,优化院容院貌,避免医院感染事件发生,为患者和医护人员提供清洁、卫生、优雅的环境,结合医院实际,制定本制度。

（二）严格执行国家和上级卫生健康行政部门关于公共场所环境、医院环境,以及医院感染管理的法律法规,做好医院环境清洁和消毒工作。

（三）制订保洁人员招聘、录用、培训计划,严格实行岗位责任制。

（四）根据门诊、病房、公共区域、办公用房等作业环境性质划分保洁区,保洁工作步骤和程序应符合医院感染管理要求,保洁人员不得串岗。保洁工具、药品等物品按指定区域使用和存放。

（五）各保洁区制订保洁工作时间表、卫生标准和保洁操作规程,规范保洁部位、操作步骤、操作内容、保洁工具、保洁药品使用等。保洁人员在各自保洁区按照规定时间、步骤、程序实施保洁并记录。保洁期间,按规定设置警示标志。工作完成后进行自查。

（六）严格执行巡检制度。保洁人员对责任区域进行经常性巡视,发现吸烟、乱扔垃圾等行为及时劝阻并清洁;发现地面湿滑等问题及时处理;发现物品、建筑物损坏等隐患或问题及时报告,协助相关部门处理;发现异常或发生意外的患者及时报告。

（七）在特定保洁区域执行专项工作程序,严格按照规定使用工具、药品,按规定设置警示标志。针对特定临时性保洁任务,制订专项工作计划和工作程序,保证达到卫生标准。

（八）加强保洁工具、药品管理。按规定请领,妥善存放。按规定剂量和频率使用,并按规定记录。定期对保洁工具清洁、消毒、维护,及时维修。

（九）加强保洁服务质量管理,保证服务环境和设施清洁、舒适、整洁,保洁范围明确,责任到人。环卫设施齐全,有垃圾箱、垃圾中转站,实现垃圾分类处置。各保洁区域整洁干净、无垃圾、无污物、座椅干净。洗手间无积水、无异味,有洗手设施和无障碍设施。

（十）防鼠、防蚊设施齐全,除"四害"药物符合国家标准,不得使用违禁药物。

（十一）保洁人员遵守个人卫生和服务礼仪相关规定,统一着工作服上岗,服装干净整洁,文明礼貌服务,树立良好形象。出院患者遗留物品经护士长同意后方可处理,严禁擅自处理。

（十二）设立保洁主管岗位,负责对本班组保洁人员进行考勤、分配、检查、考核与评价。

（十三）保持休息室、更衣室、工具房等场所干净整洁。

六、绿化养护管理制度

（一）为有效实施医院绿化建设与管理,改善院容院貌,为患者和医务人员提供温馨舒适的治疗、康复和工作环境,制定本制度。

（二）医院采取社会化保障与自身保障相结合方式,确保绿化养护工作落实。

（三）根据医院现有绿化面积,按卫生区域进行划分和分级管理,由后勤保障或相关专职管理部门统一管理。

（四）制订绿化规划,对不同区域采取相应绿化措施。制订树木绿篱、草坪、花卉植物养护标准以及鱼池管理标准。按规定对古树进行登记,妥善养护。

（五）制订植物养护计划,针对不同植物类型进行培育,适时浇水、施肥、修剪、换盆、换土、移栽、补种,按季对花卉、灌木、树木浇灌、修剪、打药。

（六）制订节假日和特定时间医院绿化计划,适时适地进行花卉摆放。

（七）绿化工具设备、药品、材料由专人负责保管,账目齐全,按规定进行保养、检修,保证工具设备完好、安全使用。未经批准,不得私自外借。

（八）加强巡回检查,根据天气状况采取必要的防护措施。做好防火、防毒工作,熟练掌握消防器具保养及使用技能。

（九）监测植物生长状况,行道和绿地内无明显死树,及时修剪高大树木,适时进行病虫害防治,及时消灭蚊、蝇、蟑螂、老鼠。科学有效投放药品,保证药品安全使用,填写记录。

（十）医院的绿地、绿带、花木应严格保护,任何部门、科室或个人不得移植、砍伐、破坏。绿化设施如确因施工需要移植、搬迁的,应与后勤保障或相关专职管理部门协商后解决。

（十一）制订植被破坏事件应急处理预案,及时解决特殊天气、火灾等对植物的影响。

（十二）及时发现并处理人为破坏植被情况。绿地内无堆物堆料、搭棚侵占,行道树树干上钉栓刻画现象较少,树下无堆放石灰等对树木有烧伤、毒害的物质,无搭棚设摊、围墙圈占树等情况。

（十三）设立绿化主管岗位,负责对本班组绿化人员进行考勤、分配、检查、考核与评价。

七、污水处理站管理制度

（一）为加强医院污水规范管理,确保污水处理安全有效,防止带有病原体的污水污染环境,结合医院实际,制定本制度。

（二）医院污水须经污水站消毒处理,达到国家排放标准。严禁超标排放。

（三）污水处理站配备专职管理人员和检测人员,专职管理人员必须通过国家有关部门培训持证上岗,熟悉设备性能和操作方法,做到正确维护和使用。

（四）污水处理工严格遵守污水站安全操作规程及各项规章制度,做好运行及工作记录,熟练掌握和运用应急预案。

（五）做好日常监测工作,每日测定水质、水量,污水处理的生物监测总余氯每日监测,粪大肠菌每月监测一次,并做好记录。

（六）完善污水站计量、安全及报警等装置。做好污水站维护保养工作,按计划对构筑物结构及各种闸阀、护栏、爬梯、管道等进行定期检查、维修及防腐处理,定期更换联轴器易损件,及时更换损坏的照明设备。

（七）严格巡回检查,及时发现和排除各种设备故障,认真填写值班日志及各项工作记录。

（八）每年对污水池内的污泥和杂物清淘一次,保证污水池的有效容积和药剂的消毒效果。

（九）每次停泵后,检查填料或油封的密封情况,进行必要处理,并根据需要添加或更换填料、润滑油等。不得将维修设备更换出的润滑油、润滑脂及其他杂物丢入污水处理设施内。

（十）妥善保存碘滴法和比色法检测余氯用的药水,放置于冰箱冷藏室内,取出少量使用,定期换新药水。保持化验用的器皿洁净。

（十一）加强安全生产管理,严防溺水事故。工作人员上班期间着工作服,使用酸碱、腐蚀性化学药品时,采取有效防护措施。加强设备设施安全管理,对各种管道闸阀定期进行启闭试验。制订突发事故应急预案,组织应急演练。

（十二）加强防火安全管理。及时排除电器设备故障,严禁在工作区域内吸烟,杜绝火灾隐患,熟练使用消防器材。

（十三）严格交接班。注重个人卫生。未经允许,非工作人员不得进入。管理人员下班前锁好门窗,关闭水电开关。

（十四）保持污水站内外环境清洁。

（十五）污水处理站班组长负责对本班组人员进行考勤、分配、检查、考核与评价,具体组织本班组污水处理、设备管理、安全管理和场地卫生管理。

第五节 供应服务保障

一、物业服务监督管理制度

（一）为加强对后勤社会化服务物业公司检查监督,提高服务质量和效率,改善和提升医院形象,创造整洁、安全、舒适、文明的工作和就诊环境,制定本制度。

（二）本制度适用于物业公司在医院及医院指定区域开展的各项社会化服务内容的检查监督。

（三）本制度的监督管理依据为与物业公司签订的服务合同及附件,包括服务范围、服务质量标准、甲乙双方权利义务、违约责任、考核细则、安全协议等。

（四）后勤保障或相关专职管理部门每日、每周组织物业服务质量检查,针对问题对物业公司管理人员提出口头批评,要求物业公司出具书面整改意见。

（五）后勤保障或相关专职管理部门结合每周和月度、季度巡查,将科室相关意见向物业公司反馈,物业公司按时限上报问题整改情况。

（六）医院在监督巡查基础上,定期组织医护人员对物业公司进行书面测评,如测评满意度低、普遍反映服务较差,依据合同条款对物业公司予以处罚。

（七）监督管理过程中一般问题立即整改,较大问题建立台账、限期整改。

（八）医院以季度为单位每年至少组织4次物业公司服务质量综合评审,根据综合评审情况按比例扣除物业公司服务费,如情节严重依法依规终止合同。

二、物业服务巡检维修制度

（一）为做好社会化服务,物业公司负责设备巡检维修工作,预防和减少设备故障,加强检查监督,更好地发挥综合保障效能,促进医院各项工作有序开展,制定本制度。

（二）物业服务巡检维修要认真履行合同条款,加强规范管理与优质服务,自觉接受医院后勤保障或相关专职管理部门的检查监督,定期征求医护人员和患者意见,持续改善服务工作。

(三)组建巡检维修专业队伍,具备专业资质,经培训考核合格方可上岗。

(四)每日检查社会化保障负责的楼层门窗、办公家具、上下水、供电等设施设备,搞好日常维护保养。突出重点部位和安全死角,发现故障及时维修,针对倾向性问题制订整改措施,并做好记录和统计分析。

(五)定期检查特种设备和取暖、燃气、污水等大型设备,严格落实技术操作规程,保证正常运行。

(六)强化安全生产,配齐消防设施。发现重大问题或安全隐患,及时向后勤保障或相关专职管理部门报告,提出防止问题扩大和解决问题的方案,经批准后立即组织实施。

(七)后勤保障或相关专职管理部门经常检查物业公司管理范围内工作落实情况,发现问题限期整改,形成有效监督制约。

三、电梯运行服务管理制度

(一)为加强社会化电梯服务公司管理,保证医院电梯设备正常运行,保证乘梯人员人身安全,制定本制度。

(二)医院所有电梯设备安装使用严格执行国家标准,落实上级卫生健康行政等部门相关法规制度要求。

(三)社会化电梯服务公司制订司梯、维修人员培训计划,周密组织实施,培训考核合格后方可持证上岗。

(四)厢式电梯由司梯值守,严格执行电梯安全操作规程,详细记录运行状态,熟练掌握应急预案流程。

(五)司梯文明礼貌服务,引导乘客有序乘梯,对不合理要求婉言拒绝。

(六)严格交接班。出现违章等现象时,交班人员处理完毕方可交接班。

(七)司梯不得脱岗,不得空梯,电梯不得超载。运送医疗废物的电梯设置警示标志,禁止医疗废物与人同乘。

(八)电梯定期维护保养,期间设置警示标识、围栏,严禁乘客入内。

(九)电梯机房随时上锁,钥匙专人保管,未经批准严禁入内。机房通风良好,照明满足要求,消防器材置于显著位置。

(十)电梯出现异常情况时,司梯立即采取紧急措施,疏散乘客,上报电梯服务公司负责人、医院后勤保障或相关专职管理部门,紧急情况启动应急预案。

(十一)加强消防安全管理,及时清理杂物。电梯间及机房配备消防器材设施,严禁存放易燃易爆或危险品、私人用品和杂物。

四、洗衣房收发衣物管理制度

(一)为加强社会化服务洗衣房管理,做好医护人员、患者衣物和手术室部分物品收发交接工作,提高服务质量和效能,制定本制度。

(二)洗衣房工作人员收发衣物使用文明用语,严格按规范要求上岗。

(三)衣物当面核对无误后方可收发,洗衣房工作人员和送取人签字确认。

(四)收取衣物分类存放,妥善保管,严格遵守操作规程和隔离消毒制度,防止交叉感染。传染病房污衣、被服等用双层塑料袋包好送洗衣房,浸泡消毒冲洗后煮沸消毒。

（五）医护人员送取衣服时认真清点核对,提前告知特殊洗涤要求,遇有破损、染色等情形及时通知洗衣房处理。

（六）如送洗衣物履行签字手续后发生丢失,由洗衣房负责赔偿。

五、浴室使用管理制度

（一）为加强社会化服务浴室管理,确保浴室整洁卫生,制定本制度。

（二）浴室工作人员按时上下班,穿戴干净整洁,文明礼貌服务,严格遵守医院各项规章制度,按规定时间开放浴室。

（三）浴室设置防烫、防滑标志,热水器有操作指引,定期对浴室设施设备和地面进行保洁、消毒。

（四）加强浴室安全管理,未开放时间关闭设施设备、锁好门窗,加强设施设备保养维护,及时制止故意损坏公共设施行为。

（五）洗浴人员遵守浴室开放时间,自觉接受工作人员管理,爱护公共设施,节约用水、用电,保持浴室整洁,不乱扔废弃物,不携带贵重物品进入浴室。

（六）医院后勤保障或相关专职管理部门加强日常监督检查,遇有重要节日、保障活动等特殊情况,通知浴室提前或延迟开放时间。

六、车辆使用管理制度

（一）为推进医院公务用车和业务用车科学化、规范化管理,提高综合使用效益,确保用车安全,依据有关法律法规,结合医院实际,制定本制度。

（二）公务和业务用车指用于正常公务需要、临时性应急和业务保障用车,包括参加各类会议、紧急突发事件处置、接送院内外专家、业务工作检查等。

（三）医院车辆调度由后勤保障或相关专职管理部门负责,非工作时间用车由值班人员协调安排。

（四）用车单位应提前1日提出书面申请,填写用车申请表,经单位负责人、后勤保障或相关专职管理部门审批后方可安排用车,用车申请表统一存档保管。遇有紧急突发情况,先派遣车辆,后补办手续。安排用车时间如有冲突,区分轻重缓急或用车申请顺序予以安排。

（五）医院车辆每天下班后至第二天上班前及节假日均在指定位置停放,必要时按规定封存。禁止在医院内外乱停乱放。严禁私自出车。

（六）车辆加油统一使用加油卡,每次在车辆记录上登记,后勤保障或相关专职管理部门负责保管、充值和费用审核,财务、审计部门定期调取记录核查。

（七）加强驾驶员管理,定期组织安全教育和驾驶技能考核,开展车辆检修保养,保持车辆清洁干净、车况良好、节油降耗、安全行车。

（八）车辆维修保养由后勤保障或相关专职管理部门负责,在定点机构实施。车辆故障维修和更换配件时,先报告车况,说明原因,测算费用,经后勤保障或相关专职管理部门批准后方可处理。

（九）出车期间,在正规停车场停车并索取有效票据,不得私停乱放。

（十）车辆发生违章和事故,除对方全责外,按规定追究司机责任。

七、救护车使用管理制度

（一）为加强医院救护车统一、高效、安全管理，按照特种车辆安全使用有关规定，结合医院实际，制定本制度。

（二）医院救护车指从事与医疗救治业务相关的活动，用于抢救、转运患者、处理紧急疫情、突发事件紧急救援现场处置、特殊事件医疗保障以及运送血液、疫苗、检验标本等特殊物品的车辆。

（三）使用救护车时，由用车科室向后勤保障或相关专职管理部门提出申请，说明出车时间、地点、事由，经审批后方可使用，严禁调作他用。

（四）值班司机坚守岗位，接到出车通知立即出车，有事短暂离开向值班人员说明去向。如未接到出车通知，有权拒绝出车；未经同意不得擅自调用救护车。

（五）救护车外出救护司机按标准里程统一收费，回车后上交财务部门。

（六）严格救护车出车登记、收费，配齐担架、氧气等急救设备，物资设备定量定人定位，定期检修和消毒灭菌，发现故障及时报告维修。

（七）救护车停放、加油、维修保养等按相关车辆使用管理制度执行。

八、内部停车管理制度

（一）为加强出入医院车辆管理，维护医院内正常诊疗秩序，确保医院治安和交通安全，制定本制度。

（二）就诊患者、家属以及上班职工车辆进入医院后，在施画停车位内停放，不准占道随意停放。

（三）送货、检查工作、会议等车辆服从保安人员指挥停放，不得随意停放。

（四）医院举办重要会议和活动，院长办公室或相关职能管理部门统一协调安排车辆停放。

（五）非上班职工车辆如有特殊事项须进入医院临时停放，通常上午10时后方可进入，每次停放时间控制在1小时以内。

（六）车辆停放后，司机配合停车场管理人员做好车辆检查记录，锁好车门窗，调好防锁系统至警备状态，带走贵重物品。

（七）车辆驶出停车场时，按时段计价缴纳停车费。

（八）车辆进入医院后严格按限速行驶，严禁超车，禁止鸣号。

（九）进场车辆严禁在停车场内加油、修车、试刹车、学习驾驶车辆。

（十）遵守安全防火规定，严禁载有易燃、易爆、剧毒等危险品车辆进场。

（十一）保持清洁卫生，严禁在停车场内吸烟、乱丢垃圾、乱扔废弃物。

（十二）禁止超过停车场限高规定车辆以及漏油等故障车辆进场。

（十三）停车场管理人员实行24小时轮流值班，服从统一安排调度。按规定着装，佩戴工作牌，对出入车辆按规定和程序指挥放行。对停放车辆进行巡视查看，保证车辆安全。

九、交通安全管理制度

（一）医院每年初与车辆驾驶员签订交通安全责任书，严明管理责任。

（二）后勤保障或相关专职管理部门根据工作任务和季节特点，定期组织车辆驾驶员安全教育和车辆行驶常识教育,学习《道路交通安全法》和相关法规制度,持续强化安全行车意识和能力。

（三）车辆驾驶员自觉遵守交通法规,不得超载、超速,严禁酒后开车,严禁疲劳驾驶。400km以上长途出车,派遣2名驾驶员轮流驾驶。

（四）严格出车前检查,班组长和安全员带队每周组织车辆安全检查,后勤保障或相关专职管理部门每月组织车辆安全检查,发现问题及时组织整改。

（五）定期检查车内灭火器具是否可靠有效,熟练掌握灭火器具使用方法。

（六）停车区域内严禁堆放易燃、易爆物品。

（七）车辆按指定车位停放,做好停车区域及周边安全检查工作。

十、车辆保险管理制度

（一）根据当地财政、卫生健康等相关行政部门规定,经后勤保障或相关专职管理部门批准后,办理医院车辆保险及相关手续。

（二）医院车辆保险单据经财务、审计部门审核后,由后勤保障或相关专职管理部门集中保管,无关人员不得私自获取和使用。

（三）车辆年审验车,车辆驾驶员提前领取保险单据,结束后交还。

（四）发生交通事故等意外情况,及时报告后勤保障或相关专职管理部门,办理车辆保险赔付及相关手续。

十一、电话总机值班制度

（一）遵守医院规章制度,服从后勤保障或相关专职管理部门领导。

（二）熟悉总机设备性能结构,熟练掌握操作方法,严格执行操作规程,精心保养维护,发现异常及时报告。

（三）转接电话文明礼貌,声调柔和,回答简明清晰,转接准确快速。熟悉医院基本情况和各部门、各科室主要工作,提高转接服务水平。

（四）按时启、停相关设置,各项记录清楚明确。

（五）实行双人值班,严禁擅自脱岗、离岗。

（六）无关人员不得进入总机值班室,室内保持卫生整洁,禁止吸烟,不得存放与工作无关的物品。

十二、电话机领用管理制度

（一）医院根据岗位需要配置电话机,新增电话机填写请领单,科室主任签字,交后勤保障或相关专职管理部门审批后方可领取。

（二）通常一个岗位配置1部电话机,最多不超过2部。

（三）请领特殊规格电话机,须提前告知具体需求。

（四）电话机出现故障时,联系后勤保障或相关专职管理部门维修或更换。

（五）电话机报废提交申请,后勤保障或相关专职管理部门审批后更换。

十三、餐饮供应管理制度

（一）严格执行《食品安全法》等法律法规和规章制度,严防群体性腹泻和食物中毒,确保餐饮供应安全卫生。

（二）医院餐饮供应部门经检查合格，取得有效《餐饮服务许可证》后，方可提供餐饮服务。餐饮服务人员持有健康证，体检合格，建立健康档案，经培训考核合格方可上岗。

（三）餐饮加工、销售区域符合食品卫生条件，布局合理，生熟冷热分开，配备防鼠、防蚊蝇设施。库房专人管理，严格出入库及台账管理，食品分类分期码放整齐，食品上架隔墙离地，先入先出。严格餐饮具、工具、容器清洗消毒，标识清晰。禁止重复使用一次性餐用具。厨余垃圾按规定存放和处理。

（四）严把食品采购关，落实索票验证制度，认真检查供货商资质，购入粮食、蛋、肉、禽有本批次检验检疫合格证，妥善保管各种票据。

（五）食品加工严格检验食品原料质量，不得使用腐败、变质、过期食材。

（六）严格食品留样，集体用餐及重要接待、保障活动供应的食品成品，每餐每种留样100g，冷藏条件下分装保存48小时，并做好留样记录和样品标记。

（七）面向患者服务的餐饮供应部门配备临床营养师，根据医嘱制订营养食谱，提供符合特定临床医学要求的患者饮食。

（八）加强服务质量管理，文明礼貌，热情周到，尊重民族和宗教习俗，提高烹调质量。供应销售人员不得直接接触现金，不得将食品车交非本岗位人员看管、销售。定期征求患者和医护人员意见建议，持续改进餐饮服务。

（九）建立设备档案，详细记录设备设施使用运转状况、日常巡检、预防性检修和维修状况等，发现隐患和问题及时解决，记录完整准确。

（十）严格按操作规程使用电器、天然气，定期进行设备设施维护保养，配齐消防器材，严防发生安全生产事故。

（十一）加强成本核算，定期统计分析收支状况，能源消耗实施计量管理。

（十二）餐饮供应管理部门24小时值班。食品加工操作间实行门禁管理，无关人员不得进入。食品加工、销售区严禁吸烟，个人物品不得带入。

（十三）发生食物中毒或疑似食物中毒事件，立即上报后勤保障或相关专职管理部门，积极配合医院和卫生健康行政部门、疾病预防控制机构调查取证，对现有食物进行封存，暂停餐饮供应，按要求组织整改。

十四、餐饮供应安全生产管理制度

（一）餐饮供应单位设立专兼职安全员，负责餐饮供应安全管理工作。

（二）医院定期组织餐饮供应服务人员安全生产培训，考核合格方可上岗。

（三）各种餐饮机器设备指定专人使用管理，无关人员不得擅自操作和维修调试。

（四）配电线路平面分布图、燃气管道分布图、主要材料与设备使用说明书、出厂合格证及检（试）验报告等各种技术资料分类归档保存。

（五）完善台账管理，做好各类设备运行、维修、报修、培训考核、值班、能源消耗等记录，记录完整详细、准确规范。

（六）定期组织炊事机械等设备设施润滑，传动机构、操纵机构、电源开关、线路等设备巡回检查，加油、紧固松动部件，发现问题及时处理。使用机油不得暴露在食品加工过程中，不得污染食物。机器设备停用后及时断电，保洁时不得带电冲洗设备设施。

（七）厨余垃圾收集、存放和处理设施设备符合标准，功能良好，达到市容环境卫生要求。厨余垃圾不得随意倾倒、堆放,不得排入雨水管道、污水排水管道、河道、公共厕所和生活垃圾收集设施中,不得与其他垃圾混倒。

(八)根据炉灶使用能源类型,每日检查煤气、天然气、电力使用情况。操作前对灶具及管道、风机进行维护检查,确认零部件完整无损、功能完好后再点燃使用。发现炉灶能源泄漏等异常时,立即切断能源供应,报告后勤保障或相关专职管理部门,通知专业人员维修并记录。定期对排烟设备和烟道进行清洗。

(九)制订天然气、电力故障应急处理预案,定期组织培训演练。视情启动应急预案,并向当地有关部门和机构报告。

(十)强化消防安全。配齐燃气泄漏报警装置和消防设施,严格组织操作培训。操作间保持清洁,不得堆放易燃易爆品及各类杂物,严禁在操作间吸烟。炉灶开火使用期间安排人员值守。

(十一)各种刀具妥善使用保管,上锁存放,定期清点,发现丢失及时报告。

十五、营养科工作制度

(一)根据临床治疗需要,合理制作和调剂患者各类饮食,不断提高烹调技术。

(二)从严掌握特殊饮食,通常由医师提出,报上级医师或科主任批准。

(三)医师根据患者病情下达饮食医嘱,护理人员填写饮食通知单,注明临床诊断、民族及致敏食物送营养科。患者不得自行调换饮食。调换饮食应重新下达医嘱,并再次填写饮食通知单。

(四)临床医护人员经常了解患者饮食情况,开饭时检查治疗饮食分发是否准确,发现问题及时与营养医师联系解决。

(五)营养医师掌握治疗原则,严格卫生标准,检查烹调技术,指导配膳工作。对炊事人员进行营养知识和食品卫生宣传教育。

(六)营养科按饮食通知单配膳,定期深入科室进行营养查房,了解饮食情况,对患者进行饮食指导。

(七)加强食品、餐厨具、运输工具卫生管理,严防集体食物中毒和肠道传染道。每餐每种食物留样 100g,在冷藏条件下保存 48 小时备查。

(八)临床科室对食用治疗饮食患者进行明确说明,未经医师同意,患者本人不得食用自备食品。

(九)定期组织餐饮人员体检,无健康证和患传染病人员调离餐饮加工岗位。

十六、病区送餐员服务管理制度

(一)上班穿着洁净工作服,文明礼貌,热情周到,言行规范得体。

(二)严格食品卫生、个人卫生制度,保证食品不受污染,物品摆放整齐。

(三)按时送餐,发生迟到讲明原因、真诚致歉,采取措施避免再次发生。

(四)准确送餐,防止漏送、错送。严格治疗饮食查对,领餐时与厨师核对治疗饮食内容、患者姓名、病区、住院号,送餐时与患者核对姓名、住院号。

(五)采取保温措施,定期对送餐器具和设施清洗消毒,保持洁净卫生。

(六)接受后勤保障或相关专职管理部门检查监督,定期征求医护人员和患者意见,及时制订改进措施并反馈,持续改善送餐服务。

十七、工作人员餐厅管理制度

（一）后勤保障或相关专职管理部门加强工作人员餐厅管理，提高主副食供应服务质量，强化食品安全卫生，改善服务态度，做好经济核算与成本控制，提升就餐人员满意度。

（二）主食供应每周制订食谱，每日变换一种花样，视情增加其他品种。副食根据季节调剂花样，满足不同需求。

（三）严格接待用餐服务管理，确保在规定标准内达到要求。

（四）夜间和未开放时间严禁非工作人员出入。

（五）加强财务收支核算。取餐时饭卡付款，不收现金，不得赊欠。

（六）库房管理专人负责。严格验收和过秤入库，防止霉烂变质，保管员在发票上签收，填写入库单，确保账物相符。出库通常以当日用量为准，领取人填写出库单，每月装订成册，月底盘库。

（七）餐饮服务人员身体健康，定期体检，持健康证上岗。上班穿着洁净工作服，便后用肥皂洗手方可操作。餐厅卫生专人负责，饭后将饭桌、地面清扫干净。严格餐厨具清洗消毒、食品留验等制度落实。

（八）专家就餐设定专门区域，其他人员不得进入就餐。

（九）安全节约使用水、电、燃气，加强安全管理，落实消防措施。

（十）严禁着白大衣进入餐厅购买食品或就餐。

十八、锅炉巡查维修制度

（一）后勤保障或相关专职管理部门定期对锅炉及辅助设备进行巡查和日常维护保养，每半年组织一次集中检修，保证正常运行，满足服务需求。

（二）每半年组织一次开水器除碱，遇有特殊情况随时清除。

（三）每年供暖结束后，对供暖设备、管道进行一次全面检修。

（四）锅炉每班排污 2 次。每年对污水、雨水管道全面检查疏通一次，临时堵塞随时疏通。

（五）每日对各病区进行供暖、供气、供水巡查，发现问题及时解决。

（六）锅炉操作管理人员严格交接班，不得擅离岗位，上班期间认真履职，做好设备监测、节能减排、卫生清扫工作，准确填写各项记录。

（七）严格执行锅炉技术操作规程，积极开展优质服务。强化安全生产落实，时刻注意压力表、安全阀等是否灵敏可靠。发现锅炉满水、缺水等异常情况时，立即采取紧急处置措施，报告后勤保障或相关专职管理部门，严防引发事故。

十九、配电室工作制度

（一）照明与电热两种插销不得互相通用，照明插销负荷不得超过 500W。

（二）节约用电，照明用电量按规定配备。

（三）电器设备不准用水冲洗，灯泡不得使用易燃物遮盖。

（四）科室增添、拆改电器设备，报后勤保障或相关专职管理部门批准后方可实施，不得私自增改。

（五）医院在用电器、机电、照明、通讯等带电设备发生故障，及时通知后勤保障或相关专职管理部门维修。

（六）强化安全用电。严格落实倒闸、合闸、变压器台停电检修、隔离开关过热维修、私接临时用电和不合格设备拆除等操作安全防范和风险评估措施,加强现场安全与治安管理。

（七）定期组织配电设备设施保养检修,高、低压变、配电装置每年春、秋季各进行一次停电和清扫、检修,操作时使用安全工具,悬挂警示标牌。

（八）做好配电室防潮、防风、防火、防小动物等防范工作。

二十、水暖设备保养维护制度

（一）后勤保障或相关专职管理部门定期对水暖设备进行巡查和日常维护保养,保证正常运行,满足服务需求。

（二）水暖工作人员具备相应资质,经培训考核合格方可上岗。

（三）发生跑冒滴漏和用水、取暖故障时,通知后勤保障或相关专职管理部门维修。

（四）因水暖设备维修须停水、停气、停暖时,提前通知相关使用单位,维修完毕立即恢复水暖供应并通知相关使用单位。

（五）病区进行施工作业要减少噪声,及时清运垃圾。

（六）对院内消火栓定期进行维修保养,保证完好可用。

（七）强化安全生产。严格执行电气焊等操作规程和安全规定。下水管道不得使用强酸强碱烧通。

二十一、会议室管理制度

（一）为保证会议室合理有效使用,确保各种设施设备正常运行,提高工作效率,制定本制度。

（二）会议室由院长办公室统一管理。

（三）各部门、科室如须使用会议室,通常提前一周向院长办公室上交使用申请,说明会议时间、参加人员等需求,院长办公室做好安排。遇有特殊情况,至少提前 1 天申请。部门和科室会议须服从医院会议安排。

（四）会议室管理人员接到院长办公室通知后,根据会议要求做好准备,搞好音响、幻灯、投影、引导、开水等会务保障。

（五）会议室使用期间,爱护设施设备,保持清洁卫生,不得随意张贴、悬挂海报等宣传品,特殊需求征得院长办公室同意后方可实施。

（六）会议室视听设备由会议室管理人员操作,不得擅自使用。

（七）会议室使用完毕后,使用部门、科室及时清理会场卫生,关好门窗、电源,通知会议室管理人员做好交接。

（八）使用部门、科室如改变会议室原有布局,会后及时恢复原样。

（九）会议室管理人员保持会议室清洁卫生,经常检查维护各种设施设备,发现故障及时报修。

二十二、物资库房管理制度

（一）为加强各类物资库房统一管理,保证安全合理使用,为医院正常运行管理提供有力物资保障,制定本制度。

（二）加强物资保管储存，区分种类、性质、形状定位，按编号顺序存放整齐，防止残损、丢失和大量积压。

（三）建立物资固定资产卡片，及时计价入账，每周核对，确保账物卡相符。

（四）严格库房值班，值班人员负责安全管理和卫生清洁。

（五）库房内严禁烟火，未经许可不得随意进入。出库随手锁门、熄灯，配齐消防设施。室内保持通风，防止物资变质自燃。易燃、易爆及石化物品与其他物资分库保管。

（六）各部门、科室领用物资，通常实行送货上门，不得扩大发放范围。领用家具、被服由科室主任签字后发给，日杂、文具按计划定时发放。

（七）库房一般消耗物品每月清查一次，物资每季度清点一次，年终全面盘点。发现数质量异常、丢失、受损等情况，及时查找分析并报告。

（八）物资库房保管人员调整变动，清查核对物资无误后履行交接手续。

二十三、集体宿舍管理制度

（一）为充分利用医院集体宿舍资源，加强和规范服务管理，维护工作人员正当权益，制定本制度。

（二）符合条件的工作人员，本人写出书面申请，经所在部门、科室负责人签字，人力资源部门审批，后勤保障或相关专职管理部门与申请人签订集体宿舍入住协议，负责具体分配和日常管理，申请人所在单位搞好协助监督。

（三）工作人员服从相关部门统一安排，按指定房间、床位住宿，不得私自调换或转让，不得将钥匙交予他人或私自配制，不得私自更换门锁。

（四）按规定缴纳房费和水、电等费用，按月从本人工资收入中抵扣。租金使用期限为2年，到期前1个月通知本人办理退房手续。财务部门依据住宿或搬出通知单，办理租金扣缴或暂停扣缴。

（五）爱护宿舍内设备、家具，不得在楼道内乱放杂物。

（六）不得使用明火在宿舍或楼道内做饭，不得使用大功率电热器具，禁止在宿舍内烧煤油炉、电炉和随意搭线装灯、乱拉电线等。

（七）外来人员不得留宿。严禁在宿舍内酗酒、滋事及从事聚众赌博等非法活动。

（八）保持室内及公共场所卫生，不得乱扔废弃物，不准大声喧哗。

（九）水电等室内设施发生故障，通知后勤保障或相关专职管理部门维修。如系个人操作使用不当造成损坏，视情由个人支付维修费用。

（十）对已入住集体宿舍但条件不具备的人员，人力资源部门及时作出调整，后勤保障或相关专职管理部门限期退房。对入住集体宿舍期间严重违规违纪的人员，医院根据具体情况作出批评和处理。

（庞　宇　罗　军　周菊林　王海涛）

第三十二章 品牌运营

品牌是一所医院核心竞争力的价值体现,是医院形象声誉的重要载体。品牌作为医院的无形资产,是广大患者和社会公众对医院专业技术水平、特色优势项目、优质服务承诺的印象与评价,即对医院价值取向的总结。医院品牌竞争力包含了医院在资源、技术、能力、管理、营销等多方面的综合优势,承载着医院的发展历史和文化传承,代表和反映其整体水平、技术特色和服务质量,是推动医院持续发展的重要源泉。

品牌既是运营的起点,也是运营的终点。品牌运营的根本目的,就在于以患者需求为导向,提供全方位、全生命周期的医疗服务体验,使患者产生对医院的高度认同感和归属感,形成强有力的患者忠诚群体,具有其他同类医院不具备的亲和力。在全面进入服务经济、品牌消费、同质化竞争明显加剧的新时代,非公立医院只有坚持走品牌化发展道路,实施品牌战略,扎实做好品牌创立、维护、发展、更新等各个环节的工作,创建社会认可、患者信赖、医务人员认同的品牌形象,才能在医疗市场竞争中把握主动。在此基础上,通过加强和改进市场运营,保持可持续发展态势,追求更优更好的社会效益与经济效益。

在建立现代医院管理制度进程中,非公立医院应高度重视加强品牌运营制度建设,为最大限度发挥品牌效应奠定坚实基础。本章从品牌战略规划、品牌推广维护、品牌传播营销等三个方面,对品牌运营相关制度进行了总结提炼,希望产生一定借鉴和启示作用。

第一节 品牌战略规划

一、品牌规划制度

(一)为更好适应和满足患者医疗服务需求,持续提升医院医疗市场地位和核心竞争力,不断扩大医院品牌知名度和影响力,更好地推动医院中心工作健康发展,制定本制度。

(二)分管院领导定期组织专家和职能部门依据相关政策法规,深入上级卫生健康行政部门、行业协会、医疗市场、街道社区等调研走访,考察分析患者需求与医疗服务市场,明确医院创建的品牌与同类品牌优势和差异,为制订品牌规划奠定基础。

(三)品牌管理部门或相关专职管理部门立足医院内外发展环境和自身条件,结合实际制订医院品牌发展中长期和短期战略规划,明确总体思路、基本原则、目标任务、方法步骤与保障措施,提交院长办公会研究审批后贯彻实施。

(四)品牌管理部门或相关专职管理部门根据医院品牌发展战略规划和年度计划,区分年度、季度和月度制订品牌策略,充分考虑内外环境因素,规划合作媒体市场份额与受众人群,着重设计名医、名科、名院建设方案。

(五)建立品牌跨部门管理协作机制,定期组织品牌建设咨询论证、专家评估与检查考核,适时对品牌规划和阶段性计划进行调整、充实和完善,持续推进品牌战略管理与控制。

（六）构建医院品牌体系，推行医院品牌形象识别系统，加强医院品牌文化建设，为实施医院品牌规划营造良好氛围和舆论环境。

二、品牌定位制度

（一）医院要把品牌定位作为品牌建设与推广的关键，引导树立品牌形象，塑造品牌个性，强化医患沟通，促进品牌传播，推动开发医疗服务市场。

（二）品牌管理部门或相关专职管理部门按照医院总体发展战略，围绕服务人群、技术项目、特色优势、价格等因素，每年定期与当地及省内、国内、国际同级同类医院比较，广泛征询当地卫生健康行政部门、专家学者、社区居民、诊疗患者、新闻媒体等各方面意见建议，找准自身优势与不足，确立品牌建设基本定位。

（三）在坚持医疗公益性基础上，对服务人群和医疗市场进行细分，科学合理选择目标医疗市场，建立参照系，进一步优化医院品牌定位。

（四）全面分析患者诊疗行为和需求，把品牌定位与患者心理预期有机结合，针对医疗服务项目的不同生命周期阶段，采取完善品牌、品牌延伸、品牌维护等方式，合理确定和优化医疗服务项目，改进服务流程，力求品牌定位与患者需求一致。

（五）强化差异性，采用清晰简洁的语言和文字提炼品牌核心价值，促进品牌联想，满足患者精神层面需求，提升诊疗行为的价值感、归属感和获得感。

（六）依据品牌核心理念，对品牌及相关活动进行设计包装，与品牌识别特征相结合，保持品牌细节一致性，全面塑造品牌形象，提高医疗服务质量与层次。

（七）强化与公众和患者的沟通，采取社会媒体、自媒体、广告、新闻发布、研讨会、学术会软文宣传、通路策略、终端生动化、出院随访、社区咨询等多种形式，系统、有效地传播医院品牌，强化品牌定位理念，将医院品牌及时准确地告知和传达给目标人群并求得认同。

（八）医院重大品牌宣传活动策划方案应注重把握公益性、可及性、创新性与先进性，呈报院长办公会研究确定后实施，确保达到预期效果。

（九）跟踪品牌定位实施执行情况，根据政策法规、患者需求和医疗市场发展变化，适时进行医院品牌再定位，搞好配套措施调整、充实和完善，持之以恒加强品牌宣传，维护良好品牌形象。

三、品牌管理制度

（一）为进一步提升医院品牌形象，强化品牌战略化、科学化、规范化、标准化管理，增强品牌辨识性和竞争性，发挥品牌对医院建设发展的引领助推作用，结合医院实际，制定本制度。

（二）院长办公会是品牌管理的决策机构，负责审批医院品牌发展规划和年度推广计划，突出质量、管理、服务、创新、文化、形象等主要任务和关键环节，研究决定品牌建设重大事项。

（三）医院组建品牌管理部门或相关专职部门，负责医院品牌宣传、服务、技术、维护等全过程管理，加强患者需求与医疗服务市场研究，整合利用品牌产品市场资源，增强品牌市场竞争力、影响力，确保医院品牌推广和对外宣传协调有序进行。

（四）对医院品牌及服务项目、产品广告策略进行拟定、建议、执行、监督和效果评估，管理各类广告资源，开展公关传播与管理工作。

（五）按照下发通知、讨论需求建议、制订推广提案、做出审议决定、正式决定实施的步骤，规范医院品牌年度推广计划编制和实施。

（六）严格推行医院品牌战略，对所有服务项目和板块组织一体化、全覆盖、无死角管控，定期进行现有品牌和服务项目、产品结构梳理分析，对违规行为严格整改和清理。

（七）加强内部宣传，组织院内刊物编辑、制作、出版和医院网站建设，及时更新维护，做好微博、微信等自媒体平台建设维护。

（八）加强广告传播、公关传播等外部宣传，精心制作宣传品和物料设计。

（九）加强舆情监测，对涉及医院负面信息及时监测，制订危机处置预案，出现负面舆情时快速响应，第一时间上报主管领导，组织研究对策并审慎处理。

（十）加强商标登记、注册备案和档案管理，做好医院标识申报维护，对侵犯医院品牌行为实施法律维权。

（十一）完善医院品牌管理体系，建立与品牌管理匹配的绩效考核指标。

（十二）加强品牌宣传，教育医院全体工作人员努力维护医院品牌形象，明确各级机构和人员承担的义务、责任和权利。

四、品牌宣传文案管理制度

（一）宣传广告文案

1. 医院宣传广告必须遵守《广告法》《医疗广告审查证明》规定发布。医院网站、公众号等自媒体上发布的医疗信息，必须经过品牌管理部门协同医疗管理部门等相关职能部门审核。事关医院重要信息发布，须经品牌管理部门报分管院领导审核同意，或经院长办公会讨论同意。加强互联网虚假医疗信息监督管理，不得发布违法医疗广告和虚假信息。

2. 文案撰写人员应熟悉医院服务项目和当地医疗市场，用文字形式精准提炼服务特点、功能、目标人群等内容。

3. 品牌宣传广告文案制作的标题应简洁凝练、独到新颖、富有新意，字数通常控制在12字以内。

4. 文案内容正文实事求是，言简意赅，一语中的，直击要点。

5. 广告词精雕细琢，精心提炼，作为医院品牌战略性语言进行表述。

6. 品牌宣传广告随文置于文案最后位置，说明医院名称、地址等信息。

7. 品牌宣传广告应具有原创核心创意，为延伸成为系列广告奠定基础。

（二）服务项目方案

1. 服务项目方案拟制应遵循政治原则、计划原则、市场原则和经济原则，根据医院发展的不同阶段制订适应性品牌发展战略，谋求最佳社会效应和收益空间。

2. 服务项目方案通过引言描述医疗服务项目的患者需求、市场需求、市场前景等概述性问题。

3. 项目介绍应着重说明该项目的基本技术性能、突出特点、优势比较等内容。

4. 服务项目方案的运作原理须详细介绍服务项目各模块方法及原理。

5. 服务项目方案业务模式应展现业务流程、内容、菜单等。

6. 根据实际提出服务项目包装市场推广建议和效益预测分析。

（三）宣传单页

1. 医院通过定期制作发放宣传单页，宣传普及卫生健康常识，介绍和推广医疗服务新业务、新技术,作为医患沟通的重要方式。

2. 宣传单页主题通俗易懂,图案要有创意,具有视觉冲击力,注意区分主要推广项目和将要推广项目,标注医院地址、电话、网址、微信等信息。

(四)宣传手册

1. 服务项目介绍须简要描述该项目性能、特点,列出为患者提供相应服务的特色和内容。

2. 对服务项目应用、选择、价格、规格等进行说明,针对患者关注的常见问题进行解答。

(五)各类软文

1. 准确把握软性渗透策略,利用新闻营销、博客营销、论坛营销、采访营销、第三方评论、客户现身说法、明星效应营销等方式进行软文营销。

2. 软文策划与实施应以宣传推广医疗品牌和服务项目为目的,以目标受众的关注点切入,充分考虑阅读理解能力,贴近生活接地气,引发目标受众共鸣。

第二节　品牌推广维护

一、媒体宣传制度

(一)医院及各部门、科室应严格执行媒体宣传的政策法规,强化政治意识和全局观念,准确把握宣传口径,重要事项及时请示报告。

(二)医院各部门筹划和组织开展各项活动时,树立品牌运营意识,加大医院品牌形象宣传推广力度,提升社会公众和广大患者对医院中心工作和医疗服务的认知度与美誉度。

(三)品牌管理部门或相关专职管理部门负责医院媒体宣传工作,借助公众媒体或利用医院自媒体,组织报道发布医院重大事件、大型活动、健康科普以及新闻采访、刊发广告等。

(四)宣传活动应根据医院整体品牌战略规划,针对各部门、科室需求建议,由品牌管理部门或相关专职管理部门制订具体方案计划,明确内容、时间、地点、预计费用、预计效果、备用方案等事项并牵头组织实施,及时对宣传物料进行更新,相关部门和科室协助和参与。

(五)坚持媒体宣传真实性原则,报道内容准确无误。报道中如涉及医院整体评价和全局性工作,应向医院领导请示报告;有关科室工作、专业技术等内容,应征求医院分管领导和相关部门、科室意见。

(六)任何部门、科室或个人原则上不得自行接受媒体采访,未经批准严禁接受任何形式的外媒采访。

(七)定期召开媒体宣传工作会议,总结通报情况,部署安排工作,征求各部门、科室和媒体记者意见建议,及时调整和改进媒体宣传工作。

(八)做好各类新闻稿件、影音资料存档立卷工作。

二、媒体关系制度

(一)为强化医院品牌优先策略,深入开展媒体宣传工作,加强和改进媒体关系,有效发挥品牌宣传、舆论引导、文化传承和服务患者作用,持续推动提升医院品牌形象传播力、引领力和影响力,把握媒体宣传主动权和主导权,制定本制度。

(二)品牌管理或相关专职管理部门负责与媒体及记者建立和维护关系,组织新闻发布、媒体采访、广告投放等相关工作。

（三）建立媒体资料库，全面掌握媒体信息、报道风格与特点。尊重媒体记者，实行平等沟通，保持良好的工作关系；为记者来院开展工作提供便利，深化互信与合作。

（四）加强相关政策法规学习，坚持公共性、公益性，准确把握和处理媒体关系，引导媒体认真履行社会公共卫生服务的公益责任，讲好医院故事，珍视传统文化，加大公益宣传，传播真善美，传递正能量，营造风清气正舆论环境。

（五）有效设置媒体议程，了解掌握不同媒体工作特点和方式，加强医院相关信息收集分析，合理确定议题及策略，有针对性地提供新闻线索和素材。追踪和关注媒体议题，及时作出反应与调整。

（六）慎重发布稿件，对宣传政策纪律和新闻价值严格把关。媒体发稿须由医院相关职能部门审核，重要稿件提交新闻发言人和主要负责人审核，确认无误方可发稿。

（七）积极推动传统媒体与新兴媒体在内容、渠道、平台、经营、管理等方面深度融合，充分运用移动设备客户端、电子阅报栏等手段，努力构建立体多样、融合发展的现代传播体系。

（八）加强突发危机事件媒体关系处理，及时、准确、全面提供相关情况，选择主流媒体进行信息发布。

（九）借助新闻违法信息监测系统，参与媒体及从业人员监督管理，强化网上发布稿件审核监管，支持打击新闻敲诈和假新闻宣传专项行动。

三、新闻发布制度

（一）为进一步规范新闻发布工作，增强对外宣传主动性、针对性、一致性、连续性和实效性，加强舆论引导，树立和维护医院品牌形象，制定本制度。

（二）医院新闻发布会以医院名义举办，或与其他单位联合举办，邀请新闻媒体参加。由医院新闻发言人作为主讲人，以介绍背景、说明情况为主，可根据需要发布新闻，回答记者提问。经医院主要负责人批准，新闻发布会不定期举办，通常每季度举办一次，每次时间不超过一小时。

（三）**新闻发布会主题**

1. 医院贯彻执行国家和当地卫生健康行政部门重要决策指示和工作部署情况。

2. 医院发展战略、重大决策、重点工作及推进实施情况。

3. 社会公众和广大患者普遍关注的重要敏感事项。

4. 需要对媒体或通过媒体加以说明、澄清、引导的事项。

5. 其他需要发布的事项。

（四）新闻发言人办公室设在品牌管理部门或相关专职管理部门，参与制订医院相关决策，及时掌握医院重要信息及变动发展情况，整理提供新闻发布素材，对媒体记者统一登记和管理。

（五）新闻发布会举办前7个工作日内，新闻发言人办公室拟制专项方案，明确新闻发言人、主持人、目的、时间、地点、方式、邀请媒体等事项，呈报医院分管领导和主要负责人审批后组织实施，做好会场布设、现场协调保障等工作。

（六）新闻发布会根据主题需要提前准备书面材料。通常新闻背景材料、答问口径不向新闻媒体提供，新闻通稿可向新闻媒体提供。相关内容应严格遵守保密法规。

（七）新闻媒体国内省市级以综合媒体为主，根据主题和宣传需要，可适当邀请中央媒体和专业媒体参加。每次邀请新闻媒体总数通常不超过20家。

（八）新闻发布会结束后,新闻发言人办公室将主要情况报送医院领导和有关部门、科室参阅,做好跟踪反馈等工作。

（九）建立新闻发布应急预案,遇有突发事件及时提出新闻处置方案建议,有效应对社会关切和媒体询问,把握新闻发布主导权。

四、新闻发言人制度

（一）为规范重大新闻信息发布,满足社会公众和广大患者需求,构筑医院与社会良性互动关系,向新闻媒体公开、真实提供信息,积极正确引导舆论,优化医院发展环境,树立医院良好形象,结合医院实际,制定本制度。

（二）新闻发言人通常由业务副院长或医疗管理部门负责人担任,应熟悉医院新闻信息相关情况,具有较高政策水平和良好表达沟通能力。

（三）新闻发言人在医院主要负责人领导下,围绕医院中心工作进行新闻发布,体现权威性、指导性、公开性、时效性。不定期召开新闻发布会,向新闻媒体通报医院有关重大举措、重要工作安排和进展情况,以及社会公众关注的应公开发布的信息。发言和回答新闻媒体提问应严谨、准确、简洁、易懂。视情况接受新闻媒体采访,根据需要以发言人名义在新闻媒体发表谈话。

（四）品牌管理部门或相关专职管理部门负责承办新闻发布相关工作。建立接触媒体例行渠道,定期安排媒体报道,发布医院需要传达的信息。健全畅通新闻线索报送途径,定期汇总上报新闻信息,拟制新闻通稿,重大和突发情况随时报告,由新闻发言人和医院主要负责人审定后方可发布,提高信息采集时效性和规范化。

（五）新闻发言人定期召集相关部门研究主题选定、口径把握、方案制订、材料审核、人员分工等。重大选题和敏感议题,上报医院主要负责人并提交院长办公会研究,视情向当地卫生健康行政部门提前报告。

（六）每次新闻发言人活动后组织效果评估,追踪了解媒体报道情况和社会回应。如发现媒体显失公允、违背事实、对医院造成不良影响,以及公众存在明显误解等情况,应及时采取新闻发言人发表谈话等方式澄清事实,正确引导舆论。

（七）新闻发言稿以及相关资料由品牌管理部门或相关专职管理部门立卷存档。

五、新闻报道通讯员管理制度

（一）为切实加强医院新闻报道通讯员队伍管理,全面提高宣传和信息工作质量效率,推动医院品牌建设,结合医院实际,制定本制度。

（二）新闻报道通讯员应当具有过硬的政治素养和良好的新闻敏感性,熟悉医院及所在部门、科室工作,热爱媒体宣传工作,文字写作及摄影、美编等能力较强。

（三）新闻报道通讯员由各部门、科室向品牌管理部门或相关专职管理部门推荐并备案,原则上每一部门、科室确定1名通讯员,负责执行本单位的宣传工作。通讯员一经确定,不得无故擅自调整,确保人员相对稳定。因工作变动等原因离开原单位的,应及时推荐替换人员。

（四）医院定期召开媒体宣传工作会议,组织新闻报道通讯员业务能力培训考核。

（五）新闻报道通讯员重点宣传报道学习贯彻习近平新时代中国特色社会主义思想和

党的路线方针政策情况,医疗、教学、科研等工作创新项目、特色优势和主要成果、科普知识、社会公益、学术交流、群众社团等重要活动,单位和个人典型经验和先进事迹,专家学者约稿,等等。对相关新闻线索及时收集整理并撰写成稿,连同影音资料报送院品牌管理部门或相关专职管理部门。

(六)新闻报道通讯员撰写稿件应坚持简洁务实,保证真实性,杜绝不实和错误报道,防止错情、漏情和别字、误字。各部门、科室应对上报稿件严格把关,对发布后的报道内容负责。

(七)原则上新闻报道通讯员每月应至少提交2份稿件。稿件报送应及时,避免因时效滞后影响预期效果。

(八)新闻报道通讯员应协助医院安排新闻媒体采访,完成医院委托的采编任务。

(九)新闻报道通讯员稿酬按年度核算,报分管院领导审批后发放。

(十)医院每月统计汇总各部门、科室稿件数质量,每半年进行一次排名通报并公示。每年年底组织宣传工作总结表彰,对成绩突出的单位和新闻报道通讯员予以适当奖励。

(十一)对提供虚假信息、违反新闻职业道德的新闻报道通讯员,一经发现取消资格,造成恶劣影响的给予相应处理。

六、广告发布管理制度

(一)品牌管理部门或相关专职管理部门负责医院对外广告发布与管理,医院年度预算安排专项经费予以保障。

(二)依据《广告法》《医疗广告管理办法》等法律法规和有关规定要求,围绕医院战略规划、品牌形象、重点学科、重要事件、项目推广、策划活动等,筹划组织广告设计,做好相关内容和信息收集、整理、加工、审核等工作,考察和选择媒体平台,报当地市场监管部门审批通过后予以发布。

(三)各部门、科室提供的医疗信息和医疗广告内容应确保真实性和准确性,相关素材和宣传物料需求经负责人审核后送交部门或相关专职管理部门审核制作,做到内容健康、形式合规、表述无误。任何部门、科室及个人不得自行发布广告,严禁发布违规、违法广告。

(四)医疗广告的表现形式不得含有下列内容

1. 表示功效、安全性的断言或者保证。

2. 说明治愈率或者有效率。

3. 与其他药品、医疗器械的功效和安全性或者其他医疗机构比较。

4. 利用广告代言人作推荐、证明。

5. 涉及医疗技术、诊疗方法、疾病名称、药物的。

6. 淫秽、迷信、荒诞的。

7. 使用解放军和武警部队名义的。

8. 利用患者、卫生技术人员、医学教育科研机构及人员以及其他社会社团、组织的名义、形象作证明的。

(五)深入考察确定合作媒体与广告代理公司,依法依规订立合同。

(六)全面衡量广告重要性、涵盖面、投放对象和广度,参考既往广告投放效果等因素,科学拟定广告发布计划,与相关媒体平台协商确定广告形式、版面大小、版面位置、投放周期、费用支付等具体事项。

（七）组织专家和第三方机构评价广告效果，及时调整完善广告策划及方案。

（八）坚决杜绝各类虚假广告。自觉接受当地市场监管部门的监督管理，针对问题认真组织整改。

七、视觉形象识别系统管理制度

（一）总则

1. 为规范视觉形象识别系统（VIS）使用管理，强化医院对内、对外形象管理，建立和维护医院品牌形象，结合医院实际，制定本制度。

2. VIS 管理，包括对 VIS 界定、规范及其使用的审批、监管和修正。

3. 医院各场所、活动、媒体等应严格遵循本制度使用 VIS。

（二）品牌管理部门或相关专职管理部门是 VIS 管理具体执行机构，负责医院 VIS 规划、制订和推广；建立《VIS 手册》并做好管理、维护、实施、完善；开展 VIS 规范化培训和 VIS 档案管理；组织 VIS 运用审核、验收和监督工作。

（三）VIS 是医院无形资产，品牌管理部门或相关专职管理部门对其相关设计文化、设计模版和印有公司 VIS 物品及电子文件建档，强化经常性管理。

（四）各部门、科室视觉形象设计规范，应以医院《VIS 手册》为标准和依据，严格执行基本要素和应用要素的相关尺寸、比例、色彩、材料等规定，不得自行更改或随意组合。对于无明确范例的物品，先提出新 VIS 应用设计需求，品牌管理部门或相关专职管理部门委托专业机构设计并备案；如须长期使用，修订并纳入《VIS 手册》。

（五）各部门、科室对 VIS 用品制作、使用情况进行跟踪检查。VIS 用品发生损坏、过期或即将消耗完毕时，应及时组织维修更换。医院定期组织总结反馈，跟进做好改进完善工作。

（六）未经品牌管理部门或相关专职管理部门授权许可，任何部门、科室或个人不得向医院外机构或个人以任何形式提供医院 VIS 标准。对擅自使用医院 VIS 的机构或个人，医院将追究当事人的法律责任。

八、标识标牌管理制度

（一）品牌管理部门或相关专职管理部门负责医院各类标识标牌设计、制作与安装。

（二）医院各类标识应美观大方，字体、用材、尺寸等规范统一，根据医院环境统一规划，所有色彩、图形、比例、字体均应严格按医院 VIS 版图制作，不得随意乱设或增减，不使用繁体字。通用标识按国家惯例绘制，卫生系统通用标识按国家和卫生健康行政部门统一规定制作。

（三）医院诊疗区域指示标识和路标应清晰醒目，按要求设置便民、安全、消防等温馨提示，并责成专人负责管理。

（四）医疗用房、病区环境及公共区域标识标牌由使用部门或科室提出申请，经品牌管理部门或相关专职管理部门审批后方可设置。

（五）无障碍通道标识设计应符合国家有关行业标准。

（六）所有标识语言文字应符合国家语言文字规范要求，指示性标识标牌同步按行业统一翻译标注英文。

（七）院内已陈旧标识，应及时修整更换，已过时标识应及时清除。

（八）工作人员佩戴胸牌，应反映姓名、职务或职称、所在部门或科室、本人标准身份照，进修、实习人员与本院工作人员应有所区别。

（九）各类公告须在医院指定公告栏内张贴。

（十）品牌管理部门或相关专职管理部门定期对各类标识标牌进行检查清理，发现问题及时予以纠正，情节严重的作出经济处罚。

九、优势技术品牌宣传管理制度

（一）为持续推进医院名院、名科、名医建设，规范和促进重点学科医疗、教学、科研工作，提高优势技术品牌知名度和影响力，固化和提升特有品牌价值，制定本制度。

（二）医院定期组织专家和第三方机构评估分析学科建设情况，结合患者需求和医疗市场实际，遴选确定重点学科和医疗服务项目，打造优势技术品牌。

（三）优势技术品牌对外宣传推广，应在坚持公益性、可及性与安全性的同时，着力宣传创新性与先进性，突出重点，体现特色，运用多种形式进行媒体宣传、合规广告和技术推广，发挥区域内学术引领带动作用，更好地方便广大患者。

（四）坚持差异化、真实性策略。对多年积累的优势技术品牌，实行长期重点包装，突出技术亮点，强化宣传形式和频率；对正在培育形成的新技术、新业务，实行集中聚焦式包装，强化故事性和爆发性。

（五）优势技术品牌宣传包装经费由医院办公会研究确定，统筹安排。

十、官方网站管理制度

（一）根据国家《互联网信息服务管理办法》等法律法规，为适应医院建设发展需要，发挥官方网站在对外宣传和信息交流中的推动促进作用，及时掌握患者需求和医疗市场信息，拓展品牌运营视野和思路，规范网站维护管理，提升医院形象和知名度、美誉度，营造良好网络舆论环境，制定本制度。

（二）医院官方网站遵循"统一领导、归口管理、分级负责、责任到人"原则。品牌管理部门或相关专职管理部门负责日常管理运行，做好版面设计、内容更新、新闻发布等工作。信息中心或相关专职管理部门负责信息安全与技术支持。

（三）品牌管理部门或相关专职管理部门及时对相关信息进行收集、整理，主要发布医院重要事务、工作动态、院务公开、公益活动、学术信息、访问考察、医院文化、人力资源变动、行业资讯等，对真实性、可靠性和合规性负责。各部门、科室积极配合协助。

（四）官方网站主页面原则上每年进行一次审定或改版，栏目设置每季度组织一次适度调整，充分展示医院品牌形象，反映时效特色。

（五）官方网站实行通讯员供稿制，纳入通讯员稿件数质量统计评价。

（六）未经官方网站平台管理方审批，任何人不得随意发布信息或更改网站页面版式。网站管理员做好日常账号运营、维护、管理，访问密码不得私自泄露。人员调整变动做好交接备案。

（七）任何人不得利用医院网站传播反动、淫秽、不道德以及其他违反国家法律、社会公德的信息，不得发布虚假信息或违反医院规定、影响医院形象、泄露医院机密的信息。

十一、官方微信管理制度

（一）为加强和规范医院官方微信宣传管理工作，发挥微信公众平台对外宣传和信息交流功能,提升知名度和美誉度,营造良好网络舆论环境,树立医院品牌形象,结合医院实际,制定本制度。

(二)医院官方微信由品牌管理部门或相关专职管理部门负责运行,应遵循"统一领导、归口管理、分级负责、责任到人"原则,认真贯彻执行相关法律法规和规章制度,把握正确舆论导向,服从服务于医院发展大局和中心工作,展示塑造医院良好形象,持续提升品牌知名度和影响力。

(三)积极推动医院重点学科、知名专家等品牌开设官方微信。拟开通官方微信的部门、科室,提交微信运营方案,明确责任人和后台管理人员,登记表由部门或科室负责人签字后,报品牌管理部门或相关专职管理部门备案,院级微信公众号报分管院领导审批。开通官方微信后,及时申请认证。人员变动须重新备案。未经许可不得自行开通运营官方微信,如擅自设置运营、造成医院声誉和利益损害,医院查处当事人责任,依法追究法律责任。

(四)品牌管理部门或相关专职管理部门指定专人对拟发布信息资料进行收集、整理和发布,对真实性、可靠性、合规性负责。

(五)官方微信发布、转载信息须严格遵守有关政策法规。涉及医院秘密及文件、内部办公信息、重大事件、突发事件、社会热点及敏感问题,应严格把关,报分管院领导审批后方可发布,防止和避免各类不良问题发生。

(六)官方微信及时有序发布医院发展重大举措、前沿特色技术、名医专病建设、学科经典案例、学术交流、行业资讯,以及医院形象、文化建设、社会公益、文体活动等信息。

(七)官方微信实行通讯员供稿制,确保信息准确性、时效性、适用性,注明信息来源,内容简洁,表达准确,图文并茂。品牌管理部门或相关专职管理部门负责对报送可公开信息资料和稿件进行筛选审核,通过微信平台予以发布。如稿件出现问题,相关部门、科室提交申请说明原因,负责人签字确认后报送备案后予以撤销删除。

(八)未经官方微信平台管理方审批,任何人员不得随意发布信息或更改自媒体平台资料。官方微信管理员应加强日常账号运营、维护、管理。访问密码由归口管理部门负责管理,不得私自泄露。管理人员岗位变动,周密组织交接。

十二、院报院刊管理制度

(一)为加强对医院院报、院刊管理,规范稿源、编辑、排版、审核、印刷、发布等工作,宣传医院文化、精神、理念和品牌,展示医院良好形象、特色技术与优质服务,增强医护人员凝聚力、向心力,制定本制度。

(二)医院院报为月报、四版,院刊为季刊、页数随机。主要围绕医院要闻、风采展示、健康园地、医院文化、诊疗信息等内容设置版面及栏目,具体内容按每期约稿函执行。

(三)成立院报院刊编委会,分管院领导担任主编,每期内容经主编审核后方可印发。

(四)依托品牌管理部门或品牌宣传部门成立编辑部,负责组稿、约稿、选稿、撰稿、编辑和排版、送审、付印、发放、邮寄等工作。

(五)选取部分内容,定期推送上传至医院官方网站和微信平台。

(六)院报院刊实行通讯员供稿制。各部门、科室指定1名骨干为兼职通讯员,每月至少供稿1篇。建立通讯员供稿奖励制度,对通讯员稿件数质量进行统计评价,给予稿费,对优质稿件给予物质和精神奖励。

(七)做好院报院刊相关资料信息存档立卷工作。

十三、品牌保护制度

（一）为加强医院品牌保护工作，保护和扩大医院品牌影响力，抵御各种假冒伪劣侵权等不正当竞争行为带来的影响损害，促进医院持续健康发展，结合医院实际，制定本制度。

（二）医院品牌保护工作坚持以患者需求为中心，强化品牌所有、合法使用、医疗服务资格保护、监督管理、法律维权、社会支持等综合措施运用，实现维护医院声誉和品牌价值的目标。

（三）医院各项工作和业务行为合法合规，诚信经营，人员从业资质符合要求，努力成为行业诚信守法标杆，积极主动承担社会责任。

（四）强化医疗质量与医疗安全，持续改善医疗服务，尊重和维护患者隐私。定期组织医疗质量评估，根据专家意见和患者需求改进各项工作，维护高质量服务品牌形象。

（五）依据《商标法》《专利法》及相关法律法规，从品牌名称、图案、语音等方面强化品牌界定法律保护，做好医院品牌及相关医疗服务商标注册、专利申请、知识产权保护等工作，积极开发利用防伪技术。

（六）品牌对外宣介推广过程中，向社会公众和广大患者宣传医院特色优势技术、服务项目以及地址、电话、网址等基本信息，便于区分真假优劣，引导了解、认识和接受医院品牌形象。

（七）配合当地公安、市场监管等部门开展专项整治和联合执法，及时发现并向社会征集假冒医院行医等违法行为线索，主动处置，积极协同当地相关监督管理部门整治各种品牌侵权违法行为。

十四、品牌危机防范与处理制度

（一）医院从战略高度强化品牌全方位管理，正确实施品牌战略规划、个性定位、核心价值、形象塑造、注册保护、创新传播等各环节规范化决策。每年定期组织全员品牌教育，增强品牌危机意识和防范能力，组织各部门、科室严格实施品牌管理制度，严把医疗服务质量关口，确保高品质服务。

（二）强化知识产权保护。各部门、科室加强医疗核心技术、优势技术和新业务新技术等，尤其是原创知识产权保护管理，综合运用医疗技术、产品、服务、创新等多种方式提升医院品牌竞争力，培育患者对医院品牌的忠诚度，防止和避免不正当竞争行为，防止和避免被不法人员以不正当竞争手段获取。

（三）信息管理部门协助品牌管理或相关专职管理部门建立完善品牌信息监测系统，及时准确收集相关政策法规、医疗市场以及影响医院形象声誉的事件信息，做好分析研判，提出对策建议。

（四）品牌管理部门或相关专职管理部门定期对品牌相关因素进行检查监控，组织舆情监测，尽早发现会导致品牌危机问题和薄弱环节，及时采取应对措施，避免和消除品牌危机诱因。

（五）发生品牌危机后，医院迅速成立危机应对领导机构，对事件进行详细调查，尽快做出初步报告，组织联络和事件处理，开展对外传播。如预判将对医院品牌造成重大不良影响，应果断采取应急措施，涉及医疗服务项目暂停，人员调离或暂停工作，待问题查清后决定相关事项。

（六）针对品牌危机开展危机公关,进行积极真诚的内部和外部沟通,最大限度争取社会公众、广大患者和医护人员的理解支持。开通24小时危机处理热线电话,接受媒体和公众质询。

（七）邀请具有良好公信力的相关机构参与品牌危机相关检测、评估,提供客观公正的调查结果并及时向社会发布。医院及时通过媒体,向遭受品牌危机影响的公众和患者致歉,公布调查处理进展和结果以及改正措施,承担责任,争取谅解。对责任不在医院的品牌危机,从人道主义关怀角度出发,为患者积极提供帮助。

十五、突发公共事件新闻媒体应急响应制度

（一）为有效应对突发公共事件,规范新闻媒体应急处置工作,降低和减小突发公共事件给医院带来的影响和损失,维护医院品牌形象与声誉,制定本制度。

（二）医院突发公共事件发生后,及时成立应对突发公共事件新闻媒体应急处置领导机构,协调相关部门集中办公,组织新闻发布会及时为社会公众答疑解惑,密切跟踪舆情并正确引导舆论。

（三）突发公共事件事发部门、科室应立即向院长办公室、品牌管理部门及相关专职管理部门报告,视情逐级或越级报告分管院领导和院长。

（四）相关专职管理部门迅速联合拟订处置方案,在第一时间发布准确权威信息,稳定公众情绪,掌握新闻舆论主动权。

（五）医院在处置突发公共事件同时,主动依托主流媒体发布最新消息,正确引导舆论,各部门、科室密切配合新闻发布等处置工作。

（六）突发公共事件新闻稿件须经领导机构和院领导审定,坚持实事求是,统一口径,客观公正。

（七）对各媒体记者第一时间受理采访需求,短时间内召开新闻发布会,为采访记者提供全面服务。

（八）加强采访记者身份核查与登记备案,采访活动由医院品牌管理部门或相关专职管理部门陪同进行。

（九）各部门、科室要强化做好突发公共事件新闻媒体应急处置工作的责任感,对因落实制度不严格、组织协调不到位、信息沟通不及时导致新闻报道出现严重失误,造成重大影响和严重后果的单位和个人,严肃追究当事人和相关责任人的责任。

第三节 品牌传播营销

一、品牌传播制度

（一）总结提炼反映时代风貌、体现发展积淀、具有鲜明特色的院训、院风和办院宗旨,制订切实可行的目标愿景和共同价值观,经院长办公会、职工代表大会审议通过后,在全院上下广泛学习宣传,引导全体工作人员共同担负医院建设发展的责任使命,培育形成品牌传播的良好内部环境。

（二）加强品牌传播管理。医院明确品牌传播指导内容和要求,结合当地医疗服务发展状况与资源,执行品牌传播活动,对外部组织进行监督管理。根据品牌战略规划要求和实际,制订品牌传播具体计划方案。品牌传播项目与进度安排应与医院年度工作目标任务相

匹配,与品牌传播对象相协同,注重策略性与指导性,避免发生脱节。制订实施品牌传播进度计划,确保各项内容顺利如期进行。

（三）加强品牌传播过程管理。组织各项品牌传播活动中,周密做好调查分析、内容制订、评审方案、选择支持机构、项目执行、评估反馈等各环节工作,重要敏感事项及时向分管院领导、院长请示报告。品牌管理部门或相关专职管理部门做好与医院内部负责公共关系、媒体、终端等多部门之间的关系,统一工作目标节奏,协调解决矛盾问题。

（四）宣传医院品牌理念。注重体现服务和技术特色,符合患者习惯,利用院前、院中、院后等不同阶段,借助入院介绍、专家接诊、发放就诊联系卡、出院随访、社区咨询义诊、大型医患座谈会等时机,有针对性地宣传医院品牌,在社会公众和广大患者中树立医院良好形象。

（五）全面加强诚信医院建设。采取服务承诺、树立典型、专题教育等方式,强化医务人员诚信守法意识和能力。强化医院公信力塑造与维护,从医院层面构建上下一体的行为模式,美化诊疗环境,优化诊疗流程,完善与医院等级相符的设备设施与技术能力,收费标准与过程公开合理透明,严格遵守各项法律法规,充分尊重患者知情权、选择权、隐私权,认真履行防病治病等公共卫生服务职能。

（六）与主流媒体建立和保持良好沟通。医院每年召开专题会议进行研究部署,制订方案计划。积极争取当地以及省级、中央广播电视、网站、报刊等媒体的重视支持,及时发布医院建设发展动态、优质服务承诺以及传递新技术、新业务、新信息。适时组织安排集体采访、新闻发布等活动。

（七）加强公益宣传。定期组织院内、院外健康科普宣传活动。利用重要节日、重大活动、健康纪念日等时机,开展社区义诊、免费体检、疾病咨询、社区宣教等便民惠民活动,系统整合患者各接触点信息,提高医院知名度和美誉度。设立医疗救助基金或专项经费,对生活困难和大病患者视情减免诊疗费用。

（八）深入宣传医院技术力量、服务特色、名医名家等公众和患者需求热点,全面展示医院综合实力,引发患者感知兴趣与信任依赖。挖掘医疗服务感人故事线索,策划符合受众喜好和心理特征的新闻事件,有重点地进行连续跟踪报道。

（九）采取组织和参加学术会议、技术讲座等方式,针对业内开展宣传公关与品牌传播活动,介绍医院建设发展新动态、新进展、新变化,争取业内及各界理解支持。

二、品牌传播计划审核评定制度

（一）规划传播定位。科学规划医院品牌建设及医疗服务项目在医疗市场中的具体定位,明确患者需求定位、医疗环境定位、品牌传播定位等事项。

（二）规范品牌形象。对涉及医院品牌建设的语言、视觉、行为等规范逐一进行规范和细化,组织医务人员和相关工作人员培训和运用。

（三）整合有效传播。组织制订广告、公关、媒介、互联网终端等各种传播手段的推广策略与实施原则。

（四）组合宣传媒介。对电视、广播、报纸、杂志等媒介,医院根据品牌传播需要制订组织策略,细化和完善实施过程。

（五）强化效果评估。品牌传播过程中,品牌管理部门或相关专职管理部门及时进行信息反馈,常态化实施效果监测,适时组织专家和第三方机构进行效果评估,改进完善相关医院传播工作。

三、品牌公关宣传制度

（一）医院根据整体发展和品牌建设规划，建立和明确品牌公关宣传目标，细化工作任务，合理选择公关信息和媒体，品牌管理部门及相关职能部门认真执行公关宣传计划，医院定期进行效果评估。

（二）运用院报院刊、服务承诺与项目宣传折页、防病保健手册、患者自我护理指导手册等医院公开出版物，结合患者需求和心理特征，有针对性地加强公关宣传。

（三）适时组织安排新闻通气会、健康宣讲、建院年庆、节庆义诊、重大纪念、世界主题日等活动，吸引社会公众、患者和媒体关注参与，创造和提升新闻价值。积极挖掘推出有利于医院形象、医疗服务和医务人员的新闻线索。

（四）根据医院特点实际和品牌定位选择形象代言人或"形象大使"，推动建立和强化医院品牌形象。

（五）严格规范医务人员着装、行为、语言及肢体语言，提高医疗服务、人际沟通、处理医患纠纷的技巧，树立医务工作者良好形象。

（六）适度组织广告投放宣传，面向社会推介医院品牌和医疗服务项目，增强公众和患者知晓度与可信度。坚决杜绝虚假宣传和不正当竞争广告。

四、市场拓展制度

（一）品牌管理部门或相关专职管理部门全面了解医疗服务需求，掌握当地医疗卫生机构建设运营现状、发展动态和优势品牌，科学分析医疗行业发展趋势，为医院营销战略决策当好参谋助手。

（二）依据卫生健康政策和法律法规，结合医疗服务市场和患者需求，坚持普惠性、可及性原则，定期制订品牌市场拓展和医疗服务营销计划，履行医院领导审批程序后执行。

（三）密切跟踪医疗市场，选准对标医院和自身定位，定期组织分析评估并提交报告，提出持续改善医疗质量和医疗服务的对策建议，并经常与各部门、科室沟通协调，有针对性地协助开展市场需求的新业务、新技术。

（四）建立健全团体与个人客户档案，采取多种形式保持和发展良好关系，全面加强跟踪服务与信息反馈，做好大客户营销关系管理。

（五）立足患者需求和当地医疗市场现状，采取免费赠送部分体检和诊疗项目、发放优惠券、提供套餐服务、推出积分计划、联合媒体和社区举办保健知识竞赛等方式，提高医疗服务项目可及性与覆盖面。

（六）定期深入周边社区，回访出院患者，配合相关部门和科室做好体检、咨询及社区医疗服务等工作，巩固和拓展就诊患者群体。

（七）定期组织患者满意度和医护人员满意度调查分析，做好提高改进工作。

（八）与医院医疗管理等部门加强协作配合，结合医院中心工作和大型会议、活动，借助媒体宣传、健康宣教、咨询义诊、慈善公益等时机，着力强化医疗服务项目推广宣传工作，持续提高医院品牌形象和社会公众美誉度。

五、市场营销部门工作制度

（一）依据医院年度工作计划，协同相关职能部门和科室合理确立市场营销年度目标任务,区分季度、月度制订具体营销计划并跟踪实施。

（二）动态跟踪患者诊疗需求,掌握当地医疗市场发展态势,对医疗行业信息进行收集、统计与分析。

（三）对医院计划开展的业务技术项目进行市场调研,配合相关部门和科室完成可行性研究报告,为医院决策提供参考依据。

（四）参与医院和供应厂商合作谈判,整合运营医疗市场资源,合理高效使用营销政策,为医疗服务项目推广运营提供有力保障。

（五）负责医院对外合资合作项目一系列商务过程及文本工作,并与卫生健康、商务、工商、税务等行政部门进行请示沟通和相关手续办理。

（六）根据现行政策法规和市场、患者需求,探索医院改革创新有效机制和模式,组织完成市场调研、可行性分析、管理咨询、调研策划等工作,充分发挥医院品牌优势,持续增强医院品牌影响力和辐射面。

（七）加强与品牌管理部门等相关部门协作,制订完善医疗服务项目市场推广方案,参与策划、组织医院大型学术会议、慈善公益等活动,借助新闻媒体将特色诊疗、优势技术项目推广到社会各界或细分市场,提升医院品牌知名度和美誉度。

（八）注重公共关系维护,与政府机关、同行业医院、行业学会、协作单位、知名人士、出院患者等建立和保持良好关系。

（九）配合医院相关部门和科室加强文化建设。

（十）分管院领导对市场营销部门实施绩效管理与考核,依据考评情况予以奖惩。

（王回南　王海涛）

第三十三章　医　院　文　化

医院文化,是广大医务人员在长期治病救人的医疗服务实践中逐步形成、发展并达成共识的价值观念、职业道德、规章制度、行为操守、环境标识等的总和。医院文化作为医院的灵魂和核心竞争力,具有导向、凝聚、激励、协调、约束、辐射、保障等功能,是医院永葆活力和生命力的源泉。广义的医院文化,泛指医院主体和客体创造的特定物质财富和精神财富的总体;狭义的医院文化,则是指医院以人为核心的文化理论、价值观念、生活方式和行为准则等。医院文化具有时代性、人文性、社会性、继承性、创新性、传播性等鲜明特征。

就非公立医院而言,既有与公立医院相同的医院文化,也因其功能定位、人员构成、职能属性、历史积淀等方面的差异和不同,决定了在医院文化建设上必须立足现实、贴近需求、着眼长远、富有特色。建立科学的非公立医院文化管理模式,旨在塑造医院精神,打造以精医尚德为核心的文化体系,彰显关爱生命的人文精神、患者至上的办院理念和精益求精的服务水平,提高全员践行救死扶伤宗旨的文化自觉,创立医疗服务的恒久品牌。

本章依据国家和行业有关文化建设政策法规,着眼新时代对非公立医院文化建设的新使命、新要求,从医院文化建设规划、精神文化、制度文化、行为文化、环境文化等五个方面,对非公立医院文化建设制度进行了系统梳理和阐释,是非公立医院建立现代医院管理制度的一项重要内容,对非公立医院构建整体推进、系统运作的医院文化体系,具有一定参考和借鉴意义。

第一节　医院文化建设规划

一、医院文化建设基本规范

(一)为帮助非公立医院管理者开阔视野,拓展思路,科学组织和有效推进医院文化建设,制订本规范。

(二)管理者是指负责医院运营管理的各级领导、机关职能部门和服务科室工作人员等。

(三)医院文化建设应坚持医学人文精神和职业特质,遵循"继承与发展结合、借鉴与创新结合、理论与实践结合、开放与包容结合"的原则。

(四)继承与发展结合。既继承包括中华民族传统文化精华、医疗卫生行业优良作风和医德文化精粹等内容,又结合新时代发展,追踪世界医学发展前沿,学习先进技术、先进经验,体现时代精神,反映当代风貌。

(五)借鉴与创新结合。借鉴其他医院特别是国外优秀医院开展文化建设先进经验,同时在此基础上结合自身实际改革创新,使医院文化内容立足国情、适应院情、推陈出新、充满活力。

（六）理论与实践结合。既兼收并蓄开展基本理念研究探索，厚植理论底蕴，又突出医院个性，从医院实际出发，强调应用性和实践性，创造理念先进、队伍优秀、平台一流、品牌经典、氛围浓厚的优秀医院文化。

（七）开放与包容结合。医院文化应确立面向世界、面向未来的视野，既鼓励促进对外交流、良性竞争，又营造百花齐放、百家争鸣的氛围，形成海纳百川、兼容并蓄、五湖四海、任人唯贤的风气。

二、医院文化建设目标

（一）构建独具特色、内涵深厚的医院文化体系，使之"内化于心、外化于行"，融入思想观念、融入规章制度、融入行为规范，形成"精医尚德、爱患如亲"的良好文化风尚。

（二）一个核心：坚持以服务质量为核心。

（三）两个重点：突出科学管理，坚持以人为本。

（四）三个品牌：育名医，创名科，建名院。

（五）四个满意：患者满意，医疗机构满意，医务工作者满意，社会公众满意。

三、医院文化建设职责分工制度

（一）为明晰非公立医院文化建设责任主体，明确职责分工，形成各尽其责、齐抓共管的建设合力，制定本制度。

（二）建立医院、科室两级文化建设领导小组，设置医院机关职能部门，加强组织领导，明确职责分工，建立科学的文化管理制度、完善的教育体系、有效的评价机制，把医院文化建设纳入院、科两级发展总体布局和重要议事日程。

（三）医院机关职能部门负责文化规划、制度和年度文化活动计划的制定、组织、实施和评价，明确指导思想、建设目标、建设原则和方法步骤。

（四）医院机关职能部门搞好文化建设调研，开展文化研讨，分析形势、总结经验、查找不足，制订医院文化建设发展规划和医院文化建设的长效管理机制，搞好顶层设计和具体部署。医院文化建设规划每5年更新完善1次。

（五）医院机关职能部门建立医院各类文化骨干人才库，成立业余文化团体，定期组织医院管理者和医院文化建设专职人员培训，不断强化医院文化建设专业知识，提升组织开展文化活动的能力素质。通过各种方式，培育打造一支人才辈出、百花齐放的骨干队伍，积极开展各类文化活动，总结和推广医院文化建设的先进经验。

（六）医院机关职能部门制订严格的绩效评估办法，建立分工负责、关系协调的医院文化建设责任体系，建立考核、评价、激励、保障机制。定期评选医院文化建设先进单位和个人，引领和推动医院文化建设规划与计划的落实。

（七）医院机关职能部门加强医院文化理论与实践研究，探索医院文化建设的理论体系、操作方法和客观规律，搞好分类指导，加大文化创新，推动医院文化建设深入开展，输出有推广价值的文化研究成果，定期组织成果推广交流。

（八）医院各部门、科室按照医院文化总体规划计划，细化制订本级文化建设实施方案，做好贯彻实施、监督落实与改进反馈。

（九）全院人员牢固树立文化治院、文化兴院、文化强院意识，立足岗位自觉践行，养成习惯，展示医院良好的文化特质和精神风貌。

四、医院文化建设整体规划制度

（一）整合医院精神文化，建立价值理念系统。提炼医院的理念识别系统，对医院宗旨、医院精神、核心价值、管理理念、经营理念、服务理念、质量理念、人才理念、医院作风、医院形象等价值观和理念进行整合、总结、提炼和升华。

（二）完善医院制度文化，建立标准遵循系统。制订医院标准运行制度，是在医院特定的组织环境内，工作人员对医院各种规章制度的一般规律性认识，包括制订各种医院制度的理性原则、价值取向、理念追求、道德标准、利益调整等一系列观念体系和医院工作人员对医院制度的认知与习惯。

（三）规范医院行为文化，建立行为规范系统。对行为识别系统进行设计，建立健全医院各项规章制度规范和管理措施，着重对医院制度、职业道德规范、医护人员和员工行为准则、服务规范细则等进行规范整合。

（四）美化医院环境文化，建立形象识别系统。对视觉识别系统进行设计，着重对医院标志、品牌、主色调、医院环境、医护人员和员工服饰、院歌、院徽、院外广告宣传等进行创意策划、创意和制作。

五、医院文化建设运作程序制度

（一）全面系统分析。塑造与培育先进医院文化，做好医院信息资料收集工作，大量而全面收集有关医院过去和现实的一切信息资料，对现存医院文化状况进行自我诊断和系统分析。

（二）归纳整理信息。进一步提炼和归纳总结，把医院在医疗管理实践中形成的最优秀内容加以完善和条例化，用富于哲理的简明语言表达，形成制度化、规范化的口号和准则。

（三）策划提炼设计。以现有医院文化为基础，针对医院特色，广泛发动广大医护人员和员工参与医院文化的策划。通过各种策划方案的归纳、比较、融合、提炼，形成医院医疗服务的信条、意识和行为准则，融汇共同理想、医院目标、社会责任和职业道德，策划出具有医院特色的先进文化。

（四）强化方案认可。通过各种途径宣传和强化医护职工的医院文化意识，力求使新形成的先进文化和新观念家喻户晓，深入人心，化为行动。在医院医疗活动实践过程中，采取各种途径和方法，倡导和强化新的价值观念、医院精神、医院理念和工作作风，为广大医务人员认同接受。

（五）实践验证完善。按照实践、认识、提高、再认识、再提高、再完善的普遍规律，经过医院医疗活动长期、反复的实践检验，并在实践中认识、提高和升华，再将感性上升为理性，把少数人的观念变成全体员工的共识。

（六）持续创新发展。医院文化的内涵和内容根据时代形势发展和医院需要，在不断更新过程中再塑造和再优化，使非公立医院文化永葆生机与活力。

第二节　医院精神文化

精神文化属于深层文化范畴，指医院在长期医疗实践中，在一定社会文化背景和意识形态影响下，逐步形成的优良传统和共同的价值追求等精神财富，是医院文化的灵魂，是医院赖以生存和发展的精神支柱,是激发员工奋发向上的无形力量。非公立医院文化建设的核心是要着眼铸就医院百年传承之魂,构建彰显时代特征、行业特点、具有本单位特色的精神文化,培育员工高度的文化自觉、深刻的文化自信、强烈的文化认同,为医院建设提供强大的价值引领力、文化凝聚力、精神推动力。

一、医院精神文化基本共识

(一)核心价值观。由医院员工个体价值观和医院群体价值观组成,要树立正确的义利观、经营观、效益观、竞争观、技术观等,在理念上体现"以人为本"的精神,在品格上体现"诚实守信"的境界,在医德上体现"大爱无疆"的精神,在技术上体现"精益求精"的追求,在服务上体现"满腔热忱"的品格。

(二)医院精神。在思想上追求先导性、管理上追求科学性、技术上追求先进性、服务上追求极致性、发展上追求融合性、文化上追求引领性。应注重在医院精神文化建设提炼共性基础上,着重体现符合自身特色实际、能引起患者、员工认同和践行的个性特征。

(三)医院宗旨、愿景、院徽、院标、院歌。

1. 医院宗旨　代表医院的办院理念和办院方向,是医院精神的象征。应彰显医乃仁术的行业特质,突出生命至上、患者至上的人道主义精神。

2. 愿景　体现患者和员工诉求,是医院全体员工共同奋斗的目标指引和方向引领。

3. 院标　院标是医院专用形象标志和传播医院价值的符号。用于会议、庆典、纪念活动,平面、音像出版物,证件、服饰、礼品和纪念品等。

4. 院徽　院徽是医院精神的象征。用于重大庆典、纪念活动、标志性建筑物和会场等。

5. 院歌　院歌是反映医院精神风貌和医院文化的重要标志。院歌体现了医院发展历史、文化底蕴,体现救死扶伤的价值追求、无私奉献的精神风貌、争做一流的意志。

二、医院精神文化建设制度

(一)设立组织机构。医院成立精神文化建设专项工作组,由相关文化建设职能部门牵头,专人负责,相关科室和资深专家教授共同参与,组织开展医院精神和价值理念征集活动,提炼医院核心价值观,确定医院使命、愿景和发展战略等。

(二)设计方案蓝图。医院文化职能部门应深入研究古今中外医院历史文化,特别是传承好医院自身发展历程中形成的文化背景和底蕴,紧密结合时代主旋律和行业特点,充分反映医院未来发展方向和战略发展目标,设计医院精神文化框架和主旨内容,包括医院精神、院训、院风、院徽、院歌等,以及核心价值、共同愿景等,充分体现医院人文精神、诚信精神、创新精神、学习精神、竞争精神、团队精神和敬业精神。

(三)多方征求意见。对初步设计的医院精神文化内容方案,广泛征求意见进行论证修改。自下而上征求全体员工意见,最大程度凝聚共识。征求知名专家教授和院外业界权威专家意见,对精神文化内容进行升华,博极医源,体现大医大德、大忠大爱。征求医院管理层意见,从医院发展目标、战略定位、宗旨方向、精神激励等角度对方案进行研究论证。

(四)研究评选确定。医院文化职能部门组织召开方案研讨会或辩论会,可对多个方案进行讨论,也可组织遴选、演讲、报告会等,对方案进行广泛宣传、充分了解熟知,按照准确深刻、个性鲜明、简洁生动、与时俱进的原则确定最优方案,经医院决策层集体研究确定后,正式提出并实施。

（五）评价升华改进。对运行实施的医院精神文化，重点考察评价是否确实为广大员工和社会接受、认可和喜爱，是否在实践中发挥引领示范作用，是否转化为自觉动力推进自我管理，是否与新的标准要求和社会环境相适应，在客观评价的基础上对精神文化进行不断丰富、创新、改进。

三、医院精神文化倡导践行制度

（一）灌输培训

1. 医院应结合培育践行社会主义核心价值观，高度重视弘扬医院精神文化，建立灌输培训有效机制。坚持医院宗旨和行医准则，倡导正确的服务理念、思想意识和高尚的道德情操，具备正确的经营理念和完善的服务标准，树立正确的人生观、世界观和服务观。把正确的价值观、服务观贯彻落实到医院战略决策、经营管理及日常医疗工作中。

2. 定期组织学习讨论重大政策方针，统一思想，统一认识；对医院精神文化宣贯工作进行研究，及时改进调整工作部署；举办理论知识和时事政策培训，强化医务人员理论水平和文化素养，提升思维层次和服务能力。

3. 新入院员工、带教学生等入院培训中纳入医院精神文化内容，考试合格方可上岗。

（二）宣传弘扬

1. 对医院精神、核心价值和宗旨、院训、院标、院徽、院歌等精神文化主要内容，医院管理层和机关职能部门应以多种形式进行大力宣扬。

2. 定期举办事迹报告、演讲比赛、辩论会、歌咏会、运动会等文体活动，组织院史参观、摄影、书法和各类展览等，嵌入医院精神文化主题，突出医院宗旨和核心价值，浓厚氛围，潜移默化把医院精神文化融入员工内心。

3. 发挥新闻媒体和医院院报、宣传栏、闭路电视、网站、微信公众号等宣传媒介作用，特别高度重视新兴媒体和网络舆情，大力开展宣传推广活动，传播医院价值理念，宣扬医院精神文化，增强全院人员主人翁责任感与心理归属感。

（三）示范引领

1. 医院各级领导应以身作则，带头践行医院精神文化，用医院精神理念规范言行，做倡导者、推动者和践行者，将医院精神文化转化运用于各项管理和决策活动中。

2. 机关文化职能部门应注重培育和推广医院典型，弘扬主旋律，发挥正能量，培养集体主义精神和主体意识，让员工学有榜样、行有示范，打造医院在行业中的独特地位，提升医院文化品牌效益。

3. 组织相关人员到国内外文化建设先进单位参观交流，学习先进文化理念，结合医院情况进行借鉴和转化。

（四）齐抓共管

1. 医院各级领导和机关职能部门应加强医院精神文化植入和融合，体现在医疗护理、技术培训、思想引导、后勤保障等各项业务工作与活动之中。

2. 注重社会效益，在开展义诊、扶危济困、技术培训、会诊救治等活动中，辐射拓展医院精神文化，彰显造福群众、回报社会的情怀。

3. 医院机关职能部门定期组织开展以健康为中心的服务竞赛、标兵评比、总结表彰等，加大奖惩力度，激励员工在践行精神文化上比学赶帮。

4. 医院相关文化职能部门每年组织开展一次国歌、院歌演唱比赛，每两年举办一次医院文化艺术节,每年集中组织一次群众体育月活动,塑造文化品牌,丰富医院文化生活。

5. 结合各类传统节假日,各科室以病区为单位开展各种医患联欢活动,增加医患沟通交流,推动医院精神文化进科入室。

第三节　医院制度文化

医院制度文化属于中层文化,指反映医院管理理念、思维方法和价值追求的一系列规章制度,包括制度信念、制度伦理和制度价值观等,既是医院精神、核心价值、道德规范、行为准则的反映,也是医院现代医院管理科学化和民主化程度的反映,是精神文化的外化,体现了医院组织行为的要求。加强医院制度文化建设,应着眼实现医院目标和精神追求,有机协调医院内外关系,建立正规有序的现代医院管理制度和工作模式,对员工行为科学规范和约束,并渗透于医疗服务和管理全过程。

一、医院制度文化基本共识

(一)完善制度内容体系

1. 持续调整、优化组织结构和岗位体系,建立面向未来、适应市场、具有行业特色和通过信息化整合的制度体系。

2. 依据国家和行业相关法规和政策,形成完善的医疗、护理、行政、后勤等现代医院管理制度和运行机制。

3. 充分体现行政性和技术性、主观性与客观性、原则性和灵活性相结合,发挥协调、规范与导向作用。

(二)健全制度执行机制

1. 医疗、护理、人力资源、财务、后勤等专职管理部门是医院的专职制度管理部门,负责医院制度管理体系建设,确定制度编写规范和标准,设计、优化制度管理流程,识别组织运营管理问题,提出制度设计需求,定期提供制度管理意见与建议等。

2. 通过信息化等手段,简化、分解和有针对性地落实各项规章制度,按需配置到岗位,提高制度执行的个性化和时效性。

3. 根据医院运营环境和制度适应性变化,及时评审制度合理性,调整、补充、完善相关制度,及时废止无效制度,持续改进制度体系。

(三)强化制度遵从意识

1. 医院各项制度应充分体现医院精神文化,符合医疗活动规律,得到广大员工充分认同、认知和习惯、接受。

2. 通过开展制度宣贯、监督执行以及奖惩等激励措施,促进制度养成,融入思想观念、融入工作岗位、融入日常行为,形成依法治院的有效机制和自觉落实的良好风尚。

3. 医院管理者和广大员工自觉养成按制度办事、依规范服务的良好意识,推动实现自我管理、自我运行、自我考评、自我改进。

二、医院制度文化建设细则

(一)职责分工

1. 医院制度管理部门负责制订现代医院管理制度建设规划和年度计划,建立制度建设大纲,定期修订和汇编医院规章制度,对医务人员行为加以规范和细化。

2. 各部门按照职责分工,具体落实制度建设规划计划,负责本领域制度建设和督导落实。

3. 制度管理部门完善考核制度,建立健全医院院、科两级制度考核体系。

(二)制定程序

1. 各部门根据管理工作需要,在充分调查研究基础上,提出制定制度需求,经医院制度管理部门审查同意后,拟制相关制度草案。

2. 对制度草案广泛征求专家教授、各级领导、广大员工等各方意见建议,充分讨论论证,修改完善,报医院院长办公会审核,理事会(董事会)审批。

3. 经分管院领导审批后,对制度进行试行,进一步检验完善,确保规范合理。

(三)运行实施

1. 制度经过试行完善后,形成纳入考评管理的正式文件,按照确定的原则范围正式颁布执行。

2. 制度管理职能部门对制度宣贯、执行、监督、考核、奖惩等进行全程导控,确保抓实落地。

3. 各科室建立健全细化落实机制,促进全体员工自觉遵循制度、依照标准自控运行,形成良好的制度文化。

三、医院制度文化宣贯执行制度

(一)强化宣贯

1. 医院每年定期组织全院员工学习有关制度,加强制度教育,开展知识竞赛、岗位练兵等活动,倡导制度自律风尚。

2. 建立多维度、多层次先进人物和典型事迹表彰制度,达到激励人、凝聚人和发展人的效果。

3. 每季度开展一次卫生法规制度学习,学用法律维护自身合法权利,解决医疗纠纷,建立"依法治院,依法行医"的法制体系,让法律精神融进医院文化,做到人情与法理相统一。

(二)分工执行

1. 医疗管理、护理部门按照质量永恒、诚信无限、文明优质、持续改进的方针,重点加强医疗质量、抗生素使用、临床路径管理、临床技术创新、优质护理、优化诊疗流程等方面的制度建设与落实。

2. 人力资源部门加大人力资源管理制度建设,加强人力资源开发,培养引进人才,实施科教兴院战略,实现医院文化与人力资源开发管理有机融合。

3. 医院信息保障部门加强医院数字化、智能化建设,研发信息化系统对人、财、物的科学管控,使制度建设适应信息化建设需求。

(三)考核评价

1. 按照以患者服务为纵线、职能管理为横线的思路,梳理设计医院岗位制度考核体系。各级各类岗位按业务模块设岗,各模块之间消除或减少交叉管理,实现横向管理考核的全面覆盖和职能独立。

2. 加强督导服务理念、服务规范、服务关系、服务流程和服务标识制度、文化设施建设和使用管理制度等的有效推动与落实。

3. 科室应严格执行各项法规制度,加强业务建设,建立健全高质量、高效率的绩效管理体系和内部管理体系,每项工作组织、技术、安全措施齐全,实施主管负责制,严格操作规程,自觉接受监督约束,确保患者安全、医疗质量、服务水平持续改进,最大程度降低医疗风险。

第四节 医院行为文化

医院行为文化是医务人员在医疗实践活动中行为规范的总和,是通过整体行为和个体行为的效应,反映医院的精神、理念、价值观,体现整个医院的精神风貌。医院应制定和完善检查、治疗、保障和服务等行为规范,约束员工行为,提高文明行医的自觉性。

一、医院行为文化基本共识

(一)精医尚德

1. 使命至上 传承优良传统,牢记医院使命,履行天使职责,淬炼仁爱胸怀。

2. 生命至重 牢固树立医德关乎生命、质量就是生命的意识,一切以健康为中心,尊重患者人格与权利,不分职务身份,一视同仁,真诚关爱。

3. 医德至善 恪守职业道德,秉持职业操守,坚持以人为本,热爱患者,尊重患者,努力为患者提供个性服务、超值服务、感动服务、特色服务、礼仪服务,构建和谐的医患关系。

4. 医术至精 不畏疑难、刻苦钻研、一丝不苟、精益求精,努力掌握过硬技术本领,业务精通,操作熟练,诊断准确,让患者痛苦最小、耗费最少、疗效最好。

5. 服务至诚 接诊患者热心、解释病情耐心、检查诊断细心、治疗护理精心、听取意见虚心,做到语言通俗亲切,听诉耐心诚恳,询问仔细认真,对患者多理解、多体谅,不埋怨、不推诿,微笑服务。

(二)爱患如亲

1. 视患者为亲人,不分贫富贵贱,不论职务高低,不讲亲疏远近,同质温馨服务。

2. 想患者所想、急患者所急、帮患者所需、解患者所难。在诊疗的各个流程、各个环节、各个方面,做到优、精、细、快、实,让患者满意、亲属满意、自己满意。

3. 注重人文修养,塑造良好形象,给患者以亲近感、信任感、安全感,做到仪表端庄稳重、举止文明大方、衣着整洁统一、精神饱满振奋。

(三)廉洁自律

1. 牢固树立法规意识,严格遵守国家、医疗卫生行业政策法规,认真执行各项医疗规章制度和技术操作规程,依法行医,照章办事,做到合理检查、合理用药、合理收费。

2. 维护患者权益,不以医谋私,不侵害患者利益,不收红包、不拿回扣、不受贿赂、不私自转介患者和外出手术会诊,廉洁自律,树好形象。

二、医院行为文化建设制度

(一)设立组织机构。实行主要领导负责制,成立医德医风建设领导小组及办公室,统筹负责医德医风和行为文化建设与考评工作。

(二)建立长效机制。从组织领导、宣传引导、规范制定、监督检查、考核评价、奖励惩处、熏陶养成等角度,建立医德医风和行为文化建设长效机制。

(三)规范行医标准。建立文明行医、依法行医、科学行医、廉洁行医、诚信行医、规范行医标准和考评规则。制定各类人员文明礼仪、服务行为、形象建设的具体内容。

（四）明确职责任务。明确各级各类人员建设行为文化的职责义务，建立绩效管理考评责任制，开展精神文明建设和创先争优活动，争创基层先进科室和先进个人。

（五）融入常态常抓。把行为规范融入各类文化活动之中，按照群众参与、盘活资源、实现常态、形成品牌的思路，组织开展各类文化活动，鼓舞士气、凝聚力量、激发斗志、促进团结。抓好形象建设，加大礼仪培训，做到用语文明、服务规范。

三、医院行为文化落实践行制度

（一）强化学习培训

1. 定期组织形象礼仪培训，每年不少于 1 次。对刚参加工作人员，入职时应组织一次。各科室结合岗位特点，细化形象标准与服务礼仪，做到着装整洁、仪表端庄、举止得体、挂牌上岗、态度和善、语言文明。

2. 院、科定期组织文明用语培训，每年不少于 1 次。各科室结合岗位特点，制订和推行文明服务用语。文明用语使用情况检查督导每月不少于 1 次，纳入目标管理考评，记入医德医风管理电子档案。

3. 各科室每年至少组织一次专业技术人员学习医务人员职业道德规范与行为准则，规范服务流程，强化医德医风。

4. 医院定期举行医学人文论坛，邀请名医大家和文化专家进行人文精神、道德传统、民族文化、沟通艺术、服务技巧等培训，提升医务人员医学人文素养，夯实行为根基。

（二）强化考评监督

1. 各部门和科室结合实际，细化医院管理者、医务人员、后勤人员等行为规范和考评要点，定期组织行为规范教育，每年不少于 2 次。

2. 员工行为规范落实情况实施动态监管、自动考评、及时兑现，记入医德医风电子档案，各科室医德医风满意率不低于 95%。

3. 建立医德医风周点评、月排名、季讲评机制。各部门、各科室利用各种时机进行医德医风通报讲评，每周不少于 1 次。医德医风办公室每年定期组织医德医风培训和廉洁行医教育，各部门和各科室参训率不低于 95%，每月进行一次全院科室医德医风满意度排名。结合查房、医德医风督导等时机，对所属人员进行讲评，每季度不少于 1 次。

4. 建立完整规范的医务人员服务形象检查记录，纳入绩效管理考评，对服务形象每月检查 1 次，每季度讲评 1 次，纳入半年和年度总结。服务形象考评情况记入医德医风管理电子档案。

5. 每季度进行一次服务行为、服务形象、劳动纪律等检查，充分发挥老专家、医德医风监督员、患者的监督作用，将结果纳入全年绩效考核之中。

（三）强化奖励惩处

1. 按照先进单位和个人评选标准，医疗质量零缺陷、服务态度零投诉、医患关系零距离，无收受红包回扣，无过度医疗行为，无私自外出行医和转介患者，每年在全院员工中开展"优质服务之星"评选工作，临床一线人员不低于 80%。

2. 每年开展科室文化、病房文化评比，评选"十佳"医生、"十佳"护士、"十佳"后勤管理人员、"十佳"窗口服务人员等，推出示范岗、服务先锋号等。

3. 每年底结合年终工作总结，召开医德医风总结表彰大会，对践行行为文化先进单位和个人通报表彰,给予物质和精神奖励。

4. 医院每年开展感动服务大赛、服务技能大赛、趣味运动会、茶话会、读书会等活动,创新活动形式,丰富活动内容,吸引医院员工积极参与,认知和发展医院行为文化。

5. 对平时医疗服务行为不端、考评不达标的人员,及时实施绩效考核扣分,年底纳入各级各类人员年度和晋升考评,实行一票否决。如连续两次以上绩效考核不合格,予以解聘处理。

第五节 医院环境文化

环境文化是医院文化建设的重要方面,是医院精神、核心价值、凝聚力和形象的直接体现与载体,能让员工从无形中感到有形,从抽象中感到具体,并把美学原理应用于医院文化的实践与发展中,使环境文化成为沟通医院与员工、医院与患者、职工与患者思想情感的桥梁。医院应构建和丰富文化载体,营造良好的视觉环境、人文环境和文化氛围,提升内涵层次,扩大医院文化影响,彰显医院文化辐射力,塑造现代医院整体形象。

一、医院环境文化基本共识

(一)楼宇道路文化。建设良好的医院工作和生活环境,统筹医院楼宇文化与道路文化建设,丰富完善医疗楼宇内主题文化环境建设,完成道路命名,道路两侧竖立碑刻、制作统一灯箱等,展示医院精神、院风、院训等核心价值。

(二)技术设备文化。追踪世界医学科技前沿,适时更新技术设备,保持引领性、先进性、适宜性,并建立完备的技术设备档案,统一明确设备标识,提升维护保障效益,为患者提供精准技术服务。

(三)产品标识文化。按照产学研用一条龙模式推进科技成果、医疗成果转化,打造医院独特产品;设计制作医院"文化符号"系列产品,印制带有医院标识的办公用具、餐具、纪念品等。将医院内外路标进行统一立体设计,与楼宇内标识相呼应,充分发挥标识导引作用。积极设计并推行医院 LOGO 标识使用、优化和升级。

(四)服装服饰文化。推进医院服装系列化建设,彰显人文精神、人道精神、奉献精神和创新精神,传递价值和展示形象。

(五)史馆设施文化。抓好医院史馆建设,及时更新先进事迹、典型人物等展示内容,展现优秀文化建设成果,体现医院文化传承和历史底蕴。改善医院文体设施,建设好医院网站、报纸、闭路电视、手机报、宣传橱窗、电子显示屏、图书室、篮球场、乒乓球、台球等文化设施。

二、医院环境文化建设制度

(一)整体设计

1. 坚持和谐自然、医蕴厚重、恬静温馨原则,由医院提出整体规划,合理设置医院总体格局与局部协调统一,体现环境园林化、设备现代化、病房家庭化、服务人性化设计理念和要求。

2. 机关职能部门着眼长远,充分考虑功能需求与环境文化融合互促,完善建设布局,硬件与软件协调同步发展。

3. 根据患者、职工和第三方评价机构反馈意见建议,不断改善工作和诊疗环境条件。

4. 各部门和科室对产品、标识、设备、服饰等进行统一布局。

(二)精心实施

1. 按医学人文、医疗服务、特色文化等要求和大气、舒适、明快的风格,改造或新建楼宇,对院区、道路、楼宇、病房等进行优化布局,制订医院建筑与室内外环境建设配套方案。

2. 完善和丰富医院医疗楼宇主题文化环境建设,对门诊大厅、走廊、候诊区、诊室、取药区、住院大厅、走廊、病房、医生办公室、护理站、治疗室、办公区域等地域,通过平面装饰、立体装饰等形式,突出医学人文主题,起到营造氛围、弘扬历史、传播理念、崇尚医德、宣传知识、介绍方法、彰显特色作用,形成统一格调。

3. 按功能区域和为患者服务流程需求,简化就诊流程、设置导医分流、主动帮扶老弱病残、设立便民设施等,体现"绿化、美化、文化、个性化"设计要求,用优美的环境熏陶人、感染人、愉悦人。

4. 在医院重要位置建设体现院风、院训、院歌、专家群体等内容的主题文化墙,在主干道命名并设计制作医院名医碑刻,制作统一灯箱,展示医院精神等核心价值,在院内各主要道路设立显示屏装置。

5. 统一制作室内外各类告示、标牌,形成规范。在走廊、墙面、会议室、患者休息区、病房等场所,布设绿植、摆件、浮雕壁画或其他艺术品。

6. 病区设置医德医风长廊,公示医德医风制度、监督员姓名照片、患者权利与义务;设置医学健康宣教展板,介绍科室学科特色、专家教授和医药保健知识等,推动健康宣教多样化。

7. 适应现代特点,配合医院标识使用和各类人员服装改革,按规定着装和佩戴服饰、胸卡等,衣着整洁、适体,展示良好形象。

8. 计划设计制作具有医院标识和元素的办公用品、用具、餐具、各类包装、生活用车等,传递品牌价值和文化。

(三)确立规则

1. 明确医院标识使用和佩戴权限,院标用于会议、庆典等场所和医院平面、音像出版物,胸卡、服饰、礼品、纪念品等,不得更改图案和配色。严禁各部门、各科室设计、制作和使用自创标识。

2. 对各类引导与标识牌归口管理、属地监督,医院统一制作,属地单位每周巡查一次,每月汇总上报一次,发现损坏及时更新,完好率不低于95%。

3. 严禁私自更改院区各项环境文化设置,由医院后勤保障管理部门统一受理各类变更申请,经统一报批、统一规划设计后方可更改。

三、医院环境文化功能发挥制度

(一)彰显凝聚力

充分发挥良好环境文化作用,浓厚医学文化氛围,营造人文道德氛围,体现医院精神和核心价值理念,用环境体现的求善、求真、求美的境界感染员工、凝聚士气,促进员工人文素质提升,体现内在美和外在美的统一。

(二)彰显引导力

充分发挥医院文化活动场所和院史馆阵地作用,制订文化活动场所使用规定,确保每周开放率在三个半天以上；利用好院史馆开展员工教育和实习生、见习生、轮转生、进修生培养，每批新入院人员至少进行一次集体参观学习，形成示范和传承效应。

（三）彰显形象力

通过环境布置形成的强大感染力，促进物质文明和精神文明协调发展，提高患者和职工的满意度、忠诚度、美誉度，形成社会效益和经济效益统一，实现医院品牌口碑传播，树立人文服务、人文管理的良好形象。

（李国平 王海涛）

参 考 文 献

1. 朱士俊. 医院管理学:质量管理分册. 第 2 版. 北京:人民卫生出版社,2005.

2. 朱士俊,董军. 医院管理与信息利用. 北京:人民军医出版社,2001.

3. 黄洁夫,薛晓林,陈建平. 医院管理指南. 北京:人民卫生出版社,2016.

4. 郭启勇. 现代医院管理新论. 北京:人民卫生出版社,2018.

5. 国家卫生健康委员会. 2018 国家卫生健康统计调查制度. 北京:中国协和医科大学出版社,2018.

6. 张宗久. 中国医院评审实务. 北京:人民军医出版社,2013.

7. 张晓玉,方培元. 医院管理会计学. 北京:人民卫生出版社,2004.

8. 李书章,袁安升. 医院标准化体系建设与应用. 北京:人民军医出版社,2014.

9. 陈晓红,王吉善. 医院评审评价准备指南. 北京:科学技术文献出版社,2015.

10. 董军. 知道做到——从 JCI 认证到医院评审. 北京:光明日报出版社,2018.

11. 邱明生,钟冬秀,衣同军. 医院管理手册:3 科室医疗管理路径. 郑州:郑州大学出版社,2019.

12. 马丽平. 现代医院管理实务. 北京:中国商务出版社,2016.

13. 张萌,汪胜. 医院管理学案例与实训教程. 杭州:浙江大学出版社,2017.

14. 鲁超,杨利琦,都鹏飞. 医院管理制度汇编. 北京:研究出版社,2017.

15. 张利江. 现代医院管理理论及其创新理念探析. 成都:四川大学出版社,2017.

16. 韦铁民. 医院精细化管理实践. 北京:中国医药科技出版社,2017.

17. 田文华,张晓玉. 军队卫生经济理论与方法. 上海:第二军医大学出版社,2006.

18. 卫生部规划财务司. 医院财务与会计实务. 北京:企业管理出版社,2012.

19. 财政部. 企业会计准则 2018 年版. 北京:立信会计出版社,2018.

20. 李顺民. 中国医院党务工作务实. 北京:中国医药科技出版社,2009.

21. 李新华,王健. 创新党建工作建设健康中国. 北京:人民卫生出版社,2018.

22. 张安顺. 工会干部培训教材. 北京:人民日报出版社,2019.

23. 冯巧根. 全面预算管理. 北京:中国人民大学出版社,2015.

24. 张锦. 实用医技管理手册. 北京:人民卫生出版社,2013.

25. 孔庆华. 基层疾病预防控制工作手册. 北京:科学技术文献出版社,2016.

26. 吴龚. 医疗卫生机构内部审计精细化管理. 北京:企业管理出版社,2016.

27. 李文源,吴汉森,陈宏文. 医疗设备管理理论与实践. 北京:北京大学医学出版社,2017.

28. 赵曾海. 招标投标操作实务. 北京:首都经济贸易大学出版社,2017.

29. 张英. 医院人力资源管理. 北京:清华大学出版社,2017.

30. 王春晓. 三明医改:政策试验与卫生治理. 北京:社会科学文献出版社,2018.

31. 王禄生,杨青. 新型农村合作医疗支付方式改革操作指南. 北京:人民卫生出版社,2015.

32. 邓小虹. 北京 DRGs 系统的研究与应用. 北京:北京大学医学出版社,2015.

33. 吴亚杰. 数字化医院. 郑州:河南科学技术出版社,2015.

34. 吴龚. 医疗卫生机构合同规范化管理与审计实务. 北京:企业管理版社,2017.

35. 庄一强,刘庭芳. 医院蓝皮书:中国医院评价报告. 北京:社会科学文献出版社,2018.

36. 吴雪贤. 薪酬管理实务. 北京:中国人民大学出版社,2019.

37. 李建军. 医院后勤管理理论与实务. 北京:经济管理出版社,2019.